神经精神障碍的神经影像学解析

Understanding Neuropsychiatric Disorders：
Insights from Neuroimaging

原　著　［美］Martha E. Shenton　Bruce I. Turetsky

主　译　王学义　安翠霞

副主译　于鲁璐　宋　美

北京大学医学出版社

SHENJING JINGSHEN ZHANGAI DE SHENJING YINGXIANGXUE JIEXI

图书在版编目（CIP）数据

神经精神障碍的神经影像学解析／（美）玛莎（Martha，E.S.）布鲁斯（Bruce，I.T.）原著；
王学义，安翠霞主译. —北京：北京大学医学出版社，2019.3
书名原文：Understanding Neuropsychiatric Disorders：Insights from Neuroimaging
ISBN 978-7-5659-1801-8

Ⅰ.①神⋯　Ⅱ.①玛⋯　②布⋯　③王⋯　④安⋯　Ⅲ.①精神障碍②神经系统疾病－影象诊断　Ⅳ.①R74

中国版本图书馆 CIP 数据核字（2018）第 105666 号

北京市版权局著作权合同登记号：图字：01-2018-2302

Understanding neuropsychiatric disorders：insights from neuroimaging（ISBN 978 0 521 89942 0）by Martha E. Shenton，Bruce I. Turetsky first published by Cambridge University Press 2011
All rights reserved.

神经精神障碍的神经影像学解析

主　　译：王学义　安翠霞
出版发行：北京大学医学出版社
地　　址：(100191) 北京市海淀区学院路 38 号　北京大学医学部院内
电　　话：发行部 010-82802230；图书邮购 010-82802495
网　　址：http://www.pumpress.com.cn
E-mail：booksale@bjmu.edu.cn
印　　刷：北京信彩瑞禾印刷厂
经　　销：新华书店
责任编辑：杨 杰　　责任校对：靳新强　　责任印制：李 啸
开　　本：889mm×1194mm　1/16　　印张：32.5　　插页：19　　字数：1027 千字
版　　次：2019 年 3 月第 1 版　2019 年 3 月第 1 次印刷
书　　号：ISBN 978-7-5659-1801-8
定　　价：185.00 元

版权所有，违者必究
（凡属质量问题请与本社发行部联系退换）

主译简介

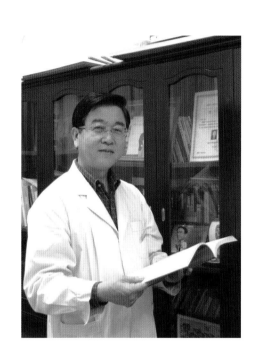

王学义

主任医师，教授，博士研究生导师

享受国务院特殊津贴专家

全国五一劳动奖章获得者

中国心理卫生协会理事

中国心理卫生协会森田疗法专业委员会副主任委员

河北省心理学会理事长

河北省精神科分会候任主任委员

河北省中西医结合学会精神心理卫生分会主任委员

在国内外发表文章 292 篇，著作 42 部

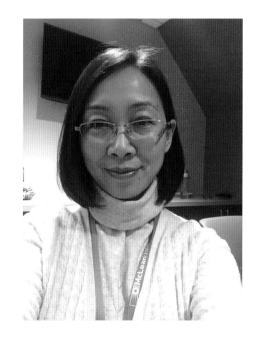

安翠霞

医学博士，主任医师，教授，硕士生导师，河北医科大学第一医院精神卫生科副主任兼病区主任。曾先后在美国 Cedars Sinai 医学中心、哈佛医学院 McLean 医院研修

中华医学会精神病学分会老年精神病学组、生物精神病学组委员

中国老年学会认知障碍分会常委

中国女医师协会临床心理专委会委员

河北省医师协会精神医学分会副主任委员

河北省医学会精神医学分会委员

河北省心理卫生学会常务理事

在国内外发表文章 32 篇，著作 8 部

译者名单

主　译　王学义　安翠霞

副主译　于鲁璐　宋　美

译　者　（按姓氏笔画排序）

于鲁璐（河北医科大学第一医院）

王　舟（河北医科大学第一医院）

王　岚（河北医科大学第一医院）

王丽萍（开滦精神卫生中心）

王育梅（河北医科大学第一医院）

王学义（河北医科大学第一医院）

安翠霞（河北医科大学第一医院）

宋　美（河北医科大学第一医院）

柴　宁（河北医科大学第一医院）

程月红（石家庄市第八医院）

曾丽萍（中国人民解放军二六一医院）

编者名单

Olusola Ajilore MD, PhD
Department of Psychiatry
University of Illinois at Chicago
Chicago, IL, USA

Jorge R. C. de Almeida MD, PhD
Department of Psychiatry
University of Pittsburgh School of Medicine
Pittsburgh, PA, USA

Nancy Andreasen MD, PhD
Department of Psychiatry
University of Iowa
Iowa City, IA, USA

Liana G. Apostolova MD, MSCR
Department of Neurology
David Geffen School of Medicine
University of California, Los Angeles
Los Angeles, CA, USA

Jan Booij MD
Department of Nuclear Medicine
University of Amsterdam
Amsterdam, The Netherlands

James Robert Brašić MD, MPH
The Russell H. Morgan Department of Radiology
and Radiological Science
The Johns Hopkins University School of Medicine
Baltimore, MD, USA

J. Douglas Bremner MD
Department of Psychiatry *and*
Department of Radiology
Emory University School of Medicine
Atlanta, GA, USA

Kathryn Handwerger Brohawn PhD
Department of Psychology
Tufts University
Medford, MA, USA

John O. Brooks III MD, PhD
Department of Psychiatry

David Geffen School of Medicine
University of California, Los Angeles
Los Angeles, CA, USA

Geraldo F. Busatto MD
Department of Psychiatry
University of São Paulo
São Paulo, SP, Brazil

Nicola Cascella MD
Department of Psychiatry and Behavioral Sciences
The Johns Hopkins University School of Medicine
Baltimore, MD, USA

Sandra Chanraud PhD
Department of Psychiatry and Behavioral Sciences
Stanford University School of Medicine
Stanford, CA, USA *and* Neuroscience Program
SRI International Menlo Park, CA, USA

José Alexandre de Souza Crippa MD, PhD
Department of Neuroscience and Behavioral Sciences
University of São Paulo
Ribeirão Preto, SP, Brazil

Raúl de la Fuente-Fernández MD
Division of Neurology
University of British Columbia
Vancouver, BC, Canada

Mony J. de Leon EdD
Department of Psychiatry
New York University School of Medicine
New York, NY, USA

Damiaan Denys MD, PhD
Department of Psychiatry
University of Amsterdam
Amsterdam,
The Netherlands

Martjin Figee MD
Department of Psychiatry
University of Amsterdam
Amsterdam, The Netherlands

Guido K. W. Frank MD
Department of Psychiatry
University of Colorado School of Medicine
Aurora, CO, USA

Joanna S. Fowler PhD
Department of Psychiatry
Mount Sinai School of Medicine
New York, NY, USA *and*
Medical Department
Brookhaven National Laboratory
Upton, NY, USA

Ajax George MD
Department of Radiology
New York University School of Medicine
New York, NY, USA

Alison M. Gilbert PhD
Department of Psychiatry
University of Pittsburgh School of Medicine
Pittsburgh, PA, USA

Andrew R. Gilbert MD
Department of Psychiatry
University of Pittsburgh School of Medicine
Pittsburgh, PA, USA

Mark W. Gilbertson PhD
Mental Health/Research Service
Manchester VA Medical Center
Manchester, NH, USA

Murray Grossman MD
Department of Neurology
University of Pennsylvania School of Medicine
Philadelphia, PA, USA

Bon-Mi Gu MSc
Interdisciplinary Program in Brain Science
Seoul National University College of Medicine
Seoul, Korea

John D. Herrington PhD
Center for Autism Research
Children's Hospital of Philadelphia
Philadelphia, PA, USA

Paul E. Holtzheimer III MD
Department of Psychiatry and Behavioral Sciences
Emory University School of Medicine
Atlanta, GA, USA

William Hu MD, PhD
Department of Neurology
University of Pennsylvania School of Medicine
Philadelphia, PA, USA

Do-Hyung Kang MD, PhD
Department of Psychiatry
Seoul National University College of Medicine
Seoul, Korea

Terence A. Ketter MD
Department of Psychiatry and Behavioral
Sciences Stanford University School of Medicine
Stanford, CA, USA

Marek Kubicki MD, PhD
Department of Psychiatry
VA Boston Healthcare System *and*
Department of Psychiatry
Brigham and Women's Hospital
Harvard Medical School
Boston, MA, USA

Anand Kumar MD
Department of Psychiatry
University of Illinois at Chicago
Chicago, IL, USA

Jun Soo Kwon MD, PhD
Interdisciplinary Program in Brain Science *and*
Department of Psychiatry
Seoul National University College
of Medicine
Seoul, Korea

Richard J. McClure PhD
Department of Psychiatry
University of Pittsburgh School of Medicine
Pittsburgh, PA, USA

Omar M. Mahmood PhD
Psychology Service
VA San Diego Healthcare System *and*
Department of Psychiatry
University of California, San Diego
San Diego, CA, USA

William M. Marchand MD
Department of Psychiatry
University of Utah School of Medicine
Salt Lake City, UT, USA

Graeme F. Mason PhD
Department of Psychiatry *and*
Department of Diagnostic Radiology
Yale University School of Medicine
New Haven, CT, USA

Sanjay J. Mathew MD
Department of Psychiatry and Behavioral Sciences
Baylor College of Medicine
Houston, TX, USA

Helen S. Mayberg MD
Department of Psychiatry and Behavioral Sciences
Emory University School of Medicine
Atlanta, GA, USA

Andreas Meyer-Lindenberg MD PhD
Department of Psychiatry and Psychotherapy
University of Heidelberg *and*
Central Institute of Mental Health
Mannheim, Germany

Nancy J. Minshew MD
Department of Psychiatry *and*
Department of Neurology
University of Pittsburgh School of Medicine
Pittsburgh, PA, USA

James W. Murrough MD
Department of Psychiatry
Mount Sinai School of Medicine
New York, NY, USA

Kanagasabai Panchalingam PhD
Department of Psychiatry
University of Pittsburgh School of Medicine
Pittsburgh, PA, USA

Godfrey D. Pearlson MD
Olin Neuropsychiatry Research Center
Institute of Living
Hartford, CT, USA *and*
Department of Psychiatry
Yale University School of Medicine
New Haven, CT, USA

Jay W. Pettegrew MD
Departments of Psychiatry, Neurology, Behavioral
and Community Health Sciences,
University of Pittsburgh School of Medicine *and*
Department of Bioengineering
University of Pittsburgh
Pittsburgh, PA, USA

Danielle L. Pfaff BA
Department of Psychology
Tufts University
Medford, MA, USA

Adolf Pfefferbaum MD
Neuroscience Program
SRI International
Menlo Park, CA, USA *and*
Department of Psychiatry and Behavioral Science
Stanford University School of Medicine
Stanford, CA, USA

Mary L. Phillips MD
Department of Psychiatry
University of Pittsburgh School of Medicine
Pittsburgh, PA, USA

Anne Lise Pitel PhD
Department of Psychiatry and Behavioral Science
Stanford University School of Medicine
Stanford, CA, USA

Roger K. Pitman MD
Department of Psychiatry
Massachusetts General Hospital
Harvard Medical School
Boston, MA, USA

Scott L. Rauch MD
Department of Psychiatry
McLean Hospital
Harvard Medical School
Belmont, MA, USA

Michael D. H. Rollin MD
Department of Psychiatry, Division of Child
and Adolescent Psychiatry, *and* The Children's
Hospital
University of Colorado
School of Medicine
Aurora, CO, USA

Henry Rusinek PhD
Department of Radiology
New York University School of Medicine
New York, NY, USA

Julia Sacher MD, PhD
PET Centre
Centre for Addiction and Mental Health
Toronto, ON, Canada

Andreia Santos PhD
Central Institute of Mental Health
Mannheim, Germany

Andrew J. Saykin PhD
Department of Radiology and Imaging Sciences
Indiana University School of Medicine
Indianapolis, IN, USA

Norbert Schuff PhD
Center for Imaging of Neurodegenerative Diseases
at the Veterans Affairs Medical Center *and*
Department of Radiology and Biomedical
Imaging
University of California San Francisco
San Francisco, CA, USA

Robert T. Schultz PhD
Department of Pediatrics
University of Pennsylvania School of Medicine *and*
Center for Autism Research
Children's Hospital of Philadelphia
Philadelphia, PA, USA

Alecia D. Dager Schweinsburg PhD
Department of Psychiatry
Yale University School of Medicine
New Haven, CT, USA

Brian C. Schweinsburg PhD
Department of Psychiatry
Yale University School of Medicine
New Haven, CT, USA

Martha E. Shenton PhD
VA Boston Healthcare System *and*
Department of Psychiatry
Brigham and Women's Hospital
Harvard Medical School
Boston, MA, USA

Lisa M. Shin PhD
Department of Psychology
Tufts University
Medford, MA, USA *and*
Department of Psychiatry
Massachusetts General Hospital
Harvard Medical School
Boston, MA, USA

David A. Silbersweig MD
Department of Psychiatry
Brigham and Women's Hospital
Harvard Medical School
Boston, MA, USA

Gwenn S. Smith PhD
Department of Psychiatry and Behavioral Sciences
The Johns Hopkins University School of Medicine
Baltimore, MD, USA

A. Jon Stoessl MD
Division of Neurology
University of British Columbia
Vancouver, BC, Canada

Stephen M. Strakowski MD
Department of Psychiatry
University of Cincinnati
Cincinnati, OH, USA

Edith V. Sullivan PhD
Department of Psychiatry and Behavioral Sciences

Stanford University School of Medicine
Stanford, CA, USA

Simon A. Surguladze MD, PhD
Institute of Psychiatry
King's College London
London, UK

Philip R. Szeszko PhD
Department of Psychiatry
The Zucker Hillside Hospital
Glen Oaks, NY, USA *and*
Albert Einstein College of Medicine
Bronx, NY, USA

Vanessa Taler PhD
Department of Radiology and Imaging Sciences
Indiana University School of Medicine
Indianapolis, IN, USA

Susan F. Tapert PhD
Psychology Service
VA San Diego Healthcare System *and*
Department of Psychiatry
University of California San Diego
San Diego, CA, USA

Panayotis K. Thanos PhD
National institute of Drug Abuse *and*
National Institute of Alcohol Abuse and
Alcoholism
Bethesda, MD, USA

Paul M. Thompson PhD
Department of Neurology
David Geffen School of Medicine
University of California Los Angeles
Los Angeles, CA, USA

Janet Treasure PhD, FRCP, FRCPsych
Institute of Psychiatry
Guys Campus
Kings College London
London, UK

Wai Tsui PhD
Department of Psychiatry
New York University School of Medicine
New York, NY, USA
and Nathan Kline Institute
Orangeburg, NY, USA

Bruce Turetsky MD
Department of Psychiatry
University of Pennsylvania School of Medicine
Philadelphia, PA, USA

Oliver Tüscher MD, PhD
Department of Neurology *and*
Department of Psychiatry and Psychotherapy
University of Freiburg
Freiburg, Germany

Nora D. Volkow MD
National institute of Drug Abuse *and*
National Institute of Alcohol Abuse and Alcoholism
Bethesda, MD, USA

Gene-Jack Wang MD
Department of Psychiatry
Mount Sinai School of Medicine
New York, NY, USA *and*
Medical Department
Brookhaven National Laboratory
Upton, NY, USA

Po W. Wang MD
Department of Psychiatry and Behavioral Sciences
Stanford University School of Medicine
Stanford, CA, USA

Jerzy Wegiel VMD, PhD
Department of Developmental Neurobiology
Institute for Basic Research
Staten Island, NY, USA

Thomas J. Whitford PhD
Department of Psychiatry
Brigham and Women's Hospital
Harvard School of Medicine
Boston, MA, USA *and*
Department of Psychiatry
Melbourne Neuropsychiatry Centre
University of Melbourne
Melbourne, Australia

Thomas Wisniewski MD
Department of Neurology
New York University School of Medicine
New York, NY, USA *and*
Department of Developmental Neurobiology
Institute for Basic Research
Staten Island, NY, USA

Dean F. Wong MD PhD
The Russel H. Morgan Department of Radiology and
Radiological Science
The Johns Hopkins University School of Medicine
Baltimore, MD, USA

Deborah A. Yurgelun-Todd PhD
Department of Psychiatry
Salt Lake City VA Healthcare System *and*
Department of Psychiatry
University of Utah School of Medicine
Salt Lake City, UT, USA

Daniel J. Zimmerman MD
Department of Neurology *and*
Department of Psychiatry and Psychotherapy
University of Freiburg
Freiburg, Germany

译者前言

从"物质决定意识"的角度出发，任何疾病都有其一定的病理基础，精神障碍和神经疾病也不例外。Emil Kraepelin 在 20 世纪初就提出"早发性痴呆（精神分裂症）很可能存在大脑皮质细胞的局部损伤或破坏"。由于当时研究方法的局限性，这方面的研究进展一直缓慢。近几十年来，影像学技术的不断发展，使得我们对精神障碍和神经疾病的发病机制尤其是脑机制有了更深层次的了解，相关的研究层出不穷，但鉴于研究的样本、部位、方法等之间的异质性，临床工作者在短时间内获取足够量的有效信息，犹如在浩瀚的星空中艰难寻找，而本书恰如一盏明灯为我们指明了方向。当我们第一次阅读本书时，便被其中很多感兴趣的话题深深地吸引。该书纳入文献之多、内容之丰富令人惊叹，仿佛能够使人看到有关大脑的活动。对于精神科医生来说，本书不愧是一本了解精神疾病相关大脑机制的绝妙助手。

本书的结构和内容清晰明了，从疾病分类的角度对 7 类常见的神经精神障碍的认知功能和影像学进行了阐述，分别为精神分裂症、心境障碍、焦虑性障碍、认知障碍、物质滥用、进食障碍及发育障碍 7 个部分，几乎涵盖了精神科大部分疾病。每一章节都对相应疾病从结构影像学、功能影像学、分子影像学方面的研究进展做了详细的综述，内容丰富、翔实，其中既有一致性较好的研究，也有结论迥然不同的研究。作者不仅据实进行描述，还从多个层面加以分析。在结构影像学中，发现精神疾病患者大脑灰质和白质存在广泛而轻微的异常，而功能影像学则利用任务模型寻找功能紊乱的大脑区域，可以研究认知和情感活动的许多方面，发现情感障碍患者的大脑背侧和腹侧情绪控制系统存在功能异常。全书内容最具有前景的是利用波谱成像以及正电子发射断层成像技术对精神疾病的神经生化机制进行深入研究，通过观察单胺类、胆碱、谷氨酸等可了解大脑的代谢情况，并对神经递质直接进行监测，有助于了解认知、情感、行为和大脑之间的关系。文章的最后都对每章的内容进行要点归纳，把最精华的部分做成一个框架式的总结，阅读起来简洁、明了。对于时间比较紧张的读者来说，只阅读此部分也能获得大量信息。在每一部分的最后，作者都有精彩的评论，不仅对现有的研究做了总结分析，还对未来的研究方向提出了建议，对有志于从事精神疾病大脑机制相关研究的人应该非常有帮助。

本书都是有关神经影像学方面的内容，其中涉及大量神经影像学方面的专业名词和术语，鉴于译者都是精神科医生，难免会有些不当之处，敬请同道和读者斧正。

希望本书的出版能为大家打开一扇认识精神疾病脑科学的大门，吸引更多的神经精神科医生致力于从事此方面的研究，最终使得我们距离精神疾病发病机制的真相越来越近。衷心希望这一天的到来！

王学义　安翠霞
2018 年 2 月

著者前言

从历史上来看，对人体内部功能情况的研究一直局限于尸体上。在过去的 30 年里，医学影像学技术为人类活体研究开启了新的窗口，实际上，医学影像学技术的进展几乎为医学的所有领域都带来了变革。这些进展既包括图像分辨力的巨大改善，也包括新型成像技术的发展，从计算机轴向断层扫描（computed axial tomography，CT）到正电子发射计算机断层成像（positron emission tomography，PET）、单光子发射计算机断层成像（singlephoton emission tomography，SPECT），再到磁共振成像（magnetic resonance imaging，MRI）［包括功能性磁共振成像（function MRI，fMRI）、弥散张量成像（diffusion tensor imaging，DTI）］、磁共振波谱（magnetic resonance spectroscopy，MRS）、超声和脑磁图（magnetoencephalography，MEG），上述所有技术使我们非常精细地从全新视角去观察人类活体的解剖结构和（或）功能。

神经精神病学一直位于变革发展的前沿，这一概念既包括精神病学，也涵盖了行为神经病学。新型的神经影像学工具不断发展，并应用于神经精神障碍，使人们能够更深入地理解精神疾病和认知障碍（包括阿尔茨海默病和帕金森病）的神经解剖学和神经生理学基础。

基于这些新型影像学技术，本书就大脑新的异常发现对于神经精神障碍的作用加以综述。鉴于这一领域的不断进步，我们必须首先定义局部脑异常并识别其特征，才能进一步区分不同的精神和神经精神综合征。在本书的各个章节中，我们会看到已经有很多研究对不同神经精神障碍的脑病理学进行了特征性描述，但其病因学基础尚不清楚，而且通常没有统一的或诊断病征的临床症状，而不同障碍的临床表现往往也存在广泛的交叉重叠。

近年来，人们关注的焦点从仅检查某种特殊综合征或障碍的单个脑区或多个独立的脑区，转移至检查全脑整合系统。这一普遍理论贯穿全书。具体来说，就是从只研究大脑灰质到开始关注大脑的"另一半"，白质，和涉及不同神经精神障碍病理生理学的神经网络。以精神分裂症为例，至 20 世纪 80 年代后期，对于这是一种脑功能障碍的观点还存在很多争议，如今，我们的关注点已经从脑功能障碍转向探索疾病潜在的复杂神经病理学机制。也就是说，从研究与神经精神障碍有关的"什么"脑区"哪里"出了问题转向深入了解疾病临床症状的神经病学基础，或者研究异常的脑区是"如何"导致抑郁症、孤独症或精神分裂症发生的。神经影像学的这些进展使我们在神经生物学基础上对神经精神障碍有了新的了解，而且很可能促成对这些复杂的异质性障碍的诊断进行重新分类，帮助我们更好地预测治疗结局，增进我们对这些疾病的遗传和环境病因学的了解。

实现这种关注点从具体脑区和灰质到白质和（涉及认知、行为、情感异常的）整合系统的转变，与影像学技术的进步和渗透是密切相关的。如果没有这些技术的进步，那么如今对神经精神障碍的神经病理学研究是不可能实现的。也就是说，如果没有这些探索体内大脑的工具，我们甚至都还不知道神经精神障碍是如何对大脑的结构和功能产生影响的。但是目前，我们需要转到技术之外，提出更多的假设和模型来带动新的方法。这些新方法不仅能阐明与复杂障碍相关的神经网络，而且可以用于检测遗传变量、环境应激及行为、认知、社会和情感因素的内在关系，以及用于检测疾病分类的症状学背后神经系统结构和功能的完整性。

当第一次与剑桥大学出版社的 Marc Strauss 讨论出版一部关于神经精神障碍神经影像学方面的书时，我们就感到这是一场及时雨。因为我们坚信，当前正处在对健康与疾病活体大脑研究的关键时期，我们将迎来最有趣和最重要的发现。

在随后的各章中，我们会对每种神经精神障碍的代表性神经影像学研究现状进行综述。对于不同的疾病，研究的"成熟度"与可获得数据的广度和深度也大不相同。对于有些精神障碍（如精神分裂症或心境障碍），神经影像学的结果非常广泛，因此设置了独立的章节分别从结构影像学（质子磁共振和 DTI）、功能影像学（fMRI、PET/SPECT 血流和代谢研究）和分子影像学（PET/SPECT 受体研究和 MRS）方面加以综述。而其他一些疾病（如孤独症谱系障碍）的数据则相对稀少，因此将所有的影像学研究都放在单独一章里进行综述。每个疾病部分最终都会以该领域专家的评论收尾，阐述更宽泛的问题："我们了解了什么，我们未来的方向是什么？"这是我们编写本书初期就确定的特色。考虑到本书涉及的范围较广，所以我们认为，请专家对每部分内容进行总结、整合以及就这些影像学技术获得的知识做出评论很重要。本书的受众也很广，包括临床精神病学家、全科医师、精神科或神经科住院医师、医学生、心理学或神经科学博士，以及对神经影像学工具如何用于新的神经精神障碍以发现大脑和行为关联感兴趣的博士后。

在此要感谢剑桥大学出版社的 Marc Strauss、RichardMarley 和 Nisha Doshi 对本书的付出。感谢我们的伴侣 George 和 Nancy，再次接受我们承担这样的任务。最后，还要衷心感谢本书的所有作者，他们都是各自专业领域的带头人，不惜花时间将自己对神经精神障碍神经影像学进展的了解展现出来。可以说，如果没有他们，就没有这本书。

Martha E. Shenton
Bruce I. Turetsky

目　录

第 1 部分

精神分裂症

精神分裂症的结构影像学

Thomas J. Whitford，Marek Kubicki and Martha E. Shenton

引言

Emil Kraepelin 是精神分裂症诊断概念的奠基人之一，他认为有证据显示该病有脑结构异常。在 1899 年的教科书中，Kraepelin 写道："早发性痴呆（精神分裂症）很可能存在大脑皮质细胞的局部损伤或破坏"（Kraepelin，1907）。从那时起，大量研究开始着眼于证实 Kraepelin 的观点是否正确。迄今为止，精神分裂症（schizophrenia，SZ）患者是否存在大脑结构异常几乎指的就是灰质部分是否异常。之所以称为灰质，是因为尸检发现这部分组织外观呈浅灰色，主要由神经元胞体、树突、轴突末端和突触基本结构及某些类型的神经胶质组成。目前，已经对灰质做了大量的研究来寻找精神分裂症发病的神经解剖学基础，因为灰质既包含大脑信息加工的基本单位（神经元），又包含许多精神药物的作用位点（突触）。不过，近年来越来越多的研究开始着眼于大脑的"另一半"，也就是白质。白质（white matter，WM）主要由轴突髓鞘组成，是空间上分离的各个神经元之间信号传递的基本结构。可以这样比喻，就像互联网由空间各异的计算机通过电缆连接一样，大脑是由空间各异的神经元通过有髓轴突连接而成的。事实上，尽管白质可以促进和调节各个互不关联的大脑结构的联系，使得其在理论上与 SZ 流行的"连接"模型相关联（见本章第三部分），但也只是最近 10 年来，白质才成为 SZ 研究团队感兴趣的话题，而对白质兴趣增加的一个重要因素就是弥散张量成像（diffusion tensor imaging，DTI）作为神经影像学的主流技术发展了起来。DTI 不同于传统的 MRI，MRI 使白质呈现相对均匀的信号，而 DTI 可以使细微的白质结构显影并可将其量化。DTI 作为 WM 显像技术的发展结合同时在提高的普通 MRI 成像质量，意味着解决精神分裂症患者是否存在灰质和（或）白质异常的问题成为可能（见图 1.1）。

本章的主要目的是对既往发表的使用结构性 MRI 或 DTI 探讨精神分裂症患者神经解剖异常的研究做个回顾，同时还考虑了和精神分裂症神经病理有关的两个基本问题：既往报道的精神分裂症患者灰质和白质异常的原因是什么？灰质异常与白质异常之间是否存在因果关系？本章第一部分从总体上概述了有关精神分裂症患者灰质异常的较为一致的多项 MRI 研究结果。第二部分详细分析了 50 多项已发表的精神分裂症患者白质异常的 DTI 研究，同时包括一些有关白质异常的生理基础以及临床意义的讨论。第三部分提出了推断性假设，认为灰质异常、白质异常、多巴胺功能

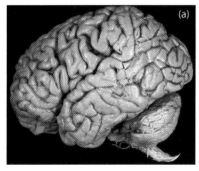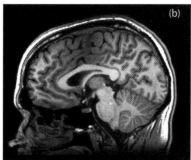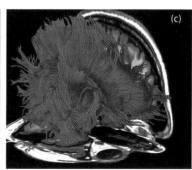

图 1.1 （**a**）人脑尸检标本。图像的使用经过 Getty Images 的许可。（**b**）活体大脑 MRI 结构成像，清晰显示出灰质与白质的差异。（**c**）活体大脑 DTI 成像。与（**b**）图相比，DTI 更为丰富地显示了白质纤维束的大体特征，前者只呈现出均匀的图像（见彩图 1.1）。

亢进以及精神分裂症特有的临床特征可能起因于单一的神经病理学机制。

精神分裂症患者灰质异常的 MRI 研究：综述

2001 年，Shenton 等发表了一篇具有影响力的综述，收集了截至当年发表的 190 多项使用 MRI 探讨精神分裂症患者神经解剖学异常的研究。根据这些文献，Shenton 等（2001）认为精神分裂症患者这一群体的灰质结构确实存在细微的体积减小。这篇综述明确报道了灰质体积减小比较一致的脑区，包括颞叶皮质（尤其是颞上回）、颞叶内侧灰质结构（尤其是海马），以及减少中度一致的脑区包括前额叶（尤其是眶额部）、顶叶皮质（尤其是顶下小叶）和基底节（尤其是纹状体）。自 Shenton 的综述发表之后，有关精神分裂症的 MRI 研究数量呈指数增长，目前已发表 800 多项这方面的研究文献。鉴于如此大量的研究，我们要想系统地综述迄今为止有关精神分裂症的 MRI 研究（据 Shenton 等，2001），显然需要写一本书才行，但是这就超出了本章的范围，所以在此我们只是从 MRI 文献中选择一些特殊的例证性研究总结多数较一致的研究结果。

MRI 发现精神分裂症与广泛的灰质异常有关

近 10 年来，随着 3T 磁场用于人类研究以及基于体素的形态测量法的兴起，MRI 的获取与分析技术取得了巨大发展。虽然已经过去了 10 年，但关于精神分裂症患者的灰质异常，现有的 MRI 研究与 Shenton 等（2001）的研究结论是一致的。目前已经明确的是，通过 MRI 可观察到精神分裂症患者的大部分脑区都存在灰质体积的减少，与某些灰质区体积减小的报道非常一致，特别是颞叶皮质语言中枢、边缘叶神经节和顶叶相关脑区（Honea 等，2005；Glahn 等，2008；Pearlson 和 Marsh，1999）。精神分裂症患者几乎每平方毫米灰质的体积减小都至少有一项研究报道。由此可见，精神分裂症患者的灰质病理变化没有空间的局限性（举个反例，如肌萎缩侧索硬化症是运动神经元的局限性萎缩），或者开始局限于某个脑区，随着疾病的进展而扩展至多个脑区。

疾病早期即可观察到灰质异常，发病前即有所表现

最近，大量研究的焦点集中于首发精神分裂症患者是否存在灰质异常，这至少源于两点：第一，研究者希望通过更好地理解神经病理的动态变化来探究精神分裂症的本质及潜在的病因；第二，研究首发精神分裂症（first episode of schizophrenia，FES）有助于我们了解慢性精神分裂症（chronic schizophrenia，CSZ）患者的神经解剖学异常是源于神经阻滞剂的暴露，还是疾病过程本身的因素。在某些研究中，这个问题特别需要澄清：① 暴露于抗精神病药物本身可能会影响脑结构（见 Scherk 和 Falkai，2006 综述）；② 不同种类的抗精神病药物对脑结构的影响不同（Konopaske 等，2008），而将患者神经阻滞剂的暴露量通过计量转换成一个常用的等价剂量比较困难（如氯丙嗪等价剂量表）。对首发患者进行研究就是试图通过观察几乎没有暴露于神经阻滞剂的患者，最小化药物暴露对脑结构的影响，从而解决这一问题。

在 FES 患者有关灰质异常的研究中，大多数都给出了异常的灰质体积减小的证据，而且，这些异常减少所在的脑区与慢性精神分裂症患者受累的脑结构基本一致（见 Steen 等，2006 综述；Vita 等，2006）。但从总体上来看，与慢性精神分裂症患者相比，这些研究都提示 FES 患者神经解剖学异常的严重程度较轻，分布也不如前者广泛。近来 Ellison-Wright 等（2008）的 Meta 分析支持这一观点，他们直接比较了 20 项慢性精神分裂症患者基于体素的形态测量法（voxel-based morphometry，VBM）研究和 9 项 FES 患者 VBM 研究中灰质减少的程度。结果显示，与首发患者相比，慢性精神分裂症患者的额叶（特别是前额叶背外侧皮质）、颞叶（特别是颞上回）和岛叶存在更广泛的灰质体积减小。

还有一些证据表明，灰质异常可能出现于一些精神病性症状之前，这类人群随后会发展为精神分裂症。Pantelis 等（2003）对 23 例有精神分裂症（基于遗传易感性、亚临床症状和其他一些因素）"超高风险"（ultra-high risk，UHR）且后来发病者（UHR-P）和 52 例 UHR 未发病者（UHR-NP）的灰质特征进行了比较，发现 UHR-

P 组海马复合体、颞上回、下额叶皮质（inferior frontal cortex）和扣带回体积小于 UHR-NP 组。随后的研究也证实，UHR 组存在扣带旁回皮质（Yucel 等，2003）、垂体（Garner 等，2005）和岛叶皮质（Borgwardt 等，2007）异常（见综述 Wood 等，2008）。

灰质减少源于神经纤维网消除而非神经元的死亡

现有的大量证据表明，精神分裂症患者特有的灰质异常不是（任何程度的）神经元死亡的结果。例如，研究始终没有观察到精神分裂症患者的大脑有神经胶质细胞增生。神经胶质细胞增生是指中枢神经系统（central nervous system，CNS）受损脑区的星形胶质细胞增生，它是免疫系统对 CNS 坏死细胞的应答反应（Pekny 和 Nilsson，2005）。因此，在精神分裂症患者大脑中未发现神经胶质细胞增生现象（如 Roberts 等，1986），反驳了精神分裂症患者伴有任何程度的神经元经由坏死而死亡的观点。然而，没有神经胶质细胞增生并不能排除精神分裂症患者存在神经元经由凋亡而死亡的可能性。凋亡或称程序性细胞死亡，并不总是伴有神经胶质细胞增生，因为凋亡细胞会在执行死亡前向免疫细胞发出警报，从而降低了非特异性免疫反应（Thompson，1995）。因此，精神分裂症患者的灰质减少可能是由于凋亡增加造成的。然而，实验性证据并不支持这一观点。Pakkenberg（1993）采用光学显微镜评估了 8 例精神分裂症患者和 16 名正常对照组的大脑新皮质的神经元总数，发现对照组大脑新皮质的神经元数目（平均）为 22.06×10^9，而精神分裂症患者的大脑新皮质的神经元数目为 22.12×10^9，两者数据具有统计学一致性（$P = 0.97$）。这一结果随后被 Selemon 和 Goldman-Rakic（1999）在前额叶皮质重复，不过他们虽然没有发现神经元死亡的证据，却发现精神分裂症患者存在异常的神经元密度增加。研究者认为，由于精神分裂症患者较对照组存在典型的灰质体积减小，所以对神经元密度增加的最好解释是"神经元之间的距离缩小而神经元的数量没有变化"。在此基础上，他们提出了"神经纤维网减少假说"，该假说认为精神分裂症患者脑神经元密度增加和灰质体积减小的原因是神经元胞体之间神经

纤维网清除的结果（即树突结构和相关突触基础结构）。有关这一点还将进一步讨论，突触基础结构异常减少导致精神分裂症患者灰质体积减小，这一观点与本章随后讨论的白质异常也有潜在的联系。

灰质异常很可能是进行性的，至少在疾病最初几年内如此

现有的许多证据表明，精神分裂症患者在疾病早期即存在进行性灰质萎缩（Whitford 等，2006；Sun 等，2009；Cahn 等，2002；Salisbury 等，2007；Kasai 等，2003），相比之下，只有少部分研究报道慢性精神分裂症患者与匹配的健康对照相比，存在灰质的进行性减少。Gur 等（1998）对首发、慢性精神分裂症（CSZ）患者及健康对照组进行了 2~4 年的随访，对额叶和颞叶灰质体积的减少程度进行了直接比较，发现与 CSZ 患者相比，随访期间 FES 患者灰质呈明显的进行性萎缩，而 CSZ 以及健康对照组总体上灰质减少都不明显。同样，Van Haren 等（2008）对 96 例精神分裂症患者（年龄 16~56 岁）和 113 例匹配的对照组的灰质减少情况进行了 5 年随访，他们发现，最年轻的患者在疾病最早期出现灰质体积减小的情况最严重，而年龄较大的患者灰质减少程度则与对照组相似。由此可见，精神分裂症患者的灰质进行性减少发生在疾病的早期，而不是持续终身，并且随年龄的增长而减速至正常（或接近正常）水平。是什么因素导致灰质萎缩这种曲线模型呢？

既往认为，大脑发育的标准时期通常是青少年晚期至成年早期，而这恰与精神分裂症典型的发病年龄相对应（Feinberg，1982；Keshavan 等，1994）。青少年时期是人类大脑结构发生巨大变化的阶段。Bourgeois 和 Rakic（1993）做了一项很有影响的研究，他们采用电子显微镜计数 2.7~5 岁短尾猴（即相当于其青少年阶段）的视觉皮质突触的数量。发现这些猴子仅在视觉皮质每分钟就丧失将近 5000 个突触，这一数字在猴子的联合皮质可能更多，因为联合皮质是发育成熟最晚的脑区（Yakovlev 等，1967）。如此大量的"突触修剪（synaptic prune，曾有此名）"提示，借助于 MRI 技术我们有可能在活体看到这一现象。实际上，确实有很多 MRI 研究报道健康人在某一阶段存在灰质体积加速减小的现象，从 16 岁左右开始，持续到 25~30 岁（Whitford 等，2007b；Pfefferbaum 等，1994；Steen 等，1997）。

考虑到大量突触在青少年阶段通过"突触修剪"被消除，我们有理由假设，在这一过程中，即使出现微小的异常也可能导致灾难性的后果。Feinberg（1982）据此推理，精神分裂症可能是由于青少年大脑发育成熟期异常所致。这一理论的优势在于它可以解释为什么精神分裂症患者只在疾病早期出现进行性灰质萎缩。特别是如果精神分裂症患者灰质的萎缩确实是由于成熟期过度的突触修剪造成的，那么当成熟期结束时，进行性的灰质萎缩预期也应该随之结束。Feinberg（1982）突触"过度修剪"假说的潜在机制和白质异常也有关系（见下文），在本文最后部分还将进一步讨论。

有关精神分裂症患者灰质异常的DTI研究：综述

在此我们要重申一下，灰质主要由神经元胞体、树突、突触基本结构及某些类型的神经胶质（如神经胶质细胞）构成，而白质（本节的主题）则主要由轴突髓鞘构成。更确切地说，白质是由一种特殊类型的神经胶质细胞（即少突神经胶质细胞，见图1.2a）的致密细胞膜组成。这些少突神经胶质细胞加工成短的节段包裹相邻的几个神经元轴突（称为髓鞘）（见图1.2b），一个少突神经胶质细胞（oligodendrocyte，OL）能成为50多

个轴突的髓鞘，双层疏水磷脂使轴突绝缘，以减少跨膜离子外流，因此可以保持动作电位的波幅并提高动作电位在有髓鞘轴突节段之间的传导速度（Baumann 和 Pham-Dinh，2001）。可见，白质在调节空间各异的神经元之间的信息传递速度方面起着决定性作用。

终点相似的轴突往往会形成较大的纤维束，这些纤维束就像大脑的"信息高速公路"，间隔几厘米的神经元之间沿其传播大量信息。脑内重要的纤维束包括胼胝体（连接两个大脑半球）、上纵束（连接顶颞叶和前额叶皮质）、下纵束（连接颞叶和枕叶）和钩束（连接额叶和前颞叶）（见图1.2c）。虽然白质约占大脑总质量的40%，不过也只是最近才成为很多实验课题的研究内容。近期对白质研究兴趣增加的原因之一就是弥散张量成像（DTI）技术的出现，与传统的MRI相比，DTI使白质显影更精确。另一原因是由于精神分裂症"连接"模型的逐渐普及，这将在后边章节进行讨论。

精神分裂症是一种神经整合障碍

精神分裂症被认为是一种认知整合异常的疾病至少可以追溯到 Bleuler（1911）时期，他描述了精神分裂症（这是 Bleuler 创建的名字，Kraepelin 称之为早发性痴呆）的主要症状是思维之间"正常联系松弛"。他在1911年的论文中谈到：

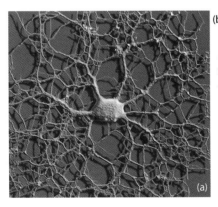
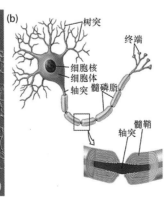
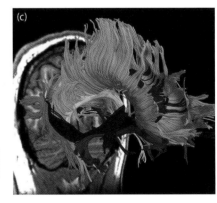

图1.2 （a）小鼠视神经少突胶质细胞电子显微镜成像。注意来自胞体的细胞突分支，这些突起将形成髓鞘以隔绝相邻的神经元轴突。一个少突胶质细胞可以形成50多个神经元的一节段轴突的髓鞘。图片使用得到美国国立卫生研究院细胞结构和动力实验室 Kachar 博士和特拉华大学生物系 Wagner 博士的许可。（b）有髓神经元的细胞特征示意图，髓鞘的主要功能是使轴突绝缘，提高动作电位传导速度。图片使用得到 Prentice Hall 出版社的许可。（c）使用DTI纤维跟踪技术获得的大脑主要的白质纤维束图像。有髓轴突使空间各异的神经元连接在一起，一般来讲这些轴突集结在一起形成大的纤维束称为神经纤维束。这张图片示意了脑内一些主要白质纤维束的形状和走行，包括胼胝体（棕色）、扣带（紫色）、穹窿（黄色）、钩束（粉色）下纵束（绿色）和下额枕束（蓝色）（见彩图1.2）。

"（精神分裂症患者）往往只能表达出部分想法，这些想法的片段以非逻辑方式连接组成一个新的想法……这导致正常人将其当成是错误的、稀奇古怪的、变幻莫测的联想。"

Bleuler 将精神分裂症定义为认知整合障碍，这对当时精神分裂症的"连接"理论产生了重要影响，该理论一直在试图描述这种认知瓦解的神经学基础。

公认的"连接"理论提出，精神分裂症不是由病理的灰质结构间的正常交互作用所致，而是由其病理性的交互作用引起的（Friston 等，1999）。各种各样的连接理论虽不尽相同，但是，他们提出的具体机制都以这种"病理性交互作用"为基础。正如前面讨论的，Feinberg（1982）提出这种病理性的交互作用可以由青少年期大脑发育异常所致，特别是他提出精神分裂症是由于"过多、过少或错误的突触被清除"导致"神经整合缺陷"。同样，Friston（1999）证实精神分裂症的神经病理学基础是突触可塑性的异常，确切地说就是突触的异常强化（或产生）和弱化（或清除）以适应其经历和生长。Friston（1999）还指出，突触强度的调节加工异常可以导致精神分裂症患者功能特异性神经元群之间的异常交互作用。相反，Crow（1998）提出精神分裂症的异常神经交互作用是由于语言中枢没有表现出半球专业化，特别是 Crow（1998）提出需要使用双侧半球处理的语言相关信息在大脑半球间的传导延迟可以导致神经同步异常，并由此而造成认知损害。最后，Andreasen（1999）强调丘脑和小脑在协调源于前额叶皮质的认知之间产生和维持正常联想的作用，她提出这种协调性异常（她称为认知辨距困难）可以引起精神分裂症患者"心理表现之间的异常关联"。

精神分裂症是一种白质异常所致的神经整合障碍

Bartzokis（2002）针对精神分裂症患者潜在的神经瓦解的原因提出一个新颖的建议，即神经瓦解可能是由于青少年期髓鞘形成异常所致。我们早就知道髓鞘形成的正常发育过程可持续至 20 岁，而皮质相关的髓鞘形成至少到 30 岁才能完成（Yakovlev 等，1967），基于前文提到的髓鞘可提高神经信号传导速度的作用，Bartzokis（2002）提出青少年阶段髓鞘形成异常（尤其是发育较晚

的皮质相关髓鞘）可以导致传导的延迟，引起"由于有功能性神经网络维持信息传导同步的功能减退，而导致大脑正常功能丧失"，换句话说，Bartzokis 提出正常的髓鞘形成过程出现异常可以引起空间上互不相连的脑区之间神经活动的同步遭到破坏。其他研究者也曾主张过这一基本论点（Fields，2008；Walterfang 等，2005）。

鉴于人们认识到精神分裂症是神经整合障碍已经很长时间了，而白质又是脑内长距离信息传导的基本解剖学结构，那为什么直到现在只有很少的几篇神经影像学文献关注白质呢？不过从另一方面看或许是可以理解的。正如上文提到的，通过 MRI 这样的传统成像技术研究脑白质是有困难的。少数几项使用传统的 MRI 技术探讨精神分裂症患者白质异常的研究得出的结果都较为含糊。一些研究报道精神分裂症患者有白质体积和（或）形态学异常，包括胼胝体（Rotarska-Jagiela 和 Linden，2008）、下纵束（O'Daly 等，2007）和钩束（Park 等，2004）。另一些研究指出 FES 患者有白质体积异常（如 Price 等，2006）。至少有一项研究报道了 FES 患者在疾病的最初几年存在进行性白质体积萎缩（Whitford 等，2007a）。相比之下，也有一些已经发表的研究并未发现精神分裂症患者存在白质体积或形态学异常的证据（Cahn 等，2002；Zahajszky 等，2001；Hirayasu 等，2001）。

至 20 世纪 80 年代，DTI 技术的发展为体内白质实验研究带来新的希望。与传统的 MRI 不同，DTI 对不可预测的碰撞而引起的水分子的随机运动（即弥散）较敏感，因此在特定脑区内根据水弥散的方向以及范围的轨迹可以了解相应组织的微观结构。

在脑组织，水分子的弥散受局部环境中的障碍物（如磷脂膜、髓鞘、大分子等）限制。DTI 的不同取决于不同的脑组织水弥散所受限制的范围，如脑脊液相对于水的弥散几乎没有障碍，因此水在脑脊液中的弥散相对不受限制，并且是各向同性的（如球形）。相反，在白质纤维束，密集的、前后一致、排列均衡的有髓轴突为水的弥散设置了一个相当大的障碍，水在其中只能平行弥散而不能垂直弥散。通过计算水从一个特定点在一定时间内向多个独立方向弥散的距离，就能勾画出一个最好的描绘水弥散形状的三维图，这个

弥散图一般为椭圆体（见图 1.3）。

DTI 假设这种椭圆体的形状和大小反映了相应组织的弥散系数信息。目前有多种量化这种弥散椭圆体"形状"和"大小"的方法，在文献中最常用的有两个指标，形状以部分各向异性（fractional anisotropy，FA）量化，大小以平均弥散系数（mean diffusivity，MD）进行量化。

FA 是弥散椭圆体各向异性（即非球形）的测量法，一般采用下面的公式计算：

$$FA = \sqrt{((\lambda1-\lambda2)^2+(\lambda2-\lambda3)^2+(\lambda1-\lambda3)^2)}/$$
$$\sqrt{2} \cdot \sqrt{(\lambda1^2+\lambda2^2+\lambda3^2)}$$

FA 值的范围在 0 至 1 之间，各向同性（球形；图 1.3a）弥散 FA 值为 0，完全各向异性 [非球形；如平面的（图 1.3b）或线形（图 1.3c）] 弥散值 FA 为 1（见图 1.3b）。白质纤维束 FA 值减小一般反映了髓鞘或轴突膜的损害，即轴突密度减小和（或）轴突连贯性下降（Kubicki 等，2007）。

MD 是弥散椭圆体大小的量度，即水分子在一定时间内由于弥散所产生的平均位移，MD 通常通过下面的公式计算：

$$MD = (\lambda1+\lambda2+\lambda3)/3 = 张量轨迹/3$$

MD 值在水弥散无障碍的组织中最高（如 CSF），在至少一个方向上弥散受限制的组织中最低（如白质）。虽然 FA 和 MD 在数学上是彼此独立的，但我们却发现在大脑中二者相反（如某种组织呈现高 FA 值时，通常发现其呈现低 MD 值），这是因为引起各向异性弥散的微观结构障碍物同样限制了弥散椭圆体的体积最大化。文献中除了以 FA 和 MD 作为常用指标外，还出现了很多其他指标，如模态（Ennis 和 Kindlmann，2006）、体素间一致性（Inter-Voxel Coherence）（Federspiel 等，2006）和轴向/径向弥散系数（Axial/Radial diffusivity）（Song 等，2002），正如下面进一步讨论的，这些新指标可能在比较组间微观结构基础的弥散系数的差异方面起到重要作用。

自 1998 年第一篇关于精神分裂症患者白质异常的 DTI 研究发表后，已有 50 多项有关精神分裂症患者的 DTI 研究文献。表 1.1 列出了已发表

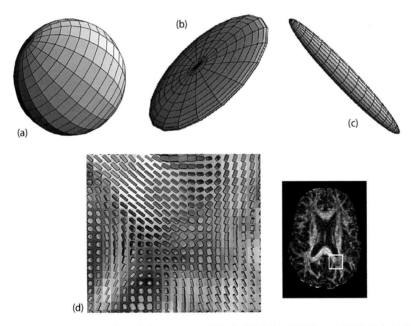

图 1.3　弥散的椭圆体可以表现为多重形状和大小。**图 a** 显示的是无限制的水弥散（也就是等向性的）形成的弥散椭圆体。等向性弥散类似于在一个充满液体的脑室中，水的弥散几乎没有任何障碍。相比之下，白质束的轴突膜和髓鞘则形成了一个明显的阻碍水弥散的屏障。在这种情况下，水就会沿着纤维束的方向平行弥散，而不是垂直弥散，因此形成的弥散椭圆体就是非球面的（也就是非均质的）。一个非均质的弥散椭圆体可以表现为非均质的平面（即形状像一张光盘，如**图 b**），也可以表现为非均质的线性（即形状像一支雪茄，如**图 c**）。模态是一个弥散椭圆体的线性与平面性之比的测量。**图 d** 显示了一名健康志愿者额枕下束的弥散椭圆体的模态变异性。从本例中可以看到，图顶端左侧呈"雪茄形"，底端左侧呈"光盘形"。本图由哈佛医学院布里格姆和妇女医院（Brigham and Women's Hospital）放射科外科手术计划实验室的 Westin 博士（**图 a，c**）和 Kinfmann 博士（**图 d**）授权使用（见彩图 1.3）。

表 1.1　已发表的使用 DTI 研究精神分裂症患者白质异常的数据总结。首字母缩写：CSZ，慢性精神分裂症；FES，首发精神分裂症；EOS，早发精神分裂症；SPD，分裂型人格障碍；nn，首次使用神经阻滞剂；hall，有幻听；nonhall，无幻听；CON，对照；ROI，感兴趣区；LSDI，行扫描弥散成像；EPI，平面回波；FSE，快速自旋回波；VBM，基于体素的形态测量法；WM，白质；FA，部分各向异性；MD，平均弥散系数；ADC，表观弥散系数；MTR，磁化传递率；IC，跨体素一致性；CC，胼胝体；ILF，下纵束；SLF，上纵束；FOF，额枕束；SFOF，上额枕束；IFOF，下额枕束；RA，相对各向异性。

研究	受试者	采集详细内容	分析方法	指标	显著的组间差异（SZ 与 CON 相比）	显著的临床相关性
体素法/大量 ROI 分析						
Buchsbaum 等，1998	5 例 CSZ，6 例 CON	1.5T，LSDI，7 个方向，7.3×2.7×1.8 mm，6 层	VBM（全脑 WM，$P<0.05$ 未校正，$k=116$ 体素）	RA*	额叶和颞叶 WM 的 RA 值减小，尤其是靠近豆状核壳的 WM	—
Agartz 等，2002	20 例 CSZ，24 例 CON	1.5T，EPI，20 个方向，1.8×1.8×4 mm，22 层	VBM（全脑 WM，$P<0.21$ 校正，$P<0.002$）	FA	胼胝体压部和胼胝体辐射线枕部 FA 值减小	—
Foong 等，2002	14 例 CSZ，14 例 CON	1.5T，EPI，7 个方向，2.5×2.5×5 mm，12 层	VBM（全脑 WM，$P<0.001$ 未校正，$P<0.05$ 校正）	FA、MD	FA 和 MD 值没有显著的组间差异	—
Ardekani 等，2003	14 例 CSZ，14 例 CON	1.5T，EPI，6 个方向，1.9×1.9×5 mm，20 层	VBM（全脑 WM，$P<0.01$ 未校正，$k=200$ 体素）	FA	FA 值广泛减小，包括胼胝体膝部、中间体、压部、顶下小叶 WM，额上回和额中回 WM，海马旁回 WM	—
Burns 等，2003	30 例 CSZ，30 例 CON	1.5T，EPI，6 个方向，1.9×1.9×5 mm，31 层	VBM（ROI 钩束、弓状束和扣带 $P<0.05$ 校正）	FA	弓状束 FA 值减小	—
Sun 等，2003	30 例 CSZ，19 例 CON	1.5T，EPI，25 个方向，1.9×1.9×5 mm	ROI 额叶、顶叶和枕叶 WM，内囊，胼胝体膝部、压部和扣带	FA	扣带 FA 值减小	—
Hubl 等，2004	13 例 CSZhall，13 例 CSZnonhall，13 例 CON	1.5T，LSDI，6 个方向，1.8×1.7×5 mm，12 层	VBM（全脑 WM，$P<0.05$ 未校正，$k=99$ 体素）和基于 ROI 的分析	FA	FA 值广泛减小，包括 CC，弓状束，钩束，ILF	CSZhall 较 CON 在弓状束和 ILF FA 值减小，CZShall 较 CZSnonhall 在弓状束，钩束，ILF 和 CC FA 值增加
Park 等，2004	23 例 CSZ，32 例 CON	1.5T，LSDI，6 个方向，1.7×1.3×4 mm，31~35 层	VBM（全脑 WM，$P<0.005$ 未校正，$k=60$ 体素）	FA、不对称	CSZ 患者显示扣带，膝部，内囊，钩束和大脑脚的 FA 值不对称	—

研究	受试者	采集详细内容	分析方法	指标	显著的组间差异（SZ 与 CON 相比）	显著的临床相关性
Kubicki 等，2005	21 例 CSZ，26 例 CON	1.5T，LSDI，6 个方向，1.7×1.3×4 mm，31～35 层	VBM（全脑 WM，P＜0.005 未校正，k=50 体素）	FA，MTR	CC，扣带，SFOF，IFOF，弓状束，内囊，CC，穹窿的 FA 值减小，穹窿，内囊，SFOF 的 MTR 减少	—
Kumra 等，2005	26 例 EOS，34 例 CON	1.5T，EPI，25 个方向，1.7×1.7×5 mm，23 层	VBM（全脑 WM，P＜0.001 未校正，k=100 体素）	FA	扣带的 FA 值减小	—
Buchsbaum 等，2006	64 例 CSZ，55 例 CON	1.5T，FSE，12 个方向，1.6×1.6×3 mm，28 层	VBM（全脑 WM，P＜0.05（重复），P＜0.005（探查））	FA	膝部，SLF，扣带，内囊，额叶 WM，颞叶 WM 的 FA 值广泛减小	—
Federspiel 等，2006	12 例 FES，12 例 CON	1.5T，EPI，6 个方向，3.8×3.8×5 mm，12 层	VBM（全脑 WM，P＜0.02 未校正，k=6 体素）	IC	CC，扣带，SLF，内囊的 IC 广泛减小。丘脑脚，视辐射和内囊 IC 增加	—
Hao 等，2006	21 例 FES，21 例 CON	1.5T，EPI，13 个方向，1.7×1.7×4 mm，30 层	VBM（全脑 WM，P＜0.001 未校正，k=30 体素）	FA	扣带，SFOF，钩束，岛叶 WM，海马回 WM 和楔前叶 WM 的 FA 值广泛减小	—
Jones 等，2006	14 例 EOS，14 例 CON	1.5T，EPI，2.5×2.5×2.5 mm	以 SLF 扣带，钩束和 IFOF 为种子点的纤维跟踪分析	FA，MD	SLF 的 FA 值减小	—
Douaud 等，2007	25 例 EOS，25 例 CON	1.5T，EPI，60 个方向，2.5×2.5×2.5 mm，60 层	VBM（全脑 WM，P＜0.005 未校正，P（聚类）＜0.01 校正）	FA，MD，轴向和径向弥散系数	皮质脊髓束/脑桥束，丘脑辐射，视辐射，CC，弓状束中脑干 WM 的 FA 值减小，轴向弥散系数减小，径向弥散系数增加	—
Mitelman 等，2007	104 例 CSZ（其中 51 例疗效好，53 例疗效不好），41 例 CON	EPI，6 个方向，1.8×7.5 mm，14 层	全部 WM 半自动设置 100 多个 ROIs	FA	内囊，丘脑辐射，扣带，SLF，ILF 的 FA 值广泛减小	PANSS 阳性症状量表分与内囊，FOF 的 FA 值呈正相关，PANSS 阴性症状量表分与膝部，扣带和 ILF 的 FA 值呈负相关。PANSS 阴性症状量表分与内囊，SLF，CC，FOF 的 FA 值负相关

续表

研究	受试者	采集详细内容	分析方法	指标	显著的组间差异（SZ 与 CON 相比）	显著的临床相关性
Mori 等，2007	42 例 CSZ，42 例 CON	1.5T，EPI，6 个方向，0.9×0.9×5 mm，20 层	VBM（全脑 WM，$P<0.001$ 未校正）	FA	膝部、压部、扣带、钩束、额颞叶 WM，和颞叶 WM 的 FA 值广泛减小	—
Schlosser 等，2007	18 例 CSZ，18 例 CON	1.5T，EPI，6 个方向，2.5×1.9×3 mm，38 层	VBM（全脑 WM，$P<0.001$ 未校正）	FA	海马旁回 WM，扣带和背外侧额前额叶 WM 的 FA 值减小	—
Seok 等，2007	15 例 CSZhall，15 例 CSZnon-hall，22 例 CON	1.5T，EPI，32 个方向，1.72×1.72×2 mm，45 层	VBM（全脑 WM，$P<0.001$ 未校正，$k=50$ 体素）和 ROIs 在膝部、扣带、SLF、ILF 和钩回 WM 的显著性分析	FA	扣带、SLF 和大脑脚 FA 值减小	CSZhall 较 CSZnonhall 在 SLF 的 FA 值增加，幻听的严重程度与 SLF 的 FA 值呈正相关，PANSS 阳性症状分与 SLF 和扣带的 FA 值呈正相关
Shergill 对，2007	33 例 CSZ，40 例 CON	1.5T，EPI，64 个方向，2.5×2.5×2.5 mm，60 层	VBM（全脑 WM，$P<0.05$ 未校正，$P<0.0001$（脑区水平））	FA	SLF、ILF、膝部 FA 值减小	幻听倾向与 SLF、胼胝、扣带和短纤维 FA 值增加有关
White 等，2007	14 例 EOS，15 例 CON	3T，EPI，12 个方向，2×2×2 mm	VBM（全脑 WM，$P<0.001$ 未校正）	FA，MD	海马旁回 WM 的 FA 值减小	—
Cheung 等，2008	25 例 FESnn，26 例 CON	1.5T，EPI，25 个方向，2.2×2.2×5 mm	VBM（全脑 WM，$P<0.05$ FDR 校正）选取 CC 的膝部和压部为 ROI 进行进一步群组分析	FA	VBM：压部，FOF，ILF，内囊，楔前叶 WM，脑干 WM 的 FA 值减小；ROI：压部 FA 值减小	—
Kyriakopoulos 等，2008	19 例 EOS，20 例 CON	1.5T，EPI，64 个方向，1.9×1.9×2.5 mm，60 层	VBM（全脑 WM，$P<0.05$ 未校正 $P<0.0025$（脑区水平））	FA	顶叶 WM，压部和大脑脚 FA 值减小	FA 与 PANSS 的阴性和阳性分量表分无显著相关性
Seal 等，2008	14 例 CSZ，14 例 CON	3T，EPI，28 个方向，1.9×1.9×2 mm，50 层	VBM（全脑 WM，$P<0.05$ 校正）	FA，轴向和径向弥散系数	SLF、IFOF、钩束、内囊的 FA 值减小	—
Szeszko 等，2008	33 例 CSZ（doi<4.25 年），30 例 CON	1.5T，EPI，25 个方向，1.7×1.7×5 mm，23 层	VBM（全脑 WM，$P<0.001$ 未校正，$k=100$ 体素）	FA	钩束、IFOF，SLF 的 FA 值减小	SADS＋PD 分（尤其是幻听、读心症、幻视和被控制妄想、被害妄想和关系妄想）与 IFOF 的 FA 值呈正相关，钩束 FA 值与 SANS 分（尤其是失语和情感平淡）呈负相关

续表

研究	受试者	采集详细内容	分析方法	指标	显著的组间差异（SZ 与 CON 相比）	显著的临床相关性
Schneiderman 等，2009	35 例 CSZ，33 例 CON；23 例 FES，15 例 CON	1.5T，EPI，6 个方向，1.8×1.8×7.5 mm，14 层	全部 WM 半自动设置＞50 个 ROIs	RA	精神分裂患症者的内囊、颞枕叶 WM、SFOF 和 CC 的 FA 值广泛性减小。患者与对照组的内囊和额前束老化模式不同	—
胼胝体						
Foong 等，2000	20 例 CSZ，25 例 CON	1.5T，EPI，7 个方向，2.5×2.5×5 mm，12 层	ROIs 在膝部和压部	FA、MD	压部 FA 值减小、MD 值增加	无显著的临床相关性
Kumra 等，2004	12 例 EOS，9 例 CON	1.5T，EPI，6 个方向，1.9×1.9×5 mm，18 层	ROIs 在膝部、压部、额叶 WM 和枕叶 WM	FA	额叶 WM 的 FA 值减小	无显著的临床相关性
Brambilla 等，2005	67 例 CSZ，70 例 CON	1.5T，EPI，1.8×1.8×4 mm，34 层	ROIs 在膝部、中间体和压部	ADC	膝部、中间体和压部的 ADC 增加	BPRS 阳性症状分与膝部的 ADC 值正相关
Price 等，2005	20 例 FES，29 例 CON	1.5T，EPI，7 个方向，2.5×2.5×5 mm，21 层	ROIs 在膝部和压部	FA、MD	无显著组间差异	—
Kanaan 等，2006	33 例 CSZ，40 例 CON	1.5T，EPI，12 个方向，2.5×2.5×2.5 mm，60 层	ROI 在膝部、压部，膝部 ROI 为种子点做纤维跟踪分析	FA	纤维跟踪分析膝部 FA 值减小	—
Miyata 等，2007	45 例 CSZ，37 例 CON	3T，EPI，12 个方向，1.7×1.7×3 mm，40 层	以膝部和压部为种子点做纤维跟踪分析	FA、MD	FA 或 MD 组间没有显著性差异	无显著临床相关性
Price 等，2007	18 例 FEP，21 例 CON	1.5T，EPI，54 个方向，2.3×2.3×2.3 mm	以膝部和压部为种子点做纤维跟踪分析	FA	膝部和压部 FA 值减小	—
Friendman 等，2008	40 例 FES，39 例 CON；40 例 CON	3T，EPI，12 个方向，1.6×1.6×3 mm，28 层	ROIs 在膝部、压部、胼胝体辐射线额部、胼胝体辐射线枕部和 ILF	FA	膝部、胼胝体辐射线枕部、ILF 的 FA 值减小	—
Rotarska-Jagiela 和 Linden 等，2008	24 例 CSZ，24 例 CON	3T，EPI，6 个方向，1.8×1.8×2 mm，40 层	自动分割 CC 为 9 段	FA、MD	膝部（前部和后部）和压部 FA 值减小	PANSS 阴性症状量表分与膝部、喙部、中间体和峡部的 FA 值呈正相关。PANSS 阴性症状量表分与负相关。PANSS 阴性症状量表分与中间体和峡部的 MD 值呈负相关

研究	受试者	采集详细内容	分析方法	指标	显著的组间差异（SZ 与 CON 相比）	显著的临床相关性
钩束/扣带						
Kubicki 等，2002	15 例 CSZ，18 例 CON	1.5 T，LSDI，6 个方向，1.7×1.3×4 mm，31~35 层	任钩束半自动设置 ROI	FA	FA 值无显著的组间差异	—
Kubicki 等，2003	16 例 CSZ，18 例 CON	1.5 T，LSDI，6 个方向，1.7×1.3×4 mm，31~35 层	半自动化扣带分段	FA，MD	扣带 FA 值减小	—
Fujiwara 等，2007	42 例 CSZ，24 例 CON	3 T，EPI，12 个方向，1.7×1.7×3 mm，40 层	半自动设置扣带 ROI	FA，FA 不对称	前后扣带 FA 值减小，前扣带失去正常的左侧>右侧的 FA 值不对称性	后扣带 FA 值与 PANSS 阳性症状量表分呈负相关
Gurrera 等，2007	11 例 SPDmn，8 例 CON	1.5 T，LSDI，6 个方向，1.7×1.3×4 mm，31~35 层	半自动设置钩束 ROI	FA，MD	钩束 FA 值减小	—
Manoach 等，2007	17 例 CSZ，19 例 CON	3 T，EPI，72 个方向，2×2×2 mm，64 层	扣带半自动化分割；基于体素分析（扣带，$p<0.05$FDR 校正）	FA，FA 不对称	扣带 WM 的 FA 值减小，精神分裂症患者显示异常增大的左侧>右侧的 FA 值不对称性	—
Kendi 等，2008	15 例 EOS，15 例 CON	3 T，EPI，12 个方向，2×2 mm	以弯隆为种子点做纤维跟踪分析	FA，MD	弯隆 FA 或 MD 组间没有显著性差异	弯隆 FA 值与 SAPS，SANS 或 BPRS 分无显著相关性
Nestor 等，2008	25 例 CSZ，28 例 CON	1.5 T，LSDI，6 个方向，1.7×1.3×4 mm，31~35 层	以扣带回和钩束为种子点做纤维跟踪分析	FA	扣带 FA 值减小	—
Price 等，2008	19 例 FES，23 例 CON	1.5 T，EPI，54 个方向，1.7×1.7×2.3 mm	以钩束为种子点做纤维跟踪分析	FA，连接概率指数（PICo）	钩束 FA 值减小	FA 值或 PICo 与 SAPS，SANS 分无显著相关性
Rosenberger 等，2008	27 例 CSZ，34 例 CON	1.5 T，LSDI，6 个方向，1.7×1.3×4 mm，31~35 层	以钩束、扣带和 IFOF 为种子点做纤维跟踪分析	FA	扣带和 IFOF FA 值减小	扣带和 IFOF FA 值减小

续表

研究	受试者	采集详细内容	分析方法	指标	显著的组间差异（SZ 与 CON 相比）	显著的临床相关性
McIntosh 等，2008	25 例 CSZ，40 例 BPD，49 例 CON	1.5T，EPI，51 个方向，2.3×2.3×2.8 mm，48 层	以钩束和丘脑辐射为种子点做纤维跟踪分析	FA	CON vs. CSZ：钩束和前丘脑辐射 FA 值减小；CSZ 和 BPD 患者组间没有显著性差异	FA 值与 PANSS、YMRS 或 HDRS 分无显著相关性
Wang，2004	21 例 CSZ，20 例 CON	1.5T，EPI，25 个方向，1.9×1.9×3 mm，12 层	ROIs 扣带	FA	扣带 FA 值减小，SCZ 患者显示异常减小的左侧＞右侧的 FA 值不对称性	—
Kawashima 等，2009	15 例 CSZ，15 例 BPD（第一次住院时间部在 4 年内），15 例 CON	1.5T，LSDI，6 个方向，1.7×1.3×4 mm，31～35 层	半自动抽取扣带和钩束的 ROIs	FA、MD	SZ 钩束 FA 值减小，BPD 患者显示钩束 FA 值介于 SZ 和 CON 之间	钩束的 FA 值与 PANSS 分量表无显著相关性
弓隆						
Kuroki 等，2006	24 例 CSZ，31 例 CON	1.5T，LSDI，6 个方向，1.7×1.3×4 mm，35 层	以弓隆为种子点做纤维跟踪分析	FA、MD	弓隆的 FA 值减小，MD 值增加	弓隆的 FA 值或 MD 与 SAPS，或 SANS 分无显著相关性
Takei 等，2008	31 例 CSZ，65 例 CON	1.5T，EPI，6 个方向	以弓隆为种子点做纤维跟踪分析	FA、MD	弓隆的 FA 值减小，MD 值增加	弓隆的 FA 值与 PANSS 的阳性和阴性分量表无显著相关性
Zhou 等，2008	17 例 CSZ，14 例 CON	1.5T，EPI，13 个方向，1.9×1.9×4 mm，30 层	以弓隆为种子点做纤维跟踪分析	FA	弓隆 FA 值减小	弓隆的 FA 值与 PANSS 的阳性和阴性分量表分无显著相关性
内囊						
Zou 等，2008	21 例 CSZnm，18 例 CON	1.5T，EPI，12 个方向，1.6×1.6×3 mm	ROIs 内囊	FA、ADC	内囊的 FA 值减小	—
上/下纵束						
Ashtari 等，2007	235 例 EOS，21 例 CON	1.5T，EPI，15 个方向，2.5×2.5×2.5 mm，50 层	以 ILF 和膝部为种子点做纤维跟踪分析及所抽取纤维的 VBM（$p<0.001$FDR 校正脑区 $k=100$ 体素）	FA、MD	FA 值减小，ILF 的径向轴向和径向弥散系数 MD 增加	有幻视病史的患者较无幻视病史的患者 ILF 的 FA 值减小
Karlsgodt 等，2008	12 例 FES，17 例 CON	1.5T，EPI，6 个方向，2×2 mm，75 层		FA	SLF 的 FA 值减小	—

续表

研究	受试者	采集详细内容	分析方法	指标	显著的组间差异（SZ与CON相比）	显著的临床相关性
脑叶 WM						
Butler 等，2006	17 例 CSZ，21 例 CON	1.5T，EPI，6 个方向，2×2×5 mm，20 层	ROIs 视辐射，视皮质 WM，顶下小叶 WM，梭状回 WM	FA	视辐射 FA 值减小	—
Lim 等，1999	10 例 CSZ，10 例 CON	1.5T，EPI，6 个方向，1.9×1.9×5 mm，18 层	自动分割全脑 WM 为 6 个部分（左/右前额叶、颞顶叶和顶枕叶）	FA	前额叶 WM 的 FA 值减小	—
Minami 等，2003	12 例 CSZ，11 例 CON	1.5T，EPI，1.9×1.9×6 mm	ROIs 额叶、颞叶、顶叶、枕叶 WM	FA	所有 4 个 ROIs 的 WM 的 FA 值减小	PANSS 阴性或阳性量表分与任何 ROIs 的 FA 值都无显著相关性
Wolkin 等，2003	10 例 CSZ	1.5T，EPI，6 个方向，1.9×1.9×5 mm，5 层	ROIs 额叶 WM	FA，MD	无对照组	额叶 WM 的 FA 值与 SANS 量表分呈负相关

的 DTI 研究的方法学和结果。本节的作者总结了这些研究结果，并讨论了它们对盛行的精神分裂症"连接"模型的影响。这部分综述主要是基于既往如 Kubicki 等 （2007） 和 Kannaan 等 （2005）发表的有关 DTI 文献的回顾。

精神分裂症 DTI 文献的一致结果

从表 1.1 中可以看到，已经有 50 多项关于精神分裂症患者白质异常的 DTI 研究，根据近年来文章的发表趋势，我们可以推测这一数字还会显著增长。目前已经有了一些一致性的研究结果，在下文中我们将逐项进行总结，争取在已发表的DTI 异常报道的基础上得出初步结论，以及与本章前半部分讨论的灰质异常之间的关系。

精神分裂症患者部分各向异性减小，平均弥散系数增大

到目前为止，正如在表 1.1 中所总结的，研究最一致的结论就是，精神分裂症患者与健康对照组相比 FA 值减少。在 56 项比较 FA 值组间差异研究中，除了 5 项研究外，其余都报道了至少部分精神分裂症患者 FA 值减小的证据。然而，我们应注意表 1.1 中有相当比例的研究是采用了基于体素的形态测量法，普遍经过了成千上万的统计学比较 （Davatzikos，2004），以及对假阳性结果倾向的批评，尤其是缺少对多重比较的严格校正。一般来讲，统计学上无显著意义的结果较有显著意义的结果更难发表，这也是表 1.1 中缺乏阴性结果背后的原因。

表 1.1 总结的精神分裂症患者研究中第二个比较一致性的结果就是 MD 值增加，尽管对 MD 的研究远远少于 FA 的研究，但还是有研究报道了胼胝体、下纵束和穹窿 MD 值的增加。前面已提到，FA 值和 MD 值经常是相反的关系，如纤维束的损害一般导致局部的 FA 值减小，而 MD 值增加 （Pfefferbaum 和 Sullivan，2003）。所以，可以认为 FA 值减小和 MD 值增加仅仅是反映同一神经病理学的不同指标。

精神分裂症患者的弥散各向异性异常在空间广泛分布

MRI 文献报道的结构异常几乎涉及每一个脑回和神经节 （见上文），精神分裂症患者的弥散性异常也几乎涉及每一个重要的白质纤维束 （见表

1.1)。这些可用图 1.4 来解释说明，图 1.4 是将20 项 VBM 研究 （12 项慢性和 8 项首发 SZ） 叠加到一张 MR 图像上，通过观察 FA 值减小的图集的中心，证实了研究报道的弥散异常是广泛分布的，同时一致发现还有一些纤维束异常，包括胼胝体、弓状束、扣带和上纵束。

这一结果可以简单地解释为精神分裂症的白质弥散异常影响许多重要的纤维束。然而，另外一种解释认为 （此解释以后还要谈到） DTI 的非特异性异常是研究的伪像，因为这种研究是将临床特征存在较大差异的患者笼统地纳入一个异质性的 "精神分裂症组"，换言之，伴有某种类型临床症状 （如幻听） 的精神分裂症患者，其白质的异常模式可能与其他类型临床症状 （如被动体验） 的患者完全不同，因此当患者被归在一个包含各种诊断的组群中时，一些特异性的神经束异常有可能被忽略。第三种解释是，DTI 图像采集的方

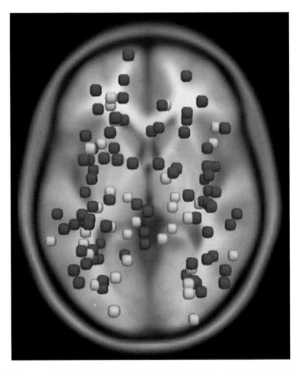

图 1.4　精神分裂症患者弥散异常的范围。彩色圆点代表精神分裂症患者相比对照组 FA 值减小的体素簇的中心，12 项与慢性患者对照的 VBM 研究 （粉点）；8 项与 FES 患者的 VBM 对照研究 （黄点）。可以看出，所有的重要白质纤维束至少有一项 VBM 研究显示其结构异常。图片使用得到 Eric Melonakos 的许可，他在哈佛医学院附属布里格姆和妇女医院 （Brigham and Women's Hospital） 的精神科、精神神经影像实验室以及杨百翰大学 （Brigham Young University） 的神经科学中心工作 （见彩图 1.4）。

法、处理以及分析在很大程度上非标准化，从而导致各个研究之间的差异太大。

髓鞘不规则可能是精神分裂症患者弥散各向异性异常的基础

有证据表明轴突膜是白质纤维束中水弥散各向异性的重要决定因素（Beaulieu 和 Allen，1994），所以，有一种可能是精神分裂症患者 FA 值减小是由于这类患者轴突数量病理性减少所致。正如前面讨论过的，有证据表明精神分裂症患者并没有大量的神经元死亡，其特征性的灰质萎缩更可能是由于突触基本结构和神经纤维网的减少所致。因此，如果精神分裂症患者与健康对照比较并没有神经元（及其轴突）数量的减少，那么会有一种可能，那就是所观察到的 FA 值异常可能是由于髓鞘的损伤而引起的。

业已证明，单纯髓鞘异常就可能导致 FA 值明显减小。最近 Roy 等的一项研究（2007）发现阻断一种必需的生长因子（神经调节因子-1）信号会中断小鼠少突胶质细胞的正常生长，虽然这些转基因小鼠的胼胝体未表现出明显的体积或轴突密度的减少，但是胼胝体轴突的髓鞘厚度确实下降，并且 FA 值也显著减小。有趣的是，这些小鼠还表现出多巴胺受体和转运体水平的异常增加，这两种现象都是精神分裂症患者所特有的（Seeman 和 Kapur，2000）。

还有证据表明，可以根据损伤引起的弥散异常的特征来区分是轴突损害还是髓鞘形成障碍。特别是 Song 等（2002）提示有严重髓鞘形成障碍的转基因 *shiverer* 小鼠视神经主方向上的垂直弥散（将其命名为"径向弥散系数"）增加，而水平弥散（轴向弥散系数）并未受影响。反过来，Song 等（2003）还证实伴有磷脂膜保护的轴突损伤导致轴向弥散系数下降，而径向弥散系数无变化。这种结果在 Ashtari 等（2007）的研究中体现的尤其显著（见表 1.1）。他发现精神分裂症患者前纵束径向弥散系数增加，而轴向弥散系数无异常，提示存在磷脂膜异常，而非轴突异常。总之，这些研究结果提示精神分裂症患者的 FA 值减小至少一部分原因是由于磷脂膜异常造成的，同时也证明这些新指标结合 FA 和 MD 这些可靠指标具有应用价值。

FES 患者是否存在白质异常的证据尚不确定

FES 患者是否存在白质异常尚不清楚。表

1.1 总结的有关 FES 研究结果是不确定的，Hao 等（2006）报道了 FES 存在广泛的 FA 值减小，包括扣带、颞下回白质和楔前叶白质；Price 等（2007）也报道了 FES 患者胼胝体膝部和压部 FA 值减小；Federspiel 等（2006）报道了 FES 患者体素间一致性广泛异常减小，包括胼胝体、扣带束和上纵束。另一方面，Price 等（2005，2008）的两个研究都未发现 RES 患者和对照组之间的胼胝体和钩束 FA 值存在显著差异，Friedman 等（2008）也未发现 FES 患者下纵束、胼胝体膝部、压部、小钳、大钳的 FA 值异常，但报道了慢性精神分裂症患者的这些感兴趣区（ROI）至少有一个亚类 FA 值异常。

与慢性精神分裂症患者相比，FES 患者整体上存在较少且较轻微的弥散性异常，提示白质异常至少在疾病的开始阶段是逐渐发展的。然而这个问题还没有被纵向的实验性 DTI 研究手段所证实（虽然几项研究发现了精神分裂症患者的弥散各向异性与年龄呈负相关（Rosenberger 等，2008），但传统的 MRI 已经揭示，如 Whitford 等（2007a）报道了 FES 患者和相匹配的健康对照比较，在疾病的第 2～3 年其双侧钩束白质体积减小得更多。如果这一发现 DTI 可以重复，将为我们提供有用的信息，尤其是验证 fMRI 已经证实的精神分裂症患者额颞连接异常的证据（Lawrie 等，2002）。

精神分裂症患者的精神病性症状与 FA 值呈正相关

DTI 文献中一个有趣且一致的发现是精神分裂症患者的精神病性症状严重程度与 FA 值呈正相关，表 1.1 中的大多数研究报道了 FA 值和精神病性症状的严重程度有明显的相关性，即高 FA 值患者的精神病性症状比低 FA 值患者更严重。Rotarska-Jagiela 和 Linden 等（2008）报道胼胝体的 FA 值与患者 PANSS 的阳性症状亚量表分呈正相关。Mitelman 等（2007）报道内囊和额枕束的 FA 值与患者 PANSS 阳性症状亚量表分呈正相关。Hubl 等（2004）发现与没有幻听的精神分裂症患者相比，有幻听的患者其胼胝体、扣带和弓状束 FA 值较高。同样，Seok 等报道有幻听的患者其下纵束的 FA 值显著增高。他们还报道了下纵束的 FA 值与幻觉的严重程度呈正相关。Shergill 等（2007）报道精神分裂症患者

的幻听与上纵束的 FA 值升高有关。最后，Szesz-ko 等（2008）报道下额枕束高 FA 值与几种精神病性症状的严重程度有关，包括幻听、被控制妄想、被洞悉妄想和被害妄想。

值得注意的是，前面提到的研究并没有观察到"症状严重"患者表现出相对于健康对照异常高的 FA 值。相反，有两项研究直接比较了"症状严重"患者与健康对照者的 FA 值（Seok 等，2007；Hubl 等，2004），均发现"症状严重"患者的 ROIs FA 值减小，然而，在这些脑区"症状严重"患者的 FA 值相对于"症状轻微"患者的FA 值显著增高。

精神分裂症患者的精神病性症状越严重，其 FA 值异常程度却越轻，如何解释这种看似矛盾的结果呢？一种可能就是慢性精神分裂症患者（前述研究中的患者样本）一般都经过长期的神经阻滞剂治疗，而神经阻滞剂除了减轻患者的精神病性症状之外，还可能引起大脑本身以及内部的萎缩，尤其是构成白质的少突胶质细胞（Konopaske 等，2008）。所以，精神病性症状严重的精神分裂症患者相对于症状较轻的患者其 FA 值异常程度轻微，原因可能是精神病性症状严重的患者神经阻滞剂暴露较少。但是对这一解释必须要认真思考，尤其是缺乏在未接受神经阻滞剂治疗的患者中证实弥散各向异性与精神病性症状呈正相关的研究时。但是必须记住的是，前述至少有两项研究（Seok 等，2007；Szeszko 等，2008）对神经阻滞剂暴露进行了统计学的控制，结果仍然显示正相关。

另一种可能就是精神病性症状的"自我监控"理论（Feinberg，1978；Frith，1992；Ford 等，2001）。概括地说，"自我监控"理论认为，当一个人做某个动作（可以是躯体的手的运动，也可以是精神性的，如使用内部言语行为（engaging in internal speech）而并没有意识到做这个动作的意图时会引起精神病性症状，这种"意识失败"的假设是由"伴随放电（corollary discharges，CDs）"异常而引起的，伴随放电是从启动运动脑区（如前运动区皮质，如手的动作）发出的，传到处理这一动作的感知结果的脑区（如顶叶，手运动的例子）（Frith 等，2000）。Whitford 曾提出连接 CDs 起点和终点的白质纤维束异常可以引起某些精神病性症状。特别是，如果髓鞘形成障

碍导致 FA 值减小发生在连接 CD 起点和终点的白质纤维束，继而 CDs 的传导速度减慢可引起 CDs 和原始放电到达各自的终点不同步。以手的运动为例，一个人还没有意识到做这个动作的意图时手就已经活动了，这就会产生被控制妄想（Frith 和 Done，1989）。相关的一点是，不同步越严重（继而传导速度越慢）并不是预测导致精神病性症状越严重的必要条件。相反，如果原始放电和 CDs 是在某一临界时间段内到达各自终点，则恰好可以整合在一起（呈病理性，如妄想）；如果严重的不同步引起 CDs 到达终点时太迟甚至不能与原始放电呈病理性整合，就不会导致精神病性症状了，而是诱发精神运动性贫乏（思维贫乏），就像网络"瘫痪"一样：引用 An-dreasen 的话（1999，p.785），"酷似计算机，如果不能与以错误速度发出的信号相匹配就会锁住"。这可以解释前面研究提到的为什么"严重精神病"患者比相对"轻微精神病"患者的 FA 值更接近正常。这证实该假设可以为将来的研究提供一个成果丰富的途径，但重要的是一定要基于患者的症状特征来对精神分裂症患者进行区分，而不是简单地把所有患者一并归到"精神分裂症"诊断这一字纸篓。

这些研究结果是如何相互关联的？一个推测性假说

如果说从本章综述的大量 MRI 和 DTI 研究中弄清楚了一个问题，那就是大量的证据显示精神分裂症患者的灰质和白质都存在一致（虽然细微）而广泛的异常。然而，一个重要的问题是，这些灰质和白质的异常是分别有其独立的病因，还是存在共同的病理学基础？

最后这节提出一个高度推测性的理论，即如何用单一的机制解释灰质异常、白质异常、多巴胺能亢进以及精神分裂症的精神病性特征。

这一理论假设精神分裂症发病是因为（至今尚未完全清楚）青少年晚期/成人早期发育过程中某些触发原因，这种触发作用（可能与青春期性激素水平增加有关）（De Bellis 等，2001）导致青春期与髓鞘形成有关的皮质大量少突胶质细胞相关基因异常表达，结果引起髓鞘结构的异常（Uranova 等，2007），继而造成隔绝轴突膜以及

提高动作电位传导速度的功能异常。这种破坏导致空间上各异的灰质脑区连接之间出现微小却有显著意义的传导延迟。如果髓鞘形成障碍发生在连接某关联伴随放电（CDs）起点和终点的白质纤维束，就导致 CDs 到达其终点滞后于相应的原始放电结束。正如前面所讨论的，已经做完了某个动作还没有觉察到该动作的意图，继而导致内部产生的动作被觉察为外部产生的，随后发生某种类型的精神病性症状。

进一步推测，可能是大脑对反馈的反应提示内部产生的意向动作没有按计划执行（因被感知而由外部产生的）是放大了涉及初始意向动作的神经信号。关于这一点，使我们考虑到多巴胺在始动的运动行为方面起到的作用（Jahanshahi 和 Frith，1998）。总之，如果大脑对内部产生动作的"感觉"反应没有按计划执行，或者提高其多巴胺的水平，或者增加其对多巴胺的敏感性（如增加多巴胺受体的数量），这就可以解释精神分裂症患者所表现的多巴胺能亢进现象。此外，这还可以解释 Roy 等（2007）引人注目的结果。前面提到 Roy 等发现（2007）阻断一种必需的生长因子（神经调节素-1）信号会导致小鼠少突胶质细胞中断了正常的生长发育，这些转基因小鼠表现为胼胝体髓鞘显著变薄，FA 值减小，边缘系统、基底节和皮质神经传导显著减慢以及多巴胺受体和转运体水平显著增加。换言之，阻断正常的髓鞘形成可以提高转基因小鼠大脑对多巴胺的敏感性，就像精神分裂症患者的大脑对多巴胺超敏一样（Seeman 和 Kapur，2000）。

除多巴胺能亢进与精神分裂症的精神病性症状有关之外，髓鞘异常引起的神经同步的破坏也是与本病相关的灰质萎缩的基础。以前研究已经显示胚胎神经系统的突触是否存活发展，它的活动相对于同一神经元的其他突触应该同步。有证据表明如果一个突触与同一神经元上的其他突触的活动不同步很可能会被消除掉（Purves 和 Lichtman，1980）。如果（a）发生在青少年期的"突触修剪"与发生在胚胎期的机制相同；（b）髓鞘形成障碍确实可以导致精神分裂症患者的神经同步中断，那么这种髓鞘形成障碍就可导致精神分裂症患者持续的突触消除，即"过度修剪"期（Bartzokis，2002；Whitford 等，待发表）。突触及其基本结构的大量减少可以解释精神分裂

症患者的灰质萎缩，这与所观察到的精神分裂症患者神经元密度增加而非数量减少相一致（Selemon 和 Goldman-Rakic，1999）。

当然，这一理论是高度假设性的，并且得益于大量实验证据的支持。然而，这一理论为我们提供了一个范例，即如此一致性观察到的精神分裂症患者灰质和白质异常是如何由一种病理机制引起的。

结语

本章尝试对报道精神分裂症患者脑结构影像学异常的 800 多项结构 MR 研究以及 50 多项 DTI 研究结果进行了概述，得出了一个有关潜在机制的结论，认为报道一致的精神分裂症患者灰质异常（通过 MRI 确定）和白质异常（DTI 确定）可能源于单一的病因——即青少年阶段髓鞘发育异常。不管这一假说最终是否能验证是正确的，我们认为同时考虑精神分裂症特有的神经病理学机制以及这些神经病理学与疾病临床特征的关系很重要。只有了解了这些机制，治疗（包括药物治疗和心理治疗）才能直击靶目标。例如，如果髓鞘形成障碍确实是精神分裂症灰质萎缩和多巴胺能亢进的基础，直接把这一问题的根本原因作为治疗靶点（如目前用于治疗多发性硬化的髓鞘再生药）（Stangel 等，2004）就可能成为当前抗精神病药物治疗有益的辅助手段。与 50 多年前流行的观点不同，目前很清楚——正如本章讨论的 MRI 和 DTI 的研究结果——这是一个精神分裂症的神经病理学时代。目前最重要的挑战就是要搞清出现这种神经病理学的原因，一旦我们接受这种理念，那么针对多人罹患的这种可怕疾病，最终将开发出一种定向的、彻底的治疗策略。

致谢

Thomas Whitford 得到墨尔本大学澳大利亚国家健康和医学研究委员会海外生物医学培训奖学金的资助（NHMRC520627）；Marek Kubicki 得到国立卫生研究院助学金（R03 MH068464-0）、哈佛医学院（密尔顿奖学金）和全国精神分裂症和抑郁症研究联盟的资助；Martha Shenton 得到国立卫生研究院助学金（K05 MH 070047 和 R01 MH50747）、

退伍军人事务部（VA 奖学金、VA 研究促进计划奖学金和 VASZ 研究中心助学金）及波士顿发展和应用研究干预中心（CIDAR）基金（P50 MH080272）的资助。这项工作还得到了全国医学影像计算联盟（NAMIC）的部分支持，以及国立卫生研究院 NIH 医学研究创议规划基金（Kubicki 和 Shenton 的助学金 U54 EB005149）资助。

框 1.1　总结

经过 20 多年的结构 MRI 和 10 年的 DTI 研究，目前已经明确，精神分裂症与大脑灰质和白质轻微而广泛的异常有关。

有证据表明，大量文献报道的灰质异常（大多数一致报道在颞叶、边缘系统和联合皮质）并不表现为广泛的神经元死亡，而是由于突触结构的消除。

虽然有关白质异常的微观结构基础所知尚少，但认为至少一部分是由于髓鞘发育过程异常所致。

基于髓鞘起到调节动作电位传导速度的作用产生了下述观点，即精神分裂症患者所特有的认知瓦解和精神病性症状是由于髓鞘形成障碍导致的传导延迟，从而引起空间上离散的神经元之间活动不协调。

研究证实突触活动的同步是决定其发育过程中是否存活的主要因素，很可能是髓鞘形成障碍导致的传导迟降低了突触活动的同步性，导致青少年阶段标准的"突触修剪"出现异常突触消除。如果髓鞘形成障碍干扰了意向动作产生和调节的神经环路，它就很可能是精神分裂症的多巴胺能亢进的基础。

因为髓鞘异常在精神分裂症病因学方面的根本作用还不十分清楚，所以认为精神分裂症最终还是白质异常（详细记载的灰质异常是继发的结果）的观点具有从根本上改变这一疾病的概念以及治疗策略的潜能。

参考文献

Agartz I, Andersson J L and Skare S. 2001. Abnormal brain white matter in schizophrenia: a diffusion tensor imaging study. *Neuroreport* **12**, 2251–4.

Andreasen N C. 1999. A unitary model of schizophrenia: Bleuler's "fragmented phrene" as schizencephaly. *Arch Gen Psychiatry* **56**, 781–7.

Ardekani B A, Nierenberg J, Hoptman M J, Javitt D C and Lim K O. 2003. MRI study of white matter diffusion anisotropy in schizophrenia *Neuroreport* **14**, 2025–9.

Ashtari M, Cottone J, Ardekani B, et al. 2007. Disruption of white matter integrity in the inferior longitudinal fasciculus in adolescents with schizophrenia as revealed by fiber tractography. *Arch Gen Psychiatry* **64**, 1270–80.

Bartzokis G. 2002. Schizophrenia: breakdown in the well-regulated lifelong process of brain development and maturation. *Neuropsychopharmacology* **27**, 672–83.

Baumann N and Pham-Dinh D. 2001. Biology of oligodendrocyte and myelin in the mammalian central nervous system. *Physiol Rev* **81**, 871–927.

Beaulieu C and Allen P. 1994. Determinants of anisotropic water diffusion in nerves. *Mag Res Med* **31**, 394–400.

Bleuler E. 1911. *Dementia Praecox or the Group of Schizophrenias.* New York, NY: International Universities Press.

Borgwardt S, Riecher-Rössler A, Dazzan P, et al. 2007. Regional gray matter volume abnormalities in the at risk mental state. *Biol Psychiatry* **61**, 1148–56.

Bourgeois J P and Rakic P. 1993. Changes of synaptic density in the primary visual cortex of the macaque monkey from fetal to adult stage. *J Neurosci* **13**, 2801–20.

Brambilla P, Cerini R, Gasparini A, et al. 2005. Investigation of corpus callosum in schizophrenia with diffusion imaging. *Schizophr Res* **79**, 201–10.

Buchsbaum M, Tang C, Peled S, et al. 1998. MRI white matter diffusion anisotropy and PET metabolic rate in schizophrenia. *Neuroreport* **9**, 425–30.

Buchsbaum M S, Friedman J, Buchsbaum B R, et al. 2006. Diffusion tensor imaging in schizophrenia. *Biol Psychiatry* **60**, 1181–7.

Burns J, Job D, Bastin M E, et al. 2003. Structural disconnectivity in schizophrenia: a diffusion tensor magnetic resonance imaging study. *Br J Psychiatry* **182**, 439–43.

Butler P, Hoptman M, Nierenberg J, Foxe J, Javitt D and Lim K. 2006. Visual white matter integrity in schizophrenia. *Am J Psychiatry* **163**, 2011–3.

Cahn W, Pol H E, Lems E B, et al. 2002. Brain volume changes in first-episode schizophrenia: a 1-year follow-up study. *Arch Gen Psychiatry* **59**, 1002–10.

Cheung V, Cheung C, McAlonan G, et al. 2008. A diffusion tensor imaging study of structural dysconnectivity in never-medicated, first-episode schizophrenia. *Psychol Med* **38**, 877–85.

Crow T. 1998. Schizophrenia as a transcallosal misconnection syndrome. *Schizophr Res* **30**, 111–4.

Davatzikos C. 2004. Why voxel-based morphometric analysis should be used with great caution when characterizing group differences. *Neuroimage* **23**, 17–20.

De Bellis M, Keshavan M, Beers S, et al. 2001. Sex differences in brain maturation during childhood and adolescence. *Cereb Cortex* **11**, 552–7.

Douaud G, Smith S, Jenkinson M, et al. 2007. Anatomically related grey and white matter abnormalities in adolescent-onset schizophrenia. *Brain* **130**, 2375–86.

Ellison-Wright I, Glahn D, Laird A, Thelen S and Bullmore E. 2008. The anatomy of first-episode and chronic schizophrenia: an anatomical likelihood estimation meta-analysis. *Am J Psychiatry* **165**, 1015–23.

Ennis D and Kindlmann G. 2006. Orthogonal tensor invariants and the analysis of diffusion tensor magnetic resonance images. *Magn Reson Med* **55**, 136–46.

Federspiel A, Begré S, Kiefer C, Schroth G, Strik W and Dierks T. 2006. Alterations of white matter connectivity in first episode schizophrenia. *Neurobiol Dis* **22**, 702–9.

Feinberg I. 1978. Efference copy and corollary discharge: implications for thinking and its disorders. *Schizophr Bull* **4**, 636–40.

Feinberg I. 1982. Schizophrenia: caused by a fault in programmed synaptic elimination during adolescence? *J Psychiatr Res* **17**, 319–34.

Fields R. 2004. The other half of the brain. *Sci Am* **290**, 54–61.

Fields R. 2008. White matter in learning, cognition and psychiatric disorders. *Trends Neurosci* **31**, 361–70.

Foong J, Maier M, Clark C A, Barker G J, Miller D H and Ron M A. 2000. Neuropathological abnormalities of the corpus callosum in schizophrenia: a diffusion tensor imaging study. *J Neurol Neurosurg Psychiatry* **68**, 242–4.

Foong J, Symms M R, Barker G J, Maier M, Miller D H and Ron M A. 2002. Investigating regional white matter in schizophrenia using diffusion tensor imaging. *Neuroreport* **13**, 333–6.

Ford J M, Mathalon D H, Heinks T, Kalba S, Faustman W O and Roth W T. 2001. Neurophysiological evidence of corollary discharge dysfunction in schizophrenia. *Am J Psychiatry* **158**, 2069–71.

Friedman J, Tang C, Carpenter D, *et al.* 2008. Diffusion tensor imaging findings in first-episode and chronic schizophrenia patients. *Am J Psychiatry* **165**, 1024–32.

Friston K. 1999. Schizophrenia and the disconnection hypothesis. *Acta Psychiatr Scand Suppl* **395**, 68–79.

Frith C D. 1992. *The Cognitive Neuropsychology of Schizophrenia*. Hove, UK: Lawrence Erlbaum Associates.

Frith C D, Blakemore S and Wolpert D M. 2000. Explaining the symptoms of schizophrenia: abnormalities in the awareness of action. *Brain Res Rev* **31**, 357–63.

Frith C D and Done D J. 1989. Experiences of alien control in schizophrenia reflect a disorder in the central monitoring of action. *Psychol Med* **19**, 359–63.

Fujiwara H, Namiki C, Hirao K, *et al.* 2007. Anterior and posterior cingulum abnormalities and their association with psychopathology in schizophrenia: a diffusion tensor imaging study. *Schizophr Res* **95**, 215–22.

Garner B, Pariante C, Wood S, *et al.* 2005. Pituitary volume predicts future transition to psychosis in individuals at ultra-high risk of developing psychosis. *Biol Psychiatry* **58**, 417–23.

Glahn D, Laird A, Ellison-Wright I, *et al.* 2008. Meta-analysis of gray matter anomalies in schizophrenia: application of anatomic likelihood estimation and network analysis. *Biol Psychiatry* **64**, 774–81.

Gur R E, Cowell P, Turetsky B I, *et al.* 1998. A follow-up magnetic resonance imaging study of schizophrenia: relationship of neuroanatomical changes to clinical and neurobehavioral measures. *Arch Gen Psychiatry* **55**, 145–52.

Gurrera R, Nakamura M, Kubicki M, *et al.* 2007. The uncinate fasciculus and extraversion in schizotypal personality disorder: a diffusion tensor imaging study. *Schizophr Res* **90**, 360–2.

Hao Y, Liu Z, Jiang T, *et al.* 2006. White matter integrity of the whole brain is disrupted in first-episode schizophrenia. *Neuroreport* **17**, 23–6.

Hirayasu Y, Tanaka S, Shenton M E, *et al.* 2001. Prefrontal gray matter volume reduction in first episode schizophrenia. *Cerebral Cortex* **11**, 374–81.

Honea R, Crow T J, Passingham D and Mackay C E. 2005. Regional deficits in brain volume in schizophrenia: a meta-analysis of voxel-based morphometry studies. *Am J Psychiatry* **162**, 2233–45.

Hubl D, Koenig T, Strik W, *et al.* 2004. Pathways that make voices: white matter changes in auditory hallucinations. *Arch Gen Psychiatry* **61**, 658–68.

Jahanshahi M and Frith C. 1998. Willed action and its impairments. *Cogn Neuropsychol* **15**, 483.

Jones D K, Catani M, Pierpaoli C, *et al.* 2006. Age effects on diffusion tensor magnetic resonance imaging tractography measures of frontal cortex connections in schizophrenia. *Hum Brain Mapp* **27**, 230–8.

Kanaan R A, Kim J S, Kaufmann W E, Pearlson G D, Barker G J and McGuire P K. 2005. Diffusion tensor imaging in schizophrenia. *Biol Psychiatry* **58**, 921–9.

Kanaan R A, Shergill S S, Barker G J, *et al.* 2006. Tract-specific anisotropy measurements in diffusion tensor imaging. *Psychiatry Res* **146**, 73–82.

Karlsgodt K, van Erp T, Poldrack R, Bearden C, Nuechterlein K and Cannon T. 2008. Diffusion tensor imaging of the superior longitudinal fasciculus and working memory in recent-onset schizophrenia. *Biol Psychiatry* **63**, 512–8.

Kasai K, Shenton M E, Salisbury D F, *et al.* 2003. Progressive decrease of left Heschl gyrus and planum temporale gray matter volume in first-episode schizophrenia: a longitudinal magnetic resonance imaging study. *Arch Gen Psychiatry* **60**, 766–75.

Kawashima T, Nakamura M, Boiux S, *et al.* 2009. Uncinate fasciculus abnormalities in recent onset schizophrenia and affective psychosis: a diffusion tensor imaging study. *Schiz Res* **110**, 119–26.

Kendi M, Kendi A, Lehericy S, *et al.* 2008. Structural and diffusion tensor imaging of the fornix in childhood- and adolescent-onset schizophrenia. *J Am Acad Child Adolesc Psychiatry* **47**, 826–32.

Keshavan M S, Anderson S and Pettegrew J W. 1994. Is schizophrenia due to excessive synaptic pruning in the prefrontal cortex? The Feinberg hypothesis revisited. *J Psychiatr Res* **28**, 239–65.

Konopaske G, Dorph-Petersen K, Sweet R, *et al.* 2008. Effect of chronic antipsychotic exposure on astrocyte and oligodendrocyte numbers in macaque monkeys. *Biol Psychiatry* **63**, 759–65.

Kraepelin E, ed. 1907. *Textbook of Psychiatry*. London: Macmillan.

Kubicki M, McCarley R, Westin C F, *et al.* 2007. A review of diffusion tensor imaging studies in schizophrenia. *J Psychiatr Res* **41**, 15–30.

Kubicki M, Park H, Westin C F, *et al.* 2005. DTI and MTR abnormalities in schizophrenia: analysis of white matter integrity. *Neuroimage* **26**, 1109–18.

Kubicki M, Westin C F, Maier S E, *et al.* 2002. Uncinate fasciculus findings in schizophrenia: a magnetic resonance diffusion tensor imaging study. *Am J Psychiatry* **159**, 813–20.

Kubicki M, Westin C F, Nestor P G, *et al.* 2003. Cingulate fasciculus integrity disruption in schizophrenia: a magnetic resonance diffusion tensor imaging study. *Biol Psychiatry* **54**, 1171–80.

Kumra S, Ashtari M, Cervellione K, *et al.* 2005. White matter abnormalities in early-onset schizophrenia: a voxel-based diffusion tensor imaging study. *J Am Acad Child Adolesc Psychiatry* **44**, 934–41.

Kumra S, Ashtari M, McMeniman M, *et al.* 2004. Reduced frontal white matter integrity in early-onset schizophrenia: a preliminary study. *Biol Psychiatry* **55**, 1138–45.

Kuroki N, Kubicki M, Nestor P G, *et al.* 2006. Fornix integrity and hippocampal volume in male schizophrenic patients. *Biol Psychiatry* **60**, 22–31.

Kyriakopoulos M, Vyas N, Barker G, Chitnis X and Frangou S. 2008. A diffusion tensor imaging study of white matter in early-onset schizophrenia. *Biol Psychiatry* **63**, 519–23.

Lawrie S M, Buechel C, Whalley H C, Frith C D, Friston K J and Johnstone E C. 2002. Reduced frontotemporal functional connectivity in schizophrenia associated with auditory hallucinations. *Biological Psychiatry* **51**, 1008–11.

Lim K O, Hedehus M, Moseley M, de Crespigny A, Sullivan E V and Pfefferbaum A. 1999. Compromised white matter tract integrity in schizophrenia inferred from diffusion tensor imaging. *Arch Gen Psychiatry* **56**, 367–74.

Manoach D, Ketwaroo G, Polli F, *et al.* 2007. Reduced microstructural integrity of the white matter underlying anterior cingulate cortex is associated with increased saccadic latency in schizophrenia. *Neuroimage* **37**, 599–610.

McIntosh A M, Maniega S M, Lymer G K S, *et al.* 2008. White matter tractography in bipolar disorder and schizophrenia. *Biol Psychiatry* **64**, 1088–92.

Minami T, Nobuhara K, Okugawa G, *et al.* 2003. Diffusion tensor magnetic resonance imaging of disruption of regional white matter in schizophrenia. *Neuropsychobiology* **47**, 141–5.

Mitelman S, Torosjan Y, Newmark R, *et al.* 2007. Internal capsule, corpus callosum and long associative fibers in good and poor outcome schizophrenia: a diffusion tensor imaging survey. *Schizophr Res* **92**, 211–24.

Miyata J, Hirao K, Namiki C, *et al.* 2007. Interfrontal commissural abnormality in schizophrenia: tractography-assisted callosal parcellation. *Schizophr Res* **97**, 236–41.

Mori T, Ohnishi T, Hashimoto R, *et al.* 2007. Progressive changes of white matter integrity in schizophrenia revealed by diffusion tensor imaging. *Psychiatry Res* **154**, 133–45.

Nestor P, Kubicki M, Niznikiewicz M, Gurrera R, McCarley R and Shenton M. 2008. Neuropsychological disturbance in schizophrenia: a diffusion tensor imaging study. *Neuropsychology* **22**, 246–54.

O'Daly O, Frangou S, Chitnis X and Shergill S. 2007. Brain structural changes in schizophrenia patients with persistent hallucinations. *Psychiatry Res* **156**, 15–21.

Pakkenberg B. 1993. Total nerve cell number in neocortex in chronic schizophrenics and controls estimated using optical dissectors. *Biol Psychiatry* **34**, 768–72.

Pantelis C, Velakoulis D, McGorry P D, *et al.* 2003. Neuroanatomical abnormalities before and after onset of psychosis: a cross-sectional and longitudinal MRI comparison. *Lancet* **361**, 281–8.

Park H J, Westin C F, Kubicki M, *et al.* 2004. White matter hemisphere asymmetries in healthy subjects and in schizophrenia: a diffusion tensor MRI study. *Neuroimage* **23**, 213–23.

Pearlson G D and Marsh L. 1999. Structural brain imaging in schizophrenia: a selective review. *Biol Psychiatry* **46**, 627–49.

Pekny M and Nilsson M. 2005. Astrocyte activation and reactive gliosis. *Glia* **50**, 427–34.

Pfefferbaum A, Mathalon D H, Sullivan E V, Rawles J M, Zipursky R B and Lim K O. 1994. A quantitative magnetic resonance imaging study of changes in brain morphology from infancy to late adulthood. *Arch Neurol* **51**, 874–87.

Pfefferbaum A and Sullivan E V. 2003. Increased brain white matter diffusivity in normal adult aging: relationship to anisotropy and partial voluming. *Magn Reson Med* **49**, 953–61.

Price G, Bagary M S, Cercignani M, Altmann D R and Ron M A. 2005. The corpus callosum in first episode schizophrenia: a diffusion tensor imaging study. *J Neurol Neurosurg Psychiatry* **76**, 585–7.

Price G, Cercignani M, Bagary M, *et al.* 2006. A volumetric MRI and magnetization transfer imaging follow-up study of patients with first-episode schizophrenia. *Schizophr Res* **87**, 100–08.

Price G, Cercignani M, Parker G, *et al.* 2008. White matter tracts in first-episode psychosis: a DTI tractography study of the uncinate fasciculus. *Neuroimage* **39**, 949–55.

Price G, Cercignani M, Parker G J, *et al.* 2007. Abnormal brain connectivity in first-episode psychosis: a diffusion MRI tractography study of the corpus callosum. *Neuroimage* **35**, 458–66.

Purves D and Lichtman J W. 1980. Elimination of synapses

in the developing nervous system. *Science* **210**, 153–7.

Roberts G, Colter N, Lofthouse R, Bogerts B, Zech M and Crow T. 1986. Gliosis in schizophrenia: a survey. *Biol Psychiatry* **21**, 1043–50.

Rosenberger G, Kubicki M, Nestor P, *et al.* 2008. Age-related deficits in fronto-temporal connections in schizophrenia: a diffusion tensor imaging study. *Schizophr Res* **102**, 181–8.

Rotarska-Jagiela A and Linden D. 2008. The corpus callosum in schizophrenia-volume and connectivity changes affect specific regions. *Neuroimage* **39**, 1522–32.

Roy K, Murtie J, El-Khodor B, *et al.* 2007. Loss of erbB signaling in oligodendrocytes alters myelin and dopaminergic function, a potential mechanism for neuropsychiatric disorders. *Proc Natl Acad Sci U S A* **104**, 8131–6.

Salisbury D, Kuroki N, Kasai K, Shenton M and McCarley R. 2007. Progressive and interrelated functional and structural evidence of post-onset brain reduction in schizophrenia. *Arch Gen Psychiatry* **64**, 521–9.

Scherk H and Falkai P. 2006. Effects of antipsychotics on brain structure. *Curr Opin Psychiatry* **19**, 145–50.

Schlösser R, Nenadic I, Wagner G, *et al.* 2007. White matter abnormalities and brain activation in schizophrenia: a combined DTI and fMRI study. *Schizophr Res* **89**, 1–11.

Schneiderman J S, Buchsbaum M S, Haznedar M, *et al.* 2009. Age and diffusion anisotropy in adolescent and adult patients with schizophrenia. *Neuroimage* **45**, 662–71.

Seal M, Yücel M, Fornito A, *et al.* 2008. Abnormal white matter microstructure in schizophrenia: a voxelwise analysis of axial and radial diffusivity. *Schizophr Res* **101**, 106–10.

Seeman P and Kapur S. 2000. Schizophrenia: more dopamine, more D2 receptors. *Proc Natl Acad Sci U S A* **97**, 7673–5.

Selemon L D and Goldman-Rakic P S. 1999. The reduced neuropil hypothesis: a circuit based model of schizophrenia. *Biol Psychiatry* **45**, 17–25.

Seok J, Park H, Chun J, *et al.* 2007. White matter abnormalities associated with auditory hallucinations in schizophrenia: a combined study of voxel-based analyses of diffusion tensor imaging and structural magnetic resonance imaging. *Psychiatry Res* **156**, 93–104.

Shenton M, Dickey C, Frumin M and McCarley R. 2001. A review of MRI findings in schizophrenia. *Schizophr Res* **49**, 1–52.

Shergill S, Kanaan R, Chitnis X, *et al.* 2007. A diffusion tensor imaging study of fasciculi in schizophrenia. *Am J Psychiatry* **164**, 467–73.

Song S, Sun S, Ju W, Lin S, Cross A and Neufeld A. 2003. Diffusion tensor imaging detects and differentiates axon and myelin degeneration in mouse optic nerve after retinal ischemia. *Neuroimage* **20**, 1714–22.

Song S, Sun S, Ramsbottom M, Chang C, Russell J and Cross A. 2002. Dysmyelination revealed through MRI as increased radial (but unchanged axial) diffusion of water. *Neuroimage* **17**, 1429–36.

Stangel M. 2004. Remyelinating and neuroprotective treatments in multiple sclerosis. *Expert Opin Investig Drugs* **13**, 331–47.

Steen R, Mull C, McClure R, Hamer R and Lieberman J. 2006. Brain volume in first-episode schizophrenia: systematic review and meta-analysis of magnetic resonance imaging studies. *Br J Psychiatry* **188**, 510–8.

Steen R G, Ogg R J, Reddick W E and Kingsley P B. 1997. Age-related changes in the pediatric brain: quantitative MR evidence of maturational changes during adolescence. *Am J Neuroradiol* **18**, 819–28.

Sun D, Stuart G, Jenkinson M, *et al.* 2009. Brain surface contraction mapped in first-episode schizophrenia: a longitudinal magnetic resonance imaging study. *Mol Psychiatry* **14**, 976–86.

Sun Z, Wang F, Cui L, *et al.* 2003. Abnormal anterior cingulum in patients with schizophrenia: a diffusion tensor imaging study. *Neuroreport* **14**, 1833–6.

Szeszko P, Robinson D, Ashtari M, *et al.* 2008. Clinical and neuropsychological correlates of white matter abnormalities in recent onset schizophrenia. *Neuropsychopharmacology* **33**, 976–84.

Takei K, Yamasue H, Abe O, *et al.* 2008. Disrupted integrity of the fornix is associated with impaired memory organization in schizophrenia. *Schizophr Res* **103**, 52–61.

Thompson C. 1995. Apoptosis in the pathogenesis and treatment of disease. *Science* **267**, 1456–62.

Uranova N, Vostrikov V, Vikhreva O, Zimina I, Kolomeets N and Orlovskaya D. 2007. The role of oligodendrocyte pathology in schizophrenia. *Int J Neuropsychopharmacol* **10**, 537–45.

van Haren N, Hulshoff Pol H, Schnack H, *et al.* 2008. Progressive brain volume loss in schizophrenia over the course of the illness: evidence of maturational abnormalities in early adulthood. *Biol Psychiatry* **63**, 106–13.

Vita A, De Peri L, Silenzi C and Dieci M. 2006. Brain morphology in first-episode schizophrenia: a meta-analysis of quantitative magnetic resonance imaging studies. *Schizophr Res* **82**, 75–88.

Walterfang M, Wood S, Velakoulis D, Copolov D and Pantelis C. 2005. Diseases of white matter and schizophrenia-like psychosis. *Aust N Z J Psychiatry* **39**, 746–56.

Wang F, Sun Z, Cui L, *et al.* 2004. Anterior cingulum abnormalities in male patients with schizophrenia determined through diffusion tensor imaging. *Am J Psychiatry* **161**, 573–5.

White T, Kendi A, Lehéricy S, *et al.* 2007. Disruption of hippocampal connectivity in children and adolescents with schizophrenia – a voxel-based diffusion tensor imaging study. *Schizophr Res* **90**, 302–7.

Whitford T J, Grieve S M, Farrow T F, *et al.* 2006. Progressive grey matter atrophy over the first 2–3 years of illness in first-episode schizophrenia: a tensor-based morphometry study. *NeuroImage* **32**, 511–9.

Whitford T J, Grieve S M, Farrow T F, *et al.* 2007a. Volumetric white matter abnormalities in first-episode schizophrenia: a longitudinal, tensor-based morphometry study. *Am J Psychiatry* **164**, 1082–9.

Whitford T J, Kubicki M and Shenton M E, in press. Diffusion tensor imaging (DTI), schizophrenia and discrete brain regions. *US Psychiatric Rev.*

Whitford T J, Rennie C J, Grieve S M, Clark C R, Gordon E and Williams L M. 2007b. Brain maturation in adolescence: concurrent changes in neuroanatomy and neurophysiology. *Human Brain Mapp* **28**, 228–37.

Wolkin A, Choi S, Szilagyi S, Sanfilipo M, Rotrosen J and Lim K. 2003. Inferior frontal white matter anisotropy and negative symptoms of schizophrenia: a diffusion tensor imaging study. *Am J Psychiatry* **160**, 572–4.

Wood S, Pantelis C, Velakoulis D, Yücel M, Fornito A and McGorry P. 2008. Progressive changes in the development toward schizophrenia: studies in subjects at increased symptomatic risk. *Schizophr Bull* **34**, 322–9.

Yakovlev P, Lecours A and Minkowski A. 1967. *Regional development of the brain early in life.* Boston, MA: Blackwell Scientific Publications, pp. 3–70.

Yücel M, Wood S, Phillips L, *et al.* 2003. Morphology of the anterior cingulate cortex in young men at ultra-high risk of developing a psychotic illness. *Br J Psychiatry* **182**, 518–24.

Zahajszky J, Dickey C, McCarley R, *et al.* 2001. A quantitative MR measure of the fornix in schizophrenia. *Schizophr Res* **47**, 87–97.

Zhou Y, Shu N, Liu Y, *et al.* 2008. Altered resting-state functional connectivity and anatomical connectivity of hippocampus in schizophrenia. *Schizophr Res* **100**, 120–32.

Zou L, Xie J, Yuan H, Pei X, Dong W and Liu P. 2008. Diffusion tensor imaging study of the anterior limb of internal capsules in neuroleptic-naive schizophrenia. *Acad Radiol* **15**, 285–9.

尾注

1. 鉴于本章篇幅有限，DTI 文献比 MRI 文献更详细的分析比较是可行的。

2. 当前 MRI 研究飞速发展的主要因素之一就是基于体素的形态测量法（VBM）发展成为一种 MRI 的分析方法。它不同于传统的感兴趣区（ROI）法，ROI 法是将 MR 图像人为划分成特定的大脑结构，将这些结构的体积在组间进行统计学比较（即每一 ROI 做一个统计学检验），而 VBM 是将所有的 MR 图像翘曲成同样的球状，然后对每一标准化图像的体素作逐组统计学分析（成千上万的统计学检验）。VBM 一个显著的优势，也是其盛行的毋庸置疑的重要原因，体现在它是全自动的，因此较传统的 ROI 法大大节省劳动强度。VBM 的另一优势体现在它是研究脑内每个体素的结构异常，而不局限于人为确定可能有问题的 ROIs 或既往不全面的假设。虽然这种方法有其优势，但 VBM 仍然是大量的神经影像学文献所批评的对象，这些批评围绕翘曲算法的有效性、由于涉及大量的统计学比较 I 类错误增加的风险，以及不是基于先前假设的探索性质的方法其阴性结果的含义。

3. 需要强调的是，这里所报道的"灰质异常"仅指精神分裂症患者和相匹配的健康对照组样本之间脑结构存在差异，换句话说，并不是每一个精神分裂症患者脑结构都存在这些异常——异常仅表现为小群体水平，因此不可能通过 MR 扫描诊断一个人患有精神分裂症，因为健康人脑结构的变异与精神分裂症患者脑结构有很多重叠。虽然如此，随着 MR 成像空间分辨率的不断提高，神经影像后期处理的持续发展，我们能够利用 MR 成像与其他生物学标志相结合，以生物学的特征诊断精神分裂症，而不是像目前仅依靠症状学特征进行诊断。

4. 当然，帕金森病患者（表现为黑质多巴胺能细胞死亡，随之出现纹状体病理性多巴胺水平低下）也存在意向行为动作的启动困难。

第 2 章 精神分裂症的功能影像学

2

Godfrey D. Pearlson

引言

对精神分裂症（SZ）进行功能性磁共振成像（fMRI）研究有多种目的，包括发现疾病的潜在病理生理变化，了解特征性症状的神经学基础，协助诊断分类，预测疗效，了解疾病风险基因的作用。

在临床实践中，由于疾病的主要发生机制尚不明确，临床表现错综复杂，与其他精神疾病存在症状的相互重叠等，使得我们的工作困难重重。另外，还有很多相关挑战和困扰使精神分裂症的功能影像数据增加了变量，包括很多患者病情都呈慢性，并且长期规律服用多种药物，众所周知，这些药物也会影响大脑的反应功能。由于阳性和阴性精神病性症状的影响，患者可能会不愿意或不能完成整个测试过程，尤其是对于要求持续注意的复杂任务。现有的功能性 MRI 文献中，很多都是以患者完成认知任务过程中的血氧水平依赖（blood oxygen level-dependent，BOLD）的激活差异为基础，尤其是那些在扫描仪检查外完成很差的患者。这样的途径毋庸置疑很有价值，并会产出大量丰富的文献。然而，目前用这种方法记录的 fMRI 异常都不能证实疾病的诊断，就像下面我们要讨论的，疾病相关表现的不同会不可避免地给上述任务的设计造成混淆。然而，对精神分裂症功能性 MRI 的研究者来说，以认知探查为基础的设计不是唯一的重要途径：表 2.1 列出了一些主要的方案。

精神疾病患者的早期功能影像研究，主要使用单光子发射计算机断层成像（SPECT）或正电子发射断层成像（PET）检测个体在静息状态下的状况。最近许多研究者认为令人信服的任务条件应当标准化并详细说明，只有这样患者组和对照组才能进行恰当比较。我们通常选择基于认知

的设计方案来达到上述标准，以便采用基于任务的"认知应激测验（cognitive stress tests）"来探测相对应的特定脑区或环路，而这些都以健康志愿者正常执行任务时所依赖的公认的神经回路为基础。业已证明这个普遍的方法是非常实用且有连续性的。近年来新的分析方法已经能够从无任务（task-free）设计中提取出很多有用的信息，然而有趣的是在我们之后的回顾中，无任务设计在 20 世纪 80 年代 PET 成像已经基本弃用。

基于认知任务的设计

与任务-导向的策略一致，精神分裂症患者的功能影像研究大多数都集中在基于认知任务的范式。这种方法较为合理，因为认知损害是精神分裂症（早发性痴呆）的一个基本特征，常发生在疾病早期，呈迁延性，可预测操作功能（Green，1996），而且目前的任何抗精神病药物都不会给它带来根本性的改变（Harvey 和 Keefe，2001）。传统的范式是使用认知激活方案，这种方法是在确定的认知领域来检验大脑血氧水平依赖（BOLD）与特定认知任务需求的相关性。

表 2.1 常用研究精神分裂症磁共振成像试验类型的简要总结

探查/维度	举例	参考文献
认知任务	认知控制	Ragland 等，2007 年
	工作记忆注意	Callicott 等，2003 年 b
	反应抑制	Manoach，2003 年
社会/情感任务	面孔加工	Marwick 和 Hall，2008 年
	情感识别	Baas 等，2008 年
核心的阳性症状	思维形式障碍	Assaf 等，2007 年
	幻听	Hoffman 等 2007 年
无任务	静息状态	Jafri 等，2009 年
	源于认知范式的默认模式	Garrity 等，2008 年；Whitfield 等，2009 年

在 Ragland 等人（2007）的回顾研究中，研究人员始终选择功能性任务作为研究方法，因为这可以很明确地对患者的行为和健康对照进行区分，例如，许多精神分裂症患者的工作记忆或注意明显受损，并且可以采用 fMRI 来量化任务完成过程中两组间功能上的差别。例如，精神分裂症与健康对照相比，在完成像 N-back 和 Sternberg 范式这样的工作记忆（working memory，WM）任务时，其行为和任务相关脑回的激活情况显示出明显的组间差别（一般包括背外侧前额叶皮质、顶区、海马）。与对照相比，患者表现出过度激活或激活不足，如作为任务难度和工作记忆负荷的功能。上述方法在精炼后被用于选择参数化设计，在这种设计中，有多个难度级别的任务可供选择，无论是在任务难度相同的等级中，还是在完成任务的难度有可比性的等级中，都可以对精神分裂症患者和对照组进行比较。例如，更为复杂的任务分析法将完成任务较差的对照受试者和完成任务较好的患者进行对照，有助于从外在表现对内在疾病进行剖析。

很多新的研究越来越多地使用了来自实验性认知神经科学的特定任务模式，实验性认知神经科学把认知过程分解为不同的部分，例如工作记忆对应注意力。这些改良的设计也都进行了参数校准，例如对工作记忆负荷或反应抑制部分都是独立的。同样，较新的 fMRI 研究已经从分组试验设计研究转变为事件相关设计，前者是对多个试验中的激活进行平均，后者是在特定的试验过程中对激活进行测量，例如只有在记忆任务的编码试验中才会产生选择分析的能力，进而达到正确的识别。

工作记忆任务

Barch 和 Smith（2008）认为工作记忆是认知科学中核心的且研究较为透彻的概念，同时也是精神分裂症的核心认知缺陷。因此，在基于认知的范式中，工作记忆（使用几种刺激设置，包括语言和空间材料）已经成为精神分裂症研究中具有优势的 fMRI 任务。

工作记忆一般被定义为即时掌握信息以及短时间内对信息进行处理的能力（Baddeley，1992），已经在人类和动物中进行了广泛的研究。工作记忆是一系列执行能力的一个典范，包括计划和多种任务的处理，许多精神分裂症患者这些功能明显受损（Silver 等，2003）。从未治疗过的急性发病和慢性精神分裂症患者，以及未患病的一级亲属中都有工作记忆障碍（Meda，2008）。工作记忆的 fMRI 研究在解剖学上大多关注背外侧前额叶皮质（DLPFC），在灵长类动物研究中这一脑区与工作记忆有关（Friedman 和 Goldman-Rakic，1994；Miller 等，1996；Petrides 等，1995），同时也与人类 fMRI 工作记忆任务有关（D'Esposito 等，1999；Manoach 等，2003；Rypma 和 D'Esposito，1999；Veltman 等，2003）。虽然 DLPFC 是促进该任务的分布式回路中一个非常重要的区域，但与该任务有关的功能网络中的其他模块还有前额叶的其他部位，包括腹外侧前额叶皮质（VLPFC）、额极和前扣带回皮质以及顶下小叶（Manoach，2003）和海马（Glahn 等，2005；Meda，2008）。

工作记忆任务一般包括 3 个阶段——编码、保持和识别/检索——虽然在很多任务设计中这 3 个阶段都不是明确的分别建模。文献中对健康个体的背外侧前额叶皮质在各个任务阶段的参与程度意见不同（见 Rypma 和 D'Esposito 的举例，1999 和 Veltman 等，2003 的比较）。

工作记忆缺陷对精神分裂症显然是很重要的；患者在各种各样的工作记忆任务设计中均显现出缺陷（Barch 等，1998；Cohen 等，1996；Goldberg 等，1998；Park 和 Holzman，1992；Park 等，1999；Wexler 等，1998）。鉴于上面回顾的背外侧前额叶皮质与执行正常任务有关的证据，精神分裂症的 fMRI 研究应该集中在患者/对照组在该脑区激活的不同。与疾病相关的背外侧前额叶皮质功能异常的特征还存有争议，一些研究指出与对照组相比，精神分裂症患者显示出激活不足（Callicott 等，1998；Yurgelun-Todd 等，1996），而其他研究却显示出过度激活（Callicott 等，2003a；Manoach 等，2000）。与其简单地说这些矛盾的报告是"正确的"还是"错误的"，不如说它是动态变化的更为恰当。BOLD 反应的强度和指向依赖于任务的相对难度以及特定个体在完成特定任务时的基线效率（Callicott 等，2003a；Johnson 等，2006；Meda 等，2008）。所以这种明显的差别与任务执行情况以及任务的难度有关。Callicott 等人（2003a）对患者的工作记忆完成情况与对照组进行比较，发现患者组背外侧前额叶皮质过度激活；Manoach 等的研究（2000）发现，在配对任务完成情况下两组的激活相似。对此，一个简单的解释是在任务完成同等的情况下，精神分裂症患者激活 DLPFC "失效"，因此比对照组表现出更多的工作记忆相关激活（Callicott 等，2000）。所以，当任务难度增加时，超出患者的认知能力范围，患者就不可能致力于这项任务，或者表现开始变差，而导致 DLPFC 激活相对不足（Callicott 等，2003a；Johnson 等，2006；Manoach 等，2000，2003；Callicott 等，2000）。

图 2.1 是总结上述问题的一种方式，工作记忆负荷与 DLPFC 激活的关系呈倒 "U" 形。

根据上述解释，与健康对照组相比，精神分裂症患者的曲线更平坦且整体向左偏移，与无效的任务相关 BOLD 反应一致（Callicott，2003b；Johnson 等，2006）。

我们可以通过检测多个水平记忆负荷增加的激活来解决这些问题，有几项研究都使用了 N-back 工作记忆任务。例如，Callicott 等（2000）指出，当精神分裂症患者记忆负荷在低于能力限定范围内增加时，其右侧前额叶皮质激活也在增加，那么延伸这种假说是，当超出工作记忆的能力时，激活可能开始下降，就像之前健康对照组表现的一样（Callicott 等，1999）。Perlstein 等（2001）也采用了限定的工作记忆负荷程度，但是发现与对照组相比，当患者的负荷达到最高时，右侧 DLPFC 的激活减弱。与之相似，Jansma 等

（2004）使用了超出了患者工作记忆能力的 3-back 负荷，发现与对照组相比，随着负荷的增加精神分裂症患者的 DLPFC 激活增加，但是当负荷增加到 3-back 水平时，激活开始下降。

然而 N-back 的设计有一个固有的问题。任务难度递增过快将工作记忆负荷的研究局限在三级工作记忆负荷。1-back 水平对所有受试者来说相对简单，但 3-back 水平就超出了许多患者以及一些健康对照的工作记忆能力范围。这就可以解释受试者在逐步进行 2、3-back 条件时激活逐渐下降的趋势。患者也知道任务越难自己完成得就越差，结果意志消沉，失去完成任务的动力和积极性。此外，N-back 任务倾向于加入目标刺激作为探针，同时把分离的工作记忆子过程如编码、保持和回忆合并，这对于独立的模型是很重要的，因为它们都有不同的潜在的功能解剖学基础，并且在精神分裂症患者中表现出不同的功能损害。

鉴于以上原因，其他的研究者都使用了 Sternberg 项目再认范式（Sternberg item recognition paradigm，SIRP）（Sternberg，1966）来检测工作记忆（Manoach 等，1997，2000，2003；Veltman 等，2003，Johnson 等，2006；Meda 等，2008）（图 2.2 和 2.3），因为工作记忆负荷可以逐渐增加，并且也更容易区分不同的任务阶段。

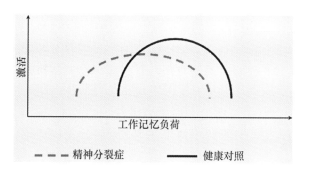

图 2.1　概念模型描述了在工作记忆网络中，任务负荷增加时神经反应的假定情况。这个模型预示当工作记忆负荷增加时，精神分裂症和对照组有着相似的负荷反应曲线，但患者的反应曲线更偏向左，导致在低负荷时过度激活和高负荷时激活不足，形状上也较为平坦，同时在增加任务难度的情况下反射性地降低了调节神经反应的能力（见彩图 2.1）。

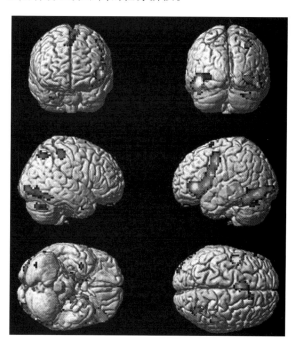

图 2.2　在 30 例健康对照组中，Sternberg 项目再认范式（SIRP）显示出编码阶段的主要作用（见彩图 2.2）。

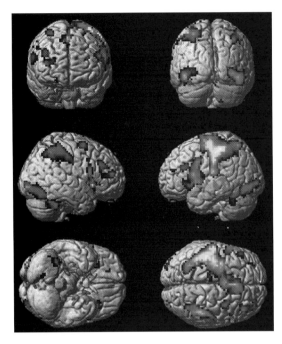

图 2.3　与图 2.2 相同的 30 例健康对照组中，Sternberg 项目再认范式显示出再认阶段的主要作用（见彩图 2.3）。

最近，需要选择新的工作记忆任务来明确认知神经科学治疗研究中存在的知识差距，从而改善精神分裂症初始的认知。Barch 等（2009）总结未来精神分裂症工作记忆研究的两个兴趣构建是目标维持和干扰控制。他们推荐前者使用 AX-持续作业任务（AX-Continuous Performance Task）/点模式期望任务（DotPattern Expectancy task），后者使用最近的探查和操作性/对称性区间任务，可以进行转化应用于临床试验。

虽然很多工作记忆研究都是在精神分裂症患者进行的，但有关精神分裂症患者认知损害特定神经基础的一些重要问题仍需要明确。

激活发生在不恰当的脑区吗？为什么会这样？

一些研究者（Glahn 等，2005；Ragland 等，2007）回顾有关 N-back 理论的文献时发现，无论采用哪种工作记忆任务，当对精神分裂症患者和对照组任务相关的激活进行比较时，都会普遍发现精神分裂症患者的 DLPFC 激活存在弥散/不集中现象，尤其是那种与任务不相称的前中侧和腹侧额叶激活更加突出，表明对邻近脑区的"备份"功能依赖更多。一些研究者注意到精神分裂症患者激活最强的 DLPFC 体素远离在正常对照者中识别的脑区，而到了一个紧邻的脑区

（Glahn 等，2005）。对后一个现象的解释是基于其存在脱离正常功能的连接，或者是以解剖学为基础的功能定位的转换。当前这些解释（"错误的部位"还是"正确的部位转移到了不同的位置"）都还停留在未得到验证的假说阶段，但是最终会验证并且证明了解精神分裂症患者与工作记忆相关激活异常的基础很重要。最近的一项定量 Meta 分析（Minzenberg 等，2009）给这个问题带来了更多的希望，并将其置于一个更为普遍的环境中，来检验已发表的关于多种执行认知任务（其中工作记忆代表了一个子集）下精神分裂症患者前额叶皮质功能紊乱的研究。主要目的是阐明异常的额叶激活是代表了几个前额叶区以及过程特异性损害的并发和重叠功能障碍，还是一个贯穿性的认知控制网络功能障碍。作者的结论是，在完成执行任务方面，所有组都激活了同一个神经网络，包括 DLPFC 和 ACC 的关键部位，"与一般目的的认知控制网络的衔接一致"。有趣的是，在进行组间分析时，患者的左侧 DLPFC、前扣带回皮质（ACC）喙部/背侧、左侧丘脑以及下部/后部皮质的相关激活减弱。相反，精神分裂症患者与几个中间皮质区激活增强相关，正如早期的论文所提示，这可能是自然性的代偿作用所致（Glahn 等，2005）。

环境的作用和任务各阶段的剖析

有这样一个假说，精神分裂症患者利用环境指导完成任务的能力下降。Johnson 等（2006）观察患者与对照组对困难环境的反应，其结果与该假说一致（Barch 等，2001；Cohen 等，1996；Ford 等，2004；Henik 等，2002；Servan-Schreiber 等，1996）。为了弄清楚精神分裂症在任务各阶段工作记忆缺陷的特异性，更好地研究编码和回忆之间的保持阶段，可以把明确的自然现象同精神分裂症的工作记忆损害进展分开。最近 Driesen 等（2008）使用空间工作记忆任务，比较精神分裂症患者与对照组在特定工作记忆阶段的前额叶皮质活动，结果与灵长类动物的研究类似，在记忆负荷的两个层面上，其编码、保持和反应阶段有更好的单独激活效应，而两组在任务的准确性方面类似，患者的工作记忆保持和反应阶段在前额叶激活较少，但在编码阶段却没有这种情况。随着时间的推移，患者在保持阶段前额叶的活动减少与激活衰退率逐渐增加有关。

总之，精神分裂症中与异常工作记忆相关的 fMRI 激活发生在一个网络，而不是某个单一的脑区（DLPFC），且受到多种因素的影响。回忆过程中的激活异常，很可能是由于保持阶段的特定损害所致。患者的工作记忆网络似乎对环境和不断变化的负荷需求很少有反应，这提示了激活过度和激活不足都是由于在恰当环境的水平上无法召集和分配神经资源。最后，Johnson 等（2006）认为将来的研究需要分析试验的执行情况，而不是在小组水平分析神经元的活动和成功完成工作记忆任务之间的特征性联系。

早期的、综合的方法考虑精神分裂症是 DLPFC 损害占优势的疾病，其存在的工作记忆损害还能全面解释其他显著的认知损害以及主要的阳性症状（如在后来论点中的发现，包括 Cohen 等，1996 年；Silver 等，2003 年）。然而，短暂的思考却提示这种方法的困难。首先，源于认知神经科学网络水平的认识为精神分裂症整个脑回路的异常提供了一个更为高端的解释，而这一解释对大脑区域是如何协调来维持认知过程的最新认识是一致的。

独立成分分析（independent component analysis，ICA）是一种用来识别颞叶相关网络的方法（Calhoun 等，2008）。ICA 是一种依靠数据处理的方法，尤其有助于分解同时伴有多种操作的复杂认知任务期间的激活现象。

我们从 ICA 中体会到，在完成复杂的多元素认知任务的过程中，同一脑区可同时参与同步进行的认知操作，如模拟驾驶的过程。神经回路损坏是精神分裂症病理生理学中重要的一部分，这一论点将在本章的结束段中再次强调。

其次，fMRI 揭示了 DLPFC 之外的与其并非必须牢固连接的脑区在精神分裂症中的异常表现。精神分裂症中一些大脑网络已经严重破坏，而前扣带回皮质（ACC）是构成这些网络脑区的一个例子。精神分裂症中 ACC 活动异常，其参与的广泛的认知过程活动也发生异常。这些异常涉及到像 Stroop 测验这样更为复杂的认知模式，包括冲突监测/认知干扰以及所有简单任务的测验方法，如听觉 oddball 测验（Laurens 等，2005；Kiehl 等，2007）。反应抑制、错误探测和冲突性任务在精神分裂症中必然会引起 ACC 激活异常（通常是激活不足）（Rubia 等，2001；Heckers

等，2004；Kerns 等，2005），这与已知的精神分裂症在完成错误监控和冲突解决任务过程中的认知损害是一致的。有趣的是，在健康受试者中，非正常的任务产生了强大的 ACC 激活作用（如工作记忆模式），而精神分裂症受试者则产生不恰当的 ACC 激活现象。Ragland 等（2007）提示，这可能是因为患者被唤起了健康对照组看不到的冲突情景。

基于阳性症状的方法

精神分裂症的功能 MRI 研究使用了多种方法。一些研究者已经开始试图对显著的活动期阳性临床症状（如幻觉）潜在的神经回路进行识别。虽然我们不能"恰好"在患者出现幻觉时捕捉到，不过 Sommer 等（2008）报道言语性幻听伴随着 Broca 区右侧同源区、颞上回右侧、岛叶两侧、缘上回的激活，而 Broca 区和颞上回左侧却没有激活现象。Hoffman 等（2008）报道，前幻觉期的 fMRI 图像显示岛叶左前端和颞中回被激活，前扣带回和海马旁回失活，这可能反映了大脑活动触发或增加了对言语性幻听的易感性。

其他研究者使用了间接的方法，即不寻找幻觉期间的激活反应。例如，Wible 等（2009）调查了来自精神分裂症受试者在任务探测条件（task probe condition）期间（即在此期间受试者先接受预演性刺激）的 Sternberg 工作记忆任务的数据。有幻听的患者（与无幻听的受试者相比）显示出颞上回和顶骨下区的活动降低，而这些脑区与幻觉的严重程度之间也有相关性。Ford 等（2009）调查了听觉触发探测任务的精神分裂症患者，假定有幻听的患者在接受外界听觉刺激时，初级和次级听觉皮质、听觉相关皮质和颞中回这些预先特定脑区表现出听觉皮质激活减弱。有幻觉症状者对探测左侧（非右侧）初级听觉皮质（BA41）的激活减弱。总之，这些研究提示幻听机制中的听觉和语言系统功能存在异常。

由于幻觉是不连续的、不可预知的现象，而且很难在 fMRI 任务中直接表现出其特征，所以对阳性症状的神经基础感兴趣的研究者们，在现有的认知神经科学知识的基础上，更多倾向于研究思维形式障碍。精神分裂症的思维形式障碍（formal thought disorder，FTD）引起了研究者的兴趣，因为它与皮质感觉性失语症（Wernicke失语症）很相似，还因为 Barta 等（1990）第一次描述的与阳性症状有关的精神分裂症颞上回的结构差异之间的关系已经很明确。假定 FTD 是因为语义记忆加工受损所致，Assaf 等（2006）对精神分裂症患者和健康对照组进行了一种语义性物品回忆任务的 fMRI 检查，并用思维障碍指数（Thought Disorder Index，TDI）来评估症状的严重程度。参与者会看到两个描述物品特征的词语，而这些特征可能引起（物品回忆）、也可能不会唤起语义概念。患者往往过度地回忆物品的共同特征，而不是描述相同的物品。在功能上，不管是在正确回忆还是在过度回忆试验中，前扣带回皮质（ACC）喙部（该脑区具有选择或拒绝不恰当的选择功能）的激活确实与 FTD 的严重程度呈正相关。与对照组相比，在对物品回忆过程中，患者 ACC 两侧、颞枕部结点、颞极和海马旁回、右侧额下回和 DLPFC 过度激活，但是在顶骨下叶则表现为激活不足。然而精神分裂症患者的大脑区域异常激活参与语义记忆、语言工作记忆以及与语义过度回忆和 FTD 相关的冲突反应的启动和抑制。

最近，同一作者（Assaf 等，2009）对健康个体采用同样的 fMRI 语义唤起任务探测颞叶序列以及左右半球间的联系，以更好地描述语义物体回忆过程的特征。他们发现大脑右半球有一个早期的、紧随着左半球激活之后的激活反应，促进了被试者在词语唤起时的表现。把上述 FTD 与幻听的研究结果结合起来，这些数据从整体来看与异常的半球单侧化较一致，或是支撑精神分裂症这些症状的不连接假说的多样化。

认知神经科学任务——Morris 水任务

另一个任务方法是使用久经探索的、最初由动物研究发展起来的神经科学模式，例如人类版本的海马依赖性 Morris 水任务，可以评估中心导航或三维迷宫，使用 fMRI 扫描仪以视觉-现实任务呈现出来。在这一背景下，生态学效度（ecologic validity）是将实验室结果或条件概括到真实-世界的水平。大多数标准化的神经心理测查都违背生态学效度，但是虚拟现实设计能够再次引入

较强的生态学效度。虚拟现实（virtual reality，VR）也曾经用于创建和管理人类任务，这与非人类试验类似（如啮齿类或灵长类动物的研究），例如 Morris 水迷宫任务（Morris Water Maze Task）（图 2.4）。因为这些模型已经广泛用于动物研究领域，在现有基础之上很快就能转化到人类 fMRI。Astur 等（Foley 等，2010；Carvalho等，2006；Astur 等，2005）开发了基于仿真任务的形式在 fMRI 环境中虚拟现实以提供现实的环境来研究复杂的自然行为。由于其使用了照片般逼真的图像和极好的试验控制，所以 VR 能够达到这些目标，如果提供一个评估真实生活情景的平台可能太复杂或涉及通过选择性的方法来检验（Kurtz 等，2007）。并且，VR 也可以用于研究复杂的范式，因为它难以直接测量，往往要与 fMRI 相结合。然而，将 VR 结合到 fMRI 环境对相关硬件（例如，模拟装置必须为非磁性，并且不能产生干扰 fMRI 成扫描的射频信号）的要求提出了特殊的挑战。

情绪刺激成像

人是社会性动物，很多脑区都致力于面孔加工和（或）识别其他个体的情绪，因为这些刺激在社会交流中是非常突出的。Marwick 和 Hall（2008）在综述中提到，精神分裂症患者很难通过

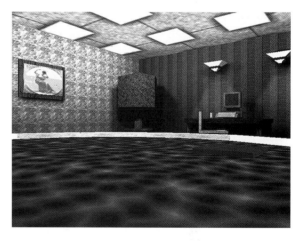

图 2.4　屏幕显示与 fMRI 模型相适应的虚拟的 Morris 水迷宫任务。在该任务的活动阶段，受试者必须找到虚拟的水池水面下的一个隐藏平台，在这个环境下，按照记忆线索使用操纵杆来航行到达目标，该任务依赖海马，基于非自我中心记忆。精神分裂症患者这方面的功能受损（见彩图 2.4）。

面孔来理解社交线索，在面孔身份识别过程中存在明显缺陷，并且这种缺陷不能完全归咎于记忆或注意的问题。在面孔识别和情绪匹配的过程中，精神分裂症患者的右侧梭状回（Quintana 等，2003）较对照组功能激活下降。已知该区域与面孔识别加工高度相关，且广泛参与了对象处理过程。

精神分裂症患者表现出行为损害，尤其是对负性情感的认知（Hall 等，2004），并且颞叶中部对面部表情的反应出现相关的功能异常，包括面对恐怖的表情时，与中性面部表情相比，杏仁核的激活减弱（Surguladze 等，2006；Holt 等，2006；Alemanand 和 Kahn，2005），但面对中性表情时杏仁核和海马旁回激活增强，这使得解释以前的观察结果变得更为复杂。

功能网络成像介绍

复杂的认知不仅来源于参与任务的单个脑区的局部处理，还来源于一组广泛相关的脑区（Fuster，2006；Medulam，1998）。除了像工作记忆或集中注意这样重要的、非常明确的潜在网络之外，研究者还惊奇地发现了与任务无关的，甚至在休息、没有任务时（也称为"静息状态网络"）才出现的其他网络。这一静息状态活动最初是在观察与对侧运动、视觉、听觉皮质相关的一个低频的显著程度时发现的，与血流（Biswal 等，1997）以及 BOLD 活动相关，大多数是在低频时发生的（Cordes 等，2001）。这些现象不仅是在局部脑区；在低频对整个大脑数据进行时间抽样，揭示了类似的时间相关脑区（Lowe 等，1998）。

这一类型的功能连接测量的是"静息状态"下（指参与者被动地躺在 MRI 机器中），未主动施加认知或行为任务情况下血流动力学自发波动时脑区间的相互联系（Raichle 等，2001）。最初发现楔前叶/后扣带回、腹侧前扣带回和腹内侧前额叶皮质（即现在定义为由大脑活动的经典"默认模式"所组成的脑区）（见图 2.5）（Greicius 等，2004）存在显著的时间交互性，使得人们对定位静息状态下附加的功能整合神经网络产生了兴趣。对静息状态大脑活动的进一步调查确定了很多静息期功能连接环路，包括一般描述的动机、感觉、语言和视觉网络（Cordes 等，2001）。当一个人清醒但处于安静状态时，大脑便是在"默认模式"下：可以考虑把这个状态作为大脑"空

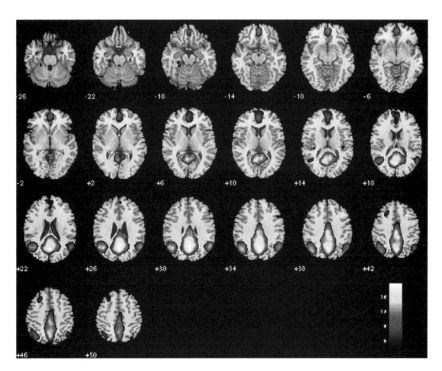

图 2.5　"经典的"默认模式网络，是使用独立成分分析技术从 BOLD 数据推导出来的模式，伴有后扣带回/楔前叶的显著激活，而 BOLD 数据是从 fMRI 听觉 oddball 任务过程中收集的。默认模式通常存在于执行任何认知模型的过程中，并且可以通过使用这一分析方法对其进行调节（见彩图 2.5）。

载"状态，尽管如此，大脑还是参与了机体的认知活动，例如对内部和外部环境的监测。那些使用了独立成分分析（见下文）或类似数据采集方法的静息状态 fMRI 数据，已经确定了额外的分散神经回路是由那些参与更加高级的认知任务的脑区组成，包括前额叶-小脑、顶叶-小脑、前额-顶叶和扣带回-盖部网络（Beckmann 等，2005；Dosenbach 等，2007；Fransson，2006；Seeley 等，2007）。总而言之，fMRI 静息状态研究已经找到了可重复的证据，即至少存在一个包括 10 个或 10 个以上直接参与静息期的网络"家族"（Beckmann 等，2005；Calhoun 等，2008；Damoiseaux 等，2006；De Luca 等，2005）。静息状态网络也会出现在认知任务执行期间并会受其调节（一般将其称为"默认模式网络"；default mode network，DMN）。该回路较普遍地被称为"时间一致性网络"（temporally coherent networks，TCNs）（Calhoun 等，2008），ICA 是很容易直接

识别的，并且能够确定它在静息状态和进行认知任务的两种情况下是一致的。"经典"的 DMN 的新陈代谢活动非常活跃，大约 80% 的大脑能量代谢由其负责。它参与了有组织的基础大脑"空载"，并代表自我反省，集中于内部刺激、意识流或其他活动（Gusnard 等，2001）；当然，它在与任务完成难度成比例的任务相关行为中是减少的（McKiernan 等，2003）。一般而言，在任务完成期间，对认知任务所作的努力越多，经典的静息状态/默认模式网络活动减少就越多（McKiernan 等，2007）；此外，不管是在进行认知任务还是在静息状态时，多个 TCNs "家族"也显示出对时间和空间的调节（图 2.6）。

ICA 以及类似技术是使用高级统计学来明确最大程度上彼此独立的一组成分，从线性信号混合物恢复潜在信号的方法，这些往往用于识别 TCNs。ICA 在不需要种子体素（seed voxels）或使用时间过滤（temporal filtering）时具有优势。Broyd 等

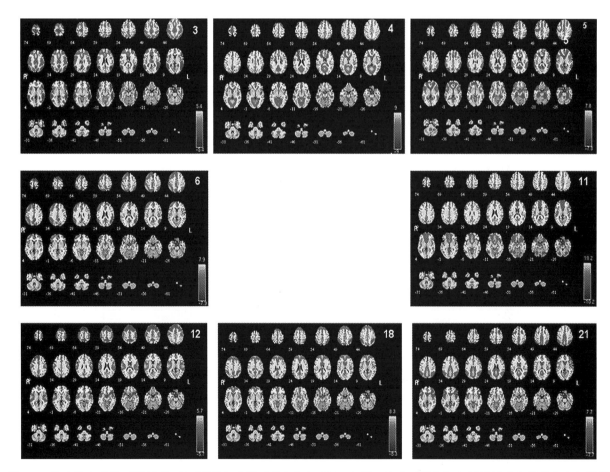

图 2.6　数个独立成分（"网络"）的"家族"来源于静息状态 fMRI 扫描。这个"任务"包括受试者睁眼状态在扫描仪中静卧 5 分钟，并注视十字准线。接着时间相关网络使用独立成分分析而推导出来。注意，右侧较低形态代表了图 2.5 描述的"经典的"默认模式网络，而左侧较低形态代表了"颞叶"网络（见彩图 2.6）。

（2009）回顾了这些不同方法的优、缺点。

ICA 的建立是假定存在空间独立、时间相关的一致性脑网络，并时常用来检验静息状态。每一个网络内除了强烈的时间相关外，ICA 方法也能用于识别不同部分间较弱的时间相关性。关于后一种关系，我们会在下文讨论，它主要用于评估功能网络连接性。ICA 用于识别健康个体中的若干个时间相关网络，不管其是在静息期还是在进行各种任务的过程中。大约 10 个这样的网络产生于该分析，像上述提到的，其中包括一个来自双侧颞叶占主导地位的信号。这一回路可以用来对健康对照与精神分裂症进行鉴别（Calhoun 等，2004）。

简单认知任务和"无任务"方法的使用

随着对默认模式和 TCNs 了解的增多，显著影响了精神分裂症的 fMRI 研究。它们的使用弥补了一种需求，基于导致精神分裂症患者行为损害的认知维度而采取的策略集中在认知挑战任务（建立在精神分裂症患者行为受损的认知领域基础上，如我们前面讨论的工作记忆）时存在一些固有的问题。这些问题包括患者并不能完全理解复杂的说明，并且在扫描仪中连贯地完成任务有困难。他们很容易疲劳，一般有专注性和注意力降低，缺乏主观能动性，受到像幻觉这样的疾病症状的困扰，还有药物副作用（如镇静作用）。任务完成差，任务相关 BOLD 反应异常会使人陷入"先有鸡还是先有蛋"这样困惑的情形，很难消除。对于这个问题，一种解决办法就是使用简单或需要最少努力的范式，使患者和健康对照组在完成准确度上具有可比性，甚至在静息状态下不给任务。

这种模式要么使用像听觉 oddball 范式这样的简单任务，要么使用像静息状态/默认模式这样的"无任务"模式，后者不要求受试者付出认知努力（如 Greicius 等，2004；Bluhm 等，2007；Garrity 等，2007）。由于听觉 oddball 测验（auditory oddball detection，AOD），直接而简单，能够激活多重不同皮质和皮质下脑区，即使精神分裂症患者几乎和健康对照组一样很好的完成这一任务，但是大多数患者（虽然不是明确如此）这一激活模式异常，因此我们和其他人使用 fMRI 对其细节进行了研究（例如，如果是轻微减慢似乎就准确）（Kiehl 等，2005；Calhoun 等，2004，2006a，2006b，2006c；Garrity 等，2007；Demirci 等，2009；Sui 等，2009）。与听觉 oddball fMRI 任务等效的电生理改变是众所周知的听觉 oddball P300 范式，这是一个得到广泛认可的精神分裂症的内表型或风险标记物，其激活模式表现出强烈的遗传倾向，而且受精神病性症状或抗精神病药物的影响很小，并且未患病的一级亲属中有异常倾向。就像之前提到的，静息状态网络可以出现在任何认知任务完成的过程中（如"默认范式网络"）并受其调节，包括 AOD 范式。

Garrity 等（2007）使用了这一信息，他提出了完成听觉 oddball 任务过程中的默认范式活动，同时也展示了与精神分裂症阳性和阴性症状相关的异常。一项单独试验对精神分裂症、伴精神病性症状的双相情感障碍和健康对照组进行鉴别诊断评估，结合经典范式以及从 AOD 任务中衍生出的颞叶范式和交叉验证（leave-one-out）方法的敏感性和特异性分别达到 90％和 95％（Calhoun 等，2008）。这篇论文显示默认范式可以用来进行诊断分类，即使将两个伴有精神病性症状组也纳入分析。

关键回路间的交互干扰与功能网络连接

如上所述，复杂认知产生于与任务相关的、广泛分布的脑区组或网络（Fuster，2006；Mesulam，1998），另外也影响着其他非任务相关的网络活动。例如前面所述，Calhoun 等（2008）提到，我们使用听觉 oddball 任务和静息两种不同条件下的 fMRI 数据的 ICA 分析揭示了时间相关网络。我们发现该网络存在广泛的空间和时间变化，甚至那些与 oddball 任务没有显著相关性的脑区也受到影响，这有别于之前报道的非任务相关的 TCNs 不受任务影响（Arfanakis 等，2000）。

像这样网络与网络间相互影响的属性和强度，而不是网络内部的交互作用（功能性网络连接，functional network connectivity，FNC），显示包含有益的信息。fMRI 的 ICA 非常适用于描绘复杂功能网络的特征，因为每种成分有着相同的血液流变学信号改变，可据此界定大脑区域。Demirci 等（2009）和 Jafri 等（2008）最近研究了对照组和精神分裂症患者在单独的静息状态或除了工作记忆和注意力任务之外其他状态的功能性网络连接。

例如，在 Jafri 等（2008）的研究中，未使用从认知任务衍生的默认范式（即便是简单的任务，如听觉 oddball），而使用了经典的静息状态模式，精神分裂症患者和匹配的健康对照组都是在睁眼但没有进行实际任务的情况下进行了扫描。他们没有通过 ICA 分析每个家族成分，而是关注于这些回路之间的关系。虽然回路内存在很强的时间相关性，但回路之间时间相关较弱（如滞后）。

这些研究不只是发现了在大量功能网络之间存在着可测量的、直接的相互影响的证据，而且还发现了精神分裂症可导致网络间相互关系的广泛断裂、高度依赖和高度变异性。精神分裂症患者占主导地位的静息状态网络之间的相关性明显高于对照组。而健康成年人大脑功能的特征是大量分布神经网络之间存在明显不同的、直接的相关性，而精神分裂症患者则是紊乱的，这可能反映了皮质加工过程的缺陷。

通过 BOLD 激活的 ICA 而识别多个不同的功能网络是精神分裂症病理生理学的重要指示物。新的神经网络研究显示，不管是在精神分裂症还是在对照组，这些回路一般参与多个任务，包括

网络有助于复杂的注意力、"大脑空载"、工作记忆/执行决策、设置维护（set maintenance）和语言。这些回路集中在与精神分裂症密切相关的 4 个主要的解剖学中心，提示疾病相关的缺陷可能来自主要结点间功能连接的质量和强度异常，这些主要结点包括：①前额叶-顶叶通路；②扣带回-盖部通路；③颞叶；④经典的"默认范式"网络。因此，精神分裂症的一个主要的假说就是"失连接综合征"，代表这些关键网络之间错误传达和（或）失去连接，通过分析的方法，将有助于更好地理解在充分证据下的认知障碍或症状综合征、结构以及功能连接是如何异常的。

基因成像

在过去的几年中，精神分裂症遗传学上的新发现对功能神经影像研究的影响越来越明显。我们仍不清楚大脑中大多数这些风险基因正常功能背后的问题，以及这些基因是如何交互作用并导致精神分裂症常见病因或最终共同的途径。然而，精神分裂症的疾病风险很可能是由两个重要的遗传机制介导的（Allen 等，2009；Meyer-Linden-

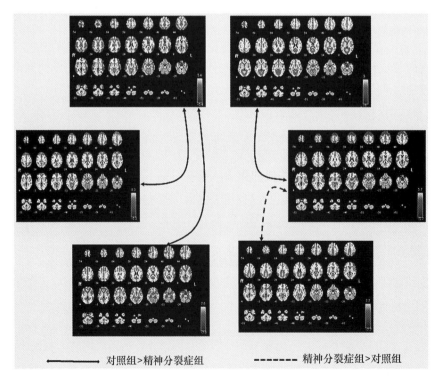

◀━━━━━━▶ 对照组>精神分裂症组　　　━━━━━━ 精神分裂症组>对照组

图 2.7 图示两个诊断组之间存在着不同的假设分析。在每一个"家族"中，即图 2.6 显示的神经组成/环路，都有着强烈的时间相关性。而如图所示，我们能够通过使用功能性网络连接分析探索到不同回路的家族中有较弱的时间相关性（见彩图 2.7）。

berg 和 Weinberger，2006）。第一个机制包括 CNS 相关基因出现罕见（不一定是遗传性的）的复制数量的变异。第二个可能也是更为常见的机制，即"常见疾病的常见基因"，指的是个别影响小的多重、交互作用的基因变量，像上位交互作用，最终还是汇聚到分子"瓶颈"。通过快速、廉价、可重复的精神分裂症的风险基因鉴定［尤其是对覆盖在整个人类基因组之上的、数以百万的单核苷酸多态性（single nucleotide polymorphisms，SNPs）片段］、重性精神疾病的大样本、可测试的病因病理模型发展起来（Goldbergand 和 Weinberger，2004；McDonald 等，2006；Meyer-Lindenberg 和 Weinberger，2006，Pearlsonand Folley，2008a，2008b），即从基因开始追踪，通过分子和细胞生物学，再经由大脑系统，最后到外显行为这样一个貌似合理的路径（使用这种方法潜在的困难，见有关 ICA 的一节）。

很明显，精神分裂症的风险基因并没有明确表达对这种疾病有易感倾向。因而，一旦确定了精神分裂症潜在的风险基因，显然下一步就是探索基因的正常 SNP 变异对正常大脑结构和功能的影响。这有助于研究遗传学水平的功能异常是如何在大脑系统层面上产生影响的。

从我们对精神分裂症工作记忆损害有所了解开始，Egan 等（2001）就结合 N-back 工作记忆任务，对众所周知的功能性 Val/Met COMT 基因多态性的影响在健康个体中进行了量化，发现存在显著的 COMT 基因型影响：Val/Val 的个体其 N-back 任务完成度最低，反应时间最慢，而 Met/Met 个体完成度最高。我们在精神分裂症患者和他们未患病的一级亲属中也看到了类似的影响。COMT 基因型不影响注意力或智商（IQ），提示对工作记忆有特异性。

Callicott 等（2003a）把诊断相同的患者，根据任务完成情况分组，观察 N-back 任务过程中 CMOT 基因型影响 PFC fMRI 激活情况。在 2-back 条件下，Met 的等位基因负荷预示更有效的生理反应（较少的 PFC BOLD 激活）。换句话说，"突触中有着相对较多的皮质多巴胺可用组（即 Met 纯合子），由于其生理上的'雄性（buck）'相对有更多行为上的'冲撞（bang）'"，无论如何诊断。在两个队列中，精神分裂症患者及其同胞与对照相比较，尽管任务完成相当，但是 DLPFC

的激活增加（无效的）。Meyer Lindenberg 等（2001）和 Winterer 等（2003）进一步的数据显示，携带 Val 纯合子的精神分裂症患者完成工作记忆任务尤其差，说明在正常受试者、精神分裂症患者和一级亲属中，COMT 基因型对工作记忆任务的完成以及有关的 fMRI 的 BOLD 都有影响。

类似的情况有，精神分裂症-1 基因（DISC1）的破坏主要表达在海马上；健康个体的 $Ser^{704}Cys$ DISC1 SNP 等位基因变异影响了海马功能（和结构）；Ser 等位基因与数个认知 fMRI 任务中海马激活的改变相关（Callicott 等，2005）。Pezawas 等（2004）和 Di Georgio 等（2008）研究显示，脑源性神经生长因子（BDNF）——一个假定的精神分裂症风险基因——它的一般变异在 fMRI 所起的作用相似。

综上所述，Karlsgodt 等（2008）对上述以及其他研究证据进行了总结，认为精神分裂症大脑连接性的神经发育受到破坏，这可能与易感基因影响了脑区内以及脑区间连接的发育进程有关。同样，Tan 等（2007 年）通过总结这些报告发现，常见的决定性风险基因会影响"大回路的稳定性和功能效率"，它是精神分裂症特征性认知障碍的病理生理基础。他们进一步指出，患者在完成任务的过程中使用了大量的皮质区网络，这与"信噪比构成降低和代偿性网络的补充反应"是一致的。他们猜测基因（如 COMT）影响皮质多巴胺信号系统，GRM3 改变突触谷氨酸，他们之间可能相互作用来调节皮质处理策略。

最后，考虑到先前关于静息状态回路的讨论以及在 fMRI 范式中与精神分裂症诊断的相关性，确定通常对默认范式活动有贡献的基因变异，可能有助于确定精神分裂症新的风险基因。

并行独立成分分析；与集群的 SNPs 相关的大脑激活模式

在分析大量的、复杂的数据集合，如与全基因组关联研究（Genome Wide Association Study，GWAS）/功能影像学研究相关的数百万的基因变异和成百上千的立体像素时，还有其他的问题需要处理（Pearlson，2009），这种多样性能很快覆盖任何相关信号。这一挑战导致了统计学技术新的发展，例如，并行独立成分分析法（para-ICA）用于分析高维度、多模型数据。最近的研究（Liu 等，2009a，2009b）使用这一算法可以同时识别影像的独立成分和遗传模式，以及二者之间的关系。

很多相关的精神分裂症风险基因已经被确定，并且需要使用聚类或其他凝集技术指明路径，但是到目前为止没有合理的备选基因。最终，有可能是对神经功能障碍的可证明的遗传学影响发挥了上位交互作用，这取决于其他基因型的存在或缺失对大脑结构/功能共同产生影响。如果没有对基因组的验证，也不可能发现这些影响。

Para-ICA 可用于识别功能性连接的 SNPs "簇"；这些"簇"很可能代表 SNPs 的常见交互作用。这种技术是用来揭示大脑功能和 SNP 分型之间联系的一种方法，即识别与功能性大脑网络相关的 SNPs 组合。这种方法需要同时解决 3 个问题：揭示一套独特的、独立的大脑功能，识别独立的 SNP 关联性，以及找到 SNP 关联性和大脑功能之间的联系。从 fMRI 数据提取并作为结果的组成部分能够解释为大脑局部的网络表达不同受试者、不同程度的功能性改变。例如，一个既定成分的价值是可以将健康受试者从精神分裂症患者中区分出来。同样，从 SNP 数据中提取出的组成部分是不同的 SNPs 线性结合，它可能会影响某些基因功能或外表型，甚至代表了生理上交互作用的基因簇。这些成分在不同受试者或者不同情况下的表达程度不同。两种模式间的关系是可以评估的。例如，如果某一 fMRI 成分和 SNP 的组分具有功能相关性，即这样一个 SNPs 簇的功能后果体现在一个具体的 fMRI 大脑网络，那么从逻辑上说，这两种成分的表达模式在所有参与者中都具有相关性。

从 43 名健康对照组和 20 例精神分裂症患者（都是白种人）的 fMRI 听觉 oddball 任务采集的数据，通过 para-ICA 可以确定额－顶叶 fMRI 成分（Liu 等，2009b），从而把精神分裂症患者从健康对照者中明确分离出来，同时一个相关的10-SNP 成分也能明确区分这些群组，它包含数个已知的精神分裂症的假定风险基因，包括 DISC1、CHRNA7 和 α_2 肾上腺素能受体基因。

未来的前景和结论

总之，由于认知神经科学和遗传学方法的结合，fMRI 激活任务越来越精益求精且信息丰富。

虽然大多发现仍停留在群组水平而不是个体水平，但这一领域正朝着潜在有用的临床诊断实验学发展。在临床层面，现在的 DSM-Ⅳ 诊断是建立在横断面现象和病程的基础上，并没有考虑神经影像学的评估，在未来的 DSM 版本中，这些有望得到改变。然而，脑影像学研究结果是否具有临床特异性的问题未得到验证不只是目前的问题，最终将基于生物学转化为一个全新的精神障碍分类体系。

随着 fMRI 领域总体技术上的快速发展，以及临床神经科学新技术和新颖的分析策略的快速整合，精神分裂症的功能神经影像学的发展越来越鼓舞人心，几项技术已臻完善。精神分裂症的初始静息期、无任务核医学成像研究的局限性导致 fMRI 方法更多地集中在认知挑战模式。相对较新的发现认为 fMRI 评估包含有益信息的默认模式和静息状态，并且这些数据还能将精神分裂症患者从健康对照组中识别出来，因此使用简单认知任务或无任务方法再次被认为是可以提供信息的。

最后，功能性 MRI 和遗传学方法结合的前景一片光明，我们感到很多令人兴奋的发现即将来临。

框 2.1　精神分裂症的功能性 MRI 研究：关键点

功能影像学的两个截然不同的主要方法：

1. "传统"的方法
   - 任务探针来源于认知神经科学，以精神分裂症患者很难完成的任务为基础，这就是"认知应激测试"，目的为了确定功能紊乱的大脑区域。
   - 在执行任务过程中存在问题不可避免地对诊断造成困惑。
   - 经典的范式包括工作记忆和执行功能，但也包括不同的任务，如 Morris 水迷宫和面孔识别/情绪任务。

2. "最近的、新颖的"方法
   - 依靠简单任务模型，如听觉 oddball 或无任务（静息状态）。
   - 更有可能集中在神经网络，而不是孤立的大脑区域。
   - 使用独立成分分析（ICA）来确定时间相关的大脑网络。
   - 集中在默认模式回路，或者从任务相关模式中提取，或者来源于静息状态数据。
   - 功能网络连接性测量的重要性。
   - 更为直接地与遗传方法相结合，例如使用并行独立成分分析模式。

资金支持

Pearlson 博士得到国立精神卫生研究所（2 R01 MH43775 MERIT 奖金，5 R01 MH52886），国立药物滥用研究所（1 R01 DA020709），国立酒精滥用和酒精中毒研究院（1 R01 AA015615）和国立精神分裂症和抑郁症研究联盟（杰出研究员奖金）的资助。

参考文献

Aleman A, Kahn R S. 2005. Strange feelings: do amygdala abnormalities dysregulate the emotional brain in schizophrenia? *Prog Neurobiol* **77**, 283–98.

Allen A J, Griss M E, Folley B S, Hawkins K A and Pearlson G D. 2009. Endophenotypes in schizophrenia: A selective review. *Schizophr Res* **109**, 24–37.

Arfanakis K, Cordes D, Haughton V M, *et al.* 2000. Combining independent component analysis and correlation analysis to probe interregional connectivity in fMRI task activation datasets. *Magn Reson Imaging* **18**, 921–30.

Assaf M, Rivkin P R, Kuzu C H, *et al.* 2006. Abnormal object recall and anterior cingulate overactivation correlate with formal thought disorder in schizophrenia. *Biol Psychiatry* **59**, 452–9.

Assaf M, Jagannathan K, *et al.* 2009. Temporal sequence of hemispheric network activation during semantic processing: a functional network connectivity analysis. *Brain Cogn* **70**, 238–46.

Astur R S, St Germain S A, Baker E K, *et al.* 2005. fMRI hippocampal activity during a virtual radial arm maze. *Appl Psychophysiol Biofeedback* **30**, 307–17.

Baas D, Aleman A, Vink M, *et al.* 2008. Evidence of altered cortical and amygdala activation during social decision-making in schizophrenia. *Neuroimage* **40**, 719–27.

Baddeley A. 1992. Working memory. *Science* **255**, 556–9.

Barch D M, Berman M G, Engle R, *et al.* 2009. CNTRICS final task selection: working memory. *Schizophr Bull* **35**, 136–52.

Barch D M, Braver T S, Cohen A L, *et al.* 1998. Context processing deficits in schizophrenia. *Arch Gen Psychiatry* **50**, 280–8.

Barch D M, Carter C S, Braver T S, *et al.* 2001. Selective deficits in prefrontal cortex function in medication-naive patients with schizophrenia. *Arch Gen Psychiatry* **58**, 280–8.

Barch D M, and Smith E. 2008. The cognitive neuroscience of working memory: relevance to CNTRICS and schizophrenia. *Biol Psychiatry* **64**, 11–7.

Barta P E, Pearlson G D, Powers R E, *et al.* 1990. Auditory hallucinations and smaller superior temporal gyral volume in schizophrenia. *Am J Psychiatry* **147**, 1457–62.

Beckmann C F, DeLuca M, Devlin J T, *et al.* 2005. Investigations into resting-state connectivity using independent component analysis. *Phil Trans R Soc Lond B Biol Sci* **360**, 1001–13.

Biswal B B, Van Kylen J and Hyde J S. 1997. Simultaneous assessment of flow and BOLD signals in resting-state functional connectivity maps. *NMR Biomed* **10**, 165–70.

Bluhm R L, Miller J, Lanius R A, *et al.* 2007. Spontaneous low-frequency fluctuations in the BOLD signal in schizophrenic patients: anomalies in the default network. *Schizophr Bull* **33**, 1004–12.

Broyd S J, Demanuele C, Debener S, *et al.* 2009. Default-mode brain dysfunction in mental disorders: a systematic review. *Neurosci Biobehav Rev* **33**, 279–96.

Calhoun V D, Adali T, Giuliani N R, *et al.* 2006a. Method for multimodal analysis of independent source differences in schizophrenia: combining gray matter structural and auditory oddball functional data. *Hum Brain Mapp* **27**, 47–62.

Calhoun V D, Adali T, Kiehl K A, *et al.* 2006b. A method for multitask fMRI data fusion applied to schizophrenia. *Hum Brain Mapp* **27**, 598–610.

Calhoun V D, Adali T, Pearlson G D, *et al.* 2006c. Neuronal chronometry of target detection: fusion of hemodynamic and event-related potential data. *Neuroimage* **30**, 544–53.

Calhoun V D, Kiehl K A, Liddle P F, *et al.* 2004. Aberrant localization of synchronous hemodynamic activity in auditory cortex reliably characterizes schizophrenia. *Biol Psychiatry* **55**, 842–9.

Calhoun V D, Kiehl K A and Pearlson G D. 2008. Modulation of temporally coherent brain networks estimated using ICA at rest and during cognitive tasks. *Hum Brain Mapp* **29**, 828–38.

Callicott J H, Bertolino A, Mattay V S, *et al.* 2000. Physiological dysfunction of the dorsolateral prefrontal cortex in schizophrenia revisited. *Cereb Cortex* **10**, 1078–92.

Callicott J H, Egan M F, Mattay V S, *et al.* 2003a. Abnormal fMRI response of the dorsolateral prefrontal cortex in cognitively intact siblings of patients with schizophrenia. *Am J Psychiatry* **160**, 709–19.

Callicott J H, Mattay V S, Bertolino A, *et al.* 1999. Physiological characteristics of capacity constraints in working memory as revealed by functional MRI. *Cereb Cortex* **9**, 20–6.

Callicott J H, Mattay V S, Verchinski V A, *et al.* 2003b. Complexity of prefrontal cortical dysfunction in schizophrenia: more than up or down. *Am J Psychiatry* **160**, 2209–15.

Callicott J H, Ramsey N F, Tallent K, *et al.* 1998. Functional magnetic resonance imaging brain mapping in psychiatry: methodological issues illustrated in a study of working memory in schizophrenia. *Neuropsychopharmacology* **18**, 186–96.

Callicott J H, Straub R E, Pezawas L, *et al.* 2005. Variation in

DISC1 affects hippocampal structure and function and increases risk for schizophrenia. *Proc Natl Acad Sci U S A* **102**, 8627–32.

Carvalho K N, Pearlson G D, Astur R S, *et al.* 2006. Simulated driving and brain imaging: combining behavior, brain activity, and virtual reality. *CNS Spectr* **11**, 52–62.

Cohen J D, Braver T S, O'Reilly R C, *et al.* 1996. A computational approach to prefrontal cortex, cognitive control and schizophrenia: recent developments and current challenges. *Phil Trans R Soc Lond B Biol Sci* **351**, 1515–27.

Cordes D, Haughton V M, Arfanakis K, *et al.* 2001. Frequencies contributing to functional connectivity in the cerebral cortex in "resting-state" data. *Am J Neuroradiol* **22**, 1326–33.

Damoiseaux J S, Rombouts S A, Barkhof F, *et al.* 2006. Consistent resting-state networks across healthy subjects. *Proc Natl Acad Sci U S A* **103**, 13 848–53.

De Luca M, Smith S, De Stefano N, *et al.* 2005. Blood oxygenation level dependent contrast resting state networks are relevant to functional activity in the neocortical sensorimotor system. *Exp Brain Res* **167**, 587–94.

Demirci O, Stevens M C, Andresen N C, *et al.* 2009. Investigation of relationships between fMRI brain networks in the spectral domain using ICA and Granger causality reveals distinct differences between schizophrenia patients and healthy controls. *Neuroimage* **46**, 419–31.

D'Esposito M, Postle B R, Ballard D, *et al.* 1999. Maintenance versus manipulation of information held in working memory: an event-related fMRI study. *Brain Cogn* **41**, 66–86.

Di Giorgio A, Blasi G, Sambataro F, *et al.* 2008. Association of the SerCys DISC1 polymorphism with human hippocampal formation gray matter and function during memory encoding. *Eur J Neurosci* **28**, 2129–36.

Dosenbach N U, Fair D A, Miezin F M, *et al.* 2007. Distinct brain networks for adaptive and stable task control in humans. *Proc Natl Acad Sci U S A* **104**, 11 073–8.

Driesen N R, Leung H C, Calhoun V D, *et al.* 2008. Impairment of working memory maintenance and response in schizophrenia: functional magnetic resonance imaging evidence. *Biol Psychiatry* **64**, 1026–34.

Egan M F, Goldberg T E, Kolachana B S, *et al.* 2001. Effect of COMT Val108/158 Met genotype on frontal lobe function and risk for schizophrenia. *Proc Natl Acad Sci U S A* **98**, 6917–22.

Foley B S, Astur R, Jagannathan K, *et al.* 2010. Anomalous neural circuit function in schizophrenia during a virtual Morris water task. *Neuroimage* **49**, 3373–84.

Ford J M, Gray M, Whitfield S L, *et al.* 2004. Acquiring and inhibiting prepotent responses in schizophrenia: event-related brain potentials and functional magnetic resonance imaging. *Arch Gen Psychiatry* **61**, 119–29.

Ford J M, Roach B J, Jorgensen K W, *et al.* 2009. Tuning in to the voices: a multisite FMRI study of auditory hallucinations. *Schizophr Bull* **35**, 58–66.

Fransson P. 2006. How default is the default mode of brain function? Further evidence from intrinsic BOLD signal fluctuations. *Neuropsychologia* **44**, 2836–45.

Friedman H R and Goldman-Rakic P S. 1994. Coactivation of prefrontal cortex and inferior parietal cortex in working memory tasks revealed by 2DG functional mapping in the rhesus monkey. *J Neurosci* **14**, 2775–88.

Fuster J M. 2006. The cognit: a network model of cortical representation. *Int J Psychophysiol* **60**, 125–32.

Garrity A G, Pearlson G D, McKiernan K, *et al.* 2007. Aberrant "default mode" functional connectivity in schizophrenia. *Am J Psychiatry* **164**, 450–7.

Glahn D C, Ragland J D, Abramoff A, *et al.* 2005. Beyond hypofrontality: a quantitative meta-analysis of functional neuroimaging studies of working memory in schizophrenia. *Hum Brain Mapp* **25**, 60–9.

Goldberg T E, Patterson K J, Taqqu Y, *et al.* 1998. Capacity limitations in short-term memory in schizophrenia: tests of competing hypotheses. *Psychol Med* **28**, 665–73.

Goldberg T E and Weinberger D R. 2004. Genes and the parsing of cognitive processes. *Trends Cogn Sci* **8**, 325–35.

Green M F. 1996. What are the functional consequences of neurocognitive deficits in schizophrenia? *Am J Psychiatry* **153**, 321–30.

Greicius M D, Srivastava G, Reiss A L, *et al.* 2004. Default-mode network activity distinguishes Alzheimer's disease from healthy aging: evidence from functional MRI. *Proc Natl Acad Sci U S A* **101**, 4637–42.

Gusnard D A, Akbudak E, Shulman G L, *et al.* 2001. Medial prefrontal cortex and self-referential mental activity: relation to a default mode of brain function. *Proc Natl Acad Sci U S A* **98**, 4259–64.

Hall J., Harris J M, Sprengelmeyer R, *et al.* 2004. Social cognition and face processing in schizophrenia. *Br J Psychiatry* **185**, 169–70.

Harvey P D and Keefe R S. 2001. Studies of cognitive change in patients with schizophrenia following novel antipsychotic treatment. *Am J Psychiatry* **158**, 176–84.

Heckers S, Weiss A P, Deckersbach T, *et al.* 2004. Anterior cingulate cortex activation during cognitive interference in schizophrenia. *Am J Psychiatry* **161**, 707–15.

Henik A, Carter C S, Salo R, *et al.* 2002. Attentional control and word inhibition in schizophrenia. *Psychiatry Res* **110**, 137–49.

Hoffman R E, Anderson A W, Varanko M, *et al.* 2008. Time course of regional brain activation associated with onset of auditory/verbal hallucinations. *Br J Psychiatry* **193**, 424–5.

Holt D J, Kunkel L, Weiss A P, *et al.* 2006. Increased medial temporal lobe activation during the passive viewing of emotional and neutral facial expressions in schizophrenia. *Schizophr Res* **82**, 153–62.

Jafri M J, Pearlson G D, Stevens M, *et al.* 2008. A method for functional network connectivity among spatially independent resting-state components in schizophrenia. *Neuroimage* **39**, 1666–81.

Jansma J M, Ramsey N F, van der Wee M J, *et al.* 2004. Working memory capacity in schizophrenia: a parametric fMRI study. *Schizophr Res* **68**, 159–71.

Johnson M R, Morris N A, Astur R S, *et al.* 2006. A functional magnetic resonance imaging study of working memory abnormalities in schizophrenia. *Biol Psychiatry* **60**, 11–21.

Karlsgodt K H, Sun D, Jimenez A M, *et al.* 2008. Developmental disruptions in neural connectivity in the pathophysiology of schizophrenia. *Dev Psychopathol* **20**, 1297–327.

Kerns J G, Cohen J D, MacDonald A W III, *et al.* 2005. Decreased conflict- and error-related activity in the anterior cingulate cortex in subjects with schizophrenia. *Am J Psychiatry* **162**, 1833–9.

Kiehl K A, Stevens M C, Laurens K R, *et al.* 2005. An adaptive reflexive processing model of neurocognitive function: supporting evidence from a large scale (n = 100) fMRI study of an auditory oddball task. *Neuroimage* **25**, 899–915.

Laurens K R, Kiehl K A, Ngan E T, *et al.* 2005. Attention orienting dysfunction during salient novel stimulus processing in schizophrenia. *Schizophr Res* **75**, 159–71.

Liu J, Kiehl K A, Pearlson G, *et al.* 2009a. Genetic determinants of target and novelty-related event-related potentials in the auditory oddball response. *Neuroimage* **46**, 809–16.

Liu J, Pearlson G, Windemuth A, *et al.* 2009b. Combining fMRI and SNP data to investigate connections between brain function and genetics using parallel ICA. *Hum Brain Mapp* **30**, 241–55.

Lowe M J, Mock B J and Sorensen J A. 1998. Functional connectivity in single and multislice echoplanar imaging using resting-state fluctuations. *Neuroimage* **7**, 119–32.

Manoach D S. 2003. Prefrontal cortex dysfunction during working memory performance in schizophrenia: reconciling discrepant findings. *Schizophr Res* **60**, 285–98.

Manoach D S, Gollub R L, Benson E S, *et al.* 2000. Schizophrenic subjects show aberrant fMRI activation of dorsolateral prefrontal cortex and basal ganglia during working memory performance. *Biol Psychiatry* **48**, 99–109.

Manoach D S, Greve D N, Lindgren K A, *et al.* 2003. Identifying regional activity associated with temporally separated components of working memory using event-related functional MRI. *Neuroimage* **20**, 1670–84.

Manoach D S, Schlaug G, Siewert B, *et al.* 1997. Prefrontal cortex fMRI signal changes are correlated with working memory load. *Neuroreport* **8**, 545–9.

Marwick K and Hall J. 2008. Social cognition in schizophrenia: a review of face processing. *Br Med Bull* **88**, 43–58.

McDonald C, Marshall N, Sham P C, *et al.* 2006. Regional brain morphometry in patients with schizophrenia or bipolar disorder and their unaffected relatives. *Am J Psychiatry* **163**, 478–87.

McKeown M J and Sejnowski T J. 1998. Independent component analysis of fMRI data: examining the assumptions. *Hum Brain Mapp* **6**, 368–72.

McKiernan K A, D'Angelo B R, Kaufman J N and Binder J R. 2006. Interrupting the "stream of consciousness": An fMRI investigation. *Neuroimage* **29**, 1185–9.

McKiernan K A, Kaufman J N, Kucera-Thomson J, *et al.* 2003. A parametric manipulation of factors affecting task-induced deactivation in functional neuroimaging. *J Cogn Neurosci* **15**, 394–408.

Meda S A, Bhattarai M, Morris N A, *et al.* 2008. An fMRI study of working memory in first-degree unaffected relatives of schizophrenia patients. *Schizophr Res* **104**, 85–95.

Mesulam M M. 1998. From sensation to cognition. *Brain* **121**, 1013–52.

Meyer-Lindenberg A, Poline J B, Kohn P D, *et al.* 2001. Evidence for abnormal cortical functional connectivity during working memory in schizophrenia. *Am J Psychiatry* **158**, 1809–17.

Meyer-Lindenberg A and Weinberger D R. 2006. Intermediate phenotypes and genetic mechanisms of psychiatric disorders. *Nat Rev Neurosci* **7**, 818–27.

Miller E K, Erickson C A, Desimone R, *et al.* 1996. Neural mechanisms of visual working memory in prefrontal cortex of the macaque. *J Neurosci* **16**, 5154–67.

Minzenberg M J, Laird A R, Thelen S, *et al.* 2009. Meta-analysis of 41 functional neuroimaging studies of executive function reveals dysfunction in a general-purpose cognitive control system in schizophrenia. *Arch Gen Psychiatry* **66**, 811–22.

Park S and Holzman P S. 1992. Schizophrenics show spatial working memory deficits. *Arch Gen Psychiatry* **49**, 975–82.

Park S, Puschel J, Sauter B H, *et al.* 1999. Spatial working memory deficits and clinical symptoms in schizophrenia: a 4-month follow-up study. *Biol Psychiatry* **46**, 392–400.

Pearlson G. 2009. Multisite collaborations and large databases in psychiatric neuroimaging: Advantages, problems, and challenges. *Schizophr Bull* **35**, 1–2.

Pearlson G D and Folley B S. 2008a. Endophenotypes, dimensions, risks: is psychosis analogous to common inherited medical illnesses? *Clin EEG Neurosci* **39**, 73–7.

Pearlson G D and Folley B S. 2008b. Schizophrenia, psychiatric genetics, and Darwinian psychiatry: An evolutionary framework. *Schizophr Bull* **34**, 722–33.

Perlstein W M, Carter C S, Noll D C, *et al.* 2001. Relation of prefrontal cortex dysfunction to working memory and symptoms in schizophrenia. *Am J Psychiatry* **158**, 1105–13.

Petrides M. 1995. Impairments on nonspatial self-ordered and externally ordered working memory tasks after lesions of the mid-dorsal part of the lateral frontal cortex in the monkey. *J Neurosci* **15**, 359–75.

Pezawas L, Verchinski B A, Mattay V S, *et al.* 2004. The brain-derived neurotrophic factor val66met polymorphism and variation in human cortical morphology. *J Neurosci* **24**, 10 099–102.

Quintana J, Wong T, Ortiz-Portillo E, *et al.* 2003. Right lateral fusiform gyrus dysfunction during facial information processing in schizophrenia. *Biol Psychiatry* **53**, 1099–112.

Ragland J D, Yoon J, Minzenberg M J, *et al.* 2007. Neuroimaging of cognitive disability in schizophrenia: search for a pathophysiological mechanism. *Int Rev Psychiatry* **19**, 417–27.

Raichle M E, MacLeod A M, Snyder A Z, *et al.* 2001. A default mode of brain function. *Proc Natl Acad Sci USA* **98**, 676–82.

Rubia K, Russell T, Bullmore E T, *et al.* 2001. An fMRI study of reduced left prefrontal activation in schizophrenia during normal inhibitory function. *Schizophr Res* **52**, 47–55.

Rypma B and D'Esposito M. 1999. The roles of prefrontal brain regions in components of working memory: effects of memory load and individual differences. *Proc Natl Acad Sci U S A* **96**, 6558–63.

Seeley W W, Menon V, Schtazberg A F, *et al.* 2007. Dissociable intrinsic connectivity networks for salience processing and executive control. *J Neurosci* **27**, 2349–56.

Servan-Schreiber D, Cohen J D and Steingard S. 1996. Schizophrenic deficits in the processing of context. A test of a theoretical model. *Arch Gen Psychiatry* **53**, 1105–12.

Silver H, Feldman P, Bilker W, *et al.* 2003. Working memory deficit as a core neuropsychological dysfunction in schizophrenia. *Am J Psychiatry* **160**, 1809–16.

Sommer I E, Diederen K M, Blom J D, *et al.* 2008. Auditory verbal hallucinations predominantly activate the right inferior frontal area. *Brain* **131**, 3169–77.

Sternberg S. 1966. High-speed scanning in human memory. *Science* **153**, 652–4.

Sui J, Adali T, Pearlson G D, *et al.* 2009. An ICA-based method for the identification of optimal FMRI features and components using combined group-discriminative techniques. *Neuroimage* **46**, 73–86.

Surguladze S, Russell T, Kucharska-Pietura K, *et al.* 2006. A reversal of the normal pattern of parahippocampal response to neutral and fearful faces is associated with reality distortion in schizophrenia. *Biol Psychiatry* **60**, 423–31.

Tan H Y, Callicott J H and Weinberger D R. 2007. Dysfunctional and compensatory prefrontal cortical systems, genes and the pathogenesis of schizophrenia. *Cereb Cortex* **17**, i171–81.

Veltman D J, Rombouts S A and Dolan R J. 2003. Maintenance versus manipulation in verbal working memory revisited: an fMRI study. *Neuroimage* **18**, 247–56.

Wexler B E, Stevens A A, Bowers A A, *et al.* 1998. Word and tone working memory deficits in schizophrenia. *Arch Gen Psychiatry* **55**, 1093–6.

Wible C G, Lee K, Molina I, *et al.* 2009. fMRI activity correlated with auditory hallucinations during performance of a working memory task: data from the FBIRN consortium study. *Schizophr Bull* **35**, 47–57.

Winterer G, Coppola R, Egan M F, *et al.* 2003. Functional and effective frontotemporal connectivity and genetic risk for schizophrenia. *Biol Psychiatry* **54**, 1181–92.

Yurgelun-Todd D A, Waternaux C M, Cohen B M, *et al.* 1996. Functional magnetic resonance imaging of schizophrenic patients and comparison subjects during word production. *Am J Psychiatry* **153**, 200–5.

精神分裂症的波谱成像

Jay W. Pettegrew，Richard J. McClure and Kanagasabai Panchalingam

随着技术的发展，最初的兴奋之后是进一步深思熟虑的评估。过去的二三十年里，体内非侵入性磁共振波谱（magnetic resonance spectroscopy，MRS）技术就是沿着这个轨迹发展。然而，最初大部分振奋人心的研究结果集中在技术发展、病例报告以及小样本临床研究，目前应该对该技术带来的见解和缺陷进行重新评估。本章将对精神分裂症（SZ）研究中有关 MRS 方面的内容进行综述。

本章第一部分将介绍基本技术，随后讨论由 ^{31}P 和 ^{1}H MRS 获得的分子和代谢信息。最后选择一些文献回顾关于精神分裂症 ^{31}P 和 ^{1}H MRS 的研究。

高场强方法的问题

体内磁共振波谱随着场强的增加确实灵敏性增加；但是，方法的问题限制了预期的灵敏度（信噪比）和波谱分辨率的改善（Fleysher 等，2009）。这些具体的方法问题将在下面进行讨论。

沿 Y 轴框架旋转的 90 度脉冲信噪比

静磁场（B_0）越高，信噪比（signal-noise ratio，SNR）也会提高。在理想条件下，可以计算出 SNR 理论值。关于 N 细胞核 γ 回转磁率，信号接近 $N\gamma^3 B_0^2$，而且接收器检测到的噪声接近 $\gamma^{1/2} B_0^{1/2}$，以得出 $SNR \sim N\gamma^{5/2} B_0^{3/2}$（Chandrakumar 和 Subramanian，1987）。然而，1 MHz 以上的体内研究，SNR 的增加随着 B_0 改变呈最好的线性关系。与静磁场为 1.5 特斯拉（T）相比，当 B_0 达到 3.0T 时单体素 SNR 会增加 23%～38%；而对于化学位移成像（chemical shift imaging，CSI）则会增加 23%～46%。在 4.0T 以上更高的静磁场中，SNR 在不均匀样本以及特定的几何学样本中有定位作用。静磁场为 7.0T 时 SNR 的平均值是 4.0T 时的 1.6 倍。

B_0 多相性

由多相性导致的 B_0 传播会影响 ω_0 的传播，角度单位（angular units）中的共振频率决定旋转框架，可观察到线性增宽（line broadening）。

$$\nu_0 = \gamma B_0 / 2\pi$$
$$2\pi\nu_0 = \omega_0$$
$$\omega_0 = \gamma B_0$$
$$\omega_0 + \Delta\omega = \gamma (B_0 + \Delta B)$$

注：ΔB 是多相性。

射频（RF）B_1 磁场多相性

射频（radio frequency，RF）脉冲沿一个直角轴到达 B_0 区（z-轴）会产生磁偶极距的一个尖（回转），并在 x-y 平面制造出一个磁偶极距（magneticdipole moment）。RF 脉冲的共振条件规定如下：

$$\omega_1 = \gamma B_1$$

注：B_1 是 RF 场。

回转角（θ）规定如下：

$$\theta = \gamma B_1 t_w$$

注：t_w 是 B_1 RF 场区应用的时间。

一个 90 度回转角会在 x-y 平面里产生最多的投影，因此信号最强。在生物学标本例如人脑中，B_0 场越高，B_1 场的变化也更多，导致 B_1 场多相性。B_1 RF 区的分布会引起 θ 的传播，导致 SNR 的传播。估计 B_1 场多相性在 4.0T 时有 23%，而使用同一尺寸的线圈并在参数完全一致的情况下在 7.0T 时达到 42%（Vaughan 等，2001）。

^{1}H-^{31}P 双极耦合

当使用 ^{1}H 解耦的 ^{31}P MRS 以增加 SNR 时，类似的考虑是重要的，例如穿过一个非常不均匀的组织时（如人脑），无法均匀地使^{1}H吸收震波RF功率。这会引起单一共振的真正振幅非线性畸变（Li 等，1996）。如果^{1}H（胞核 A）与^{31}P（胞核 B）自旋耦合导致自旋间裂分，解耦磁场（B_2）要足够大，如 $\gamma B_2 \gg J_{AB}$。由于组织的不均匀性 B_2 RF 磁场传播会导致^{1}H-^{31}P 解耦效应的传播。此外，奥氏核效应（nuclear Overhauser effect，NOE）会导致抽样容积中 SNR 的传播，尤其是^{31}P 共振能有正性或负性 NOEs，会引起显著的混乱。Murphy-Boesch 等（1993）测量到人脑内的 Pi、PCr 和 ATP 的 NOE 增强作用（分别为 25％、25％和 10％）。Barany 和 Glonek 报道体外^{31}P 共振引起的 NOE 增强作用（Barany 和 Glonek，1984）为：磷酰胆碱（PC）（22％）；磷（Pi）（11％）；单磷酸二酯（sPDE），甘油磷酰胆碱（GPC）（22％）；甘油磷酰乙醇胺（GPE）（82％）；磷酸肌酸（PCr）（0％）；αATP（24％）；βATP（11％）；γATP（7％），磷酸二核苷酸（120％）。因此，仔细设定体内^{31}P MRS 的体外 NOE 增强作用，观察到的代谢产物的范围是 0～120％，这是^{1}H-解耦^{31}P MRSI 定量结果的一个显著混杂因素。

RF 功率要求

在横断的电磁圈，相同的顶圈发出 90 度脉冲在 7.0T 时需要的 RF 功率大概是在 4.0T 时的 2 倍还多。此外，在更高的磁场需要更大的频带宽度（Ugurbil 等，2003）。

相控阵线圈

相控阵线圈（phased array coil）提供统一的 B_1 场和灵敏性。在 2D 和 3D 化学位移成像法里会出现其他的问题，例如大脑容积的变大会引起 B_0 和 B_1 场的多相性。这需要利用高阶垫片（higher-order shim）提高 B_0 场的同质性。

光谱分辨率

在更高的场会有因化学位移分散导致更高的分辨率。然而，因为化学位移的各向异性、分子偶极间的交互作用、分子运动（振动和旋转）引起的局部 B_0 波动、组织顺磁效应（血管和铁蛋白组织）、空气组织或骨组织分界面引起的灵敏度增加、内部 B_0 的多相性均会引起谱线宽度的增加。考虑到这些参数，有助于确定增强空间（限定信噪比）和光谱（化学位移分散＋限定谱线增宽）分辨率的最佳体素大小。Fleysher 等人 2009 年的研究显示通过增加 B_0 提高光谱的分辨率是非常缓慢的，而增加 $B_0^{0.2}$ 则能很快提高。然而，J-耦合多胎的分辨率（Hz 单元），因为 $B_0^{0.8}$ 的关系而下降。这两个相反的因素限制了通过增加 B_0 来增加光谱分辨率的效应。相干转移（coherence transfer）方法的提出，使我们以后即使在伴有未知变异的磁场，也可以提高分辨率（Pelupessy 等，2009）。

小结

为了使 MRS 技术切实应用于具有统计学效力的临床人群（例如充分的大样本），费用就成为一个很重要的因素。MR 仪器的费用大致是每特斯拉 100 万美元。鉴于 3.0～4.0T 及以上时数据获得、放置和维护等方面的花费大大增长，因此可以在 1.5～4.0T 时仅仅在关键因素上有一些小的改善，例如光谱分辨率、经济实用状况等方面。此外，与 3.0～4.0T 相比较，1.5T 时中间相关时间的分子种类更能有效定量，超过 4.0T 则会导致失败。

框 3.1　MRS 技术基本原则

- ^{31}P 和^{1}H MRS 是非常强大的非侵入性分子成像技术。
- 发展趋势是使用越来越高的磁场强（B_0）以提高信噪比和光谱分辨率。
- 然而，B_0 和 RF（B_1）的多相性和磁化率的影响限制了预期的信噪比和光谱分辨率的提高。
- 关于^{31}P MRS，^{1}H 去耦合会引起信噪比增加。但是大脑的不同组织^{1}H 去耦合 RF 场具有多相性，会引起多体素定量的混乱。此外，奥氏核效应（NOE）会使信噪比的传播增加，超出大脑的容积。体内^{31}P MRS 观察到的代谢产物的 NOE 范围是 0～120％，这会导致显著的混乱。
- 为将^{31}P-^{1}H MRS 广泛应用于临床，费用（购买、场地准备和操作）成为了一个重要因素。这时，4.0T 以上场强在关键性因素上（如光谱分辨率）无法提供有效的改善。此外，一些重要的分子种类，如小囊泡（联合和运输）、小的磷酸蛋白质和肽，在 1.5T 以上场强中不能准确定量。

体内^{31}P MRS 计量信息

体内^{31}P 脑波谱质子配对中，准确定位的共振态包括磷酸单酯酶（PME）、无机正磷酸盐（Pi）、磷酸二酯（PDE）、磷酸肌酸（PCr）、γ-腺苷三磷酸（γATP）、α腺苷三磷酸（αATP）和 β 腺苷三磷酸（βATP）（见图 3.1）。伴有短期关联时间的自由移动代谢产物主要在细胞内，而且仅仅与血液缓慢地交换（McIlwain 和 Bachelard，1985）。例如，MRS 测得的任何可溶于酸的代谢产物都无法探测动静脉的差别，静脉注射^{32}Pi 同位素标记的可溶于酸的代谢产物，在 12～24 小时到达峰值，3～4 天磷脂化。因此，体内^{31}P MRS 信号不会受大脑血管改变的影响，除非血管改变导致大脑出现了化学改变。

高能量代谢产物

^{31}P MRS 共振态与高能量磷酸盐代谢有关，Pi、PCr 和核苷磷酸钠共振态是由小的、快速的翻转分子以及短期核磁共振关联时间。最简单的

任务是 Pi 共振，由单独的无机磷酸盐衍生而来（5 mmol P/g 新鲜组织，大鼠）（主要是 $H_2PO_4^-$ 和 HPO_4^{2-} 生理 PH 值），PCr 共振由 PCr（3.2～5.0 μmol P/g 新鲜组织）单独衍生而来。单核苷，双核苷和三磷酸钠（分别是核苷一磷酸、核苷二磷酸和核苷三磷酸）共振态包括由阿糖腺苷、胞嘧啶、鸟嘌呤腺苷和尿嘧啶核苷衍生而来。腺苷复合物是大脑中的主要物质，它的浓度约为 10.0 mmol P/g 新鲜组织；其他核苷酸的浓度（mmol P/g 新鲜组织）是：鸟嘌呤核苷酸 2.4，尿嘧啶核苷酸 2.4，胞嘧啶核苷酸 0.8（McIlwain 和 Bachelard，1985）。γATP 共振是由磷酸核苷末端的 β 磷酸盐和核苷三磷酸末端的 γ 磷酸盐组成，主要是 ADP 和 ATP。αATP 的共振是由 NDPs 和 NTPs 偶联的核苷酸 α-磷酸盐组成，主要是 ADP 和 ATP，但是也有烟酰胺腺嘌呤二核苷酸的贡献，如烟碱腺嘌呤二磷酸和尿苷二磷酸葡糖（UDP-葡萄糖 67 μmol/kg；Goldberg 和 O'Toole，1969），细胞膜磷脂合成的辅助因子如胞苷二磷酸胆碱（0.03 μmol/g 组织）（CDP-胆碱）和 CDP-二酰甘油。αATP-γATP 作用（α-γ）的不同提供了一种方式，决定 UDP-糖和 CDP 胆碱、CDP-二

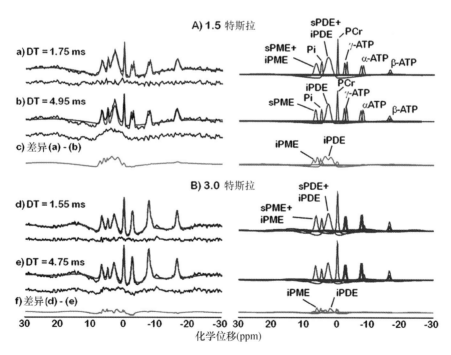

图 3.1　模拟（A）前额叶 1.5T 场强下，(a) 1.75 ms 和 (b) 4.95 ms DTs 的体内^{31}P MRSI FID 和（B）3.0T (a) 1.55 ms 和 (b) 4.75 ms DTs。对于所有 DTs，模拟 FID 叠加于获得的和残留的可见于左侧以及组成模拟 FID 的单个峰，见右侧。模拟 FID（左侧）FT 的差异以及 1.75 ms 与 4.95 ms 之间的单个峰（右侧）由 (c) 1.5T 和 (f) 3.0T 展示。和 1.5T (c) 相比，3.0T (f) 峰的中间相关时间峰可在边上观察到。缩写：DT，延迟时间；FID，自由感应；FT，傅里叶变换（见彩图 3.1）。

酰甘油的贡献。中间（βATP）共振是最简单的核苷共振，仅仅由 NTPs（主要是 ATP）的中 β-磷酸盐组成。PME 和核苷磷酸盐共振的线宽可以通过增加细胞内自由 Ca^{2+} 或者 Mg^{2+} 的水平来提高，这些离子和磷酸盐构成了复合物，产生了化学交换谱线增宽（Pettegrew 等，1988）。细胞内 PH 值由 PCr 和 Pi 之间共振的化学位移不同而决定（Petroff 等，1985）。细胞内二价和三价阳离子的等级可以通过判断离子化末端和酯化末端的化学位移不同来评估（Pettegrew 等，1988）。

PCr 的生理意义

追溯到 20 世纪 50 年代，很多基础神经学论著证明大脑 PCr 主要是利用去极化的突触复极化（Kennedy 和 Sokoloff，1957；Jansson 等，1979；Sokoloff，1991，1993）。PCr 是腺苷三磷酸的一个缓冲器，并且就像肌酸激酶（CrK）反应那样为保持 ATP 的水平而消耗。因此，PCr 的水平为神经网络的功能性活动提供了一种生物学标记。而且，PCr 的线宽可作为"内部标准"，来衡量整个磁场视野的 B_0 同质性，使得易感性影响降至最低限度。

$$PCr + ADP + H^+ \xrightleftharpoons[\text{E.C. 2.7.3.2}]{\text{CrK}} Cr + ATP$$

磷酸单酯酶（PME）和磷酸二酯酶（PDE）共振态的分子构成

体内 PME 和 PDE 核磁共振的波谱高峰中相对宽的线型是由各种 PME 和 PDE 中间代谢产物叠加形成的，这种叠加由不同的化学转化，同时包括在不同运动和（或）回转环境中代谢产物的叠加。这个流动性程度以相关时间（τc）为特征，这个时间为 $1/T_2^*$ 呈一定比例，自旋舒张率会增加静止电磁区（B_0）的多相性。例如，PME 共振是由有相对短的相关时间（sPME）的自由流动的 PMEs 组成，包括大部分磷酸胆碱（PC）和磷酸乙醇胺（PE）。体外浓聚物，通过仔细冷冻加固高分辨 NMR（11.7T）提取和定量的 PCA 组织决定，PC＝0.47 ± 0.04 $\mu mol/g$ 组织，PE＝0.99 ± 0.07 $\mu mol/g$ 组织（Klunk 等，1996）。在 4.0T 场强测量下的体内 MRS 浓度 PC＝0.46 ± 0.14 mmol/L 组织，PE＝0.81 ± 0.21 mmol/L 组织（Jensen 等，2002b）。这表明体内和体外 MRS 浓度取得了很好的一致性，体内测量值的变异性较高。体内 MRS 浓度经常用摩尔百分比表示，与绝对浓度相关，而且与健康受试者相比，能更准确地对疾病状态下的相关改变进行评估（Klunk 等，1994）。肌醇-1-磷酸钠、α-磷酸甘油酯、磷酸苏氨酸和 L-磷酸丝氨酸（L-PS）以较低浓度存在（Glonek 等，1982；Pettegrew 等，1994）。光电磁效应（PME）共振也是由很少移动的分子组成，伴有调节核磁共振（NMR）相关时间的 PME 部分（iPME），包括磷酸化蛋白，如蛋白质中的丝氨酸和苏氨酸残留物的磷酸化，PMEs 与大分子紧密耦合（依据 MRS）（即 PMEs 插入到膜磷脂中；Mason 等，1995）。神经元细胞骨架蛋白质（如神经纤丝）和微小管相关 tau 蛋白在轴突上非常丰富，并且以磷酸化的形式存在，能引起 iPME 信号。我们所持的论点是可将磷酸化的肽和小的蛋白质看成是一个 iPME。

因此，iPME 的共振可以监测蛋白质的磷酸化-脱磷酸化作用，并且间接控制大脑中蛋白激酶-蛋白磷酸酯酶级联，此过程受到大脑神经递质活性的影响，尤其是谷氨酸能（NMDA 和 AMPA，见下文）和多巴胺能（D_1 和 D_2）受体活性。大量的神经递质通过第二信使 cAMP、cGMP 和 Ca^{2+} 在 Thr^{34} 的位置调控分子量为 32 kDa 的多巴胺-cAMP-调控磷蛋白分子的（DARPP-32）的磷酸化过程。DARPP-32 Thr^{34} 磷酸化通过各种递质，受到 cAMP-激发的蛋白激酶 A 和蛋白激酶 G 的调节，多巴胺主要通过 D_1 受体调节，但也有腺苷（A_{2A}）、5-羟色胺（5-HT）、血管活性肠肽以及氧化亚氮。DARPP-32 Thr34 的脱磷酸作用主要通过蛋白质磷酸酯酶 2B（也称为钙依赖磷酸酶），一种 Ca^{2+}/钙调蛋白依赖的磷酸酯酶，它通过几种递质活化，主要在 N-甲基-D-天门冬氨酸（NMDA）和（±）α-氨基-3-羟基-5-甲基异噁唑吟-4-丙酸（AMPA）受体以及多巴胺 D_2 受体上的谷氨酸活动产生的 Ca^{2+} 内流之后进行。多巴胺受体拮抗物的效能，无论是典型还是不典型的均与其作为多巴胺 D_2 受体拮抗物的拮抗效能有关（Creese 和 Hess，1986；Seeman，2002），而且典型的和非典型的神经阻滞剂均会提高 DARPP-32 磷酸化作用。DARPP-32 磷酸化抑制一种主要的大脑磷酸酯酶——蛋白磷酸酯酶 1，继而提升很多大脑蛋白的磷酸化作用，包括膜通道和受体。

突触的减少，如果包含大部分离子型谷氨酸受体，会由于上面讨论的机制导致蛋白磷酸化的增加。牛尾中的 DARPP-32 是 2.5 μmol（King 等，1984）。然而，哺乳动物新鲜脑组织中的磷酸化蛋白的总体水平是 1.1 μmol/g 或 1.1 mmol（McIlwain 和 Bachelard，1985）。一项关于 155-kDa 磷蛋白[1]H 和[31]P 的研究，显示[31]P 谱线宽度为 34 Hz（Evans 和 Chan，1994），这提示大脑中的磷酸化蛋白可以通过体内[31]P MRS 观察到。慢性精神分裂症研究发现体内[31]P MRS iPME 谱线宽度为 75Hz。因此，我们认为大脑磷酸化蛋白可以通过体内[31]P MRSI 探测得出。

同样，PDE 共振由以下组成：①自由移动的 PDEs（sPDE），甘油磷酸胆碱（GPC）以及甘油磷酰乙醇胺（GPE）。通过仔细冷冻加固高分辨率 NMR（11.7T）提取和定量的 PCA 组织，确定体外浓聚物是 GPC＝0.81±0.05 μmol/g 组织和 GPE＝0.93±0.06 μmol/g 组织（Klunk 等，1996）。在 4.0T 时，体内 MRS 浓聚物测得的是 GPC＝1.15±0.43 mmol/L 组织和 GPE＝0.74±0.30 mmol/L 组织（Jensen 等，2002b），而且与体内相关时间短暂有关（Glonek 等，1982；Pettegrew 等，1994）。②较少移动的 PDE 基团（iPDE）拥有相对中间的相关时间，而且一部分小的膜磷脂结构包括微粒、突触囊泡以及与高尔基体和内质网有关的转运/分泌小囊泡（Pettegrew 等，1994；Murphy 等，1989；Kilby 等，1991；GonzalezMendez 等，1984；de Kruijff 等，1979，1980），或者与大分子结构紧密配对（即 PDEs 插入膜磷脂结构中，能引起相关时间的相对延长；Pettegrew 等，1994）。③局部移动的 PDE 基团（lPDE）有相对较长的 NMR 相关时间，是髓磷脂、细胞膜外部和大的细胞膜磷脂双分子层结构的一部分，如高尔基体、内质网以及细胞核膜（Murphy 等，1989，1992；McNamara 等，1994；Pettegrew 等，1994；Kilby 等，1991；Cerdan 等，1986；Seelig，1978）。典型的体内[31]P 脑波谱对较长的相关时间组成影响甚微，除非再采集延迟时间（DT）或者回波在 100 μs 或者更少（Stanley 等，1994）。因此，典型的体内[31]P MRSI 研究中，PME 和 PDE 的定量仅仅包括较短和中等的相关时间，这影响 PME 和 PDE 的共振。突触囊泡包括 iPDE 基团，后者在灰质神经

末梢中含量丰富。转运/促分泌小囊泡包含 iPDE 基团，在白质轴突含量丰富。虽然 iPME 和 iPDE 信号精确的分子来源还没有被明确证实，但对磷酸肽和蛋白（iPME）、转运小囊泡（iPDE，白质）、突触囊泡（iPDE，灰质）的假定性评估得到了上述有效线宽数据的支持。

自由活动的 PMEs 和 PDEs 的生理学意义

由短 NMR 相关时间组成的 PME 和 PDE 水平提供了一种测量膜磷脂代谢产物的方法。sPME（即 PE、PC 和 L-PS）主要阻断磷脂，因此，这些代谢产物的相对浓度是膜主动合成的一种测量法（Vance，1988；Vance，1991）。在内嗅皮质损害的神经性退行-再生大鼠模型中，可观察到 sPME 水平升高以及神经炎萌芽位点（Geddes 等，1997），这一发现直接证明了较短相关时间的水溶性 PME（如 PE 和 PC）所起的作用。I1P 主要反映了磷脂酶 C（PLC）的活性。PE、PC 和 L-PC 的来源有：①各自的基质通过激酶的磷酸化作用；②各自的磷脂 PLC 分裂；③各自的 PDE 的磷酸二酯酶分裂，如 GPC 和 GPE。PME 被磷酸酯酶破坏释放 Pi 和基础成分。内嗅皮质损害的神经退行-再生大鼠模型表现为 GPE 和 GPC 水平升高，同时出现神经性膜损害（Geddes 等，1997），这再次直接证明了水溶性 sPDE（如 GPE 和 GPC）是膜磷脂降解的主要产物这一观点（Vance，1988；Vance，1991）。sPDE 是磷脂经过磷脂酶 $A_1＋A_2$ 活化了的产物，并且通过 PDE 磷酸二酯酶活化转化为各自的 PME。虽然大脑中水溶性 sPDE 的含量非常丰富，但其生理学功能仍然未知。关于 1.5T 场强体内[31]P MRSI 可靠定量 sPME、sPDE、iPME 和 iPDE 的方法已经发表（Stanley 和 Pettegrew，2001）。

PCr——精神分裂症中一种夸大的突触消除的生物标志物

McClure 等（1998）的综述中提到，有一些以体内[31]P MRS 为基础的证据夸大了精神分裂症患者突触消除的情况（Pettegrew 等，1991），尤其是背外侧前额叶皮质（DLPFC）中的突触。DLPFC 中的突触消除发生在人类的青春期晚期到成年早期，而这正是精神分裂症的临床症状开始

出现的时期。

突触消除会导致非突触成分（神经胶质细胞体和突起；没有突触的神经细胞体和突起）的百分比增加，高能量消耗成分的减少，如给定大脑容量中的突触减少。有证据提出这会导致高能量磷酸盐的升高。有关麻醉剂的研究显示突触活性处在正常觉醒"稳态"就足以使其中的高能量磷酸盐水平低于非活性神经元中的水平。有几项研究显示麻醉引起 PCr 升高，ATP 与神经元活动平行降低（McCandless 和 Wiggins，1981）。这与 Jansson 等的研究结果（1979）一致，他们的研究显示分离的大脑神经末梢中的 PCr 和 ATP 的水平低于整个大脑中的水平。与普通的神经组织不同，突触小体优先利用内源性 PCr 和 ATP 储备。Jansson 等（1979）推断，突触转运主要依赖于局部高能量磷酸盐的储备，而不是自身葡萄糖的利用率。

31P MRS 证明大脑发育中神经突触消失

Goldstein 等证实（2009），在人类大脑的发育过程中，可以观察到的结构和认知变化与带有分子生物标记物的磷脂循环（sPME/sPDE）以及 PCr 有关，如图 3.2.。根据 105 例 6~18 岁健康受试者在 1.5T 状态下 31P MRS、1H MRSI 和神经心理学测试，包含 DLPFC（左侧和右侧）、基底节（BG）、纹状体（STC）、IPC、半卵圆中心（CS）和眶额皮质（OC），结果显示 9.5~12 岁是神经突触消除的初发期，主要体现在灰质体积和 sPME/sPDE 的变化。需要注意的是 N-乙酰天

门冬氨酸（NAA）水平对于伴随神经突触消除产生的结构性变化不太敏感。9.5 岁前 PCr 水平较低，可能反映了 ATP 的利用和 PCr 在膜磷脂合成物（295 molATP/1 mol 二棕榈酰磷脂酰胆碱）与胆固醇合成物（276 molATP/1 mol 胆固醇）中的扩散。突触消除之后，伴随着突触数量的减少或活性的减弱，PCr 水平有显著升高，而且 PCr 在膜合成物中的消耗也相应减少。

小结

31P MRS 是理想的研究大脑中高能磷酸和膜磷脂代谢的方法。另外，在 1.5T 或略低于 3T 时，膜囊泡（如突触和转运囊泡）的共振态是可以量化的，但达到 4.0T 或更大时就消失了。高能磷酸 PCr 是一种潜在的显示突触活性和间接表示突触数量的分子生物标志物。在 1.5T 条件下，磷酸化蛋白和间接监控蛋白激酶和蛋白质磷酸酶的肽具有活性，但在 3.0T 及以上就无活性了。综上所述，高能磷酸、膜磷脂代谢、突触/转运囊泡、蛋白激酶、蛋白磷酸酶在大脑的功能和结构中有着重要的作用。很明显，31P MRS 是一种非常实用的研究大脑的方法。

体内 1H MRS 的可量化信息

通过对体内 1H MRS 的研究发现，伴有短相关时间的 N-乙酰组（sNA）、总肌酸 [PCr + Cr (Cr$_t$)] 和三甲胺（TMA）是短时间内的主要代谢产物。N-乙酰天门冬氨酸（NAA）和 N-乙酰天门冬氨酰谷氨酸（NAAG）是 N-乙酰组（sNA）的主要组成物；然而，N-乙酰组（sNA）也有短相关时间的代谢产物，如唾液酸和 UDP-N-乙酰糖代谢物（见下文）。图 3.3 就是使用 LC 模型量化 1H MRS 波谱的一个例子。

PCR 和 Cr 构成总肌酸（total creatine，CTR）的共振，这种共振不是测量高能量的磷酸盐在体内代谢的最佳方式。1H MRS 频谱的三甲胺（TMA）共振包含可自由移动的代谢产物（Miller，1991），包括 GPC（1.15±0.43 mmol/L 组织）、PC（0.46±0.14 mmol/L 组织）（Jensen 等，2002b），以及程度很少的胆碱（10~60 nmol/g）（McIlwain 和 Bachelard，1985）、乙酰胆碱（7 nmol/g）（McIlwain 和 Bachelard，1985）、肉碱（150 nmol/g）

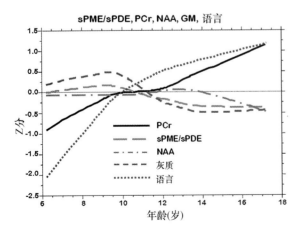

图 3.2 Z 值表示 PC 和 NAA 比值，sPME/sPDE 的定额，灰质百分比，以及不同年龄健康受试者综合的语言认知能力评分值（见彩图 3.2）。

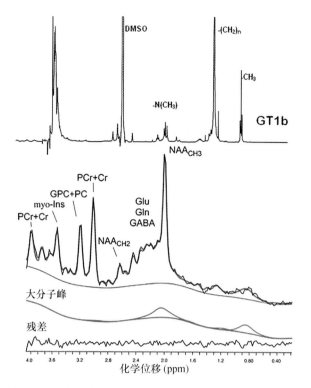

图 3.3　一个量化健康个体短 TE MRSI [1] H 波谱的 LC 模型。在没有谱线增宽的情况下取得的波谱与模型和基线样条功能相重叠，残差见下方。可量化的大分子信号显示为一条独立的曲线。GT1b 神经节苷脂的高分辨率（11.7T）波谱在顶部显示（见彩图 3.3）。

（Makar 等，1995）和乙酰左旋肉碱（15 nmol/g）

　　NAA 是大脑总浓度中仅次于谷氨酸的自由氨基酸类，2.01 ppm [1] H N-乙酰甲基共振显示 NAA 占 85％～90％，NAAG 占 10％～15％（Koller 等，1984；Frahm 等，1991；Pouwels 和 Frahm，1997），大鼠脑组织 NAA 的水平从出生到青春期（3 个月）迅速提高，NAA 和 NAAG 仅存在于成熟的神经元和神经突起，而成熟的神经胶质细胞中没有（Tallan 等，1956；Koller 等，1984；Birken 和 Oldendorf，1989；Urenjak 等，1993）。NAA 从乙酰胆碱辅酶 A 和天门冬氨酸转化形成神经元线粒体，天门冬氨酸来自于 L-天门冬氨酸 N-乙酰转移酶的膜，L-天门冬氨酸 N-乙酰转移酶是一种仅存于大脑的酶，其他组织（如心脏、肝和肾）没有（Goldstein，1959，1969；Knizley，1967；Truckenmiller 等，1985）。NAA 的神经合成物直接与人脑中的葡萄糖和能量代谢耦合，单克隆抗体研究结果显示 NAA 仅存在于带有强染色的核周体和近端轴突与树突的神经元（Simmons 等，1991），神经的免疫反应性不符合

神经递质的特征。约 30％的神经元不含有可观测到的 NAA。神经元线粒体成型后，NAA 就不再释放到细胞外间隙空间，而是水解于左旋门冬酰胺酶Ⅱ，这种现象在树突细胞中比星形胶质细胞更容易被观测到（Bhakoo 等，2001）。天门冬氨酸被神经元释放、吸收，再回收入 NAA 中进行循环（Baslow，2003）。大多数的乙酰基组被少突神经胶质细胞释放、吸收、引起代谢，或者被氧化转化为乙酰胆碱辅酶 A，或者被混进含有髓磷脂的脂质膜。NAA 还有潜在的作用，它是天门冬氨酸和醋酸盐的一种贮存形式，少突胶质细胞的髓磷脂结构，以及从代谢活性神经元运输代谢水的分子水泵（Baslow，2003）。

体内与体外 [1] HMRS 测量的 NAA 比较

　　一般而言，体内光谱研究一致认为大脑的 NAA 浓度值在 2.01ppm [1] H N-乙酰甲基共振方法下的结果（7.9～16.6 mmol/kg 湿重，平均浓度为 10.3 mmol/kg 湿重）要高于使用气相色谱分析所报道的结果（5.5 mmol/kg 湿重）（Tallan，1957；Nadler 和 Cooper，1972），也高于大脑活体组织的高分辨率核磁共振的结果（5～6 mmol/kg 湿重，5.97±0.26 mmol/kg 湿重灰质，3.99±0.20 mmol/kg 脑白质；5.87 mmol/kg 湿重）（Perry 等，1971）。有多种因素会导致这种体外数据低于体内数据，包括在组织切除期间 NAA 的衰减。然而，经过谨慎的冰冻钳摘除术（Glonek 等，1982；Pettegrew 等，1990），衰减就不是造成差异的原因了（详见 PME 与 PDE 在体内与体外浓度值的对比讨论）。其他短相关时间 N-乙酰组（如 N-乙酰氨基糖类），包括 UDP 的 N-乙酰氨基糖，引起了 sNA 共振，特别是病理条件下，如有膜修复尤其是有神经节苷脂（在突触膜很丰富）修复的慢性精神分裂症的观察，这是因为 UDP 的 N-乙酰糖被用于神经节苷脂的合成。

　　有证据表明神经节苷脂特异性定位于神经元（Lowden 和 Wolfe，1964），在突触膜的浓度较高（Whittaker，1966；Wiegandt，1967）。Eeg-Olofsson 等（1996）确定了人脑灰质（1.45～1.68 mmol/100 g 干重）以及白质（0.28～0.37 mmol/100 g 干重）内神经节苷脂的水平。神经节苷脂的发育是有规律的。在大鼠脑中，神经节苷脂水平从出生后第 5 天开始升高，大约在出生后 20 天达到高峰

（Suzuki，1966）。Hess 等（1976）的研究报告人脑神经元包含的唾液酸是大鼠脑的 6 倍多。唾液蛋白也包含唾液酸，并且能产生人脑蛋白总量的 15%（McIlwain 和 Bachelard，1985，p.316）。神经节苷脂是经过由膜结合糖基转移酶以及唾液酸基转移酶参与的唾液酸和中性糖连续转移合成的，这一过程位于高尔基体，且与糖加入的顺序相一致。即初始在高尔基体内侧网络而最终在远端转运高尔基体。CMP-N-乙酰神经氨酸被唾液酸基转移酶使用（Merrill 和 Sandhoff，2002，pp.390-3），而 UDP-N-乙酰基半乳糖胺和 UDP-N-乙酰基葡萄糖胺被糖基转移酶使用。已经发现在组织培养过程中 UDP-N-乙酰基半乳糖胺和 UDP-N-乙酰葡萄糖胺的水平能使人体组织中肿瘤细胞生长速度增长 7 倍，提示在神经节苷脂合成增加的情况下，UDP-N-乙酰基半乳糖胺水平可以增加 7 倍。神经节苷脂的生物合成也包括唾液酸的 O-乙酰化作用和 5-氨基团的 N-脱乙酰化作用。合成的神经节苷脂通过小囊泡介导的转运组合成细胞膜的外部小叶，尤其是突触小体膜（Merrill 和 Sandhoff，2002）。

谷氨酸是大脑中含量最高（781~125 μmol/100 g）的氨基酸（McIlwain 和 Bachelard，1985，p.155），而且在大脑皮质中作为一种兴奋性神经递质起主要作用（Erecinska 和 Silver，1990），在谷氨酸能神经元中含量较多，调节所有皮质的传出神经和皮质-皮质连接。突触释放的谷氨酸被周围的神经胶质细胞吸收并通过谷氨酰胺合成酶［EC6.3.1.2］的作用转化成谷氨酰胺（215~560 μmol/100 g）（McIlwain 和 Bachelard，1985，p.155）。之后神经胶质细胞释放谷氨酰胺，经突触前神经元吸收并通过线粒体的谷氨酰胺酶转化成谷氨酸［EC3.5.1.2］。谷氨酸-谷氨酰胺循环随大脑活动度增加，与葡萄糖利用和神经胶质细胞产生的乳酸盐相结合。体内谷氨酸浓度比谷氨酰胺的浓度高很多，这说明大多数体内 ^{1}H MRS 观察到的谷氨酸中大多数是谷氨酸代谢产物而不是突触谷氨酸。此外，在场强低于 4.0T 时，谷氨酸、谷氨酰胺和 γ-氨基丁酸并没有确切的定量，即使达到 4.0T，也只有在二维 J 分辨谱，单一体素的 MRS 才有可靠的结果（Onger 等，2008）。

小结

体内 ^{1}H MRS 波谱包括三种主要共振区域。

三甲胺区域主要由膜磷脂的前体 PC 和分解产物 GPC 组成，而胆碱、乙酰胆碱、肉毒碱和乙酰左旋肉（毒）碱的贡献要小得多。PC 和 GPC 无法通过体内 ^{1}H MRS 可靠分离和定量，即使在 7.0T 时也不能。因此，这种 ^{1}H 共振区域比较混乱，体内判读（in-vivo interpretation）也存在争议。N-乙酰基区域主要包含 NAA，但也可能含有其他体内含 N-乙酰基的分子（如神经节苷脂代谢产物中发现的 N-乙酰基糖），这一点需要考虑。

体内 ^{1}H MRS 区域是指所有的肌酸包括局部高能量 PCr 及其分解产物肌酸。即使在 7.0T 场强下，PCr 和 Cr 也无法准确分离及定量，所以导致判读高度混乱。

最后，在 4.0T 场强下，谷氨酸和谷氨酰胺无法准确定量，即使在 4.0T 或更高场强下通过二维 J 分辨谱 MRS 能准确定量，但后者需要一种单一体素方法。此外，谷氨酸共振的大部分来自谷氨酸代谢而不是谷氨酸神经递质的代谢产物。

框 3.2　我们从 ^{31}P 和 ^{1}H MRS 中获得的分子和代谢信息

^{31}P MRS

^{31}P MRS 提供了与膜磷脂（sPME、sPDE）代谢和高能量磷酸盐（PCr、ATP、ADP、Pi）代谢有关的分子种类的定量手段。此外，在 1.5T 场强下，对膜囊泡（突触、转运）、磷酸化蛋白以及肽类也能进行定量。

大脑中 ATP 的消耗主要是由于突触膜去极化的复极化。因为 PCr 是 ATP 的一个缓冲器，经过肌酸激酶反应，PCr 的水平可能会提供突触活性的替代测量法。

^{1}H MRS

短相关时间的 N-乙酰基组（sNA，尤其是 N-乙酰天门冬氨酸）、所有肌酸（PCr+Cr 结合）和三甲胺（GPC+PC 结合）是通过体内 ^{1}H MRS 观察到的主要代谢产物。因为肌酸和三甲胺的共振态包括母体和产物，所以无法提供代谢的信息。其他次要的共振态包括谷氨酸、谷氨酰胺、肌醇、GABA、牛磺酸、NAAG、乳酸盐和天门冬氨酸。

在某些环境下，唾液酸和 UDP-乙酰基糖能提供可见的 sNA 共振区域。

体内谷氨酸浓度比谷氨酰胺的要高，提示体内可见的谷氨酸是代谢的谷氨酸，而不是突触囊泡的谷氨酸。在低于 4.0T 场强下，谷氨酸、谷氨酰胺和 GABA 不能通过体内 ^{1}H MRS 准确定量，到 4.0T 场强，使用二维 J 分辨谱、单一体素技术获得的结果才更可信。

精神分裂症的^{31}P MRS 研究结果

精神分裂症（SZ）中很多神经化学物质、神经病理学和功能影像学研究都涉及额颞叶神经网络（见 McClure 等，1998 综述；Weickert 和 Kleinman，1998）。我们 1991 年（Pettegrew 等，1991）的 PME 和 PDE 研究内容与神经退行性病变或夸大的突触消除一致，即伴随 βATP 利用减少，额叶活动度下降。我们发现其中一个受试者发病前 2 年就已经存在这些情况（Keshavan 等，1991）。从我们 1991 年的文章开始，已经有 175 篇关于精神分裂症的^{31}P 和^{1}H MRS 研究，大多数研究持续证实了膜磷脂新陈代谢的指数改变，鉴于 MRS 的不均匀性和使用的临床方法过程，该改变还是很显著的。与能量有关的研究发现，磷酸盐水平是变化不定的（见综述 McClure 等，1998；Keshavan 等，2000；Fukuzako，2001；Stanley，2002）。表 3.1 列出了这些综述之后关于^{31}P MRS 的研究结果以及研究特征。表 3.2～3.4 总结了这些^{31}P MRS 的研究结果。

精神分裂症研究中造成磷脂膜和高能量磷酸盐研究结果互相矛盾的重要因素包括：①不同的小样本队列研究，即未用药的、首次发作组与慢性精神分裂症组进行比较；②不同的脑区研究；③方法学的问题，如灵敏度、场强、定位技术、代谢产物分析、定量方法（Stanley 等，2000）。

1991 年我们发现前额叶皮质横断面 PME 水平降低（Pettegrew 等，1991），随后被多数研究重复。但是关于 DLPFC 中 PDE 水平升高，最近的许多研究没有获得一致的结果。对这些原因进行检查有助于发现精神分裂症^{31}P MRS 研究中的问题。未服药的、首次发作的精神分裂症患者为 MRS 分子研究提供了金标准。慢性精神分裂症患者病情复杂多样，混杂因素（如认知状态、病程、发作的次数、年龄，以及所使用的抗精神病药物）较多，可能会对膜磷脂和高能量磷酸盐代谢产物产生影响。临床差异能解释一些不一致的地方，但方法学的不同似乎更能解释前额叶 PDE 水平的不一致。我们 1991 年的研究是在 1.5T 场强下进行的，定位在 DLPFC，通过 Lorentzian 曲线拟合（Lorentzian curve fitting）定量，结果显示右侧

前额叶皮质的 PDE 水平下降。在 Pettegrew 等的研究中，这可能与中等或短相关时间有关。Smesny 使用了一种定量方法去除"移动性磷脂"（MP）共振（与 iPD 相似）。Potwarka 等（1999）报道精神分裂症患者额叶皮质 MP 升高，这可能会人为地增加 PDE 峰值。Potwarka 等（1999）的研究是在 1.5T 场强下进行的，关于^{1}H-解耦^{31}P 的化学改变方法提供了一种 PME（PE、PC）和 PDE（GPE、GPC）共振的解决方法。标记^{1}H-解耦^{31}P 波谱能显著增加（82%）GPE 对 PDE 共振的促进作用。虽然 PME 和 PDE 共振的分辨率是可取的，但更高场强的研究只能部分解决峰值问题。Voze 等（2000）和 Smesny 等（2007）在 1.5T 场强条件下的研究提出，摘除 MP 组件后 PDE 会下降。更高场强的研究（3.0T 或 4.0T）由于化学位移各向异性效应显著减少了 MP 对^{31}P 波谱的影响。精神分裂症患者更高场强的研究报道前额叶 PDE 无改变（Jensen 等，2006）。简言之，前额叶 PDE 增加可能是由于 iP-DE（Pettegrew 等，1991），而不是 sPDE 的增加。Smesny 等（2007）的^{31}P MRS 研究是化学位移成像的一个实例，显示多个大脑区域同时取样所得到的贯穿 ROI 的分子改变。平面回波光谱成像（echo-planar spectroscopicimaging，EPSI）试验设计（Ulrich 等，2007）是另一项技术进步，能提高^{31}P 数据的采集。

Keshavan 等（2003）和 Rzanny 等（2003）发现，改变精神分裂症高危人群的膜磷脂代谢产物可以使首次发作时间提前。这些研究报道显示与对照组相比，高危人群 sPME/sPDE 比值降低，Keshavan 等（2003）的研究提出与对照组相比，sPME 而不是 sPDE 显著降低，但 Rzanny 等（2003）的研究指出 sPDE 显著增加而 sPME 没有显著降低。Keshavan 等（2003）提出高危人群 iPDE 增加，而 Rzanny 等（2003）提出高危人群广义分量值（broad component values）降低。总之，因为两项研究的定量方法不同，所以结果不完全一致。

Puri 和同事对司法鉴定的精神分裂症队列做了^{31}P MRS 检查（Puri 等，2004，2008）。Puri 等（2008）使用^{31}P ISIS 检查一个（$7 \times 7 \times 7$）cm^3 的中心体素，使用 AMARES/MRUI 软件定量（去除起始 1.92 ms，仅分析短相关代谢）在时间领

表 3.1　精神分裂症患者体内 MRS 研究

研究	分组队列	脑区	方法	场强 (T)	代谢产物改变 精神分裂症 vs. 对照组
Pettegrew 等 (1991)	11 例 FEAN SZ（7 个月，4 名女性）年龄 24.4±1.8 岁 (SEM) / 10 例对照（6 个月，4 名女性）年龄 24.1±1.8 岁 (SEM)	DLPFC	局限的单一体素表面线圈，接近 20cm²	1.5	PME 降低；PDE 升高
Fukuzako 等 (1996)	31 例 CH SZ（22 个月，9 名女性）年龄 31 岁 / 31 例对照（22 个月，9 名女性）年龄 31 岁	左、右颞叶平均 2 体素	2D CSI (3×3×4) cm³	2	左、右颞叶 PDE 均升高；左颞叶 βATP 降低
Fukuzako 等 (1999)	17 例 FEAN SZ（10 个月，7 名女性）年龄 23.1 岁 / 17 例对照（10 个月，7 名女性）年龄 22.5 岁	左、右颞叶平均 2 体素	2D CSI (3×3×4) cm³	2	颞叶 PME 升高；PDE 降低
Potwarka 等 (1999)	11 例 CH SZ（10 个月，1 名女性）年龄 45.7±6.2 岁 / 11 例对照（10 个月，1 名女性）年龄 45.0±7.5 岁	左、右大脑前额皮质，MC、POC	2D CSI ¹H 解耦的 27cm³	1.5	PFC 中 MP 升高；PC PI 降低
Klem 等 (2001)	14 例 HR SZ（4 个月，10 名女性）年龄 16.7±1.9 岁 / 14 例对照（4 个月，10 名女性）年龄 16.9±2.6 岁	左、右 PFC	ISIS (2.8×2.8×5) cm³	1.5	PFC 中 PDE 升高；PME/PDE 降低
Jensen 等 (2002a)	11 例 CH SZ（11 个月）年龄 42.2±8.5 岁 6 例使用奥氮平，2 例使用传统药物，1 例使用氯氮平，1 例使用喹硫平，1 例使用齐拉西酮 / 11 例对照（11 个月）年龄 42.9±7.4 岁	左、右 PFC、ACC、POC、PC、丘脑、海马、小脑	3D CSI 15cm³	4	ACC、RPFC、左侧丘脑中 GPE 降低，右侧海马和右侧小脑中 GPE 升高，RPFC 中 GPC 降低；ACC 中 PC 降低
Riehemann 等 (2002)	72 例 CH SZ 分为 3 组，研究药物治疗的 PH 值影响 A 研究：51 例 CH SZ（31 个月，20 名女性）年龄 34.9±12 岁 29 例使用氟哌啶醇，14 例使用氯氮平，8 例未用药至少 1 周 B 研究：8 例 CH SZ（5 个月，3 名女性）年龄 35.8±12.8 岁 2 次扫描；首先至少 7.5 天未用药，其次使用经典药物 20.6±11.1 天；c 研究：13 例 CH SZ（6 个月，7 名女性）年龄 42.2±9.5 岁	左、右 PFC	ISIS A 研究和 B 研究：39.2± 0.6cm³	1.5	氯氮平使 PFC 细胞内 PH 值降低

续表

研究	分组队列	脑区	方法	场强 (T)	代谢产物改变 精神分裂症 vs. 对照组
	3 次 MR 扫描. 首次是至少 3 天未用药时；第二次是使用氟哌啶醇 2 周后, 第三次是使用奥氮平 2 周后 32 例对照 (19 个月, 13 名女性) 年龄 37.1±11.5 岁				
Yacubian 等 (2002)	18 例 AN SZ (9 个月, 9 名女性) 年龄 29.4±9.3 岁 35 例 SZ 至少 2 周未用药 (21 个月, 14 名女性) 35 例对照 (15 个月, 20 名女性) 年龄 29.8±8.6 岁	LPFC	ISIS (2.8×2.8×5) cm³	1.5	AN SZ 组 LPFC 中 PDE 下降
Jayakumar 等 (2003)	20 例 AN SZ (15 个月, 5 名女性) 年龄 27.0±7.5 岁 30 例对照 (21 个月, 9 名女性) 年龄 29.4±8.3 岁	左、右 BG	ISIS 2.5×2.5×5cm³	1.5	左右 BG 中 PME/PDE 和 PME/总值 均升高
Keshavan 等 (2003)	11 例 HR SZ (8 个月, 8 名女性) 年龄 15.4±2.1 岁 37 例对照 (29 个月, 8 名女性) 年龄 14.2±2.7 岁	左、右 PFC	2D CSI (4.5×4.5×3.0) cm³	1.5	PFC 中 sPME 降低, sPME/sPDE 升高. 这些改变在诊断轴 I 精神疾病的受试者较突出
Rzanny 等 (2004)	18 例 HR SZ (8 个月, 10 名女性) 年龄 16.0±2.5 岁 19 例对照 (8 个月, 10 名女性) 年龄 16.8±3.2 岁	左、右 DLPFC	ISIS (2.8×2.8×5.0) cm³	1.5	PDE 升高 PME/PDE 降低 βNTP 降低
Jensen 等 (2004)	15 例 FE SZ (10 例 AN) (13 个月, 2 名女性) 年龄 22.5±3.4 岁 4 例使用非典型抗精神病药 1 例使用典型抗精神病药 15 例对照 (13 个月, 2 名女性) 年龄 22.1±3.0 岁	左、右 PFC, ACC, POC, PC, 丘脑 大脑	3D CSI 15cm³ ³¹P 代谢产物水平体素校正 灰质和白质以及 CSF 含量	4.0	ACC 中 GPC, PC, βATP 和 Pi 均升高

续表

研究	分组队列	脑区	方法	场强(T)	代谢产物改变 精神分裂症 vs. 对照组
Puri 等 (2004)	15 例暴力型 SZ (15 个月) 年龄 37.1±12.4 岁 13 例对照 年龄 37.0±10.6 岁	大脑	ISIS (7×7×7) cm³	1.5	大脑中 βNTP 升高
Shieayama 等 (2004)	11 例 CH 精神分裂症患者 (11 个月) 年龄 28.6±8.6 岁 15 例对照 (15 个月) 年龄 28.4±8.1 岁	PFC	ISIS (3.5×4.5×7.0) cm³	2.0	PFC 中的 GPC 降低
Theberge 等 (2004b)	9 例 CH SZ (9 个月) 年龄 41±7 岁, 均使用典型抗精神病药 8 例对照 (9 个月) 年龄 43±9 岁	左侧 ACC 左侧丘脑	³¹P 3D CSI ¹H STEAM (TE=20 ms) ³¹P 代谢产物水平体素 CSF 含量校正	4.0	¹H 代谢产物与 ³¹P 代谢产物有相关性; L ACC 中 PE 和 Gln 之间呈正相关; L 丘脑中 GPC 和 NAA 之间呈负相关
Gangadhar 等 (2006)	19 例 AN SZ (11 例伴有发育性反射) (15 个月, 4 名女性) 年龄 27.4±7.4 岁 26 例对照 (18 个月, 8 名女性) 年龄 30.1±8.7 岁	右、左 BG	ISIS 2D CSI (2.5×2.5×5.0) cm³	1.5	在伴有发育性反射的患者中 BG 的 PCr/总 ATP 比值最低
Jayakumar 等 (2006)	12 例 AN SZ (10 个月, 2 名女性) 年龄 28.7±8.8 岁 11 例对照 (6 个月, 7 名女性) 年龄 29.6±9.4 岁	右侧和左侧尾状核	ISIS 2D CSI (2.5×2.5×5.0) cm³	1.5	左侧尾状核 PCr 降低; 左、右侧尾状核体积降低, 左侧尾状核 PCr 与左侧尾状核体素之间呈负相关
Jensen 等 (2006)	12 例 FE SZ (11 个月, 1 名女性) 年龄 23.2±3.6 岁 11 例对照 (9M, 2 名女性) 年龄 22.2±3.4 岁	额叶 (平均体素) 额叶-颞叶-纹状体 (平均体素)	3D CSI 5.4cm³ ³¹P 代谢产物水平以及 CSF 含量校正和白质以及 CSF 含量校正	4.0	额叶-颞叶-纹状体白质中 βATP 升高, 而灰质中降低。额叶中未发现不同

续表

研究	分组队列	脑区	方法	场强（T）	代谢产物改变 精神分裂症 vs. 对照组
Smesny 等 （2007）	12 例 FEAN SZ（7 个月，5 名女性） 年龄 32.2±9.7 岁 19 例 SZ（8 个月，11 名女性） 年龄 40.2±11.5 岁 停用抗精神病药至少 2 周（32.5±59 天） 使用奥氮平（n=7），利培酮（n=5），氟哌啶醇（n=7）治疗前洗胃 31 例对照（15 个月，16 名女性） 年龄 37.2±11.3 岁	左、右 PFC 颞叶内侧（包括海马）尾状核、丘脑、ACC	2D CIS 21cm³	1.5	在右侧和左侧 PFC 中 PME、PDE、PCr 和 Pi 降低；这些改变的因素分析显示空间模式的特征性改变；在 ANFE SZ 和 AN SZ 组，无显著药物治疗×体素交互作用
Puri 等 （2008）	15 例暴力型 SZ（15 名男性） 12 例对照（9 名男性） 药物治疗（未报道）	大脑	ISIS （7×7×7）cm³ MP 在定量方法中移除	1.5	大脑中 βATP 减少 PME、PDE 和 MP 无改变

ACC：前扣带回皮质；AN：首次使用抗精神病药物；BG：基底节；2DCSI：二维化学位移成像；FE：首次发作；ISIS：选择性体内光谱成像；L：左侧；MP：活动性磷脂；MO：运动神经皮质；PC：后扣带回；POC：顶枕叶；R：右侧；SEM：平均值标准误；SZ：精神分裂症；TE：回波时间；TL：颞叶。

表 3.2　表 3.1 中的关于磷 MRS 磷脂和高能量代谢产物的研究结果。这个表不包括未将精神分裂症受试者与对照组比较的研究。暴力型精神分裂症受试者作为一个单独的亚型，也没有包含在该表中。同时，该表也不包括与其他代谢产物的比值。

代谢产物	首发和（或）未使用抗精神病药物			首次发作			慢性		
	研究数目		部分容积校正	研究数目		部分容积校正	研究数目		部分容积校正
	升高	降低		升高	降低		升高	降低	
磷脂									
PME	1	3	4N	1		1Y		2	1N，1Y
PDE	2	2	4N	1		1Y	2	2	3N，1Y
iPDE					1	1N			
高能量									
βATP				1		1Y		1	1N
PCr		2	1Y，1N	1	1	2Y			
Pi	1		1N	1		1Y		1	1N

表 3.3　概括磷 MRS 磷脂代谢产物研究结果

10 项研究	3 FEAN	2 例部分容积校正	5 例 PME 降低，2 例升高
	2 AN		
	1 FE	8 例无部分容积校正	4 例 PDE 降低，5 例升高
	4 CH		1 例 iPDE 升高

表 3.4　概括磷 MRS 高能量代谢产物研究结果

6 项研究	1 例 FEAN	3 例部分容积校正	1 例 βATP 降低，1 例升高
	1 例 AN	3 例无部分容积校正	3 例 PCr 降低，1 例升高
	2 FE		
	2 CH		2 例 Pi 降低，1 例升高

域造模。短的相关时间组件减去原始光谱得出一个"广义分量"，其区域适合高斯功能并且与总短相关代谢产物比较，以百分比进行报道。研究发现司法鉴定精神分裂症人群 57.9%（SEM5.6）和对照组 57.7%（SEM6.0）相比，"广义分量（broad component）"没有改变（注意，关于短的相关时间代谢产物或者中间的相关时间代谢产物没有使用相同的定量方法）。Puri 和同事（2008）没有发现支持膜改变的证据。无论如何，Puri 研究中的临床样本与 FEAN 和慢性精神分裂症研究中的样本很不同。

Shirayama 等（2004）报道，男性精神分裂症患者（$n=11$）GPC 升高，而高能量代谢产物没有变化。此项研究是在 2.0T 场强下进行，使用了以前了解的曲线拟合进行定量。

Yacubian 等（2002）报道，未使用药物的精神分裂症受试者（$n=18$）与对照组（$n=35$）以及用药的精神分裂症受试者（$n=35$）相比 PDE 降低。体素大小是（2.8×2.8×5）cm^3，1.5T，使用结合基线校正的曲线差异法定量。这种定量方法包括一个基线滚动，由操作员与计算机的交互作用移除。

^{1}H MRS 研究

大多数体内 ^{1}H MRS 结果显示精神分裂症主要集中在 NAA 改变，它是最大的 ^{1}H MRS 波谱。像上文提到的，NAA 共振除了包含 NAA 外，还有 N-乙酰基，例如 NAAG 和 N-乙酰氨基糖。另外两个突出的共振是三甲胺共振（PC、GPC、少量的胆碱、乙酰胆碱、左旋肉碱和乙酰左旋肉碱），往往标记为 Cho 和总肌酸共振（PCr＋肌酸），而且[31]P MRS 最适用于获得 PC、GPC 和 PCR 代谢物的定量标准。^{1}H MRS 获得需要较长（272 ms）回波时间（echo times，TE），简化了这 3 个共振谱，^{1}H MRS 使用短 TE（20 ms）测量能产生其他代谢产物（如谷氨酸，谷氨酰胺和肌酸）的共振。更高的场强（如 4.0T）用于单独量化谷氨酸和谷氨酰胺的复杂共振，即使之前知道量化的方法，如商业上获得的 LC 模型。大多数[1]H MRS 的研究报道集中在一两个局部的脑区。随着测量方法［如磁共振波谱成像（magnetic resonance spectroscopicimaging，MRSI）］的发展，与单个体素实验相比，可依次测量多个脑区。在同一队列研究多个脑区，有助于明确单个体素研究发现的代谢物变化与脑区之间的相关性。另外，还需要纵向研究检查受试者在疾病不同阶段非同时发生的脑区改变。Stanley 等（2000）和 Dager 等（2008）关于[1]H MRS 的综述对更详细的技术问题进行了讨论，例如提高信噪比、分辨率，抑制脂类和统一磁场。

有关精神分裂症患者[1]H MRS 研究结果的综述为我们的综述选择[1]H MRS 研究文献提供了一个出发点（Keshavan 等，2000；Steen 等，2005；Abbott 和 Bustillo，2006；Dager 等，2008）。表 3.5 列出了在这些综述后的[1]H MRS 研究结果和研究特征，表 3.6 和表 3.7 总结了这些[1]H MRS 研究的结果。Steen 等（2005）报告 64 项[1]H MRS 研究的 Meta 分析，集中在 NAA 水平。Meta 分析显示与对照组相比，首发和慢性精神分裂症患者额叶灰质和白质的 NAA 水平明显降低，海马 NAA 也明显降低。结构 MRI 研究表明这些脑区体积减小（Shenton 等，2001）。Abbot 和 Bgustillo（2006）回顾了 2004 年 6 月至 2005 年 9 月之间的[1]H MRS 研究，并总结 Glu 和 Gln 异常与谷氨酸能兴奋性毒性作用过程一致。在提高 4.0T 定量 Glu 和 Gln 方面我们已取得进展，然而关于 Glu 和 Gln 共振的分离，Glu 和 Gln 共振的起源（即代谢池与突触谷氨酸循环相比较），以及在精神分裂症谷氨酸能功能紊乱的背景下，解释这些结果时可能的药物影响仍然不确定。Paz 等（2008）回顾了支持精神分裂症病理生理学改变的谷氨酸中心假说的文献，尤其是认知功能神经发育时间点的证据，这是由 PFC 参与的青春期后期

仍未成熟的多巴胺-谷氨酸交互作用导致的。突触消除和膜修复的神经发育时间点最好用[31]P MRSI 来获得（如上文讨论的，最近在 16～18 岁对照受试者显示）（Goldstein 等，2009）。

Stanley 等（2007）比较了首发、未服用抗精神病药物（first-episode，antipsychotic-naive，FEAN）的精神分裂症患者和健康对照的 DLPFC NAA 减少情况。FEAN 按发病年龄分为早年发病组（$n=8$，17.5±2.1 岁）和成年发病组（$n=10$，28.0±4.6 岁）。早年发病 FEAN 组比年龄匹配的健康对照组 NAA 减少 13％，成年发病组左侧 DLPFC 的 NAA 没有明显减少，在症状严重程度上早年发病组与成年发病组没有显著差异。

上面提到的综述发表之后有关的[1]H MRS 研究包括如下几个，慢性精神分裂症患者与对照组相比，前扣带回和顶-枕叶皮质［（2×2×2）cm^3 额定体素，4.0T］的 Glu/Gln 没有改变。与对照组相比，慢性精神分裂症患者和未服药的精神分裂症患者左、右内侧颞叶皮质（大致构成海马前部）［（2×2×2）cm^3 额定体素，3.0T］短 TE ^{1}H MRS 代谢产物没有明显改变，然而在经过治疗的受试者的一个亚组中，肌醇水平与累积抗精神病药物呈正相关。一项研究在首发和慢性精神分裂症受试者发现左侧 DLPFC 的 NAA 水平与语言学习能力和记忆呈相关性（3.375cm^3 体素，1.5T）（Ohrmann 等，2007）。精神病理学研究结果显示精神分裂症受试者的成人同胞内侧额叶 MRS 谷氨酸水平升高［（2.5×2.5×2.5）cm^3，额定体素，3.0T］，对同胞组按谷氨酸水平进行分层发现，在持续操作测验（Continuous Performance Test，CPT）的完成情况方面，高谷氨酸水平受试者和低水平受试者之间存在差异。Tang 等（2007）报道，慢性精神分裂症患者与对照组相比，左内侧颞叶白质中的 NAA 水平与弥散张量成像（DTI）各向异性指数具有相关性［CSI 额定体素为（1.0×0.9×0.9）cm^3，3.0T，涵盖 DLPFC、枕部白质束和内侧颞叶三层］。TE 短的胼胝体（两侧大脑半球间主要的白质束）^{1}H MRS 研究（Aydin 等，2007）显示，首发和慢性精神分裂症受试者与对照组比胼胝体 NAA 减少，且与精神病性症状具有相关性。

一项纵向研究［（1.0×1.0×1.5）cm^3，4.0T］对首发精神分裂症受试者与对照组的前扣

表 3.5　精神分裂症患者体内 ^{1}H MRS 研究结果

研究	分组队列	脑区	方法	场强（T）	代谢产物变化（与对照组相比）
Delamillieure 等（2004）	5 例有功能缺陷的 SZ；17 例无功能缺陷的 SZ；21 例对照	右、左侧和中间 PFC	STEAM TE＝30 ms；8.0cm^3	1.5	功能缺陷的 SZ 患者右侧 MPFC NAA/Cr 与 Stroop 试验完成情况呈正相关
O'Neill 等（2004）	11 例青少年 SZ（7 名男性、4 名女性），年龄 12.3±3.8 岁（7～18 岁）；20 名对照（10 名男性、10 名女性），年龄 11.7±2.9 岁（6.8～16.3 岁）	右侧和左侧 PFC 平均值、ACC、丘脑、纹状体	3DMRSI TE＝272 ms；额定体素 1.2cm^3；^{1}H 代谢产物水平校正体素灰质、白质和 CSF 内容物	1.5	ACC 中，PCr＋Cr 高；ACC、PFC、尾状核中，PC＋GPC＋胆碱高
Theberge 等（2004a）	19 例 FEAN 的 SZ（14 名男性、5 名女性），年龄 25±8 岁	左侧 ACC 和左侧丘脑	STEAM TE＝20 ms；额定体素 1.5 cm^3；^{1}H 代谢产物水平校正体素灰质、白质和 CSF 内容物	4.0	疾病未治疗时间、前驱症状持续时间和精神疾病未治疗时间的影响。PC＋GPC＋胆碱与左侧 ACC 和左侧丘脑中 DUP 呈正相关
Tibbo 等（2004）	20 例有 HR 的 SZ（7 名男性、13 名女性），年龄 16.4±2.0 岁；22 例对照（9 名男性、13 名女性），年龄 16.7±1.7 岁	右侧中间 PFC	STEAM TE ＝ 20 ms；2.5cm^3	3.0	右侧中央 PFC 中，Glu＋Gln/PCr＋Cr 降低
Ende 等（2005）	14 例 SZ（12 名男性、2 名女性），年龄 38.9±7.3 岁；14 例对照（8 名男性、6 名女性），年龄 35.6±3.7 岁	小脑、脑桥、齿状核	PRESS TE＝20 ms；(2.1×2.1×1.5) cm^3	1.5	小脑皮质和小脑蚓部 NAA 显著降低；精神分裂组灰质、白质和 CSF 内容物与对照组相比无差异
Jakary 等（2005）	22 例 SZ（22 名男性），年龄 34.5±9.4 岁，36％使用典型抗精神病药，64％使用非典型抗精神病药；22 例对照（22 男名男性），年龄 36.4±11.3 岁	左、右丘脑（背侧中部前段）	三维 MRSI TE＝135 ms；(0.8×0.8×1.5) cm^3；体素 0.9 cm^3；^{1}H 代谢产物水平校正灰质、白质和 CSF 内容物	1.5	背侧中部丘脑和丘脑前部 NAA 降低
Miyaoka 等（2005）	15 例 GS（＋）的 SZ（7 名男性、9 名女性），年龄 32.5±10.7 岁，70.5％使用非典型抗精神病药物；15 例 GS（－）的 SZ（8 名男性、7 名女性），年龄 34.0±11.0 岁，69.3％使用非典型抗精神病药物；15 例对照（8 名男性、7 名女性），年龄 41.7±14.7 岁	左侧海马、左侧 BG、小脑蚓部	PRESS TE＝30 ms；体素 8cm^3	1.5	GS（＋）与 GS（－）SZ：海马 NAA/Cr 和 MI/Cr 减少，LBGMI/Cr 减少；GS（＋）SZ 与对照组：海马和 LBGNAA/Cr 和 MI/Cr 均降低；GS（＋）SZ 与对照组：小脑蚓部 MI/Cr 降低；GS（－）SZ 与对照组：海马 NAA/Cr 降低

续表

研究	分组队列	脑区	方法	场强 (T)	代谢产物变化（与对照组相比）
Ohrmann 等 (2005)	18 例 FEAN SZ（13 名男性、6 名女性），年龄 29.3±11.2 岁；21 例 CH SZ（15 名男性、6 名女性），年龄 29.7±7.4 岁 95% 使用非典型抗精神病药；21 例对照（13 名男性、8 名女性），年龄 28.0±6.8 岁	DLPFC	自旋回波脂肪饱和单一体素	1.5	DLPFC 中，CH、CH SZ 对照组以及 CH SZ 与 FE SZ、NAA、GLX 和 Cr 均减少；FE SZ 与对照组：Cr 和 Cho 均减少
Rowland 等 (2005)	10 例对照（10 名男性），年龄 24.7±3.4 岁；3MR 扫描（在负荷前和负荷中，使用维持剂量的氯胺酮或安慰剂）	右侧和左侧 ACC	STEAM TE=20 ms；体素 8cm³	4.0	对照组注射氯胺酮后 Gln 升高
Szulc 等 (2005)	14 例 CH SZ（10 名男性、4 名女性），年龄 32.0±7.2 岁；MR 扫描分别在 7 天清洗后及利培酮治疗 4 周后	额叶、TL、丘脑	单一体素 PRESS TE=35 ms；体素 8cm³	1.5	使用利培酮治疗会增加正脑中的 NAA 和 MI；同时，使用利培酮治疗会改善 PANSS 得分；治疗前额叶中的 NAA 水平与 PANSS 阴性症状量表评分呈正相关，而在额叶中呈负相关；颞叶中的 Glx/Cr 与 PANSS 阴性症状量表评分呈正相关
Terpstra 等 (2005)	13 例 CH SZ（8 名男性、5 名性），年龄 26±5 岁；9 例对照（4 名男性、5 名女性），年龄 25±5 岁	ACC	STEAM TE=20 ms；体素 8cm³ 和 17cm³	4.0	GSH 没有显著改变
Van Elst 等 (2005)	21CH SZ（13 名男性、8 名女性），年龄 28.5±1.4 岁，均使用非典型抗精神病药；32 例对照（23 名男性、10 名女性），年龄 28.2±1.0 岁	左侧 DLPFC，左侧海马	PRESS TE=30 ms；体素 (2×2×2) cm³	2.0	左侧 DLPFC 中 Glu 和 Gln 升高，左侧海马区 Glu 升高
Marenco 等 (2006)	54 例健康个体基因型在 SNP rs646408k	左、右侧 DLPFC，扣带、CS、海马、OC	二维 MRSI 自旋回声 TE=280 ms；体素 (0.75×0.75×0.75) cm³	3.0	rs6465084 SNP 受试者的右侧 DLPFC NAA/Cr 降低

研究	分组队列	脑区	方法	场强（T）	代谢产物变化（与对照组相比）
Tanaka 等（2006）	14 例 CH SZ（10 名男性，4 名女性），年龄 29.4±4.1 岁，大致 70%使用非典型抗精神病药；13 例对照（10 名男性，3 名女性），年龄 29.5±4.1 岁	左侧额叶	PRESS；TE=30 ms；体素（1.5×1.5×1.5）cm³	1.5	左侧额叶中的 NAA 降低；NAA 与 WCST 持续错误应答呈负相关
Wood 等（2006）	46 例 FE SZ（29 名男性，15 名女性），年龄 21.6±3.2 岁，在扫描时均被使用非典型抗精神病药；参加 MR 检测后，对受试者接着进行临床测试的纵向跟踪随访，在 MR 检测时给予抗精神病药	左侧 DLPFC，左侧 MTL	PRESS；TE=135 ms；体素（1.5×1.5×1.5）cm³	1.5	左侧 DLPFC 中 NAA/Cr 与总体功能评估得分呈正相关；说明左侧 DLPFCNAA/Cr 能提示预后差
Aydin 等（2007）	12 例 FE SZ（8 名男性，4 名女性），年龄 25.5±5.8 岁，83%在入院后 MR 扫描之前给予非典型抗精神病药；2 例 AN 受试者；14 例对照（9 名男性，5 名女性），年龄 25.2±5.4 岁；16CH SZ（11 名男性，5 名女性），年龄 29.3±11.4 岁，大多数使用非典型抗精神病药；14 例对照（9 名男性，5 名女性），年龄 28.9±10.2 岁	胼胝体	STEAM	1.5	FE SZ、CH SZ 以及混合型 SZ 中，NAA 降低；NAA 与混合型 SZ 的 BPRS 和 SAPS 得分呈负相关；FE SZ 的 NAA 与 BPRS 和 SAPS 没有相关性
Chang 等（2007）	23 例 CH SZ，年龄 66.3±7.2 岁，22 例对照，年龄 70.0±5.3 岁	左、右额叶白质、OC 白质、颞叶白质	双自旋回声序列；TE=30 ms	4.0	SZ 右侧颞叶白质 Cho 增加（很可能是 GPC）；所有脑区的白质 NAA 均降低；右侧额叶 Cr 降低；右侧额叶、左侧颞叶和枕叶 Glx 增加；左侧额叶、右侧额叶和右侧颞叶 MI 降低
Molina 等（2007）	11 例 CH SZ（11 名男性），年龄 36.7±5.8 岁，82%使用非典型抗精神病药；13 例典型双相 I 型，年龄 37.8±6.7 岁；10 例对照，年龄 27.2±4.9 岁	左、右 DLPFC	PRESS TE=136 ms；体素（3.0×1.5×1.5）cm³	1.5	CH SZ 和双相 I 型 DLPFC 中的 NAA 降低；SZ 较双相 I 型更明显

续表

研究	分组队列	脑区	方法	场强（T）	代谢产物变化（与对照组组相比）
Ohrmann 等（2007）	15例 FEAN SZ（10名男性、5名女性），年龄27.0±6.9岁；20例 CH SZ（14名男性、6名性），年龄30.3±7.3岁，95%使用非典型精神病药；20例对照（13名男性、7名女性），年龄28.1±6.5岁；	左侧 DLPFC	STEAM TE=20 ms；体素 3.375cm³	1.5	CH 精神分裂症患者与对照组相比，左侧 DLPFC 中 NAA 减少，与 FEAN SZ 相比 NAA 降低；CH SZ 与对照组相比 Cr 和 Glx 降低，而与 FEAN SZ 相比，FEAN SZ 的 CR 降低。CH SZ 与对照组相比 Cho 降低，药物治疗对 CH SZ 的代谢产物水平没有影响
Rothermundt 等（2007）	6例 CH SZ（高 S100B、6名男性），年龄23.8±4.4岁；6例 CH SZ（低 S100B、5名男性、1名女性），年龄26.8±4.9岁；12例对照	左杏仁核/海马前端	STEAM TE=20 ms；体素 3.375cm³；¹H 代谢产物水平校正灰质、白质和 CSF 内容物	1.5	
Shimizu 等（2007）	19例 CH SZ（11名男性、8名女性），年龄40.4±13.1岁，84%使用非典型抗精神病药物；18例对照（12名男性、6名女性），年龄34.9±11.4岁	PCG、左、右 MTL	PRESS TE=144 ms；体素（15×15×15）mm³	1.5	PCG 中的 NAA/Cr 比值降低；对照组显示 NAA/Cr 与年龄呈负相关，而 SZ 组则不是
Stanley 等（2007）	15例 FEAN SZ 3型情感分裂，其中8例早年发病（5名男性、3名女性），年龄17.5±2.1岁；27例年轻对照（18名男性、9名女性），年龄18.3±3.0岁；10例成年发病（8名男性、2名女性），年龄28.0±4.6岁；34例成年对照（21名男性、13名女性），年龄28.5±4.9岁	左侧 DLPFC	STEAM TE=20 ms；体素（20×20×20）mm³；¹H 代谢产物水平校正灰质、白质和 CSF 内容物	1.5	FEAN SZ 的左侧 DLPFC 中 NAA 减少；FEAN SZ 的 NAA 和 GPC+PC 与年龄呈正相关；起病较早的 FEAN SZ 与同一年龄段的对照组相比，左侧 DLPFC 中 NAA 减少，而成年发病的 FEAN SZ 与同一年龄段的对照组相比，NAA 水平没有显著差异
Tang 等（2007）	40例 CH SZ，年龄38.7±11.4岁，76%使用非典型抗精神病药；42例对照年龄43.3±20.2岁	左、右 DLPFC 和 OCC 白质，MLT 白质，ROI 包含1~3个，体素均值	PRESS 2DCSI；TE=30 ms；（10×5×5）mm³（MLT 和 OCC 白质）；（10×9×9）mm³（DLPFC 白质）	3.0	左侧和右侧 MTL 白质中的 NAA 降低，左侧 MTL 白质中的 NAA 与 DTI 各向异性指数相关

续表

研究	分组队列	脑区	方法	场强 (T)	代谢产物变化（与对照组相比）
Theberge 等 (2007)	16FEAN SZ (14 名男性、2 名女性)，年龄 25±8 岁；16 例对照；纵向研究，SZ MR 检测时间为使用非典型抗精神病药 10 个月及 30 个月前后；对照 MR 检测时间为基线和 30 个月	ACC 左侧、丘脑左侧、顶骨、颞叶	STEAM TE=20 ms；(10×10×15) mm³	4.0	FEAN SZ 的左侧 ACC 和左脑丘脑 GLN 水平较高；30 个月后左侧丘脑 Gln 水平显著降低；SZ 组，10 个月时发现有限的灰质减少，30 个月时发现广泛的灰质丧失，30 个月时顶叶和颞叶灰质丧失
Wood (2007)	15 例 CH SZ (15 名男性，年龄 31.8±7.5 岁，13 例使用非典型抗精神病药物 2 例未使用非典型精神药物)，年龄 33.5；14 例对照 (14 名男性)，年龄 33.5±8.5 岁	ACC 左、右侧及背部、缘部	PRESS TE=30 ms；体素 6.5cm³	3.0	CH SZ 的左侧和右侧背部及缘部 ACC 的 NAA 水平降低
Ongur 等 (2008)	17 例 SZ (10 名男性、7 名女性)，年龄 41.8±9.8 岁；15 例双相障碍 (7 名男性、8 名女性)，年龄 36.3±11.6 岁；21 例对照 (11 名男性、10 名女性)	ACC, POC	PRESS 改良二维 J 分辨谱 H MRS；TE=30～500 ms，10 ms 增量；(20×20×20) mm³	4.0	与对照组相比，BP 患者的 ACC 和 POC 中的 GIN/Glu 显著升高，但 SZ 则不是；SZ 与对照组相比，ACC 中的 NAA 显著降低；灰质百分比与 MRS 方法呈正相关
Bustillo 等 (2008)	32 例 SZ (26 名男性、6 名女性)，年龄 24.7±6.9 岁，15 例基线期末使用抗精神病药，17 例接受最小剂量的治疗；21 例对照 (18 名男性、3 名女性)，年龄 24.7±5.3 岁；纵向研究，每 6 个月至 2 年进行 SZ 扫描。16 例 SZ 使用氟哌啶醇，16 例 SZ 使用喹硫平	左侧尾部、左侧 PFC，OC 左侧、小脑右侧	PRESS TE=40 ms；体素 12.6cm³，除 丁 L Caudate 6 cm³，¹H 代谢产物水平校正灰质、白质和 CSF 内容物	1.5	氟哌啶醇和喹硫平组 NAA 斜率与研究时间点相比没有改变
Purdon 等 (2008)	15 例 HR SZ (同胞) (2 名男性、13 名女性)，年龄 46.3±6.1 岁；14 例对照 (3 名男性、11 名女性)，年龄 43.5±6.8 岁	内侧额叶皮质	STEAM TE=20 ms；左、右侧	3.0	HR 组显示 Glu 变异性更高；HR 与对照组按 Glu 水平的高低分组，更多的 HR 受试者在高 Glu 组；高 Glu 试者 HR 组 CPT 检验得分较低

续表

研究	分组队列	脑区	方法	场强 (T)	代谢产物变化（与对照组相比）
Scherk 等 (2008)	9 例 FE SZ；19 例稳定期双相 I 型障碍；10 例强迫症；17 例对照	左侧海马	自旋回声；TE=30 ms；体素 (10×10×35) mm³	1.5	参与者通过 SNAP-25 SNP 基因型进行分组 (SNAP-25 是一个控制神经递质释放的一个融合机械装置)；对 SZ 和 BD 患者尸检发现其海马中的 SNAP-25 蛋白质减少；CC 与 TT SNPs 对比发现 NAA/Cho 减少
Wood 等 (2008)	15 例 FEAN SZ (12 名男性，3 名女性)，年龄 20.0±4.0 岁；19 例 FE SZ (12 名男性，7 名女性)，年龄 19.5±4.0 使用非典型抗精神病药；19 例对照 (12 名男性，3 名女性)	左、右侧及前部海马	PRESS；TE=30 ms；(20×20×20) mm³；¹H 代谢产物水平校正灰质、白质和 CSF 内容物	3.0	因为治疗情况，所以没有代谢产物的改变，对 7 名参与者的纵向随访研究无任何发现（观察 12 周）
Ongur 等 (2009)	15 例 CH SZ (8 名男性，7 名女性)，年龄 42.9±9.8 岁；15 例双相障碍 (7 名男性，8 名女性)，年龄 36.3±11.6 岁；22 例对照 (12 名男性，10 名女性)，年龄 34.9±10.0 岁	ACC 和 POC	PRESS 以二维 J 分辨谱；¹H MRS 改良；10 ms 增量 TE=30～500 ms；体素 (20×20×20) mm³	4.0	SZ ACC 和 POC 中的 Cr (PCr+Cr) 水平降低

缩写：ACC：前扣带回皮质；AN：首次用药的；CPT：持续操作测验；DLPFC：背外侧前额叶皮质；DUP：精神疾病未治疗时间；DUI：疾病未治疗时间；DPS：前驱症状持续时间；FE：首次发作；GS：Gilbert's 综合征；HR：高危因素；MTL：内侧颞叶；OC：枕叶皮质；OCD：强迫障碍；PCG：后扣带回；MPFC：内侧前额叶皮质；POC：顶枕叶皮质；PRESS：点分辨波谱；SNP：单核苷酸多态现象；STEAM：模拟采集模式；SZ：精神分裂症；TE：回波时间

表 3.6　表 3.5 的研究中[1]H MRS 代谢产物研究结果。不包括 NAA 与总肌酸比值的研究报道。研究限定了总肌酸值，不包括胆碱。

代谢产物	首次发作/未用抗精神病药物			首次发作			慢性		
	研究数目		部分容积校正	研究数目		部分容积校正	研究数目		部分容积校正
	升高	降低		升高	降低		升高	降低	
NAA	1	1Y		1	1N		9		7N，2Y
Glu							1		1N
Gln	1	1Y					1		1N
Glu+Gln							1	1	1N，1Y

表 3.7　^{31}P MRS 代谢产物研究概要

13 项研究	2 FEAN	5 个容积校正	12 个 NAA 降低
	2 个 FEAN 和慢性混合型	8 个没有容积校正	1 个 Glu 升高，2 个 Gln 升高
	1 个 FE 与慢性混合型		1 个 Glu+Gln 升高，1 个降低
	8 个慢性		

带回和丘脑在进行首次检查后 10 个月和 30 个月分别再次进行评估（Theberge 等，2007）。基线时，精神分裂症患者前扣带回和丘脑的谷氨酰胺水平高于对照组。30 个月时，患者丘脑的谷氨酰胺水平降低且有广泛的灰质缺失。纵向单一体素（额定 6cm[3]，1.5T，4 个脑区，左侧尾状核、额叶、枕叶和右小脑）^{1}H MRS 研究（Bustillo 等，2008）显示，对接受最低剂量治疗的精神分裂症患者间隔 6 个月至 2 年进行检查，没有发现抗精神病药物的治疗导致 NAA 水平改变。

未来的建议

1. 所有未来的研究应包括定量的神经形态测定数据，以便使用部分容积效应校正定量神经分子数据。因为神经分子数据会受结构改变（如萎缩）的影响。

2. 所有未来的研究应纳入临床诊断明确的人群，并且使用有效的、标准化诊断的、临床的以及神经心理测验工具（如与 NIMH 操作一致的改良 MATRICS）。

3. 未来的研究应追求通过 PCr 水平测量突触活动，并通过[31]P MRSI 磷酸化蛋白和肽类来估算突触及突触转运囊泡数量。

4. 鉴于更高场强会带来的巨大开销和技术问题，需要对 3.0T 以上场强的研究进行系统客观的论证。如果信息内容获得/花费的比值太小，技术将不易广泛使用，会限制其对精神分裂症领域的影响。

框 3.3　关于精神分裂症[31]P 和[1]H MRS 研究的选择性回顾分析

- 精神分裂症的[31]P MRS 研究

精神分裂症受试者的 sPME 和 sPDE 研究结果得出一致的结论，并且与疾病特征有关。sPME 和 sPDE 的水平反映了磷脂膜代谢的改变，而这会影响神经发育控制的突触的发育和消除程序。

精神分裂症患者中 PCr 的研究结果变异较多，即很可能更依赖于状态，并可能反映突触的数量和（或）突触的活性。

- 精神分裂症的[1]H 研究

精神分裂症患者[1]H MRS 研究发现最明确的可能就是大脑 NAA 或者含 NA 分子的水平降低。

无论如何，NAA 或者含 NA 的分子水平降低恰好与同一脑区灰质体积减小一致，因此仅仅能反映脑萎缩。

参考文献

Abbott C and Bustillo J. 2006. What have we learned from proton magnetic resonance spectroscopy about schizophrenia? A critical update. *Curr Opin Psychiatry* **19**, 135–9.

Aydin K, Ucok A and Cakir S. 2007. Quantitative proton MR spectroscopy findings in the corpus callosum of patients with schizophrenia suggest callosal disconnection. *Am J Neuroradiol* **28**, 1968–74.

Barany M and Glonek T. 1984. Identification of diseased states by phosphorus-31 NMR. In Gorenstein D G (Ed.) *Phosphorus-31 NMR, Principles and Applications*. New York, NY: Academic Press, pp. 511–5.

Baslow M H. 2003. *N*-acetylaspartate in the vertebrate brain: metabolism and function. *Neurochem Res* 28, 941–53.

Bhakoo K K, Craig T J and Styles P. 2001. Developmental and regional distribution of aspartoacylase in rat brain tissue. *J Neurochem* 79, 211–20.

Birken D L and Oldendorf W H. 1989. *N*-Acetyl-L-aspartic acid: a literature review of a compound prominent in ^{1}H-NMR spectroscopic studies of brain. *Neurosci Biobehav Rev* 13, 23–31.

Bustillo J R, Rowland L M, Jung R, *et al.* 2008. Proton magnetic resonance spectroscopy during initial treatment with antipsychotic medication in schizophrenia. *Crit Rev Neurobiol* 33, 2456–66.

Cerdan S, Subramanian V H, Hilberman M, *et al.* 1986. 31P NMR detection of mobile dog brain phospholipids. *Magn Reson Med* 3, 432–9.

Chandrakumar N and Subramanian S. 1987. Coherence transfer. In *Modern Techniques in High Resolution FT-NMR*. New York, NY: Springer-Verlag New York Inc.

Chang L, Friedman J, Ernst T, Zhong K, Tsopelas N D and Davis K. 2007. Brain metabolite abnormalities in the white matter of elderly schizophrenic subjects: implication for glial dysfunction. *Biol Psychiatry* 62, 1396–404.

Creese I and Hess E J. 1986. Biochemical characteristics of D1 dopamine receptors: relationship to behavior and schizophrenia. *Clin Neuropharmacol* 9(**Suppl 4**), 14–6.

Dager S R, Corrigan N M, Richards T L and Posse S. 2008. Research applications of magnetic resonance spectroscopy to investigate psychiatric disorders. *Top Magn Reson Imaging* 19, 81–96.

de Kruijff B, Rietveld A and Cullis P R. 1980. ^{31}P-NMR studies on membrane phospholipids in microsomes, rat liver slices and intact perfused rat liver. *Biochim Biophys Acta* 600, 343–57.

de Kruijff B, Verkley A J, van Echteld C J, *et al.* 1979. The occurrence of lipidic particles in lipid bilayers as seen by ^{31}P NMR and freeze–fracture electron-microscopy. *Biochim Biophys Acta* 555, 200–09.

Delamillieure P, Constans J M, Fernandez J, Brazo P and Dollfus S. 2004. Relationship between performance on the Stroop test and *N*-acetylaspartate in the medial prefrontal cortex in deficit and nondeficit schizophrenia: preliminary results. *Psychiatry Res* 132, 87–9.

Eeg-Olofsson O, Kristensson K, Sourander P and Svennerholm L. 1966. Tay-Sach's Disease. A generalized metabolic disorder. *Acta Paed Scand* 55, 546–62.

Ende G, Hubrich P, Walter S, *et al.* 2005. Further evidence for altered cerebellar neuronal integrity in schizophrenia. *Am J Psychiatry* 162, 790–2.

Erecinska M and Silver I A. 1990. Metabolism and role of glutamate in mammalian brain. *Prog Neurobiol* 35, 245–96.

Evans J S and Chan S I. 1994. Phosphophoryn, a biomineralization template protein: pH-dependent protein folding experiments. *Biopolymers* 34, 507–27.

Fleysher R, Fleysher L, Liu S and Gonen O. 2009. On the voxel size and magnetic field strength dependence of spectral resolution in magnetic resonance spectroscopy. *Magn Reson Imaging* 27, 222–32.

Frahm J, Michaelis T, Merboldt K D, Hanicke W, Gyngell M L and Bruhn H. 1991. On the *N*-acetyl methyl resonance in localized ^{1}H NMR spectra of human brain *in vivo*. *NMR Biomed* 4, 201–04.

Fukuzako H. 2001. Neurochemical investigation of the schizophrenic brain by in vivo phosphorus magnetic resonance spectroscopy. *World J Biol Psychiatry* 2, 70–82.

Fukuzako H, Fukuzako T, Hashiguchi T, Kodama S, Takigawa M and Fujimoto T. 1999. Changes in levels of phosphorus metabolites in temporal lobes of drug-naive schizophrenic patients. *Am J Psychiatry* 156, 1205–08.

Fukuzako H, Fukuzako T, Takeuchi K, *et al.* 1996. Phosphorus magnetic resonance spectroscopy in schizophrenia: correlation between membrane phospholipid metabolism in the temporal lobe and positive symptoms. *Prog Neuropsychopharmacol Biol Psychiatry* 20, 629–40.

Gangadhar B N, Jayakumar P N, Venkatasubramanian G, Janakiramaiah N and Keshavan M S. 2006. Developmental reflexes and 31P Magnetic Resonance Spectroscopy of basal ganglia in antipsychotic-naive schizophrenia. *Prog Neuropsychopharmacol Biol Psychiatry* 30, 910–3.

Geddes J W, Panchalingam K, Keller J N and Pettegrew J W. 1997. Elevated phosphocholine and phosphatidyl choline following rat entorhinal cortex lesions. *Neurobiol Aging* 18, 305–08.

Glonek T, Kopp S J, Kot E, Pettegrew J W, Harrison W H and Cohen M M. 1982. P-31 nuclear magnetic resonance analysis of brain: the perchloric acid extract spectrum. *J Neurochem* 39, 1210–9.

Goldberg N D and O'Toole A G. 1969. The properties of glycogen synthetase and regulation of glycogen biosynthesis in rat brain. *J Biol Chem* 244, 3053–61.

Goldstein F B. 1959. Biosynthesis of *N*-acetyl-l-aspartic acid. *J Biol Chem* 234, 2702–06.

Goldstein F B. 1969. The enzymatic synthesis of *N*-acetyl-L-aspartic acid by subcellular preparations. *J Biol Chem* 244, 4257–60.

Goldstein G, Panchalingam K, McClure R J, *et al.* 2009. Molecular neurodevelopment: An *in vivo* ^{31}P-^{1}H MRSI study. *J Int Neuropsychol Soc* 15, 671–83.

Gonen O, Gruber S, Li B S, Mlynarik V and Moser E. 2001. Multivoxel 3D proton spectroscopy in the brain at 1.5 versus 3.0 T: signal-to-noise ratio and resolution comparison. *Am J Neuroradiol* 22, 1727–31.

Gonzalez-Mendez R, Litt L, Koretsky A P, von Colditz J, Weiner M W and James T L. 1984. Comparison of ^{31}P NMR spectra of *in vivo* rat brain using convolution difference and saturation with a surface coil. Source of the broad component in the brain spectrum. *J Magn Reson* **57**, 526–33.

Hess H H, Bass N H, Thalheimer C and Devarakonda R. 1976. Gangliosides and the architecture of human frontal and rat somatosensory isocortex. *J Neurochem* **26**, 1115–21.

Hoult D I and Lauterbur P C. 1979. The sensitiivty of the zeugmatographic experiment involving human samples. *J Magn Reson* **34**, 425–33.

Jakary A, Vinogradov S, Feiwell R and Deicken R F. 2005. *N*-acetylaspartate reductions in the mediodorsal and anterior thalamus in men with schizophrenia verified by tissue volume corrected proton MRSI. *Schizophr Res* **76**, 173–85.

Jansson S E, Harkonen M H and Helve H. 1979. Metabolic properties of nerve endings isolated from rat brain. *Acta Physiol Scand* **107**, 205–12.

Jayakumar P N, Gangadhar B N, Subbakrishna D K, Janakiramaiah N, Srinivas J S and Keshavan M S. 2003. Membrane phospholipid abnormalities of basal ganglia in never-treated schizophrenia: a 31P magnetic resonance spectroscopy study. *Biol Psychiatry* **54**, 491–4.

Jayakumar P N, Venkatasubramanian G, Keshavan M S, Srinivas J S and Gangadhar B N. 2006. MRI volumetric and 31P MRS metabolic correlates of caudate nucleus in antipsychotic-naive schizophrenia. *Acta Psychiatr Scand* **114**, 346–51.

Jensen J E, Al Semaan Y M, Williamson P C, *et al.* 2002a. Region-specific changes in phospholipid metabolism in chronic, medicated schizophrenia: (31)P-MRS study at 4.0 Tesla. *Br J Psychiatry* **180**, 39–44.

Jensen J E, Drost D J, Menon R S and Williamson P C. 2002b. *In vivo* brain ^{31}P-MRS: measuring the phospholipid resonances at 4 Tesla from small voxels. *NMR Biomed* **15**, 338–47.

Jensen J E, Miller J, Williamson P C, *et al.* 2004. Focal changes in brain energy and phospholipid metabolism in first-episode schizophrenia: 31P-MRS chemical shift imaging study at 4 Tesla. *Br J Psychiatry* **184**, 409–15.

Jensen J E, Miller J, Williamson P C, *et al.* 2006. Grey and white matter differences in brain energy metabolism in first episode schizophrenia: 31P-MRS chemical shift imaging at 4 Tesla. *Psychiatry Res* **146**, 127–35.

Kennedy C and Sokoloff L. 1957. An adaptation of the nitrous oxide method to the study of the cerebral circulation in children; normal values for cerebral blood flow and cerebral metabolic rate in childhood. *J Clin Invest* **36**, 1130–7.

Keshavan M S, Pettegrew J W, Panchalingam K S, Kaplan D and Bozik E. 1991. Phosphorus 31 magnetic resonance spectroscopy detects altered brain metabolism before onset of schizophrenia. *Arch Gen Psychiatry* **48**, 1112–3.

Keshavan M S, Stanley J A, Montrose D M, Minshew N J and Pettegrew J W. 2003. Prefrontal membrane phospholipid metabolism of child and adolescent offspring at risk for schizophrenia or schizoaffective disorder: an *in vivo* ^{31}P MRS study. *Mol Psychiatry* **8**, 316–23.

Keshavan M S, Stanley J A and Pettegrew J W. 2000. Magnetic resonance spectroscopy in schizophrenia: methodological issues and findings – Part II. *Biol Psychiatry* **48**, 369–80.

Kilby P M, Bolas N M and Radda G K. 1991. 31P-NMR study of brain phospholipid structures in vivo. *Biochim Biophys Acta* **1085**, 257–64.

King M M, Huang C Y, Chock P B, *et al.* 1984. Mammalian brain phosphoproteins as substrates for calcineurin. *J Biol Chem* **259**, 8080–3.

Klemm S, Rzanny R, Riehemann S, *et al.* 2001. Cerebral phosphate metabolism in first-degree relatives of patients with schizophrenia. *Am J Psychiatry* **158**, 958–60.

Klunk W E, Xu C, Panchalingam K, McClure R J and Pettegrew J W. 1996. Quantitative ^{1}H and ^{31}P MRS of PCA extracts of postmortem Alzheimer's disease brain. *Neurobiol Aging* **17**, 349–57.

Klunk W E, Xu C J, Panchalingam K, McClure R J and Pettegrew J W. 1994. Analysis of magnetic resonance spectra by mole percent: comparison to absolute units. *Neurobiol Aging* **15**, 133–40.

Knizley H. 1967. The enzymatic synthesis of *N*-acetyl-L-aspartic acid by a water-insoluble preparation of a cat brain acetone powder. *J Biol Chem* **242**, 4619–22.

Koller K J, Zaczek R and Coyle J. 1984. *N*-acetyl-aspartyl-glutamate: regional levels in rat brain and the effects of brain lesions as determined by a new HPLC method. *J Neurochem* **43**, 1136–42.

Li C W, Negendank W G, Murphy-Boesch J, Padavic-Shaller K and Brown T R. 1996. Molar quantitation of hepatic metabolites in vivo in proton-decoupled, nuclear Overhauser effect enhanced 31P NMR spectra localized by three-dimensional chemical shift imaging. *NMR Biomed* **9**, 141–55.

Lowden J A and Wolfe L S. 1964. Studies on brain gangliosides. III Evidence for the location of gangliosides specifically in neurones. *Can J Biochem* **42**, 1587–94.

Makar T K, Cooper A J, Tofel-Grehl B, Thaler H T and Blass J P. 1995. Carnitine, carnitine acetyltransferase, and glutathione in Alzheimer brain. *Neurochem Res* **20**, 705–11.

Marenco S, Steele S U, Egan M F, *et al.* 2006. Effect of metabotropic glutamate receptor 3 genotype on *N*-acetylaspartate measures in the dorsolateral prefrontal cortex. *Am J Psychiatry* **163**, 740–2.

Mason R P, Trumbore M W and Pettegrew J W. 1995. Membrane interactions of a phosphomonoester elevated early in Alzheimer's disease. *Neurobiol Aging* **16**, 531–9.

McCandless D W and Wiggins R C. 1981. Cerebral energy metabolism during the onset and recovery from halothane anesthesia. *Neurochem Res* **6**, 1319–26.

McClure R J, Keshavan M S and Pettegrew J W. 1998. Chemical and physiologic brain imaging in schizophrenia. In Buckley P F (Ed.) *The Psychiatric Clinics of North America Schizophrenia*, Philadelphia: W.B. Saunders, pp. 93–122.

McIlwain H and Bachelard H S. 1985. *Biochemistry and the Central Nervous System*. Edinburgh: Churchill Livingstone.

McNamara R, Arias-Mendoza F and Brown T R. 1994. Investigation of broad resonances in ^{31}P NMR spectra of the human brain i*n vivo*. *NMR Biomed* 7, 237–42.

Merrill A H J and Sandhoff K. 2002. Sphingolipids: metabolism and cell signaling. In Vance D E and Vance J E (Eds) *Biochemistry of Lipids, Lipoproteins and Membranes*. New York, NY: Elsevier, pp. 390–407.

Miller B L. 1991. A review of chemical issues in ^{1}H NMR spectroscopy: N-acetyl-L-aspartate, creatine and choline. *NMR Biomed* 4, 47–52.

Miyaoka T, Yasukawa R, Mizuno S, *et al*. 2005. Proton magnetic resonance spectroscopy (1H-MRS) of hippocampus, basal ganglia, and vermis of cerebellum in schizophrenia associated with idiopathic unconjugated hyperbilirubinemia (Gilbert's syndrome). *J Psychiatr Res* 39, 29–34.

Molina V, Sanchez J, Sanz J, *et al*. 2007. Dorsolateral prefrontal N-acetyl-aspartate concentration in male patients with chronic schizophrenia and with chronic bipolar disorder. *Eur Psychiatry J Assoc Eur Psychiatrists* 22, 505–12.

Murphy-Boesch J, Stoyanova R, Srinivasan R, *et al*. 1993. Proton-decoupled 31P chemical shift imaging of the human brain in normal volunteers. *NMR Biomed* 6, 173–80.

Murphy E J, Bates T E, Williams S R, *et al*. 1992. Endoplasmic reticulum: the major contributor to the PDE peak in hepatic ^{31}P-NMR spectra at low magnetic field strengths. *Biochim Biophys Acta* 1111, 51–8.

Murphy E J, Rajagopalan B, Brindle K M and Radda G K. 1989. Phospholipid bilayer contribution to ^{31}P NMR spectra *in vivo*. *Magn Reson Med* 12, 282–9.

Nadler J V and Cooper J R. 1972. N-acetyl-L-aspartic acid content of human neural humours and bovine peripheral nervous tissues. *J Neurochem* 19, 313–9.

O'Neill J, Levitt J, Caplan R, *et al*. 2004. 1H MRSI evidence of metabolic abnormalities in childhood-onset schizophrenia. *Neuroimage* 21, 1781–9.

Ohrmann P, Siegmund A, Suslow T, *et al*. 2007. Cognitive impairment and in vivo metabolites in first-episode neuroleptic-naive and chronic medicated schizophrenic patients: a proton magnetic resonance spectroscopy study. *J Psychiatr Res* 41, 625–34.

Ohrmann P, Siegmund A, Suslow T, *et al*. 2005. Evidence for glutamatergic neuronal dysfunction in the prefrontal cortex in chronic but not in first-episode patients with schizophrenia: a proton magnetic resonance spectroscopy study. *Schizophr Res* 73, 153–7.

Ongur D, Jensen J E, Prescot A P, *et al*. 2008. Abnormal glutamatergic neurotransmission and neuronal–glial interactions in acute mania. *Biol Psychiatry* 64, 718–26.

Ongur D, Prescot A P, Jensen J E, Cohen B M and Renshaw P F. 2009. Creatine abnormalities in schizophrenia and bipolar disorder. *Psychiatry Res* 172, 44–8.

Paz R D, Tardito S, Atzori M and Tseng K Y. 2008. Glutamatergic dysfunction in schizophrenia: from basic neuroscience to clinical psychopharmacology. *Eur Neuropsychopharmacol* 18, 773–86.

Pelupessy P, Rennella E and Bodenhausen G. 2009. High-resolution NMR in magnetic fields with unknown spatiotemporal variations. *Science* 324, 1693–7.

Perry T L, Hansen S, Berry K, Mok C and Lesk D. 1971. Free amino acids and related compounds in biopsies of human brain. *J Neurochem* 18, 521–8.

Petroff O A C, Prichard J W, Behar K L, Alger J R, den Hollander J A and Shulman R G. 1985. Cerebral intracellular pH by ^{31}P nuclear magnetic resonance spectroscopy. *Neurology* 35, 781–8.

Pettegrew J W, Keshavan M S, Panchalingam K, *et al*. 1991. Alterations in brain high-energy phosphate and membrane phospholipid metabolism in first-episode, drug-naive schizophrenics. A pilot study of the dorsal prefrontal cortex by *in vivo* phosphorus 31 nuclear magnetic resonance spectroscopy. *Arch Gen Psychiatry* 48, 563–8.

Pettegrew J W, Panchalingam K, Klunk W E, McClure R J and Muenz L R. 1994. Alterations of cerebral metabolism in probable Alzheimer's disease: a preliminary study. *Neurobiol Aging* 15, 117–32.

Pettegrew J W, Panchalingam K, Withers G, McKeag D and Strychor S. 1990. Changes in brain energy and phospholipid metabolism during development and aging in the Fischer 344 rat. *J Neuropathol Exp Neurol* 49, 237–49.

Pettegrew J W, Withers G, Panchalingam K and Post J F. 1988. Considerations for brain pH assessment by ^{31}P NMR. *Magn Reson Imaging* 6, 135–42.

Potwarka J J, Drost D J, Williamson P C, *et al*. 1999. A 1H-decoupled 31P chemical shift imaging study of medicated schizophrenic patients and healthy controls. *Biol Psychiatry* 45, 687–93.

Pouwels P J and Frahm J. 1997. Differential distribution of NAA and NAAG in human brain as determined by quantitative localized proton MRS. *NMR Biomed* 10, 73–8.

Purdon S E, Valiakalayil A, Hanstock C C, Seres P and Tibbo P. 2008. Elevated 3T proton MRS glutamate levels associated with poor Continuous Performance Test (CPT-0X) scores and genetic risk for schizophrenia. *Schizophr Res* 99, 218–24.

Puri B K, Counsell S J, Hamilton G, *et al*. 2004. Cerebral metabolism in male patients with schizophrenia who have seriously and dangerously violently offended: a 31P magnetic resonance spectroscopy study. *Prostag Leukotri and Ess Fatty Acids* 70, 409–11.

Puri B K, Counsell S J, Hamilton G, Bustos M and Treasaden I H. 2008. Brain cell membrane motion-restricted phospholipids in patients with schizophrenia who have seriously and dangerously violently offended. *Prog Neuropsychopharmacol Biol Psychiatry* 32, 751–4.

Riehemann S, Hubner G, Smesny S, Volz H P and Sauer H. 2002. Do neuroleptics alter the cerebral intracellular pH value in schizophrenics? A (31)P-MRS study on three different patient groups. *Psychiatry Res* **114**, 113–7.

Rothermundt M, Ohrmann P, Abel S, *et al.* 2007. Glial cell activation in a subgroup of patients with schizophrenia indicated by increased S100B serum concentrations and elevated *myo*-inositol. *Prog Neuropsychopharmacol Biol Psychiatry* **31**, 361–4.

Rowland L M, Bustillo J R, Mullins P G, *et al.* 2005. Effects of ketamine on anterior cingulate glutamate metabolism in healthy humans: a 4-T proton MRS study. *Am J Psychiatry* **162**, 394–6.

Rzanny R, Klemm S, Reichenbach J R, *et al.* 2003. 31P-MR spectroscopy in children and adolescents with a familial risk of schizophrenia. *Eur Radiol* **13**, 763–70.

Scherk H, Backens M, Zill P, *et al.* 2008. SNAP-25 genotype influences NAA/Cho in left hippocampus. *J Neural Transm* **115**, 1513–8.

Seelig J. 1978. 31P nuclear magnetic resonance and the head group structure of phospholipids in membranes. *Biochim Biophys Acta* **515**, 105–40.

Seeman P. 2002. Atypical antipsychotics: mechanism of action. *Can J Psychiatry – Rev Can Psychiatrie* **47**, 27–38.

Shedd S F, Lutz N W and Hull W E. 1993. The influence of medium formulation on phosphomonoester and UDP-hexose levels in cultured human colon tumor cells as observed by ^{31}P NMR spectroscopy. *NMR Biomed* **6**, 254–63.

Shenton M E, Dickey C C, Frumin M and McCarley R W. 2001. A review of MRI findings in schizophrenia. *Schizophr Res* **49**, 1–52.

Shimizu E, Hashimoto K, Ochi S, *et al.* 2007. Posterior cingulate gyrus metabolic changes in chronic schizophrenia with generalized cognitive deficits. *J Psychiatr Res* **41**, 49–56.

Shirayama Y, Yano T, Takahashi K, Takahashi S and Ogino T. 2004. In vivo 31P NMR spectroscopy shows an increase in glycerophosphorylcholine concentration without alterations in mitochondrial function in the prefrontal cortex of medicated schizophrenic patients at rest. *Eur J Neurosci* **20**, 749–56.

Simmons M L, Frondoza C G and Coyle J T. 1991. Immunocytochemical localization of *N*-acetyl-aspartate with monoclonal antibodies. *Neuroscience* **45**, 37–45.

Smesny S, Rosburg T, Nenadic I, *et al.* 2007. Metabolic mapping using 2D 31P-MR spectroscopy reveals frontal and thalamic metabolic abnormalities in schizophrenia. *Neuroimage* **35**, 729–37.

Sokoloff L. 1991. Measurement of local cerebral glucose utilization and its relation to local functional activity in the brain. *Adv Exp Med Biol* **291**, 21–42.

Sokoloff L. 1993. Function-related changes in energy metabolism in the nervous system: localization and mechanisms. *Keio J Med* **42**, 95–103.

Stanley J A. 2002. In vivo magnetic resonance spectroscopy and its application to neuropsychiatric disorders. *Can J Psychiatry* **47**, 315–26.

Stanley J A and Pettegrew J W. 2001. Post-processing method to segregate and quantify the broad components underlying the phosphodiester spectral region of *in vivo* 31-P brain spectra. *Magn Reson Med* **45**, 390–6.

Stanley J A, Pettegrew J W and Keshavan M S. 2000. Magnetic resonance spectroscopy in schizophrenia: methodological issues and fIndings – Part I. *Biol Psychiatry* **48**, 357–68.

Stanley J A, Vemulapalli M, Nutche J, *et al.* 2007. Reduced *N*-acetyl-aspartate levels in schizophrenia patients with a younger onset age: a single-voxel 1H spectroscopy study. *Schizophr Res* **93**, 23–32.

Stanley J A, Williamson P C, Drost D J, *et al.* 1994. Membrane phospholipid metabolism and schizophrenia: an *in vivo* ^{31}P-MR spectroscopy study. *Schizophr Res* **13**, 209–15.

Steen R G, Hamer R M and Lieberman J A. 2005. Measurement of brain metabolites by 1H magnetic resonance spectroscopy in patients with schizophrenia: a systematic review and meta-analysis. *Crit Rev Neurobiol* **30**, 1949–62.

Suzuki K. 1966. The pattern of mammalian brain gangliosides III. Regional and developmental differences. *J Neurochem* **12**, 969–79.

Szulc A, Galinska B, Tarasow E, *et al.* 2005. The effect of risperidone on metabolite measures in the frontal lobe, temporal lobe, and thalamus in schizophrenic patients. A proton magnetic resonance spectroscopy (1H MRS). *Pharmacopsychiatry* **38**, 214–9.

Tallan H H. 1957. Studies on the distribution of *N*-acetyl-L-aspartic acid in brain. *J Biol Chem* **224**, 41–5.

Tallan H H, Moore S and Stein W H. 1956. *N*-acetyl-L-aspartic acid in brain. *J Biol Chem* **219**, 257–64.

Tanaka Y, Obata T, Sassa T, *et al.* 2006. Quantitative magnetic resonance spectroscopy of schizophrenia: relationship between decreased *N*-acetylaspartate and frontal lobe dysfunction. *Psychiatry and Clin Neurosci* **60**, 365–72.

Tang C Y, Friedman J, Shungu D, *et al.* 2007. Correlations between Diffusion Tensor Imaging (DTI) and Magnetic Resonance Spectroscopy (1H MRS) in schizophrenic patients and normal controls. *BMC Psychiatry* **7**, 25.

Terpstra M, Vaughan T J, Ugurbil K, Lim K O, Schulz S C and Gruetter R. 2005. Validation of glutathione quantitation from STEAM spectra against edited 1H NMR spectroscopy at 4T: application to schizophrenia. *Magma* **18**, 276–82.

Theberge J, Al Semaan Y, Drost D J, *et al.* 2004a. Duration of untreated psychosis vs. *N*-acetylaspartate and choline in first episode schizophrenia: a 1H magnetic resonance spectroscopy study at 4.0 Tesla. *Psychiatry Res* **131**, 107–14.

Theberge J, Al Semaan Y, Jensen J E, *et al.* 2004b.

Comparative study of proton and phosphorus magnetic resonance spectroscopy in schizophrenia at 4 Tesla. *Psychiatry Res* **132**, 33–9.

Theberge J, Williamson K E, Aoyama N, *et al.* 2007. Longitudinal grey-matter and glutamatergic losses in first-episode schizophrenia. *Br J Psychiatry* **191**, 325–34.

Tibbo P, Hanstock C, Valiakalayil A and Allen P. 2004. 3-T proton MRS investigation of glutamate and glutamine in adolescents at high genetic risk for schizophrenia. *Am J Psychiatry* **161**, 1116–8.

Truckenmiller M E, Namboodiri M A A, Brownstein M J and Neale J H. 1985. *N*-Acetylation of L-aspartate in the nervous system: differential distribution of a specific enzyme. *J Neurochem* **45**, 1658–62.

Ugurbil K, Adriany G, Andersen P, *et al.* 2003. Ultrahigh field magnetic resonance imaging and spectroscopy. *Magn Reson Imaging* **21**, 1263–81.

Ulrich M, Wokrina T, Ende G, Lang M and Bachert P. 2007. ^{31}P-{^{1}H} Echo-planar spectroscopic imaging of the human brain in vivo. *Magn Reson Med* **57**, 784–90.

Urenjak J, Williams S R, Gadian D G and Noble M. 1993. Proton nuclear magnetic resonance spectroscopy unambiguously identifies different neural cell types. *J Neurosci* **13**, 981–9.

Van Elst L T, Valerius G, Buchert M, *et al.* 2005. Increased prefrontal and hippocampal glutamate concentration in schizophrenia: evidence from a magnetic resonance spectroscopy study. *Biol Psychiatry* **58**, 724–30.

Vance D E. 1991. Phospholipid metabolism and cell signalling in eucaryotes. In Vance D E and Vance J E (Eds) *Biochemistry of Lipids, Lipoproteins and Membranes, Volume 20.* New York, NY: Elsevier, pp. 205–40.

Vance J E. 1988. Compartmentalization of phospholipids for lipoprotein assembly on the basis of molecular

species and biosynthetic origin. *Biochim Biophys Acta* **963**, 70–81.

Vaughan J T, Garwood M, Collins C M, *et al.* 2001. 7T vs. 4T: RF power, homogeneity, and signal-to-noise comparison in head images. *Magn Reson Med* **46**, 24–30.

Volz H R, Riehemann S, Maurer I, *et al.* 2000. Reduced phosphodiesters and high-energy phosphates in the frontal lobe of schizophrenic patients: a (31)P chemical shift spectroscopic-imaging study. *Biol Psychiatry* **47**, 954–61.

Weickert C S and Kleinman J E. 1998. The neuroanatomy and neurochemistry of schizophrenia. In Buckley P F (Ed.) *The Psychiatric Clinics of North America Schizophrenia.* Philadelphia: W.B. Saunders, pp. 57–75.

Whittaker V P. 1966. Some properties of synaptic membranes isolated from the central nervous system. *Ann N Y Acad Sci* **137**, 982–98.

Wiegandt H. 1967. The subcellular localization of gangliosides in the brain. *J Neurochem* **14**, 671–4.

Wood S J, Berger G E, Lambert M, *et al.* 2006. Prediction of functional outcome 18 months after a first psychotic episode: a proton magnetic resonance spectroscopy study. *Arch Gen Psychiatry* **63**, 969–76.

Wood S J, Berger G E, Wellard R M, *et al.* 2008. A 1H-MRS investigation of the medial temporal lobe in antipsychotic-naive and early-treated first episode psychosis. *Schizophr Res* **102**, 163–70.

Wood S J, Yucel M, Wellard R M, *et al.* 2007. Evidence for neuronal dysfunction in the anterior cingulate of patients with schizophrenia: a proton magnetic resonance spectroscopy study at 3 T. *Schizophr Res* **94**, 328–31.

Yacubian J, de Castro C C, Ometto M, *et al.* 2002. 31P-spectroscopy of frontal lobe in schizophrenia: alterations in phospholipid and high-energy phosphate metabolism. *Schizophr Res* **58**, 117–22.

精神分裂症的神经受体成像

Dean F. Wong，James Robert Brašić and Nicola Cascella

引言

自 19 世纪 80 年代正电子发射断层成像术（PET）出现以来，这项新颖的可用于活体的影像学技术使精神分裂症（SZ）的病理生理学研究和药物研发得到了革命性的发展。这项精神分裂症领域崭新的"分子成像"技术在使用 PET 和单光子发射计算机断层成像（SPECT）技术进行活体神经受体成像的基础上有着历史渊源。事实上，第一个成功的影像学研究是 1983 年在活体人类大脑对抗精神病药物螺哌隆（螺环哌啶醇）做放射性示踪剂标记，先以 $[^{11}C]$-甲基碘为标记物（Wagner 等，1983），后来以 $[^{18}F]$ 作为标记物。之后是同位素标记 $[^{11}C]$-雷氯必利（即不改变其化学结构或药理学特性），它也是一种抗精神病药和多巴胺（DA）D_2/D_3 拮抗剂。已经对未标记的螺哌隆和雷氯必利潜在的对精神分裂症的治疗作用进行了临床试验。虽然这些抗精神病药都未用于临床，但它们被放射性标记的 PET 类似物引导了多巴胺 D_2 受体的研究途径，并且开辟了整个神经受体的研究领域，从本质上这是一个新兴的神经影像学亚专业，它在神经精神病学上应用甚广。这两种放射性示踪剂很快由未被标记的上市抗精神病药（氟哌啶醇）所替代，后者最终引领了多巴胺 D_2/D_3 受体结合研究（见下文），并指导药物治疗剂量在人脑中的可视化。最重要的是，它们揭示了基础精神药理学、中枢神经系统药物方法学与体内神经精神病学运用的相互融合。

随着对多巴胺的影像学研究，人们对 5-羟色胺系统研究也产生了兴趣，该系统也被认为与精神分裂症症状及潜在治疗有关。很多抗精神病药物治疗始于氯氮平（Clozaril），之后是利培酮（Risperdal）和奥氮平（Zyprexa），后两者与 5-羟色胺及多巴胺均能结合。因此，5-羟色胺结合

位点的分子影像学发展是一个自然的过程，在下面会描述。

精神分裂症中多巴胺的分子成像

大量证据表明，脑内多巴胺 D_2/D_3 受体密度、分布、位置的改变在精神分裂症的病理生理学方面起着重要的作用（Wong 和 Brašić，2005）。精神分裂症的多巴胺假说提出，脑内多巴胺能神经递质功能异常可导致精神分裂症的发生（Carlsson，1999；Carlsson 等，1999），这是可以通过分子影像学工具测量到的。一个早期的关于多巴胺 D_2 受体 PET 成像的应用是测量绝对受体密度（B_{max}）。早期研究包括在精神分裂症患者中应用 $[^{11}C]$-3-N-甲基螺哌隆（$[^{11}C]$-NMSP）。

当 PET 显示抗精神病药与脑内 60%～80% 的多巴胺 D_2/D_3 受体结合时，精神分裂症患者的阳性症状减轻（Gründer 等，2003；Wong 等，2002），这代表了新型抗精神病药物研发的重大进步。PET/SPECT 受体占有成像有助于确定多巴胺 D_2 受体阻断药最理想的剂量，确保获得最佳治疗效果的同时副作用最小（Wong 和 Brašić，2005）。

认知（例如工作记忆）与 D_1 受体相关，精神分裂症精神病理学所有领域都与多巴胺的作用相关，有关研究进展如下。

多巴胺 D_2/D_3 成像工具

像早期提到的，分子成像研究的发展来自于成功放射性标记的多巴胺受体拮抗药，雷氯必利和螺哌隆，在 20 世纪 80 年代中期，这与突触后多巴胺 D_2 受体的研究一致（表 4.1）。D_2 样多巴胺受体结合研究一般是通过单次 PET 或 SPECT 扫描在某个高度特异性活性（低积聚，无药理活性，静脉注射）下进行所谓的结合力测量，即受

体密度和结合亲和力的产物（Innis 等，2007）。

该成像应用两组放射性示踪剂完成。第一组放射性示踪剂显影脑内 D$_2$ 受体或 D$_3$ 受体（包括丁酰苯），如 [^{11}C-NMSP] 和 [^{18}F]-螺哌隆。第二组放射性示踪剂显影脑内多巴胺 D$_2$ 受体（包括标记的苯甲酰胺类），如 [^{11}C]-雷氯必利（图 4.1）。更为先进的是外纹状体 D$_2$/D$_3$ 受体显像已能应用 [^{18}F]-fallypride① （[^{18}F]-FP）（表 4.2）和 [^{11}C]-FLB457（Nyberg 等，2002），或碘-123 [^{123}I]-碘苯甲酰胺（IBZM）。

表 4.1　在精神分裂症中多巴胺神经传递的成像研究：观察和可能的机制

位点	发现	显著及相关的发现	可能的机制
D$_2$（纹状体）	[^{11}C]-NMSP（丙基苯基酮）升高 不改变（苯甲酰胺类）除非在使用 [^{123}I]-IBZM 或 [^{11}C]-雷氯比利 的 AMPT 之后	不同的尸检改变，细胞内摄作用，单体升高 由于与突触内 DA 或 DA 二聚体竞争，由于 AMPT 减少了突触内 DA，D$_2$ 受体暴露	紧张性 DA 减少 位相性 DA 增加 紧张性 DA 减少
DDC（纹状体）	[^{18}F] 氟多巴升高	多数影像学研究	位相性 DA 增加 紧张性 DA 减少
AMP 活化后释放 DA （纹状体）	[^{123}I]-IBZM 或 [^{11}C]-雷氯比利升高	多数影像研究	位相性 DA 增加
氯胺酮活化后释放 DA （纹状体）	[^{11}C]-雷氯比利升高 [^{11}C]-FLB457 升高	谷氨酸拮抗剂刺激低谷氨酸能状态	位相性 DA 增加
前额叶 D$_1$	[^{11}C]-SCH23390 减少	一项已公布的影像研究	未知
ACCX D$_2$	[^{11}C]-FLB457 减少	尸检酪氨酸羟化酶免疫反应改变	未知

缩写：[^{11}C]-NMSP：3-N-[^{11}C]甲基螺环哌啶酮螺哌隆；DDC：多巴脱羧酶；DA：多巴胺；AMPT：α-甲基对位酪氨酸；AMP：苯丙胺；[^{11}C]-FLB457：（(s)-N-（(1-乙基-2-吡咯烷基）甲基)-5-溴基-2 [^{11}C]，3-二甲基苯甲酰胺）；[^{11}C]-SCH23390：[^{11}C]-(R)-(＋)-7-叶绿素-8-羟基-3-甲基-1-苯-2，3，4，5-四氢化-1H-妥拉唑林；ACCX：前扣带回皮质（经许可改编自 wong，2002b）

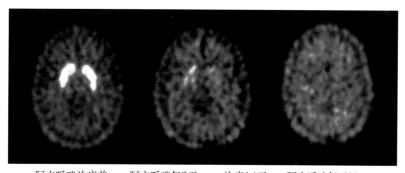

阿立哌唑治疗前　　阿立哌唑每2天mg，治疗14天　　阿立哌唑每天30mg，治疗14天

图 4.1　通过正电子发射断层成像术（PET）以放射性示踪剂 [^{11}C]-雷氯必利对健康成年志愿者未用药物（左侧）治疗及 2 mg（中间）或 30 mg（右侧）阿立哌唑（安律凡）治疗 14 天后大脑纹状体内 D$_2$/D$_3$ 受体典型的横向成像。基线研究表明放射性示踪剂在纹状体中（尾状核和核壳）显著摄取，提示高密度的纹状体 D$_2$/D$_3$ 受体。应用阿立哌唑 2 mg 14 天后，纹状体中大约有 70% 的 D$_2$/D$_3$ 受体被阿立哌唑占有，因此放射性示踪剂摄取明显减少（中间）。在应用阿立哌唑 30 mg 14 天后，纹状体中几乎所有的 D$_2$/D$_3$ 受体被阿立哌唑占有，因此放射性示踪剂的摄取几乎完全被阻断（右侧）。该结果表明阿立哌唑对健康成人纹状体 D$_2$/D$_3$ 受体的占有形式呈剂量依赖性，并且药物的临床应用剂量导致纹状体 D$_2$/D$_3$ 受体几乎完全饱和（Modified from Yokoi et al.，2002，with permission.）（见彩图 4.1）。

---

① [^{18}F]-fallypride：一种多巴胺 D$_2$ 受体 PET 显像剂，全称 (s)-(－)-N-(1-烯丙基吡咯烷-2-氨基甲基)-5-(3~18F)-2,3-二甲氧基苯甲酰胺。

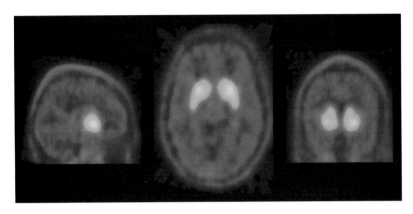

图 4.2　典型的矢状面（左侧）、横断面（中间）和冠状面成像（右侧），一名首发精神分裂症的 24 岁男性患者应用阿立哌唑治疗 78 小时后应用 PET 以 $[^{18}F]$-fallypride（$[^{18}F]$-FP）作为示踪剂对脑内纹状体 D_2/D_3 受体进行显像。纹状体 D_2/D_3 受体平均占有率为 82%。在显像同时阿立哌唑的血浆浓度为 106ng/ml（From Gründer et al.，2008，with permission.）（见彩图 4.2）。

绝对多巴胺 D_2 样受体的估算

密度

19 世纪 70 年代，最早观察精神分裂症多巴胺以及多巴胺受体异常的研究只能在尸检患者的脑组织进行。应用体外试管技术，即包括组织匀浆或受体分布的 X 线影像（放射自显影术），这些研究大多数显示精神分裂患者多巴胺 D_2 受体功能亢进。然而由于这些研究都是在尸检组织所做，因此无法证明药物潜在的治疗效果，或者死后的一些变化可能表现为多巴胺 D_2 受体的升高。特别是这些组织样本仅观察表面受体蛋白，而体外研究过程中会流失一些内源性多巴胺，这就是这种方法固有的局限性。随着 1983 年第一个人体 PET 研究出现（Wagner 等，1983），我们有了进行人类活体研究的机会，不仅更容易明确诊断，而且通过药物筛查以及使用外界信息，还能确定药物暴露情况。这仍是一个有争议的领域，因为在精神分裂症患者中多巴胺受体的原始测量始于绝对受体密度（B_{max}），不是简单的结合力（B_{max}/K_D）。Wong 等（1986）和 Farde 等（1986）第一次研究曾采用饱和度程序，该程序要求至少 2 个或更多 PET 扫描以单独确定绝对受体密度（B_{max}）及结合力的测量结果。因此，关于一直应用的受体密度测量方法，将在下面给出（Innis 等，2007）。

绝对 B_{max} 可通过两次大脑扫描测量，先给予已知有效剂量的未标记的（未被示踪的）多巴胺受体拮抗药，如分别给予未标记的雷氯必利（之前）本身或氟哌啶醇（之后），然后给予 $[^{11}C]$ 雷氯必利或 $[^{11}C]$-NMSP，以减弱第一次扫描的结合力。按照其他的数学模型，这些结果提供了 B_{max} 和结合力的证据，并与放射自显影术研究或体外匀浆研究（虽然在绝对单元中并不精确）相一致。然后，使用简化的研究方法包括单次高特异性活动扫描（放射性示踪剂团注，一般低于 20 μg）用于估算结合力（binding potential，BP），即 B_{max} 和 K_D 的比值。然而，为了在数学上将这些 B_{max} 和 K_D 的变量区分开，有必要进行使用不同未标记团注的受体饱和度研究。一般来说，绝对 B_{max} 研究倾向于显示从小到大的上升，使用 $[^{11}C]$-NMSP（一种丙基苯基酮），可增加 3 倍。虽然 B_{max} 上升与 $[^{11}C]$-NMSP 显示一致，但使用苯甲酰胺类（如 $[^{11}C]$-雷氯必利）的 B_{max} 并未显示明显改变。有趣的是（见下文），这些苯甲酰胺类的一个特征是它们对内源性多巴胺也很敏感。最近测量药理学激发或心理应激下对内源性多巴胺水平的影响广为流行，有些提示雷氯必利和 NMSP 之间的 B_{max} 差异可能造成单体多巴胺受体对 $[^{11}C]$-NMSP 的选择性亲和力高于二聚体，以及内源性神经递质对 $[^{11}C]$-雷氯必利可能的受体细胞内摄作用及敏感性。无论造成差异的原因如何，Meta 分析均显示纹状体 D_2 受体密度有一个较小的（12%）增高，有统计学意义，效应量为 0.51，并且 D_2 受体密度增高与阳性症状有关。

药理学激发后神经受体系统成像

药理学激发可以改变神经递质水平，是活体

内神经受体成像最有前景的领域之一。在 PET 成像前应用苯丙胺、盐酸哌甲酯（利他林）或可卡因增加突触内多巴胺，或应用 α-甲基对位酪氨酸（AMPT）减少突触内多巴胺是观察多巴胺能系统最成功的方法。这些方法显示给予未服药的精神分裂症患者苯丙胺后突触内多巴胺增加（Laruelle 等，1996；Breier 等，1997）。虽然与未经治疗的 AMPT 受试者相比多巴胺减少，但因为精神分裂症受试者多巴胺利用度比对照组更多，所以给予 AMPT 后基线多巴胺 D_2 受体水平增加（以 $[^{11}C]$-雷氯必利结合力升高为证据）（Abi-Dargham 等，2000）。

精神分裂症受试者由于 DA 升高，可出现位相状态下突触内多巴胺异常升高，苯丙胺激发试验也可证实这一点。药理学激发在精神分裂症影像学中也可以用于评估通过影响 DA 释放的作用机制发挥的治疗效果，并可能成为一个潜在的像 D_2 受体占有率那样的影像学生物标记物（见下文）。

测量突触内多巴胺的方法学

20 世纪 90 年代，人们发现了放射性标记苯甲酰胺类的一个重要行为。特别是 $[123I]$-IBZM、$[^{11}C]$-雷氯必利，以及最近的 $[^{18}F]$-fallypride（表 4.2）与 $[^{11}C]$-FLB457，显示在药物激发下突触内 DA 水平增加或减少，从而显示多巴胺结合力的改变。在突触内 DA 增加的情况下，给予多巴胺能药物激发，包括口服或静脉注射哌甲酯（利他林）及苯丙胺，这些方法都用过。研究显示静脉注射苯丙胺诱导（0.2～0.3 mg/kg 体重）下放射性标记的苯甲酰胺类结合力下降。与正常对照相比，精神分裂症患者结合力显著降低（Laruelle 等，1996；Abi Dargham 等，2004；Breier 等，1997；Wong 等，2003）。关于结合力减弱的意义仍有一些争议（Munro 等，2006a，2006b；Oswald，等，2005）。精神兴奋剂激发后，放射示踪剂不能像期望那样回到基线值，这仍是一个谜。相反，持续注射（一般超过 6 小时）$[^{11}C]$-雷氯必利后，基线将被持续压低数小时。这意味着存在突触内 DA 单独释放的其他因素（Carson 等，1997），提示兴奋剂激发的 DA 反应有潜在异质性。占有减少可能是由于突触内多巴胺增加，也可能是亲和力状态改变所致（例如因为 D_2 受体处于高和低的状态）。最无可非议的原

因是多巴胺直接参与放射性标记的苯甲酰胺类的竞争，导致结合的 D_2/D_3 受体增加（Wong 等，2006）。DA 释放的异质性可能与精神分裂症的临床异质性相关，因为至少有一项研究显示具有阳性症状的精神分裂症患者在 PET 扫描过程中多巴胺释放较多（Nozaki 等，2009）。此外，另一种神经精神障碍抽动秽语综合征（Tourette's syndrome）患者在静脉注射苯丙胺和 $[^{11}C]$-雷氯必利激发后，PET 显像提示多巴胺释放显著增加（Singer 等，2002；Wong 等，2008）。患有强迫障碍的抽动秽语综合征患者，这种情况更为明显，提示临床表现的异质性可能与多巴胺释放不同有关。

多巴胺耗竭

另一个用来测量突触内多巴胺改变的方法是多巴胺耗竭。既往使用利血平或 AMPT（一种被批准用于治疗人类嗜铬细胞瘤的药物）做过动物研究。这种药理学激发试验显示多巴胺受体结合力升高，其原因可能是突触内 DA 竞争。这些测量可用于估算突触内基线 DA。一项研究表明，服用 AMPT 后多巴胺受体结合力升高（Abi-Dargham 等，2000）。精神分裂症患者多巴胺结合力升高得更明显，并且结合力越高，抗精神病药物治疗后阳性症状改善越明显。这不仅与精神分裂症患者突触内基线多巴胺增加相关，还与 D_2 受体密度增加相关。这些结果支持了一项 Meta 分析的结论，即 PET 或 SPECT 显示精神分裂症患者 D_2 受体密度小幅度提高（一个很小的百分比），结果有统计学意义（Laruelle，1998）。

突触前的多巴脱羧酶测量

应用 $[^{18}F]$-氟多巴或 $[^{11}C]$-多巴进行多巴胺前体成像可反映多巴脱羧酶（dopa decarboxylase，DDC）活性率，或用于测量突触前多巴胺功能。一些研究（超过 6 个）已证明，精神分裂症患者对 $[^{18}F]$-氟多巴结合力更强（如 Reith 等，1994）。至少 5/6 的 PET 研究显示 $[^{18}F]$-氟多巴（FDOPA）更新增加。多数精神分裂症成像研究中有关纹状体的结果一致，并且与 1991 年 Grace 提出的紧张性多巴胺和位相性多巴胺升高的观点一致（Wong，2002a，2002b）。

多巴胺转运体成像

精神分裂症病理学上的多巴胺能神经传递异

常可能固定于一些突触或神经位点上。人们使用 $[^{123}I]$-CIT 的 SPECT 成像对精神分裂症患者多巴胺转运体进行研究（Martinez 等，2001；Laruelle 等，2000），但未检测到显著改变。

外纹状体多巴胺受体成像

最近，多巴胺 D_2 受体的高亲和力放射性药物，如 $[^{18}F]$-苯甲酰胺（Buchesbaum 等，2006）（图 4.2）和 $[^{11}C]$-FLB457（Muhkerjee 等，2001，2002，2004，2005；Nyberg 等，2002；Yasuno 等，2004），使人们可以在人类大脑皮质区进行外纹状体多巴胺受体 PET 和 SPECT 成像。一些已开展的 PET/SPECT 研究显示受体减少或未改变。另有一些研究显示，丘脑、扣带回皮质、颞叶皮质（Davidson 和 Heinrichs，2003）和杏仁核多巴胺受体结合力减弱。绝对受体密度还没有测量到，就纹状体 D_2 受体而言，皮质 D_2 受体密度比纹状体 D_2 受体密度更低，测量方面更具技术上的挑战性。

D_1 受体成像

一些 PET 研究报道背外侧前额叶皮质 D_1 受体密度与工作记忆的执行受损以及阴性症状相关。然而，因为放射性示踪剂（$[^{11}C]$-SCH 23390 和 $[^{11}C]$-NNC 112）不是选择性地作用于 D_1 受体，还与 $5-HT_{2A}$ 受体结合，所以 D_1 受体的研究是受限的。因而，将来需要发展作用于 D_1 受体位点的放射性示踪剂。

5-羟色胺成像

5-羟色胺在精神分裂症神经递质系统研究中位居次席，这和非典型抗精神病药的作用机制理论有关。然而，对 5-羟色胺的研究也是因其与麦角酰二乙胺（lysergic acid diethylamide，LSD）的化学作用类似可以导致幻觉性精神病性症状而格外重要。

$5-HT_{2A}$ 受体的 5-HT（$5-HT_{2A}$）成像

最初应用非选择性放射性示踪剂［如 $[^{11}C]$-3-N-甲基螺哌隆（NMSP）］使 $5-HT_{2A}$ 受体在人类大脑成像，这些放射性示踪剂对纹状体多巴胺

D_2 受体和 $5-HT_{2A}$ 皮质受体均有亲和力（Wong 等，1984）。氯胺酮激发的 $[^{18}F]$-阿坦色林也被用来进行 5-HT 传递研究（Matusch 等，2007）。尸检研究发现前额叶皮质的 $5-HT_{2A}$ 结合力减弱，但一些 PET 研究发现目前未用药或从未用药的精神分裂症患者的 $5-HT_{2A}$ 受体结合力正常或增强（Talvik-Lofti 等，2000；Erritzoe 等，2008）。有研究显示从未用药的精神分裂症患者前额叶皮质 $5-HT_{2A}$ 受体结合力显著减弱（Hurlemann 等，2005），而近期的研究则显示有一些增强（Zanardi 等，2001）。最近发现从未用药的精神分裂症患者可表现出抑郁（Erritzoe 等，2006，2008；Rasmussen 等，2010）。

5-羟色胺转运体（SERT）成像

最初对 5-羟色胺转运体（serotonin transporter，SERT）的研究采用低选择性的 SPECT 放射性示踪剂 $[^{123}I]$-β-碳甲氧基-3-β-(4-碘代苯)-托烷（$[^{123}I]$-β-CIT）和高选择性的 $[^{11}C]$-3-氨基-4-(2-甲氨基甲基苯硫脲）氰苯（$[^{11}C]$-(DASB)），对中脑的 SERT 进行标记后未发现不同（Frankle 等，2005）。不过，有一些尸检研究显示额叶皮质和扣带回皮质的 SERT 减少（Joyce 等，1993；Laruelle 等，1993）。

谷氨酸系统成像

谷氨酸是一种兴奋性神经递质，在精神分裂症的发病机制和病理学方面很可能起多重作用。精神分裂症"谷氨酸假说"的发展在一定程度上与多巴胺有关。一个流行的说法就是低谷氨酸能状态（可能在额叶皮质区）可能引起高多巴胺能状态，在上面提到的纹状体内多巴胺 PET 成像研究中可以看到。如果该假说被证实，那么就能解释一些精神分裂症研究中苯丙胺引起多巴胺释放增加的现象（见下文）。NMDA 拮抗剂（如氯胺酮）可以影响苯环己哌啶（PCP）结合位点（在一个离子通道内），使得我们能测量血流及多巴胺释放的改变，有关这方面的研究正在积极进行中。使用 N-(1-萘基)-N′-(3-$[^{123}I]$ 碘化苯)-N-甲基胍（即 $[^{123}I]$-CNS-1261，人们已经完成了健康成人丘脑和其他脑区 NMDA 受体离子通道 PCP 位点成像。因为氯胺酮也与 PCP 位点结合，所以后者

与 $[^{123}I]$-CNS-1261 的结合减弱。最初的研究并未发现患者与对照组不同，但是氯氮平确实能削弱 $[^{123}I]$-CNS-1261 的结合，这显示氯氮平可能通过谷氨酸系统产生影响。在这些研究中出现了阴性症状的增加，谷氨酸减少可能是原因之一。另外，给予人类氯胺酮的研究发现谷氨酸拮抗剂阻断 NMDA 受体可引发阳性症状（Abi-Dargham 等，2000；Krystal 等，2005）。精神分裂症患者（包括使用或未使用抗精神病药物治疗）与健康对照组相比，$[^{123}I]$-CNS-1261 未改变。第一代抗精神病药物不改变 NMDA 受体的结合。

氯胺酮激发可引起精神分裂症的幻觉症状，因此曾被认为是潜在的人类模型。另外，后扣带回/压后皮质给予氯胺酮后的成像研究显示其对 $[^{11}C]$-FLB457 的结合力显著减弱，这提示突触内 DA 释放，灵长类的微量渗析研究也证实了这点（Adams 等，2002）。同时，氯胺酮诱发精神病性症状后，通过成像进行测量，提示皮质 DA 的作用机制可能与氯胺酮诱发的类精神病性症状相关，这项研究显示，给予致幻剂量的 s-氯胺酮时，体内对 $[^{11}C]$-雷氯必利的结合力减弱，同时类精神病性症状出现。腹侧纹状体多巴胺释放也与情绪高涨（欣快和夸大）相关。这为谷氨酸 NMDA 受体可引起精神病性症状提供了额外的证据。事实上，正常志愿者研究也发现氯胺酮可诱发精神病性症状（Krystal 等，2005）。虽然氯胺酮引起多巴胺释放的效果并不比Ⅳ苯丙胺强，但和精神分裂症的临床症状相似。因此，这是间接 NMDA 拮抗剂与多巴胺释放有关系的证据。这些以 NMDA 拮抗剂做的激发研究能模拟低谷氨酸能的状态以及随后对多巴胺释放的影响，并与阳性症状相关。

中枢神经系统药物发展的 PET / SPECT 成像

神经受体成像的一个主要作用是帮助确定一个临床有效、副作用最小的药物剂量。在同一药物剂量下，因个体间吸收、代谢、排泄的差异，抗精神病药血药浓度范围会非常宽。PET 和 SPECT 被广泛用于揭示抗精神病药受体占有和血药浓度之间的关系。目前大多数生物标记物都可以通过 PET 受体占有率进行测量，这对新型抗精

神病药研发的决策制订很重要。测定不同种类药物恰当的结合水平对简化药物研发至关重要。这些研究还有助于阐明一些抗精神病药（包括新型抗精神病药）的作用机制，包括 5-羟色胺占有的研究。

D_2 受体结合和抗精神病药物疗效

Lars Farde 和同事（Farde 等，1988，1990；Reith 等，1994；Wong 2002a，2002b）证明，对于精神分裂症患者来说，经典抗精神病药物的多巴胺 D_2 受体占有率在 65% ~ 90% 是临床有效剂量。所谓 D_2 受体占有的"治疗窗"可预测达到充分的治疗效果，并已证实当占有率维持在约 80% 时会出现锥体外系反应（extrapyramidal side effects，EPS），特别是第一代抗精神病药（图 4.3）。一般来说，药源性 EPS 的发生率随着剂量的增加而增高，第二代抗精神病药也不例外，包括奥氮平和利培酮。总的来说，当纹状体 D_2 的占有上升到一定水平时，就会出现高 EPS 发生率，包括第一代和第二代抗精神病药。

也有一些例外，包括氯氮平和喹硫平，即使在非常高的血浆浓度下，纹状体多巴胺 D_2 受体的最大占有率也仅为 60% ~ 70%。例如，喹硫平最后一次给药 24 小时后，PET 即不能测到有意义的纹状体 D_2 受体占有。氯氮平和喹硫平的这些特性很可能由于它们对 D_2 亲和力低。因而，这些药物的耐受性和安全性是受限于其他机制而不是 EPS。

精神分裂症的治疗还有一个新方法，即一些抗精神病药作为多巴胺平衡拮抗剂，即使受体结合率超过 80%，也能有效控制阳性症状而无锥体

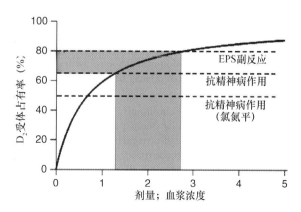

图 4.3　纹状体 D_2 受体结合和临床疗效的关系（From Farde et al.，1988，with permission.）。

外系反应（Carlsson，1999；Gründer 等，2003；Wong 和 Brašić，2005）。阿立哌唑（Abilify）是一个相对较新的多巴胺平衡拮抗剂，对于长期治疗的患者，有效的多巴胺 D_2 受体结合可达 95%（Gründer 等，2003；Wong 和 Brašić，2005）。这些多巴胺平衡拮抗剂通过对多巴胺 D_2 受体微弱的部分激动和阻断作用达到治疗效果，且副作用最小（Gründer 等，2003；Wong 和 Brašić，2005）。PET 研究证明阿立哌唑可使纹状体 D_2 受体达到完全饱和状态，有效结合率接近 90%（Yokoi 等，2002），这可能是与 DA 的部分激动作用有关。Wong 等（2009）的综述中回顾了神经受体成像在中枢神经系统药物研发以及其他方面的作用。

框 4.1　总结

- 脑内多巴胺 D_2/D_3 受体的密度、分布、结构的改变在精神分裂症病理生理学方面发挥作用。
- 多巴胺假说提出精神分裂症起因于脑内多巴胺能神经传递异常。
- 正电子发射断层成像术（PET）和单光子发射计算机断层成像术（SPECT）证明当抗精神病药物对脑内多巴胺 D_2 受体的占有率在 60%～80% 时，精神分裂症阳性症状减轻。
- PET/SPECT 神经受体占有成像有助于确定治疗效果最好、副作用最小的多巴胺 D_2 受体阻断药的最佳剂量。
- 一般神经受体占有的研究是通过单次 PET 或 SPECT 扫描测量结合力（BP），即受体密度（B_{max}）与放射性配体平衡离解系数（K_D）的比例，K_D 的倒数为配体结合的亲和力，即：
$$BP = B_{max}/K_D = B_{max}\, Bmax \times 1/K_D = B_{max} \times 亲和力$$
- 精神分裂症的阳性症状与纹状体多巴胺 D_2 受体密度增加相关。
- 一些精神分裂症患者在位相状态和激发状态下突触内多巴胺水平异常增高。
- 精神分裂症患者的纹状体表现出 $[^{18}F]$-氟多巴结合力更高，该结果提示在精神分裂症紧张状态、静息状态、激发状态下多巴胺都增加。
- 从未用药的精神分裂症患者前额叶皮质 5-羟色胺（5-HT_{2A}）受体减少。

对于精神分裂症患者来说，经典抗精神病药物的多巴胺 D_2 受体占有率在 65%～90% 是临床有效剂量。当多巴胺 D_2 受体占有率超过 80% 时，锥体外系反应（EPS）的风险增加。

致谢

部分资金支持来源：K24，DA00412 和 MH078175（DFW）。尤其感谢 Ayon Nandi，MS 的帮助及与 Gerhard Grunder，MD 的学术交流。

参考文献

Abi-Dargham A, Kegeles L S, Zea-Ponce Y, et al. 2004. Striatal amphetamine-induced dopamine release in patients with schizotypal personality disorder studied with single photon emission computed tomography and [123I]iodobenzamide. *Biol Psychiatry* **55**, 1001–06.

Abi-Dargham A, Rodenhiser J, Printz D, et al. 2000. Increased baseline occupancy of D2 receptors by dopamine in schizophrenia. *Proc Natl Acad Sci U S A* **97**, 8104–09.

Adams B W, Bradberry C W and Moghaddam B. 2002. NMDA antagonist effects on striatal dopamine release: microdialysis studies in awake monkeys. *Synapse* **43**, 12–8.

Breier A, Su T P, Saunders R, et al. 1997. Schizophrenia is associated with elevated amphetamine-induced synaptic dopamine concentrations: evidence from a novel positron emission tomography method. *Proc Natl Acad Sci U S A* **94**, 2569–74.

Buchsbaum M S, Christian B T, Lehrer D S, et al. 2006. D2/D3 dopamine receptor binding with [F-18]fallypride in thalamus and cortex of patients with schizophrenia. *Schizophr Res* **85**, 232–44.

Carlsson A. 1999. Birth of neuropsychopharmacology – impact on brain research. *Brain Res Bull* **50**, 363.

Carlsson A, Waters N and and Carlsson M L. 1999. Neurotransmitter interactions in schizophrenia – therapeutic implications. *Biol Psychiatry* **46**, 1388–95.

Carson R E, Breier A, de Bartolomeis A, et al. 1997. Quantification of amphetamine-induced changes in [11C]raclopride binding with continuous infusion. *J Cerebr Blood Flow and Metab* **17**, 437–47.

Davidson L L and Heinrichs R W. 2003. Quantification of frontal and temporal lobe brain-imaging findings in schizophrenia: a meta-analysis. *Psychiatry Res* **122**, 69–87.

Erritzoe D, Rasmussen H, Kristiansen K, et al. 2006. Serotonin 2A binding in neuroleptics-naïve schizophrenic patients and healthy controls using PET and [18-F]altanserin. *NeuroImage* **31**, T44–186 [Abstract].

Erritzoe D, Rasmussen H, Kristiansen K T, et al. 2008. Cortical and subcortical 5-HT2A receptor binding in neuroleptic-naive first-episode schizophrenic patients. *Neuropsychopharmacology* **33**, 2435–41.

Farde L, Hall H, Ehrin E and Sedvall G. 1986. Quantitative analysis of D2 dopamine receptor binding in the living human brain by PET. *Science* **231**, 258–61.

Farde L, Wiesel F A, Halldin C and Sedvall G. 1988. Central D2-dopamine receptor occupancy in schizophrenic patients treated with antipsychotic drugs. *Arch Gen Psychiatry* **45**, 71–6.

Farde L, Wiesel F A, Stone-Elander S, et al. 1990. D2 dopamine receptors in neuroleptic-naive schizophrenic patients. A positron emission tomography study with [11C]raclopride. *Arch Gen Psychiatry* **47**, 213–9.

Frankle W G, Narendran R, Huang Y, et al. 2005. Serotonin transporter availability in patients with schizophrenia: a positron emission tomography imaging study with [11C]DASB. *Biol Psychiatry* **57**, 1510–6.

Grace A A. 1991. Phasic versus tonic dopamine release and the modulation of dopamine system responsivity: a hypothesis for the etiology of schizophrenia. *Neuroscience* **41**, 1–24.

Gründer G, Carlsson A and Wong D F. 2003. Mechanism of new antipsychotic medications: occupancy is not just antagonism. *Arch Gen Psychiatry* **60**, 974–7.

Gründer G, Fellows C, Janouschek H, et al. 2008. Brain and plasma pharmacokinetics of aripiprazole in patients with schizophrenia: An [18F]fallypride PET study. *Am J Psychiatry* **165**, 988–95.

Hurlemann R, Boy C, Meyer P T, et al. 2005. Decreased prefrontal 5-HT2A receptor binding in subjects at enhanced risk for schizophrenia. *Anat Embryol (Berl)* **210**, 519–23.

Innis R B, Cunningham V J, Delforge J, et al. 2007. Consensus nomenclature for in vivo imaging of reversibly binding radioligands. *J Cereb Blood Flow Metab* **27**, 1533–9.

Joyce J N, Shane A, Lexow N, Winokur A, Casanova M F and Kleinman J E. 1993. Serotonin uptake sites and serotonin receptors are altered in the limbic system of schizophrenics. *Neuropsychopharmacology* **8**, 315–36.

Krystal J H, Abi-Saab W, Perry E, et al. 2005. Preliminary evidence of attenuation of the disruptive effects of the NMDA glutamate receptor antagonist, ketamine, on working memory by pretreatment with the group II metabotropic glutamate receptor agonist, LY354740, in healthy human subjects. *Psychopharmacology (Berl)* **179**, 303–9.

Laruelle M. 1998. Imaging dopamine transmission in schizophrenia. A review and meta-analysis. *Q J Nucl Med* **42**, 211–21.

Laruelle M, Abi-Dargham A, Casanova M F, Toti R, Weinberger D R and Kleinman J E. 1993. Selective abnormalities of prefrontal serotonergic receptors in schizophrenia: a postmortem study. *Arch Gen Psychiatry* **50**, 810–8.

Laruelle M, Abi-Dargham A, van Dyck C H, Gil R and D'Souza C D. 1996. Single photon emission computerized tomography imaging of amphetamine-induced dopamine release in drug-free schizophrenic subjects. *Proc Natl Acad Sci U S A* **93**, 9235–40.

Laruelle M, Abi-Dargham A, van Dyck C, et al. 2000.

Dopamine and serotonin transporters in patients with schizophrenia: an imaging study with [(123)I]beta-CIT. *Biol Psychiatry* **47**, 371–9.

Martinez D, Gelernter J, Abi-Dargham A, et al. 2001. The variable number of tandem repeats polymorphism of the dopamine transporter gene is not associated with significant change in dopamine transporter phenotype in humans. *Neuropsychopharmacology* **24**, 553–60.

Matusch A, Hurlemann R, Rota Kops E, et al. 2007. Acute S-ketamine application does not alter cerebral [18F]altanserin binding: a pilot PET study in humans. *J Neural Transm* **114**, 1433–42.

Mukherjee J, Christian B T, Dunigan K A, et al. 2002. Brain imaging of 18F-fallypride in normal volunteers: blood analysis, distribution, test-retest studies and preliminary assessment of sensitivity to aging effects on dopamine D_2/D_3 receptors. *Synapse*, **46**, 170–88.

Mukherjee J, Christian B T, Narayanan T K, Shi B and Collins D. 2005. Measurement of D-amphetamine-induced effects on the binding of dopamine D_2/D_3 receptor radioligand, [18F]-fallypride in extrastriatal brain regions in non human primates using PET. *Brain Res* **1032**, 77–84.

Mukherjee J, Christain B T, Narayanan T K, Shi B and Mantil J. 2001. Evaluation of dopamine D_2 receptor occupancy by clozapine, risperidone and haloperidol in vivo in the rodent and nonhuman primate brain using [18F]-fallypride. *Neuropsychopharmacology*, **25**, 476–88.

Mukherjee J, Shi B, Christian B T, Chattopadhyay S, and Narayanan T K. 2004. [11C]-fallypride: radiosynthesis and preliminary evaluation of a novel dopamine D_2/D_3 receptor PET radiotracer in non-human primate brain. *Bioorg Med Chem* **12**, 95–102.

Munro C A, McCaul M E, Oswald L M, et al. 2006a. Striatal dopamine release and family history of alcoholism. *Alcohol Clin Exp Res* **30**, 1143–51.

Munro C A, McCaul M E, Wong D F, et al. 2006b. Sex differences in striatal dopamine release in healthy adults. *Biol Psychiatry* **59**, 966–74.

Nozaki S, Kato M, Takano H, et al. 2009. Regional dopamine synthesis in patients with schizophrenia using L-[beta-11C]DOPA PET. *Schizophr Res* **108**, 78–84.

Nyberg S, Olsson H, Nilsson U, Maehlum E, Halldin C and and Farde L. 2002. Low striatal and extra-striatal D2 receptor occupancy during treatment with the atypical antipsychotic sertindole. *Psychopharmacology (Berl)* **162**, 37–41.

Oswald L M, Wong D F, McCaul M, et al. 2005. Relationships among ventral striatal dopamine release, cortisol secretion, and subjective responses to amphetamine. *Neuropsychopharmacology* **30**, 821–32.

Rasmussen H, Erritzoe D, Andersen R, et al. 2010. Decreased frontal serotonin 2A receptor binding in antipsychotic-naïve patients with first-episode schizophrenia. *Arch Gen Psychiatry* **67**, 9–16.

Reith J, Benkelfat C, Sherwin A, et al. 1994. Elevated dopa decarboxylase activity in living brain of patients with psychosis. *Proc Natl Acad Sci U S A* **91**, 11 651–4.

Singer H S, Szymanski S, Guiliano J, *et al.* 2002. Elevated intrasynaptic dopamine release in Tourette's syndrome measured by PET. *Am J Psychiatry* **159**, 1329–36.

Talvik-Lotfi M, Nyberg S, Nordström A L, *et al.* 2000. High 5HT2A receptor occupancy in M100907-treated schizophrenic patients. *Psychopharmacology (Berl)* **148**, 400–03.

Wagner H N, Jr, Burns H D, Dannals R F, *et al.* 1983. Imaging dopamine receptors in the human brain by positron tomography. *Science* **221**, 1264–6.

Wong D F. 2002a. In vivo imaging of D2 dopamine receptors in schizophrenia: the ups and downs of neuroimaging research. *Arch Gen Psychiatry* **59**, 31–4.

Wong D F. 2002b. [Erratum] In vivo imaging of D2 dopamine receptors in schizophrenia: the ups and downs of neuroimaging research. *Arch Gen Psychiatry* **59**, 440.

Wong D F, Potter W Z and Brašić J R. 2002. Proof of concept: functional models for drug development in humans. In Davis K L, Charney D, Coyle J T and Nemeroff C (Eds) *Neuropsychopharmacology: The Fifth Generation of Progress.* Baltimore, MD: Lippincott Williams and Wilkins, pp. 457–73.

Wong D F and Brašić J R. 2005. Progress in the neuropsychiatry of schizophrenia. *Psychiatric Times* **22**(3), 57–60.

Wong D F, Gjedde A, Wagner H N, Jr, *et al.* 1986. Quantification of neuroreceptors in the living human brain. II. inhibition studies of receptor density and affinity. *J Cerebr Blood Flow Metab* **6**, 147–53.

Wong D F, Kuwabara H, Schretlen D J, *et al.* 2006. Increased occupancy of dopamine receptors in human

striatum during cue-elicited cocaine craving. *Neuropsychopharmacology* **31**, 2716–27. Erratum in: *Neuropsychopharmacology* 2007; **32**, 256.

Wong D F, Brašić J R, Singer H S, *et al.* 2008. Mechanisms of dopaminergic and serotonergic neurotransmission in Tourette Syndrome: clues from an *in vivo* neurochemistry study with PET. *Neuropsychopharmacology* **33**, 1239–51.

Wong D F, Maini A, Rousset O G and Brašić J R. 2003. Positron emission tomography: a tool for identifying the effects of alcohol dependence on the brain. *Alcohol Res Health* **27**, 161–73.

Wong D F, Tauscher J and Gründer G. 2009. The role of imaging in proof of concept for CNS drug discovery and development. *Neuropsychopharmacology*, **34**, 187–203.

Wong D F, Wagner H N Jr, Dannals R F, *et al.* 1984. Effects of age on dopamine and serotonin receptors measured by positron tomography in the living human brain. *Science* **226**, 1393–6.

Yasuno F, Suhara T, Okubo Y, *et al.* 2004. Low dopamine d(2) receptor binding in subregions of the thalamus in schizophrenia. *Am J Psychiatry* **161**, 1016–22.

Yokoi F, Gründer G, Biziere K, *et al.* 2002. Dopamine D2 and D3 receptor occupancy in normal humans treated with the antipsychotic drug aripiprazole (OPC 14597): a study using positron emission tomography and [11C] raclopride. *Neuropsychopharmacology* **27**, 248–59.

Zanardi R, Artigas F, Moresco R, *et al.* 2001. Increased 5-hydroxytryptamine-2 receptor binding in the frontal cortex of depressed patients responding to paroxetine treatment: a positron emission tomography scan study. *J Clin Psychopharmacol* **21**, 53–8.

第5章

精神分裂症的神经影像学：评论

Nancy Andreasen

如前4章所示，神经影像学技术已经彻底改变了我们对精神分裂症的研究能力，以及对其神经基础和神经机制的认识。在21世纪第一个10年结束之际，我们应该总结一下目前认识的程度。

精神分裂症研究的"黑暗时代[①]"

当我在20世纪70年代中期开始我的精神分裂症研究生涯时，并没有办法直接对产生这种疾病的功能异常的器官，也就是大脑进行研究。事实上，大多数精神科医生也没想到大脑是他们应该研究的器官。"生物精神病学"领域正关注一项没有成果的外周血代谢产物研究，即血小板单胺氧化酶——这是一个与大脑相距甚远的视角。作为一名研究精神分裂症的年轻学生，我转为研究语言和认知，因为在我看来它们才是更好的视角，至少它们清楚地反映了大脑的功能活动。

不管怎样，在这段时间当我看到第一张CT扫描片时，我清楚地认识到这种技术在研究精神分裂症方面发挥的巨大潜力，它可以帮助我们利用病例对照设计对大脑进行定量研究。然而，由于它需要放射线暴露，同时因为我们的机构审查委员会坚信我们不可能通过测量大脑获得任何对精神分裂症的认识，于是英格兰的诺斯威克公园（Northwick Park）小组就赢得了第一个精神分裂症CT研究的荣誉（Johnstone等，1976）。早期的CT研究明确了精神分裂症是一种大脑疾病，当把多个患者的数据集中在一起，然后平均，再与正常志愿者组成的对照组进行比较时，可以在大体解剖水平观察到结构的变化。然而，测量技术非常原始，CT的基本测量指标、脑室/脑比例（enticularbrain ratio，VBR）竟然只是用测面器测得！对于全脑组织减少只用一个非常粗略的指标——当时称之为"萎缩"。虽然如此，CT研究还是带来了很多有用的发现，如证明脑结构异常从一开始就存在，并且脑室扩大与病前功能差、阴性症状、治疗效果差以及认知功能损害有关（Johnstone等，1976；Weinberger等，1980；Andreasen等，1982）。

"中世纪[②]"

到了20世纪80年代早期，一项令人振奋的新型影像学技术诞生了：磁共振成像（MRI）。由于MRI完美的解剖学分辨率，使人看到其巨大的应用空间，于是我开展了第一项精神分裂症（或其他精神疾病）的MR量化研究。这项研究纳入38例精神分裂症患者和39例正常对照，结果发现除大脑和颅内体积减小外，还有额叶的选择性减小（Andreasen等，1986）。我们认为所有这些结果与神经发育过程一致，是大脑正常的生长过程受损，而不是神经退行性过程。我们还决定放弃测面器（planimeter），与计算机科学和生物医学工程方面的专家合作，开发专门定制设计的软件，用于MR数据的快速定量图像分析（Cohen等，1992；Andreasen等，1992；Cizadlo等，1997）。

此项技术打开了该领域发展的大门。25年后的今天，MR技术已经拓展到结构MR（sMR）、

---

① 黑暗时代（Dark Ages）：指西欧历史的中世纪早期（公元476—800年），作者用它来比喻精神分裂症研究的最初阶段。

② 中世纪（Middle Ages）：一般以西罗马帝国灭亡（约476年）至1640年英国资产阶级革命作为欧洲中世纪的时限，作者用它来比喻精神分裂症研究的第二个阶段。

弥散张量成像（DTI）、功能 MR（fMR）和磁共振波谱（MRS）等。此外，正电子发射断层扫描（PET）使我们能对局部脑血流（rCBF）和受体占有率进行定量测量。大量尖端的软件包，基本采用了巧妙的统计学方法，可以快速、自动处理图像（Gold 等，1998；Worsley 等，1992；Arndt 等，1996）。正如本书内容所表明的，神经影像学已经成为一个精神病学研究的主要工具，应用于多种精神疾病和认知神经科学的基础问题研究。到目前为止，仅仅关于精神分裂症 sMR 异常的论文就发表了八百多篇，应用神经影像学技术研究各种精神疾病的论文已发表了数千篇。

近代

从 35 年前神经影像学形成至今，关于精神分裂症我们都学到了什么？未来我们还有哪些机会？

1. 我们已经由粗糙的针对广泛脑组织减少的指标，如 VBR，转向日益精确的对特定皮质和皮质下脑区的测量，对精神分裂症脑功能异常本质模型的描述越来越缜密。

在影像学研究的"中世纪"，我们的问题由"精神分裂症是否定位于大脑？"转变为"精神分裂症是否定位于大脑？"精神病学认为自我、本我和超我分别对应着前额叶、颞叶和皮质下脑区（如下丘脑或基底节），它涉及神经病学、神经心理学和认知神经科学。近代早期，研究者注重研究特定脑区与认知功能和疾病症状的关系（如 Shenton 等，1992），前额叶掌管"执行功能"，它调节诸如工作记忆、做决定、目标启动等过程，可能与阴性症状有关；颞叶皮质及其亚区掌管语言和记忆构成，可能与阳性症状（如幻听）有关。这个方法很有价值，因为它将比任何事物都复杂的大脑简化为易操作的"概念咬合（concept bites）"，但也导致了过于简单化的模式。正如结构和功能影像学章节中所描述的，这一领域已经发展到更为复杂的网络和连接模型，使得我们能更加逼真地捕捉到大脑实际的工作情况。

2. 目前，广泛的共识就是精神分裂症应该定义为一种神经发育性障碍。然而，对于更详细的有关"什么时候"和"如何"的问题仍在剖析。

"什么时候"的问题主要围绕着病变最早是发生在围产期还是青春期，或者是这两个阶段都会发生，即"二次病变假说"。这两个阶段通常指"早期神经发育"和"晚期神经发育"。当前流行的观点倾向于发生在青春期的"晚期神经发育"，尤其是它在"如何"问题上更有影响力。正常个体的 sMR 研究提高了我们对发生在童年、青少年、成年早期及其之后阶段大脑变化的认识。已有资料显示，青少年/成年早期白质（WM）扩大和灰质（GM）修剪同时发生（Sowell 等，2001）。这一发现，再结合精神分裂症在这一时期特有的发病年龄，提示过度修剪可能是一个潜在的发病机制，这可以解释首次发作患者所表现出的大脑异常（Feinberg，1982）。

在 sMR 文献中，发病后大脑变化的过程没有特征性，主要是由于完成一项合适的实验设计本身存在固有的困难：需要对首发患者进行前瞻性纵向研究，观察这些患者终身的疾病轨迹。虽然一些证据表明大部分的脑组织减少发生在疾病早期而不是进展期，然而这个课题的数据受样本量小（通常 15～30 例）和研究周期短（通常 1～5 年）的限制（DeLisi，2008；Cahn 等，2002；Whitford 等，2006）。鉴于患者在发病 5～20 年后会出现认知和临床功能的衰退，因此也有理由推测这些改变是伴随（也可推测是由于）疾病后期的进行性脑组织减少。

然而，这个问题的澄清还受到"神经发育"这个词含义模糊的限制，它有时指一段时间（如围产期、青春期），有时指一个过程（如突触、树突棘和树突的形成，神经元迁移，髓鞘形成）。有些过程与某些阶段有联系（如神经元迁移发生在胚胎发育期），其他过程将持续终身（如突触的形成是受学习和记忆影响的神经可塑性过程）。终身都持续进行的例子可以证明疾病后期（或正常个体生命的后期）测量到大脑的变化是由于神经发育偏离正轨，即任何驱使及调节神经可塑性的机制遭到破坏所致。在这个例子中，神经发育和神经退行性变（过去指生命中、晚期发生的大脑改变）的界限是模糊的，或许我们应该将"神经退行性变"这个词的意思限定为可证实的神经元丢失，正如第 1 章所指的。

3. 随着 fMR 的出现，功能影像学发展到了成熟期，这是跨学科合作的结果，涉及的人员包括心理学家、认知神经科学家、基础神经科学家、精神病学家、统计学家、放射学家、生物医学工程师和遗传学家。

正电子发射断层成像（PET）技术的挑战是需要回旋加速器和放射化学家，并且反复射线暴露使其在研究设计上受到局限，从而限制这种功能成像技术的广泛应用。但是，PET 研究设立了精神病学功能成像研究基金。PET 领域首先解决了很多功能成像所固有的基本问题：相关体素的多重对照校正法，确定适当的样本量，选择患者和对照都适合的任务，并论述完成任务的组间差异（如 Andreasen 等，1996）。PET 可以用来研究精神分裂症患者认知和情感的多个方面，提供多个现成的适合 fMR 的任务方案。

虽然很少有机构有 PET 扫描仪，但每个机构都有一台 MR 扫描仪。fMR 的出现为大量广泛的研究者提供了研究功能成像的机会。

第 2 章恰如其分地概述了 fMR 家族所面临的各种问题和实验设计的发展。应用氟脱氧葡萄糖（FDG）或 O^{15} 水和 PET 研究静息状态的功能成像，已经从一个感兴趣的研究方向发展为一个研究领域：现在认为 REST（Random Episodic Silent Thought）研究在发掘自我指示性思维和原发过程思维方面是一种有价值的实验研究，这两种认知成分都是研究精神分裂症的学生感兴趣的（Andreasen 等，1995）。正如第 2 章所描述的，独立成分分析（independent component analysis，ICA）的说明介绍了一种新型的探索性统计学工具，可以用来整合不同的数据域，如 fMR 和遗传学或 fMR 和结构成像。

4. MR 波谱成像（MRS）是一项有希望的技术，其潜力仍在不断开发中。

与结构和功能成像不同，波谱成像还未广泛应用于精神分裂症研究，尽管我们已经做了大量的前期工作以证明它的先进性。第 3 章明确解释说，MRS 研究需要适当的生物化学、物理化学和物理学知识。此外，强磁场的 MR 设备需要有大量应用软件的接入口，而这种设备不被广泛使用，即便使用也不容易操作。但是，MRS 为研究精神分裂症等疾病的生化机制提供了振奋人心的机会。然而，它的大部分潜力仍未被了解。

5. PET 神经受体成像为确定药物作用机制和药物剂量提供了实验性科学基础。

这是另一个胆怯或数学功底差的人不能涉猎的领域。没有回旋加速器接入和放射化学家以及一支庞大的、受过良好培训的跨学科研究小组是不能进行 PET 神经受体研究的。然而，精神病学和神经精神药理学领域在这项工作中受益匪浅。感谢霍普金斯的卡若琳斯卡学院和布鲁克海文实验室的 PET 研究先驱们，我们现在掌握了开展活体内药理学研究的方法。这项工作在技术上具有挑战性，要求有显影放射性配体，并且它可以通过血脑屏障、安全、容易测量和提供数据信息。一经显影，这种配体就能够用来解决活体人脑受体分布的基本问题。例如，外侧纹状体 D_2 受体的分布和密度是怎样的？其分布与多巴胺受体的其他类型比较有什么不同？这些配体还能用来阐述病理生理学的问题。例如，首次发作从未用过神经阻滞剂的患者 D_2 受体密度较正常对照是高还是低？在临床应用方面可能最重要的是通过测量不同药物剂量下的受体占有率来研究量效曲线。下面提到的应用是最受益的，我们现在有实验数据详细说明了很多我们常用的神经阻滞剂的治疗窗。

未来

影像学技术在确定精神分裂症大脑机制的基本问题上已经很成熟。但从某种意义上讲，实验设计和分析较技术本身更局限。例如，大多数研究对象是大量使用过神经阻滞剂或者收集影像数据时正在使用神经阻滞剂的慢性病患者。我们不知道这些神经阻滞剂对数据有多大影响，但现有证据表明这些药物能改变大脑的结构和功能（DorphPetersen 等，2005；Lieberman 等，2005；Miller 等，2001）。最好的做法是在从未使用神经阻滞剂的患者和相匹配的对照组中开展更多的前瞻性研究而不是横断面研究，以便我们能仔细分析是药物作用还是疾病本身的作用。目前这类研究较少的原因很多，首先，这类患者很少见，且难以坚持到研究的最后。其次，得出结论较慢，在 3～5 年内得不出最初的结果，并且时间有可能更长。第三，资金机制不会计划支持这类工作，因为资金仅满足 5 年，并且由于这种病源缺乏，补充足量的样本和随访还需要 10 年的时间。

MR 的附加技术迅猛增长提示这种技术很可能持续发展，这些新成果将持续应用于精神分裂症的研究。MRS 领域的远期目标是发展 MR 序列和实施全脑 MRS 的分析工具。sMR 领域的目标包括改进利用 DTI 对实际的纤维束进行测量和提高可视化 GM 细胞排列图像的分辨率。fMR 领域的目标包括测量血流量和代谢,而不仅是 BOLD 的效果。

致谢

本文得到了 MHCRC 助学金的支持:重性精神病的神经生物学和现象学(MH43271);精神分裂症的现象学和分类学(5R 01MH031593);重性精神病 MR 成像(5R01MH040856);精神分裂症的神经生物学培训和 DTI 评估(Magnotta K 奖学金);BRAINS 形态学和影像分析。

参考文献

Andreasen N C, Arndt S, Cizadlo T, et al. 1996. Sample size and statistical power in ^{15}O H$_2$O studies of human cognition. *Journal of Cerebral Blood Flow and Metabolism* **16**, 804–16.

Andreasen N C, Cohen G C, Harris G, Parkkinen J, Rezai K and Swayze V W. 1992. Image processing for the study of brain structure and function: Problems and programs. *Journal of Neuropsychiatry and Clinical Neuroscience* **4**, 125–33.

Andreasen N C, Nasrallah H A, Dunn V, et al. 1986. Structural abnormalities in the frontal system in schizophrenia: A magnetic resonance imaging study. *Archives of General Psychiatry* **43**, 136–44.

Andreasen N C, O'Leary D S, Cizadlo T, A et al. 1995. Remembering the past: Two facets of episodic memory explored with positron emission tomography. *American Journal of Psychiatry* **152**, 1576–85.

Andreasen N C, Olsen S A, Dennert J W and Smith M R. 1982. Ventricular enlargement in schizophrenia: Relationship to positive and negative symptoms. *American Journal of Psychiatry* **139**, 297–302.

Arndt S, Cizadlo T, Andreasen N C, Heckel D, Gold S and O'Leary D. 1996. Tests for comparing images based on randomization and permutation methods. *Journal of Cerebral Blood Flow and Metabolism* **16**, 1271–9.

Cahn W, Hulshoff Pol H E, Lems E B, et al. 2002. Brain volume changes in first-episode schizophrenia: A 1-year follow-up study. *Archives of General Psychiatry* **59**, 1002–10.

Cizadlo T, Harris G, Heckel D, et al. 1997. An automated method to quantify the area, depth, and convolutions of the cerebral cortex from MR data: (BRAINSURF). *Neuroimage* **5**, 402.

Cohen G, Andreasen N C, Alliger R, et al. 1992. Segmentation techniques for the classification of brain tissue using magnetic resonance imaging. *Psychiatric Research: Neuroimaging* **45**, 33–51.

DeLisi L E. 2008. The concept of progressive brain change in schizophrenia: Implications for understanding schizophrenia. *Schizophrenia Bulletin* **34**, 312–21.

Feinberg I. 1982. Schizophrenia: Caused by a fault in programmed synaptic elimination during adolescence? *Journal of Psychiatric Research* **17**, 319–34.

Dorph-Petersen K A, Pierri J N, Perel J M, Sun Z, Sampson A R, and Lewis D A. 2005. The influence of chronic exposure to antipsychotic medications on brain size before and after tissue fixation: A comparison of haloperidol and olanzapine in macaque monkeys. *Neuropsychopharmacology* **30**, 1649–61.

Gold S, Christiansen B, Arndt S, et al. 1998. Functional MRI statistical software packages: A comparative analysis. *Human Brain Mapping* **6**, 73–84.

Johnstone E C, Frith C D, Crow T J, Husband J and Kreel L. 1976. Cerebral ventricular size and cognitive impairment in chronic schizophrenia. *Lancet* **2**, 924–6.

Lieberman J A, Tollefson G D, Charles C, et al. 2005. Antipsychotic drug effects on brain morphology in first-episode psychosis. *Archives of General Psychiatry* **62**, 361–70.

Miller D D, Andreasen N C, O'Leary D S, Watkins G L, Boles Ponto L L and Hichwa R D. 2001. Comparison of the effects of risperidone and haloperidol on regional cerebral blood flow in schizophrenia. *Biological Psychiatry* **49**, 704–15.

Shenton M E, Kikinis R, Jolesz F A, et al. 1992. Abnormalities of the left temporal lobe and thought disorder in schizophrenia: A quantitative magnetic resonance imaging study. *New England Journal of Medicine* **327**, 604–12.

Sowell E R, Thompson P M, Tessner K D and Toga A W. 2001. Mapping continued brain growth and gray matter density reduction in dorsal frontal cortex: Inverse relationships during postadolescent brain maturation. *Journal of Neuroscience* **21**, 8819–29.

Weinberger D R, Cannon-spoor E, Potkin S G and Wyatt R J. 1980. Poor premorbid adjustment and CT scan abnormalities in chronic schizophrenia. *American Journal of Psychiatry* **137**, 1410–3.

Whitford T J, Grieve S M, Farrow T F, et al. 2006. Progressive grey matter atrophy over the first 2–3 years of illness in first-episode schizophrenia: A tensor-based morphometry study. *Neuroimage* **32**, 511–9.

Worsley K, Evans A, Marrett S, and Neelin P. 1992. A three-dimensional statistical analysis for CBF activation studies in human brain. *Journal of Cerebral Blood Flow and Metabolism* **12**, 900–18.

第 2 部分

心境障碍

双相障碍的结构影像学

Stephen M. Strakowski

引言

双相障碍是一种很常见的精神疾病，全球患病率达 3%，是世界第六大致残性疾病。尽管双相障碍定义为有躁狂（双相Ⅰ型）或轻躁狂（双相Ⅱ型）的表现，但实际上，双相障碍的症状还包括情绪不稳定、自主神经功能异常、认知损害、精神病性症状和易冲动。基于神经影像学和其他方面的研究，双相障碍这些症状形成可能的神经基础主要集中于所谓皮质-边缘通路的功能障碍。这个网络由前额叶-纹状体-苍白球-丘脑组成一个环路，受杏仁核及其他边缘结构调节，直接影响社会和情感行为，基于之前回顾过的工作，图 6.1 提供了一个前边缘网络系统的模型。事实上，近期神经影像学技术特别是磁共振成像（magnetic resonance imaging，MRI）和波谱技术的发展已经彻底改变了双相障碍的神经生理学研究，并引导其向着阐明双相障碍神经基础的方向发展。

进一步评估并延伸双相障碍功能解剖学模型的方法之一是采用脑影像学技术，明确有关的大脑网络系统内是否存在大脑结构异常。结构影像学终究有所局限，毕竟结构的完整或异常并不能分别代表功能的正常或异常。即便如此，双相障碍患者的脑结构异常也加强和扩展了神经解剖学模型，可能是模型的基础。此外，结构影像学还能识别大脑感兴趣区（regions of interest，ROI）并指导功能性及神经化学成像，从而提高后者的研究力度。

因为近期已发表了有关双相障碍结构影像学的一些综述和 Meta 分析，因此在本章我们不会详细回顾以前的工作。相反，我们将把重点放在脑边缘网络系统（图 6.1），这是最近的结构神经影像学研究定位的、推荐的感兴趣区。鉴于 MRI 在精神障碍结构影像学方面的显著优势，我们将集中讨论该成像方式。

皮质-边缘通路和双相障碍

首先我们回顾一下图 6.1 所示的网络模型。该网络结构的重要组成部分之一是腹侧前额叶-纹状体-苍白球-丘脑环路。众所周知，前额叶皮质是一种异质性结构，即前额叶地形图的特定区域分别对应纹状体、苍白球和丘脑等特定脑区，从而形成相对独立的神经环路，可以重复评估内外部刺激并指导各种行为输出（Mega 等，1997；Ongür 和 Price，2000；Tekins 和 Cummings，2002））。在图 6.1 模型中，前额叶腹内侧（眶额皮质）和腹外侧前额叶皮质投射到纹状体相应部分（简单起见，我们将这些环路合并成这种模型，但实际上它们是一个较大的完整网络的相对独立部分），然后通过苍白球和丘脑连接到相应位置上，再连接回到最初的额叶区（Tekin 和 Cummings，2002）。该环路是通过不同脑区提供的经过加工和未加工的内外部数据来支配每个组件的，反复循环产生情绪反应和社会行为（Tekin 和 Cummings，2002）。我们假设双相障碍患者在此反复循环过程中的输出受到干扰，导致情感不稳定和人际行为不适当，表现为躁狂和抑郁（Adler等，2006a，Strakowski 等，2005）。杏仁核及其扩展部分为该网络结构提供关键输入，它被认为是简单地在重复之前设置的"情绪基调"。可以断定，如果这个"恒温器"设置错误，将导致适应不良行为（如躁狂症）。尽管小脑主要被视为一个运动网络中的误差检测器，其作用是协调有意运动，但事实上，中线小脑（小脑蚓部）是众所周知的支配杏仁核和调节情感功能的部分（Schmahmann 等，2007）。因此，可以推测，小脑蚓部可能执行类似的功能（误差检测）。这些情绪网络与小脑在额叶-纹状体-苍白球-丘脑反复循环的运动网络功能一致。再次，干扰这一功能

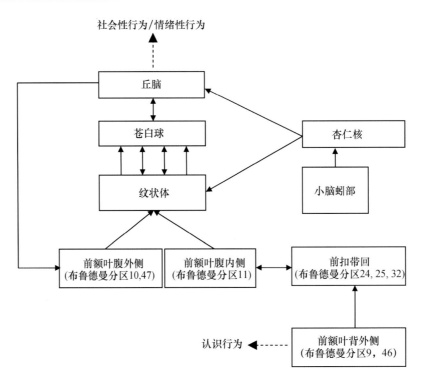

图 6.1　皮质-边缘通路示意图（PFC，前额叶皮质；BA，布罗德曼分区）

可产生不稳定的情绪行为（Schmahmann 等，2007）。几个或所有这些整合的脑区功能障碍将导致双相障碍患者出现情感症状。

皮质-边缘通路也连接到前扣带回脑区，将前额叶腹侧和背侧核整合起来（Yamasaki 等，2002）。事实上，这些腹侧和背侧核可能会影响彼此的功能（Mayberg 等，1999；Yamasaki 等，2002）。因此，皮质-边缘通路功能障碍可能破坏认知网络，导致双相障碍的认知损害（Bearden 等，2001）。这个关于双相障碍患者皮质-边缘通路模型的综述是其他已发表的更广泛讨论的一个概述（Adler 等，2006a；Strakowski 等，2005，2007）。这些讨论产生一个问题："结构影像学发现的双相障碍脑网络异常，都能支持并扩展这一模型的神经解剖学基础吗？"为了说明这个问题，我们将关注和图表 6.1 中明确的结构有关的研究。

前额叶皮质

前额叶皮质（prefrontal cortex，PFC）存在功能和组织学上的异质性，在这里特定脑区投射到纹状体内相应的特定脑区并启动前面描述的反复循环网络（Tekins 和 Cummings，2002）。前额叶皮质可调节各种功能，如情感、社会和认知行为（Tekins 和 Cummings，2002；Voorn 等，

2004）。经典的形态磁共振成像方法使用具体结构的边界来确定特定的感兴趣区（ROIs），但由于脑沟和脑回界标存在个体差异，并且这些界标在特异性前额叶功能的解剖边界中也存在变异性，所以该方法在前额叶皮质分区效度不佳。因此，许多前额叶皮质的影像学研究可以描绘出相对较大的感兴趣区（如所有灰质到胼胝体的膝部），但基本上不具备功能特异性（Strakowski 等，2005）。因此，对双相障碍患者和健康对照者的大面积前额叶体积进行比较的研究结果模棱两可也就不奇怪了（Strakowski 等，2005；Konarski 等，2008）。然而，在所有病例中，如果报道有差异，那就是双相障碍患者的前额叶体积比健康对照者小（例如 Sax 等，1999，Coffman 等，1990）。此外，Lyoo 等（2006）发现与正常人相比，双相障碍患者皮质厚度下降，这与 Haznedar 和同事（2005）发现的双相障碍患者额叶灰质和白质密度减少一致。为了解释这些假定结果的临床意义，Sax 等（1999）指出，前额叶体积下降与完成注意力任务较差有关，Haldane 等（2008）发现双相障碍患者的抑制控制和前额叶结构之间缺乏相关性。这些结果表明，即使大范围、非特异功能性额叶结构的测量结果也能提示关于认知测查的表现。Lyoo 等（2006）发现，前额叶皮质的厚度

与疾病病程呈负相关，提示这是一个疾病进展的潜在标志。但关于前额叶体积的研究太少，并且测量方法不具备特异性，因此尚不足以阐述双相障碍的神经解剖学模型。

为了突破这个限制，研究人员采用了两种方法。一种是以前额叶皮质的脑沟与脑回标记物为基础，将前额叶划分为更小的亚区。特别指出，受试者的个体差异限制了该方法的特异性，尽管我们推测与整体、大面积的前额叶厚片相比，这些小体积更可能具有功能上的同质性。另一种方法是放弃界标，使用体素的计算方法，类似功能性磁共振成像研究采用的方法。后者是把受试者的大脑放进一个普通的立体框架内，对组内的受试者进行比较，不需在之前特别描绘前额叶亚区（见图 6.3，举例）。这种方法的使用从定义上来看是探索性的，因为样本量小，许多研究的统计学效力有限。然而通过这些方法，已经使研究者在双相障碍患者的皮质-边缘通路模型中评估了一些特定的感兴趣区，即腹侧（眶额皮质）、背外侧前额叶皮质和前扣带回。

腹侧前额叶（眶额皮质）

腹侧前额叶［主要是在布罗德曼区（BA）10、11 和 47］主要调节情感和社会行为，因此，当这些额叶区域的功能出现缺陷时，就可能产生在双相障碍中观察到的症状（Tekins 和 Cummings，2002；Strakowski 等，2005；Blumberg 等，2006）。不同于众多前额叶的研究，有关腹侧额叶皮质研究的结果一致性较好，发现双相障碍患者此区域的灰质与正常人相比减少。具体来说，当用测定体积（感兴趣区，ROI）的方法比较双相障碍和健康受试者时，虽然 Chang 等（2005）在青少年中没有发现差异，但 3 项成人患者的研究发现，与健康对照者相比，双相障碍患者的灰质体积更小（Lopez-Larson 等，2002；Nugent等，2006；Blumberg 等，2006）。然而，与灰质研究结果相反的是，后 3 项研究报道双相障碍患者和健康对照者相比，白质体积分别是增加（Nugent 等，2006）、减少（Blumberg 等，2006）和没有差异（Lopez-Larson 等，2002）。因此，腹侧前额叶皮质的减少似乎反映了灰质的减少。此外，Nugent 等（2006）和 Blumberg 等（2006）发现灰质体积增加与药物暴露的增加有关，表明药物治疗作为混杂因素可能会最小化健康个体和双

相障碍患者之间存在的可观察到的差异，而在这些研究中，患者几乎都接受了精神科药物治疗。

基于体素的形态测量法（voxel-based morphometry，VBM）普遍支持 ROI 研究的结果，一些研究已经发现腹侧前额叶皮质灰质体积或密度减少（Wilke 等，2004；Farrow 等，2005；Lyoo 等，2004；Frangou 等，2005；Nugent 等，2006）。Dickstein 等（2005）使用 VBM 在青少年患者中也未发现灰质异常（尽管 Wilke 等在 2004年已报道了这方面的内容），同样在首发患者中也没有发现（Adler 等，2005，2007）。在另外一项研究中，Adler 等（2005）用 VBM 发现病程早期的双相障碍患者的腹外侧前额叶皮质灰质体积增加。他们认为后两个有关发病早期的研究（Adler等，2005，2007）和青少年患者的研究相一致（Dickstein 等，2005；Chang 等，2005），与老年患者的研究结果相反，这支持了一个假说，即随着病程的进展，双相障碍患者腹侧灰质体积逐渐减少。Brambilla 等（2001a）和 Lopez-Larson 等（2002）的发现也支持这一观点，即灰质体积与双相障碍的病程呈负相关。Blumberg 等（2006）发现，与健康受试者相比，年轻双相障碍患者的腹侧前额叶皮质减少更迅速。总之，这些研究表明，腹侧前额叶皮质的逐渐改变和双相障碍的早期进展有关，即随着每次情感障碍发作，间歇期会越来越短（Angst 和 Sellaro，2000；Roy-Byrne 等，1985；Kraepelin，1921；见图 6.2）。然而，腹侧

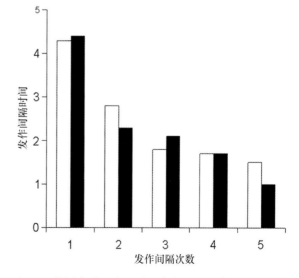

图 6.2　该图表明，在两项研究中，双相障碍发病早期，两次情感障碍发作的间歇期缩短：白色条带，Kraepelin（1921）；黑色条带，Roy Byrne 等（1985）。

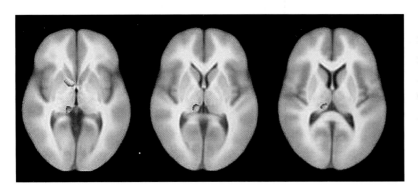

图 6.3 图为一项基于体素的形态测量法的三维影像对比研究，19 例健康受试者与 28 例双相障碍患者相比存在显著性差异达到 25 个体素，即 $P < 0.01$。橙色区域表明双相障碍患者灰质密度下降（strakowski 等，未发表的数据）（见彩图 6.3）

前额叶皮质在发病之前就有改变，还是情感障碍的反复发作所致尚不明确。

前扣带回皮质

扣带回位于脑中线下方，始于胼胝体的膝部（前额叶皮质膝下部，the subgenual prefrontal cortex，SGPFC，布罗德曼区 25），向后沿胼胝体通向延髓前扣带回（布罗德曼区 24）和背侧前扣带回（布罗德曼区 32）。前额叶皮质膝下部与边缘系统紧密相连，即在前扣带回周围，看起来和参与情绪调节的腹侧脑区的连接逐渐变少，与认知（背侧）皮质连接增多。因此，膝下部和前扣带回皮质似乎将大脑的认知和情感功能区（背侧和腹侧）整合起来，调节并整合情感和"逻辑"行为（Devinsky 等，1995）。由于双相障碍患者这些功能出现紊乱，因此前扣带回在双相障碍患者的神经解剖模型中起潜在的中心作用（如图 6.1）。此外，前扣带回的亚区界定起来相对一致（虽然在这些解剖区内不可能存在清晰的功能界限），因此观察双相障碍患者该脑区的结构影像学研究较多。

Drevets 等（1997）首先报道，与健康受试者相比，双相障碍（和单相抑郁症）患者和有情感性精神病家族史者的左侧前额叶皮质膝下部体积更小。随后结果被 Hirayasu 等（1999）和 Koo 等（2008）在首发情感性精神病（双相和单相）患者重复，并且 Sharma 等（2003）和 Haznedar 等（2005）在双相障碍患者中同样进行了验证。然而，也有两项研究没有发现健康受试者和双相障碍患者前额叶皮质膝下部之间的差异（Brambilla 等，2002；Sanchez 等，2005）。虽然这些研究均使用感兴趣区（regions of interest，ROI）的方法，但这些研究结果的差异很可能反映了病例抽样和成像方法的不同。虽然结论有些模棱两

可，但这些研究表明，在有情感性精神病家族史的双相障碍或单相抑郁患者中，可能存在前额叶皮质膝下部异常（可能是非特异性）。一个有关情感性疾病家族史阳性患者的 Meta 分析发现，单相抑郁患者存在更多左侧前额叶皮质膝下部体积减小，而双相障碍患者则没有（Hajek 等，2008）。此外，Koo 等（2008）研究发现，前额叶皮质膝下部体积随时间而减小，治疗效果差的患者体积减小更明显。

在前扣带回的其他部位也有类似的研究结果。大部分研究者发现，与健康受试者相比，双相障碍患者前扣带回皮质体积、厚度和密度均下降（Wilke 等，2004；Kaur 等，2005；Farrow 等，2005；Lyoo 等，2004，2006；Lochhead 等，2004；Yatham 等，2007；Chiu 等，2008）。虽然 Sassi 等（2004）没有发现任何差异，但 Javadapour 等（2007）在双相障碍患者中发现前扣带回皮质体积增加。在首发病例中，Strakowski 等（1993）未观察到双相障碍患者与健康受试者之间的扣带回体积存在差异。但是，Farrow 等（2005）发现，双相障碍患者发病最初 2 年即有前扣带回皮质体积减小，因此，这些研究可能反映了与背侧前额叶类似的情况，即随着疾病的进展或病程的延长，前扣带回皮质体积变小。两项运用 VBM 方法的研究结果使得这一结论变得复杂，他们发现与健康受试者相比，双相障碍患者前扣带回灰质体积增加（Adler 等，2005；Frangou 等，2002）。

同时，这些研究表明双相障碍患者前扣带回皮质一些区域减小，尤其是有情感性精神病家族史的患者。这种减小可能反映了这些脑区组织在双相障碍疾病进程中的进行性损害。此外，Fornito 等（2008）最近的一项研究发现双相障碍患者扣带回发育异常。同时，这些结果和那些关于腹侧前额叶皮质的研究均表明，双相障碍患者的

前额叶区域存在结构的改变或许还有发育异常。这些特定的前额叶区调节情绪、情感和社会交往，与双相障碍的症状表现一致。

背外侧前额叶皮质

背外侧前额叶皮质（dorsolateral prefrontal cortex，DLPFC；布罗德曼区 9、10 和 46）管理认知功能（特别是工作记忆和注意力），整合认知过程，并对认知行为进行调节。双相障碍患者存在认知损害，特别是在心境障碍发作时，稳定期时认知损害的程度则较轻（Bearden 等，2001）。这些认知研究表明双相障碍患者 DLPFC 的神经解剖变化可能与疾病发生有关。

> **框 6.1　双相障碍前额叶皮质——"关键点"**
>
> - 健康大脑中前额叶皮质的作用：
>   腹侧前额叶皮质（眶额皮质）——启动额叶-纹状体-苍白球-丘脑环路反复循环，调节社会/情感活动。
>   前扣带回皮质——将认知和情感反复循环的网络整合起来（即腹侧和背侧核）。
>   背外侧前额叶皮质——启动额叶-纹状体-苍白球-丘脑环路反复循环，调节认知行为。
> - 双相障碍相关的前额叶皮质：
>   腹侧前额叶皮质——功能障碍导致情绪失衡和冲动反常行为。
>   前扣带回皮质——功能障碍可能导致抑制失控。
>   背外侧前额叶皮质——功能障碍导致认知障碍，尤其是记忆力和注意力。
> - 前额叶结构磁共振成像结果——总结：
>   腹侧前额叶皮质——随着疾病病程的进展，与健康受试者相比，双相障碍患者的灰质体积减小。
>   前扣带回皮质——随着病情的进展，双相障碍患者的前扣带回皮质体积减小，特别是在扣带回亚区。
>   背外侧前额叶皮质——不确定的改变，相对于主要的"情感"皮质可能是次要的。

有几项使用 ROI 和 VBM 方法的研究均发现，与健康受试者相比，双相障碍患者背外侧前额叶皮质的灰质体积减小（Lopez-Larson 等，2002；McIntosh 等，2004；Frangou 等，2005；Dickstein 等，2005），但其他研究没有类似发现（Schlaepfer 等，1994；Adler 等，2005，2007；Chang 等，2005）。相对而言，双相障碍相关研究对背外侧前额叶皮质的关注不多，重点在前额叶

皮质区域（如腹侧前额叶皮质），普遍认为这个区域负责调节情绪。有关背外侧前额叶皮质的研究结果明显是不确定的。推测双相障碍患者存在腹侧前扣带回皮质区域的原发性异常，与定义情感症状的条件一致，并对应认知（背侧）脑区的继发性改变。事实上，Mayberg 等（1999）已经指出，腹侧和背侧前额叶皮质呈负相关，因此，其中任何一个出现功能异常均会导致另一个出现功能障碍。Yamasaki 等（2002）指出，前扣带回调节这些相互作用。因此，在我们的功能性神经解剖学模型中，如图 6.1 所示，我们推测所观察到的这种背外侧前额叶皮质的异常是继发性的，反映了情感（腹侧）大脑的原发性异常。显然，神经解剖学研究不能解决这些问题，最终要依靠功能影像学（fMRI）和化学影像学（MRS）领域的研究。

纹状体

在前边缘系统模型中，前额叶皮质区投射到纹状体（图 6.1）。纹状体可分为背侧和腹侧区。背侧纹状体由尾状核和壳核组成，具有共同的胚胎学、组织学结构，事实上，尾状核的头部与前壳核是融合的（Bonelli 等，2006）。腹侧纹状体是由嗅结节和伏隔核组成，后者在组织学上与背侧纹状体相同，并且不是一个独立的核团（Voorn 等，2004）。因此，腹侧和背侧纹状体可能并没有很清晰的界限（Voorn 等，2004）。

纹状体是基底节系统（是由纹状体、苍白球和黑质组成）中较大的输入细胞核团（Bonelli 等，2006）。纹状体接收来自于大脑皮质、杏仁核和海马以及丘脑弥散的输入信息（Bonelli 等，2006）。腹侧纹状体和腹侧尾状核接收来自脑区的输入信息，与情感和奖赏过程中的作用一致，而尾状核其余部分调节认知过程（Bonelli 等，2006；Voorn 等，2004）。壳核接收来自感觉皮质的纤维（Yelnik，2002）。因此，纹状体为前额叶信息提供一级处理，该信息的输入进而调节基底节效应器的组成部分（如苍白球）（Bonelli 等，2006；Yelnik，2002；Voorn 等，2004）。前面提到过，纹状体位于前边缘网络的中心位置，因此在双相障碍的神经解剖学研究中受到重视。

大量研究证实，与健康受试者相比，双相障碍患者纹状体增大（见 Strakowski 等，2005 或

Konarski 等，2008 综述）。特别是青少年双相障碍患者（Wilke 等，2004；DelBello 等，2004）、成年首发者（Strakowski 等。2002 年）和心境障碍发作频繁的成年人（Aylward 等，1994；Strakowski 等，1999；Sax 等，1999；Frangou 等，2002，2005）。Noga 及同事（2001）观察到双相障碍患者及其同卵双胞胎的尾状核体积均增加。对首发患者以及双胞胎的研究表明，这种异常可能导致疾病的早期发作，而不仅仅是反映药物的效果，有研究发现使用传统抗精神病药物能使纹状体增大（Chakos 等，1994）。

　　然而，也有一些研究并未观察到双相障碍患者纹状体较健康受试者增大，包括首发（Strakowski 等，1993）、青少年（Chang 等，2005）和成年（McIntosh 等，2004）患者。此外，即使在有阳性结果的研究中，当单独测量时，就会发现要么是尾状核增大，要么是壳核增大，通常两者不会同时增大（Konarski 等，2008）。最近我们对父母是双相障碍的 8～12 岁儿童（本身不符合双相障碍的诊断标准）和与之匹配的父母健康的儿童进行纹状体体积比较，没有发现两组之间存在差异，不过这一研究的样本量较小（Singh 等，2008）。对大部分有关纹状体体积的研究进行 Meta 分析后也没有发现健康人与双相障碍患者有差异（Kempton 等，2008）。Hwang 和同事（2006）的一个研究可以解释这些研究的不一致性，虽然他们并没有观察到双相障碍患者与健康受试者之间纹状体的差异，但指出纹状体的前侧和腹侧表面存在微小的差异，特别是在右侧。

　　虽然结论不确定，但也有足够多的阳性研究结果证实双相障碍患者纹状体增大，表明大脑结构发生了解剖学异常。然而，这些异常可能出现在腹侧纹状体和前腹侧尾状核/壳核上微小而有限的小区域内，从而造成研究结果不同。与此相反，单相抑郁症研究往往发现纹状体体积减小，双相障碍和单相抑郁症的这种差异提示了这两种疾病潜在的区别（Strakowski，2002；Strakowski 等，2002b；Konarski 等，2008）。总之，这项工作表明，有必要对纹状体功能障碍做进一步的研究，而形态测量法因为使用了更复杂精密或更高分辨率的方法，因此是双相障碍功能性神经解剖学研究一个有潜力的组成部分（如 Hwang 等，2006）。

苍白球

　　苍白球是基底节的主要输出结构，它与纹状体连接紧密，并且在苍白球内，与腹侧被盖区和黑质相整合，这样可以跨越相互隔离的额叶-纹状体通路，还可能使相对独立的反复循环的网络将信息彼此传递下去（Yelnik，2002；Bonelli 等，2006）。此外，苍白球有内部和外部两部分，把不同效价的（如抑制与兴奋）信息传到丘脑，然后将信息发送回皮质（Haber 和 McFarland，2001）。这部分基底节环路可以抑制不需要的或不成功的行为（Haber 和 McFarland，2001）。虽然苍白球和纹状体明显的连接紧密，并在该网络中起到关键的输出作用，但和纹状体相比，在双相障碍中使用形态磁共振成像技术对其进行的研究较少。

　　Kempton 等（2008）对最近 5 项研究的 Meta 分析发现，双相障碍患者苍白球较正常人增大（效应值 1.09，$P = 0.052$）。在这些研究中，Brambilla 等（2001b）并没有发现有意义的苍白球增大，但指出年龄较大患者（>36 岁）的苍白球比年轻患者增大，这和两项关于儿童双相障碍患者的研究结果一致，这两个研究也没有观察到苍白球增大（DelBello 等，2004；Ahn 等，2007）。因此，这些皮质下结构的增大可能反映了年龄或病程的影响。再加上对纹状体的研究，这些结果一起表明双相障碍患者存在基底节结构异常，即相对增大或形态异常。关于这些潜在的异常是在疾病发病前就已存在（如 Noga 等，2001，而不是 Singh 等，2008）还是发病后一段时间内发生（如 Brambilla 等，2001b），还需要纵向研究去验证。

丘脑

　　丘脑是一个皮质下结构，实际上由多个独立的脑区和核团组成，通常情况下，使用当前的成像方法难以分辨。因此，测量往往涉及整个多核团结构。来自苍白球区域上的信息处理传到丘脑的不同区域，就像额叶皮质映射到纹状体一样。如上所述，丘脑将信息传回到原始前额叶皮质区以及基底节，提供对反复的信息加工和行为反应关键的反馈环路（Haber 和 McFarland，2001）。在此讨论一下相关感兴趣区，特别是调节"情感"的腹侧前额叶皮质，大脑网络主要映射到丘脑的中间背侧核。虽然以前丘脑一直被认为仅仅是皮质下和皮质结构之间的一个中转站，但事实上，丘脑可能通过反馈连接，广泛地联系感觉和运动脑区，同时有交互和非交互的皮质丘脑连接，可以进一步调节接收来自苍白球的处理信息，从而细化行为输出（Haber 和 McFarland，2001）。

到目前为止，对双相障碍丘脑结构方面的研究结果基本都是阴性的，很少有研究报道双相障碍患者的丘脑与正常人之间存在差异（见 Konarski 等，2008 小结），不过也有结果发现差异，包括减少（Lochhead 等，2004；Frangou 2005；Haznedar 等，2005；McIntosh 等，2004）和增加（Strakowski 等，1999；McIntosh 等，2001）。Kempton 等对 3 项研究的 Meta 分析（2008）也没有发现健康受试者与双相障碍患者的丘脑体积之间存在差异。总的来说，迄今为止还没有研究支持双相障碍患者存在丘脑结构异常。

杏仁核

受当前 MRI 空间分辨率的限制，形态测量的MRI 研究只能将杏仁核视为一个单一的结构，但实际上它是一个核团的集合，这些核团位于颞叶内侧，与其他一些脑结构（如终纹体基底核）相联系，有时被称为"杏仁核延伸部"。我们已经明确在较低等级的动物（和人类）中，它参与管理"战斗或逃跑"（恐惧）反应，但是杏仁核似乎对情绪和认知功能都有调节作用。从诱导悲伤的研究（Posse 等，2003）和恐惧面孔识别的研究（Adolphs，2008）中我们得知，在一些情感加工中它可以激活。正如我们研究的双相障碍患者皮质-边缘通路模型提到的，我们过于简单地将杏仁核视为设定前额叶-纹状体-苍白球-丘脑循环环路情感基调的脑区，事实上，杏仁核的部分切除或损害会引起情绪淡漠和倦怠（Mega 等，1997）。鉴于其在情绪调节和处理方面的核心作用，双相障碍患者杏仁核影像学的研究无疑得到了广泛关注。

总的来说，这些研究都使用了 ROI 方法，因为目前 MRI 的分辨率可以相对容易地划定杏仁核核团（作为一组）的边界。在一项较早的研究中，我们用 ROI 方法比较了双相障碍患者和健康受试者的前边缘结构（Strakowski 等，1999），发现双相障碍患者杏仁核增大，这是一个相对较新的发现，因为一般情况下精神病患者的各个脑区往往较健康受试者减小（Strakowski，2002；Honea 等，2005）。同时，Altshuler 等（1998 年初步报道；2000 年最终报道）对双相障碍、精神分裂症及健康受试者的杏仁核体积进行了测量，也发现与其他两组相比，双相障碍患者杏仁核增大。此外，他们还发现健康受试者与双相障碍患者海马体积没有任何差异（一般在研究间可以交叉观察到；konarski 等，2008 综述），虽然他们之前发现精神分裂症患者海马体积更小。一个 Meta 分析对这些研究的患者组进行比较后，认为与精神分裂症相比，双相障碍患者海马体积较大（Kempton 等，2008）。这两项研究引出了一个假设，即杏仁核增大与海马正常的共存现象可能是双相障碍所独有，可以区分双相障碍和精神分裂症患者（Altshuler 等，2000）。然而，与 Chen 等

框 6.2　双相障碍患者的皮质下结构——"关键点"

- 健康大脑中皮质下结构的作用：

  纹状体—对前额叶信息进行一级处理，整合感觉和其他皮质输入信息。

  苍白球——对来自纹状体的汇聚信息进行二级处理并提供来自基底节的输出信息。

  丘脑——对调制基底节输出进行三级处理，细化行为，并向前额叶皮质提供反馈。

  杏仁核——调节恐惧等情绪状态，通过情绪网络设置"情感基调"。

- 与双相障碍相关的皮质下结构：

  纹状体——功能障碍会破坏皮质和边缘信息的整合，干扰情绪稳定。

  苍白球——功能障碍会破坏皮质信息的聚集，干扰情绪稳定。

  丘脑——功能障碍会破坏对处理基底节信息行为反应的启动。

  杏仁核——功能障碍导致异常情感基调；损害可以导致倦怠和情感淡漠。

- 皮质下结构磁共振成像结果——总结：

  纹状体——在双相障碍者中可能扩大或异常，结果不确定。

  苍白球——在双相障碍者中扩大，这可能反映了疾病进展的影响。

  丘脑——双相障碍与健康受试者相比结构上没有区别。

  杏仁核——青少年双相障碍者中体积减小，但成年双相障碍患者杏仁核比健康受试者体积更小或更大。这种差异可能反映了双相障碍患者存在发育异常。

报道（2004）的杏仁核随着年龄的增长而生长不同，双相障碍的这种增大可能是某种发育异常。与此相反，Doty 等（2008）则报道杏仁核体积随着年龄增长而减小。Geller 等（2009）最近的研究表明，应激性生活事件可能影响杏仁核体积，在双相障碍儿童中与发育交互作用并影响发育。此外，锂盐暴露可能也与杏仁核体积增加有关（Foland 等，2008）。随后一些研究试图重复双相障碍患者杏仁核体积增大的结果，但结果各异，至少在成年双相障碍患者中是如此。Pfeiffer 等（2008）对成年双相障碍患者杏仁核体积的研究进行了 Meta 分析，认为双相障碍和健康受试者之间没有差异。相比之下，有研究发现儿童双相障碍患者的杏仁核体积较健康对照持续降低，Pfeiffer 等的 Meta 分析也支持这一发现（Pfeiffer 等，2008）。

整合研究结果后提示，儿童双相障碍可能存在异常的杏仁核发育不良或萎缩，而在青春期可能变得正常或过度生长。然而，在这些研究对象中还缺乏纵向测量，同时受锂盐及生活事件等混杂因素的影响，这种猜测没有直接证据的支持。此外，也缺乏组织学方面的研究来说明何种发育异常可以导致这些体积的变化。然而，鉴于杏仁核在情感调节方面的功能，有必要针对双相障碍早期疾病过程中杏仁核的发育和功能进行更加深入的研究。

小脑

几个世纪以来，小脑被公认为是精细运动控制的关键组成部分。具体来说，小脑通过错误监测功能来协调运动，防止过度和过少的有意运动，从而确保精细的运动控制（Jueptner 和 Weiller，1998）。动物模型研究表明，小脑参与情绪行为、运动学习和恐惧条件作用（Sacchetti 等，2005），这与小脑异常的患者出现情绪失调一致（Schmahmann，2004）。特别是小脑蚓部功能异常与情感症状相关，因此 Schmahmann（2004）提出假设，认为小脑蚓部是"边缘小脑"。因为小脑的组织结构各部分相对均匀，所以提示这一脑结构在它所调节的神经网络中的作用是一致的。换句话说，小脑在前额叶-纹状体-苍白球-丘脑网络结构中对情绪控制的错误监测作用类似于在这一网络结构中对运动控制的作用。

因此，Schmahmann（2004）假设小脑功能损伤会导致在运动、认知或情感行为中辨距困难，具体则取决于哪一部分小脑受损。鉴于双相障碍的情绪失调可以解释为情感辨距障碍，所以考虑中线小脑异常也是合理的。因此一些研究人员使用结构磁共振成像对双相障碍患者小脑蚓部进行了研究。

Delbello 和同事（1999）首次报道双相障碍患者存在小脑蚓部异常。特别是他们发现，虽然首发双相障碍患者小脑蚓部与正常人没什么不同，但是反复多次发作的双相障碍患者的小脑蚓部（特别是 vermal 3 区）较小，其大小与抑郁发作次数呈反比。在另一项分开的研究中，同一研究组发现多次发作的双相障碍患者的 vermal 3 区以及 2 区体积减小，但他们注意到这与抗抑郁治疗的暴露有关，提示受治疗影响（Mills 等，2005）。Monkul 和同事（2008）在儿童双相障碍患者中同样观察到小脑蚓部（2 区）较小，并且 vermal 区的大小与既往心境障碍的发作次数呈负相关。Brambilla 等（2001c）观察到与健康受试者相比，家族史阳性的双相障碍患者 vermal 区更小，但在一般患者中不是很普遍，并且他们没有区分开首发与反复发作的患者。Moorhead 等（2007）最近也发现，与正常人相比，病程在 4 年以上的双相障碍患者有进行性的小脑体积减小。虽然主要是左叶小脑减小而不是在中线，但是这些变化可能反映了类似的过程。总之这些结果提示，反复发作的或经过抗抑郁治疗的双相障碍患者（或两者兼有）小脑蚓部体积可能变小。这一研究表明小脑蚓部和小脑逐步萎缩或许更为普遍，与前面提到的前额叶皮质研究结果一致。

白质

当然，皮质-边缘通路的感兴趣区并不是简单地漂浮在空间当中，而是通过脑白质束相连接的。这些白质束从前额叶皮质向后传至基底节、丘脑和背侧脑区，包含大部分脑室周围组织。虽然我们很少直接测量这些白质束，但事实上，双相障碍更确定的研究结果是侧脑室扩大（见 Kempton 等，2008，Meta 分析），这恰恰反映了脑室周围白质减少，而这些白质正是构成皮质-边缘通路模型的连接。从这些双相障碍侧脑室扩大的报道中我们会产生疑问：侧脑室增大是在疾病发病时就已经存在，还是反映了疾病的变化过程？为了解决这个问题，我们对双相障碍首发患者、复发患者及健康受试者的侧脑室进行比较（Strakowski等，2002a）。结果显示，首发患者与匹配的健康受试者脑室体积几乎相同，而脑室增大主要出现在反复发作的双相障碍患者。双相障碍患者脑室周围灰质结构与健康受试者相似或增大，脑室扩大可能反映了白质减少。最近的 Meta 分析认为，胼胝体代表了脑室周围白质的一个重要部分，与健康受试者相比，双相障碍患者胼胝体体积减小（Arnone 等，2008）。此外，Strakowski 等（2002 年）发现，脑室体积与患者既往躁狂发作的次数相关，即小脑蚓部和前额叶皮质的变化可能是双相障碍早期疾病过程的神经解剖基础（图 6.2）。

最近一些研究利用弥散张量成像技术（diffusion tensor imaging，DTI）检测双相障碍患者脑白质结构，结果进一步证实双相障碍患者存在白质异常。这些研究非常一致地观察到，双相障碍患者的部分各向异性分数（fractional anisotropy，FA）与健康受试者之间有差异（见表 6.1），这一结果支持脑室改变可能反映了双相障碍患者存在白质异常的观点。应用 FA 实现了脑脊液的动态测量，认为其随着器官组织的增加而增加（如存在定义明确的和有组织的白质束）。因此，在这些脑区 FA 的下降可能表明“纤维束走行一致性”受损，而 FA 增加可能表明健康变异性受损。与正常人相比，有 4/12 的研究发现双相障碍患者 FA 升高，而 8/12 的研究发现下降（表 6.1）。一些研究发现在某些脑区 FA 增加，但在其他脑区减少，即具有脑区特异性。然而，许多此类研究受到了样本量少的限制。尽管如此，脑区白质结构异常仍然提示，皮质-边缘网络神经束被破坏可能导致双相障碍发生。

最后，在对双相障碍的研究中，最稳固的神经影像学结果或许是在白质中可观察到高密度 T_2 加权磁共振成像信号显影。在最近的一篇 Meta 分析中，Kempton 等（2008）发现，双相障碍患者出现高密度显影的风险比正常人高近 3 倍。不少脑区与该风险增高有关，包括深层白质、皮质下灰质、两个半球（虽然右侧＞左侧）、额叶和顶叶。这些高密度显影的具体病理基础仍然难以解释，但这些研究结果进一步表明双相障碍患者存在白质异常。

表 6.1　最近报道的双相障碍患者和健康受试者中部分各向异性值的差异

研究项目	双相障碍患者数量（n）	健康受试者数量（n）	变化趋势	脑区定位
McIntosh 等，2008	40	49	下降	钩束、丘脑前辐射区
Versace 等，2008	31	25	升高	左钩束、左视神经辐射区、右丘脑辐射区
			下降	右钩束
Wang 等，2008a	42	42	升高	前扣带回
			无变化	后扣带回
Wang 等，2008b	33	40	下降	胼胝体前部和中部
Bruno 等，2008	36	28	下降	颞叶中下部、枕区中部
Frazier 等，2007 *	10	8	下降	双侧额上叶、左侧眶额叶、右侧胼胝体
Yurgelun-Todd 等，2007	11	10	升高	胼胝体膝部
Houenou 等，2007	16	16	无变化	扣带回膝上部和杏仁核之间的纤维束
Adler 等，2006b *	11	17	下降	额叶区上部
Beyer 等，2005	14	21	无变化	眶额叶、额叶上部和中部
Haznedar 等，2005	40 * *	36	升高	右侧前额叶
			下降	额枕叶前纤维束
Adler 等，2004	9	9	下降	前额叶白质

下降（dec），与健康受试者相比，双相障碍患者 FA 显著下降；升高（inc），与健康受试者相比，双相障碍患者部分各向异性（FA）升高具有显著性；无变化，两组之间无显著性差异。
* 受试对象是儿童和青少年；＊＊包括一系列双相谱系障碍患者

各向异性分数图

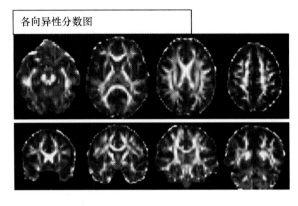

张量图

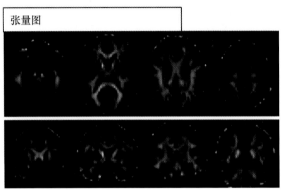

图 6.4 举例说明各向异性分数分布的弥散张量成像（越亮代表值越高）和在矢量图中红色表示左右，蓝色表示上下，绿色表示前后（在 30 个方向上计算弥散量）（见彩图 6.4）。

结论

在本综述中，我们对结构 MRI 发现异常的脑区、包括双相障碍的前边缘系统模型进行了回顾。通过这些研究发现双相障碍患者的影像学结果往往很难重复（Kempton 等，2008；Konarski 等，2008；Strakowski 等，2005）。尽管如此，在双相障碍的特定功能神经解剖学模型框架内，不少研究结果的确支持可能存在与该模型一致的脑结构异常。此外，有几个脑区提示存在渐进性或发展性的变化，这既反映了双相障碍病程的早期发展，也是其病程早期发展过程的基础。

出于这些及其他考虑，我们推荐今后用于结构性 MRI 研究的几种方法如下。第一，需要纵向研究来识别患者个体的大脑结构是如何变化的，尤其与病程的对应关系。确定这种改变是在情感症状出现之前还是之后发生非常重要。此外，鉴于双相障碍动态变化的特性，脑区结构改变可能更易成为疾病的病因。第二，利用更复杂、精密的测量，如弥散张量成像（DTI）或形态分析技术，可以更准确地界定双相障碍存在的细微结构异常。若使用特异性较差的方法，则可能会错过双相障碍患者脑区的细微变化。第三，鉴于青少年双相障碍发病的典型特征及其早期病程进展，研究年轻患者至关重要，但必须是在充分认识健康受试者正常大脑发育变化的前提下，而目前这种方法很少使用。第四，结构功能影像学与功能神经化学的整合（如磁共振波谱或单光子发射断层成像技术），是将形态测量影像学从价格高昂且复杂的脑成像向更好地理解双相障碍神经基础转变的唯一途径。把我们的影像学研究从"哪里"变为"如何"，对这些类型的整合至关重要。最后，当我们对这一疾病遗传危险因素的理解和识别越来越多，结合遗传学和神经影像学技术将是明确双相障碍神经生理学基础的有力手段（如Chepenik 等，2009）。

毫无疑问，神经影像学（包括结构性磁共振成像）改变了我们研究双相障碍和其他精神疾病的思考方法。在影像学技术不断加速发展的前提下，通过研究人体的健康和疾病状态，我们将能越来越深入地理解大脑功能。本章介绍的对双相障碍的神经基础研究只是一个起点，为将来进一步研究和最后明确双相障碍的神经基础提供了更广阔的前景。

参考文献

Adler C M, Adams J, DelBello M P, *et al.* 2006b. Evidence of white matter pathology in bipolar disorder adolescents experiencing their first episode of mania: A diffusion tensor imaging study. *Am J Psychiatry* **163**, 322-4.

Adler C M, DelBello M P, Jarvis K, Levine A, Adams J and Strakowski S M. 2007. Voxel-based study of structural changes in first-episode patients with bipolar disorder. *Biol Psychiatry* **61**, 776-81.

Adler C M, DelBello M P and Strakowski S M. 2006a. Brain network dysfunction in bipolar disorder. *CNS Spectrums* **11**, 312-20.

Adler C M, Holland S K, Schmithorst V, *et al.* 2004. Abnormal frontal white matter tracts in bipolar disorder: A diffusion tensor imaging study. *Bipolar Disord* **6**, 197-203.

Adler C M, Levine A D, DelBello M P, Strakowski S M. 2005. Changes in gray matter volume in patients with bipolar disorder. *Biol Psychiatry* **58**, 151-7.

Adolphs R. 2008. Fear, faces, and the human amygdala. *Curr Opin Neurobiol* **18**, 166-72.

Ahn M S, Breeze J L, Makris N, *et al.* 2007. Anatomic brain magnetic resonance imaging of the 4 basal ganglia in pediatric bipolar disorder. *J Affect Disord* **104**, 147–54.

Altshuler L L, Bartzokis G, Grieder T, Curran J and Mintz J. 1998. Amygdala enlargement in bipolar disorder and hippocampal reduction in schizophrenia: An MRI study demonstrating neuroanatomic specificity. *Arch Gen Psychiatry* **55**, 663–4.

Altshuler L L, Bartzokis G, Grieder T, *et al.* 2000. An MRI study of temporal lobe structures in men with bipolar disorder and schizophrenia. *Biol Psychiatry* **48**, 147–62.

Angst J. 1998. The emerging epidemiology of hypomania and bipolar II disorder. *J Affect Disord* **50**, 143–51.

Angst J and Sellaro R. 2000. Historical perspectives and natural history of bipolar disorder. *Biol Psychiatry* **48**, 445–57.

Arnone D, McIntosh A M, Chandra P and Ebmeier K P. 2008. Meta-analysis of magnetic resonance imaging studies of the corpus callosum in bipolar disorder. *Acta Psychiatr Scand* **118**, 357–62.

Aylward E H, Roberts-Twillie J V, Barta P E, *et al.* 1994. Basal ganglia volumes and white matter hyperintensities in patients with bipolar disorder. *Am J Psychiatry* **151**, 687–93.

Bearden C E, Hoffman K M, Cannon T D. 2001. The neuropsychology and neuroanatomy of bipolar affective disorder: A critical review. *Bipolar Disord* **3**, 106–50.

Beyer J L, Taylor W D, MacFall J R, *et al.* 2005. Cortical white matter microstructural abnormalities in bipolar disorder. *Neuropsychopharmacology* **30**, 2225–9.

Blumberg H P, Krystal J H, Bansal R, *et al.* 2006. Age, rapid-cycling, and pharmacotherapy effects on ventral prefrontal cortex in bipolar disorder: A cross-sectional study. *Biol Psychiatry* **59**, 611–8.

Bonelli R M, Kapfhammer H P, Pillay S S and Yurgelun-Todd D A. 2006. Basal ganglia volumetric studies in affective disorder: What did we learn in the last 15 years? *J Neural Transmission* **113**, 255–68.

Brambilla P, Glahn D C, Balestrieri M and Soares J C. 2005. Magnetic resonance findings in bipolar disorder. *Psychiatr Clin North Am* **28**, 443–67.

Brambilla P, Harenski K, Nicoletti M, *et al.* 2001a. Differential effects of age on brain gray matter in bipolar patients and healthy individuals. *Neuropsychobiology* **43**, 242–7.

Brambilla P, Harenski K, Nicoletti M A, *et al.* 2001b. Anatomical MRI study of basal ganglia in bipolar disorder patients. *Psychiatry Res* **106**, 65–80.

Brambilla P, Harenski K, Nicoletti M, *et al.* 2001c. MRI study of posterior fossa structures and brain ventricles in bipolar patients. *J Psychiatr Res* **35**, 313–22.

Brambilla P, Nicoletti M A, Harenski K, *et al.* 2002. Anatomical MRI study of subgenual prefrontal cortex in bipolar and unipolar subjects. *Neuropsychopharmacology* **27**, 792–9.

Bruno S, Cercignani M and Ron M A. 2008. White matter abnormalities in bipolar disorder: A voxel-based diffusion tensor imaging study. *Bipolar Disord* **10**, 460–8.

Chang K, Barnea-Goraly N, Karchemskiy A, Simeonova D I, *et al.* 2005. Cortical magnetic resonance imaging findings in familial pediatric bipolar disorder. *Biol Psychiatry* **58**, 197–203.

Chen B K, Sassi R, Axelson D, *et al.* 2004. Cross-sectional study of abnormal amygdala development in adolescents and young adults with bipolar disorder. *Biol Psychiatry* **56**, 399–405.

Chakos M H, Lieberman J A, Bilder R M, *et al.* 1994. Increase in caudate nuclei volumes of first-episode schizophrenic patients taking antipsychotic drugs. *Am J Psychiatry* **151**, 1430–6.

Chepenik L G, Fredericks C, Papademetris X, *et al.* 2009. Effects of the brain-derived neurotrophic growth factor Val66Met variation on hippocampus morphology in bipolar disorder. *Neuropsychopharmacology* **34**, 944–51.

Chiu S, Widjaja F, Bates M E, *et al.* 2008. Anterior cingulate volume in pediatric bipolar disorder and autism. *J Affect Disord* **105**, 93–9.

Coffman J A, Bornstein R A, Olson S C, Schwarzkopf S B and Nasrallah H A. 1990. Cognitive impairment and cerebral structure by MRI in bipolar disorder. *Biol Psychiatry* **27**, 1188–96.

DelBello M P, Strakowski S M, Zimmerman M E, Hawkins J M and Sax K W. 1999. MRI analysis of the cerebellum in bipolar disorder: A pilot study. *Neuropsychopharmacology* **21**, 63–8.

DelBello M P, Zimmerman M E, Mills N P, Getz G E and Strakowski S M. 2004. Magnetic resonance imaging analysis of amygdala and other subcortical brain regions in adolescents with bipolar disorder. *Bipolar Disord* **6**, 43–52.

Devinsky O, Morrell M J and Vogt B A. 1995. Contributions of anterior cingulate cortex to behaviour. *Brain* **118**, 279–306.

Dickstein D P, Milham M P, Nugent A C, *et al.* 2005. Frontotemporal alterations in pediatric bipolar disorder: Results of a voxel-based morphometry study. *Arch Gen Psychiatry* **62**, 734–41.

Doty T J, Payne M E, Steffens D C, Beyer J L, Krishnan K R and LaBar K S. 2008. Age-dependent reduction of amygdala volume in bipolar disorder. *Psychiatry Res* **163**, 84–94.

Drevets W C, Price J L, Simpson J R Jr, *et al.* 1997. Subgenual prefrontal cortex abnormalities in mood disorders. *Nature* **386**, 824–7.

Farrow T F, Whitford T J, Williams L M, Gomes L and Harris A W. 2005. Diagnosis-related regional gray matter loss over two years in first episode schizophrenia and bipolar disorder. *Biol Psychiatry* **58**, 713–23.

Foland L C, Altshuler L L, Sugar C A, *et al.* 2008. Increased volume of the amygdala and hippocampus in bipolar patients treated with lithium. *Neuroreport* **19**, 221–4.

Fornito A, Malhi G S, Lagopoulos J, *et al.* 2008. Anatomical abnormalities of the anterior cingulate and paracingulate cortex in patients with bipolar I disorder. *Psychiatry Res* **162**, 123–32.

Frangou S. 2005. The Maudsley Bipolar Disorder Project. *Epilepsia* **46** (Suppl 4), 19–25.

Frangou S, Hadjulis M, Chitnis X, Baster D, Donaldson S and Raymont V. 2002. The Maudsley Bipolar Disorder Project: Brain structural changes in bipolar I disorder. *Bipolar Disor* **4**(Suppl 1), 123–4.

Frazier J A, Breeze J L, Papdimitriou G, *et al.* 2007. White matter abnormalities in children with and at risk for bipolar disorder. *Bipolar Disord* **9**, 799–809.

Geller B, Harms M P, Wang L, *et al.* 2009. Effects of age, sex, and independent life events on amygdala and nucleus accumbens volumes in child bipolar I disorder. *Biol Psychiatry* **65**, 432–7.

Haber S and McFarland N R. 2001. The place of the thalamus in frontal cortical–basal ganglia circuits. *Neuroscientist* **7**, 315–24.

Hajek T, Kozeny J, Kopecek M, Alda M and Höschl C. 2008. Reduced subgenual cingulate volumes in mood disorders: A meta-analysis. *J Psychiatry Neurosci* **33**, 91–9.

Haldane M, Cunningham G, Androutsos C and Frangou S. 2008. Structural brain correlates of response inhibition in Bipolar Disorder I. *J Psychopharmacol* **22**, 138–43.

Haznedar M M, Roversi F, Pallanti S, *et al.* 2005. Fronto-thalamo-striatal gray and white matter volumes and anisotropy of their connections in bipolar spectrum illnesses. *Biol Psychiatry* **57**, 733–42.

Hirayasu Y, Shenton M E, Salisbury D F, *et al.* 1999. Subgenual cingulate cortex volume in first-episode psychosis. *Am J Psychiatry* **156**, 1091–3.

Honea R, Crow T J, Passingham D and Mackay C E. 2005. Regional deficits in brain volume in schizophrenia: A meta-analysis of voxel-based morphometry studies. *Am J Psychiatry* **162**, 2233–45.

Houenou J, Wessa M, Douaud G, *et al.* 2007. Increased white matter connectivity in euthymic bipolar patients: Diffusion tensor tractography between the subgenual cingulate and the amygdalo-hippocampal complex. *Mol Psychiatry* **12**, 1001–10.

Hwang J, Lyoo I K, Dager S R, *et al.* 2006. Basal ganglia shape alterations in bipolar disorder. *Am J Psychiatry* **163**, 276–85.

Javadapour A, Malhi G S, Ivanovski B, Chen X, Wen W and Sachdev P. 2007. Increased anterior cingulate cortex volume in bipolar I disorder. *Aust N Z J Psychiatry* **41**, 910–6.

Jueptner M and Weiller C. 1998. A review of differences between basal ganglia and cerebellar control of movements as revealed by functional imaging studies. *Brain* **121**, 1437–49.

Kaur S, Sassi R B, Axelson D, *et al.* 2005. Cingulate cortex anatomical abnormalities in children and adolescents with bipolar disorder. *Am J Psychiatry* **162**, 1637–43.

Kempton M J, Gedes J R, Ettinger U, Williams S C R and Grasby P M. 2008. Meta-analysis, database, and meta-regression of 98 structural imaging studies in bipolar disorder. *Arch Gen Psychiatry* **65**, 1017–32.

Konarski J Z, McIntyre R S, Kennedy S H, Rafi-Tari S, Soczynska J K and Ketter T A. 2008. Volumetric neuroimaging investigations in mood disorder: Bipolar *Disord* **10**, 1–37.

Koo M S, Levitt J J, Salisbury D F, Nakamura M, Shenton M E and McCarley R W. 2008. A cross-sectional and longitudinal magnetic resonance imaging study of cingulate gyrus gray matter volume abnormalities in first-episode schizophrenia and first-episode affective psychosis. *Arch Gen Psychiatry* **65**, 746–60.

Kraepelin E. 1921. *Manic-Depressive Insanity and Paranoia* (transl. R M Barclay), G M Robertson, Ed. Edinburgh: E. and S. Livingstone; reproduced in the series "The Classic of Psychiatry and Behavioral Sciences Library", E T Carlson, Ed. Birmingham, AL: Gryphon Editions, Inc., p. 138.

Lochhead R A, Parsey R V, Oquendo M A and Mann J J. 2004. Regional brain gray matter volume differences in patients with bipolar disorder as assessed by optimized voxel-based morphometry. *Biol Psychiatry* **55**, 1154–62.

Lopez-Larson M P, DelBello M P, Zimmerman M E, Schwiers M L and Strakowski S M. 2002. Regional prefrontal gray and white matter abnormalities in bipolar disorder. *Biol Psychiatry* **52**, 93–100.

Lyoo I K, Kim M J, Stoll A L, *et al.* 2004. Frontal lobe gray matter density decreases in bipolar I disorder. *Biol Psychiatry* **55**, 648–51.

Lyoo I K, Sung Y H, Dager S R, *et al.* 2006. Regional cerebral cortical thinning in bipolar disorder. *Bipolar Disord* **8**, 65–74.

Mayberg H S, Liotti M, Brannan S K, *et al.* 1999. Reciprocal limbic–cortical function and negative mood: Converging PET findings in depression and normal sadness. *Am J Psychiatry* **156**, 675–82.

McDonald C, Zanelli J, Rabe-Hesketh S, *et al.* 2004. Meta-analysis of magnetic resonance imaging brain morphometry studies in bipolar disorder. *Biol Psychiatry* **56**, 411–7.

McIntosh A M, Forrester A, Lawrie S M, *et al.* 2001. A factor model of the functional psychoses and the relationship of factors to clinical variables and brain morphology. *Psychol Med* **31**, 159–71.

McIntosh A M, Job D E, Moorhead T W, *et al.* 2004. Voxel-based morphometry of patients with schizophrenia or bipolar disorder and their unaffected relatives. *Biol Psychiatry* **56**, 544–52.

McIntosh A M, Maniega S M, Lymer G K, *et al.* 2008. White matter tractography in bipolar disorder and schizophrenia. *Biol Psychiatry* **64**, 1088–92.

Mega M S, Cummings J L, Salloway S and Malloy P. 1997. The limbic system: An anatomic, phylogenetic, and clinical perspective. *J Neuropsychiatr Clin Neurosci* **9**, 315–30.

Mills N P, Delbello M P, Adler C M and Strakowski S M. 2005. MRI analysis of cerebellar vermal abnormalities in bipolar disorder. *Am J Psychiatry* **162**, 1530–2.

Monkul E S, Hatch J P, Sassi R B, *et al.* 2008. MRI study of the cerebellum in young bipolar patients. *Prog Neuropsychopharmacol Biol Psychiatry* **32**, 613–9.

Moorhead T W, McKirdy J, Sussmann J E, *et al.* 2007. Progressive gray matter loss in patients with bipolar disorder. *Biol Psychiatry* **62**, 894–900.

Murray C J L and Lopez A D. 1996. *The Global Burden of Disease: Summary*. Cambridge, MA, Harvard School of Public Health Monograph.

Narrow W E, Rae D S, Robins L N and Regier D A. 2002. Revised prevalence estimates of mental disorders in the United States: Using a clinical significance criterion to reconcile 2 surveys' estimates. *Arch Gen Psychiatry* **59**, 115–23.

Noga J T, Vladar K and Torrey E F. 2001. A volumetric magnetic resonance imaging study of monozygotic twins discordant for bipolar disorder. *Psychiatry Res* **106**, 25–34.

Nugent A C, Milham M P, Bain E E, *et al.* 2006. Cortical abnormalities in bipolar disorder investigated with MRI and voxel-based morphometry. *Neuroimage* **30**, 485–97.

Ongür D and Price J L. 2000. The organization of networks within the orbital and medial prefrontal cortex of rats, monkeys, and humans. *Cerebral Cortex* **10**, 206–19.

Pfeiffer J C, Welge J, Strakowski S M, Adler C M and DelBello M P. 2008. Meta-analysis of amygdala volumes in children and adolescents with bipolar disorder. *J Am Acad Child Adolesc Psychiatry* **47**, 1290–9.

Posse S, Fitzgerald D, Gao K, *et al.* 2003. Real-time fMRI of temporolimbic regions detects amygdala activation during single-trial self-induced sadness. *Neuroimage* **18**, 760–8.

Roy-Byrne P P, Post R M, Uhde T W, Porcu T and Davis D. 1985. The longitudinal course of recurrent affective illness: life chart data from research patients at the NIMH. *Acta Psychiatr Scand* **71** (suppl 317), 1–34.

Sacchetti B, Scelfo B and Strata P. 2005. The cerebellum: Synaptic changes and fear conditioning. *Neuroscientist* **11**, 217–27.

Sanches M, Sassi R B, Axelson D, *et al.* 2005. Subgenual prefrontal cortex of child and adolescent bipolar patients: A morphometric magnetic resonance imaging study. *Psychiatry Res* **138**, 43–9.

Sassi R B, Brambilla P, Hatch J P, *et al.* 2004. Reduced left anterior cingulate volumes in untreated bipolar patients. *Biol Psychiatry* **56**, 467–75.

Sax K W, Strakowski S M, Zimmerman M E, *et al.* 1999. Frontosubcortical neuroanatomy and the Continuous Performance Test in mania. *Am J Psychiatry* **156**, 139–41.

Schlaepfer T E, Harris G J, Tien A Y, *et al.* 1994. Decreased regional cortical gray matter volume in schizophrenia. *Am J Psychiatry* **151**, 842–8.

Schmahmann J D. 2004. Disorders of the cerebellum: Ataxia, dysmetria of thought, and the cerebellar cognitive affective syndrome. *J Neuropsychiatry Clin Neurosci* **16**, 367–78.

Schmahmann J D, Weilburg J B and Sherman J C. 2007. The neuropsychiatry of the cerebellum – insights from the clinic. *Cerebellum* **6**, 254–67.

Sharma V, Menon R, Carr T J, Densmore M, Mazmanian D

and Williamson P C. 2003. An MRI study of subgenual prefrontal cortex in patients with familial and non-familial bipolar I disorder. *J Affect Disord* **77**, 167–71.

Singh M K, Delbello M P, Adler C M, Stanford K E and Strakowski S M. 2008. Neuroanatomical characterization of child offspring of bipolar parents. *J Am Acad Child Adolesc Psychiatry* **47**, 526–31.

Strakowski S M. 2002. Differential brain mechanisms in bipolar and unipolar disorders: Considerations from brain imaging. In Soares J C (Ed) *Brain Imaging in Affective Disorders*. New York, NY: Marcel Dekker, Inc.

Strakowski S M, Wilson D R, Tohen M, Woods B T, Douglass A W and Stoll A L. 1993. Structural brain abnormalities in first-episode mania. *Biol Psychiatry* **33**, 602–09.

Strakowski S M, DelBello M P, Sax K W, *et al.* 1999. Brain magnetic resonance imaging of structural abnormalities in bipolar disorder. *Arch Gen Psychiatry* **56**, 254–60.

Strakowski S M, DelBello M P, Zimmerman M E, *et al.* 2002a. Ventricular and periventricular structural volumes in first- versus multiple-episode bipolar disorder. *Am J Psychiatry* **159**, 1841–7.

Strakowski S M, Adler C and DelBello M P. 2002b. Comparison of morphometric magnetic resonance imaging findings in bipolar disorder and unipolar depression. *Bipolar Disorders* **4**, 80–8.

Strakowski S M, Adler C M, Holland S K, Mills N P and DelBello M P. 2004. A preliminary fMRI study of sustained attention in unmedicated, euthymic bipolar disorder. *Neuropsychopharmacology* **29**, 1734–40.

Strakowski S M, DelBello M P and Adler C M. 2005. The functional neuroanatomy of bipolar disorder. *Molecular Psychiatry* **10**, 105–16.

Strakowski S M, Adler C M and DelBello M P. 2007. Metabolic dysfunction within the anterior limbic network in bipolar disorder: A model for studying new treatments. *Neuropsychiatria i Neuropsychologia (Neuropsychiatry and Neuropsychology; Poland)* **1**, 5–14.

Tekins S and Cummings J L. 2002. Frontal–subcortical neuronal circuits and clinical neuropsychiatry: An update. *J Psychosom Res* **53**, 647–54.

Versace A, Almeida J R, Hassel S, *et al.* 2008. Elevated left and reduced right orbitomedial prefrontal fractional anisotropy in adults with bipolar disorder revealed by tract-based spatial statistics. *Arch Gen Psychiatry* **65**, 1041–52.

Voorn P, Vanderschuren L J M J, Groenewegen H J, Robbins T W and Pennartz C M A. 2004. Putting a spin on the dorsal–ventral divide of the striatum. *Trends Neurosci* **27**, 468–74.

Wang F, Jackowski M, Kalmar J H, *et al.* 2008a. Abnormal anterior cingulum integrity in bipolar disorder determined through diffusion tensor imaging. *Br J Psychiatry* **192**, 126–9.

Wang F, Kalmar J H, Edmiston E, *et al.* 2008b. Abnormal corpus callosum integrity in bipolar disorder: A diffusion tensor imaging study. *Biol Psychiatry*

64, 730–3.

Wilke M, Kowatch R A, DelBello M P, Mills N P and Holland S K. 2004. Voxel-based morphometry in adolescents with bipolar disorder: First results. *Psychiatry Res* **131**, 57–69.

Yamasaki H, LaBar K S and McCarthy G. 2002. Dissociable prefrontal brain systems for attention and emotion. *Proc Natl Acad Sci U S A* **99**, 11 447–51.

Yatham L N, Lyoo I K, Liddle P, *et al.* 2007. A magnetic resonance imaging study of mood stabilizer- and neuroleptic-naïve first-episode mania. *Bipolar Disord* **9**, 693–7.

Yelnik J. 2002. Functional anatomy of the basal ganglia. *Movement Disord* **17**, S15–21.

Yurgelun-Todd D A, Silveri M M, Gruber S A, Rohan M L and Pimentel P J. 2007. White matter abnormalities observed in bipolar disorder: A diffusion tensor imaging study. *Bipolar Disord* **9**, 504–12.

第 7 章

双相障碍的功能影像学

William M. Marchand and Deborah A. Yurgelun-Todd

引言

双相障碍（bipolar disorder，BD）是一种复杂的神经精神疾病，临床表现有认知症状、情感症状和运动症状，虽然已使用多种影像学方法进行研究，但是人们对其潜在的神经生物学机制仍然知之甚少。随着日益复杂的功能神经影像学技术和神经科学发展的结合，所获得的数据将会提高我们对这种疾病的神经病理学认识。通过这些研究可以评估与疾病的一个特定阶段有关、和情绪状态一致的脑功能异常，从这些与情绪状态有关的功能改变来区分哪些脑的变化是特征性标记。此外，功能神经影像学正在被纳入生物标志物范畴，可能有助于临床诊断和治疗的选择。

近年来功能影像学研究文献报道迅速增加。一些因素使得对这些研究进行比较变得复杂，包括研究中患者组的临床变量（如共病、病程和治疗现状）存在显著差异。此外，许多不同的激活范式已用于静息态的功能性磁共振成像（fMRI）研究以及一些代谢/血流方面的研究。尽管如此，对功能影像学研究进行综述可以仍然深入了解这种疾病的神经生物学机制。

由于双相障碍是一种以情感和认知功能障碍为特征的疾病，其潜在的神经病理学机制可能涉及参与情感产生和调节的神经系统。为了概念化心境障碍中情感改变的潜在神经生物学机制，目前提出几种模式，例如，由于心境障碍表现出明显的动机性行为受损，有人专注于从大脑奖赏环路被破坏这个角度进行研究（Salamone，2007）。也有人研究应激、下丘脑-垂体-肾上腺轴（HPA）和大脑反应以及心境改变之间的关系，从另一角度寻找与抑郁的相关性（Nestler 等，2002）。然而，神经生物学模型似乎是最佳解释，

躁狂和抑郁都是互动大脑（背侧或腹侧系统结构）被破坏而出现的一种状态（Davidson 等，1998；Blumberg 等，2000；Mayberg，1997；Yurgelun-Todd 和 Ross，2006）。相当多的证据表明，神经系统对于人类情感的发生和调节至关重要。该腹侧系统主要包括腹侧前额叶皮质（VPFC）、杏仁核、岛叶、腹侧纹状体、丘脑、眶额皮质（OFC）、腹前扣带回和脑干核团。腹侧系统负责感知情绪刺激、形成情感状态和产生自主反应。与此相反，背侧系统，包括背外侧前额叶皮质（DLPFC）、内侧前额叶皮质、背侧前扣带回和海马，则负责调控情感状态（Phillips 等，2003）。

双相障碍的情绪失调，理论上是由于背侧系统或腹侧系统或二者同时存在功能障碍所造成的。腹侧系统调节异常可能在情感发生的层面上导致躁狂症和抑郁症的病理情绪状态。背侧系统的缺陷可能会导致因调节不足引起的心境障碍发作。在本章中，我们将回顾背侧系统、腹侧系统以及其他脑区功能性神经影像学研究的结果。

大脑背侧系统

背外侧前额叶皮质

DLPFC（布罗德曼区（BA）9 和 46/额上回中部）参与执行功能，如转移注意力、工作记忆和自主反应抑制。中部背外侧前额叶皮质参与视觉工作记忆任务（Stern 等，2000）和调节情绪反应（Goel 和 Dolan，2003；Liotti 等，2000；Levesque 等，2003）。因此，DLPFC 可能与双相障碍的认知症状和情绪症状均有关。

多项研究报道双相障碍患者存在 DLPFC 功能异常。氟[18]-脱氧葡萄糖（[18]F-FDG）PET 研究发现左侧背外侧前额叶中部葡萄糖代谢降低，并与汉密尔顿抑郁量表总评分相关（Baxter 等，

1989)。许多 fMRI 研究也报道双相障碍患者 DLPFC 存在异常。

对同质抑郁症组的 fMRI 研究发现,其应对运动(Marchand 等,2007a)和情绪(Malhi 等,2004b)任务的激活增强,也有报道应对情绪任务时激活减弱(Altshuler 等,2008)。当研究使用运动(Marchand 等,2007b))和情绪(Lagopoulos 和 Malhi,2007)任务时,稳定状态的 DLPFC 激活增强,也有研究认为应对认知任务(Frangou 等,2005;Frangou 等,2008;Strakowski 等,2005;Monks 等,2004;Lagopoulos 等,2007;Malhi 等,2007a)和情绪任务时(Jogia 等,2008)激活减弱。唯一一项对躁狂症的研究(Elliott 等,2004)报道其应对情绪任务时激活增强。在治疗的反应方面,给予抑郁症患者药物治疗后,发现左侧前额叶皮质代谢显著增加,并且汉密尔顿量表评分改变的百分比与代谢改变的百分比相关(Baxter 等,1989)。另一项研究(Benedetti 等,2007)使用认知激活任务发现,睡眠剥夺联合光照治疗后,治疗反应与双侧 DLPFC 变化相关,且 5-羟色胺转运体基因启动子会影响这一脑区基线的神经反应。

总而言之,这些研究提供了令人信服的证据,表明双相障碍存在 DLPFC 功能障碍,并且有一些证据提示该脑区功能变化与治疗反应相关。DLPFC 功能异常贯穿抑郁状态、躁狂状态和稳定状态,最有力的证据是 9 项独立的研究都表明稳定状态的患者仍有相关脑区异常。在所有使用认知模式的 6 项有关稳定期的研究中,有一项特别引人注目的发现,就是这个脑区激活减弱。

内侧额叶皮质

一项使用[99m]锝-六甲基丙二基胺肟的 SPECT 研究(Culha 等,2008)发现双相障碍患者双内侧额叶皮质平均局部脑血流量(rCBF)值显著低于对照组。fMRI 研究也报道了抑郁症患者应对情绪任务时激活增强(Malhi 等,2004b),稳定状态下应对认知任务时激活增强(Monks 等,2004;Lagopoulos 等,2007)和减少(Malhi 等,2007a)。一项使用面部识别任务的 fMRI 研究发现拉莫三嗪单药治疗后,患者的右内侧额叶激活增强。目前,双相障碍内侧额叶皮质功能障碍与其他额叶区域相比证据有限,并且结

果之间差异很大。

海马

一项[18]F-FDGPET 研究(Drevets 等,2002)发现,与对照组相比,双相抑郁症患者左侧海马代谢加快,几项 fMRI 研究也报道了海马功能异常(Lagopoulos 和 Malhi,2007;Lawrence 等,2004;Altshuler 等,2008)。情绪状态的详细结果表明抑郁症患者在应对认知任务(Altshuler 等,2008)以及稳定状态时应对情绪任务的过程中激活增强(Lagopoulos 和 Malhi,2007)。

前扣带回皮质

前扣带回皮质(ACC)参与监控悲伤情绪(Liotti 等,2000)、不利结果、反应错误、反应冲突和决策是否正确(Ridderinkhof 等,2004)。此外,如上文所讨论的,背侧 ACC 是情感调节系统的一部分,而腹侧 ACC 是情感发生系统的一部分。许多研究表明,双相障碍患者的 ACC 存在异常;但是也有一些研究发现,背、腹侧部分没有明确区别。因此,在本章中我们纳入了所有认为 ACC 异常的双相障碍研究。

一项[18]F-FDGPET 研究(Dunn 等,2002)发现,未经药物治疗的双相抑郁患者的快感缺乏症状群(Beck 抑郁量表)与前扣带回糖代谢增加有关。也有[15]O-H₂O PET 研究发现,躁狂症患者的左背侧 ACC 活动增加(Blumberg 等,2000)。多项 fMRI 研究已经报道 ACC 功能存在异常(Killgore 等,2008;Lennox 等,2004;Chen 等,2006;Malhi 等,2004b,2007a;Lagopoulos 等,2007;Monks 等,2004;Gruber 等,2004;Marchand 等,2007b)。一项关于躁狂的研究显示,患者应对情绪任务时激活减弱(Lennox 等,2004),使用情绪任务对抑郁症患者进行的研究(Malhi 等,2004b;Chen 等,2006)显示 ACC 激活增强。应用运动任务对双相患者进行研究显示激活增强(Marchand 等,2007b),应对认知任务时激活减弱(Malhi 等,2007a;Lagopoulos 等,2007;Monks 等,2004)。在治疗方面,应用[99m]Tc-依沙美肟进行的单光子断层扫描研究发现,锂盐停用后躁狂复发与前扣带回血流灌注增加相关(Goodwin 等,1997)。

腹侧系统

腹侧前额叶皮质

一项使用连续操作测验（Continuous Performance Test，CPT）的 ^{18}F-FDG PET 研究（Ketter 等，2001）显示，整个双相障碍患者组左腹外侧前额叶皮质（VLPFC）代谢增加，并且只有稳定期亚组右腹侧前额叶皮质的代谢增加。稳定期单相障碍患者的认知任务 fMRI 研究显示激活增强（Strakowski 等，2004；McIntosh 等，2008）或减弱（Lagopoulos 等，2007；Frangou，2005；Frangou 等，2008；Monks 等，2004）。然而，使用情绪任务进行多项研究（Lagopoulos 和 Malhi，2007；Malhi 等，2005；Jogia 等，2008）均发现激活减弱。躁狂患者在应对情绪任务时激活增强（Elliott 等，2004），而应对认知激活任务时激活减弱（Blumberg 等，2003a）。对抑郁症患者应对情感（Malhi 等，2004b；Chen 等，2006）和认知（Blumberg 等，2003a）任务的 3 项研究均报道激活增强。此外，Drapier 和同事（2008）对 20 例痊愈的双相 I 型障碍患者、20 例未发病的一级亲属以及 20 例对照进行了研究，使用 fMRI 和 N-back 工作记忆任务[①]测试，发现未患病的亲属左侧 VLPFC 活动异常。研究者据此得出结论，认为在工作记忆测试时，左侧前额叶过度激活代表了疾病潜在的神经生物学内表型。

与 DLPFC 的研究相比，VPFC 功能障碍贯穿于疾病的所有阶段（包括稳定状态）。此外，有一致证据表明应对情绪任务时，稳定状态的患者出现激活减弱，抑郁状态患者激活增强。最后，一项研究提示抑郁症患者在认知激活任务下也是激活增强。

眶额皮质

一项 ^{15}O-H$_2$O PET 研究发现，躁狂症患者说话时右侧眶额皮质激活减少，而休息时眶额皮质活动减少（Blumberg 等，1999）。各种 fMRI 研究已经证明其他额叶区存在功能异常。使用情感

范式对同质的心境状态进行研究（Altshuler 等，2008）发现，抑郁症患者眶额皮质（OFC）激活增强或减少。最近有关新发双相障碍患者的一项研究表明，与对照组相比，双相障碍患者对愉快面部表情刺激的早期反应能使眶额皮质激活增强，表明这一脑区反应增强的持续时间可能有限（Yurgelun-Todd 和 Killgore，准备中）。然而，对躁狂症患者应用认知（Altshuler 等，2008）和情感（Altshuler 等，2005；Elliott 等，2004）任务研究仅发现激活减弱。一项使用 ^{99m}Tc-HMPAO 的 PET 研究发现，躁狂患者停用锂盐后复发与左额叶皮质血流灌注增加相关（Goodwin 等，1997）。总之，截至目前的研究都表明，抑郁症和躁狂症存在额叶皮质功能障碍。尤其令人感兴趣的是，利用认知和情绪任务对躁狂症的所有研究（3 项 fMRI 研究和 1 项 PET 研究）都报道了前额叶激活减弱。

岛叶

一项 ^{18}F-FDG PET 研究（Dunn 等，2002）发现，双相抑郁症患者的贝克抑郁量表（Beck Depression Inventory，BDI）中精神运动-快感丧失症状与右侧岛叶代谢降低有关。另一项使用 ^{18}F-FDG PET 和 CPT 的研究（Ketter 等，2001）发现，与对照组比较，双相障碍患者的右侧岛叶代谢增加。fMRI 研究表明，躁狂症和抑郁症（Malhi 等，2004b）应对情绪任务时岛叶激活增强（Lennox 等，2004），在稳定期应对认知反应任务时激活也增强（Strakowski 等，2004）。此外，有研究（Benedetti 等，2007）显示治疗可能影响岛叶激活。

杏仁核

两项 ^{18}F-FDG PET 研究报道双相障碍患者的杏仁核存在异常。一项研究使用听觉 CPT（Ketter 等，2001）检查发现双相抑郁患者的右侧杏仁核代谢增加，另一项研究（Drevets 等，2002）发现，双相抑郁患者的左侧杏仁核代谢增加。进一步研究（Drevets 等，2002）发现在未服用心境稳定剂的稳定期，双相障碍患者杏仁核的代谢

---

① N-back 任务：是一种连续加工的任务类型，主试要求受试者将刚刚出现过的刺激与前面第 N 个刺激进行比较，通过控制当前刺激与目标刺激间隔的刺激个数来操纵负荷。

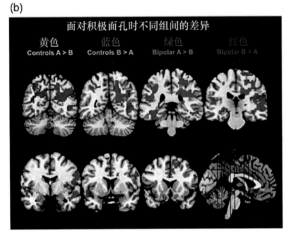

图 7.1　a，b 双相障碍患者面对消极愉快面孔的知觉任务时所获得的 fMRI 数据在早期（模块 A）与晚期（模块 B）存在显著不同的激活模式。在双相障碍患者样本中，两个模块的眶额皮质早期阶段（模块 A）和晚期阶段（模块 B）反应时间的颞叶激活区域对比存在显著不同。相对于同一对照的早期阶段（模块 A），晚期（模块 B）中双相障碍患者的后皮质区在参与视觉处理和记忆时也广泛出现了更强的激活。对比这两个时间模块，对照组被激活的区域很明显是相对有限的（见彩图 7.1）。

仍然升高，但服用了心境稳定剂的患者杏仁核代谢在正常范围。

一些 fMRI 研究也报道了双相障碍患者的杏仁核功能存在异常（Malhi 等，2005；Lagopoulos 和 Malhi，2007；Malhi 等，2004b，2007b；Altshuler 等，2005；Lennox 等，2004；Lawrence 等，2004；Yurgelun-Todd 等，2000；Mitchell 等，2004；Strakowski 等，2004），显示躁狂症在应对情绪任务时激活增强（Altshuler 等，2005）和减弱（Lennox 等，2004）。另一项研究报道显示，抑郁症期间应对情绪任务时激活增强（Malhi 等，2004b）。双相障碍患者在疾病稳定期

应对情绪任务时有报道显示杏仁核活动增强（Lagopoulos 和 Malhi，2007）有的则表现为减弱（Malhi 等，2005），还有报道指出，应对认知任务时也出现增强（Strakowski 等，2004）。

在对双相障碍进行的一些功能研究中，Foland 和同事（2008）对 9 例双相躁狂患者和 9 例对照者使用 fMRI 和面孔识别任务及功能连接性分析，评估双相障碍患者躁狂发作时杏仁核 VLPFC 发生的调节改变。任务过程中 VLPFC 调节杏仁核反应的程度可使用心理生理交互作用（psychophysiological interaction，PPI）分析来评估。与健康受试者相比，躁狂症患者在情绪标记的任务中 VLPFC 调节杏仁核反应显著减弱（杏仁核的 BOLD 反应增强，VLPFC 的 BOLD 反应减弱）。这些结果与既往双相躁狂患者的功能性磁共振成像研究结果提示，患者额叶抑制活动减少可能会导致杏仁核反应增强。

腹侧纹状体和苍白球

多个功能影像学研究表明，双相障碍患者存在基底节功能障碍，我们在此将苍白球与纹状体一起纳入，因为两者都是额叶皮质环路不可分割的组成部分。一项应用 HMPAO SPECT 的研究（Benabarre 等，2004）利用图像视觉分析发现，5 例患者存在基底节血流量降低。

关于特异性基底节结构异常的研究提示，纹状体（尾、壳核和伏隔核）和苍白球均存在功能障碍。两项[18]F-FDG PET 研究报道了双相障碍患者有纹状体功能障碍。一项使用听觉 CPT 任务（Ketter 等，2001）的研究发现，与对照组相比，抑郁症患者尾状核、壳核和伏隔核代谢增加。另一项研究（Dunn 等，2002）发现，双相抑郁患者 Beck 抑郁量表（BDI）的精神运动-快感缺乏症状与右腹侧尾状核/壳核绝对代谢较低相关。对一组双相障碍混合发作患者进行的 HMPAO SPECT 研究（Benabarre 等，2005）发现，纹状体活动增加与记忆和注意力缺陷相关。一项[15]O-H$_2$O PET 研究（Blumberg 等，2000）提示，躁狂症患者左尾状核头部的脑活动增加。

此外，许多 fMRI 研究表明患者存在纹状体功能障碍（Strakowski 等，2005；Malhi 等，2004a，2005，2007a，2007b；Killgore 等，2008；Chen 等，2006；Lawrence 等，2004；Adler 等，2004；

Caligiuri 等，2003，2006；Marchand 等，2007a；McIntosh 等，2008）。对情绪稳定患者的研究显示，应对运动（Caligiuri 等，2006；Marchand 等，2007a）和认知任务（Adler 等，2004）时激活增强，应对情绪（Malhi 等，2005，2007b）与认知（Malhi 等，2007a；Strakowski 等，2005）任务时激活减弱。也有研究认为，躁狂患者应对运动（Caligiuri 等，2006）和情绪（Malhi 等，2004a）任务时纹状体激活增强，抑郁症患者应对运动（Caligiuri 等，2003；Marchand 等，2007a）和情感（Chen 等，2006）任务时激活增强。此外，对双相障碍抑郁状态进行的 fMRI 研究（Benedetti 等，2007）表明，双侧尾状核激活改变与治疗反应有关。

迄今为止，有 3 项关于双相障碍患者神经生物学的 fMRI 研究涉及苍白球。有报道称躁狂患者在应对运动任务时激活增强（Caligiuri 等，2003）。抑郁症患者在应对情绪任务时激活增强（Malhi 等，2004b），而在应对运动任务时激活减弱（Caligiuri 等，2006）。总之，有令人信服的证据表明，双相障碍患者存在纹状体功能障碍和苍白球异常。尤其令人感兴趣的是，无论是抑郁症患者还是躁狂症患者，均表现出纹状体激活增强。

丘脑

一项使用听觉 CPT 任务的[18]F-FDG PET 研究（Ketter 等，2001）发现，双相障碍患者丘脑代谢增加。利用 fMRI 研究，我们发现稳定期患者在应对认知任务时激活增强（Adler 等，2004）和减弱（Malhi 等，2007a），在应对情绪（Malhi 等，2005）任务时激活减弱。Malhi 等（2004a）发现躁狂症患者在应对情绪任务时激活增强。3 项比较令人信服的研究表明，抑郁症患者在应对情绪任务（Malhi 等，2004b；Chen 等，2006）和运动（Caligiuri 等，2003）任务时激活增强。一项使用 fMRI 对 12 例稳定期双相障碍患者进行悲伤表情识别任务的研究（Jogia 等，2008）表明，拉莫三嗪单药治疗后患者右侧丘脑激活增强。

其他脑区

前额叶皮质

前额叶皮质具体的分区前面已经讨论过。在这里，我们提供了一个更广泛的有关双相障碍前额叶皮质功能异常的综述。有关整个前额叶皮质的研究中，至少有 31 项成人双相障碍抑郁发作、躁狂发作及稳定期额叶功能异常的报道。另有 7 项研究也报道了人体处于不同情绪状态时额叶功能的异常（Yurgelun-Todd 等，2000；Lawrence 等，2004；Killgore 等，2008；Roth 等，2006，Mitchell 等，2004；Ketter 等，2001）。

在这些和特定心境状态有关的研究结果中，其中 10 项研究（Benabarre 等，2004；Ketter 等，2001；Baxter 等，1989；Ito 等，1996；Rubin 等，1995；Marchand 等，2007a；Altshuler 等，2008；Malhi 等，2004b；Chen 等，2006；Blumberg 等，2003a）报道了双相障碍患者抑郁发作期间的结果。6 项研究（Benabarre 等，2004；Ketter 等，2001；Baxter 等，1989；Ito 等，1996；Rubin 等，1995；Altshuler 等，2008）报道激活减弱，5 项研究（Malhi 等，2004b；Chen 等，2006；Blumberg 等，2003a；Marchand 等，2007a；Altshuler 等，2008）报道激活增强（1 项研究报道同时出现激活增强和减弱）。7 项研究（Rubin 等，1995；Blumberg 等，1999；Altshuler 等，2005，2008；Elliott 等，2004；Blumberg 等，2003a；Hariri 等，2003）报道了躁狂症患者激活减弱。关于稳定期患者，20 项研究（Malhi 等，2005，2007a，2007b；Matsuo 等，2007；Curtis 等，2001；Adler 等，2004；Marchand 等，2007b；Frangou，2005；Frangou 等，2008；Jogia 等，2008；Lagopoulos 等，2007；Strakowski 等，2004，2005；Monks 等，2004；Culha 等，2008；Ketter 等，2001；Blumberg 等，2003a；Drapier 等，2008；Lagopoulos 和 Malhi，2007；McIntosh 等，2008）报道了激活异常。其中，10 项研究（Curtis 等，2001；Adler 等，2004；Marchand 等，2007b；Lagopoulos 和 Malhi，2007；Monks 等，2004；Ketter 等，2001；Drapier 等，2008；McIntosh 等，2008；Lagopoulos 等，2007；Strakowski 等，2004）报道了激活增强，14 项研究（Malhi 等，2005，2007a，2007b；Matsuo 等，2007；Frangou，2005；Frangou 等，2008；Jogia 等，2008；Lagopoulos 等，2007；Strakowski 等，2004，2005；Monks 等，2004；Culha 等，2008；Blumberg 等，2003a；Lagopoulos 和 Malhi，2007）报道了激活减弱（一些研究报道前额叶皮质同时出现激活增强和减弱）。因此，回顾所有报道前额叶皮质功能的研究后，有理由相信双相障碍患者在所有心境状态下，多个脑区均存在功能障碍。

后扣带回

fMRI 研究已经明确后扣带皮质存在功能异常。躁狂症患者在应对情绪任务时激活增强（Lennox 等，2004），而抑郁症患者在应对认知任务时激活减弱（Marchand 等，2007a），应对情绪任务时激活增强（Chen 等，2006）。稳定期患者在应对情绪和认知任务时均激活减弱（Malhi 等，2007b，Malhi 等，2007a）。此外，利用 fMRI 技术（Altshuler 等，2008；Malhi 等，2007b；Jogia 等，2008）和 ^{99m} Tc-HMPAO SPECT 技术（Culha 等，2008）也发现了非特异性扣带回区域异常。

2 项研究表明治疗可能影响扣带回功能。利用 fMRI 技术对睡眠剥夺联合光照治疗的双相抑郁患者进行研究（Benedetti 等，2007），发现治疗反应与双侧扣带回激活改变相关。另一项使用工作记忆和面部表情任务的 fMRI 研究（Haldane 等，2008）发现，拉莫三嗪单药治疗后扣带回激活增强。

总之，对扣带回的研究发现，所有情绪状态下都存在扣带回异常，且治疗可能影响扣带回功能。3 项对恢复期患者的研究发现，在应对认知范式时前扣带回（ACC）激活下降。也有一致性证据表明，抑郁症患者在应对情绪任务时 ACC 激活增强，稳定期患者在应对情绪任务和认知任务时后扣带回皮质（PCC）激活减弱。

初级运动皮质和辅助运动区

几项 fMRI 研究表明，双相障碍患者的初级运动皮质和辅助运动区（supplementary motor area，SMA）存在功能异常。越来越多的研究报道躁狂症患者在应对认知（Monks 等，2004）和运动（Caligiuri 等，2004）任务时初级运动皮质激活增强。抑郁症患者应对情绪任务时激活有所减弱（Malhi 等，2004b），稳定期阶段的患者应对认知（Monks 等，2004）任务时激活增强，而应对情绪（Malhi 等，2007a）任务时激活减弱。

在辅助运动区，抑郁发作期间给予运动任务时激活增强（Caligiuri 等，2004）。除了上述发现，研究还表明治疗可能会影响初级运动皮质和辅助运动区的功能。利用 fMRI 技术给予词语生成与词汇记忆任务（Silverstone 等，2005），发现在锂盐治疗后，患者左侧中央前回和左半部分辅助运动区的平均 BOLD 信号显著下降。另一项使用 fMRI 技术对悲伤面部表情识别任务的研究（Jogia 等，2008）发现，拉莫三嗪单药治疗后，患者表现出右半球激活减弱，而左中央前叶激活增强。一项睡眠剥夺联合光照治疗抑郁症的研究（Benedetti 等，2007）表明，治疗效果与双侧前额叶皮质激活的改变有关。总之，这些研究表明，在疾病所有阶段，初级运动皮质都会出现功能异常。无论是认知还是运动研究都表明，躁狂症患者 M1 脑区存在激活现象。一些证据还表明，治疗能影响 M1 脑区的功能。

顶叶皮质

3 项 fMRI 研究发现，双相障碍患者有躯体感觉皮质的功能异常。研究还发现，稳定期患者应对特定认知模式（Malhi 等，2007a）时 S1 脑区激活减弱，而在躁狂状态应对认知模式（Strakowski 等，2004）时 S1 脑区激活增强。同时，一项治疗研究（Benedetti 等，2007）表明，治疗效果与右中央后回皮质激活有关。至于其他顶叶区，通过 fMRI 发现，抑郁症患者应对特定情绪任务时顶下小叶激活减弱（Malhi 等，2004b）。而使用 PET 扫描发现稳定期患者在应对情绪任务时（Ketter 等，2001）顶下小叶激活增强。此外，一项治疗研究发现顶下小叶（inferior parietal lobule，IPL）激活改变（Lawrence 等，2004）。有报道称，稳定期患者在应对认知任务时楔前叶激活减弱（Monks 等，2004）和增加（Adler 等，2004），此外，该脑区还存在与治疗相关的激活改变（Lawrence 等，2004；Benedetti 等，2007）。另外有研究称，在顶叶区域出现了更大范围的改变。一项 ^{99m} Tc-HMPAO SPECT 研究（Culha 等，2008）报道，双相障碍稳定期患者双侧顶叶区平均脑血流量显著低于对照组。另一项 HMPAO SPECT 研究（Benabarre 等，2005）也报道左顶叶充血量有所减少，这种情况下会出现工作记忆和注意力缺陷。一项 fMRI 研究（Stra-

kowski 等，2004）发现，双相障碍稳定期患者与对照组相比，其右上和右下中央后回激活增强。双相抑郁的治疗效果与双侧顶叶区域激活改变有关（Benedetti 等，2007）。这些研究为双相障碍患者顶叶存在异常及其改变与治疗相关提供了一些证据。

枕叶皮质

一些研究发现双相障碍患者的枕叶皮质功能异常。两项 HMPAO SPECT 研究报道了双相障碍患者存在枕叶异常：一项（Benabarre 等，2005）研究发现双侧枕叶血流量增多与执行功能异常相关，而另一项研究报道双相障碍稳定期患者（Culha 等，2008）双侧枕叶区域平均脑血流量显著低于对照组。fMRI 研究发现稳定期患者应对任务时枕叶激活增强（Adler 等，2004；Strakowski 等，2005）或减少（Malhi 等，2007a）。越来越多的研究报道抑郁症患者应对特定情绪任务时，右侧语言皮质激活增强（Chen 等，2006）。

颞叶皮质

相当多的证据表明，双相障碍患者存在颞叶功能异常。一项影像学研究（Gyulai 等，1997）发现，抑郁/焦虑和躁狂/轻躁狂患者的颞叶前部出现 ^{123}I-IMP 分布不对称，而稳定期患者则没有。一项 HMPAO SPECT 研究（Migliorelli 等，1993）发现躁狂患者右侧颞叶基底部血流量明显低于正常对照组，但另一项使用 ^{123}I-IMP SPECT 的研究（O'Connell 等，1995）则发现躁狂症患者颞叶脑血流增加。另一项影像学研究（Dunn 等，2002）发现，贝克抑郁量表检测到的双相抑郁患者精神运动-快感缺乏症状与右颞叶皮质绝对代谢水平较低相关。与此相反，另一项使用语言流畅范式的 PET 研究（Dye 等，1999）对缓解期双相障碍患者与精神分裂症患者以及对照组进行比较，发现三者具有相同模式，都表现为双侧颞叶上部皮质脑血流量相对减少，组间差异不显著。另一项 HMPAO SPECT 研究（Culha 等，2008）发现，双相障碍稳定期患者双侧的内侧颞叶皮质和基底部的平均脑血流量值均显著低于对照组。最后，一项 HMPAO SPECT 研究（Benabarre 等，2005）发现，双相障碍患者的记忆和执行功能缺陷，与双侧颞叶血流量增加有关。

此外，几项 fMRI 研究报道患者颞叶激活异常（Strakowski 等，2005；Monks 等，2004；Adler 等，2004，Malhi 等，2004b，2007a，2007b；Mitchell 等，2004；McIntosh 等，2008；Chen 等，2006；Frangou 等，2008；Roth 等，2006；Lawrence 等，2004；Lagopoulos 等，2007；Jogia 等，2008）。关于情绪状态，已经发现抑郁症患者在应对认知任务时海马旁回功能障碍（Malhi 等，2004b）。在稳定期，患者应对认知任务时既可出现激活减弱（Lagopoulos 等，2007；Malhi 等，2007a），也可出现激活增强（Strakowski 等，2004），在应对情绪任务时则出现激活增强（Malhi 等，2007b；Jogia 等，2008）。最后，还有两项研究报道了治疗会影响颞叶激活（Jogia 等，2008；Benedetti 等，2007）。

小脑

一项 HMPAO SPECT 研究（Benabarre 等，2005）发现记忆和执行功能缺陷与小脑血流量下降相关。一项 ^{18}F-FDG PET 影像学研究（Ketter 等，2001）发现处于不同情绪状态的双相障碍患者组，较正常对照组小脑代谢增加。将 10 例稳定期患者与正常对照进行比较，也发现小脑代谢增加。Malhi 等（2004b）对抑郁症的 fMRI 研究发现患者应对情绪任务时小脑激活增强，而稳定期患者应对情绪任务（Malhi 等，2005，2007a）和认知任务（Strakowski 等，2005）时激活减弱。此外，最近一项研究（图 7.2）发现，在被动恐惧面孔感知的任务中，年龄越大，右侧小脑的 BLOD 激活越显著。研究者认为，随着年龄增大，双相障碍患者使用小脑来处理视觉情感信息会更频繁（Yurgelun-Todd 和 Killgore，准备中）。

下丘脑和中脑

两项 fMRI 研究表明下丘脑激活增强；一项（Strakowski 等，2004）和稳定期患者有关，另一项涉及（Malhi 等，2004b）抑郁症患者。fMRI 研究还发现双相障碍患者存在中脑异常。Lawrence 等（2004）发现，与正常对照组相比，双相障碍混合发作组的个体当面对非常愉快的表情时双侧中脑激活减弱。Malhi 等（2007a）发现相比于双相障碍稳定期患者，对照组在面对正性

观看恐惧面部表情过程中的激活与年龄呈正相关：慢性患者

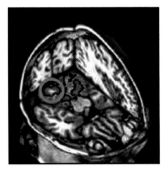

随着年龄增长激活强度
最大的脑区，后叶
($k=20$，$P<0.001$)

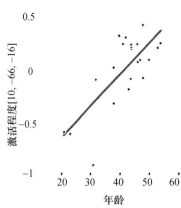

图 7.2　慢性双相障碍患者在一项被动恐惧面孔感知的认知任务中，表现出右侧小脑 BOLD 激活与年龄增加显著相关。这些结果表明，随着年龄的增长，双相障碍患者会越来越依赖小脑来处理视觉情感刺激（见彩图 7.2）。

情感时，中脑的激活更明显。

双相障碍 II 型的研究

只有两项研究检测了双相障碍 II 型患者的脑功能失常。一项利用新型运动序列任务（motor sequence task）（Berns 等，2002）的 $^{15}O\text{-}H_2O$ PET 研究发现，对照组应对新序列时上顶叶和辅助运动区激活。与此相反，双相障碍组并未表现出这种激活模式，而在应对新序列时是更广泛的边缘系统网络激活。在另一项研究中，Ketter 等（2001）利用听觉 CPT 任务进行 $^{18}F\text{-}FDG$ PET 检查，对双相障碍 I 型与 II 型患者进行比较，发现双相障碍 I 型患者的前扣带回皮质膝下部、右中额叶和右顶下小叶的代谢增加。

儿童研究

和大量的成人研究相比，儿童双相障碍的功能影像学研究很少，但该研究领域近年来得到极大的拓展。

背侧系统

几项 fMRI 研究提示，儿童双相障碍患者前额叶区功能异常。有研究发现，一组混合了不同情绪状态的患者，应对视觉任务时 DLPFC 激活增强（Nelson 等，2007）。两个针对稳定期患者的研究分别发现应对认知任务时 DLPFC 激活减弱（Pavuluri 等，2008）和增强（Chang 等，2004）。3 项使用 fMRI 和工作记忆（Chang 等，

2004）、情绪面孔识别（Dickstein 等，2007）和色词匹配任务（Pavuluri 等，2008）的研究发现前扣带回皮质功能异常。Adler 等（2005）发现，共病 ADHD 和前扣带回皮质激活减弱有关。

腹侧系统

一个双相障碍混合情绪状态的事件相关 fMRI 队列研究发现，与对照组相比，双相障碍患者在去掉愤怒情绪面孔任务后（Dickstein 等，2007），眶额皮质神经元激活增强。两项研究表明儿童双相障碍稳定期患者存在 VLPFC 功能障碍。Pavuluri 等（2008）首次发现患者在应对色词匹配任务时，右侧腹外侧前额叶喙部激活减弱。Chang 等（2004）发现患者应对认知任务时腹外侧前额叶激活增强。Adler 等（2005）发现，共病 ADHD 的双相障碍患者腹侧前额叶皮质激活减弱。

和成人研究一样，儿童研究也发现了杏仁核功能障碍。Pavuluri 等（2008）利用色词匹配范式的 fMRI 研究发现，双相障碍患者左侧杏仁核激活增强。另一项（Rich 等，2008）研究则是利用 fMRI 和面部情绪识别和功能连接分析，观察了 33 例双相障碍患者和 24 例对照组。结果发现，与健康对照组相比，双相障碍患者左侧杏仁核与两个脑区（右后扣带回/楔前叶，右侧梭状回/海马旁回）之间的连接显著减少，无论情绪状态和共病诊断如何，这种损害都是显而易见的。研究者认为，年轻的双相障碍患者之前参与处理面部表情和社会刺激的杏仁核和颞叶相关皮质区之间的连接受损。

一项拉莫三嗪治疗研究（Chang 等，2008）

也发现杏仁核功能障碍，在扫描时给患者呈现交替出现的负性和中性情绪画面。结果显示，去除中性画面的影响，负性画面引起的双侧杏仁核激活与儿童抑郁评定量表（Children's Depression Rating Scale）得分相关。临床改善与右侧杏仁核的激活减弱相关。研究者认为，使用拉莫三嗪治疗的青少年双相障碍患者，随着抑郁症状的缓解，面对负性刺激时杏仁核激活减弱。

一项青少年双相抑郁患者的颜色-命名 Stroop 任务研究发现，与对照组相比，双相障碍组左侧壳核激活增强（Blumberg 等，2003b）。另一项关于双相障碍稳定期男性患者的研究（Chang 等，2004）发现，在完成 2-back 视觉空间工作记忆任务和情绪任务时，左侧壳核激活有所增强。在观察正性图片时，双相障碍个体双侧尾状核激活增强。一个儿童双相障碍（包含各种情感状态）的事件相关 fMRI 队列研究（Dickstein 等，2007）发现，与对照组相比，患者组的纹状体神经元激活增强。

还有两项研究报道了儿童双相障碍患者存在丘脑功能障碍。第一项（Blumberg 等，2003b）使用颜色-命名 Stroop 任务的事件相关 fMRI 对 10 例青少年双相抑郁患者和 10 例健康对照组进行研究，结果发现与对照组相比，双相障碍组左侧丘脑激活增强。另一项（Chang 等，2004）对 12 例男性双相障碍患者和 10 例年龄、性别及智商匹配的健康对照组进行 fMRI 研究，受试者完成正性、中性或负性情绪图片任务和完成视空间工作记忆任务时，进行 3T fMRI 扫描。结果发现对于视空间工作记忆任务而言，双相障碍患者左侧丘脑激活更强。另外，在观看正性情绪图片时，双相障碍患者的双侧丘脑激活更明显。最后，一项双相障碍稳定期男性患者的研究（Chang 等，2004）发现，在观看负性情绪图片时，双相障碍患者组右侧岛叶的激活更明显。

其他脑区

一项研究采用事件相关 fMRI 技术，并要求受试者完成视觉注意力和反应灵活性的任务（Chang 等，2008）。在正确完成变化任务与正确完成 go 任务过程中，虽然两组表现并无差异，但双相障碍患者大脑左侧初级运动皮质的活动明显多于健康对照组。另一项关于男性稳定期患者的

研究（Chang 等，2004）发现，对于视空间工作记忆任务而言，对照组个体的小脑蚓部激活更明显。还有一项研究发现，共病 ADHD 者颞上回及后顶叶皮质激活明显（Adler 等，2005）。

儿童患者研究小结

迄今为止，儿童双相障碍的功能影像学研究已经发现大脑背侧和腹侧的情感控制系统以及在成年双相障碍发现的其他有关脑区存在异常。对于儿童和青少年双相障碍患者是否与成年双相障碍患者具有相同的神经病理学目前仍不确定。儿童或青少年具有和成人双相障碍相同的功能异常脑区，说明他们具有相似的神经病理学。然而，无论是成人还是儿童的研究结果能否代表主要的神经生物学或最终的共同通路，目前仍不清楚。因此，可能的情况是儿童的病理学表现形式可能与成人的主要病理学过程不同，但最终通路相同。解决这一问题尚需要进一步研究。令人鼓舞的是，现有研究已经开始致力于探讨与儿童双相障碍相关的脑功能异常。

大脑背侧和腹侧情感控制系统

如上文所述，大脑背侧情感控制系统包括 DLPFC、内侧前额叶皮质、背侧前扣带回和海马，它负责情感状态的有效调节（Phillips 等，2003）。如果这一系统受损，理论上会造成心境障碍发作，这是大脑腹侧系统产生的情感状态失调造成的结果。

上面提到的研究提供了双相障碍患者大脑背侧系统功能障碍的有力证据。DLPFC 功能不全的证据最有力。有研究已经报道了抑郁症（Marchand 等，2007a；Malhi 等，2004b；Altshuler 等，2008）与躁狂症（Elliott 等，2004）患者该脑区存在功能异常。此外，有 9 项研究（Marchand 等，2007b；Lagopoulos 和 Malhi，2007；Frangou，2005；Frangou 等，2008；Strakowski 等，2005；Monks 等，2004；Lagopoulos 等，2007；Malhi 等，2007a；Jogia 等，2008）表明稳定期患者该功能异常持续存在。激活模式的相关解释是非常复杂的，因为使用认知（Frangou，2005；Frangou 等，2008；Strakowski 等，2005；Monks 等，2004；Lagopoulos 等，2007；Malhi 等，2007a）、情绪

（Malhi 等，2004b；Lagopoulos 和 Malhi，2007；Jogia 等，2008；Elliott 等，2004）和运动（Marchand 等，2007a，2007b）任务均已证明存在功能异常，而许多模式仅仅用于一种情绪状态。尽管如此，大多数 fMRI 研究（8/13）仍然发现双相障碍患者存在 DLPFC 激活减弱。如果仅考虑使用认知和情感范式的研究，则 73%（8/11）的研究发现脑区激活减弱。虽然结果不同，但这些研究均提示 DLPFC 功能受损，可能造成双相障碍患者的背侧系统对情感的调节不足。此外，有 3 项研究（Nelson 等，2007；Pavuluri 等，2008；Chang 等，2004）发现儿童双相障碍患者这一脑区功能异常，表明该功能障碍可能是核心的神经病理学改变，而不是病情反复发作或治疗的结果。

迄今为止，还有研究提供了大脑背侧系统其他脑区功能异常的证据。一些研究表明双相障碍患者存在内侧额叶（Culha 等，2008；Malhi 等，2007a，2004b；Monks 等，2004；Lagopoulos 等，2007）和海马（Drevets 等，2002；Lagopoulos 和 Malhi，2007；Lawrence 等，2004；Altshuler 等，2008）功能障碍，但是其激活模式各有不同。

本章综述的研究还提供了双相障碍患者大脑腹侧系统功能失调的有力证据。腹侧前额叶皮质、眶额皮质、岛叶、杏仁核、纹状体和丘脑功能异常均有报道。

PET（Ketter 等，2001）和 fMRI 已经证实双相躁狂、抑郁和稳定期患者（Strakowski 等，2004；McIntosh 等，2008；Lagopoulos 等，2007；Frangou，2005；Frangou 等，2008；Monks 等，

2004；Lagopoulos 和 Malhi，2007；Malhi 等，2004b，2005；Jogia 等，2008；Elliott 等，2004；Blumberg 等，2003a；Chen 等，2006）腹侧前额叶皮质功能障碍。虽然激活模式各不相同，但有三项关于抑郁症的研究（Malhi 等，2004b；Chen 等，2006；Blumberg 等，2003a）均发现激活增强，两项关于躁狂症的研究（Elliott 等，2004；Blumberg 等，2003a）中，一项（Elliott 等，2004）也提示激活增强。对成人双相障碍（Drapier 等，2008）和儿童双相障碍患者（Pavuluri 等，2008；Chang 等，2004）一级亲属的研究表明，腹侧前额叶皮质存在功能障碍。随着年龄的增长，成年慢性双相障碍患者在被动恐惧面孔感知任务中，左、右额下回 BOLD 激活减弱，提示该脑区激活可能与病程有关（Yurgelun-Todd 和 Killgore，准备中）（见图 7.3）。综上所述，这些研究表明，腹侧前额叶皮质功能异常很可能在双相障碍的神经生物学机制中发挥关键作用。与此类似，一些研究发现眶额皮质也存在功能障碍。一项特别有趣的结果是 PET（Blumberg 等，1999）和功能性磁共振成像（Altshuler 等，2005，2008；Elliott 等，2004）发现的激活减弱只出现于躁狂发作时。通过 fMRI 检测发现，躁狂症（Lennox 等，2004）、抑郁症（Malhi 等，2004b）及稳定期（Strakowski 等，2004）患者岛叶激活增加。一项 ^{18}F-FDG PET 研究（Ketter 等，2001）发现，与正常对照组相比，双相障碍患者右侧岛叶代谢增加；然而，另一项（Dunn 等，2002）研究发现双相障碍 I 型患者贝克抑郁量表中的精神运动-快感缺乏症状与岛叶代谢低下

观看恐惧面部表情时的激活情况，与年龄的负性回归相关性：慢性病患者

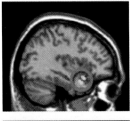
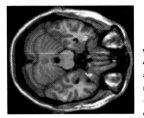
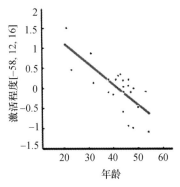

随着年龄增长激活最强的脑区包括左侧额叶和额上回（$k=20$，$P<0.001$）

图 7.3　在一项被动恐惧面孔感知的认知任务中，慢性双相情感障碍患者表现出左侧额下回的血氧水平依赖（BOLD）激活与年龄呈显著负相关。这种显著相关也见于右侧额下回。与图 7.2 的结果相比，这些研究提示随着年龄增长，双相障碍患者表现出对处理视觉情感刺激的额叶区依赖逐渐减少（见彩图 7.3）。

相关。多项研究（Ketter 等，2001；Drevets 等，2002；Malhi 等，2004b，2005，2007b；Lagopoulos 和 Malhi，2007；Altshuler 等，2005；Lennox 等，2004；Lawrence 等，2004；Yurgelun-Todd 等，2000；Mitchell 等，2004；Strakowski 等，2004）发现，双相障碍患者存在杏仁核功能异常，但激活模式各不相同。抑郁症（Ketter 等，2001；Caligiuri 等，2003；Marchand 等，2007a；Chen 等，2006）和躁狂症（Blumberg 等，2000；Caligiuri 等，2006；Malhi 等，2004a）患者纹状体激活增强的证据也令人信服，但在稳定期患者，研究结果却不尽相同（Caligiuri 等，2006；Marchand 等，2007a；Adler 等，2004；Malhi 等，2005，2007a，2007b；Strakowski 等，2005）。有三项儿童双相障碍研究报道过度激活（Blumberg 等，2003b；Chang 等，2004；Dickstein 等，2007）。最后，有研究表明抑郁症（Malhi 等，2004b；Chen 等，2006；Caligiuri 等，2003）和躁狂症（Malhi 等，2004a）患者存在丘脑过度激活，而在稳定期患者中结果则并不一致（Adler 等，2004，Malhi 等，2005，2007a）。有两项关于儿童的研究也报道了丘脑激活增强（Blumberg 等，2003b；Chang 等，2004）。

虽然这些结果不尽相同，但使用认知、情绪和运动任务的多种功能影像学研究明确均发现，双相障碍患者大脑背侧和腹侧情绪调节系统存在功能异常。大脑背侧系统，DLPFC 激活减弱可能表明有效调控受损。大脑腹侧系统功能异常既是大脑背侧系统调节功能减弱的结果，也可能伴随其出现。这些研究提供的初步证据表明，躁狂症和抑郁症患者存在腹侧前额叶皮质、纹状体和丘脑的过度激活，而躁狂症与眶额皮质激活不足有关。

其他脑区

本章重点讲述大脑背侧和腹侧情绪控制系统。但是，还有大量证据提示其他区域也存在功能异常，包括颞叶、后扣带回、运动皮质、顶叶、枕叶和小脑。对功能异常进行深入研究已超出了本章的范围，有些研究表明双相障碍还影响到了多处皮质和皮质下区域。

目前研究的局限性

功能神经影像学研究的文献对双相障碍的神经生物学机制提供了重要的见解。然而，双相障碍是一种很难利用神经影像学方法研究的复杂疾病。因此，对结果的解释还需要认识到一些不可避免的混杂因素。

双相障碍患者潜在的混杂因素之一是，患者有时并不能像正常对照那样能够很好地完成认知任务（Gruber 等，2004；Strakowski 等，2005）。有学者指出，如果组间的任务完成情况有差异，那么大脑激活的差异可能反映了患者完成任务的能力下降，而不是脑功能的实际差异（Strakowski 等，2004）。此外，双相障碍患者的功能性神经影像学研究表明，心境障碍发作期患者表现出与正常人不同的脑激活，这只是一种情绪状态的附带现象，而不是双相障碍的特质（Strakowski 等，2004）。因此在未来的研究中，区分是疾病特质还是心境状态异常非常重要。最后，心境状态的细微差异可能导致混淆。例如，轻度和重度双相抑郁相比，其结果可能相似但略有不同（Ketter 等，2001）。

药物和治疗相关的结果

治疗对功能性研究的潜在影响是本章重点关注的问题。大多数研究的受试者都接受过药物治疗，这是一个显著的潜在混杂因素。然而，由于疾病本身的性质，对未经药物治疗的患者进行研究极其困难，甚至有些人认为这不符合伦理。

解决这个问题的方法之一是利用二元回归分析确定药物是否影响研究结果。例如，一项研究提示，与服药患者相比，停用抗精神病药或心境稳定剂患者的大脑双侧 M1 区、右丘脑和右辅助运动区（Caligiuri 等，2003）激活增强。在另一项研究中，使用抗精神病药或心境稳定剂的双相障碍患者大脑 M1 区及辅助运动区 BOLD 反应降低（Caligiuri 等，2004）。

结论与未来研究方向

虽然功能神经影像学方法具有上述局限性，

但是仍然促进了对双相障碍的神经生物学认识。目前的研究结果不仅提出进一步的功能神经影像学研究非常必要，并为未来研究指出方向。

也许最有说服力的论点是进一步研究来澄清双相障碍患者大脑背侧、腹侧情绪控制环路功能失调对情绪症状的表达以及循环影响的准确机制，一种方法就是利用功能连接。例如，有两项研究为我们提供了对双相障碍杏仁核功能障碍机制的认识。在其中的一项研究中，Foland 和同事（2008）使用 fMRI 和情绪面孔识别范式及功能连接分析方法，对 9 例双相躁狂患者和 9 例正常对照进行研究，目的是评估这样一个假设，即双相患者躁狂发作时杏仁核的腹外侧前额叶调节发生改变。研究中使用心理生理学分析来评估执行任务过程中腹外侧前额叶对杏仁核反应的调节程度。结果发现与正常人相比，双相障碍患者在处理情绪任务时，腹外侧前额叶对杏仁核反应的调节明显下降（杏仁核 BOLD 反应增加，腹外侧前额叶 BOLD 反应

降低）。研究者将这些研究和既往双相躁狂的 fMRI 研究相结合，提出这些患者抑制性额叶活动减少可能导致对杏仁核反应增加。在另一项研究中，Rich 和同事（2008）使用 fMRI 和面部情绪识别及功能连接分析方法，对 33 例双相障碍患者和 24 例对照进行了研究。与正常人相比，双相障碍患者左侧杏仁核与两个脑区（右后扣带回/楔前叶、右侧梭状回/海马旁回）之间的连接显著减少。若不考虑情绪状态和共病，这种缺陷是显而易见的。研究者认为，年轻的双相障碍患者表现出杏仁核和之前参与面部表情和社会刺激任务的颞叶相关皮质区之间连接受损。这些令人鼓舞的结果表明，未来对大脑背侧和腹侧系统以及各个系统内部之间连接性进行研究，可能为了解双相障碍情绪失调的机制提供重要信息。其他有前景的研究领域还包括功能影像学与遗传学相结合的研究，以及功能影像学和结构方法相结合的研究，如弥散张量成像。

框 7.1　双相障碍的功能影像学研究-主要研究结果归纳

　　虽然因为人口学和方法学不同导致研究比较困难，但也有一致的证据表明，面对不同激活范式的反应，大脑背侧和腹侧情绪控制系统均存在功能异常。

- 背侧系统（提供有意识的情感调节）的异常激活。
- 抑郁症、躁狂症和稳定期患者的背外侧前额叶皮质。
- 抑郁症、躁狂症和稳定期患者的前扣带回。
- 抑郁症和稳定期患者的内侧额叶皮质。
- 抑郁症和稳定期患者的海马。

腹侧系统（感知情绪刺激，产生情感状态和自主反应）的异常激活。

- 抑郁症和躁狂症及稳定期患者的腹前额叶皮质。
- 抑郁症、躁狂症和稳定期患者的岛叶。
- 抑郁症、躁狂症和稳定期患者的杏仁核。
- 抑郁症、躁狂症和稳定期患者的纹状体。
- 抑郁症、躁狂症和稳定期患者的丘脑。
- 抑郁症和躁狂症患者的前额皮质。
- 抑郁症和躁狂症患者的苍白球。
- 一些研究表明其他脑区存在异常激活。
- 抑郁症、躁狂症和稳定期患者的各个额叶区域。
- 抑郁症、躁狂症和稳定期患者的颞叶。
- 抑郁症、躁狂症和稳定期患者的后扣带回。
- 抑郁症、躁狂症和稳定期患者的初级运动皮质。
- 抑郁症和稳定期患者的小脑。

参考文献

Adler C M, Delbello M P, Mills N P, Schmithorst V, Holland S and Strakowski S M. 2005. Comorbid ADHD is associated with altered patterns of neuronal activation in adolescents with bipolar disorder performing a simple attention task. *Bipolar Disord* **7**, 577–88.

Adler C M, Holland S K, Schmithorst V, Tuchfarber M J and Strakowski S M. 2004. Changes in neuronal activation in patients with bipolar disorder during performance of a working memory task. *Bipolar Disord* **6**, 540–9.

Altshuler L L, Bookheimer S Y, Townsend J, *et al.* 2005. Blunted activation in orbitofrontal cortex during mania: A functional magnetic resonance imaging study. *Biol Psychiatry* **58**, 763–9.

Altshuler L, Bookheimer S, Townsend J, *et al.* 2008. Regional brain changes in bipolar I depression: A functional magnetic resonance imaging study. *Bipolar Disord* **10**, 708–17.

Baxter L R Jr, Schwartz J M, Phelps M E, *et al.* 1989. Reduction of prefrontal cortex glucose metabolism common to three types of depression. *Arch Gen Psychiatry* **46**, 243–50.

Benabarre A, Vieta E, Martin F, *et al.* 2004. Clinical value of 99mTc-HMPAO SPECT in depressed bipolar I patients. *Psychiatry Res* **132**, 285–9.

Benabarre A, Vieta E, Martinez-Aran A, *et al.* 2005. Neuropsychological disturbances and cerebral blood flow in bipolar disorder. *Aust N Z J Psychiatry* **39**, 227–34.

Benedetti F, Bernasconi A, Blasi V, *et al.* 2007. Neural and genetic correlates of antidepressant response to sleep deprivation: A functional magnetic resonance imaging study of moral valence decision in bipolar depression. *Arch Gen Psychiatry* **64**, 179–87.

Berns G S, Martin M and Proper S M. 2002. Limbic hyperreactivity in bipolar II disorder. *Am J Psychiatry* **159**, 304–06.

Blumberg H P, Leung H C, Skudlarski P, *et al.* 2003a. A functional magnetic resonance imaging study of bipolar disorder: State- and trait-related dysfunction in ventral prefrontal cortices. *Arch Gen Psychiatry* **60**, 601–09.

Blumberg H P, Martin A, Kaufman J, *et al.* 2003b. Frontostriatal abnormalities in adolescents with bipolar disorder: Preliminary observations from functional MRI. *Am J Psychiatry* **160**, 1345–7.

Blumberg H P, Stern E, Martinez D, *et al.* 2000. Increased anterior cingulate and caudate activity in bipolar mania. *Biol Psychiatry* **48**, 1045–52.

Blumberg H P, Stern E, Ricketts S, *et al.* 1999. Rostral and orbital prefrontal cortex dysfunction in the manic state of bipolar disorder. *Am J Psychiatry* **156**, 1986–8.

Caligiuri M P, Brown G G, Meloy M J, *et al.* 2003. An fMRI study of affective state and medication on cortical and subcortical brain regions during motor performance in bipolar disorder. *Psychiatry Res* **123**, 171–82.

Caligiuri M P, Brown G G, Meloy M J, *et al.* 2004. A functional magnetic resonance imaging study of cortical asymmetry in bipolar disorder. *Bipolar Disord* **6**, 183–96.

Caligiuri M P, Brown G G, Meloy M J, *et al.* 2006. Striatopallidal regulation of affect in bipolar disorder. *J Affect Disord* **91**, 235–42.

Chang K, Adleman N E, Dienes K, Simeonova D I, Menon V and Reiss A. 2004. Anomalous prefrontal-subcortical activation in familial pediatric bipolar disorder: A functional magnetic resonance imaging investigation. *Arch Gen Psychiatry* **61**, 781–92.

Chang K D, Wagner C, Garrett A, Howe M and Reiss A. 2008. A preliminary functional magnetic resonance imaging study of prefrontal-amygdalar activation changes in adolescents with bipolar depression treated with lamotrigine. *Bipolar Disord* **10**, 426–31.

Chen C H, Lennox B, Jacob R, *et al.* 2006. Explicit and implicit facial affect recognition in manic and depressed States of bipolar disorder: A functional magnetic resonance imaging study. *Biol Psychiatry* **59**, 31–9.

Culha A F, Osman O, Dogangun Y, *et al.* 2008. Changes in regional cerebral blood flow demonstrated by 99mTc-HMPAO SPECT in euthymic bipolar patients. *Eur Arch Psychiatry Clin Neurosci* **258**, 144–51.

Curtis V A, Dixon T A, Morris R G, *et al.* 2001. Differential frontal activation in schizophrenia and bipolar illness during verbal fluency. *J Affect Disord* **66**, 111–21.

Davidson R J. 1998. Anterior electrophysiological asymmetries, emotion, and depression: Conceptual and methodological conundrums. *Psychophysiology* **35**, 607–14.

Dickstein D P, Rich B A, Roberson-Nay R, *et al.* 2007. Neural activation during encoding of emotional faces in pediatric bipolar disorder. *Bipolar Disord* **9**, 679–92.

Drapier D, Surguladze S, Marshall N, *et al.* 2008. Genetic liability for bipolar disorder is characterized by excess frontal activation in response to a working memory task. *Biol Psychiatry* **64**, 513–20.

Drevets W C, Price J L, Bardgett M E, Reich T, Todd R D and Raichle M E. 2002. Glucose metabolism in the amygdala in depression: Relationship to diagnostic subtype and plasma cortisol levels. *Pharmacol Biochem Behav* **71**, 431–47.

Dunn R T, Kimbrell T A, Ketter T A, *et al.* 2002. Principal components of the Beck Depression Inventory and regional cerebral metabolism in unipolar and bipolar depression. *Biol Psychiatry* **51**, 387–99.

Dye S M, Spence S A, Bench C J, *et al.* 1999. No evidence for left superior temporal dysfunction in asymptomatic schizophrenia and bipolar disorder. PET study of verbal fluency. *Br J Psychiatry* **175**, 367–74.

Elliott R, Ogilvie A, Rubinsztein J S, Calderon G, Dolan R J and Sahakian B J. 2004. Abnormal ventral frontal response during performance of an affective go/no go task in patients with mania. *Biol Psychiatry* **55**, 1163–70.

Foland L C, Altshuler L L, Bookheimer S Y, Eisenberger N, Townsend J and Thompson P M. 2008. Evidence for deficient modulation of amygdala response by prefrontal cortex in bipolar mania. *Psychiatry Res* **162**, 27–37.

Frangou S. 2005. The Maudsley Bipolar Disorder Project. *Epilepsia* **46** (Suppl 4), 19–25.

Frangou S, Kington J, Raymont V and Shergill S S. 2008. Examining ventral and dorsal prefrontal function in bipolar disorder: A functional magnetic resonance imaging study. *Eur Psychiatry* **23**, 300–08.

Goel V and Dolan R J. 2003. Reciprocal neural response within lateral and ventral medial prefrontal cortex during hot and cold reasoning. *Neuroimage* **20**, 2314–21.

Goodwin G M, Cavanagh J T, Glabus M F, Kehoe R F, O'Carroll R E and Ebmeier K P. 1997. Uptake of 99mTc-exametazime shown by single photon emission computed tomography before and after lithium withdrawal in bipolar patients: Associations with mania. *Br J Psychiatry* **170**, 426–30.

Gruber S A, Rogowska J and Yurgelun-Todd D A. 2004. Decreased activation of the anterior cingulate in bipolar patients: An fMRI study. *J Affect Disord* **82**, 191–201.

Gyulai L, Alavi A, Broich K, Reilley J, Ball W B and Whybrow P C. 1997. I-123 iofetamine single-photon computed emission tomography in rapid cycling bipolar disorder: A clinical study. *Biol Psychiatry* **41**, 152–61.

Haldane M, Jogia J, Cobb A, Kozuch E, Kumari V and Frangou S. 2008. Changes in brain activation during working memory and facial recognition tasks in patients with bipolar disorder with Lamotrigine monotherapy. *Eur Neuropsychopharmacol* **18**, 48–54.

Hariri A R, Mattay V S, Tessitore A, Fera F and Weinberger D R. 2003. Neocortical modulation of the amygdala response to fearful stimuli. *Biol Psychiatry* **53**, 494–501.

Ito H, Kawashima R, Awata S, *et al.* 1996. Hypoperfusion in the limbic system and prefrontal cortex in depression: SPECT with anatomic standardization technique. *J Nucl Med* **37**, 410–4.

Jogia J, Haldane, M., Cobb, A., Kumari, V. and Frangou S. 2008. Pilot investigation of the changes in cortical activation during facial affect recognition with lamotrigine monotherapy in bipolar disorder. *Br J Psychiatry* **192**, 197–201.

Ketter T A, Kimbrell T A, George M S, *et al.* 2001. Effects of mood and subtype on cerebral glucose metabolism in treatment-resistant bipolar disorder. *Biol Psychiatry* **49**, 97–109.

Killgore W D, Gruber S A and Yurgelun-Todd D A. 2008. Abnormal corticostriatal activity during fear perception in bipolar disorder. *Neuroreport* **19**, 1523–7.

Lagopoulos J, Ivanovski B and Malhi G S. 2007. An event-related functional MRI study of working memory in euthymic bipolar disorder. *J Psychiatry Neurosci* **32**, 174–84.

Lagopoulos J and Malhi G S. 2007. A functional magnetic resonance imaging study of emotional Stroop in euthymic bipolar disorder. *Neuroreport* **18**, 1583–7.

Lawrence N S, Williams A M, Surguladze S, *et al.* 2004. Subcortical and ventral prefrontal cortical neural responses to facial expressions distinguish patients with bipolar disorder and major depression. *Biol Psychiatry* **55**, 578–87.

Lennox B R, Jacob R, Calder A J, Lupson V and Bullmore E T. 2004. Behavioural and neurocognitive responses to sad facial affect are attenuated in patients with mania. *Psychol Med* **34**, 795–802.

Levesque J, Eugene F, Joanette Y, *et al.* 2003. Neural circuitry underlying voluntary suppression of sadness. *Biol Psychiatry* **53**, 502–10.

Liotti M, Mayberg H S, Brannan S K, Mcginnis S, Jerabek P and Fox P T. 2000. Differential limbic–cortical correlates of sadness and anxiety in healthy subjects: implications for affective disorders. *Biol Psychiatry* **48**, 30–42.

Malhi G S, Lagopoulos J, Owen A M, Ivanovski B, Shnier R and Sachdev P. 2007a. Reduced activation to implicit affect induction in euthymic bipolar patients: an fMRI study. *J Affect Disord* **97**, 109–22.

Malhi G S, Lagopoulos J, Sachdev P S, Ivanovski B and Shnier R. 2005. An emotional Stroop functional MRI study of euthymic bipolar disorder. *Bipolar Disord* **7** (Suppl 5), 58–69.

Malhi G S, Lagopoulos J, Sachdev P S, Ivanovski B, Shnier R and Ketter T. 2007b. Is a lack of disgust something to fear? A functional magnetic resonance imaging facial emotion recognition study in euthymic bipolar disorder patients. *Bipolar Disord* **9**, 345–57.

Malhi G S, Lagopoulos J, Sachdev P, Mitchell P B, Ivanovski B and Parker G B. 2004a. Cognitive generation of affect in hypomania: An fMRI study. *Bipolar Disord* **6**, 271–85.

Malhi G S, Lagopoulos J, Ward P B, *et al.* 2004b. Cognitive generation of affect in bipolar depression: An fMRI study. *Eur J Neurosci* **19**, 741–54.

Marchand W R, Lee J N, Thatcher G W, *et al.* 2007a. A functional MRI study of a paced motor activation task to evaluate frontal–subcortical circuit function in bipolar depression. *Psychiatry Res* **155**, 221–30.

Marchand W R, Lee J N, Thatcher J, Thatcher G W, Jensen C and Starr J. 2007b. A preliminary longitudinal fMRI study of frontal–subcortical circuits in bipolar disorder using a paced motor activation paradigm. *J Affect Disord* **103**, 237–41.

Matsuo K, Kouno T, Hatch J P, *et al.* 2007. A near-infrared spectroscopy study of prefrontal cortex activation during a verbal fluency task and carbon dioxide inhalation in individuals with bipolar disorder. *Bipolar Disord* **9**, 876–83.

Mayberg H S. 1997. Limbic-cortical dysregulation: A proposed model of depression. *J Neuropsychiatry Clin Neurosci* **9**, 471–81.

Mcintosh A M, Whalley H C, Mckirdy J, *et al.* 2008. Prefrontal function and activation in bipolar disorder and schizophrenia. *Am J Psychiatry* **165**, 378–84.

Migliorelli R, Starkstein SE, Teson A, *et al.* 1993. SPECT findings in patients with primary mania. *J Neuropsychiatry Clin Neurosci* **5**, 379–83.

Mitchell R L, Elliott R, Barry M, Cruttenden A and Woodruff P W. 2004. Neural response to emotional prosody in schizophrenia and in bipolar affective disorder. *Br J Psychiatry* **184**, 223–30.

Monks P J, Thompson J M, Bullmore E T, *et al.* 2004. A functional MRI study of working memory task in euthymic bipolar disorder: Evidence for task-specific dysfunction. *Bipolar Disord* **6**, 550–64.

Nelson E E, Vinton D T, Berghorst L, *et al.* 2007. Brain systems underlying response flexibility in healthy and bipolar adolescents: An event-related fMRI study. *Bipolar Disord* **9**, 810–9.

Nestler E J, Barrot M, Dileone R J, Eisch A J, Gold S J and Monteggia L M. 2002. Neurobiology of depression. *Neuron* **34**, 13–25.

O'Connell R A, Van Heertum R L, Luck D, *et al.* 1995. Single-photon emission computed tomography of the brain in acute mania and schizophrenia. *J Neuroimaging* **5**, 101–04.

Pavuluri M N, O'Connor M M, Harral E M and Sweeney J A. 2008. An fMRI study of the interface between affective and cognitive neural circuitry in pediatric bipolar disorder. *Psychiatry Res* **162**, 244–55.

Phillips M L, Drevets W C, Rauch S L and Lane R. 2003. Neurobiology of emotion perception I: The neural basis of normal emotion perception. *Biol Psychiatry* **54**, 504–14.

Rich B A, Fromm S J, Berghorst L H, *et al.* 2008. Neural connectivity in children with bipolar disorder: Impairment in the face emotion processing circuit. *J Child Psychol Psychiatry* **49**, 88–96.

Ridderinkhof K R, Ullsperger M, Crone E A and Nieuwenhuis S. 2004. The role of the medial frontal cortex in cognitive control. *Science* **306**, 443–7.

Roth R M, Koven N S, Randolph J J, *et al.* 2006. Functional magnetic resonance imaging of executive control in bipolar disorder. *Neuroreport* **17**, 1085–9.

Rubin E, Sackeim H A, Prohovnik I, Moeller J R, Schnur D B and Mukherjee S. 1995. Regional cerebral blood flow in mood disorders: IV. Comparison of mania and depression. *Psychiatry Res* **61**, 1–10.

Salamone J D. 2007. Functions of mesolimbic dopamine: Changing concepts and shifting paradigms. *Psychopharmacology (Berl)* **191**, 389.

Silverstone P H, Bell E C, Willson M C, Dave S and Wilman A H. 2005. Lithium alters brain activation in bipolar disorder in a task- and state-dependent manner: An fMRI study. *Ann Gen Psychiatry* **4**, 14.

Stern C E, Owen A M, Tracey I, Look R B, Rosen B R and Petrides M. 2000. Activity in ventrolateral and mid-dorsolateral prefrontal cortex during nonspatial visual working memory processing: Evidence from functional magnetic resonance imaging. *Neuroimage* **11**, 392–9.

Strakowski S M, Adler C M, Holland S K, Mills N and Delbello M P. 2004. A preliminary FMRI study of sustained attention in euthymic, unmedicated bipolar disorder. *Neuropsychopharmacology* **29**, 1734–40.

Strakowski S M, Adler C M, Holland S K, Mills N P, Delbello M P and Eliassen J C. 2005. Abnormal FMRI brain activation in euthymic bipolar disorder patients during a counting Stroop interference task. *Am J Psychiatry* **162**, 1697–705.

Yurgelun-Todd D A, Gruber S A, Kanayama G, Killgore W D, Baird A A and Young A D. 2000. fMRI during affect discrimination in bipolar affective disorder. *Bipolar Disord* **2**, 237–48.

Yurgelun-Todd D A, and Ross A J. 2006. Functional magnetic resonance imaging studies in bipolar disorder [review]. *CNS Spectr* **11**, 287–97.

第 8 章

8

双相障碍的分子影像学

John O. Brooks Ⅲ，Po W. Wang and Terence A. Ketter

引言

精神疾病的病理学研究包括分子学、细胞学和行为学研究，这些研究从"实验室到临床"，然后又从"临床到实验室"，基础研究、转化医学研究和临床研究之间互相补充（第 14 章 Goodwin 和 Jamison，2007）。例如，偶然发现临床应用的药物可以影响心境障碍、焦虑性障碍和精神病性障碍患者的单胺类神经递质传递，于是探讨这些疾病中单胺类物质作用机制的病理生理学研究大量出现。

双相障碍是一组由各种情感症状、焦虑症状和精神病性症状组成的异质性症状群，因此其病理生理学非常复杂。神经化学研究同时评估细胞间信号（如神经递质单胺类，乙酰胆碱、氨基酸）和细胞内信号（如信号转导与扩增、线粒体功能、控制基因表达）。细胞间（神经元表面受体）效应，如抗抑郁药的 5-羟色胺能效应和去甲肾上腺素能效应，抗精神病药的抗多巴胺能效应，前体-γ-氨基丁酸能（GABA 能）效应和抗癫痫药的抗谷氨酸能效应，以及心境稳定剂锂盐和丙戊酸钠的细胞内效应，均与双相障碍的神经化学基础相关（表 8.1）。

表 8.1 神经化学物质和神经生化解剖学的研究

神经化学物质分类	神经化学物质	干预	影像学研究方法
单胺类	5-羟色胺、去甲肾上腺素 多巴胺	抗抑郁药 抗精神病药	PET PET
氨基酸类	γ-氨基丁酸 谷氨酸盐	丙戊酸盐、苯二氮䓬类 拉莫三嗪	MRS MRS
其他	乙酰胆碱	抗胆碱药	MRS
第二信使	肌醇 胆碱	锂、肌醇 胆碱	MRS MRS

注：PET，正电子发射断层成像；MRS，磁共振波谱

影像学研究评估了双相障碍的神经解剖学，并越来越多地关注神经化学解剖学。例如，双相障碍的功能神经影像学研究为探索双相障碍稳定期（Brooks 等，2009a）、躁狂相（Brooks 等，2010）或抑郁相（Ketter 等，2001；Brooks 等，2009b）非特异性功能皮质边缘系统的神经解剖学和生物化学功能障碍机制提供了证据。神经影像技术的日益进步使得我们能评估特异性脑区的神经化学，从而支持双相障碍特异性皮质边缘系统神经化学功能障碍假说。本章主要讲述将神经化学和神经解剖学进行整合的转化医学研究，以便更好地理解双相障碍的病理学机制。

皮质边缘区功能障碍

皮质边缘通路功能障碍假说（Mayberg，1997；Strakowski 等，2005；Adler 等，2006；Brooks 等，2009a）可以解释双相障碍的症状。图 8.1 描绘了与双相障碍病理机制相关的不同脑区的网络联接。

皮质边缘通路主要由 3 个额叶-皮质下环路组成：背外侧前额叶、外侧眶额皮质和前扣带回。下文描述了三者的神经解剖学结构，并随后相应大脑的神经化学并进行综述整合。

背外侧前额叶和眶额环路

背外侧前额叶皮质下环路起始自前额叶布罗德曼 9 和 10 区。其神经元自布罗德曼 9 区和 10 区投射到尾状神经核，然后直接投射到背内侧苍白球内部，间接投射到背侧苍白球外部（Mega 和 Cummings，1994）。神经纤维从背侧苍白球外再投射到侧丘脑底神经核，从这里又一直延伸至苍白球和黑质网状核。这两个部位的纤维最终到达腹前及背内侧丘脑后，又投射回布罗德曼 9 区

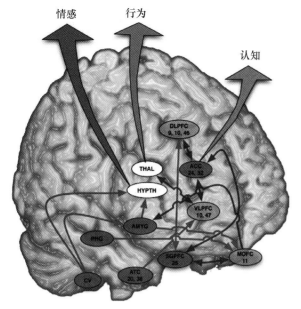

图 8.1 双相情感障碍的皮质边缘系统功能障碍模型。双相障碍中活动增加的脑区和连接标注为红色，而且那些活动减少的标注为蓝色。这些颜色编码代表了一致性数据，但有些结果有差异。各脑区覆盖于大脑透视图的表面，展现出一种简化的图形，需要读者将其深入定位于皮质下结构。布罗德曼分区的适当编号提供如下。ACC，前扣带回皮质；AMYG，杏仁核；ATC，前颞叶皮质；CV，小脑蚓部；DLPFC，背外侧前额叶皮质；HYPTH，下丘脑；MOFC，内侧眶额皮质；PHG，海马旁回；SGPFC，前额叶皮质膝下部；THAL，丘脑；VLPFC，腹外侧前额叶皮质。版权经 Brooks 等许可（2009a）（见彩图 8.1）。

和 10 区。Mega 和 Cummings（1994）认为，背外侧前额叶环路接收来自布罗德曼 46 区和 7a 区的传入投射，之后再传出投射到布罗德曼 46 区和 8 区。

眶额皮质环路（Mega 和 Cummings，1994）起始自布罗德曼 10 区和 11 区，投射到腹内侧尾状核，又投射回背内侧苍白球内部和黑质网状核。苍白球、黑质的纤维再投射到腹前丘脑和背内侧丘脑大细胞区域。最终自丘脑投射到外侧眶额皮质完成该环路。

前扣带回环路

前扣带回环路起始于前扣带回 BA24 区，前扣带回向腹侧纹状体（腹内侧尾状核、腹侧壳核、神经核、伏隔核和嗅结节）提供输入信息。在腹侧纹状体，有向苍白球内侧部、苍白球外侧部和黑质的投射纤维。腹侧苍白球纤维则向背中部丘

脑大细胞核团投射，最后投射到前扣带回而完成该环路。

神经影像学模态

使用几种技术可以对神经化学物质进行无创性评估。正电子发射计算机断层扫描（PET）和单光子发射计算机断层成像（SPECT）可以对单胺类和其他化学物质（一般认为其对情感过程至关重要）在脑区进行测量。单胺能神经支配的源头在脑干，投射到前额叶和旁边缘系统环路。中缝核产生 5-羟色胺，蓝斑产生去甲肾上腺素，黑质和腹侧被盖区产生多巴胺。

质子磁共振波谱（¹H-MRS）是磁共振成像技术的一种，可以对大脑各种不同的代谢物进行无创性评估，包括氨基酸、胞内胆碱和 N-乙酰天门冬氨酸（NAA）。代谢物浓度包括绝对浓度和相对（和肌酸的比值）浓度。质子磁共振波谱的神经化学信号往往反映了与神经传递没有直接关系的成分。例如，虽然胆碱是一种乙酰胆碱前体，并且参与第二信使级联反应，但磁共振波谱的胆碱峰值代表了总的细胞内胆碱存储，这些峰值的主要组成部分可能来自细胞膜（磷脂）而不是乙酰胆碱。同样，N-乙酰天门冬氨酸是一种氨基酸，参与氨基酸的代谢和脂肪酸、蛋白质的合成，但广泛分布于不同脑区和成熟的神经元当中；N-乙酰天门冬氨酸可能反映了神经元的密度和完整性。和单胺类不同，这些代谢产物分布更为分散，而与神经传递有关的成分有重要的脑区差异。例如，谷氨酸兴奋性神经元投射在不同环路之间，包括图 8.2 所描述的环路。而抑制性 γ-氨基丁酸（γ-GABA）能神经元则投射到这些环路内的部分。

磁共振波谱技术还可以测量大脑 γ-氨基丁酸（GABA）和谷氨酸，它们分别是主要的抑制性和兴奋性氨基酸神经递质。谷氨酸的测量有点复杂，因为谷氨酸在代谢产物和神经递质池中均存在。此外，谷氨酰胺和谷氨酸峰值重叠，因此，一些研究只报道了谷氨酰胺/谷氨酸浓度的合计值。

磁共振波谱技术还可以测量肌醇的浓度（存储形式为磷酸化肌醇），它参与信号转导，其本身可能有抗抑郁作用。肌醇耗竭可能参与心境障碍的病理生理学机制，而且一些研究发现，给予心

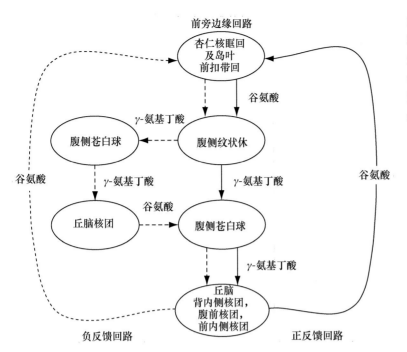

图 8.2　边缘-基底节-丘脑-皮质的神经环路。实线表示正反馈环路，虚线表示负反馈环路。GABA，γ-氨基丁酸的抑制性中间连接。谷氨酸盐，兴奋性谷氨酸能投射神经元的连接。图片选自 Alexander 等的文献（1990）

境障碍患者肌醇有一定益处（Agam 等，2002）。

通过磷-31 磁共振波谱（^{31}P-MRS）可以测量大脑磷脂的浓度，包括磷酸单酯、磷酸二酯、无机磷酸盐、高能磷酸盐和相关化合物（如磷酸肌酸）。磷酸单酯包括磷酸乙醇氨、磷酸胆碱、磷酸丝氨酸和糖磷脂（如肌醇—磷酸酯）；磷酸二酯包括甘油磷脂酰胆碱、甘油磷脂酰乙醇胺和流动性磷脂类。磷酸单酯和磷酸二酯分别含有细胞膜前体及其降解产物，并且与双相情感障碍的细胞内信号和膜磷脂改变有关。磷酸肌酸被认为是一种高能量的磷酸盐缓冲剂。

背外侧前额叶和眶额环路的神经化学

单胺类

有很多文献称双相障碍患者存在外周 5-羟色胺功能障碍，包括血小板 5-羟色胺再摄取降低（Marazziti 等，1993；Stahl 等，1983）。一项高敏感性研究检测了双相障碍抑郁相未经治疗患者的 5-羟色胺转运体结合力，发现内侧前额叶皮质以及岛叶和背侧扣带回皮质 5-羟色胺转运体结合力增加（这与 5-羟色胺转运体浓度升高或内源性 5-羟色胺浓度下降一致）（Cannon 等，2006）。此后一个针对未服药患者的研究（Oquendo 等，2007）未能重复上述结果，而是发现丘脑、岛叶

和前扣带回 5-羟色胺转运体结合力降低（这与 5-羟色胺转运体浓度下降或内源性 5-羟色胺浓度升高一致）。这种矛盾的结果可能与受试者样本的差异有关，或是由于对结合力评估的偏差。另有针对自杀未遂的单相抑郁患者的研究，发现前额叶 5-羟色胺转运体结合力增加（Meyer 等，1999）。

许多研究并没有关注多巴胺能系统在双相障碍中的作用。与对照组相比，有证据表明未服药的双相障碍患者前额叶皮质多巴胺 D_1 受体结合力下降（这与多巴胺受体浓度下降或内源性多巴胺浓度升高一致）（Suhara 等，1992）。

N-乙酰天门冬氨酸（NAA）

双相障碍患者的 NAA 和 NAA/肌酸存在脑区差异性。Olvera 等发现（2007）儿童双相障碍患者左背侧前额叶皮质 NAA 水平下降，这与成人双相障碍的研究结果类似（Sassi 等，2005；Winsberg 等，2000）。有研究发现，双相障碍患者内侧额叶和眶额皮质的 NAA 低于对照组（Cecil 等，2002）。其他研究还发现双相障碍患者和对照组之间内侧额叶皮质（Cecil 等，2003；Hamakawa 等，1999）或额叶/前额叶区（Bertolino 等，2003；Brambilla 等，2005；Castillo 等，2000；Dager 等，2004；Hajek 等，2008；Michael 等，2003；Scherk 等，2007）的差异很小或没有差异。一项研究报道了双相Ⅰ型和双相Ⅱ型患者左侧背外侧脑区 NAA/肌酸（Winsberg 等，2000）

不同，但另一项研究没有发现（Hamakawa 等，1999）。此外，病程与前额区 NAA（Brambilla 等，2005；Hamakawa 等，1999；Sassi 等，2005）之间可能没有关系。前额叶 NAA 不仅和汉密尔顿抑郁量表得分评定的抑郁严重程度（Hamakawa 等，1999）无关，而且轻躁狂患者和对照组（Malhi 等，2007）也没有差异。

由于锂盐具有神经营养特性，并且可能提高 NAA 水平，因此可能掩盖双相障碍患者的 NAA 缺失，但我们仍缺少证据。对双相障碍Ⅰ型抑郁相患者及健康对照进行为期 4 周的锂盐单药治疗实验，发现两组额叶、颞叶、顶叶及枕叶的 NAA 水平升高相似，但小脑 NAA 含量与血锂浓度并没有相关性（Moore 等，2000b）。与此相反，在原发性成人双相障碍Ⅰ型和双相Ⅱ型抑郁相患者中，给予平均 3.6 个月的锂盐治疗和平均 1.4 个月的丙戊酸钠治疗未能改变 NAA 浓度（Friedman 等，2004）。在成人健康志愿者中，应用锂盐 4 周后背外侧前额叶的 NAA 水平无变化（Brambilla 等，2004）。

谷氨酸和 γ-氨基丁酸

在特定的前额叶区，谷氨酸和谷氨酸/肌酸存在差异。与健康对照组相比，双相障碍患者的前额叶（Castillo 等，2000；Cecil 等，2002）和背侧前额叶区（Michael 等，2003）的谷氨酸或谷氨酸/肌酸水平升高，但内侧前额叶区不变（Cecil 等，2002）。Port 等（2008）报道了双侧额叶白质的谷氨酸减少。然而，一项对未经药物治疗的双相障碍患者的研究并未发现额叶谷氨酸有差异（Frey 等，2007b）。一项小型研究初步表明，与对照组相比，双相障碍患者 BA9 的 GABA-A 受体结合增加（这与 GABA-A 受体浓度增加或内源性氨基丁酸浓度减少一致）（Dean 等，2001）。

胆碱

有许多研究一致报道，双相障碍患者和健康对照组背外侧前额叶皮质的胆碱含量没有差异（Amaral 等，2006；Bertolino 等，2003；Brambilla 等，2005；Cecil 等，2002；Michael 等，2003；Sassi 等，2005；Winsberg 等，2000；Molina 等，2007；Scherk 等，2007）。虽然有一项研究发现，与对照组相比，双相障碍患者内侧前额叶区胆碱

水平下降（Cecil 等，2002），但其他研究并未发现任何差异（Dager 等，2004；Hamakawa 等，1999；Hajek 等，2008）。背外侧前额叶（Brambilla 等，2005）或内侧前额叶（Hamakawa 等，1999）皮质的胆碱和胆碱/肌酸改变似乎与病程无关。

关于药物治疗可能影响胆碱的证据越来越多。在成年双相障碍Ⅰ型抑郁相患者中，锂盐单药治疗就可产生抗抑郁作用，并且降低前额叶胆碱水平（Moore 等，1999）。与此相反，在成年原发性双相障碍Ⅰ型和双相障碍Ⅱ型抑郁相患者中，平均 3.6 个月的锂盐治疗和平均 1.4 个月的丙戊酸钠治疗均未能改变大脑灰质、白质或特定脑区的胆碱水平（Friedman 等，2004）。而且，儿童和青少年躁狂发作或混合发作期间，前扣带回胆碱/肌酸水平并未随着急性期锂盐的辅助治疗（治疗 1 周）而改变，并且与血清锂浓度无相关性（Davanzo 等，2001）。在健康成年志愿者中，锂盐治疗 4 周未能改变大脑背外侧前额叶的胆碱含量（Brambilla 等，2004）。与未接受锂盐治疗的患者相比，长期接受锂盐治疗的患者，其基底节胆碱/肌酸（Kato 等，1996）和胆碱（Hamakawa 等，1998）、内侧前额叶胆碱（Hamakawa 等，1999）、颞叶胆碱/肌酸（Wu 等，2004）和前扣带回胆碱/肌酸（Moore 等，2000a）的水平无差异，而且血清锂浓度与基底节或枕叶胆碱/肌酸水平无关（Sharma 等，1992）。

肌醇

一些研究报道，双相障碍患者背外侧额叶脑区的肌醇/肌酸水平增加（Cecil 等，2002；Winsberg 等，2000），但这一结果在儿童双相障碍患者中并未发现（Olvera 等，2007；Chang 等，2003）。最近一项对未经药物治疗的双相障碍患者的研究，发现其肌醇水平与健康对照组相比无明显差异。双相障碍患者内侧前额叶（Cecil 等，2002；Hajek 等，2008）或额颞区（Silverstone 等，2002）的肌醇水平无显著性差异。

更多的证据表明，药物治疗可能影响肌醇和肌醇/肌酸的浓度。锂盐通过抑制肌醇单磷酸酶从而耗竭肌醇。在双相障碍Ⅰ型抑郁相患者中，锂盐单药治疗 5~7 天造成患者额叶肌醇下降 30%，通常情况下此时患者仍处于抑郁状态；3~4 周

后，肌醇持续下降，此时患者症状通常得到改善（Moore 等，1999）。研究者认为，肌醇减少和临床改善之间的时间分离表明，短期肌醇耗竭本身与锂盐抗抑郁作用无关。与此相反，在健康成年对照者中，锂盐治疗 4 周未能改变大脑背外侧额叶的肌醇水平（Brambilla 等，2004）。此外，在一项敏感性更高的范式中，锂盐加剧了苯丙胺诱导的磷酸单酯水平升高，却未发现肌醇/肌酸（Silverstone 等，1999）有类似的情况。与此相反，在一项双相障碍 I 型抑郁相和双相障碍 II 型成年患者的研究中，锂盐治疗平均 3.6 个月后灰质肌醇水平升高（Friedman 等，2004），而丙戊酸钠平均治疗 1.4 个月却无变化。

肌酸和磷酸肌酸

早期的研究表明，与健康对照组相比，双相障碍 II 型患者（与心境状态无关）额叶磷酸肌酸水平下降（Kato 等，1995；Deicken 等，1995），而双相障碍 I 型患者未改变（Kato 等，1992，1993）。双相障碍 II 型患者额叶磷酸肌酸减少，反映了肌酸减少或肌酸激酶活性下降，细胞内镁离子增加，或线粒体功能障碍（Kato 等，1994）。在双相障碍患者中，抑郁相（Kato 等，1995）时左侧前额叶，躁狂相（Kato 等，1995）及稳定期时（Kato 等，1995；Deicken 等，1995）右侧前额叶磷酸水平均下降。未经药物治疗的双相障碍 I 型和双相障碍 II 型稳定期患者的额叶磷酸肌酸均未发现任何差异（Kato 等，1998）。

与对照组相比，双相障碍患者的背外侧前额叶皮质肌酸和磷酸肌酸水平可能较低（Frey 等，2007b），不过并非所有研究报道都支持该结果（Scherk 等，2007）。有证据表明，双相障碍抑郁相患者较对照组的肌酸和磷酸肌酸水平升高（Frye 等，2007b）。

口服肌酸对大脑肌酸水平影响的研究数据还很有限。健康志愿者连续服用肌酸 20 g/d，4 周后可引起灰质、白质、小脑、丘脑和整体肌酸水平增加。停服肌酸后，至少 3 个月这些改变才开始恢复（Dechent 等，1999）。健康志愿者连续 5 天服用肌酸 8 g/d，可减轻数学计算任务诱发的精神疲劳，并且大脑氧合血红蛋白增加（Watanabe 等，2002）。

关于药物影响肌酸方面的研究很少。在双相障碍 I 型抑郁相患者中，锂盐单药治疗 3～4 周能产生抗抑郁效果，但在 5～7 天或 3～4 周并不会改变额叶、颞叶、顶叶、枕叶的肌酸水平（Moore 等，1999）。在主要为抑郁相的双相障碍 I 型和双相障碍 II 型障碍成人患者中，锂盐治疗平均 3.6 个月和丙戊酸钠治疗平均 1.4 个月并不影响大脑肌酸水平（Friedman 等，2004）。锂盐、丙戊酸钠、抗抑郁药及苯二氮䓬类药物治疗与双相障碍患者的内侧前额叶肌酸的改变无关（Hamakawa 等，1999）。服用抗精神病药物的双相障碍患者与未服用者相比，内侧额叶的肌酸水平未见明显改变（Hamakawa 等，1999）。

磷酸单酯

稳定期的双相障碍 I 型患者额叶磷酸单酯水平下降，与磷脂代谢异常以及由此所引起的信号转导改变一致（Manji 和 Lenox，2000）。事实上，一些研究发现与健康对照组（Kato 等，1992，1993，1994a，1994b）、双相障碍抑郁患者（Kato 等，1992，1994a）以及躁狂患者（Kato 等，1991，1993）相比，稳定期的双相 I 型患者前额叶磷酸单酯水平下降。有趣的是，此前同一研究小组并未发现双相障碍患者前额叶磷酸单酯水平下降，而是发现躁狂患者额叶磷酸单酯水平上升（Kato 等，1991）。此外，Deicken 和同事还发现稳定期未用药的双相障碍 I 型患者与对照组相比，前额叶磷酸单酯水平下降（Deicken 等，1995）。

纳入双相障碍 II 型患者的研究结果缺乏一致性。一些研究发现双相障碍 II 型患者与健康对照组相比前额叶的磷酸单酯无任何差异（Kato 等，1994a，1994b），并且情感症状发作前后也没有任何差异（Kato 等，1994a）。有证据表明与健康对照组相比，双相障碍 II 型抑郁相和轻躁狂患者磷酸单酯水平升高（Kato 等，1994a）。研究中混合了接受过药物治疗的双相障碍 I 型及 II 型患者的结果各异，有的认为与健康对照组相比，双相障碍稳定期患者前额叶磷酸单酯水平未见显著下降（Kato 等，1994b），有的则报道未见显著上升（Kato 等，1995）。迄今为止，仅发现双相障碍 I 型患者前额叶磷酸单酯有差异。

在一个双相障碍磷酸单酯研究的 Meta 分析中，作者总结了双相障碍稳定期患者磷酸单酯水平低于对照组，双相障碍抑郁相患者的磷酸单酯水平高于双相障碍稳定期的患者（Yildiz 等，2001）。

磷酸二酯

与磷酸单酯相比，磷酸二酯受到的关注较少。这可能反映了研究没有发现双相障碍患者与对照组之间有差异性。有两项研究报道称，稳定期的双相障碍Ⅰ型患者与健康对照组相比，前额叶磷酸二酯水平近似（Kato 等，1992，1993），但也有研究发现患者双侧前额叶磷酸二酯水平升高（Deicken 等，1995）。一项 Meta 分析纳入了 4 项磷酸二酯研究，发现双相障碍患者与健康对照组的磷酸二酯水平相当（Yildiz 等，2001）。

小结

背外侧前额叶环路中有很多潜在的神经化学改变与双相障碍的临床表现相关。相对于健康对照组，双相障碍患者处于抑郁发作期时，其内侧前额叶 5-羟色胺转运体结合力可能会增加。但该结果未能得到重复，还有一些证据表明岛叶 5-羟色胺转运体结合力下降。而额叶皮质多巴胺转运体结合力下降的证据较少。到目前为止，双相障碍患者是否存在背外侧前额叶环路的单胺类递质改变仍存在争议。

有人认为双相障碍的神经化学病理学涉及前额叶皮质神经元的完整性，但是这种解释并没有得到当前研究结果的有力支持。与使用其他范式的神经影像学结果一致（如大脑葡萄糖代谢、灰质密度），一些报道认为前额叶皮质 N-乙酰天门冬氨酸浓度减少，然而这些结果往往不能得到重复，而且不能证明前额叶皮质 N-乙酰天门冬氨酸与疾病的病程或情感状态有关。

双相障碍患者谷氨酸传输受损，但研究结果仍不一致。和 N-乙酰天门冬氨酸一样，背外侧前额叶的皮质谷氨酰胺/谷氨酸浓度可能有差异，但内侧前额叶皮质的差异可能不明显。最近一些研究未能重复这些结果，致使该结论受到质疑。

许多关于胆碱和胆碱/肌酸比值的研究都未能发现双相障碍患者和对照组背外侧前额叶和眶额环路的成分之间存在差异。这种缺乏关联与研究未发现胆碱及胆碱/肌酸比值和病程之间的相关性保持一致。

认为双相障碍患者背外侧前额叶和眶额环路

的肌醇存在差异的研究结果受到质疑。一些研究发现双相障碍患者背外侧前额叶肌醇水平高于对照组，但其他研究未能重复这些结果。

肌酸和磷酸肌酸的差异可能仅见于双相障碍Ⅰ型患者。双相障碍Ⅱ型患者、对照组或双相障碍Ⅱ型患者不同心境状态之间的差异尚缺乏支持性证据。然而，在双相障碍Ⅰ型患者中，前额叶磷酸改变的证据较为确切。这些结果主要集中在躁狂发作和抑郁发作时背侧前额叶皮质磷酸肌酸水平下降，甚至有证据表明疾病缓解期也可能存在差异。由于这些比较一致的结果来自同一个研究小组，因此需要其他研究者的重复验证。

磷酸单酯可能反映了信号转导改变，双相障碍Ⅰ型抑郁发作期和稳定期患者磷酸单酯水平减少。无论是包含双相Ⅰ型和Ⅱ型患者在内的异质性样本研究，还是只有双相Ⅱ型患者的同质性样本研究，都没有发现前额叶磷酸单酯水平变化。由于磷酸二酯的研究太少，因此无法得出确切的结论。

与双相障碍有关的背外侧前额叶和眶额环路的神经化学改变还有很多尚未解决的问题。迄今为止，研究结果表明检测 N-乙酰天门冬氨酸和肌酸可能是了解大脑背外侧前额叶/眶额环路的神经化学变化的良好手段。

前扣带回环路的神经化学机制

单胺类

一项有关双相障碍自杀者的早期尸检报道发现，其颞叶皮质主要的 5-羟色胺代谢产物 5-羟吲哚乙酸（hydroxyindolacetic acid，HIAA）水平平均下降 55%（Young 等，1994）。一项使用 $[^{18}F]$-5-羟色胺的正电子发射研究认为抑郁症患者（一些诊断为双相障碍）的 $5\text{-}HT_2$ 受体结合力与对照组相比无差异（Meyer 等，1999）。对有心境障碍家族史的双相障碍抑郁相患者的研究发现，与对照组相比，他们的海马和杏仁核 $5\text{-}HT_{1A}$ 受体结合力下降（这与 $5\text{-}HT_{1A}$ 受体浓度降低或内源性 5-羟色胺增加一致；Drevets 等，1999）。后续的 PET 研究使用不同的放射性配体（$[^{11}C]$-3-氨基-4-(2-二甲氨基-甲基-苯磺酰基)-氰苯 11；$[^{11}C]$-DASB）发现，丘脑、背侧扣带回和岛叶 5-羟色胺转运体结合力减少（与 5-羟色胺转运体浓度减少或内源性 5-羟色胺增加相一致）（Cannon 等，2006）。此外，最近一项对未经药物治疗的双相障碍抑郁相儿童患者的研究发现，与健康对照组相比，患者组的前扣带回、杏仁核、海马、丘脑和壳核 5-羟色胺转运体结合力下降，与 5-羟色胺转运体浓度减少或内源性 5-羟色胺增加相一致（Oquendo 等，2007）。

伴有精神病性症状的双相障碍患者（躁狂相多于抑郁相）尾状核多巴胺 D_2 受体结合力增加（与多巴胺 D_2 受体上升或内源性多巴胺下降一致），并且与精神病性症状量表评分相关（Pearlson 等，1995）。双相障碍 Ⅱ 型抑郁发作患者中，其基线的多巴胺 D_2 受体结合力与对照组相比并没有差异，但是睡眠剥夺治疗有效的患者基底节多巴胺受体结合力下降（与多巴胺 D_2 受体浓度减少或内源性多巴胺水平上升一致；Ebert 等，1994）。这一结果表明，多巴胺释放增多可能与睡眠剥夺的抗抑郁效应有关。双相障碍患者纹状体的多巴胺转运体密度高于对照组的右后壳核和左尾状核（Amsterdam 和 Newberg，2007）。但没有证据表明多巴胺 D_1 受体结合力在纹状体存在差异（Suhara 等，1992）。然而，与对照组相比，双相障碍患者丘脑和腹侧脑干囊泡单胺转运蛋白增加，与单胺类受体浓度降低或内源性单胺类增加一致（Zubieta 等，2000，2001）。

谷氨酸

与对照组相比，双相障碍患者的基底节谷氨酸浓度增加（Castillo 等，2000），未发现前扣带回谷氨酸水平改变（Davanzo 等，2001；Dager 等，2004；Frey 等，2007b）。然而，最近的一项研究发现，与对照组相比，双相抑郁忧郁型患者前扣带回谷氨酸水平升高（Frye 等，2007b），急性躁狂发作的患者前扣带回谷氨酸/谷氨酰胺水平上升（Ongür 等，2008）。尽管结果各异，最近的研究仍然证实海马谷氨酸传输可能存在异常（Ng 等，2009）。尸检研究发现双相障碍患者前扣带回（Benes 等，2000）和海马（Frey 等，2007a）的谷氨酸能神经元存在弥漫性异常。

γ-氨基丁酸

某些脑区的 γ-氨基丁酸（GABA）水平有升高趋势。对双相障碍和对照组进行比较，发现双相障碍患者左侧岛叶的 GABA 升高，左侧扣带回有升高的趋势，但其他脑区无此表现（Dager 等，2004）。另一项研究发现双相障碍患者和健康对照组相比，内侧前额叶和前扣带回的 GABA/肌酸升高（Wang 等，2006）。GABA 活动的调节可以解释一些用于治疗双相障碍药物的作用（Ketter 和 Wang，2003）。

N-乙酰天冬氨酸（NAA）

对大脑 NAA 水平的研究结果千差万别。一些研究未能发现双相障碍患者的前扣带回 NAA 水平有变化（Amaral 等，2006；Bertolino 等，2003；Dager 等，2004；Davanzo 等，2001）。

早期研究报道，首发伴有精神病性症状的患者（约 50％诊断为双相障碍）颞叶 NAA/肌酸下降（Renshaw 等，1995）。然而后续研究未能发现双相障碍患者与对照组 NAA 水平存在差异（Moore 等，2000a）。

对深部颞区复合体的研究与把颞叶视为整体的研究相比，结果不同。与对照组相比，有家族史的双相障碍患者表现出海马 NAA 水平下降（Deicken 等，2003），无家族史的海马 NAA/肌酸水平下降（Bertolino 等，2003）。此外，首发伴有精神病性症状的患者，无论是抑郁还是躁狂，均表现出海马体 NAA/肌酸下降，但在其他脑区无差异（Blasi 等，2004）。一份尸检报告提示，双相障碍患者（其中大部分伴有精神病性症状）的颞上回皮质 NAA 下降，这与颞叶 NAA 缺乏的现象一致，可能是精神病性症状的一个共同特征（Nudmamud 等，2003）。

其他大脑结构也有 NAA 或 NAA/肌酸改变。与对照组相比，双相障碍患者的双侧尾状核头部 NAA 增加（Port 等，2008），基底节的 NAA/肌酸水平下降（Frye 等，2007a）、增加（Sharma 等，1992）或持平（Bertolino 等，2003；Hamakawa 等，1999；Kato 等，1995；Ohara 等，1998）。未服药的双相障碍患者左侧壳核 NAA 水平上升（Dager 等，2004）。也有研究发现双相障碍患者与对照组相比，丘脑 NAA 水平升高（Deicken 等，2001），但其他研究的结果是水平相当（Dager 等，2004）；还有研究发现丘脑 NAA/肌酸水平相当（Bertolino 等，2003）。

胆碱

与健康对照组相比，双相障碍患者前扣带回胆碱和胆碱/肌酸水平升高（Moore 等，2000a）或持平（Amaral 等，2006；Bertolino 等，2003；Davanzo 等，2001；Scherk 等，2007）。然而，一项最近的研究发现，与稳定期的双相障碍患者相比，躁狂发作和轻躁狂发作时患者前扣带回的胆碱水平降低（Malhi 等，2007）。双相障碍患者的颞叶（Renshaw 等，1995；Wu 等，2004）、海马（Bertolino 等，2003；Deicken 等，2003）的胆碱水平和对照组无差异。也有研究发现患者尾状核头部的胆碱和肌酸水平下降（Port 等，2008）。

肌醇

对前扣带回的肌醇/肌酸的研究结果各异，一些数据表明增加（Davanzo 等，2001），有的数据认为无变化（Moore 等，2000a）。Port 等（2008）发现未服药的双相障碍患者左侧尾状核头部肌醇水平升高。此外，在成年健康志愿者，急性（一周实验）锂盐单药治疗并未改变其颞叶肌醇/肌酸水平（Silverstone 等，1999）。

肌酸和磷酸肌酸

双相障碍患者与对照组的前扣带回肌酸水平相当（Davanzo 等，2001；Ongür 等，2008；Hajek 等，2008）。虽然有一项研究发现双相障碍患者海马的肌酸增加（Bertolino 等，2003），但与对照组相比无显著性差异。另一项研究发现海马的肌酸减少（Deicken 等，2003）。与未服药者相比，服用抗精神病药物的双相障碍患者基底节的肌酸水平增加（Hamakawa 等，1999）。

稳定期、未服药的双相障碍Ⅰ型患者颞叶的磷酸肌酸水平与对照组类似（Deicken 等，1995a，1995b），此后的一项研究并未发现双相障碍患者和对照组之间灰质的磷酸水平有差异，不过发现脑白质的磷酸肌酸水平和汉密尔顿抑郁量表得分呈负相关（Dager 等，2004）。

磷酸单酯

锂盐抑制肌醇单磷酸酶活性（Hallcher 和 Sherman，1980），因此锂盐可能影响磷酸单酯（PMEs）水平，磷酸单酯中含有少量的磷酸肌醇成分（约为 10%）（Gyulai 等，1984）。如果锂盐导致磷酸单酯增加，那么这可能与锂盐抑制肌醇一磷酸盐转化为肌醇有关。在 6 例双相障碍躁狂发作患者中，锂盐对额叶的 PMEs 水平改变不明显（Kato 等，1993）。锂盐服用 1 周未能明显改变健康志愿者左侧颞叶的磷酸单酯水平（Silverstone 等，1996；1999）。但在另一项更敏感的研究中，锂盐促进了苯丙胺诱导的磷酸单酯升高（Silverstone 等，1999）。稳定期的双相障碍患者长期锂盐治疗和长期丙戊酸钠治疗比较，其颞叶磷酸单酯水平相当（Silverstone 等，2002）。

磷酸二酯

很少有关于双相障碍患者前扣带回环路磷酸二酯的报道，一项研究表明双相障碍患者与对照组的颞叶磷酸二酯水平相当（Deicken 等，1995）。因此，任何与双相障碍有关的前扣带回环路的磷酸盐代谢差异都可能是最轻微的。

小结

有关前扣带回环路的神经化学改变的报道较背侧前额叶和眶额环路的报道一致性更好。这并不足为奇，单胺能神经传递的改变看起来相当可靠。特别是丘脑、背侧扣带回和岛叶的 5-HT$_2$ 受体和 5-羟色胺转运体结合力下降，双相障碍抑郁发作患者的前扣带回、杏仁核、海马和丘脑、壳核部分的 5-HT 受体结合力下降。双相障碍患者的壳核和尾状核的多巴胺转化似乎也受到影响，虽然该变化主要出现在情感症状发作期。

前扣带回、基底节和海马的谷氨酸水平可能发生改变。这些结果在情绪状态研究和尸检研究中得到进一步支持。谷氨酸能突触传递异常支持双相障碍前扣带回环路密切参与情感调节的观点，并且一些用于治疗双相障碍的药物具有抗谷氨酸能特性（Ketter 和 Wang，2003）。

前扣带回的 NAA 水平可能没有变化，但是颞叶结构包括海马表现出 NAA 和 NAA/肌酸水平下降。此外，双相障碍丘脑、尾状核和基底节 NAA 或 NAA/肌酸水平改变的证据也越来越多。

前扣带回的胆碱水平与对照组相比增加或相似。与双相障碍稳定期患者相比，躁狂和轻躁狂患者前扣带回的胆碱水平下降。双相障碍患者和对照组海马体中的胆碱水平相似。

与前扣带回环路成分相关的肌醇水平改变并不可靠，但前扣带回和尾状核肌醇水平可能发生改变。

双相障碍患者前扣带回环路的磷代谢并没有遭到严重破坏。虽然有几项研究报道颞叶和海马磷酸和磷酸二酯改变，但这些结果未能得到重复验证。

结论

皮质边缘环路的神经化学机制，向基于功能神经影像学研究阐明的功能失调的神经化学基础提出了新的挑战。双相障碍稳定期（Brooks 等，2009a）、抑郁发作期（Brooks 等，2009b；Ketter 等，2001）和躁狂发作期（Brooks 等，2010；Drevets 等，1997）患者的脑代谢或脑血流紊乱的结果日渐达成共识，但不同的是神经化学研究的结果可谓千变万化。

尽管如此，双相障碍患者可能存在神经化学功能失调，如前扣带回、基底节和海马谷氨酸能突触传递的异常，因此未来研究有可能在明确双相障碍患者其他的神经化学异常和临床表现关系方面取得成功。其他研究在控制双相障碍亚型、心境状态、药物治疗情况和其他个体差异（如疾病严重程度）后，可以描绘神经化学功能失调更详细的前景。如果能明确双相障碍患者神经化学功能失调的模式，就应该尝试把它们作为治疗成功的生物标记物。

框 8.1　皮质边缘网络包括 3 个主要环路

背外侧前额叶环路
　　起始自 BA　9 区和 10 区。
　　通过尾状核投射到背内侧苍白球。
　　最终止于腹前侧和背内侧丘脑。
　　接收 BA 46 区的传入投射。
眶额-前额叶环路
　　起始自 BA 10 区和 11 区。
　　投射到背中尾状核，然后通过苍白球。
　　最终止于丘脑背内侧。
前扣带回环路
　　起始自 BA 24 区。
　　投射到腹侧纹状体，然后再到内侧苍白球内部。
　　止于背内侧丘脑巨细胞。

框 8.2　神经递质和皮质边缘网络

背外侧眶额-前额叶环路
　　数据不支持用神经元的完整性来解释双相障碍的病理学机制。
　　谷氨酸能突触传递可能受损。
　　肌酸和磷酸肌酸的变化只在双相障碍 I 型患者中发现。
　　磷酸单酯下降只见于双相障碍 I 型患者。
前扣带环路
　　谷氨酸能异常与双相障碍有关。
　　γ-氨基丁酸水平是升高的。
　　NAA 的研究结果各异。
　　肌酸的水平与对照组相似。

参考文献

Adler C M, DelBello M P and Strakowski S M. 2006. Brain network dysfunction in bipolar disorder. *CNS Spectr* **11**, 312–20.

Agam G, Shamir A, Shaltiel G and Greenberg M L. 2002. *Myo*-inositol-1-phosphate (MIP) synthase: A possible new target for antibipolar drugs. *Bipolar Disord* **4** Suppl 1, 15–20.

Alexander G E, Crutcher M D and DeLong M R. 1990. Basal ganglia–thalamocortical circuits: Parallel substrates for motor, oculomotor, "prefrontal" and "limbic" functions. *Prog Brain Res* **85**, 119–46.

Amaral J A, Tamada R S, Issler C K, *et al.* 2006. A 1HMRS study of the anterior cingulate gyrus in euthymic bipolar patients. *Hum Psychopharmacol* **21**, 215–20.

Amsterdam J D and Newberg A B. 2007. A preliminary study of dopamine transporter binding in bipolar and unipolar depressed patients and healthy controls. *Neuropsychobiology* **55**, 167–70.

Benes F M, Todtenkopf M S, Logiotatos P and Williams M. 2000. Glutamate decarboxylase(65)-immunoreactive terminals in cingulate and prefrontal cortices of schizophrenic and bipolar brain. *J Chem Neuroanat* **20**, 259–69.

Bertolino A, Frye M, Callicott J H, *et al.* 2003. Neuronal pathology in the hippocampal area of patients with bipolar disorder: A study with proton magnetic resonance spectroscopic imaging. *Biol Psychiatry* **53**, 906–13.

Blasi G, Bertolino A, Brudaglio F, *et al.* 2004. Hippocampal neurochemical pathology in patients at first episode of affective psychosis: A proton magnetic resonance spectroscopic imaging study. *Psychiatry Res* **131**, 95–105.

Brambilla P, Stanley J A, Nicoletti M A, *et al.* 2005. 1H magnetic resonance spectroscopy investigation of the dorsolateral prefrontal cortex in bipolar disorder patients. *J Affect Disord* **86**, 61–7.

Brambilla P, Stanley J A, Sassi R B, *et al.* 2004. 1H MRS study of dorsolateral prefrontal cortex in healthy individuals before and after lithium administration. *Neuropsychopharmacology* **29**, 1918–24.

Brooks J O, Hoblyn J C and Ketter T A. 2010. Metabolic evidence of corticolimbic dysregulation in bipolar mania. *Psychiatry Res* **181**, 136–40.

Brooks J O, Hoblyn J C, Woodard S A, Rosen A C and Ketter T A. 2009a. Corticolimbic metabolic dysregulation in euthymic older adults with bipolar disorder. *J Psychiatr Res* **94**, 32–7.

Brooks J O, Wang P W, Bonner J C, *et al.* 2009b. Decreased prefrontal, anterior cingulate, insula, and ventral striatal metabolism in medication-free depressed outpatients with bipolar disorder. *J Psychiatr Res* **43**, 181–8.

Cannon D M, Ichise M, Fromm S J, *et al.* 2006. Serotonin transporter binding in bipolar disorder assessed using [11C]DASB and positron emission tomography. *Biol Psychiatry* **60**, 207–17.

Castillo M, Kwock L, Courvoisie H and Hooper S R. 2000. Proton MR spectroscopy in children with bipolar affective disorder: Preliminary observations. *Am J Neuroradiol* **21**, 832–8.

Cecil K M, DelBello M P, Morey R and Strakowski S M. 2002. Frontal lobe differences in bipolar disorder as determined by proton MR spectroscopy. *Bipolar Disord* **4**, 357–65.

Cecil K M, DelBello M P, Sellars M C and Strakowski S M. 2003. Proton magnetic resonance spectroscopy of the frontal lobe and cerebellar vermis in children with a mood disorder and a familial risk for bipolar disorders. *J Child Adolesc Psychopharmacol* **13**, 545–55.

Chang K, Adleman N, Dienes K, Barnea-Goraly N, Reiss A and Ketter T. 2003. Decreased *N*-acetylaspartate in children with familial bipolar disorder. *Biol Psychiatry* **53**, 1059–65.

Dager S R, Friedman S D, Parow A, *et al.* 2004. Brain metabolic alterations in medication-free patients with bipolar disorder. *Arch Gen Psychiatry* **61**, 450–8.

Davanzo P, Thomas M A, Yue K, *et al.* 2001. Decreased anterior cingulate *myo*-inositol/creatine spectroscopy resonance with lithium treatment in children with bipolar disorder. *Neuropsychopharmacology* **24**, 359–69.

Dean B, Pavey G, McLeod M, Opeskin K, Keks N and Copolov D. 2001. A change in the density of [(3)H] flumazenil, but not [(3)H]muscimol binding, in Brodmann's Area 9 from subjects with bipolar disorder. *J Affect Disord* **66**, 147–58.

Dechent P, Pouwels P J, Wilken B, Hanefeld F and Frahm J. 1999. Increase of total creatine in human brain after oral supplementation of creatine-monohydrate. *Am J Physiol* **277**, R698–704.

Deicken R F, Eliaz Y, Feiwell R and Schuff N. 2001. Increased thalamic *N*-acetylaspartate in male patients with familial bipolar I disorder. *Psychiatry Res* **106**, 35–45.

Deicken R F, Fein G and Weiner M W. 1995a. Abnormal frontal lobe phosphorus metabolism in bipolar disorder. *Am J Psychiatry* **152**, 915–8.

Deicken R F, Pegues M P, Anzalone S, Feiwell R and Soher B. 2003. Lower concentration of hippocampal *N*-acetylaspartate in familial bipolar I disorder. *Am J Psychiatry* **160**, 873–82.

Deicken R F, Weiner M W and Fein G. 1995b. Decreased temporal lobe phosphomonoesters in bipolar disorder. *J Affect Disord* **33**, 195–9.

Drevets W C, Frank E, Price J C, *et al.* 1999. PET imaging of serotonin 1A receptor binding in depression. *Biol Psychiatry* **46**, 1375–87.

Drevets W C, Price J L, Simpson J R, *et al.* 1997. Subgenual prefrontal cortex abnormalities in mood disorders. *Nature* **386**, 824–7.

Ebert D, Feistel H, Kaschka W, Barocka A and Pirner A. 1994. Single photon emission computerized tomography assessment of cerebral dopamine D2 receptor blockade in depression before and after sleep deprivation – Preliminary results. *Biol Psychiatry* **35**, 880–5.

Frey B N, Andreazza A C, Nery F G, *et al.* 2007a. The role of hippocampus in the pathophysiology of bipolar disorder. *Behav Pharmacol* **18**, 419–30.

Frey B N, Stanley J A, Nery F G, *et al.* 2007b. Abnormal cellular energy and phospholipid metabolism in the left dorsolateral prefrontal cortex of medication-free individuals with bipolar disorder: An in vivo 1H MRS study. *Bipolar Disord* **9** Suppl 1, 119–27.

Friedman S D, Dager S R, Parow A, *et al.* 2004. Lithium and valproic acid treatment effects on brain chemistry in bipolar disorder. *Biol Psychiatry* **56**, 340–8.

Frye M A, Thomas M A, Yue K, *et al.* 2007a. Reduced concentrations of *N*-acetylaspartate (NAA) and the NAA–creatine ratio in the basal ganglia in bipolar disorder: A study using 3-Tesla proton magnetic resonance spectroscopy. *Psychiatry Res* **154**, 259–65.

Frye M A, Watzl J, Banakar S, *et al.* 2007b. Increased anterior cingulate/medial prefrontal cortical glutamate and creatine in bipolar depression. *Neuropsychopharmacology* **32**, 2490–9.

Goodwin F K and Jamison K R. 2007. *Manic-Depressive Illness* (2nd ed.). New York, NY: Oxford University Press.

Gyulai L, Bolinger L, Leigh J S, Barlow C and Chance B. 1984. Phosphorylethanolamine – The major constituent of the phosphomonoester peak observed by 31P-NMR on developing dog brain. *FEBS Lett* **178**, 137–42.

Hajek T, Bernier D, Slaney C, *et al.* 2008. A comparison of affected and unaffected relatives of patients with bipolar disorder using proton magnetic resonance spectroscopy. *J Psychiatry Neurosci* **33**, 531–40.

Hallcher L M and Sherman W R. 1980. The effects of lithium ion and other agents on the activity of *myo*-inositol-1-phosphatase from bovine brain. *J Biol Chem* **255**, 10 896–901.

Hamakawa H, Kato T, Murashita J and Kato N. 1998. Quantitative proton magnetic resonance spectroscopy of the basal ganglia in patients with affective disorders. *Eur Arch Psychiatry Clin Neurosci* **248**, 53–8.

Hamakawa H, Kato T, Shioiri T, Inubushi T and Kato N. 1999. Quantitative proton magnetic resonance spectroscopy of the bilateral frontal lobes in patients with bipolar disorder. *Psychol Med* **29**, 639–44.

Kato T, Hamakawa H, Shioiri T, *et al.* 1996. Choline-containing compounds detected by proton magnetic resonance spectroscopy in the basal ganglia in bipolar disorder. *J Psychiatry Neurosci* **21**, 248–54.

Kato T, Murashita J, Kamiya A, Shioiri T, Kato N and Inubushi T. 1998. Decreased brain intracellular pH measured by 31P-MRS in bipolar disorder: A confirmation in drug-free patients and correlation with white matter hyperintensity. *Eur Arch Psychiatry Clin Neurosci* **248**, 301–6.

Kato T, Shioiri T, Murashita J, Hamakawa H, Inubushi T and Takahashi S. 1994a. Phosphorus-31 magnetic resonance spectroscopy and ventricular enlargement in bipolar disorder. *Psychiatry Res* **55**, 41–50.

Kato T, Shioiri T, Murashita J, *et al.* 1995. Lateralized abnormality of high energy phosphate metabolism in the frontal lobes of patients with bipolar disorder detected by phase-encoded 31P-MRS. *Psychol Med* **25**, 557–66.

Kato T, Shioiri T, Takahashi S and Inubushi T. 1991. Measurement of brain phosphoinositide metabolism in bipolar patients using in vivo 31P-MRS. *J Affect Disord* **22**, 185–90.

Kato T, Takahashi S and Inubushi T. 1992. Brain lithium concentration by 7Li- and 1H-magnetic resonance spectroscopy in bipolar disorder. *Psychiatry Res* **45**, 53–63.

Kato T, Takahashi S, Shioiri T and Inubushi T. 1993. Alterations in brain phosphorus metabolism in bipolar disorder detected by in vivo 31P and 7Li magnetic resonance spectroscopy. *J Affect Disord* **27**, 53–9.

Kato T, Takahashi S, Shioiri T, Murashita J, Hamakawa H and Inubushi T. 1994b. Reduction of brain phosphocreatine in bipolar II disorder detected by phosphorus-31 magnetic resonance spectroscopy. *J Affect Disord* **31**, 125–33.

Ketter T A, Kimbrell T A, George M S, *et al.* 2001. Effects of mood and subtype on cerebral glucose metabolism in treatment-resistant bipolar disorder. *Biol Psychiatry* **49**, 97–109.

Ketter T A and Wang P W. 2003. The emerging differential roles of GABAergic and antiglutamatergic agents in bipolar disorders. *J Clin Psychiatry* **64** Suppl 3, 15–20.

Malhi G S, Ivanovski B, Wen W, Lagopoulos J, Moss K and Sachdev P. 2007. Measuring mania metabolites: A longitudinal proton spectroscopy study of hypomania. *Acta Psychiatr Scand* **434**(Suppl), 57–66.

Manji H K and Lenox R H. 2000. Signaling: Cellular insights into the pathophysiology of bipolar disorder. *Biol Psychiatry* **48**, 518–30.

Marazziti D, Lenzi A, Raffaelli S, Falcone M F, Aglietti M and Cassano G B. 1993. A single electroconvulsive treatment affects platelet serotonin uptake in bipolar I patients. *Eur Neuropsychopharmacol* **3**, 33–6.

Mayberg H S. 1997. Limbic–cortical dysregulation: A proposed model of depression. *J Neuropsychiatry Clin Neurosci* **9**, 471–81.

Mega M S and Cummings J L. 1994. Frontal–subcortical circuits and neuropsychiatric disorders. *J Neuropsychiatry Clin Neurosci* **6**, 358–70.

Meyer J H, Kapur S, Houle S, *et al.* 1999. Prefrontal cortex 5-HT2 receptors in depression: An [18F]setoperone PET imaging study. *Am J Psychiatry* **156**, 1029–34.

Michael N, Erfurth A, Ohrmann P, *et al.* 2003. Acute mania is accompanied by elevated glutamate/glutamine levels within the left dorsolateral prefrontal cortex. *Psychopharmacology (Berl)* **168**, 344–6.

Molina V, Sánchez J, Sanz J, *et al.* 2007. Dorsolateral prefrontal N-acetyl-aspartate concentration in male patients with chronic schizophrenia and with chronic bipolar disorder. *Eur Psychiatry* **22**, 505–12.

Moore C M, Breeze J L, Gruber S A, *et al.* 2000a. Choline, *myo*-inositol and mood in bipolar disorder: A proton magnetic resonance spectroscopic imaging study of the anterior cingulate cortex. *Bipolar Disord* **2**, 207–16.

Moore G J, Bebchuk J M, Hasanat K, *et al.* 2000b. Lithium increases N-acetyl-aspartate in the human brain: In vivo evidence in support of bcl-2's neurotrophic effects? *Biol Psychiatry* **48**, 1–8.

Moore G J, Bebchuk J M, Parrish J K, *et al.* 1999. Temporal dissociation between lithium-induced changes in frontal lobe *myo*-inositol and clinical response in manic-depressive illness. *Am J Psychiatry* **156**, 1902–08.

Ng W X, Lau I Y, Graham S and Sim K. 2009. Neurobiological evidence for thalamic, hippocampal and related glutamatergic abnormalities in bipolar disorder: A review and synthesis. *Neurosci Biobehav Rev* **33**, 336–54.

Nudmamud S, Reynolds L M and Reynolds G P. 2003. N-acetylaspartate and N-acetylaspartylglutamate deficits in superior temporal cortex in schizophrenia and bipolar disorder: A postmortem study. *Biol Psychiatry* **53**, 1138–41.

Ohara K, Isoda H, Suzuki Y, *et al.* 1998. Proton magnetic resonance spectroscopy of the lenticular nuclei in bipolar I affective disorder. *Psychiatry Res* **84**, 55–60.

Olvera R L, Caetano S C, Fonseca M, *et al.* 2007. Low levels of N-acetyl aspartate in the left dorsolateral prefrontal cortex of pediatric bipolar patients. *J Child Adolesc Psychopharmacol* **17**, 461–73.

Ongür D, Jensen J E, Prescot A P, *et al.* 2008. Abnormal glutamatergic neurotransmission and neuronal–glial interactions in acute mania. *Biol Psychiatry* **64**, 718–26.

Oquendo M A, Bongiovi-Garcia M E, Galfalvy H, *et al.* 2007. Sex differences in clinical predictors of suicidal acts after major depression: A prospective study. *Am J Psychiatry* **164**, 134–41.

Pearlson G D, Wong D F, Tune L E, *et al.* 1995. In vivo D2 dopamine receptor density in psychotic and nonpsychotic patients with bipolar disorder. *Arch Gen Psychiatry* **52**, 471–7.

Port J D, Unal S S, Mrazek D A and Marcus S M. 2008. Metabolic alterations in medication-free patients with bipolar disorder: A 3T CSF-corrected magnetic resonance spectroscopic imaging study. *Psychiatry Res* **162**, 113–21.

Renshaw P F, Yurgelun-Todd D A, Tohen M, Gruber S and Cohen B M. 1995. Temporal lobe proton magnetic resonance spectroscopy of patients with first-episode psychosis. *Am J Psychiatry* **152**, 444–6.

Sassi R B, Stanley J A, Axelson D, *et al.* 2005. Reduced NAA levels in the dorsolateral prefrontal cortex of young bipolar patients. *Am J Psychiatry* **162**, 2109–15.

Scherk H, Backens M, Schneider-Axmann T, *et al.* 2007. Cortical neurochemistry in euthymic patients with bipolar I disorder. *World J Biol Psychiatry* 1–10.

Sharma R, Venkatasubramanian P N, Bárány M and Davis J M. 1992. Proton magnetic resonance spectroscopy of the brain in schizophrenic and affective patients. *Schizophr Res* **8**, 43–9.

Silverstone P H, Hanstock C C, Fabian J, Staab R and Allen P S. 1996. Chronic lithium does not alter human *myo*-inositol or phosphomonoester concentrations as measured by 1H and 31P MRS. *Biol Psychiatry* **40**, 235–46.

Silverstone P H, Hanstock C C and Rotzinger S. 1999. Lithium does not alter the choline/creatine ratio in the temporal lobe of human volunteers as measured by proton magnetic resonance spectroscopy. *J Psychiatry Neurosci* **24**, 222–6.

Silverstone P H, Wu R H, O'Donnell T, Ulrich M, Asghar S J and Hanstock C C. 2002. Chronic treatment with both lithium and sodium valproate may normalize phosphoinositol cycle activity in bipolar patients. *Hum Psychopharmacol* **17**, 321–7.

Stahl S M, Woo D J, Mefford I N, Berger P A and Ciaranello R D. 1983. Hyperserotonemia and platelet serotonin

uptake and release in schizophrenia and affective disorders. *Am J Psychiatry* **140**, 26–30.

Strakowski S M, Delbello M P and Adler C M. 2005. The functional neuroanatomy of bipolar disorder: A review of neuroimaging findings. *Mol Psychiatry* **10**, 105–16.

Suhara T, Nakayama K, Inoue O, *et al.* 1992. D1 dopamine receptor binding in mood disorders measured by positron emission tomography. *Psychopharmacology (Berl)* **106**, 14–8.

Wang P W, Sailasuta N, Chandler R A and Ketter T A. 2006. Magnetic resonance spectroscopic measurement of cerebral gamma-aminobutyric acid concentrations in patients with bipolar disorders. *Acta Neuropsychiatrica* **18**, 120–6.

Watanabe A, Kato N and Kato T. 2002. Effects of creatine on mental fatigue and cerebral hemoglobin oxygenation. *Neurosci Res* **42**, 279–85.

Winsberg M E, Sachs N, Tate D L, Adalsteinsson E, Spielman D and Ketter T A. 2000. Decreased dorsolateral prefrontal *N*-acetyl aspartate in bipolar disorder. *Biol Psychiatry* **47**, 475–81.

Wu R H, O'Donnell T, Ulrich M, Asghar S J, Hanstock C C and Silverstone P H. 2004. Brain choline concentrations may not be altered in euthymic bipolar disorder patients chronically treated with either lithium or sodium valproate. *Ann Gen Hosp Psychiatry* **3**, 13.

Yildiz A, Sachs G S, Dorer D J and Renshaw P F. 2001. 31P Nuclear magnetic resonance spectroscopy findings in bipolar illness: A meta-analysis. *Psychiatry Res* **106**, 181–91.

Young L T, Warsh J J, Kish S J, Shannak K and Hornykeiwicz O. 1994. Reduced brain 5-HT and elevated NE turnover and metabolites in bipolar affective disorder. *Biol Psychiatry* **35**, 121–7.

Zubieta J K, Huguelet P, Ohl L E, *et al.* 2000. High vesicular monoamine transporter binding in asymptomatic bipolar I disorder: Sex differences and cognitive correlates. *Am J Psychiatry* **157**, 1619–28.

Zubieta J K, Taylor S F, Huguelet P, Koeppe R A, Kilbourn M R and Frey K A. 2001. Vesicular monoamine transporter concentrations in bipolar disorder type I, schizophrenia, and healthy subjects. *Biol Psychiatry* **49**, 110–6.

重性抑郁障碍的脑结构影像学

Anand Kumar and Olusola Ajilore

引言

随着神经影像学的出现，心境障碍的病理生理机制研究取得长足进展。单相重性抑郁症大脑结构改变的探索性研究已证实，某些关键脑区可能是重性抑郁症发作、病程和预后的基础。本章将回顾使用 MRI 的一些方法（如体积分析、形态分析、磁化传递和弥散张量成像等）对抑郁症进行研究的结构影像学结果。我们首先了解与抑郁症相关的脑形态学改变，然后讨论以磁共振为基础的新型技术识别出的脑白质改变，如高信号和微观结构改变，并探讨病理改变与认知的相关性，以及这些脑结构改变的临床意义。

大脑皮质

早期对重性抑郁障碍患者的研究就发现存在神经解剖学改变，其大脑半球皮质发生变化，典型特征通常是脑容积减少。早期的定性研究表明，皮质改变表现为脑沟增大、颞叶萎缩及脑室增大（Rabins 等，1991）。同时发现，脑灰质体积缩小与重性抑郁症及一些临床变量（如病程）有相关

性（Lampe 等，2003），还有其他一些脑结构的改变也与重性抑郁症有关，与对照组相比，重性抑郁症患者较少出现左右大脑不对称的情况（Kumar 等，2000b）。

早期的一些研究除了证实抑郁症患者有大脑皮质体积的改变，还有多项研究使用不同的方法发现前额叶体积显著减少。例如，Kumar 等（2000 年）报道抑郁症患者的额叶体积小于对照组。有两个额叶区域一直受到特殊关注，即前扣带回（AC）和眶额皮质（OFC）。最早的一篇论文报道，通过对老年抑郁症患者眶额皮质进行简单的体积测量，证实老年抑郁症患者眶额皮质体积减小（Lai 等，2000）。一项研究使用磁共振成像分割技术将前额叶皮质分成 7 个不同的亚区，可以更加准确地详细描述（Ballmaier 等，2004b）（图 9.1）。在这项研究中，老年抑郁症患者表现为双侧扣带回、眶额皮质、直回（内侧眶额皮质）灰质体积缩小，以及扣带回及直回白质减少。Ballmaier 等（2004 年）的一项研究使用了皮质模式匹配方法，该方法可以将不同的个体进行标准化，证实老年抑郁症患者存在双侧眶额皮质减少（Ballmaier 等，2004a），但在体积减小的同时灰质却在增加，这可能反映了抑郁症患者灰质与

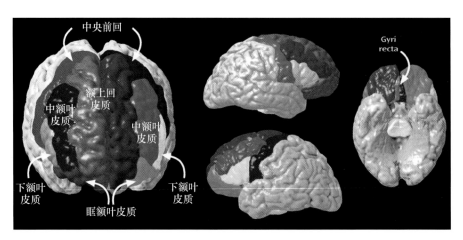

图 9.1 前额叶皮质详细分布的高分辨率三维形态展示。经 Ballmaier 等许可使用，2004b（见彩图 9.1）。

白质存在不均衡现象，尤为突出的是晚发性老年抑郁症。Ballmaier 等（2007）使用同样的方法，还证实右颞顶部和右顶叶灰质减少，并将经典的结构改变发现扩展至前额以外的区域。对多个皮质和皮质下区进行综合体积分析后，Andreescu 和同事（2008）证实，在 24 个脑区中，有 17 个脑区体积缩小与老年抑郁症有关。这些脑区包括前额叶皮质区、直回、海马、杏仁核、苍白球、丘脑以及颞区。

有的学者一直在研究脑体积改变的性别差异。与女性抑郁症患者相比，男性患者的前扣带回左侧区域的体积较小，而杏仁核区域的体积减小仅在女性抑郁症患者发现（Hastings 等，2004）。一项针对老年期抑郁症的研究结果证实，与女性患者相比，男性抑郁症患者额叶灰质的体积明显减小（Lavretsky 等，2004）。

海马

除了前额叶皮质区域，海马也是重性抑郁障碍脑结构改变研究的关注点。研究发现女性抑郁症患者双侧海马体积较对照组显著减小，并且其体积与抑郁症病程存在相关性（Sheline 等，1996）。Sheline 等（2000）在老年抑郁症患者中发现类似的海马体积缩小。这些研究表明，慢性抑郁症与海马体积减小有关。MacQueen 等（2003）将首次发作从未用药治疗的抑郁症患者与反复发作的抑郁症患者进行了比较，发现只有反复发作的抑郁症患者海马存在显著的体积减小。另外，研究者发现抑郁症病程与海马体积存在明显相关性，与之前的报道一致。Sheline 等（2003）对抑郁症病程与海马体积减小的关系进行了一项更严格的研究，发现海马体积的减小与抑郁发作时的未治疗时间尤为相关（Sheline 等，2003）。海马体积与抗抑郁药物治疗的关系一致，缓解期停药的患者以及从未经过药物治疗的抑郁症患者均表现为海马体积较小，提示这一改变为特征性变化（Neumeister 等，2005）。Maller 等（2007）的研究也发现海马后部存在这种改变。

重性抑郁障碍患者存在神经认知相关的海马体积缺失，有研究发现其和永久的记忆损害显著相关（O'Brien 等，2004；Hickie 等，2005b），

也与执行功能的修复有关（Frodl 等，2006）。所以，海马体积改变可能是重性抑郁症患者某些认知症状的基础。

除了体积相关的分析研究外，还有一些研究尝试更加细致地分析重性抑郁症患者海马改变的特点。Posener 等（2003）使用高维脑图像（high-dimensional brain mapping）研究分析了海马的形态，发现抑郁症患者海马表面的变形累及海马下托。海马下托还牵涉到另一个海马形态学的分析，即显示老年抑郁症患者 CA1～CA3 细胞区域的特异性收缩（Ballmaier 等，2007）。该研究还区分了晚发性老年抑郁症患者不同于早发患者的特异性改变（左侧 CA1 及海马下托收缩），同时也发现这些形态学改变与记忆下降有关。另外一个形态分析也证实，抑郁症患者与对照组相比，左侧海马显著萎缩。相对于之前所观察到的海马体积数据，缓解期抑郁症患者与对照组比较并没有明显差异，提示这一改变具有状态特征性（Zhao 等，2008）。

基底节

基底节是重性抑郁障碍脑结构改变的另外一个重要区域。与对照者相比，抑郁症患者壳核体积较小（Husain 等，1991）。也有研究发现抑郁症患者尾状核及豆状核体积均显著减小，并且与首次抑郁发作的年龄相关（Parashos 等，1998）。一项排除了具有脑血管病发病危险因素个体的调查研究发现，与对照组相比，抑郁症患者的纹状体体积并无明显改变（Lenze 和 Sheline，1999）。另一项抑郁症患者与对照组的对照研究也未发现基底节体积明显改变（Pillay 等，1998），但是左侧尾状核体积与抑郁的严重程度基线评分呈显著负相关。Lacerda 等（2003）也发现抑郁症患者与对照组相比并无脑体积的改变，但左侧尾状核体积与病程之间存在显著负相关。一项使用三维空间标记的研究发现，与对照组相比，老年抑郁症患者双侧尾状核体积减小，并且与疾病严重程度相关（Butters 等，2008）。Kim 和同事（2008）认为尾状核体积的减小可能只是因为灰质减少的原因。尽管大多数研究主要关注老年抑郁症患者，不过也有一项研究报道未经药物治疗的儿童重性抑郁障碍患者的基底节体积缩小（Matsuo 等，

2008)。关于重性抑郁障碍患者基底节体积与神经认知的相关研究较少，但一项研究表明，右侧尾状核体积减小至少参与了老年抑郁症患者精神运动性迟缓的部分调节（Naismith 等，2002）。

杏仁核

首个关于杏仁核体积的报道，发现抑郁症患者杏仁核体积减小（Sheline 等，1998）。一项针对难治性抑郁症患者的研究发现，抑郁症患者存在杏仁核不对称现象，左侧明显大于右侧，而对照组并无这种改变（Mervaala 等，2000）。von Gunten 等（2000）发现，有主观记忆主诉的抑郁症患者左侧杏仁核体积较小。Siegle 等（2003）fMRI 研究发现，抑郁症患者左侧杏仁核体积缩小。儿童重性抑郁障碍患者的双侧杏仁核体积均显著减小（Rosso 等，2005）。与大多数研究证实杏仁核体积减小不同，也有研究（Frodl 等，2002）发现抑郁症患者较对照组杏仁核体积增大。另一项研究重复了这一结果，发现年轻女性抑郁症患者杏仁核体积较对照组增大 13%（Lange 与 Irle，2004）。一项对比抑郁症患者、缓解期患者及对照组的研究发现，与缓解期患者及对照组相比，急性期抑郁症患者双侧杏仁核体积增大，提示这一变化为状态特征性（van Eijndhoven 等，2008）。

为了阐明这些有分歧的研究数据，Hamilton 等在最近一篇 Meta 分析（2008）中回顾了重性抑郁症患者杏仁核体积改变的文献，发现抑郁症患者总体上与对照组并无显著性差异。然而在所分析的研究中，经过治疗后的数据存在很大范围的变异，未经治疗的抑郁症患者杏仁核趋于体积减小，而经过治疗的抑郁症患者杏仁核体积增大。

临床意义

为了明确重性抑郁障碍患者脑结构改变在功能上的意义，研究者致力于研究体积改变严重程度与功能损害之间的相关性。Taylor 和同事（2003c）发现 OFC 体积越小，认知损害程度越高，在老年抑郁症患者，这与日常生活的基本活动受损显著相关。重性抑郁障碍患者脑体积改

变也与临床特征呈相关性。Lavretsky 等发现前扣带回体积与老年抑郁症患者的淡漠症状有关（2007）。

上述功能和临床意义在针对有效率和治愈率的神经影像学研究中得到验证。研究发现氟西汀治疗无效的患者，其灰质体积与抑郁症严重程度呈负相关（Pillay 等，1997）。老年抑郁症患者额颞叶体积的缩小与难治性相关（Simpson 等，2001）。少数前瞻性研究评估了与重性抑郁障碍相关的神经解剖学改变，通过对抑郁症患者与对照组进行为期 3 年的比较，研究者发现海马、前扣带回、左侧杏仁核以及右侧背外侧核和前额皮质的灰质密度降低（Frodl 等，2008b）。Frodl 等还发现缓解期患者灰质降低的发生率较低。此外也有研究发现，男性抑郁症患者海马体积缩小与高复发率有关（Kronmuller 等，2008）。

重性抑郁障碍患者海马体积的缺失也有一定的遗传相关性。例如，携带 5-羟色胺转运体基因（5HTTLPR）1/1 型的重性抑郁障碍患者海马体积较小（Frodl 等，2004，2008a）。此外，尾状核体积减小与 5HTT 基因的短等位基因有关（Hickie 等，2007）。

白质高信号

早期认为重性抑郁症与脑结构改变之间存在关联，原因之一就是磁共振成像（MRI）技术发现了白质高信号（white-matter hyperintensities，WMH）这个一致性的影像学变化。WMH 是信号强度增加的脑区，尤其在 T_2 加权像，通常与老年抑郁症相关，在皮质下、脑室周围以及深部白质区域较为明显。Coffey 等（1988）早期的 WMH 与重性抑郁障碍关联性的研究发现，应用电痉挛治疗的老年抑郁症患者，约 2/3 有皮质下白质疾病的证据。一项后续研究对老年抑郁症患者和年龄匹配的对照组进行比较，证实抑郁症患者 WMH 更严重更常见（Coffey 等，1990）。在老年抑郁症患者中，WMH 和晚发性抑郁的关系比早发性抑郁更密切（Figiel 等，1991；Salloway 等，1996）。与早发病例及对照组相比，晚发性老年抑郁症患者皮质下 WMH 有更加严重的趋势（Tupler 等，2002；Murata 等，2001），提示早发患者可能具有代偿通路。为定位与抑郁症相关

的 WMH，研究者做了很多尝试。重性抑郁障碍的 WMH 研究证实，额叶尤为关键（Taylor 等，2003a），特别是左侧额叶深部白质及左侧壳核的 WMH 与老年抑郁症存在相关性（Greenwald 等，1998）。

很多研究往往会控制脑血管危险因素，而且研究者们也付出了相当的努力来评估脑血管危险因素对抑郁症 WMH 的特异性作用。一些研究证实，脑血管危险因素对老年抑郁症患者 WMH 表达起重要作用，早期一项排除有脑血管疾病危险因素个体的研究发现，抑郁症患者 WMH 与对照组相比并无显著性差异。然而，他们也确实发现年龄与抑郁以及 WMH 数量之间存在显著相关（Lenze 等，1999）。Greenwald 等（2001）进行的一项研究发现，与血压正常的抑郁症患者相比，患有高血压的抑郁症患者皮质下及深部 WMH 更加显著。另一项针对抑郁症患者的研究也发现，深部 WMH 及皮质下高信号与高血压及糖尿病有关（Hickie 等，2005a）。

然而，脑血管危险因素远比最初设想的更为复杂。Firbank 等（2004）的一项研究中，排除高血压、糖尿病及缺血性心脏病患者后，发现老年抑郁症患者较一般老年对照组的额叶 WMH 体积增大（Firbank 等，2004）。最近一项研究将老年抑郁症患者与对照组的血管疾病危险因素进行对比，发现与对照组相比，抑郁症患者组特定脑区（大脑上纵束、额枕束、钩束外囊和下纵束）WMH 显著增加（Sheline 等，2008）。综上，这些研究证实，重性抑郁症与 WMH 有关，而不受血管危险因素的影响。

虽然结合上述研究尚不能得出确切结论，但病理学研究能提供进一步的证据。评估 WMH 相关的神经病理学可以更好地说明这些白质损害实际代表了什么。最早的病理研究表明，老年抑郁症脑室周围高信号是由于血管周围空间的膨胀、供血减少性脱髓鞘以及缺血性脱髓鞘改变所造成（Thomas 等，2002，2003）。

遗传因素在重性抑郁症和 WMH 的关系中起到重要作用，早期关于遗传因素的研究表明，携带载脂蛋白 E（apolipoprotein-E，APOE）ε4 等位基因的老年抑郁症患者 WMH 纵向增长的发生率上升（Lavretsky 等，2000）。还有一项关于载脂蛋白 E（APOE）ε4 的研究发现，携带该等位

基因的抑郁症患者与皮质下损伤体积的大小显著相关（Steffens 等，2003）。最近证实，脑源性神经营养因子（BDNF）Val66Met 多态性与老年抑郁症及对照组的 WMH 更加有关（Taylor 等，2008b）。老年抑郁症患者 5-羟色胺转运体基因（5HTTLPR）l/s 基因型也与 WMH 体积较大有关（Steffens 等，2008）。

重性抑郁障碍患者 WMH 的临床意义在于，它反映了治疗效果、疾病严重程度以及认知功能。不少研究发现，重性抑郁障碍相关的 WMH 和治疗效果差有关（包括 ECT 治疗及药物治疗）（Hickie 等，1995；Simpson 等，1997，1998；Steffens 等，2001；Iosifescu 等，2006）。与那些抗抑郁症药物治疗无效的患者相比，达到痊愈的老年抑郁症患者 WMH 体积增加较少（Taylor 等，2003b）。另一项研究显示，老年抑郁症患者应用舍曲林治疗的效果与有无 WMH 并无关系（Salloway 等，2002）。然而，大多数研究认为 WMH 负担会造成疾病治疗难度大。

WMH 不仅对治疗效果有提示作用，还与诊断和疾病进展有关。现已证实，伴有 WMH 的抑郁症患者抑郁发作病情更严重，病程更长（Heiden 等，2005；O'Brien 等，1998）。一些研究发现，年轻的抑郁症患者中，有自杀史者其室周 WMH 发生率更高，进一步证明 WMH 与疾病严重程度相关（Ehrlich 等，2004）。这一发现在年纪较大的成人患者中也得到验证（Pompili 等，2008）。老年抑郁症患者的死亡率甚至也与深部 WMH 有关（Levy 等，2003）。

一些研究证实，老年抑郁症患者 WMH 对神经认知的影响为执行功能损害（Lesser 等，1996）、记忆存储和任务命名障碍（Kramer-Ginsberg 等，1999）。特别是皮质下高信号的老年抑郁症患者，存在语义编码和学习效率方面的障碍（Jenkins 等，1998）。一项评估 WMH 脑区定位和认知功能的研究发现，室周 WMH 与注意力涣散后的延迟回忆有关，基底节高信号与分类产出（category production）损害有关，脑桥 WMH 与精神运动的速度有关（Simpson 等，1997）。Hickie 等（1997）的一项纵向研究发现，WMH 可以预测慢性抑郁症及伴随的认知减退。定位研究提示，基底节 WMH 特异性地与抑郁症的严重程度及认知损害相关（Agid 等，2003）。Steffens 等

(2007) 认为老年抑郁症患者 WMH 也与认知减退甚至痴呆相关。日本的一项研究证实，WMH 也与老年抑郁症功能减退有关（Sonohara 等，2008）。Steffens 等发现日常生活能力（activities ofdaily living，ADLs）损害与白质损伤体积有显著相关性（Steffens 等，2002）。

一项有趣的病例研究指出了可能的病因，1 例老年抑郁症的重性抑郁发作与 WMH 体积纵向增加有关，而在研究期间 12 例 WMH 体积的纵向改变明显较少的受试者未发展成抑郁症（Nebes 等，2002）。另一项纵向研究一直在探讨这个有趣的结果，证实 WMH 体积较大明显增加抑郁发作的风险。（$OR = 1.3$，$95\% \ CI$ $1.1 \sim 1.7$）（Godin 等，2008）。

虽然体积研究与 WMH 研究的数据是分开呈现，但也有一些研究在尝试如何将这些结果进行关联。Lee 等（2003）研究了 WMH 与 OFC 体积减小的交互作用，认为 OFC 体积减小（左侧、右侧及总体积）与皮质下白质病变程度呈负相关，这表明额叶-皮质下环路白质束断裂可导致 OFC 功能显著异常。然而，一项路径分析研究显示，体积改变与 WMH 很可能代表了重性抑郁障碍中两种共存的截然不同的病理过程（Kumar 等，2002）。

磁化传递成像

磁化传递（magnetization transfer，MT）成像是通过磁共振成像检测脑实质组织生物物理学性质的一种方法（Barbosa 等，1994；Eng 等，1991；Grossman，1994；Henkelman 等，2001）。MT 能测量白质微结构完整性，并能检测正常外表的白质畸形情况。水质子产生信号，用于形成 MT 影像和 MRI 的其他形式。MT 成像利用生物组织中存在两种形式的水，即大分子的结合水以及自由水。自由水信号是 MRI 的主要组成部分，结合水贡献的信号较少，继发于它的宽频带分布。通过采用"非共振"饱和脉冲，将两种水的交换降到最低，从而将结合水对 MR 信号的影响降到最低。在 MT 成像方案中，器官内每个定位切片都会获得两张图像。在有自由水及结合水之间水质子交换的局部组织，所获取的 MT 信号会衰减。因此就创造出磁化传递率（magnetization transfer ratio，MTR）成像，并反映了两张图像之间信号密度的差异。在白质中，髓鞘相关蛋白是组成 MT 成像的主要大分子，多发性硬化以脱髓鞘病变和潜在的轴突横断为特点，因此导致磁化传递率减小（Bjartmar 等，1999；Grossman，1994；van Waesberghe 等，1999）。在灰质中，磁化传递率的减小并不明显，但也能反映一些大分子蛋白池异常。

目前已经有两项利用 MT 成像技术探测老年抑郁症患者白质改变的研究。Kumar 等（2004）发现，与对照组相比，老年抑郁症患者胼胝体膝部及压部、右侧尾状核和壳核以及枕叶磁化传递率较低。随后的研究重复了该结果，发现老年抑郁症患者左侧大脑半球多数区域的磁化传递率均较低，如前后扣带回、岛回、胼胝体下、枕叶中部和丘脑（Gunning-Dixon 等，2008）。这些研究进一步提示重性抑郁障碍患者的病理生理过程中存在白质异常。

弥散张量成像

弥散张量成像（diffusion tensor imaging，DTI）是研究白质完整性和大脑微观结构改变的一项有用的影像技术。其工作的原理是，在不受限制的环境中水会自由弥散，导致各向同性运动（或向各个方向的相同运动），而这种运动在白质束中却是受限制的，预示水倾向于沿着轴突鞘的轴进行弥散，导致各向异性；弥散张量成像的定量方法之一就是各向异性分数（fractional anisotropy，FA），代表了方向一致性的测量法，以及白质束结构校准的程度。另一个量化技术在体素中测量水的平均弥散值，称为表观扩散系数（apparent diffusion coefficient，ADC）。一些研究已经使用 DTI 来检测在传统核磁共振技术下看似正常的白质微结构改变。

在早期使用 DTI 检测重性抑郁障碍患者白质异常改变的研究中，Taylor 等（2001）发现，在老年抑郁症患者及对照组中，同正常脑区相比，高信号脑区表现为 ADC 较高，FA 较低。这项使用 DTI 评估老年抑郁症的研究并未发现患者与对照组之间存在差异，但随后 Nobuhara 和同事（2006）发现并报道了老年抑郁症患者额颞叶白质 FA 较低但顶叶及枕叶白质未见差异。另外，额叶白质 FA 在 AC-PC 线以下较高，与汉密尔顿抑郁量表得分较低明显相关。与 WMH 相关性一致，DTI 研究发现舒张期血压与前扣带回 FA 呈负相关（Hoptman 等，2008）。其他研究也重复了这种脑区特异性，例如在老年抑郁症患者中，Bae 等（2006）证实前扣带回皮质、双侧额上回、以及左中额回的白质中 FA 较低。Yang 等（2007）研究了相似的区域，证实额颞叶白质 FA 较低。对老年抑郁症患者的研究也发现，初次发作后的缓解期 FA 较低。Ma 等（2007）发现非老年重性抑郁障碍患者与 FA 较低有关，并提出抑郁症患者（平均年龄 28.9 岁）的额中回、左侧枕颞回以及额下回、顶叶角回 FA 均较低。尽管这些结果提示，年轻抑郁症患者存在相似的白质改变，但同一研究小组在之后的研究中却发现，年轻患者 FA 较低与疾病严重程度及病程并无相关性，这与老年抑郁症患者不同（Li 等，2007）。最近一项非老年人的抑郁症患者研究也显示，内囊前支 FA 较低与疾病严重程度相关（Zou 等，2008）。

　　DTI 检测到的白质损害不只与 WMH 和疾病严重程度相关，也与治疗效果相关。早期应用 DTI 的研究报道白质改变与重性抑郁障碍相关，Alexopoulos 等（2002，2008）发现前扣带回侧面白质微结构异常者经过 12 周西酞普兰治疗缓解率较低，该结果在最近一项应用舍曲林治疗的研究中得到重复验证（Taylor 等，2008a）。尽管 FA 较低与口服抗抑郁药物治愈率低相关，但 ECT 后 FA 能升高。Nobuhara 等（2004）证实，老年抑郁症患者存在的额叶白质低 FA 在 ECT 治疗停止 2 周内会增加。虽然研究者发现患者颞叶白质 FA 较低，但该脑区的 FA 并不影响 ECT 治疗的效果。

　　除了预测难治性和治疗效果，DTI 评估发现白质的改变还与认知功能有关。例如 Stroop 任务中执行功能差就与此有关（Murphy 等，2007）。因此，DTI 检测到的白质改变对重性抑郁障碍的神经心理学后遗症也有预测作用。

小结

　　重性抑郁障碍的结构影像学研究已经证实，前额叶皮质、海马、杏仁核和基底节有体积改变，

此外，我们还可以看到室周、深部白质以及皮质下区域白质高信号与重性抑郁障碍有关。更为细微的白质改变可以使用 DTI 及 MT 进行检测，提示即使在表面正常的白质中也可能存在微结构改变。在重性抑郁障碍观察到的神经解剖学改变受遗传及环境因素影响，如基因多态性、性别以及共病等。上述改变具有其功能和临床意义，表现为影响认知功能、疾病严重程度及治疗效果。这些研究对重性抑郁障碍的神经解剖学定位非常重要。目前还需要进一步的工作来认识这些脑区紊乱是如何引起抑郁症的临床表现的，以及它们如何为更有效的治疗提供靶点。

框 9.1　重性抑郁障碍相关的结构影像学结果

- 前额叶皮质、海马、杏仁核及基底节体积缩小；
- 室周、皮质下以及深部白质区域出现 WMH；
- DTI 和 MT 在表面正常的白质中可发现白质改变。

脑结构成像异常和临床及功能相关。

- 认知和功能损害；
- 难治性及治愈率低下。
- 基因多态性。

参考文献

Agid R, Levin T, Gomori J M, Lerer B and Bonne O. 2003. T2-weighted image hyperintensities in major depression: Focus on the basal ganglia. *Int J Neuropsychopharmacol* **6**, 215–24.

Alexopoulos G S, Kiosses D N, Choi S J, Murphy C F and Lim K O. 2002. Frontal white matter microstructure and treatment response of late-life depression: A preliminary study. *Am J Psychiatry* **159**, 1929–32.

Alexopoulos G S, Murphy C F, Gunning-Dixon F M, *et al.* 2008. Microstructural white matter abnormalities and remission of geriatric depression. *Am J Psychiatry* **165**, 238–44.

Andreescu C, Butters M A, Begley A, *et al.* 2008. Gray matter changes in late life depression – A structural MRI analysis. *Neuropsychopharmacology* **33**, 2566–72.

Bae J N, MacFall J R, Krishnan K R, Payne M E, Steffens D C and Taylor W D. 2006. Dorsolateral prefrontal cortex and anterior cingulate cortex white matter alterations in late-life depression. *Biol Psychiatry* **60**, 1356–63.

Ballmaier M, Narr K L, Toga A W, *et al.* 2007. Hippocampal morphology and distinguishing late-onset from early-onset elderly depression. *Am J Psychiatry* **165**, 229–37.

Ballmaier M, Sowell E R, Thompson P M, *et al.* 2004a.

Mapping brain size and cortical gray matter changes in elderly depression. *Biol Psychiatry* **55**, 382–9.

Ballmaier M, Toga A W, Blanton R E, *et al.* 2004b. Anterior cingulate, gyrus rectus, and orbitofrontal abnormalities in elderly depressed patients: An MRI-based parcellation of the prefrontal cortex. *Am J Psychiatry* **161**, 99–108.

Barbosa S, Blumhardt L D, Roberts N, Lock T and Edwards R H. 1994. Magnetic resonance relaxation time mapping in multiple sclerosis: Normal appearing white matter and the "invisible" lesion load. *Magn Reson Imaging* **12**, 33–42.

Bjartmar C, Yin X and Trapp B D. 1999. Axonal pathology in myelin disorders. *J Neurocytol* **28**, 383–95.

Butters M A, Aizenstein H J, Hayashi K M, *et al.* 2008. Three-dimensional surface mapping of the caudate nucleus in late-life depression. *Am J Geriatr Psychiatry* **17**, 4–12.

Coffey C E, Figiel G S, Djang W T, Cress M, Saunders W B and Weiner R D. 1988. Leukoencephalopathy in elderly depressed patients referred for ECT. *Biol Psychiatry* **24**, 143–61.

Coffey C E, Figiel G S, Djang W T and Weiner R D. 1990. Subcortical hyperintensity on magnetic resonance imaging: A comparison of normal and depressed elderly subjects. *Am J Psychiatry* **147**, 187–9.

Ehrlich S, Noam G G, Lyoo I K, Kwon B J, Clark M A and Renshaw P F. 2004. White matter hyperintensities and their associations with suicidality in psychiatrically hospitalized children and adolescents. *J Am Acad Child Adolesc Psychiatry* **43**, 770–6.

Eng J, Ceckler T L and Balaban R S. 1991. Quantitative 1H magnetization transfer imaging in vivo. *Magn Reson Med* **17**, 304–14.

Figiel G S, Krishnan K R, Doraiswamy P M, Rao V P, Nemeroff C B and Boyko O B. 1991. Subcortical hyperintensities on brain magnetic resonance imaging: A comparison between late age onset and early onset elderly depressed subjects. *Neurobiol Aging* **12**, 245–7.

Firbank M J, Lloyd A J, Ferrier N and O'Brien J T. 2004. A volumetric study of MRI signal hyperintensities in late-life depression. *Am J Geriatr Psychiatry* **12**, 606–12.

Frodl T, Meisenzahl E, Zetzsche T, *et al.* 2002. Enlargement of the amygdala in patients with a first episode of major depression. *Biol Psychiatry* **51**, 708–14.

Frodl T, Meisenzahl E M, Zetzsche T, *et al.* 2004. Hippocampal and amygdala changes in patients with major depressive disorder and healthy controls during a 1-year follow-up. *J Clin Psychiatry* **65**, 492–9.

Frodl T, Schaub A, Banac S, *et al.* 2006. Reduced hippocampal volume correlates with executive dysfunctioning in major depression. *J Psychiatry Neurosci* **31**, 316–23.

Frodl T, Zill P, Baghai T, *et al.* 2008a. Reduced hippocampal volumes associated with the long variant of the tri- and diallelic serotonin transporter polymorphism in major depression. *Am J Med Genet B Neuropsychiatr Genet* **147B**, 1003–07.

Frodl T S, Koutsouleris N, Bottlender R, *et al.* 2008b. Depression-related variation in brain morphology over 3 years: Effects of stress? *Arch Gen Psychiatry* **65**, 1156–65.

Godin O, Dufouil C, Maillard P, *et al.* 2008. White matter lesions as a predictor of depression in the elderly: The 3C-Dijon study. *Biol Psychiatry* **63**, 663–9.

Greenwald B S, Kramer-Ginsberg E, Krishnan K R, Ashtari M, Auerbach C and Patel M. 1998. Neuroanatomic localization of magnetic resonance imaging signal hyperintensities in geriatric depression. *Stroke* **29**, 613–7.

Greenwald B S, Kramer-Ginsberg E, Krishnan K R, *et al.* 2001. A controlled study of MRI signal hyperintensities in older depressed patients with and without hypertension. *J Am Geriatr Soc* **49**, 1218–25.

Grossman R I. 1994. Magnetization transfer in multiple sclerosis. *Ann Neurol* **36** Suppl, S97–9.

Gunning-Dixon F M, Hoptman M J, Lim K O, *et al.* 2008. Macromolecular white matter abnormalities in geriatric depression: A magnetization transfer imaging study. *Am J Geriatr Psychiatry* **16**, 255–62.

Hamilton J P, Siemer M and Gotlib I H. 2008. Amygdala volume in major depressive disorder: A meta-analysis of magnetic resonance imaging studies. *Mol Psychiatry* **13**, 993–1000.

Hastings R S, Parsey R V, Oquendo M A, Arango V and Mann J J. 2004. Volumetric analysis of the prefrontal cortex, amygdala, and hippocampus in major depression. *Neuropsychopharmacology* **29**, 952–9.

Heiden A, Kettenbach J, Fischer P, *et al.* 2005. White matter hyperintensities and chronicity of depression. *J Psychiatr Res* **39**, 285–93.

Henkelman R M, Stanisz G J and Graham S J. 2001. Magnetization transfer in MRI: A review. *NMR Biomed* **14**, 57–64.

Hickie I, Naismith S, Ward P B, *et al.* 2005a. Vascular risk and low serum B12 predict white matter lesions in patients with major depression. *J Affect Disord* **85**, 327–32.

Hickie I, Naismith S, Ward P B, *et al.* 2005b. Reduced hippocampal volumes and memory loss in patients with early- and late-onset depression. *Br J Psychiatry* **186**, 197–202.

Hickie I, Scott E, Mitchell P, Wilhelm K, Austin M P and Bennett B. 1995. Subcortical hyperintensities on magnetic resonance imaging: Clinical correlates and prognostic significance in patients with severe depression. *Biol Psychiatry* **37**, 151–60.

Hickie I, Scott E, Wilhelm K and Brodaty H. 1997. Subcortical hyperintensities on magnetic resonance imaging in patients with severe depression – A longitudinal evaluation. *Biol Psychiatry* **42**, 367–74.

Hickie I B, Naismith S L, Ward P B, *et al.* 2007. Serotonin transporter gene status predicts caudate nucleus but not amygdala or hippocampal volumes in older persons with major depression. *J Affect Disord* **98**, 137–42.

Hoptman M J, Gunning-Dixon F M, Murphy C F, *et al.* 2008. Blood pressure and white matter integrity in geriatric depression. *J Affect Disord* **115**, 171–6.

Husain M M, McDonald W M, Doraiswamy P M, *et al.* 1991. A magnetic resonance imaging study of putamen nuclei in major depression. *Psychiatry Res* **40**, 95–9.

Iosifescu D V, Renshaw P F, Lyoo I K, *et al.* 2006. Brain white-matter hyperintensities and treatment outcome in major depressive disorder. *Br J Psychiatry* **188**, 180–5.

Jenkins M, Malloy P, Salloway S, *et al.* 1998. Memory processes in depressed geriatric patients with and without subcortical hyperintensities on MRI. *J Neuroimaging* **8**, 20–6.

Kim M J, Hamilton J P and Gotlib I H. 2008. Reduced caudate gray matter volume in women with major depressive disorder. *Psychiatry Res* **164**, 114–22.

Kramer-Ginsberg E, Greenwald B S, Krishnan K R, *et al.* 1999. Neuropsychological functioning and MRI signal hyperintensities in geriatric depression. *Am J Psychiatry* **156**, 438–44.

Kronmuller K T, Pantel J, Kohler S, *et al.* 2008. Hippocampal volume and 2-year outcome in depression. *Br J Psychiatry* **192**, 472–3.

Kumar A, Bilker W, Jin Z and Udupa J. 2000a. Atrophy and high intensity lesions: Complementary neurobiological mechanisms in late-life major depression. *Neuropsychopharmacology* **22**, 264–74.

Kumar A, Bilker W, Lavretsky H and Gottlieb G. 2000b. Volumetric asymmetries in late-onset mood disorders: An attenuation of frontal asymmetry with depression severity. *Psychiatry Res* **100**, 41–7.

Kumar A, Gupta R C, Albert T M, Alger J, Wyckoff N and Hwang S. 2004. Biophysical changes in normal-appearing white matter and subcortical nuclei in late-life major depression detected using magnetization transfer. *Psychiatry Res* **130**, 131–40.

Kumar A, Mintz J, Bilker W and Gottlieb G. 2002. Autonomous neurobiological pathways to late-life major depressive disorder: Clinical and pathophysiological implications. *Neuropsychopharmacology* **26**, 229–36.

Lacerda A L, Nicoletti M A, Brambilla P, *et al.* 2003. Anatomical MRI study of basal ganglia in major depressive disorder. *Psychiatry Res* **124**, 129–40.

Lai T, Payne M E, Byrum C E, Steffens D C and Krishnan K R. 2000. Reduction of orbital frontal cortex volume in geriatric depression. *Biol Psychiatry* **48**, 971–5.

Lampe I K, Hulshoff Pol H E, Janssen J, Schnack H G, Kahn R S and Heeren T J. 2003. Association of depression duration with reduction of global cerebral gray matter volume in female patients with recurrent major depressive disorder. *Am J Psychiatry* **160**, 2052–4.

Lange C and Irle E. 2004. Enlarged amygdala volume and reduced hippocampal volume in young women with major depression. *Psychol Med* **34**, 1059–64.

Lavretsky H, Ballmaier M, Pham D, Toga A and Kumar A. 2007. Neuroanatomical characteristics of geriatric apathy and depression: A magnetic resonance imaging study. *Am J Geriatr Psychiatry* **15**, 386–94.

Lavretsky H, Kurbanyan K, Ballmaier M, Mintz J, Toga A and Kumar A. 2004. Sex differences in brain structure in geriatric depression. *Am J Geriatr Psychiatry* **12**, 653–7.

Lavretsky H, Lesser I M, Wohl M, Miller B L, Mehringer C M and Vinters H V. 2000. Apolipoprotein-E and white-matter hyperintensities in late-life depression. *Am J Geriatr Psychiatry* **8**, 257–61.

Lee S H, Payne M E, Steffens D C, *et al.* 2003. Subcortical lesion severity and orbitofrontal cortex volume in geriatric depression. *Biol Psychiatry* **54**, 529–33.

Lenze E, Cross D, McKeel D, Neuman R J and Sheline Y I. 1999. White matter hyperintensities and gray matter lesions in physically healthy depressed subjects. *Am J Psychiatry* **156**, 1602–7.

Lenze E J and Sheline Y I. 1999. Absence of striatal volume differences between depressed subjects with no comorbid medical illness and matched comparison subjects. *Am J Psychiatry* **156**, 1989–91.

Lesser I M, Boone K B, Mehringer C M, Wohl M A, Miller B L and Berman N G. 1996. Cognition and white matter hyperintensities in older depressed patients. *Am J Psychiatry* **153**, 1280–7.

Levy R M, Steffens D C, McQuoid D R, Provenzale J M, MacFall J R and Krishnan K R. 2003. MRI lesion severity and mortality in geriatric depression. *Am J Geriatr Psychiatry* **11**, 678–82.

Li L, Ma N, Li Z, *et al.* 2007. Prefrontal white matter abnormalities in young adult with major depressive disorder: A diffusion tensor imaging study. *Brain Res* **1168**, 124–8.

Ma N, Li L, Shu N, *et al.* 2007. White matter abnormalities in first-episode, treatment-naive young adults with major depressive disorder. *Am J Psychiatry* **164**, 823–6.

MacQueen G M, Campbell S, McEwen B S, *et al.* 2003. Course of illness, hippocampal function, and hippocampal volume in major depression. *Proc Natl Acad Sci U S A* **100**, 1387–92.

Maller J J, Daskalakis Z J and Fitzgerald P B. 2007. Hippocampal volumetrics in depression: The importance of the posterior tail. *Hippocampus* **17**, 1023–7.

Matsuo K, Rosenberg D R, Easter P C, *et al.* 2008. Striatal volume abnormalities in treatment-naive patients diagnosed with pediatric major depressive disorder. *J Child Adolesc Psychopharmacol* **18**, 121–31.

Mervaala E, Fohr J, Kononen M, *et al.* 2000. Quantitative MRI of the hippocampus and amygdala in severe depression. *Psychol Med* **30**, 117–25.

Murata T, Kimura H, Omori M, *et al.* 2001. MRI white matter hyperintensities, (1)H-MR spectroscopy and cognitive function in geriatric depression: A comparison of early- and late-onset cases. *Int J Geriatr Psychiatry* **16**, 1129–35.

Murphy C F, Gunning-Dixon F M, Hoptman M J, *et al.* 2007. White-matter integrity predicts stroop performance in patients with geriatric depression. *Biol Psychiatry* **61**, 1007–10.

Naismith S, Hickie I, Ward P B, *et al.* 2002. Caudate nucleus volumes and genetic determinants of homocysteine metabolism in the prediction of psychomotor speed in older persons with depression. *Am J Psychiatry* **159**, 2096–8.

Nebes R D, Reynolds C F, III, Boada F, *et al.* 2002. Longitudinal increase in the volume of white matter hyperintensities in late-onset depression. *Int J Geriatr Psychiatry* **17**, 526–30.

Neumeister A, Wood S, Bonne O, *et al.* 2005. Reduced hippocampal volume in unmedicated, remitted patients with major depression versus control subjects. *Biol Psychiatry* **57**, 935–7.

Nobuhara K, Okugawa G, Minami T, *et al.* 2004. Effects of electroconvulsive therapy on frontal white matter in late-life depression: A diffusion tensor imaging study. *Neuropsychobiology* **50**, 48–53.

Nobuhara K, Okugawa G, Sugimoto T, *et al.* 2006. Frontal white matter anisotropy and symptom severity of late-life depression: A magnetic resonance diffusion tensor imaging study. *J Neurol Neurosurg Psychiatry* **77**, 120–2.

O'Brien J, Ames D, Chiu E, Schweitzer I, Desmond P and Tress B. 1998. Severe deep white matter lesions and outcome in elderly patients with major depressive disorder: Follow up study. *BMJ* **317**, 982–4.

O'Brien T J, Lloyd A, McKeith I, Gholkar A and Ferrier N. 2004. A longitudinal study of hippocampal volume, cortisol levels, and cognition in older depressed subjects. *Am J Psychiatry* **161**, 2081–90.

Parashos I A, Tupler L A, Blitchington T and Krishnan K R. 1998. Magnetic-resonance morphometry in patients with major depression. *Psychiatry Res* **84**, 7–15.

Pillay S S, Renshaw P F, Bonello C M, Lafer B C, Fava M and Yurgelun-Todd D. 1998. A quantitative magnetic resonance imaging study of caudate and lenticular nucleus gray matter volume in primary unipolar major depression: Relationship to treatment response and clinical severity. *Psychiatry Res* **84**, 61–74.

Pillay S S, Yurgelun-Todd D A, Bonello C M, Lafer B, Fava M and Renshaw P F. 1997. A quantitative magnetic resonance imaging study of cerebral and cerebellar gray matter volume in primary unipolar major depression: Relationship to treatment response and clinical severity. *Biol Psychiatry* **42**, 79–84.

Pompili M, Innamorati M, Mann J J, *et al.* 2008. Periventricular white matter hyperintensities as predictors of suicide attempts in bipolar disorders and unipolar depression. *Prog Neuropsychopharmacol Biol Psychiatry* **32**, 1501–07.

Posener J A, Wang L, Price J L, *et al.* 2003. High-dimensional mapping of the hippocampus in depression. *Am J Psychiatry* **160**, 83–9.

Rabins P V, Pearlson G D, Aylward E, Kumar A J and Dowell K. 1991. Cortical magnetic resonance imaging changes in elderly inpatients with major depression. *Am J Psychiatry* **148**, 617–20.

Rosso I M, Cintron C M, Steingard R J, Renshaw P F, Young A D and Yurgelun-Todd D A. 2005. Amygdala and hippocampus volumes in pediatric major depression. *Biol Psychiatry* **57**, 21–6.

Salloway S, Boyle P A, Correia S, *et al.* 2002. The relationship of MRI subcortical hyperintensities to treatment response in a trial of sertraline in geriatric depressed outpatients. *Am J Geriatr Psychiatry* **10**, 107–11.

Salloway S, Malloy P, Kohn R, *et al.* 1996. MRI and neuropsychological differences in early and late-onset geriatric depression. *Neurology* **46**, 1567–74.

Sheline Y I, Gado M H and Kraemer H C. 2003. Untreated depression and hippocampal volume loss. *Am J Psychiatry* **160**, 1516–8.

Sheline Y I, Gado M H and Price J L. 1998. Amygdala core nuclei volumes are decreased in recurrent major depression. *Neuroreport* **9**, 2023–8.

Sheline Y I, Price J L, Vaishnavi S N, *et al.* 2008. Regional white matter hyperintensity burden in automated segmentation distinguishes late-life depressed subjects from comparison subjects matched for vascular risk factors. *Am J Psychiatry* **165**, 524–32.

Sheline Y I, Wang P W, Gado M H, Csernansky J G and Vannier M W. 1996. Hippocampal atrophy in recurrent major depression. *Proc Natl Acad Sci U S A* **93**, 3908–13.

Siegle G J, Konecky R O, Thase M E and Carter C S. 2003. Relationships between amygdala volume and activity during emotional information processing tasks in depressed and never-depressed individuals: An fMRI investigation. *Ann N Y Acad Sci* **985**, 481–4.

Simpson S W, Baldwin R C, Burns A and Jackson A. 2001. Regional cerebral volume measurements in late-life depression: Relationship to clinical correlates, neuropsychological impairment and response to treatment. *Int J Geriatr Psychiatry* **16**, 469–76.

Simpson S, Baldwin R C, Jackson A and Burns A S. 1998. Is subcortical disease associated with a poor response to antidepressants? Neurological, neuropsychological and neuroradiological findings in late-life depression. *Psychol Med* **28**, 1015–26.

Simpson S W, Jackson A, Baldwin R C and Burns A. 1997. 1997 IPA/Bayer Research Awards in Psychogeriatrics. Subcortical hyperintensities in late-life depression: Acute response to treatment and neuropsychological impairment. *Int Psychogeriatr* **9**, 257–75.

Sonohara K, Kozaki K, Akishita M, *et al.* 2008. White matter lesions as a feature of cognitive impairment, low vitality and other symptoms of geriatric syndrome in the elderly. *Geriatr Gerontol Int* **8**, 93–100.

Steffens D C, Bosworth H B, Provenzale J M and Macfall J R. 2002. Subcortical white matter lesions and functional impairment in geriatric depression. *Depress Anxiety* **15**, 23–8.

Steffens D C, Byrum C E, McQuoid D R, *et al.* 2000. Hippocampal volume in geriatric depression. *Biol Psychiatry* **48**, 301–09.

Steffens D C, Conway C R, Dombeck C B, Wagner H R, Tupler L A and Weiner R D. 2001. Severity of subcortical gray matter hyperintensity predicts ECT response in geriatric depression. *J ECT* **17**, 45–9.

Steffens D C, Potter G G, McQuoid D R, *et al.* 2007. Longitudinal magnetic resonance imaging vascular changes, apolipoprotein E genotype, and development of dementia in the neurocognitive outcomes of depression in the elderly study. *Am J Geriatr Psychiatry* **15**, 839–49.

Steffens D C, Taylor W D, McQuoid D R and Krishnan K R. 2008. Short/long heterozygotes at 5HTTLPR and white matter lesions in geriatric depression. *Int J Geriatr Psychiatry* **23**, 244–8.

Steffens D C, Trost W T, Payne M E, Hybels C F and MacFall J R. 2003. Apolipoprotein E genotype and subcortical vascular lesions in older depressed patients and control subjects. *Biol Psychiatry* **54**, 674–81.

Taylor W D, Kuchibhatla M, Payne M E, *et al.* 2008a. Frontal white matter anisotropy and antidepressant remission in late-life depression. *PLoS ONE* **3**, e3267.

Taylor W D, MacFall J R, Steffens D C, Payne M E, Provenzale J M and Krishnan K R. 2003a. Localization of age-associated white matter hyperintensities in late-life depression. *Prog Neuropsychopharmacol Biol Psychiatry* **27**, 539–44.

Taylor W D, Payne M E, Krishnan K R, *et al.* 2001. Evidence of white matter tract disruption in MRI hyperintensities. *Biol Psychiatry* **50**, 179–83.

Taylor W D, Steffens D C, MacFall J R, *et al.* 2003b. White matter hyperintensity progression and late-life depression outcomes. *Arch Gen Psychiatry* **60**, 1090–6.

Taylor W D, Steffens D C, McQuoid D R, *et al.* 2003c. Smaller orbital frontal cortex volumes associated with functional disability in depressed elders. *Biol Psychiatry* **53**, 144–9.

Taylor W D, Zuchner S, McQuoid D R, *et al.* 2008b. The brain-derived neurotrophic factor VAL66MET polymorphism and cerebral white matter hyperintensities in late-life depression. *Am J Geriatr*

Psychiatry **16**, 263–71.

Thomas A J, O'Brien J T, Barber R, McMeekin W and Perry R. 2003. A neuropathological study of periventricular white matter hyperintensities in major depression. *J Affect Disord* **76**, 49–54.

Thomas A J, Perry R, Barber R, Kalaria R N and O'Brien J T. 2002. Pathologies and pathological mechanisms for white matter hyperintensities in depression. *Ann N Y Acad Sci* **977**, 333–9.

Tupler L A, Krishnan K R, McDonald W M, Dombeck C B, D'Souza S and Steffens D C. 2002. Anatomic location and laterality of MRI signal hyperintensities in late-life depression. *J Psychosom Res* **53**, 665–76.

van Eijndhoven P, van Wingen G, van Oijen K, *et al.* 2008. Amygdala volume marks the acute state in the early course of depression. *Biol Psychiatry* **65**, 812–8.

van Waesberghe J H, Kamphorst W, De Groot C J, *et al.* 1999. Axonal loss in multiple sclerosis lesions: Magnetic resonance imaging insights into substrates of disability. *Ann Neurol* **46**, 747–54.

von Gunten A, Fox N C, Cipolotti L and Ron M A, 2000. A volumetric study of hippocampus and amygdala in depressed patients with subjective memory problems. *J Neuropsychiatry Clin Neurosci* **12**, 493–8.

Yang Q, Huang X, Hong N and Yu X. 2007. White matter microstructural abnormalities in late-life depression. *Int Psychogeriatr* **19**, 757–66.

Yuan Y, Zhang Z, Bai F, *et al.* 2007. White matter integrity of the whole brain is disrupted in first-episode remitted geriatric depression. *Neuroreport* **18**, 1845–9.

Zhao Z, Taylor W D, Styner M, Steffens D C, Krishnan K R and Macfall J R. 2008. Hippocampus shape analysis and late-life depression. *PLoS ONE* **3**, e1837.

Zou K, Huang X, Li T, *et al.* 2008. Alterations of white matter integrity in adults with major depressive disorder: A magnetic resonance imaging study. *J Psychiatry Neurosci* **33**, 525–30.

重性抑郁障碍的功能影像学

Simon A. Surguladze and Mary L. Phillips

重性抑郁障碍（major depression disorder, MDD）仍然是世界上严重致残的精神疾病之一，其终身患病率约为 16%（Kessler 等，2003）。预计到 2020 年，重性抑郁障碍将成为继缺血性心脏病之后的第二大致残性疾病（世界卫生组织，1999）。由于生产力丧失、躯体共病以及自杀，在经过伤残调整生命年后，抑郁症成为第一大致残原因（üstün 和 Chatterji，2001）。抑郁每发作一次都会增加之后再发作的风险（Solomon 等，1997；Mueller 等，1999）。对于罹患 MDD 的个体来说，早期识别和诊断对于尽早制订适当的治疗与干预方案至关重要。

DSM-5 的最新研究议程强调，应将基础的和临床的神经科学研究成果进行转化，并根据病理生理及病因学进程建立精神疾病新的分类系统（Charney 和 Babich，2002；Hasler 等，2004，2006；Phillips 和 Frank，2006）。这些病理生理过程涉及遗传因素、环境应激源以及与神经心理学功能和行为有关的异常神经系统之间的复杂关系，这些可以作为疾病的生物标志物（如 Kraemer 等，2002），用以帮助提高疾病（如重性抑郁障碍）诊断的准确性。对神经系统功能完整性的检查可以为 MDD 特征性的认知和情绪加工异常提供支持性证据，因此是识别重性抑郁障碍的生物标志物的第一阶段。

有关重性抑郁障碍的研究一致认为，MDD 患者执行功能受损，涉及认知灵活性、问题解决、规划和监控的任务（Austin 等，1992；Veiel，1997；Dalla 等，1995；Beats 等，1996；Moreaud 等，1996），以及情节和陈述性记忆（见 Zakzanis 等的 Meta 分析，1998）。研究还强调了重性抑郁障碍个体负性情绪信息加工偏倚。例如，抑郁症的认知理论提出联想加工负性偏倚，尤其是功能异常性假设背后的负性自我参照信息，使得个体易患抑郁症（Beck 等，1979；Teasdale，1988）。重性抑郁障碍患者人际交往功能也很差（Libet 和

Lewinson，1973；Gotlib 和 Whiffen，1989），部分原因可能是因为他们对社会性显著刺激的错误评价。有研究表明，与健康对照者相比，重性抑郁症患者对个人情绪性面部表情的识别受损，伴有对他人情绪的负性反应（Persad 和 Polivy，1993）以及负性的感知觉偏倚（对悲伤的认知更为显著）（Gur 等，1992；Bouhuys 等，1999）。与健康对照者相比，抑郁症患者的幸福感较低（Suslowet 等，2001；Surguladze 等，2004）。有进一步的研究指出，面部表情的负性注意偏倚在缓解期可能会持续存在（Koschack 等，2003；Bhagwagar 等，2004），并且抑郁症患者的一级亲属中也存在这种情况（Masurier 等，2007）。因此，对负性面部表情识别的敏感性增加可能反映了重性抑郁障碍的家族易感性（Masurier 等，2007）。

本章将重点介绍重性抑郁障碍患者功能影像学的最新进展，尤其是与 MDD 执行控制和情感加工损害有关的神经区域和神经系统。这些研究有助于我们更好地了解重性抑郁障碍的神经机制，还能帮助我们明确重性抑郁障碍潜在的生物标志物。

我们首先简要描述和正常情绪加工以及执行控制有关的神经系统。之后，我们将讨论使用功能神经影像学技术，检测重性抑郁障碍患者发作时静息期、执行控制和情绪激发过程中功能神经异常的研究结果。然而，疾病中持续存在的异常特征，而不是发作性或状态依赖性异常特征，更容易用于识别患病个体（如 Kraemer 等，1994）。因此，我们应该观察有重性抑郁障碍病史的患者，其疾病发作时存在的神经影像学异常到康复期时是否持续存在。接下来我们会描述使用药理学激发范式的研究，评估与 MDD 神经系统异常有关的神经递质功能障碍。然后我们将阐述 MDD 神经影像学研究的新方向，包括观察儿童和青少年 MDD 患者、晚发 MDD 患者以及具有 MDD 家族风险的健康个体功能影像学异常程度的一系列研

究。我们还评价了可以用于重性抑郁障碍研究的新的影像学分析技术，包括功能和静息态连接分析的技术。最后，我们会对这些研究的主要结果进行整合，这些结果都有助于发展 MDD 的神经模型，并突出反映了可作为 MDD 潜在生物标志物的关键的神经系统功能异常。

神经系统情绪加工和执行控制过程

越来越多的功能神经影像学研究提示，处理不同情感刺激的过程主要涉及的神经网络是皮质下和皮质-边缘通路，包括背侧和腹侧纹状体、杏仁核、海马和前岛叶皮质（Calder 等，2001；Hariri 等，2002；Haxby 等，2000；Phillips 等，1997；Sprengelmeyer 等，1998；Surguladze 等，2003）。多种情感刺激可用于检测与情绪加工有关的神经活动，其中最常用的是各种正性和负性情感的面部表情，因为它们是情感状态的高度社会化信号，而正确识别这些刺激信号对社会互动至关重要（Phillips 等，2003a，2003b）。其他广泛采用的情绪刺激包括国际情绪图片系统（International Affective Picture System，IAPS；Lang 等，2001）的情绪性和非情绪性照片或情感词语。

对参与情绪调节的神经系统特征的研究仍不够。然而，与认知控制（指计划、工作记忆、抑制控制、策略发展和认知灵活性的结合体；Stuss 和 Levine，2002）有关的神经系统已被广泛验证：一个是外侧前额叶皮质系统，包括背外侧和腹外侧前额叶皮质（DLPFC 及 VLPFC），主要负责认知和执行功能（如 Monchi 等，2001）；另一个是海马，负责记忆功能（Zola-Morgan 等，1991）。我们最近开发的情绪调节的神经网络模型，主要观察这两个主要的神经系统在情绪调节以及认知控制过程中发挥的作用（Phillips 等，2008 年）。在这里，我们还突出了情绪调节的自主和无意识子过程的作用。我们认为自主情绪调节的子过程包括自主行为控制、自主注意力控制和自主情感内容再评价，这与背侧和外侧前额叶皮质区，包括双侧 DLPFC 和 VLPFC、双侧背内侧前额叶皮质（MdPFC）和双侧背侧前扣带回（ACG）有关。我们还发现，内侧前额叶皮质，包括双侧

ACG 膝部、双侧眶额皮质（OFC）、左侧 ACG 喙部、双侧 MdPFC、中线背侧 ACG、海马和海马旁回的促进作用，更多地参与到了无意识情绪调节的不同子过程，包括无意识行为控制、无意识注意控制和无意识认知改变。

尽管对 MDD 个体情绪调节期间进行神经系统观察的研究很少，但对这一人群的情绪加工和执行控制功能影像学研究相对较多。随后我们将评估这些研究以及检测 MDD 个体静息期功能性神经异常的功能影像学研究。我们首先关注对 MDD 个体抑郁发作时进行的研究，然后是这些患者治疗后以及缓解期情况的研究结果。

抑郁症发作期的神经影像学研究

本章主要介绍以下研究的结果，包括：使用正电子发射断层成像（PET）和单光子发射计算机断层成像（SPET）对静息期的代谢及血流量异常进行研究。

重性抑郁障碍患者静息状态下的代谢和血流研究

多项 PET 研究结果证实，在 MDD 个体抑郁发作期，大脑背侧前额叶皮质（DLPFC）、双侧背内侧前额叶皮质（MdPFC）和双侧背侧前扣带回（ACG）等多个脑区的代谢减低（Baxter 等，1985，1989；Biver 等，1994；Martinot 等，1990）。此外，ACG 的代谢与抑郁严重程度呈负相关（Kimbrell 等，2002）。重性抑郁障碍患者发作时其 DLPFC 的静息期活动减低，该结果被最近一项 SPET 研究重复（Gonul 等，2004）。

其他针对重性抑郁障碍发作期的研究涉及内侧前额叶皮质和 ACG，一项研究报道，患者在发作时静息期 ACG 膝部糖代谢降低（Drevets 等，1997）。但是随后的一项研究认为，MDD 个体该结构灰质体积减小，并因此提出重性抑郁障碍患者抑郁发作期 ACG 膝部代谢应该是增加而不是减少（Drevets，1999）。另一项研究发现，根据前扣带回喙部的代谢情况可以预测抑郁症患者的治疗效果，低代谢预示治疗效果较差，而高代谢则预示较好（Mayberg 等，1997）。Videbech 等进行了一项更加深入的研究，结果证实在抑郁发作静息期，内侧海马、小脑、前扣带回和纹状体

血流量增加，女性受试者海马区域的血流量与抑郁严重程度呈正相关，而男性则呈负相关（Videbech 等，2002）。

对于皮质下边缘系统如（杏仁核），有 MDD 家族史的抑郁症患者的 PET 研究显示，与健康个体相比，重型抑郁障碍患者左侧 VLPFC 以及左侧杏仁核在静息期血流量增加。其他抑郁发作静息状态的研究也表明，杏仁核代谢、杏仁核血流量与抑郁症的严重程度呈正相关（Drevets 等，1992；Abercrombie 等，1998），甚至重性抑郁障碍患者抑郁发作期在睡眠时杏仁核代谢也增加（Nofzinger 等，1999）。后续研究证实，未服药的抑郁症患者左侧杏仁核代谢增加，但是在这项研究中，杏仁核高代谢随着治疗逐渐恢复正常（Drevets 等，2002）。最近一项 SPECT 研究也显示，杏仁核血流量与抑郁症的严重程度呈负相关（Perico 等，2005）。所以，静息期杏仁核的代谢在抑郁症的作用还需要进一步研究。

下面是使用 PET 及 SPET 进行代谢和血流量异常情况检测的研究，以及使用功能性磁共振成像（fMRI）对重性抑郁障碍患者抑郁发作期执行控制和情感激发范式时的神经活动进行的研究。

使用 PET 及 SPET 检测重性抑郁障碍患者执行注意控制任务期间的代谢和血流情况研究

这些研究表明，重性抑郁障碍患者与认知控制过程有关的不同前额叶皮质区代谢异常减低。一项早期研究应用 Stroop 分散注意力任务来观察注意力从一个刺激转移到另一个刺激的能力（George 等，1997），发现重性抑郁障碍患者在抑郁发作时，前扣带回血流量减少，但背外侧前额叶皮质血流量增加。另一项研究使用伦敦塔任务，这是一种经过反复效度验证的工具，用于测量计划和工作记忆（Elliott 等，1997），结果发现前额叶皮质血流量减少，且前扣带回与纹状体血流量减少一样显著。同样的模式（Elliott 等，1998）也用来验证神经系统血流是正反馈还是负反馈，在该研究中，重性抑郁障碍患者涉及奖赏机制的脑区（内侧尾状核和腹内侧眶额皮质）没有发现血流。

Audenaert 等（2002）进行了一项针对言语流畅性的 SPET 研究，通过测量工作记忆，发现

与健康个体相比，抑郁症患者的 ACC 和前额叶皮质下的血液灌注较为缓慢，并且与任务完成较差有关。

使用 fMRI 对重性抑郁障碍患者执行控制任务期间的神经活动进行的研究

这里，我们阐述了使用 fMRI 测量重性抑郁障碍患者发作期血氧水平依赖（blood oxygen level-dependent，BOLD）信号改变的研究结果，BOLD 是一种间接测量神经活动的方法。多数 fMRI 研究与 PET 及 SPET 的研究都发现重性抑郁障碍患者与健康个体相比，在执行控制任务时前额叶皮质的活动异常减少。Okada 等（2003）应用言语流畅性任务来比较重性抑郁障碍患者与健康个体的神经活动，发现患者组的词汇量显著减少，且左侧 DLPFC 活动明显少于健康个体。另一项研究结果显示，虽然重性抑郁障碍患者和健康个体任务完成情况相同，但任务执行期间患者的神经活动仍不正常。例如，Barch 等（2003）应用 N-back 工作记忆任务对重性抑郁障碍患者和健康个体进行评估，并未发现两者之间有显著差异，但是与重性抑郁障碍个体相比，健康个体的双侧丘脑、右侧中央前回以及右侧顶叶皮质神经活动明显增多。

然而，最近很多研究证实，与健康个体相比，抑郁症患者在执行控制任务期间，其前额叶皮质区的活动增加而非减少。一项针对未服用药物的抑郁症患者的研究（Walsh 等，2007）发现，抑郁症患者的 N-back 任务（1-back，2-back 及 3-back 的记忆负荷增加）完成情况与前后皮质区负荷反应活动增加相关。另一项应用 N-back 任务的研究（Matsuo 等，2007）也发现，相对于健康个体，未接受治疗的重性抑郁障碍患者执行 2-back 与执行 1-back 任务相比，左侧 DLPFC 活动显著增加。在一项使用伦敦塔和 N-back 任务（Fitzgerald 等，2008b）的研究中，虽然重性抑郁障碍患者在完成 N-back 任务时与健康个体并无差异（他们在完成伦敦塔的任务时确实有差异），但他们在两种任务的完成过程中均表现出右侧前额叶神经活动的异常增加。总之，后面的研究认为，为了在完成控制任务时达到和健康个体相同甚至较差水平的成绩，重性抑郁障碍患者的前额叶皮质动员是增加的而非减少。

使用 fMRI 检测抑郁障碍患者情感激活任务期间的神经活动

大多数与抑郁症情感加工相关神经系统的神经影像学研究使用了 fMRI 而不是 PET 或 SPET，这是因为 fMRI 具有非侵入性的特点以及较好的瞬时分辨率。这些研究检测了抑郁症患者在应对情感刺激时的神经反应，并提供了更多的证据，发现相对于健康个体，抑郁症患者在情感加工（主要为负性情感）过程中，边缘系统皮质下区域的神经活动呈显著增加的模式。例如，一项应用情感 go-no-go 任务的研究中，要求参与者抑制对无显著情感色彩词语的反应，仅对显著性情绪词语做出反应，结果显示，ACC 腹侧部分对有显著情感色彩词语的神经反应广泛减弱，同时 MDD 个体情绪的处理（mood-congruent processing）发生偏倚：前扣带回喙部、内侧前额叶皮质、右侧颞前叶皮质、左侧颞中回和双侧内侧额回表现为对愉快情绪词语的神经反应减弱，而对忧愁情绪的词语的神经反应增强（Elliott 等，2002）。另一项研究（Kumari 等，2003）对难治性抑郁症患者使用情绪和非情绪图片同时配合与图片一致及不一致的文字说明来激发相应的情绪反应。抑郁症患者与健康个体相比，应对消极画面及匹配的文字说明时颞叶皮质活动增加，在应对正性刺激时海马活动减少，而在前扣带回，无论是正性还是负性刺激，神经活动都减少。

使用情绪面部表情的研究，发现重性抑郁障碍患者心境协调处理发生了偏倚。例如，一项研究证实抑郁症患者相对于健康个体，在面对轻度忧伤表情时海马旁回/海马神经活动增强，而面对强烈的恐惧表情时背内侧前额叶回的活动增强（Lawrence 等，2004）。另外，Surguladze 等（2005）对愉快和忧愁的面部表情所引发的神经活动分别进行了研究，发现健康个体面对程度逐渐增加的愉快表情（中性→轻度愉快→极度愉快的面部表情）时，双侧梭状回和右侧壳核神经活动呈线性增加，而抑郁症患者面对程度逐渐增加的忧伤表情（中性→轻度忧伤→极度忧伤的面部表情）时，左侧壳核、左侧海马旁回、杏仁核、右侧梭状回的神经活动呈线性增加（图 10.1～10.4）。同样，在其他研究中，面对悲伤面孔时，抑郁症患者左侧杏仁核、腹侧纹状体和额顶叶皮质的神经活动增加，而前额叶皮质

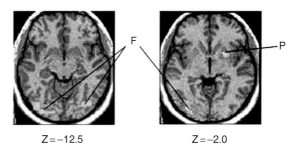

Z=-12.5　　　　Z=-2.0

图 10.1　面对情感强度逐渐增加的愉快表情时，两组在神经反应趋势上的差异。在胼胝体平面下行 2 mm 及 12.5 mm 的两个脑断面扫描证实，面对情感强度逐渐增加的愉快表情时，两组间神经反应存在显著差异。健康个体双侧梭状回（BA 19）和右侧豆状核壳核神经反应增加，而抑郁症患者在这些脑区的神经反应减少。两个脑横断面左右两侧扫描均在各自成像的左侧和右侧分别显示出来，P：壳核；F：梭状回；BA：布罗德曼区。Surguladze 等（2005），版权 2009，图片使用获得 Elsevier 公司许可（见彩图 10.1）。

神经活动减少（Fu 等，2004）。

更深入的研究（Keedwell 等，2005b）侧重于评估个体在处理愉快情绪下，面对愉快表情时的神经活动情况，结果显示抑郁症患者背内侧前额叶皮质神经活动增加，这与快感缺乏的严重程度呈正相关，而纹状体的神经活动与快感缺乏的严重程度呈负相关。另一项研究检测了抑郁症患者与健康个体在面对正性、负性和中性词语时神经活动的改变，结果显示面对正性刺激时，MDD 个体双侧腹侧纹状体神经活动异常减少，并与兴趣/愉快测量值降低有关（Epstein 等，2006）。另外，Siegle 等（2002）的研究证实，负性词语可使杏仁核神经活动持续出现，这在后续研究中也得到重复验证（Siegle 等，2007）。一项研究具体检测了抑郁症患者完成奖赏性任务时的神经活动，结果显示虽然没有发现抑郁症患者与健康个体腹侧纹状体的神经活动不同，但他们预期获益时背侧 ACG 活动增加，提示冲突增加并且鉴别获益和非获益结局的能力下降（Knutson 等，2008）。总之，这些研究结果表明，重性抑郁障碍患者抑郁发作时涉及情感和奖赏加工的脑区活动异常，情绪协调的情感加工偏倚：即 MDD 个体抑郁发作时，杏仁核和纹状体在面对正性情感时活动减少，面对负性情感时活动增加。

我们下一步将阐述神经影像学研究中有关重性抑郁障碍患者治疗后及康复期间神经活动的特点。

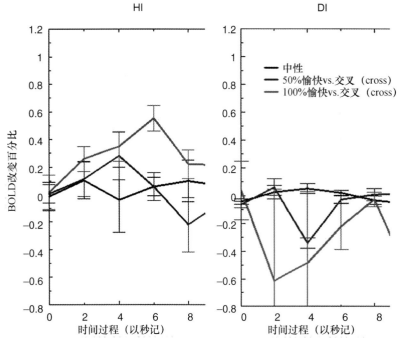

图 10.2 面对中性及两种强度的愉快表情,右侧梭状回血氧水平依赖(BOLD)信号百分比随时间序列改变的趋势。图像表示 16 例抑郁症患者(DI)和 14 例健康个体(HI)右侧梭状回 BOLD 信号岁时间过程的改变。Surguladze 等(2005),版权 2009,图片使用获得 Elsevier 公司许可(见彩图 10.2)。

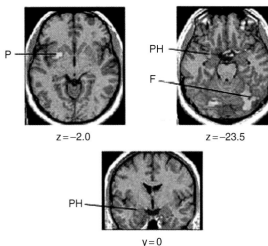

图 10.3 悲伤表情强度增加时神经反应趋势的组间差异。在胼胝体水平下方 2 mm 及 23.5 mm 的两个大脑断层扫描及冠状面(y=0)扫描证实,面对强度逐渐增加的悲伤表情时神经反应存在显著组间差异,健康个体右侧梭状回(BA 37)、左侧海马旁回/杏仁核区及左侧壳核的神经反应减弱,而在抑郁症个体这些脑区的神经反应增强。左右两侧每个大脑断层扫描分别在每张图像各自相应一侧显示。P,壳核;PH,海马旁回/杏仁核区;F,梭状回;BA,布罗德曼区。Surguladze 等(2005),版权 2009,图片使用得到 Elsevier 公司许可(见彩图 10.3)。

重性抑郁障碍患者抑郁发作治疗后及康复期神经活动改变的研究

这里我们阐述应用 PET、SPET 及 fMRI,对

重性抑郁障碍患者治疗后以及有重性抑郁障碍病史的患者康复期间神经活动特点进行研究所得到的结果。

我们发现,成功的治疗可以逆转重性抑郁障碍患者异常的神经活动模式,例如,研究证实重性抑郁障碍患者抑郁发作时边缘系统-皮质通路失衡,表现为 DLPFC 血流量减少,ACG 喙部血流量增加,但在缓解期会逆转(Mayberg 等 1999,2005)。同样,在 fMRI 研究中(Sheline 等,2001),经过抗抑郁药治疗后,杏仁核在面对掩盖的恐惧面部表情时增加的异常活动减少。另一项研究(Davidson 等,2003)使用来自 IAPS 的负性、正性和中性情感刺激,也显示出治疗效果。在基线水平,与健康个体相比,重性抑郁障碍患者表现为左侧岛叶和左侧 ACG 神经活动减少,文拉法辛治疗后,岛叶和左侧 ACG 神经活动减少的模式被逆转。此外,重性抑郁障碍患者在应对负性刺激和应对中性刺激时相比,基线 ACC 活动较高者表现出更为稳固的治疗效果。这一研究验证了早期的研究结果,即重性抑郁障碍患者发作期 ACC 基线活动水平越高,抗抑郁药治疗的效果越好(Mayberg 等,1997)。

应用面部表情图片作为工具的研究还发现,在抗抑郁药(选择性 5-HT 再摄取抑制剂,SSRI)治疗后,基线时异常的神经活动得到改善(Fu 等,2007)。同时,重性抑郁障碍患者面对愉快表情时,纹状体外皮质活动减弱,抗抑郁药治疗后

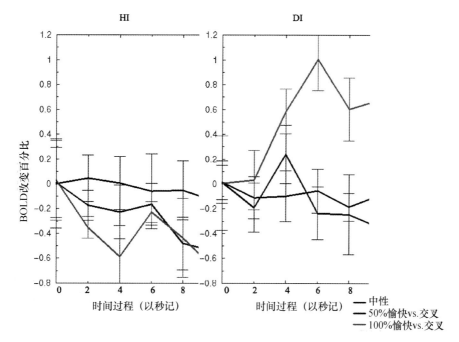

图 10.4　面对中性及两种强度的悲伤表情，左侧海马旁回/杏仁核区的血氧水平依赖（BOLD）信号百分比随时间序列的改变趋势。图片代表 16 例抑郁症患者和 14 例健康个体左侧海马旁回/杏仁核部位 BOLD 信号平均值随时间过程的改变。HI，健康个体；DI，抑郁症患者。Surguladze 等（2005），版权 2009，图片使用得到 Elsevier 公司许可（见彩图 10.4）。

增强，并且症状改善与海马和纹状体外区总体积更大有关。相反，这些重性抑郁障碍患者经 SSRI 治疗后，面对悲伤表情时，皮质下及前额区神经活动异常增加的模式会趋向于正常化（Fu 等，2004）。近期的一项研究同样发现，抗抑郁药物治疗后，患者在面对悲伤表情时扣带回膝下部及纹状体外皮质活动减少，而在面对愉快表情时纹状体外活动增加（Keedwell 等，2009）。有趣的是，Canli 等（2005）的一项研究发现，杏仁核对正性或负性表情的神经活动可以预测疾病的结局：杏仁核神经活动的基线水平越高，8 个月后患者的抑郁得分越低。最近对功能连接的研究强调了皮质醇-纹状体相关性与治疗效果的关系：在一项测量 BOLD 对悲伤表情反应的研究中，Chen 等（2008）揭示左侧杏仁核和右侧中部前额叶皮质、额下回、扣带回膝下部、前中扣带回、岛叶、丘脑、尾状核和壳核等脑区与治疗相关的 BOLD 耦合反应增加，这与以静息状态下低频 BOLD 加权的时间波动一致，将在下文中进行阐述。

涉及心理治疗的研究也揭示神经活动随病情缓解而改变。一项联合了帕罗西汀和人际关系治疗（interpersonal therapy，IPT）的 PET 研究发现，在两个治疗组中，汉密尔顿抑郁量表的减分

与 PFC 和左侧 ACG 代谢向着正常化减低以及左侧颞叶代谢向着正常化增加有关（Brody 等 2001）。一项 SPET 研究（Martin 等，2001）对 IPT 与文拉法辛治疗进行了比较，发现两组治疗均使得基底节血流量增加，但除了基底节之外，文拉法辛组临床症状改善也与右后颞叶激活有关，而 IPT 组则显示边缘右扣带回激活。

这些研究结果在另一个 CBT 与文拉法辛的对照研究中得到广泛验证（Kennedy 等，2007）。该研究显示任何一种治疗模式均使得双侧眶额皮质与左侧内侧前额叶皮质葡萄糖代谢降低，伴随枕颞皮质的代谢增加。但两组治疗有效者之间的前、后扣带回皮质以及尾状核的代谢改变不同。

最近一项研究利用 fMRI 检测 CBT 的治疗效果，发现治疗前重性抑郁障碍患者面对悲伤表情时杏仁核-海马活动增加，而经过 16 个疗程的 CBT 后趋于正常化（Fu 等，2008b）。并且，重性抑郁障碍患者背侧前扣带回活动的基线水平与之后的临床反应明显相关。另一项研究显示在抑郁症患者中，面对负性情感性词语时杏仁核活动更持久者，CBT 治疗效果更好（Siegle 等，2006）。

对有重性抑郁障碍病史的患者进行缓解期的神经影像学研究，发现重性抑郁障碍患者抑郁发

作期和缓解期会有一些相似的神经活动，提示MDD的神经活动异常较为持久。有研究显示左侧杏仁核代谢在抑郁发作期和缓解期并无不同（Drevets 等，1992），提示左侧杏仁核代谢升高可能是重性抑郁障碍易感个体的特征性生物学标志物。在 Liotti 等（2002）的 PET 研究中，对重性抑郁障碍缓解期、急性抑郁发作患者以及健康个体分别使用悲伤情绪诱导（Liotti 等，2002），结果显示，缓解期的重性抑郁障碍患者与急性期的患者局部脑血流量（regional cerebral blood flow, rCBF）的变化完全相同，两组重性抑郁障碍患者内侧眶额皮质的 rCBF 异常减少，而健康个体却无任何改变，并且只有缓解期的重性抑郁障碍患者的悲伤情绪激发范式与前扣带回膝下部 rCBF 减少相关，研究者认为该结果提示这种 rCBF 模式对重性抑郁障碍易感。

总之，这些研究提示重性抑郁障碍患者在治疗前、基线水平时神经活动异常，应用药物或心理治疗后得到改善。研究还提示 ACG 喙部和杏仁核的基线活动可以预测这类人群药物治疗的效果，并且还证实重性抑郁障碍发作期和缓解期患者静息状态或情感刺激状态下杏仁核和眶额皮质异常 rCBF 的共同模式，可以反映对重性抑郁障碍的易感性。

众所周知，尽管药物治疗不断进步，心理治疗也呈增长趋势，但是仍有超过 20% 的重性抑郁障碍患者对传统治疗方法无反应，必须使用多药物联合治疗和（或）电痉挛治疗（Fava，2003）。深部脑刺激治疗（deep brain stimulation，DBS）为难治性抑郁症（treatment-resistant depression，TRD）的治疗提供了新的选择，即直接在局部脑区植入刺激电极，目的是通过持续的、一般为高频的刺激改善局部以及相连接部位的脑活动。虽然 DBS 是一种侵入性的治疗方式，并且可能存在严重副反应，但由于植入物能将对脑组织的破坏降到最小，因此 DBS 优于其他精神外科学方法（Fitzgerald，2008 综述）。最早的关于 6 例 TRD 患者的研究（Mayberg 等，2005）以及后续 14 例患者的研究（Lozano 等，2008），报道了慢性DBS 对双侧扣带回膝下部白质的效果，根据既往的研究发现，选择了与急性情绪低落和抗抑郁药物治疗效应有关的扣带回膝下部作为刺激点（Mayberg 等，1999），结果显示，DBS 开始后 12

个月，55% 的患者治疗有效（汉密尔顿抑郁自评量 表-Hamilton Rating Scale for Depression，HRSD-17 减分率 50%），35% 的患者达到康复或缓解（HRSD-17 得分≤8 分）。研究者通过神经影像学技术探索 DBS 对脑功能的影响。起初的PET 局部血流研究显示（Mayberg 等，2005），扣带回膝下部血流量减少，后续的[18]F-氟脱氧葡萄糖 PET 研究（Lozano 等，2008）发现，刺激电极紧邻的脑区代谢增加，毗邻的胼胝体尾部灰质代谢减低。除了这些局部改变，DBS 还使眶额皮质、内侧额叶皮质和岛叶代谢减低，外侧前额叶、顶叶和中、后扣带回皮质代谢增加。研究者猜测，DBS 破坏了抑郁症背后的病理活动环路，并帮助脑功能正常化。有研究发现伏隔核与抑郁症的奖赏系统功能障碍有关，因此另一项研究采用 DBS，治疗靶点为伏隔核，3 例患者 DBS治疗 1 周后抑郁得分（HRSD-24）减少，同时皮质-边缘网络系统葡萄糖代谢改变（PET 检测发现），伏隔核、杏仁核、背外侧、背内侧前额叶皮质可见代谢增加，内侧前额叶皮质及尾状核代谢减低。

接下来我们将评价采用药理学激发范式的神经影像学研究结果，观察与执行控制和情感加工有关的神经系统功能障碍的程度，而这可能与特异性神经递质缺乏有关。

联合精神药物代谢示踪的影像学研究

有足够的证据支持重性抑郁障碍与 5-羟色胺代谢降低有关（Booij 等，2002 综述）。急性色氨酸耗竭（acute tryptophan depletion，ATD 试验）可以诱发抑郁症高风险个体及重性抑郁障碍康复期患者的抑郁症状，这提示重性抑郁障碍存在特质性异常。与神经影像学研究相结合，ATD 为我们研究该特质性异常的神经系统相关性提供了机会。一项 PET 研究通过检测局部脑葡萄糖利用率（regional cerebral glucose utilization，rCMRGlu）证实有重性抑郁障碍病史的患者，ATD 会导致抑郁症复发，这与眶额皮质、内侧丘脑、前后扣带回皮质和腹侧纹状体葡萄糖利用率增加有关（Neumeister 等，2004）。该结果支持之前认为重性抑郁障碍与前额叶-纹状体神经系统有关的研究，并强调这可能是抑郁症特质样、易感性的标记物。

另外一些研究检测了重性抑郁障碍其他神经递质的潜在作用。一项 fMRI 研究采用口服硫酸右苯丙胺来激发多巴胺能奖赏系统（Tremblay等，2005）。虽然重性抑郁障碍患者和奖赏加工有关神经区域（如眶额皮质、尾状核与壳核）的神经活动减少，但他们对右苯丙胺的奖赏效应十分敏感。最近一项 PET 氟脱氧葡萄糖研究采用了儿茶酚胺耗竭（catecholamine depletion，CD）范式（Hasler等，2008），发现重性抑郁障碍康复期患者腹内侧额极皮质、中扣带和 ACG 膝下部、颞极皮质、腹侧纹状体和丘脑（这些区域包含一个与重性抑郁障碍有关的边缘系统-皮质-纹状体-苍白球-丘脑网络）的葡萄糖代谢增加，而健康个体则减低或者保持不变。儿茶酚胺耗竭在左侧腹内侧额极皮质诱发的代谢改变与抑郁症状呈正相关，前腹侧纹状体与快感缺乏症状有关。因此，研究强调了抑郁症、儿茶酚胺类神经递质下降与边缘系统-皮质-纹状体-苍白球-丘脑神经系统活动增加之间的关系密切。

总之，越来越多的研究结果表明，重性抑郁障碍患者抑郁发作期，甚至是康复期，参与执行控制和情感加工的前额叶皮质和皮质下边缘系统功能异常，而这种异常的基础是 5-羟色胺能及儿茶酚胺能神经传递异常。

下一步我们将阐述最新的研究，集中在与儿童、青少年重性抑郁障碍及老年抑郁症执行控制和情感加工有关的神经系统，从而为疾病的神经影像学研究提供一个贯穿终身的视角。

儿童和青少年重性抑郁障碍

儿童和青少年重性抑郁障碍的神经影像学研究较少，和 PET 和 SPET 检查需要暴露于射线有关。因此迄今为止所有研究都是使用 fMRI，一项研究报道了抑郁症患儿面对恐惧面部表情时杏仁核反应迟钝，而焦虑症患儿则反应增强（Thomas等，2001）。与此结果相反，另一项较大的研究（Roberson-Nay等，2006）认为青少年重性抑郁障碍患者在面孔的内隐记忆编码（incidental memory encoding）过程中，杏仁核活动增强。

Forbes等（2006）观察了重性抑郁障碍儿童青少年患者与奖赏相关系统的功能，发现无论是奖赏加工的预期阶段还是结果阶段，患者 ACC、双侧尾状核、双侧眶额皮质下部都会出现活动迟钝，在结果阶段，还伴随杏仁核活动增强。这些研究指出儿童期发作重性抑郁障碍，患者对奖赏的反应普遍降低。

关于儿童青少年重性抑郁障碍的研究较少，其结果与成人重性抑郁障碍的研究一致，也就是说，正性情绪和奖赏加工过程中脑区活动减少，但应对负性情绪刺激时杏仁核的作用如何，迄今为止的研究结论并不一致。显然，针对重性抑郁障碍儿童和青少年易感人群，尚需要深入研究来检测情感加工和认知控制的神经活动。

老年抑郁症的功能影像学研究

老年抑郁症（late-life depression，LLD）的定义不统一，即 50～65 岁首发的抑郁症（Vaishnavi 和 Taylor，2006 综述）。LLD 往往不容易识别，关于这种疾病伴随的神经异常研究非常少，原因之一可能是样本有很高的异质性，涉及多种精神疾病和躯体疾病共病，使得心境障碍本身的检查更复杂。因此在大脑结构和功能方面，研究者需要考虑到任何与年龄相关的改变，如前额叶皮质的选择性老化（Raz等，1997）。另一方面，老年抑郁症可能存在特异性神经系统异常。例如老年抑郁症患者中"静止性卒中（silent strokes）"发病率很高，这支持疾病的"血管性抑郁症"假说（Alexopoulos等，1997）。与早年抑郁发作的患者相比，50 岁以后首次发作的老年抑郁症患者白质高信号和脑室周围高信号显著加深，进一步证实这些患者脑部异常与年龄相关（Hickie等 1995；Salloway等，1996）。最近的体积测量研究能够探测老年抑郁症患者大脑皮质细微的异常改变，如双侧前扣带回和内侧眶额皮质灰质和白质体积减小（Ballmaier等，2004）。

这里我们关注的是少数几项功能神经影像学研究，检测的重性抑郁障碍老年患者相对同质。这些研究指出了老年抑郁症和中年期重性抑郁障碍类同的几个特点，以及一些可能是老年抑郁症特有的特征。

静息状态 SPET 研究显示，与早发抑郁症患

者及健康人群相比，老年抑郁症颞叶灌注减少
（Ebmeier 等，1998）。另一项证据充分的发现是
前额叶血流灌注不足（Navarro 等，2004），伴有
纹状体过度灌注（Alexopoulos，2002）。重要的
是，与康复期的非老年抑郁症患者相比，老年抑
郁症患者的这种"血管性抑郁症"灌注不足可能
一直持续到康复期。

功能性 MRI 研究观察了老年抑郁症患者的与
执行控制和情感加工相关的神经活动，与年轻患
者的研究结果相似。一项关于序列学习（se-
quence learning）的研究（Aizenstein 等，2005）
显示，与年龄匹配的健康个体相比，老年抑郁症
患者双侧背外侧 PFC 活动减少，右侧尾状核和壳
核活动增加，这一结果支持额叶-纹状体功能障碍
的假说。对老年抑郁症患者与情感加工有关的区
域进行检测发现（Brassen，2008），与面对正性
词语刺激时相比，患者面对负性词语刺激时腹内
侧前额叶皮质活动减退。该结果与之前中年重性
抑郁障碍患者的研究结果相似（Keedwell 等，
2005a），这种变化与抑郁严重程度相关，并随着
临床症状的缓解而改善。

这些研究结果提示，老年抑郁症患者与中年
期重性抑郁障碍患者和儿童青少年重性抑郁障碍
患者一样，负责正性和负性情感加工的神经系统
功能出现障碍。而且与中年期抑郁症患者一样，
老年抑郁症患者存在促进执行控制的前额叶皮质
活动减退。这类人群的神经影像学研究尚需深入。

仅有少数神经影像学研究是针对有重性抑郁
障碍家族风险的群体，我们将在下文中进行阐述。

有重性抑郁障碍家族风险的个体

目前对抑郁症风险人群的神经影像学研究报
道很少。一项针对重性抑郁障碍患者后代的研究
（Mannie 等，2008）显示，在情感词语计数
Stroop 任务中，与没有抑郁症家族史的健康个体
相比，有重性抑郁障碍家族风险的成年人 ACC
的情感亚区活动减少。这也部分解释了有发病风
险的个体面对中性及情感词语时该脑区神经活动
缺乏差异的原因。该结果与早期研究结果一致
（Elliott 等，2002），即重性抑郁障碍患者 ACC 区
域对情感词语的反应广泛减弱。

还有证据提示，成年重性抑郁障碍患者杏仁

核区域活动异常。Monk 等（2008）发现重性抑
郁障碍患者的高风险儿童青少年子女，面对恐惧
表情时杏仁核及腹侧纹状体（ventral striatal，
NAcc）活动增强，面对愉快表情时腹侧纹状体活
动降低。这些结果证明，重性抑郁障碍患者在面
对愉快及悲伤的情感面部表情时，杏仁核与纹状
体活动性有差异，而健康个体则不具有这个特征，
这提示其可能是重性抑郁障碍家族风险个体的抑
郁症易感性标记物。

这些针对有重性抑郁障碍家族风险的个体进
行的研究，初步揭示了在重性抑郁障碍患者和有
抑郁症风险的个体中，参与情绪加工过程的神经
系统有异常整合模式。这是一个令人振奋的研究
领域，该领域的深入研究，将有助于我们最终识
别重性抑郁障碍的生物标志物。

重性抑郁障碍的神经影像学新技术

目前 fMRI 研究中不断涌现的新技术是检测
静息状态的相关神经活动，测量稳态 fMRI 数据
中低频 BOLD 加权时间波动（low-frequency
BOLD-weighted temporal fluctuations，LFBF）
的相关性，作为衡量不同脑区之间连接性的方法
（Biswal 等，1995）。Anand 等（2005a）使受试
者暴露于情绪图片的标准任务中，发现与健康个
体相比，重性抑郁障碍患者纹状体、杏仁核、岛
叶、ACG 和前内侧前额叶皮质活动增加，而皮质
和边缘网络之间静息状态 LFBF 的相关性降低。
一项后续研究观察 SSRI 类抗抑郁药舍曲林治疗 6
周的效果（Anand 等，2005b），在该研究中，给
患者呈现来自 IAPS 的正性情绪、负性情绪和中
性图片并测量基于 LFBF 的连接性，结果表明，
治疗与患者加工愉快图片和中性图片的过程中连
接增加有关，而与负性图片加工过程无关。该研
究小组最近（Anand 等，2007）采用负性情绪图
片和静息状态 LFBF 来测量连接性，发现患者之
前面对负性情绪图片时皮质下边缘系统活动增加
的情况有所下降，同时 ACC 前膝部和这些皮质下
边缘区之间的 LFBF 连接性增加。最近的一项研
究表明（Greicius 等，2007），在重性抑郁障碍患
者抑郁期，大脑"默认网络"包括内侧前额叶皮
质和后扣带回的静息状态连接性增加，这可能涉
及了自我参照加工（self-referential processing）。

另一项新技术是检测局部一致性（regional homogeneity，ReHo）的方法（Zang 等，2004）。这种方法是基于测量设定体素与其最接近的体素在时间序列上的相似性，并最终反映该脑区 BOLD 信号的时间同质性（temporal homogeneity），这种技术能反映神经活动的时间同质性。Yao 等（2008）发现，抑郁症患者发病期静息状态弥散 ReHo 值降低，这主要分布在额叶皮质、皮质下边缘区和基底节。重要的是，与汉密尔顿抑郁量表评分的相关性分析表明，抑郁症患者的几个症状维度均与各个边缘系统和皮质区 ReHo 值呈显著正相关，如右侧腹侧前扣带回 ReHo 值与无望感的严重程度呈正相关。这与既往研究相一致，提示抑郁症患者扣带回膝下部皮质功能异常（Drevets 等，1997）。

一个新的 fMRI 数据分析方法，采用支持向量机模式分类法，使得我们能在抑郁症的灵敏性和特异性方面将大脑活动模式量化（Fu 等人，2008a）。因此，在面对悲伤面部表情的加工任务时，鉴别抑郁症和健康个体的灵敏度为 84%，特异性为 89%，相当于准确度达到 86%（$P <$ 0.0001）。相对于其他临床程序，这种 fMRI 数据分析的模式分类方法提供了一个效度很高的检验，甚至可能具有诊断潜力。例如，心电图（ECG）平板试验对心脏病风险预测的敏感性仅为 67%，特异性仅为 70%。

重性抑郁障碍的神经网络模型

上述研究促进了重性抑郁障碍神经模型的发展，这种模型可以作为更细致地检测与不同执行控制和情感加工有关的神经系统功能框架，以进一步促进抑郁症生物标志物的识别。Mayberg（1997）和 Mayberg 等（1999，2005）提出了一个模型，即抑郁症边缘系统-皮质通路失衡，背外侧前额叶皮质活动减少和前扣带回膝下部活动增加，并可在缓解期逆转。

这得到了另一个模型（Phillips 等，2003b）的广泛支持，即假定与情绪刺激的识别和产生情绪行为有关的脑区活动增加，包括扣带回膝下部、腹外侧前额叶皮质、杏仁核、前岛叶、腹侧纹状体和丘脑，而参与调节情绪行为的脑区活动减少，包括背内侧和背外侧前额叶皮质（图 10.5）。

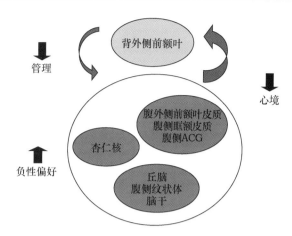

图 10.5　重性抑郁障碍患者的情绪感知和行为缺陷的神经基础，及其与症状关系的图解模式。发病期间杏仁核和腹侧系统的其他部分（深灰色所示）体积减小，但同时这些脑区神经活动增加而不是减少，这可能导致情绪范围受限，致使杏仁核偏向于主导负性情绪感知而非正性情绪感知。背侧系统（浅灰色所示）的结构和功能损害，导致执行功能障碍及情绪行为调节受损（弯曲箭头缩小代表通过背侧系统调解腹侧系统），这可能会使这些现象持续存在，从而导致抑郁情绪和快感缺乏。DLPFC，背外侧前额叶皮质；DMPFC，背内侧前额叶皮质；ACG，前扣带回；VLPFC，腹外侧前额叶皮质。Phillips 等（2003b），版权 2009，图片使用得到 Elsevier 公司许可。

同样，Drevets 和同事（1992，1997，2008）提出，抑郁症脑代谢异常的模式以某些脑区葡萄糖代谢增加为特征，包括背侧和腹内侧前额叶、额极皮质区、ACC 前部和膝下部、后扣带回、海马、杏仁核和海马旁回、腹侧纹状体、内侧丘脑。随着抑郁症缓解，这些脑区代谢也恢复正常。

最近的研究为"默认模式网络"功能失调对抑郁症的影响提供了证据，该网络包括的脑区有腹内侧前额叶皮质、后扣带回和下顶叶皮质。该网络的前部涉及自我参照加工（Gusnard 等，2001），往往在完成认知任务期间不活动，因为认知资源被重新定向（Raichle 等，2001；McKiernan 等，2003 年）。在完成高要求的任务期间，VMPFC 激活常规减少可能表明情绪控制完整（Pochon 等，2002）。反之，如果没有这种活动减少，可能表明情绪控制受损，这一点与一项关于工作记忆（N-back）任务（Rose 等，2006）的研究报告一样。一项专门针对默认模式网络的静息状态脑部活动的 fMRI 研究表明，重性抑郁障碍个体在扣带回膝下部、丘脑、眶额皮质和楔前叶表现为网络功能连接增加（Greicius 等，2007）。

这与最近的概念一致，Gotlib 和 Hamilton（2008）以及 Drevets 等（2008）强调了默认网络与"内脏运动系统"的紧密联系。内脏运动系统调节内省功能和情绪刺激的内脏反应。重性抑郁障碍患者在抑郁状态下这个系统表现为过度活跃。

最近一项 Meta 分析（Fitzgerald 等，2008a）涵盖了大量的神经影像学研究，包括静息状态、情绪激活以及治疗效应的影像学研究，其结论如下：由于不同影像学方法发现的脑区间重叠较少，"应用这些技术识别出的潜在病理生理学改变可能较为复杂，不能归结为简单的模型，也不能用单一的影像学方法来理解"。Meta 分析强烈支持的脑区包括涉及背侧前扣带回和膝下部、双侧额中回（DLPFC）、岛回和颞上回的网络。该网络的特点是在静息状态下活动减低（在治疗后恢复），面对负性情感刺激时激活相对缺乏。另一个网络，包括内侧和下额叶的皮质-皮质下边缘结构、基底节（尾状核或壳核）和（一致性较小）杏仁核、丘脑，被认为在抑郁状态下活动过度，面对负性和正性情绪刺激时过度反应，随着治疗恢复正常。该 Meta 分析并没有发现 ACC 皮质膝下部的活动过度或不足，但却表现为随着 SSRI 类抗抑郁药治疗而活动减少。

小结和结论

我们阐述了大范围的不同功能神经影像学的研究结果，这些研究提供的整合结果促使我们更好地理解重性抑郁障碍潜在的神经机制，帮助我们识别重性抑郁障碍潜在的生物标志物。目前越来越令人信服的证据显示，重性抑郁障碍与不同的神经系统在静息状态、执行控制和情绪加工过程中的功能失调有关。这些研究结果表明，神经系统不同构成之间功能连接活动增加的模式参与了情绪和奖赏加工，大多与负性情绪刺激一致，构成了重性抑郁障碍抑郁发作的典型特征。相反，参与执行控制的不同前额叶皮质区之间的连接减少，但重性抑郁障碍患者在完成任务时这些脑区活动减少和增加的结果并不一致。虽然一些研究表明，重性抑郁障碍患者缓解期会残留神经系统

异常，但这些异常在治疗成功后会得到部分改善。5-羟色胺能和儿茶酚胺能神经递质系统异常可能是重性抑郁障碍宏观功能异常模式的基础。较新的研究检测了儿童青少年抑郁症患者以及老年抑郁症中这些神经系统的活动，但研究数量相对较少，发现这些神经系统功能障碍相似的模式可能是这一老一少两个年龄段重性抑郁障碍患者共同的疾病特征。另外，和情感和奖赏有关的皮质下边缘区，以及和执行控制有关的前额叶皮质区的功能障碍也可能是有重性抑郁障碍家族风险个体发展成重性抑郁障碍的特征。观察这些神经系统不同脑区之间静息期以及完成执行控制和情感加工任务期间连接性的新技术，对于深入研究这些神经系统活动，发现可以代表重性抑郁障碍生物标志物的神经系统异常，均是非常有价值的。

框 10.1　重性抑郁障碍功能神经影像学研究最有意义的发现

- 抑郁发作：静息状态下
  单侧前额叶区代谢减低
  ACC 膝下部代谢增加（尤其是对治疗有效者）
  杏仁核代谢增加
- 抑郁发作：认知任务
  背外侧前额叶皮质 BOLD 信号增加
- 抑郁发作：情绪加工异常，在治疗后恢复
  ACC 和背侧前额叶皮质 BOLD 信号降低
  杏仁核、腹侧纹状体、海马、纹状体外视觉皮质的 BOLD 信号情绪加工处理偏倚
  皮质和边缘结构之间连接减少
- 缓解期患者
  悲伤情绪诱导过程中腹侧眶额皮质的血流量减少
  静息期杏仁核血流量增加
- 有家族风险的个体：情绪加工
  ACC 反应性降低
  面对负性情绪信号时杏仁核和伏隔核活动增加，面对正性情绪信号时伏隔核活动减少
- 儿童及青少年重性抑郁障碍
  眶额皮质和 ACC 对奖赏反应迟钝
  杏仁核对情绪信号反应增强或减低
- 老年抑郁症
  静息期前额叶血流灌注不足
  认知任务时前额叶 BOLD 信号降低
  面对情绪信号时，腹内侧前额叶皮质 BOLD 出现心境协调性分离，治疗后恢复

参考文献

Abercrombie H C, Schaefer S M, Larson C L, *et al.* 1998. Metabolic rate in the right amygdala predicts negative affect in depressed patients. *Neuroreport* **9**, 3301–7.

Aizenstein H J, Butters M A, Figurski J L, Stenger V A, Reynolds C F, III and Carter C S. 2005. Prefrontal and striatal activation during sequence learning in geriatric depression. *Biol Psychiatry* **58**, 290–6.

Alexopoulos G S. 2002. Frontostriatal and limbic dysfunction in late-life depression. *Am J Geriatr. Psychiatry* **10**, 687–95.

Alexopoulos G S, Meyers B S, Young R C, Campbell S, Silbersweig D and Charlson M. 1997. "Vascular depression" hypothesis. *Arch Gen Psychiatry* **54**, 915–22.

Anand A, Li Y, Wang Y, *et al.* 2005a. Activity and connectivity of brain mood regulating circuit in depression: A functional magnetic resonance study. *Biol Psychiatry* **57**, 1079–88.

Anand A, Li Y, Wang Y, *et al.* 2005b. Antidepressant effect on connectivity of the mood-regulating circuit: An fMRI study. *Neuropsychopharmacology* **30**, 1334–44.

Anand A, Li Y, Wang Y, Gardner K and Lowe M J. 2007. Reciprocal effects of antidepressant treatment on activity and connectivity of the mood regulating circuit: An fMRI study. *J Neuropsychiatry Clin Neurosci* **19**, 274–82.

Audenaert K, Goethals I, Van Laere K, *et al.* 2002. SPECT neuropsychological activation procedure with the Verbal Fluency Test in attempted suicide patients. *Nucl Med Commun* **23**, 907–16.

Austin M-P, Ross M, Murray C, O'Carroll R E, Ebmeier K P and Goodwin G M. 1992. Cognitive functions in major depression. *J Affect Disord* **25**, 21–30.

Ballmaier M, Toga A W, Blanton R E, *et al.* 2004. Anterior cingulate, gyrus rectus, and orbitofrontal abnormalities in elderly depressed patients: An MRI-based parcellation of the prefrontal cortex. *Am J Psychiatry* **161**, 99–108.

Barch D M, Sheline Y I, Csernansky J G and Snyder A Z. 2003. Working memory and prefrontal cortex dysfunction: Specificity to schizophrenia compared with major depression. *Biol Psychiatry* **53**, 376–84.

Baxter L R, Schwartz J M, Phelps M E, *et al.* 1989. Reduction of prefrontal cortex glucose metabolism common to three types of depression. *Arch Gen Psychiatry* **46**, 243–50.

Baxter L R, Phelps M E, Mazziotta J C, *et al.* 1985. Cerebral metabolic rates for glucose in mood disorders. *Arch Gen Psychiatry* **42**, 441–7.

Beats B C, Sahakian B J and Levy R. 1996. Cognitive performance in tests sensitive to frontal lobe dysfunction in the elderly depressed. *Psychol Med* **26**, 591–603.

Beck A T, Rush A J, Shaw B F and Emery G. 1979. *Cognitive Therapy of Depression*. New York, NY: Guilford.

Bhagwagar Z, Cowen P J, Goodwin G M and Harmer C J. 2004. Normalization of enhanced fear recognition by acute SSRI treatment in subjects with a previous history of depression. *Am J Psychiatry* **161**, 166–8.

Biswal B, Yetkin F Z, Haughton V and Hyde J S. 1995. Functional connectivity in the motor cortex of resting human brain using echo-planar MRI. *Magn Res Med* **34**, 537–41.

Biver F, Goldman S, Delvenne V, *et al.* 1994. Frontal and parietal metabolic disturbances in unipolar depression. *Biol Psychiatry* **36**, 381–8.

Booij L, Van der D W, Benkelfat C, *et al.* 2002. Predictors of mood response to acute tryptophan depletion. A reanalysis. *Neuropsychopharmacology* **27**, 852–61.

Bouhuys A L, Geerts E and Gordijn M C M. 1999. Depressed patients' perceptions of facial emotions in depressed and remitted states are associated with relapse: A longitudinal study. *J Nerv Mental Dis* **187**, 595–602.

Brassen S, Kalisch R, Weber-Fahr W, Braus D F and Buchel C. 2008. Ventromedial prefrontal cortex processing during emotional evaluation in late-life depression: A longitudinal functional magnetic resonance imaging study. *Biol Psychiatry* **64**, 349–55.

Brody A L, Saxena S, Stoessel P, *et al.* 2001. Regional brain metabolic changes in patients with major depression treated with either paroxetine or interpersonal therapy: Preliminary findings. *Arch Gen Psychiatry* **58**, 631–40.

Calder A J, Lawrence A D and Young A W. 2001. Neuropsychology of fear and loathing. *Nat Rev Neurosci* **2**, 352–63.

Canli T, Cooney R E, Goldin P, *et al.* 2005. Amygdala reactivity to emotional faces predicts improvement in major depression. *Neuroreport* **16**, 1267–70.

Charney D S and Babich K S. 2002. Foundation for the NIMH strategic plan for mood disorders research. *Biol Psychiatry* **52**, 455–6.

Chen C H, Suckling J, Ooi C, *et al.* 2008. Functional coupling of the amygdala in depressed patients treated with antidepressant medication. *Neuropsychopharmacology* **33**, 1909–18.

Dalla B G, Parlato V, Iavarone A and Boller F. 1995. Anosognosia, intrusions and "frontal" functions in Alzheimer's disease and depression. *Neuropsychologia* **33**, 247–59.

Davidson R J, Irwin W, Anderle M J and Kalin N H. 2003. The neural substrates of affective processing in depressed patients treated with venlafaxine. *Am J Psychiatry* **160**, 64–75.

Drevets W C. 1999. Prefrontal cortical–amygdalar metabolism in major depression. *Ann N Y Acad Sci* **877**, 614–37.

Drevets W C, Bogers W and Raichle M E. 2002. Functional anatomical correlates of antidepressant drug treatment assessed using PET measures of regional glucose metabolism. *Eur Neuropsychopharmacol* **12**, 527–44.

Drevets W C, Price J L and Furey M L. 2008. Brain structural and functional abnormalities in mood disorders: Implications for neurocircuitry models of depression. *Brain Struct Funct* **213**, 93–118.

Drevets W C, Price J L, Simpson J R, Jr, *et al.* 1997. Subgenual prefrontal cortex abnormalities in mood disorders. *Nature* **386**, 824–7.

Drevets W C, Videen T O, Price J L, Preskorn S H, Carmichael S T and Raichle M E. 1992. A functional anatomical study of unipolar depression. *J Neurosci* **12**, 3628–41.

Ebmeier K P, Glabus M F, Prentice N, Ryman A and Goodwin G M. 1998. A voxel-based analysis of cerebral perfusion in dementia and depression of old age. *Neuroimage* **7**, 199–208.

Elliott R, Baker S C, Rogers R D, *et al.* 1997. Prefrontal dysfunction in depressed patients performing a complex planning task: A study using positron emission tomography. *Psychol Med* **27**, 931–42.

Elliott R, Sahakian B J, Michael A, Paykel E S and Dolan R J. 1998. Abnormal neural response to feedback on planning and guessing tasks in patients with unipolar depression. *Psychol Med* **28**, 559–71.

Elliott R, Rubinsztein J S, Sahakian B J and Dolan R J. 2002. The neural basis of mood-congruent processing biases in depression. *Arch Gen Psychiatry* **59**, 597–604.

Epstein J, Pan H, Kocsis J H, *et al.* 2006. Lack of ventral striatal response to positive stimuli in depressed versus normal subjects. *Am J Psychiatry* **163**, 1784–90.

Fava M. 2003. Diagnosis and definition of treatment-resistant depression. *Biol Psychiatry* **53**, 649–59.

Fitzgerald P. 2008. Brain stimulation techniques for the treatment of depression and other psychiatric disorders. *Austral Psychiatry* **16**, 183–90.

Fitzgerald P B, Laird A R, Maller J and Daskalakis Z J. 2008a. A meta-analytic study of changes in brain activation in depression. *Hum Brain Mapp* **29**, 683–95.

Fitzgerald P B, Srithiran A, Benitez J, *et al.* 2008b. An fMRI study of prefrontal brain activation during multiple tasks in patients with major depressive disorder. *Hum Brain Mapp* **29**, 490–501.

Forbes E E, Christopher M J, Siegle G J, *et al.* 2006. Reward-related decision-making in pediatric major depressive disorder: An fMRI study. *J Child Psychol Psychiatry* **47**, 1031–40.

Fu C H, Mourao-Miranda J, Costafreda S G, *et al.* 2008a. Pattern classification of sad facial processing: Toward the development of neurobiological markers in depression. *Biol Psychiatry* **63**, 656–62.

Fu C H, Williams S C, Cleare A J, *et al.* 2004. Attenuation of the neural response to sad faces in major depression by antidepressant treatment: A prospective, event-related functional magnetic resonance imaging study. *Arch Gen Psychiatry* **61**, 877–89.

Fu C H Y, Williams S C R, Brammer M J, *et al.* 2007. Neural responses to happy facial expressions in major depression following antidepressant treatment. *Am J Psychiatry* **164**, 599–607.

Fu C H Y, Williams S C R, Cleare A J, *et al.* 2008b. Neural responses to sad facial expressions in major depression following cognitive behavioral therapy. *Biol Psychiatry* **64**, 505–12.

George M S, Ketter T A, Parekh P I, Rosinsky N, Ring H A and Pazzaglia P J. 1997. Blunted left cingulate activation in mood disorder subjects during a response interference task (the Stroop). *J Neuropsychiatry Clin Neurosci* **9**, 55–63.

Gonul A S, Kula M, Bilgin A G, Tutus A and Oguz A. 2004. The regional cerebral blood flow changes in major depressive disorder with and without psychotic features. *Prog Neuropsychopharmacol Biol Psychiatry* **28**, 1015–21.

Gotlib I H and Hamilton J P. 2008. Neuroimaging and depression: Current status and unresolved issues. *Curr Dir Psychol Sci* **17**, 159–63.

Gotlib I H and Whiffen V E. 1989. Depression and marital functioning: An examination of specificity of gender differences. *J Abnorm Psychol* **98**, 23–30.

Greicius M D, Flores B H, Menon V, *et al.* 2007. Resting-state functional connectivity in major depression: Abnormally increased contributions from subgenual cingulate cortex and thalamus. *Biol Psychiatry* **62**, 429–37.

Gur R C, Erwin R J, Gur R E, Zwil A S, Heimberg C and Kraemer H C. 1992. Facial emotion discrimination: II. Behavioral findings in depression. *Psychiatry Res* **42**, 241–51.

Gusnard D A, Akbudak E, Shulman G L and Raichle M E. 2001. Medial prefrontal cortex and self-referential mental activity: Relation to a default mode of brain function. *Proc Natl Acad Sci U S A* **98**, 4259–64.

Hariri A R, Tessitore A, Mattay V S, Fera F and Weinberger D R. 2002. The amygdala response to emotional stimuli: A comparison of faces and scenes. *Neuroimage* **17**, 317–23.

Hasler G, Drevets W C, Gould T D, Gottesman I I and Manji H K. 2006. Toward constructing an endophenotype strategy for bipolar disorders. *Biol Psychiatry* **60**, 93–105.

Hasler G, Drevets W C, Manji H K and Charney D S. 2004. Discovering endophenotypes for major depression. *Neuropsychopharmacology* **29**, 1765–81.

Hasler G, Fromm S, Carlson P J, *et al.* 2008. Neural response to catecholamine depletion in unmedicated subjects with major depressive disorder in remission and healthy subjects. *Arch Gen Psychiatry* **65**, 521–31.

Haxby J V, Hoffman E A and Gobbini M I. 2000. The distributed human neural system for face perception. *Trends Cognit Sci* **4**, 223–33.

Hickie I, Scott E, Mitchell P, Wilhelm K, Austin M P and Bennett B. 1995. Subcortical hyperintensities on magnetic resonance imaging: Clinical correlates and prognostic significance in patients with severe depression. *Biol Psychiatry* **37**, 151–60.

Keedwell P, Drapier D, Surguladze S, Giampietro V, Brammer M and Phillips M. 2009. Neural markers of symptomatic improvement during antidepressant therapy in severe depression: subgenual cingulate and visual cortical responses to sad, but not happy, facial stimuli are correlated with changes in symptom score. *J Psychopharmacol* **23**, 775–88.

Keedwell P A, Andrew C, Williams S C, Brammer M J and Phillips M L. 2005a. A double dissociation of ventromedial prefrontal cortical responses to sad and happy stimuli in depressed and healthy individuals. *Biol Psychiatry* **58**, 495–503.

Keedwell P A, Andrew C, Williams S C, Brammer M J and Phillips M L. 2005b. The neural correlates of anhedonia in major depressive disorder. *Biol Psychiatry* **58**, 843–53.

Kennedy S H, Konarski J Z, Segal Z V, *et al.* 2007. Differences in brain glucose metabolism between responders to CBT and venlafaxine in a 16-week randomized controlled trial. *Am J Psychiatry* **164**, 778–88.

Kessler R C, Berglund P, Demler O, *et al.* 2003. The epidemiology of major depressive disorder: Results from the National Comorbidity Survey Replication (NCS-R). *JAMA* **289**, 3095–105.

Kimbrell T A, Ketter T A, George M S, *et al.* 2002. Regional cerebral glucose utilization in patients with a range of severities of unipolar depression. *Biol Psychiatry* **51**, 237–52.

Kimura M, Shimoda K, Mizumura S, *et al.* 2003. Regional cerebral blood flow in vascular depression assessed by ^{123}I-IMP SPECT. *J Nippon Med Sch* **70**, 321–6.

Knutson B, Bhanji J P, Cooney R E, Atlas L Y and Gotlib I H. 2008. Neural responses to monetary incentives in major depression. *Biol Psychiatry* **63**, 686–92.

Koschack J, Hoschel K and Irle E. 2003. Differential impairments of facial affect priming in subjects with acute or partially remitted major depressive episodes. *J NervMental Dis* **191**, 175–81.

Kraemer H C, Gullion C M, Rush A J, Frank E and Kupfer D J. 1994. Can state and trait variables be disentangled? A methodological framework for psychiatric disorders. *Psychiatry Res* **52**, 55–69.

Kraemer H C, Schultz S K and Arndt S. 2002. Biomarkers in psychiatry: methodological issues. *Am J Geriatr Psychiatry* **10**, 653–9.

Kumari V, Mitterschiffthaler M T, Teasdale J D, *et al.* 2003. Neural abnormalities during cognitive generation of affect in treatment-resistant depression. *Biol Psychiatry* **54**, 777–91.

Lang P J, Bradley M M and Cuthbert B N. 2001. *International Affective Picture System (IAPS): Instruction Manual and Affective Ratings*. Technical Report A-5 The Center for Research in Psychophysiology, University of Florida.

Lawrence N S, Williams A M, Surguladze S A, *et al.* 2004. Subcortical and ventral prefrontal cortical neural responses to facial expressions distinguish patients with bipolar disorder and major depression. *Biol Psychiatry* **55**, 578–87.

Libet J and Lewinson P. 1973. Concept of social skills with special reference to the behavior of depressed persons. *J Consult Clin Psychol* **40**, 304–13.

Liotti M, Mayberg H S, McGinnis S, Brannan S L and Jerabek P. 2002. Unmasking disease-specific cerebral blood flow abnormalities: Mood challenge in patients with remitted unipolar depression. *Am J Psychiatry* **159**, 1830–40.

Lozano A M, Mayberg H S, Giacobbe P, Hamani C, Craddock R C and Kennedy S H. 2008. Subcallosal cingulate gyrus deep brain stimulation for treatment-resistant depression. *Biol Psychiatry* **64**, 461–7.

Mannie Z N, Norbury R, Murphy S E, Inkster B, Harmer C J and Cowen P J. 2008. Affective modulation of anterior cingulate cortex in young people at increased familial risk of depression. *Br J Psychiatry* **192**, 356–61.

Martin S D, Martin E, Rai S S, Richardson M A and Royall R. 2001. Brain blood flow changes in depressed patients treated with interpersonal psychotherapy or venlafaxine hydrochloride: Preliminary findings. *Arch Gen Psychiatry* **58**, 641–8.

Martinot J L, Hardy P, Feline A, *et al.* 1990. Left prefrontal glucose hypometabolism in the depressed state: A confirmation. *Am J Psychiatry* **147**, 1313–7.

Masurier M L, Cowen P J and Harmer C J. 2007. Emotional bias and waking salivary cortisol in relatives of patients with major depression. *Psychol Med* **37**, 403–10.

Matsuo K, Glahn D C, Peluso M A, *et al.* 2007. Prefrontal hyperactivation during working memory task in untreated individuals with major depressive disorder. *Mol Psychiatry* **12**, 158–66.

Mayberg H S. 1997. Limbic–cortical dysregulation: A proposed model of depression. *J Neuropsychiatry Clin Neurosci* **9**, 471–81.

Mayberg H S, Brannan S K, Mahurin R K, *et al.* 1997. Cingulate function in depression: A potential predictor of treatment response. *Neuroreport* **8**, 1057–61.

Mayberg H S, Liotti M, Brannan S K, McGinnis B S, Mahurin R K and Jerabek P A. 1999. Reciprocal limbic–cortical function and negative mood: Converging PET findings in depression and normal sadness. *Am J Psychiatry* **156**, 675–82.

Mayberg H S, Lozano A M, Voon V, *et al.* 2005. Deep brain stimulation for treatment-resistant depression. *Neuron* **45**, 651–60.

McKiernan K A, Kaufman J N, Kucera-Thompson J and Binder J R. 2003. A parametric manipulation of factors affecting task-induced deactivation in functional neuroimaging. *J Cognit Neurosci* **15**, 394–408.

Monchi O, Petrides M, Petre V, Worsley K and Dagher A. 2001. Wisconsin Card Sorting revisited: Distinct neural circuits participating in different stages of the task identified by event-related functional magnetic resonance imaging. *J Neurosci* **21**, 7733–41.

Monk C S, Klein R G, Telzer E H, *et al.* 2008. Amygdala and nucleus accumbens activation to emotional facial expressions in children and adolescents at risk for major depression. *Am J Psychiatry* **165**, 90–8.

Moreaud O, Naegele B, Chabannes J P, Roulin J L, Garbolino B and Pellat J. 1996. Frontal lobe dysfunction and depression: Relation with the endogenous nature of the depression. *Encephale* **22**, 47–51.

Mueller T I, Leon A C, Keller M B, *et al.* 1999. Recurrence after recovery from major depressive disorder during 15 years of observational follow-up. *Am J Psychiatry* **156**, 1000–6.

Navarro V, Gasto C, Lomena F, *et al.* 2004. Prognostic value of frontal functional neuroimaging in late-onset severe major depression. *Br J Psychiatry* **184**, 306–11.

Neumeister A, Nugent A C, Waldeck T, *et al.* 2004. Neural and behavioral responses to tryptophan depletion in unmedicated patients with remitted major depressive disorder and controls. *Arch Gen Psychiatry* **61**, 765–73.

Nofzinger E A, Nichols T E, Meltzer C C, *et al.* 1999. Changes in forebrain function from waking to REM sleep in depression: Preliminary analyses of [18F]FDG PET studies. *Psychiatry Res* **91**, 59–78.

Okada G, Okamoto Y, Morinobu S, Yamawaki S and Yokota N. 2003. Attenuated left prefrontal activation during a verbal fluency task in patients with depression. *Neuropsychobiology* **47**, 21–6.

Perico C A M, Skaf C R, Yamada A, *et al.* 2005. Relationship between regional cerebral blood flow and separate symptom clusters of major depression: A single photon emission computed tomography study using statistical parametric mapping. *Neurosci Lett* **384**, 265–70.

Persad S and Polivy J. 1993. Differences between depressed and nondepressed individuals in the recognition of and response to facial cues. *J Abnorm Psychol* **102**, 358–68.

Phillips M L, Drevets W C, Rauch S L and Lane R. 2003a. Neurobiology of emotion perception I: The neural basis of normal emotion perception. *Biol Psychiatry* **54**, 504–14.

Phillips M L, Drevets W C, Rauch S L and Lane R. 2003b. Neurobiology of emotion perception II: Implications for major psychiatric disorders. *Biol Psychiatry* **54**, 515–28.

Phillips M L and Frank E. 2006. Redefining bipolar disorder: Toward DSM-V. *Am J Psychiatry* **163**, 1135–6.

Phillips M L, Ladouceur C D and Drevets W C. 2008. A neural model of voluntary and automatic emotion regulation: Implications for understanding the pathophysiology and neurodevelopment of bipolar disorder. *Mol Psychiatry* **13**, 833–57.

Phillips M L, Young A W, Senior C, *et al.* 1997. A specific neural substrate for perceiving facial expressions of disgust. *Nature* **389**, 495–8.

Pochon J B, Levy R, Fossati P, *et al.* 2002. The neural system that bridges reward and cognition in humans: An fMRI study. *Proc Natl Acad Sci U S A* **99**, 5669–74.

Raichle M E, MacLeod A M, Snyder A Z, Powers W J, Gusnard D A and Shulman G L. 2001. Inaugural Article: A default mode of brain function. *Proc Natl Acad Sci U S A* **98**, 676–82.

Raz N, Gunning F M, Head D, *et al.* 1997. Selective aging of the human cerebral cortex observed in vivo: Differential vulnerability of the prefrontal gray matter. *Cerebral Cortex* **7**, 268–82.

Roberson-Nay R, McClure E B, Monk C S, *et al.* 2006.

Increased amygdala activity during successful memory encoding in adolescent major depressive disorder: An fMRI study. *Biol Psychiatry* **60**, 966–73.

Rose E J, Simonotto E and Ebmeier K P. 2006. Limbic over-activity in depression during preserved performance on the n-back task. *Neuroimage* **29**, 203–15.

Salloway S, Malloy P, Kohn R, *et al.* 1996. MRI and neuropsychological differences in early- and late-life-onset geriatric depression. *Neurology* **46**, 1567–74.

Schlaepfer T E, Cohen M X, Frick C, *et al.* 2008. Deep brain stimulation to reward circuitry alleviates anhedonia in refractory major depression. *Neuropsychopharmacology* **33**, 368–77.

Sheline Y I, Barch D M, Donnelly J M, Ollinger J M, Snyder A Z and Mintun M A. 2001. Increased amygdala response to masked emotional faces in depressed subjects resolves with antidepressant treatment: An fMRI study. *Biol Psychiatry* **50**, 651–8.

Siegle G J, Steinhauer S R, Thase M E, Stenger V A and Carter C S. 2002. Can't shake that feeling: Event-related fMRI assessment of sustained amygdala activity in response to emotional information in depressed individuals. *Biol Psychiatry* **51**, 693–707.

Siegle G J, Carter C S and Thase M E. 2006. Use of fMRI to predict recovery from unipolar depression with cognitive behavior therapy. *Am J Psychiatry* **163**, 735–8.

Siegle G J, Thompson W, Carter C S, Steinhauer S R and Thase M E. 2007. Increased amygdala and decreased dorsolateral prefrontal BOLD responses in unipolar depression: Related and independent features. *Biol Psychiatry* **61**, 198–209.

Solomon D A, Keller M B, Leon A C, *et al.* 1997. Recovery from major depression. A 10-year prospective follow-up across multiple episodes. *Arch Gen Psychiatry* **54**, 1001–06.

Sprengelmeyer R, Rausch M, Eysel U T and Przuntek H. 1998. Neural structures associated with recognition of facial expressions of basic emotions. *Proc R Soc Lond B Biol Sci* **265**, 1927–31.

Stuss D T and Levine B. 2002. Adult clinical neuropsychology: Lessons from studies of the frontal lobes. *Annu Rev Psychol* **53**, 401–33.

Surguladze S A, Brammer M J, Keedwell P, *et al.* 2005. A differential pattern of neural response toward sad versus happy facial expressions in major depressive disorder. *Biol Psychiatry* **57**, 201–09.

Surguladze S A, Brammer M J, Young A W, *et al.* 2003. A preferential increase in the extrastriate response to signals of danger. *Neuroimage* **19**, 1317–28.

Surguladze S A, Young A W, Senior C, Brebion G, Travis M J and Phillips M L. 2004. Recognition accuracy and response bias to happy and sad facial expressions in patients with major depression. *Neuropsychology* **18**, 212–8.

Suslow T, Junghanns K and Arolt V. 2001. Detection of facial expressions of emotions in depression. *Percept Motor Skills* **92**, 857–68.

Teasdale J D. 1988. Cognitive vulnerability to persistent

depression. *Cogn Emot* **2**, 247–74.

Thomas K M, Drevets W C, Dahl R E, *et al.* 2001. Amygdala response to fearful faces in anxious and depressed children. *Arch Gen Psychiatry* **58**, 1057–63.

Tremblay L K, Naranjo C A, Graham S J, *et al.* 2005. Functional neuroanatomical substrates of altered reward processing in major depressive disorder revealed by a dopaminergic probe. *Arch Gen Psychiatry* **62**, 1228–36.

Üstün B T and Chatterji S. 2001. Global burden of depressive disorders and future projections. In Dawson A and Tylee A (Eds.) *Depression: Social and Economic Timebomb*. London: BMJ, pp. 31–43.

Vaishnavi S and Taylor W D. 2006. Neuroimaging in late-life depression. *Int Rev Psychiatry* **18**, 443–51.

Veiel H O F. 1997. A preliminary profile of neuropsychological deficits associated with major depression. *J Clin Exp Neuropsychol* **19**, 587–603.

Videbech P, Ravnkilde B, Pedersen T H, *et al.* 2002. The Danish PET/depression project: Clinical symptoms and cerebral blood flow. A regions-of-interest analysis. *Acta Psychiatr Scand* **106**, 35–44.

Walsh N D, Williams S C R, Brammer M J, *et al.* 2007. A longitudinal functional magnetic resonance imaging study of verbal working memory in depression after antidepressant therapy. *Biol Psychiatry* **62**, 1236–43.

World Health Organization. 1999. *The World Health Report 1999: Making a Difference*. Geneva: World Health Organization.

Yao Z, Wang L, Lu Q, Liu H and Teng G. 2008. Regional homogeneity in depression and its relationship with separate depressive symptom clusters: A resting-state fMRI study. *J Affect Disord* **115**, 430–8.

Zakzanis K K, Leach L and Kaplan E. 1998. On the nature and pattern of neurocognitive function in major depressive disorder. *Neuropsychiatry, Neuropsychol Behav Neurol* **11**, 111–9.

Zang Y, Jiang T, Lu Y, He Y and Tian L. 2004. Regional homogeneity approach to fMRI data analysis. *NeuroImage* **22**, 394–400.

Zola-Morgan S, Squire L R, varez-Royo P and Clower R P. 1991. Independence of memory functions and emotional behavior: Separate contributions of the hippocampal formation and the amygdala. *Hippocampus* **1**, 207–20.

第 11 章 重性抑郁障碍的分子影像学

11

Julia Sacher and Gwenn S. Smith

引言

有关活体人脑中单胺受体结合的研究文献最早发表于 20 世纪 80 年代中期，从那时起，神经化学脑影像学研究就已经产生了深远影响，使我们能在活体人脑对来自临床观察、临床前期研究以及尸检资料的有关神经精神障碍神经化学假说进行验证（Wagner 等，1983；Wong 等，1984；Arnett 等，1986）。在过去的 20 年中，放射性示踪剂以及相关设备的研究进展，使得我们能够验证有关疾病的病理生理学机制假说，并帮助我们了解精神科药物的作用机制。

多巴胺能和 5-羟色胺能神经传递（包括神经递质代谢/合成、转运体和受体的成像）已成为正电子发射断层成像（positron emission tomography，PET）和单光子发射计算机断层成像（single photon emission computed tomography，SPECT）的研究靶点。目前很多领域已取得了重大进展，包括胆碱系统（毒蕈碱能和烟碱能）、谷氨酸系统（Brown 等，2008）和阿片系统（Hashimoto 等，2008；Hirvonen 等，2009；Reid 等，2008；Sorger 等，2008）。最近，放射性示踪剂已经发展到可以追踪分子靶点（如信号转导）、炎症和神经病理学靶点（如淀粉样蛋白沉积）（Vasdev 等，2008；Fujita 等，2008；Suhara 等，2008）。在放射性示踪剂技术的发展过程中，其他更具挑战性的目标包括：去甲肾上腺素受体和转运体、促肾上腺皮质激素释放因子和下丘脑-垂体-肾上腺（hypothalamic-pituitary-adrenal，HPA）轴，以及神经发生（Schou 等，2007；Steiniger 等，2008；Sullivan 等，2007）。表 11.1 列出了目前在动物和人类研究中应用的放射性示踪剂。在仪器设备方面，PET 和 SPECT 扫描仪的分辨率多年来已经有了明显提高。近 10 年来，诸如

PET/CT 和 PET/MR 的双模态扫描仪也已经研发出来（见 Myers 和 Hume，2002 综述；Riemann 等，2008；Rowland 和 Cherry，2008；Heiss，2009）。

使用 PET 和 SPECT 成像测量葡萄糖代谢、脑血流量以及灌注可以了解正常对照组、非抑郁症组和对照组之间，以及治疗有效和无效的患者之间与情绪状态相关的神经环路的差异，以及抗抑郁药的干预效应，包括药理学效应、非药理学效应和躯体治疗效应（综述见 Mayberg，2003；Ressler 和 Mayberg，2007）。这项工作的最终目标是找到功能环路，从而帮助确定何种治疗方式适用于某种患者，何种干预适用于难治性患者，以及如何从神经影像学数据的角度预测复发（Mayberg，2003；Agid 等，2007）。如果识别了与治疗反应相关的功能环路，我们就能应用神经化学脑影像技术对特异性的神经化学机制进行评估。框 11.1 中总结了应用 PET 和 SPECT 技术进行活体测量的神经化学机制。

本章我们将回顾 PET 和 SPECT 神经化学脑成像研究，以了解抑郁症以及治疗反应的神经化学机制。第一部分将阐述临床和方法学的考量，随后的章节将概述 5-羟色胺和多巴胺系统以及其他神经化学和分子靶点的研究结果。虽然大多数研究是在中年单相抑郁症患者中完成，但我们也会回顾现有的有关抑郁症亚型（双相障碍和老年抑郁症）的研究数据。神经影像学数据的回顾将特别强调这些整合了症状测量和神经化学性基因分型方法的内容详实的研究，以阐明神经化学成像中观察到的变异性。

临床和方法学考量

我们在这里将回顾涉及神经化学影像学研究设计、分析和解释的临床和方法学。虽然大多数

表 11.1　目前用于动物和人类活体 PET 和 SPECT 研究的放射性示踪剂概述

神经递质的位点	放射性示踪剂	参考文献 *
多巴胺系统		
代谢酶	L-［18F］-6-氟多巴，L-［β-11C］多巴	Garnett 等，1983；Hartvig 等，1991
转运体	［11C］-D-苏型-哌甲酯，［18F］-FP-CIT，［11C］-WIN 35，428，　［18F］-FECNT，［123I］-betaCIT	Volkow 等，1995；Chaly 等，1996；Frost 等，1993；Davis 等，2003；Laruelle 等，1994
单胺氧化酶抑制剂（A 和 B）	［11C］-氯吉兰，［11C］l-司来吉兰，［11C］-肉叶芸香碱	Fowler 等，1987；Ginovart 等，2006
囊泡单胺转运体（2 型）	［11C］-（t）二氢丁苯那嗪	Frey 等，1996
多巴胺 D_1 受体	［11C］-SCH23390，［11C］-NNC112	Suhara 等，1991；Halldin 等，．1998
多巴胺 D_2 受体：拮抗剂	［18F］-N-甲基螺哌酮，［18F］-Fallypride[①]，［11C］-FLB 457，3-N-［11C］-n-甲基螺哌酮，［11C］-雷氯必利，［123I］-IBZM，3-（2'0-［18F］氟代甲基螺哌酮，［123I］-依匹必利，［123I］-IBF	Arnett 等，1986；Wagner 等，1983；Satyamurthy 等，1990；Farde 等，1985；Mukherjee 等，2002；Halldin 等，1995；Kung 等，1990；Kessler 等，1992；Brücke 等，1993
多巴胺 D_2 受体：激动剂	（—）-N-［11C］丙基-阿扑吗啡，［11C］-（＋）-PHNO	Hwang 等，2000；Willeit 等，2006
多巴胺 D_3 受体 **		Leopoldo 等，2002
多巴胺 D_4 受体 **		Huang 等，2001
5-羟色胺系统		
代谢酶	［11C］-α-甲基色氨酸	Okazawa 等，2000
转运体	［11C］-McN5652，［11C］-DASB，［123I］-β-CIT，［123I］-ADAM	Szabo 等，1995；Houle 等，2000；Pirker 等，2000；Erlandsson 等，2005
5-HT1A 受体：拮抗剂	［11C］-羰基-WAY100635，p-［18F］-MPPF	Farde 等，1998；Shiue 等，1997b
5-HT1A 受体：激动剂	［11C］-CUMI-101	Milak 等，2008
5-HT1B 受体	［11C］-AZ10419369	Pierson 等，2008
5-HT2A 受体	［18F］阿坦色林，［18F］司托哌隆，［11C］-MDL100907	Smith 等，1998；Blin 等，1990；Ito 等，1998
5-HT4	［11C］-SB207145，［123I］SB 207710	Marner 等，2007；Pike 等，2003
5-HT6	［11C］GSK-215083	Parker 等，2008
去甲肾上腺素系统		
转运体	（S，S）-［18F］FMeNER-D2（S，S）-［11C］MRB	Takano 等，2008；Ding 等，2006
乙酰胆碱系统		
囊泡转运体	［123I］-iodovescamicol	Kuhl 等，1994
毒蕈碱受体	［11C］-苯扎托品，［11C］-NMPB，［18F］-FTZP，［123I］-QNB，［123I］4-碘代替米特，［123I］4-iodolevetimide	Dewey 等，1990；Suhara 等，1993；Podruchny 等，2003；Eckelman 等，1984；Muller-Gartner 等，1992
烟碱受体	［11C］-尼古丁，2-［18F］-F-A85380，［18F］-FPH	Nordberg 等，1995；Horti 等，2000；Villemagne 等，1997
乙酰胆碱酯酶	［11C］-PMP，［11C］-毒扁豆碱	Koeppe 等，1999；Pappata 等，1996

---

① ［18F］-Fallypride：多巴胺 D2 受体显像剂（s）-（—）-N-（1-烯丙基吡咯烷-2-氨基甲基）-5-（3～18F）-2,3-二甲氧基苯甲酰胺

续表

神经递质的位点	放射性示踪剂	参考文献 *
谷氨酸系统		
NMDA 受体	[11C]-氯胺酮，[18F] FTCP，[18F] 甲基-MK-801	Shiue 等，1997；Ferrarese 等，1991；Blin 等，1991
代谢型谷氨酸受体亚型 5	[18F]-SP203	Brown 等，2008
苯二氮䓬受体系统		
中枢型	[11C]-氟吗西尼，[123I]-碘西尼	Koeppe 等，1991；Zoghbi 等，1992
外周型	[11C]-PK11195，[11C] DAA1106	Junck 等，1989，Yasuno 等，2008
阿片类	[11C]-卡芬太尼，[11C]-甲基-纳曲吲哚	Frost 等，1985；Smith 等，1999
神经肽系统		
促肾上腺皮质激素释放因子受体	[18F]-FBPPA，[11C] R121920，[11C] DMP696	Martarello 等，2001；Sullivan 等，2007
P 物质系统	[18F]-SPA-RQ，	Hargreaves 等，2002
花生四烯酸代谢系统	[11C]-花生四烯酸	Giovacchini 等，2002
磷酸二酯酶Ⅳ抑制剂系统	[11C]-咯利普兰	DaSilva 等，2002
阿尔茨海默病病理系统	[18F] FDDNP	Shoghi-Jadid 等，2002
淀粉样蛋白沉淀	[11C]-6-OH-BTA-1，[11C]-SB-13	Mathis 等，2003；Verhoeff 等，2004

* 如果可用，将以人类为对象进行研究。
** 开发中。

框 11.1　情感性精神障碍的脑分子影像学

机制研究

- 脑代谢/脑血流
  - 认知激活
  - 药理学激活
- 神经递质的合成/囊泡存储
- 神经递质的转运体/受体结合
- 内源性神经递质的活动
  - 神经递质浓度
  - 神经递质间的交互作用

研究已经对患者和社会人口学与之匹配的对照组进行了横断面观察，但最近的一些研究使用受试者内设计评估了状态依赖性或治疗依赖性效应。通过在治疗过程中对患者进行反复研究所获得的珍贵资料，来了解有关特质相关性或者状态相关性效应，同时也对治疗有效以及难治性的神经化学基础进行了评估。

临床考量

服药情况和治疗方法

既往服药情况、本次发作前未治疗的间隔期以及既往治疗反应等问题都可能导致结果的变异。

大多数神经化学影像学研究都选择从未治疗过或停药期的患者。选择这样的患者招募困难大，同时也会限制一些症状严重或疾病亚型患者（如躁狂、伴有精神病性症状的抑郁症）进入研究。更多关于使用神经化学脑成像技术测量暴露于精神科药物敏感性的信息，可以通过当前接受治疗的患者数据来阐述。对于涉及治疗前和治疗中重复成像的研究，首先考虑的是治疗间隔期是否足够充分以观察一致性疗效（无论是有效还是无效），以及最后一次服药的剂量和扫描时间之间的间隔是否得到控制。

精神和躯体并发症

在对神经化学影像学研究进行设计和阐述时，还有一个主要的问题是精神和躯体共病的精神科患者，特别是老年患者。鉴于焦虑障碍和成瘾障碍与抑郁症共病的现象较为常见，如果排除这类个体，研究样本可能就无法代表整个患病人群。同时，这种共病诊断可能会造成结果的变异，在数据分析时应该考虑到。躯体并发症在老年患者研究中是一个重要的问题，如脑血管疾病或糖尿病等在老年人中很常见。目前还没有直接的方法来解决这些问题，要么是对入组患者进行高度选择，要么是排除对临床治疗构成挑战并且可能伴有严重神经化学功能缺陷的患者。这些考虑因素限制了我们对难治性患者的研究，而这些患者体内的神经化学信息可为临床治疗提供参考。

患者特征、现象学和基因型

一些信息丰富的神经化学影像学研究表明，组内变异与情感/认知症状的特定基因型有关。回顾本章节，我们发现很多研究结果没有组间差异，但是疾病组的神经影像学测量值和症状或者基因型相关。这类研究主要的局限性是样本量，大多数神经化学影像学研究的样本量相对较小，而评估与基因多态性相关的功能则需要比较大的样本量。在以基因型为基础的神经影像学研究中需要预选患者以保证研究实施。另外，还有一些问题需要解决，例如人口分层、多重比较等。虽然这种策略执行起来很复杂，并可能需要多个中心，但现有的资料表明这种综合方法能丰富资料的信息量。

方法学考量

放射性示踪剂特性

将放射性化学物质作为一个特定的目标开发合成后，一般先在啮齿类动物和灵长类动物中进行研究，以明确化合物在大脑内结合时间的长短。随后，除了对放射性示踪剂有高亲和力的位点以外，我们还通过对感兴趣靶点的"阻断"研究（测量非标记化合物和所标记药物相同/相似标记的化合物的占有率大小）来明确放射性示踪剂的结合特征。

为明确放射性示踪剂是否适用于 PET 或 SPECT 研究，以下几点需要考虑：①放射性示踪剂与感兴趣靶点的选择性结合有多强；②特异性结合与非特异性结合的比值有多高（一般来说比值大于 2 可以接受）；③放射性示踪剂的代谢动力学要求，例如在几个半衰期内达到平衡态或清除，以及一个患者能够耐受的合理的持续扫描时间。④放射性示踪剂的放射性标记代谢产物是否进入大脑，以及代谢产物量是否大到阻碍了特异性结合的量化。

急性期治疗和慢性期治疗

在治疗前后进行神经受体研究时，主要应考虑到治疗干预对以下几方面的影响：①配体传递（特别是对高亲和力配体）；②放射性示踪剂的代谢速率；③内源性神经递质的浓度（放射性示踪剂是否对神经递质浓度的改变很敏感）。解释所获得数据的能力很大程度上取决于放射性示踪剂的结合程度，而这种能力取决于其结合特性及其对内源性竞争配体的敏感性。在干预模式的设计上，必须考虑干预药物的药理学特性，以及急性治疗（几分钟至几小时）或慢性治疗（几周）神经药理学作用的时限长短。由于这个原因，干预药物和神经内分泌的测量值在血浆水平的结合可以更深入地解释神经影像学数据。测量干预对认知和情绪的影响，以及神经影像学资料和相关基因型的关系，都可以解释受试个体之间神经影像学资料的变异。

仪器设备和研究设计

在评价 PET 或 SPECT 研究时，关于成像方案和图像分析设计存在的许多问题可能会影响结果及其解释。很多因素使 PET 研究具有变异性，例如：①使用的特定 PET 扫描仪（这将影响空间分辨率）；②数据采集模式（二维与三维）；③研究是否定量（是否抽取静脉或动脉血液样本，以测量放射活性/代谢物浓度），或者是否使用了参照区域（reference region）的方法。

图像处理

图像处理面临两大挑战性问题，一个是部分容积效应（partial volume effects）的校正（由于脑萎缩或被白质或脑脊液包裹的小的灰质结构成像导致感兴趣区脑组织减少的图像），另一个是扫描期间头部运动的校正。关于这两大问题的校正方法现已提出并实施（Rousset 等，2008；Shidahara 等，2009；Montgomery 等，2006；Rahmim 等，2008）。部分容积效应导致信号损耗，脑区间会观察到放射活性溢出。这种现象在脑区体积小于或等于点扩散函数（point spread function）[①]时就会出现，这是由于扫描仪器的空间分辨率有限。当对神经化学放射性示踪剂进行长时间（60 分钟以上）扫描时，头部运动有可能出现，相对于接受过治疗的患者，有症状的患者出现这个问题更为关键。

---

① 点扩散函数：对光学系统来讲，输入物为一点光源时其输出像的光场分布，称为点扩散函数。在数学上点光源可用 δ 函数（点脉冲）代表，输出像的光场分布叫做脉冲响应，所以点扩散函数也就是光学系统的脉冲响应函数。

数据分析

关于 PET 数据的分析，评估神经化学成像研究时需要考虑如下几点：①分析数据是使用感兴趣区法（region of interest approach）还是使用逐体素法（voxel-wise approach）；②结构性脑部扫描是根据解剖学结构界定还是根据脑萎缩的影响校正；③示踪剂动力学模型是否经过验证；④所使用的统计学程序（如方差分析、主成分分析）。

心境障碍的影响

重性抑郁障碍（也称单相抑郁症）是最常见的精神科疾病，是指情绪低落和（或）快感缺失的症状持续至少 2 周（Kessler 等，2005；First 等，1995）。其他症状包括食欲缺乏、睡眠模式紊乱、精力下降、易激惹、注意力不集中和记忆障碍、无价值感和自杀观念（First 等，1995）。世界范围内一般人群的重性抑郁障碍终身患病率高达 20%，女性与男性的比例约为 5∶2（Weissman 等，1996）。

在美国，双相障碍（bipolar disorder，BD）的终身患病率为 1%～2.4%，在全球疾病负担中排名第六（Merikangas 等，2007；Murray，1996）。BD 的特征是有一次或多次躁狂发作（如果症状较轻，则称轻躁狂）。躁狂发作常与抑郁发作（或抑郁症状）交替出现，或者表现为混合发作（即躁狂和抑郁同时出现）。伴有精神病性症状的重性抑郁症（psychotic major depression，PMD）是抑郁症的一种，其症状包括偏执和高度焦虑，同时抑郁情绪、运动迟滞和认知障碍的评分较高。因此，PMD 的临床诊疗过程不同于其他不伴有精神病性症状的重度抑郁障碍（见综述 Keller 等，2007）。PMD 患者估计占人群的 0.4%（Ohayon 和 Schatzberg，2002）。需要临床关注的老年抑郁症患病率是 13.5%（Beekman 等，1999），并且 50% 以上的患者呈慢性病程（Beekman 等，2002；Cole 等，1999），认知功能损害、注意力缺陷、学习能力下降、记忆丧失和执行功能障碍很常见（Abas 等，1990；Alexopoulos 等，2000），往往与残疾和治疗效果差有关（Alexopoulos 等，1996，2000；Simpson 等，1997）。老年期抑郁还与自杀成功率显著增加、老年患者躯体疾病死亡率上升有关（Conwell 等，1996；Bruce 和 Leaf，1989）。

综合临床、生化、神经影像学和尸检资料显示，重性抑郁障碍以及其他心境障碍涉及的不止一个脑区或一种神经递质系统，而是一种复杂的疾病，会影响到与特定的皮质、皮质下和边缘区及其相关神经递质和分子介质的整合通路（Castren，2004；Krishnan 和 Nestler，2008；Ressler 和 Mayberg，2007；Smith 等，2007）。在下一章节，我们将回顾抑郁性疾病神经化学成像方面的研究。虽然大多数研究都集中在单相抑郁，但我们也会对其他抑郁症亚型的现有数据进行探讨。

心境障碍的神经化学成像

5-羟色胺系统

许多研究观察到重性抑郁障碍患者 5-羟色胺功能异常。研究发现，未接受过药物治疗的抑郁症患者脑脊液（cerebrospinal fluid，CSF）中 5-羟色胺代谢产物（5-羟吲哚乙酸）浓度下降；抑郁症自杀患者尸检的脑组织中发现 5-羟色胺浓度下降；缓解期未服药患者色氨酸耗竭后，出现抑郁复发；未接受药物治疗的患者血小板和大脑 5-羟色胺再摄取能力降低、转运体数量和受体结合的位点均减少（见 Mann，1999；Owens 和 Nemeroff，1994；Stockmeier，2003）。此外，药物干预研究表明，抑郁症患者神经内分泌系统对急性药物干预 5-羟色胺系统反应迟钝，药物作用于 5-羟色胺系统会引起情绪改变（5-羟色胺浓度升高会使情绪改善，5-羟色胺浓度下降会使情绪恶化，综述见 Kilts，1994；Maes 和 Meltzer，1995；Owens 和 Nemeroff，1994；Nobler 等，1999a，1999b；Mann，1999）。

随着放射性示踪化学技术的进展，通过活体影像学研究对 5-羟色胺系统的成分进行了评估，包括 5-羟色胺合成、5-羟色胺转运体、5-HT$_{1A}$ 受体和 5-HT$_{2A}$ 受体。大多数研究是在中年单相抑郁症患者中进行的。其他 5-羟色胺受体位点的放射性示踪剂也在评估中，如 5-HT$_{1b}$ 受体（Pierson 等，2008）、5-HT$_4$ 受体（Comley 等，2006）和 5-HT$_6$ 受体（Parker 等，2008）（表 11.1）。一些研究证实抑郁症患者存在 5-羟色胺合成减少。Agren 等（1991）报道抑郁症患者存在［11C］-5-羟基色氨酸（一种经过放射性标的 5-羟色胺合成的前体物质）摄取减少。通过放射性示踪剂 α-

［11C］-甲基-L-色氨酸的捕获量进行衡量，未接受过药物治疗的抑郁症患者前扣带回（女性在双侧半球，男性在左半球）和左内侧颞叶皮质 5-羟色胺合成减少（Rosa-Neto 等，2004）。这些结果提示，所观察到的转运体和受体数量的变化与突触前 5-羟色胺功能下降有关。

5-羟色胺转运体（5-HTT）

人类 5-HTT 是一种含有 630 个氨基酸残基的受体，包含 12 个跨膜区，NH$_2$ 和 COOH 末端均在细胞质内（Blakely 等，1998）。鉴于 5-HTT 主要分布在大脑皮质、纹状体和边缘系统，因此其与抑郁症的功能神经解剖学明显相关（Varnas 等，2004）。尸检的放射自显影研究（Cortes 等，1988；Hall 等，1998）表明，5-羟色胺系统在人类整个大脑的分布是不均匀的，大多数 5-羟色胺能神经元分布于脑干的中缝核，以及蓝斑、黑质、丘脑和下丘等一些区域。在基底节、下丘脑、杏仁核的各个部分，中缝核以外的脑桥和延髓的子结构中都发现中等密度的 5-HTT。在小脑、大脑皮质和杏仁核大部分区域测得的 5-HTT 浓度最低（Cortes 等，1988；Hall 等，1998）。因此，5-HT 神经递质的分布表明，对于抑郁症相关脑区而言，它可能具有潜在的重要调节作用。

有两种 PET 放射性示踪剂常用于 5-HTT 成像。最早应用于人体研究的是 ［11C］（＋）McN5652（反式-1,2,3,5,6,10-β-六氢化-6-［4-(甲硫基）苯基]-吡咯-［2,1-1]-异喹啉）（Suehiro 等，1993）。这种放射性示踪剂表现出良好的大脑吸收性，并且与其他单胺转运体相比，其对 5-HTT 具有高度选择性（Ikoma 等，2002；Kung 等，1999；Parsey 等，2000；Shank 等，1988）。但由于其特异性结合与自由/非特异性结合的比值低，并且在 PET 扫描时间窗内结合具有可逆性，所以应用 ［11C］（＋）McN5652 结合量测定大脑皮质的 5-HTT 受到限制（Buck 等，2000；Frankle 等，2005；Ikoma 等，2002；Parsey 等，2000）。目前，PET 检查使用的放射性示踪剂 ［11C］-DASB（3-氨基-4-(2-二甲基氨基甲基苯硫醇)-苯甲腈）是研究 5-HTT 时最常用的放射性示踪剂。［11C］-DASB 具有高度选择性，大脑吸收良好，特异性结合与非特异性结合的比值适当，脑区 5-HTT 结合的重测信度高（Ginovart 等，2001；Wilson 等，2002；Frankle 等，2006）。用于 5-

HTT 的 SPECT 研究使用的放射性示踪剂是 ［123I］-CIT（［123I］-甲基 3-(4-碘苯基）莨菪烷-2-羧酸盐）（Kugaya 等，2003；Pirker 等，2000；Willeit 等，2000），和 ［123I］-ADAM（2-((2-((二甲氨基）甲基）苯基）硫代)-5-碘苯胺（Catafau 等，2006；Erlandsson 等，2005；Sacher 等，2007）。［123I］-ADAM 对 5-HTT 的选择性比 ［123I］-CIT 更高（它也与 DA 转运体结合）。

PET 和 SPET 研究评估了中年单相抑郁和双相障碍患者 5-HTT 的结合能力（如 Malison 等，1998；Meyer 等，2001b；Szabo 等，2002）。在未服药、恢复期以及缓解期的患者中，5-HTT 增多（Cannon 等，2006，2007）、减少（Malison 等，1998；Newberg 等，2005；Parsey 等，2006a；Reimold 等，2008；Oquendo 等，2007）、无差异（Bhagwagar 等，2007；Meyer 等，2004）的各种结果均有报道。抑郁症患者的 5-HTT 减少与焦虑症状有关（Reimold 等，2008）。有人认为，研究结果的不同可能与入组患者的精神科共病差异有关，如创伤后应激障碍（PTSD）、广泛性焦虑性障碍（GAD）、暴食症和单纯性恐怖症（Meyer，2007）。当把合并轴Ⅰ障碍的患者排除后，发现 5-HTT 结合增加（Ichimiya 等，2002），而纳入了合并其他轴Ⅰ障碍的患者后，发现 5-HTT 结合下降（Parsey 等，2006a）。5-HTT 结合增加与功能失调性态度量表（dysfunctional attitudes scale）中的悲观思想得分相关性更强。同样，在青年对照组中，丘脑高水平 5-HTT 与较高的神经质得分有关（Takano 等，2007）。两项使用 ［11C］（＋）McN5652 的 PET 研究发现，5-HTT 的基线结合水平高，预示氟西汀治疗急性期以及 1 年后的缓解率就高（Kugaya 等，2004；Miller 等，2008）。尽管许多研究的结果不同，但相关的脑区（如扣带回、额叶皮质、岛叶、丘脑和纹状体）却明显一致。研究间出现差异的原因可能和放射性示踪剂（［11C］-DASB 与 ［11C］-McN5652）不同有关，也可能是样本特征间的差异，包括精神科共病和停用药物的间隔期。

5-羟色胺转运体（5-HTT）是选择性 5-羟色胺再摄取抑制剂（SSRIs）的主要作用靶点，而 SSRIs 是治疗重性抑郁障碍处方最多的抗抑郁药。SSRIs 与 5-HTT 相结合，阻断突触间隙的 5-羟色胺再摄取，继而增加胞外 5-羟色胺的含量。在抑郁症患者和对照组中可以对 SSRIs 受体占有情况进行评价（Klein 等，2006，2007；Meyer 等，2001b；Parsey 等，2006a）。急性期给予对照组氟西汀，给予抑郁症患者帕罗西汀或西酞普兰，4 周后发现 5-HTT 除了在前额叶和前扣带回皮质存在以外，还在尾状核、壳核、丘脑显著增多。这类 SSRIs 药物的占有情况相似（不同脑区的占有率为 $65\%\sim87\%$；Meyer 等，2001b）。这些研究在对照组和抑郁症患者中均发现脑 5-HTT 结合相对较高，即使在血浆药物浓度低时也是如此。该研究没有发现 5-HTT 占有率与抑郁症状的改善有相关性。一项最新的针对老年抑郁症患者的研究发现，患者服用西酞普兰 $8\sim10$ 周达到治疗效果后，纹状体和丘脑占有率相近，对年轻的抑郁症患者使用 SSRIs（西酞普兰）治疗后，同样观察到大脑结合率与血浆浓度有类似的相关性。图 11.1 为一组老年抑郁症患者典型的［11C］-DASB 参数化影像。在这项老年抑郁症患者的研究中，对 5-HTT 数据进行逐体素分析发现，与抑郁症状改善相关的 5-HTT 结合率改变的脑区，以及应用西酞普兰后代谢减低（如前扣带回、中间前回、楔前叶、海马旁回）及增加（顶下小叶、楔叶）的脑区，二者之间存在显著的相似性。这些数据提示，和抗抑郁药物治疗反应相关的脑血流和代谢改变，二者背后可能有同一种 5-羟色胺能机制；神经化学影像数据的逐体素分析，即便感兴趣区的 5-羟色胺转运体和受体的浓度较低，也可以探测到。

总之，虽然对基线、未经治疗的单相和双相抑郁症患者 5-HTT 结合的研究数据仍备受争议，但是在所涉及的脑区、抗抑郁药物的结合情况以及与治疗效果和缓解相关的 5-HTT 结合率方面，许多研究还是有一致性的。现有数据表明，5-

HTT 结合率与一些行为学测量数据（如悲观想法）有关，也许可以解释患者的变异性。但对于 5-HTT 结合率和 5-HTT 启动子基因多态性之间的关联，对照组的研究结果大多是阴性的（Shioe 等，2003；Willeit 等，2001），而这些关联可能为抑郁症研究提供信息，因为和 l 等位基因相比，s 等位基因与 5-羟色胺浓度低、反应速度慢的关系更为密切（Lesch 等，1996；Yu 等，2002，Smith 等，2004）。鉴于 5-HTT 启动子功能的多态性，评价功能性 5-羟色胺相关的基因型可能更具有启发性。例如（图 11.2），相对于携带 ll 基因型的个体，在携带至少一个 s 等位基因的正常对照组，大脑对西酞普兰的代谢反应表现为右侧大脑半球反应较为迟钝，而左侧大脑半球（包括杏仁核）反应增多，在抑郁症患者中也观察到了类似的模式（Smith 等，2004）。这些与 s 等位基因相关的杏仁核反应增强的 PET 研究结果与 fMRI 研究结果类似（Hariri 等，2003）。

5-羟色胺受体：概述

研究发现整个大脑皮质、杏仁核和海马存在中等至高浓度的 5-羟色胺受体（Hoyer 等，1986a，1986b；Varnas 等，2004；Mengod 等，1990）。在迄今所知的 14 种 5-羟色胺受体亚型中，5-HT$_{2A}$ 受体和 5-HT$_{1A}$ 受体亚型在大脑皮质（额叶、颞叶、顶叶、扣带回和枕叶皮质）和边缘系统（海马和内嗅皮质）分布更广泛，相对密度更高，对其神经生理作用阐述得更好（Peroutka，1994；Schotte 等，1983；Biegon 等，1986；Pazos 等，1987）。高密度 5-HT$_{1C}$ 受体（现称 5-HT$_{2C}$）分布在黑质、苍白球和脉络丛（Pazos 等，1987）。5-HT$_3$ 受体位于海马、内嗅皮质和杏仁核（Abi-Dargham 等，1993）。

图 11.1　一例典型老年抑郁症患者（女性，68 岁）的 PET（［11C］-DASB）和 MR（同期配准扫描）成像（见彩图 11.1）。

活体脑内5-羟色胺转运体结合

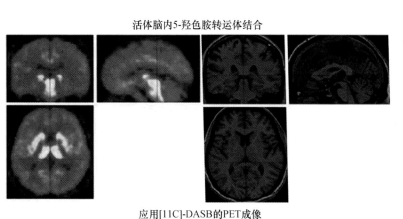

应用[11C]-DASB的PET成像

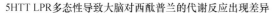

5HTT LPR多态性导致大脑对西酞普兰的代谢反应出现差异

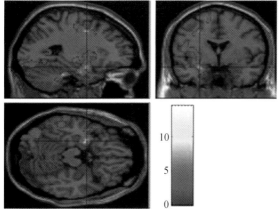

相对于 *ll* 基因型者，*ss* 基因型者杏仁核的反应更明显

图 11.2　急性期给予西酞普兰（40 mg，静脉）后，大脑的代谢反应以 5-HTT 转运体启动子多态性的功能表示。*ss* 基因型携带者的左侧大脑半球（包括杏仁核）反应强于携带 *ll* 基因型的正常对照者（Smith et al.，2004）（见彩图 11.2）。

5-HT$_{1A}$ 受体位于 5-羟色胺能神经元的胞体和树突，主要发挥自身受体作用（Sotelo 等，1990）。位于 5-羟色胺系统终末区（如大脑皮质和皮质下区域的目标神经元）的受体，主要是突触后受体（Pazos 等，1987）。因此，5-HT$_{1A}$ 受体激活可能导致 5-羟色胺传递增加（当主要作用于突触前自身受体时），而目标神经元功能下降，继而可能降低 5-HT$_{1A}$ 受体的传输效应（Blier 等，1990）。

尸检研究表明，抑郁症和自杀患者的 5-HT$_{1A}$ 和 5-HT$_{2A}$ 受体发生改变。这些资料为神经影像学提供了证据（如 Arango 等，2002；Mann 等，2000；Schatzberg，2002）。一些放射自显影研究报道了抑郁症患者 5-HT$_{2A}$ 受体改变（详见 Arango 等，1997 综述；Stockmeier，2003）。然而这些结果在某种程度上仍存在争议，有相当一致的证据表明，自杀者的背内侧前额叶 5-HT$_{2A}$ 受体上调（Arango 等，1997；Stockmeier，2003）。

有关自杀者前额叶皮质和海马 5-HT$_{1A}$ 受体的尸检结果不一致，有的报道受体增多，而有的认为没有任何显著改变（详见综述 Stockmeier，2003；Arango 等，1995；Stockmeier 等，1996；Francis 等，1993）。另外，还有一些研究提示受体功能下降，即给予抑郁症患者 5-HT$_{1A}$ 受体激动剂治疗，表现出产热效应和内分泌反应迟钝（见 Drevets 等，1999 综述）。有尸检研究发现，自杀

死亡的重性抑郁障碍患者海马 mRNA 显著下降（Lopez 等，1998）。Bowden 等（1989）发现自然死亡的重性抑郁症和双相障碍患者的颞极和腹外侧前额叶皮质后部体积减小。

鉴于有力的证据表明 5-HT$_{1A}$ 和 5-HT$_{2A}$ 受体在各种不同的神经精神疾病及神经解剖学分布和神经生理学中都有重要的作用，放射性示踪剂的发展也集中在这些位点。因此，针对 5-HT$_{1A}$ 和 5-HT$_{2A}$ 受体，我们已经有了效果最佳的放射性示踪剂，下面章节提供了相关文献的汇总。

5-HT1A 受体

11C-［羰基］-WAY-100635 和［18F］-MPPF（18F-N-2-［1-(2-甲氧基苯基)-1-哌嗪基乙基］-N-2-吡啶基-苯甲酰胺）是活体研究 5-HT$_{1A}$ 受体比较合适的放射性示踪剂（Pike 等，1996；Shiue 等，1997a），在内侧颞叶区（有报道该受体浓度最高的脑区）结合力值在 7 以上（Pike 等，1996）。抑郁症患者的影像学研究发现，其 5-HT$_{1A}$ 受体结合力要么下降（Drevets 等，1999；Sargent 等，2000；Hirvonen 等，2008，2009），要么上升（Parsey 等，2006a）。Parsey 等（2006a）发现，未系统服用抗抑郁药，并且启动子多态性为功能性等位基因 5-HT$_{1A}$ G（-1019）纯合子的受试者，表现为 5-HT$_{1A}$ 受体结合率升高。也有人认为，5-HT$_{1A}$ 受体结合率基线水平高与治疗反应差有关（Parsey 等，2006b；Moses-Kolko 等，2007）。还有研究发现，经过 SSRIs 治疗后，5-HT$_{1A}$ 受体结合率并未改变（Sargent 等，2000；Moses-Kolko 等，2008），这与动物研究发现 SSRIs 治疗引起功能性 5-HT$_{1A}$ 受体应答的结果相反（Cowen，1996）。对此结果的一个解释是，5-HT$_{1A}$ 受体拮抗药的放射性示踪剂与低亲和力位点发生了结合，而治疗引起的改变可能在高亲和力位点才能观察到。为了验证该假说，人们研发了一种有应用前景的 5-HT$_{1A}$ 受体拮抗药放射性示踪剂（Milak 等，2008）。此外几个有应用前景的用于 5-HT$_{1B}$ 受体的放射性示踪剂也已研发，5-HT$_{1B}$ 受体可能体现了一种新的药理学机制，也可作为测量内源性 5-羟色胺浓度的工具（Pierson 等，2008）。

关于 5-HT$_{1A}$ 受体结合力，还在双相障碍（见 Drevets 等，2000 综述）、产后抑郁症（Moses-Kolko 等，2008）和老年抑郁症（Meltzer 等，

2004）患者中进行了研究。在这三类研究中，老年抑郁症患者的中缝背核（Meltzer 等，2004）、双相障碍患者的中脑中缝核、内侧颞叶、枕叶和顶叶皮质中的边缘和新皮质区域（Drevets 等，2000；Meltzer 等，2004），以及产后抑郁症患者的前扣带回和内侧颞叶皮质 5-HT$_{1A}$ 受体结合力下降（Moses-Kolko 等，2008）。

有研究发现行为学改变与 5-HT$_{1A}$ 受体结合的基因多态性之间有相关性。关于健康对照组的研究发现，终身攻击性（lifetime aggression）与大脑前扣带回、杏仁核、中缝背核及内侧前额叶和眶额皮质的 5-HT$_{1A}$ 受体结合力呈显著负相关（Parsey 等，2002）。对照研究发现，焦虑症状与背外侧前额叶皮质、前扣带回皮质、顶叶皮质和枕叶皮质的 5-HT$_{1A}$ 受体结合力呈正相关（Tauscher 等，2001）。这些现象提示，攻击和焦虑等行为学变量可解释 5-HT$_{1A}$ 受体结合研究中受试者个体间的差异。至于遗传学研究，在与 5-HT$_{1A}$ 基因型无关的情况下，5-HT$_{1A}$ 受体结合力下降与 5-HTTLPR 的 s 基因型相关，而不是 l 基因型（David 等，2005）。前面提到 Parsey 等的研究证实（2006a），抑郁症患者中 5-HT$_{1A}$ 受体结合力与受体多态性有关，而在对照者中无此现象，因此有必要在重性抑郁症障碍患者和对照者中对 5-羟色胺基因多态性和受体结合方式之间的关系做进一步研究。

总之，对患者以及对行为和遗传学指标相关性进行研究，5-HT$_{1A}$ 位点是研究得最为透彻的 5-羟色胺受体位点。对于患者和对照之间基线的比较虽然是有争议的，但是可能与行为学变异和基因型之间的关联有关。虽然尚未证实现有拮抗剂性质的放射性示踪剂有治疗作用，但 5-HT$_{1A}$ 及 5-HT$_{1B}$ 激动剂样放射性示踪剂的发展，有可能验证 SSRIs 作用机制中 5-HT$_1$ 受体脱敏作用假说（Milak 等，2008；Pierson 等，2008）。

5-HT$_{2A}$ 受体

目前有几种常规使用的、成像性能好的 5-HT$_{2A}$ 受体放射性示踪剂，包括 ［18F］-阿坦色林（Leysen，1990；Smith 等，1999）、［18F］-司托哌隆（Blin 等，1990）和 ［（11）C］MDL 100907（Lundkvist 等，1996）。对于抑郁症患者和对照组之间的差异，其研究结果是有争议的。有研究

报道，局部（如右后外侧眶前额叶皮质和前岛叶皮质）和全脑均会出现皮质 5-HT$_{2A}$ 受体结合力下降（Biver 等，1997；Messa 等，2003；Yatham 等，2000）。自杀未遂者的额叶皮质 5-HT$_{2A}$ 受体结合力低于对照组（Van Heeringen 等，2003）。相反，有两项研究结果是升高的，与尸检数据相符。在重性抑郁和高度功能受损（态度更加悲观）的患者亚组中，观察到前额叶皮质 5-HT$_{2A}$ 受体结合力上升，但在整个组中却没有发现该结果（Meyer 等，1999b）。一项应用 ［18F］-阿坦色林的 PET 研究在对照组中发现，5-HT$_{2A}$ 受体结合力与心境障碍的人格危险因素（如神经质）呈正相关（Frokjaer 等，2008）。这些结果表明，如果将症状和人格变量都考虑在内，则对照组和疾病组的 5-HT$_{2A}$ 受体都会出现差异。既往有反复发作的单相抑郁症病史且目前未服药的康复期患者，其皮质的广泛区域也会出现 5-HT$_{2A}$ 受体结合力升高（Bhagwagar 等，2006）。一项有关老年抑郁症患者的研究发现，5-HT$_{2A}$ 受体结合力在皮质并没有差异（Meltzer 等，1999）。

抗抑郁药对 5-HT$_{2A}$ 受体的影响是有争议的，Meyer 等（2001b）报道给予 6 周帕罗西汀治疗后，仅在年轻的抑郁症患者（30 岁以下）中发现 5-HT$_{2A}$ 受体利用率下降。早期一些研究发现抑郁症患者接受抗抑郁药治疗后，皮质的 5-HT$_{2A}$ 受体结合力升高（Moresco 等，2000；Massou 等，1997），但也有一项研究发现结合力下降（Yatham 等，1999）。研究间差异的主要原因可能是由于 Yatham 等（1999）用的是地昔帕明，该药直接与 5-HT$_{2A}$ 受体结合，而其他研究使用的是 SSRIs。有人在灵长类动物中评估了电抽搐治疗对 5-HT$_{2A}$ 受体利用率的影响（Strome 等，2005），发现 5-HT$_{2A}$ 受体利用率急剧降低，并持续了 1 周，2 周后回到基线水平。

总之，神经化学成像研究表明，抑郁症患者额叶及其他区域大脑皮质的 5-HT$_{2A}$ 受体结合力升高，并且在对照组，这种升高与抑郁相关人格特质有关。正如 5-HTT，如果考虑到行为学变量，也会出现差异。抗抑郁药物治疗的效果存在争议。对 5-HT$_{2A}$ 受体的进一步研究，应当专注于评估 5-HT$_{2A}$ 受体结合力和行为变量（如治疗反应）之间的关联以及评价基因多态性（如 Nomura 和 Nomura，2006），以此来揭示受

试者间的变异性。

单胺氧化酶 A 和囊泡单胺转运体

单胺氧化酶 A（Monoamine oxidase A，MAO-A）是一种线粒体酶，能分解 5-羟色胺、去甲肾上腺素和多巴胺，在整个人脑中都有表达。[11C]-肉叶芸香碱是一种选择性、可逆性 PET 放射性示踪剂，可用于检测 MAO-A，其性能优于 [11C]-氯吉兰，后者与 MAO-A 的结合不可逆，并且会受到血流改变的影响（影响配体传递）（Ginovart 等，2006）。[11C]-肉叶芸香碱在人类大脑吸收好，亲和力高（$Ki=2nM$），在 MAO-A 浓度最高的脑区吸收最多，并且其代谢产物有极性，无法穿越血-脑屏障（Tweedie 和 Burke，1987）。

在动物模型中，[11C]-肉叶芸香碱的特异性结合可以被 MAO 抑制剂完全置换（Bergstrom 等，1997a）。在人体，临床耐受剂量的 MAO 抑制剂可以置换 80% 的特异性结合（Bergstrom 等，1997a，1997b；Ginovart 等，2006）。最近的研究发现，抑郁症患者比健康对照组的 MAO-A 结合明显增加（Meyer 等，2006）。MAO-B 也是放射性示踪剂研究的重要潜在靶点（如 Fowler 等，1987），但尚未用于心境障碍的研究。

囊泡单胺转运体（vesicular monoamine transporter，VMAT）中积聚儿茶酚胺、5-羟色胺和酪胺。在正常个体中，VMAT 与细胞膜多巴胺转运体（DAT）的分布相似。Efange（2000）的综述中提到，放射性示踪剂 [11C] TBZOH 和 [11C] MTBZ 已被成功用于 PET 检测 VMAT2 在神经病理学上的密度改变。在对治疗后无症状的双相障碍患者（既往曾有躁狂和精神病性症状的病史）的研究中，发现纹状体和丘脑的 VMAT2 结合升高，并且局部结合率与执行功能任务的完成情况呈正相关（Zubieta 等，2001b）。扫描时，患者处于服药期（所有患者都服用心境稳定剂，有些患者服用抗精神病药）；然而，VMAT2 的放射性示踪剂对暴露于各种精神药物不敏感。这些研究揭示了丙戊酸钠治疗机制中多巴胺的作用，即在双相障碍患者中 VMAT2 结合上升是单胺能功能障碍的特征性指标，并且 VMAT2 结合和执行功能之间有联系。

多巴胺系统

我们已经对抑郁症多巴胺系统的作用进行了详细的回顾（Brown 和 Gershon，1993；Nestler 和 Carlezon，2006）。有一些证据支持抑郁症患者存在多巴胺功能障碍，包括应用多巴胺受体激动剂后抑郁症状改善、多巴胺耗竭可诱导抑郁症复发，以及抑郁症患者脑脊液中芳香草酸水平低于对照组。现有较少的尸检资料显示，抑郁症自杀者的 D_1 受体和 D_2 受体无差异（Bowden 等，1997，Allard 和 Norlén，2001）。下一节，我们将回顾抑郁症患者多巴胺系统的神经影像学数据。

关于多巴胺受体在人体大脑中的分布，研究发现中等密度的 D_1 受体广泛分布于大脑皮质、杏仁核和海马，而 D_2 受体密度低很多（颞叶皮质和额叶皮质略有升高）（Camps 等，1989；Cortes 等，1988）。D_1 和 D_2 受体在基底节密度最高，而 D_3 受体分布在边缘系统相关脑区（如伏隔核、海马）。D_4 和 D_5 受体的 mRNA 在额叶皮质和海马的密度较高，而在基底节密度低得多（Van Tol 等，1991；Sokoloff 等，1990；Meador-Woodruff 等，1989）。多巴胺转运体在纹状体的密度较高，而在运动区、运动前区、前扣带回、前额叶、内嗅皮质/边缘皮质、岛叶、视觉皮质和杏仁核分布相对较少（Ciliax 等，1999）。多巴胺系统一直是放射化学发展的主要关注点，有很多放射性示踪剂可以用来观察多巴胺的合成和代谢、多巴胺转运体以及 D_1 和 D_2/D_3 受体（Volkow 等，1996）。

现有影像学数据表明，多巴胺代谢、多巴胺转运体以及 D_1、D_2 受体结合力适度降低或没有改变（Agren 和 Reibring，1994；Meyer 等，2001a；Suhara 等，1992）。重性抑郁障碍患者多巴胺转运蛋白结合低于对照组（Meyer 等，2001a）。一些研究表明，MDD 患者纹状体的 D_2 受体利用率与对照组、未经药物治疗的患者之间并无差别（Klimke 等，1999；Parsey 等，2001；Hirvonen 等，2008，2009）。精神运动性抑制的加重与纹状体 D_2 受体结合力的增高有关，表明在不同抑郁症亚型之间患者 D_2 受体结合力可能存在差异（Meyer 等，2006）。Pearlson 和同事发现，精神分裂症以及伴有精神病性症状的双相障碍患者 D_2 受体结合力升高，但不伴有精神病性症状的双相

障碍患者 D_2 受体结合力无升高（Pearlson 等，1995）。这些结果表明，D_2 受体结合力升高与精神病性症状有关，而与双相障碍无关。一项初步研究观察高亲和力的放射性示踪剂与非纹状体区域的 D_2 受体结合情况，未发现与对照组之间有差异（Montgomery 等，2006）。一项研究发现抑郁症患者 D_1 受体结合率在左侧尾状核下降（Cannon 等，2009）。此外，苯丙胺诱导纹状体释放多巴胺无差异（Anand 等，2000；Parsey 等，2001）。因此，虽然这些研究都没有强有力的证据表明抑郁症患者存在纹状体 D_2 受体多巴胺功能失调，但初步的研究支持 D_1 受体有一定作用。

有研究观察到抗抑郁药物治疗对纹状体 D_2 受体利用率的影响。急性和慢性 SSRIs 药物治疗对纹状体的 D_2 受体利用率有中等影响（Smith 等，2009；Tiihonen 等，1996）。一些有争议的证据表明，完全睡眠剥夺（total sleep deprivation，TSD）和抗抑郁药物治疗会使纹状体的 D_2 受体结合力发生改变（Ebert 等，1994；Klimke 等，1999）。给予对照组前额叶快速重复经颅磁刺激（repetitive transcranial magnetic stimulation，rTMS）能增高细胞外多巴胺浓度，通过 PET 和 SPECT 可以进行测量（Strafella 等，2003；Pogarell 等，2007）。对重性抑郁障碍患者进行这种模式的评估，可能有助于揭示和抑郁症状改变之间的相互关系。

关于双相障碍和心境稳定剂，Yatham 等（2002a）应用［18F］氟多巴对未经治疗的躁狂症患者进行了研究，发现患者组和对照组虽然在基线水平的摄取情况没有差异，但经过丙戊酸钠治疗后摄取减少。与此相反，也有研究显示疾病或治疗对纹状体 D_2 受体都没有影响（Yatham 等，2002b）。

总之，不同于药理学研究与脑脊液研究提供的证据（即提示重性抑郁障碍患者多巴胺功能下降与多巴胺增加的作用），神经化学成像研究不支持多巴胺系统在重性抑郁障碍中的作用。尸检发现受试者的杏仁核 D_4 受体 mRNA 增加，支持了边缘脑区多巴胺系统的研究（Xiang 等，2008）。当高亲和力的 D_2 受体和 D_1 受体放射性示踪剂的有效性得到验证，那么将来的研究可以观察非纹状体脑区中细胞外多巴胺浓度的改变，特别是皮质和边缘脑区（如 Riccardi 等，2006）。

其他神经递质、神经调节物质和分子靶点

5-羟色胺和多巴胺系统一直是抑郁症以及其他疾病（如精神分裂症和焦虑障碍）活体神经化学成像研究的靶点。在本节，我们将回顾现有的其他神经递质系统的神经化学成像数据，以及那些在其他潜在重要神经化学靶点的放射性示踪剂发展中高度活跃的研究领域。在最近开展的研究中，给予难治性患者毒蕈碱类和 NMDA 受体拮抗类药物治疗后，抑郁症状能有所改善，提示可能很多机制参与了抑郁症的病理生理学过程。

去甲肾上腺素系统

由于缺乏药理学选择性制剂，去甲肾上腺素转运体和 β-肾上腺素受体（β-AR）放射性示踪剂的发展极具挑战性。另外，由于非特异性结合水平相对较高，导致信噪比水平较低（参见 Schou 等，2007；Ding 等，2006 综述）。考虑到去甲肾上腺素转运体在抗抑郁药物作用机制中的特点，一种合适的放射性示踪剂将使我们得以进行药物占有率及病理生理学研究。β-肾上腺素受体（β-AR）就是一个潜在的相关受体位点，当受到去甲肾上腺素刺激时，受体可阻断 CRH 释放，并抑制下丘脑-垂体-肾上腺轴（HPA）的应激反应。

乙酰胆碱

胆碱能系统在重性抑郁障碍中的病理生理学作用已得到证实，即中枢拟胆碱药可迅速诱导抑郁情绪（参见 Dilsaver，1986 综述），而毒蕈碱受体拮抗药具有快速抗抑郁效应（Furey 和 Drevets，2006）。烟碱型受体拮抗药也可能具有抗抑郁作用（George 等，2008）。考虑到尼古丁对抑郁症和神经退行性疾病（如阿尔茨海默病和帕金森病）的作用，［11C］-尼古丁已经被用于烟碱受体的大脑功能成像研究。正如 Heiss 和 Herholz（2006）的综述中所提到的，烟碱受体在脑桥、小脑、枕叶皮质和脑白质中密度较高。然而，由于非特异性结合较高，以及药物清洗过程快，应用这种示踪剂有局限性。更多特异性配体（如标记 11C 或 18F 的地棘蛙素及其派生物）也显示在丘脑、下丘脑或中脑内摄取较高，在皮质和海马中摄取中等，而在小脑中摄取较低（Villemagne 等，1997）。关于胆碱能系统的其他方面，已经研发出

专门针对囊泡乙酰胆碱转运体、乙酰胆碱酯酶和毒蕈碱受体的放射性示踪剂。除了放射性示踪剂 [18F] FP-FTZP 有选择性，专门针对 M_2 毒蕈碱受体亚型以外，其他毒蕈碱受体的放射性示踪剂都没有亚型选择性（Eckelman，2001）。一项应用 [18F] FP-FTZP 的研究发现，与重性抑郁障碍患者及对照组相比，双相抑郁患者前扣带回的毒蕈碱受体结合力较低（Cannon 等，2006），这种受体结合力降低与抑郁症状呈负相关。有关抑郁症毒蕈碱和烟碱机制的进一步研究是观察机制与治疗之间的相关性。

阿片类

有研究者已经对阿片系统放射性示踪剂发展中的固有困难进行了综述（Frost，2001）。在人体中，放射性示踪剂针对的是 μ 亚型和 δ 亚型。已经证明 [11C]-卡芬太尼对阿片类药物浓度改变具有敏感性（Zubieta 等，2001a）。在应用 [11C]-卡芬太尼进行情绪诱导的研究中，内源性阿片类物质神经传递对阿片受体 μ 亚型的效应在抑郁症患者与对照组之间有所不同（Zubieta 等，2003）。

下丘脑-垂体-肾上腺轴（HPA 轴）

HPA 轴与心境障碍的病理生理机制高度相关。研究结果一致表明，HPA 轴异常和对应激的不良反应在心境障碍的病理生理机制中具有核心作用（参见 Holsboer，2000 综述）。为了直接评价 HPA 轴，放射性示踪剂研究集中在 CRF 受体（如 Steiniger 等，2008；Sullivan 等，2007）。然而，合适属性的放射性示踪剂尚未找到。

外周和中枢苯二氮䓬受体

对于 GABA/苯二氮䓬受体，最为常用的放射性示踪剂有两种，一个是与拮抗剂位点结合的 [11C]-氟马西尼，另一个是部分激动剂 [123I]-碘西尼。Kugaya 等（2003）对抑郁症患者进行磁共振波谱分析，观察枕叶 GABA 水平降低与 [123I]-碘西尼的结合之间的关系，结果发现 GABA 水平降低，这重复了之前的研究结果，但未发现 [123I]-碘西尼受体结合有差异，或神经影像学数据与 GABA 水平间存在相关性。采用双侧颞叶电极放置法进行电痉挛治疗（electroconvulsive therapy，ECT）后，所有脑区皮质（除了颞叶皮质）的 [123I]-碘西尼结合力升高（Mervaa-

la 等，2001）。为了验证抑郁症神经炎性作用的理论（Raison 等，2006），外周苯二氮䓬类（peripheral benzodiazepine，PBR）放射性示踪剂可用来与转运蛋白（translocator protein，TSPO）高亲和力地结合。TSPO 在活化的小胶质细胞中上调，并且是神经炎症的标记物。目前我们已开发了不少放射性示踪剂并在人类受试者中进行了评估（参见 Chauveau 等，2008，Fujita 等，2008 综述），但尚未用于抑郁症患者。

谷氨酸

最近的研究证实，N-甲基-D-天冬氨酸（N-methyl-D-aspartate，NMDA）受体拮抗药（氯胺酮）具有抗抑郁作用，并且遗传学研究发现谷氨酸受体多态性与 SSRIs 的治疗反应不同有关，这些都促使人们去研究抑郁症中谷氨酸的作用（参见 Matthew 等，2008 综述）。几种针对 NMDA 受体的放射性示踪剂已经进行了评估（Blin 等，1991；Ferrarese 等，1991；Shiue 等，1997a），但都没有适宜人体研究的成像属性。最近有关谷氨酸放射性示踪剂研究的热点，也是研究最成功的就是代谢型谷氨酸受体亚型 5（metabotropicglutamate subtype，MgluR5）（Brown 等，2008）。对于了解抑郁症患者大脑高代谢率的可能的谷氨酸能基础，以及谷氨酸在抗抑郁药物治疗中的 5-羟色胺能调节作用，这种放射性示踪剂能提供非常翔实的信息（Smith 等，2008；Marek 和 Aghajanian，1998）。

其他机制

除了神经肽与 HPA 轴相关之外，P 物质神经激肽 1（NK-1）受体的内源性底物，也发挥一定的作用。在情感障碍中，P 物质定位于与情感加工和应激相关的皮质和边缘脑区中受体，同时还是抗抑郁药和抗焦虑药治疗效果的临床前证据（参见 Matthew 等，2008 综述）。研究表明，NK-1 和 NK-2 都表现出弱的或混合的疗效（Keller 等，2007；Matthew 等，2008 综述）。NK-1 受体的放射性示踪剂现可供使用（Syvanen 等，2007；Yasuno 等，2007）。

在抗抑郁药和心境稳定剂的作用机制中，第二信使已得到详细表述（Zarate 等，2006）。但现有几个公认的第二信使的放射性示踪剂还未在单相或双相抑郁症患者中进行研究。[11C]-咯利普兰是一种磷酸二酯酶（PDE）4 抑制剂，现已发展为 PET 用放射性示踪剂，并且其未标记的形式由于其抗炎属性而具备抗抑郁药的潜力。第二种制剂是［11C］-花生四烯酸，它已在动物和人体中被广泛研究（Rappoport，2008；Pifferi 等，2008）。一种针对环腺苷酸（cyclic adenosine monophosphate，cAMP）的放射性示踪剂也得到评估（Vasdev 等，2008）。这些放射性示踪剂能提供独特的证据，来解释第二信使在抗抑郁药和心境稳定剂的作用机制，并解释抑郁症的病理生理学机制。

在抗抑郁药的生理学方面，最令人兴奋的研究是观察到抗抑郁药（如 SSRIs）和心境稳定剂（锂盐、丙戊酸钠）能增加营养因子（如脑源性神经营养因子）的表达（Duman 等，1997）。虽然大脑结构成像发现的体积改变对神经发生具有提示性，但用来评价人脑这种改变的机械化的、选择性的神经影像学方法的发展仍将极其重要。常用处方类精神科药物能诱导神经元可塑性，这对治疗精神病性和神经退行性疾病具有重大意义。

结论

心境障碍的神经化学成像研究现在主要集中在未治疗状态下 5-羟色胺和多巴胺神经传递成像领域，以及评价抗抑郁药物治疗的影响。虽然结果各异，但联合了基因型或行为学测量的研究开始有助于我们解释观察到的受试者间的变异性。虽然这些联合研究受到了神经化学成像研究样本量小的限制，但数据仍然是非常宝贵的。抗抑郁药物效应的遗传药理学领域和心境障碍基因表达谱系领域科学研究的迅速发展，将对未来识别新型疗法和新的神经影像学靶点产生重大影响（Kato 和 Serretti，2010；精神科全基因组关联研究协会指导委员会，Psychiatric GWAS Consortium Steering Committee，2009）。

心境障碍的神经生物学领域需要许多关键研究领域的支持。涉及与物质滥用或精神科疾病（如焦虑障碍）共病的影像学研究（如物质滥用）对认识共病的影响（只是附加一个疾病，还是会有不同的病理生理学后果）至关重要。另一个重要领域是研究心境障碍合并躯体疾病（如心血管疾病、糖尿病）和神经退行性疾病（如阿尔茨海默病、运动障碍），以及情感症状对这些疾病"高危"个体的影响，例如轻度认知损害和某些疾病的基因携带者（如亨廷顿病）。病程的纵向观察尚未成为研究的重点，但可以非常详实地评价反复发作对神经化学功能的影响，尤其是许多患者随着反复发作，治疗的有效性变差。

关于药物作用的机制，大多数研究都集中于评价抗抑郁药物的效能和测量最初起效靶点的受体占有率（如 SSRI 对 5-HTT 的占有率）。除了通过临床前研究的推动以外，还需要更多的工作来认识次级药物效应，该效应与治疗反应联系更加密切。在这方面，检测神经递质浓度动态改变的研究会更有价值。

内源性神经递质浓度可以通过在体内应用快速药物干预，与神经递质受体结合后，测定结合率进行衡量，该范式是过去 10 年中神经影像方法学一项令人振奋的科学进展（Dewey 等，1993；Volkow 等，1994；Smith 等，1997）。这种方法的发展动力是观察神经递质功能的动态方面，这比受体/转运体结合的静态方面更能揭示出病理生理学机制和治疗效应机制。这种方法适用于调查单一神经递质系统的改变，或者在神经解剖学上以及功能上相关系统之间的相互作用。大多数研究都集中于多巴胺系统和多巴胺的调节，其进行方式多通过神经递质系统（乙酰胆碱、谷氨酸、5-羟色胺），以及近来被证实有效的抗抑郁药（如东莨菪碱和氯胺酮）（Furey 和 Drevets，2006；Matthew 等，2008）。这种神经递质的动态模式已被用于在有限的条件下检测抑郁症的多巴胺浓度（Anand 等，2000；Parsey 等，2001）。方法学的进展会进一步将这种方法扩展到其他神经递质系统（如 5-羟色胺、乙酰胆碱和阿片类制剂），以及应用于心境障碍。图 11.3 就是一个快速给予西酞普兰对 5-HT$_{2A}$ 受体利用率影响的实例。西酞普兰降低了皮质 5-HT$_{2A}$ 受体的利用率，同时伴有内源性 5-HT 竞争结合 5-HT$_{2A}$ 受体增加和受体利用率下降。在体内评估神经递质的功能及其相互作用，是了解心境障碍神经生物学一种潜在有益的方法，同时也提供转化研究的机会，对小鼠和大鼠使用体内微透析法可获得类似的动态信息。

在心境障碍药物的神经化学成像研究中，心境稳定剂仍然处于候选状态，期待能为其相关研

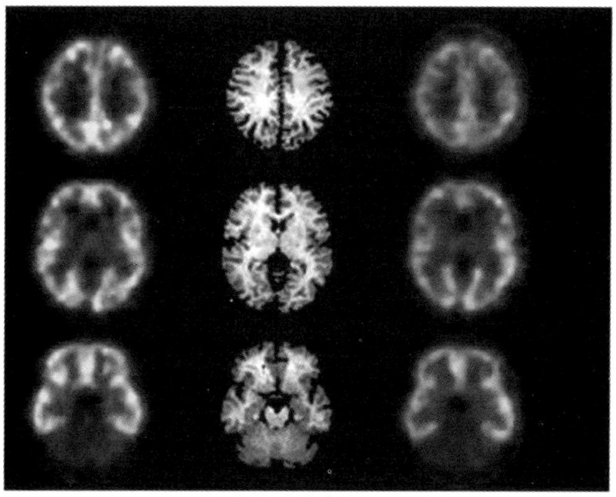

图 11.3　急性给予西酞普兰（40 mg，静脉注射）治疗后，5-HT$_{2A}$ 受体利用率改变（通过应用 PET 检测［18F］阿坦色林的方式研究）。给予西酞普兰后皮质结合力下降，这与 5-羟色胺浓度升高和放射性示踪剂结合 5-HT$_{2A}$ 位点之间更激烈的竞争有关（见彩图 11.3）。

快速给予西酞普兰对5-羟色胺受体利用率的影响

基线　　　　　　　　　　　治疗后

[18F]阿坦色林分布容积比率影响

究提供丰富的信息。而心理治疗和躯体治疗（包括 ECT，DBS 和 rTMS）也在等待神经化学脑功能成像方面的研究。最早评估神经环路改变的研究，为识别疾病涉及的通路提供了大量信息（参见 Ressler 和 Mayberg，2007 综述）。关于难治性患者的药理学和躯体治疗方法，我们取得了振奋人心的进展，这体现在运用神经化学成像方法了解治疗抵抗的神经生物学机制以及这些治疗的作用机制。本章的目的是为情感障碍的神经化学成像研究提供重要的回顾，很多领域的结果仍有争议，但却凸显了神经影像学方法的潜力。放射性示踪剂化学的进展、PET/SPECT 技术的仪器化以及小动物的 PET 成像技术将使我们在情感障碍、药物研发和人体机制的转化研究方面取得相当大的进展。

致谢

英国国家卫生研究所基金 MH01621，MH49936，MH57078，MH 64823 提供部分资金支持。非常感谢 Clifford I. Workman（学士）进行本章的文字录入工作。

参考文献

Abas M A, Sahakian B J and Levy R. 1990. Neuropsychological deficits and CT scan changes in elderly depressives. *Psychol Med* **20**, 507–20.

Abi-Dargham A, Laruelle M, Lipska B, *et al.* 1993. Serotonin 5-HT3 receptors in schizophrenia: A postmortem study of the amygdala. *Brain Res* **616**, 53–7.

Agid Y, Buzsáki G, Diamond D M, *et al.* 2007. How can drug discovery for psychiatric disorders be improved? *Nat Rev Drug Discov* **6**, 189–201.

Agren H and Reibring L. 1994. PET studies of presynaptic monoamine metabolism in depressed patients and healthy volunteers. *Pharmacopsychiatry* **27**, 2–6.

Agren H, Reibring L, Hartvig P, *et al.* 1991. Low brain uptake of L-[11C]5-hydroxytryptophan in major depression: A positron emission tomography study on patients and healthy volunteers. *Acta Psychiatr Scand* **83**, 449–55.

Alexopoulos G S, Meyers B S, Young R C, *et al.* 2000. Executive dysfunction and long-term outcomes of geriatric depression. *Arch Gen Psychiatry* **57**, 285–90.

Alexopoulos G S, Vrontou C, Kakuma T, *et al.* 1996. Disability in geriatric depression. *Am J Psychiatry* **153**, 877–85.

Allard P and Norlen M. 2001. Caudate nucleus dopamine D(2) receptors in depressed suicide victims. *Neuropsychobiology* **44**, 70–3.

Anand A, Verhoeff P, Seneca N, *et al.* 2000. Brain SPECT imaging of amphetamine-induced dopamine release in euthymic bipolar disorder patients. *Am J Psychiatry* **157**, 1108–14.

Arango V, Underwood M D, Gubbi A V and Mann J J. 1995. Localized alterations in pre- and postsynaptic serotonin binding sites in the ventrolateral prefrontal cortex of suicide victims. *Brain Res* **688**, 121–33.

Arango V, Underwood M D and Mann J J. 2002. Serotonin brain circuits involved in major depression and suicide. *Progr Brain Res* **136**, 443–53.

Arango V, Underwood M D and Mann J J. 1997. Postmortem findings in suicide victims. Implications for in vivo imaging studies. *Ann N Y Acad Sci* **836**, 269–87.

Arnett C D, Wolf A P, Shiue C Y, *et al.* 1986. Improved delineation of human dopamine receptors using [18F]-N-methylspiroperidol and PET. *J Nucl Med* **27**, 1878–82.

Beekman A T, Copeland J R and Prince M J. 1999. Review of community prevalence of depression in later life. *Br J Psychiatry* **174**, 307–11.

Beekman A T, Geerlings S W, Deeg D J, *et al.* 2002.

The natural history of late-life depression: A 6-year prospective study in the community. *Arch Gen Psychiatry* **59**, 605–11.

Bergstrom M, Westerberg G, Kihlberg T and Langstrom B. 1997a. Synthesis of some 11C-labelled MAO-A inhibitors and their in vivo uptake kinetics in rhesus monkey brain. *Nucl Med Biol* **24**, 381–8.

Bergstrom M, Westerberg G and Langstrom B. 1997b. 11C-harmine as a tracer for monoamine oxidase A (MAO-A): In vitro and in vivo studies. *Nucl Med Biol* **24**, 287–93.

Bhagwagar Z, Hinz R, Taylor M, Fancy S, Cowen P and Grasby P. 2006. Increased 5-HT(2A) receptor binding in euthymic, medication-free patients recovered from depression: A positron emission study with [(11)C]MDL 100,907. *Am J Psychiatry* **163**, 1580–7.

Bhagwagar Z, Murthy N, Selvaraj S, *et al.* 2007. 5-HTT binding in recovered depressed patients and healthy volunteers: A positron emission tomography study with [11C]DASB. *Am J Psychiatry* **164**, 1858–65.

Biegon A, Kargman S, Snyder L and McEwen B S. 1986. Characterization and localization ofserotonin receptors in human brain postmortem. *Brain Res* **363**, 91–8.

Biver F, Wikler D, Lotstra F, Damhaut P, Goldman S and Mendlewicz J. 1997. Serotonin 5-HT2 receptor imaging in major depression: Focal changes in orbito-insular cortex. *Br J Psychiatry* **171**, 444–8.

Blakely R D, Ramamoorthy S, Schroeter S, *et al.* 1998. Regulated phosphorylation and trafficking of antidepressant-sensitive serotonin transporter proteins. *Biol Psychiatry* **44**, 169–78.

Blier P, de Montigny C and Chaput Y. 1990. A role for the serotonin system in the mechanism of action of antidepressant treatments: Preclinical evidence. *J Clin Psychiatry* **51** (Suppl), 14–20; discussion 21.

Blin J, Denis A, Yamaguchi T, Crouzel C, MacKenzie E T and Baron J C. 1991. PET studies of [18F]methyl-MK-801, a potential NMDA receptor complex radioligand. *Neurosci Lett* **121**, 183–6.

Blin J, Sette G, Fiorelli M, *et al.* 1990. A method for the in vivo investigation of the serotonergic 5-HT2 receptors in the human cerebral cortex using positron emission tomography and 18F-labeled setoperone. *J Neurochem* **54**, 1744–54.

Bowden C, Theodorou A E, Cheetham S C, *et al.* 1997. Dopamine D1 and D2 receptor binding sites in brain samples from depressed suicides and controls. *Brain Res* **752**, 227–33.

Bowden C L, Seleshi E and Javors M A. 1989. Mania associated with high percentage of inhibition of monoamine oxidase. *Am J Psychiatry* **146**, 121.

Brown A K, Kimura Y, Zoghbi S S, *et al.* 2008. Metabotropic glutamate subtype 5 receptors are quantified in the human brain with a novel radioligand for PET. *J Nucl Med* **49**, 2042–8.

Brown A S and Gershon S. 1993. Dopamine and depression. *J Neural Transm* **91**, 75–109.

Bruce M L and Leaf P J. 1989. Psychiatric disorders and 15-month mortality in a community sample of older adults. *Am J Public Hlth* **79**, 727–30.

Brücke T, Kornhuber J, Angelberger P, Asenbaum S, Frassine H, and Podreka I. 1993. SPECT imaging of dopamine and serotosin transporters with [123I]beta-CIT. Binding kinetics in the human brain. *J Neurol Transm Gen Sect* **94**, 137–46.

Buck A, Gucker P M, Schonbachler R D, *et al.* 2000. Evaluation of serotonergic transporters using PET and [11C](+)McN-5652: Assessment of methods. *J Cerebr Blood Flow Metab* **20**, 253–62.

Camps M, Cortés R, Gueye B, Probst A and Palacios J M. 1989. Dopamine receptors in human brain: Autoradiographic distribution of D2 sites. *Neuroscience* **28**, 275–90.

Cannon D M, Ichise M, Fromm S J, *et al.* 2006. Serotonin transporter binding in bipolar disorder assessed using [11C]DASB and positron emission tomography. *Biol Psychiatry* **60**, 207–17.

Cannon D M, Ichise M, Rollis D, *et al.* 2007. Elevated serotonin transporter binding in major depressive disorder assessed using positron emission tomography and [11C]DASB; comparison with bipolar disorder. *Biol Psychiatry* **62**, 870–7.

Cannon D M, Klaver J M, Peck S A, Rallis-Voak D, Erickson K and Drevets W C. 2009. Dopamine type-1 receptor binding in major depressive disorder assessed using positron emission tomography and [11C]NNC-112. *Neuropsychopharmacology*, **5**, 1277–87.

Carson R E, Kiesewetter D O, Jagoda E, Der M G, Herscovitch P and Eckelman W C. 1998. Muscarinic cholinergic receptor measurements with [18F]FP-TZTP: Control and competition studies. *J Cereb Blood Flow Metab* **18**, 1130–42.

Caspi A, Sugden K, Moffitt T E, *et al.* 2003. Influence of life stress on depression: Moderation by a polymorphism in the 5-HTT gene. *Science* **301**, 386–9.

Castren E. 2004. Neurotrophins as mediators of drug effects on mood, addiction, and neuroprotection. *Mol Neurobiol* **29**, 289–302.

Catafau A M, Perez V, Plaza P, *et al.* 2006. Serotonin transporter occupancy induced by paroxetine in patients with major depression disorder: A 123I-ADAM SPECT study. *Psychopharmacology (Berl)* **189**, 145–53.

Chaly T, Dhawan V, Kazumata K, *et al.* 1996. Radiosynthesis of [18F] N-3-fluoropropyl-2-beta-carbomethoxy-3-beta-(4-iodophenyl) nortropane and the first human study with positron emission tomography. *Nucl Med Biol* **23**, 999–1004.

Chauveau F, Boutin H, Van Camp N, Dollé F and Tavitian B. 2008. Nuclear imaging of neuroinflammation: A comprehensive review of [(11)C]PK11195 challengers. *Eur J Nucl Med Mol Imaging* **35**, 2304–19.

Ciliax B J, Drash G W, Staley J K, *et al.* 1999. Immunocytochemical localization of the dopamine transporter in human brain. *J Comp Neurol* **409**, 38–56.

Cole M G, Bellavance F and Mansour A. 1999. Prognosis of depression in elderly community and primary care populations: A systematic review and meta-analysis. *Am J Psychiatry* **156**, 1182–9.

Comley R, Parker C, Wishart M, Martarello L, Jakobsen S and Gunn R. 2006. In vivo evaluation and quantification of the 5-HT4 receptor PET ligand [11C]SB-207145. *Neuroimage* **31**, T23.

Conwell Y, Duberstein P R, Cox C, Herrmann J H, Forbes N T and Caine E D. 1996. Relationships of age and axis I diagnoses in victims of completed suicide: A psychological autopsy study. *Am J Psychiatry* **153**, 1001–08.

Cortes R, Soriano E, Pazos A, Probst A and Palacios J M. 1988. Autoradiography of antidepressant binding sites in the human brain: Localization using [3H]imipramine and [3H]paroxetine. *Neuroscience* **27**, 473–96.

Cowen P J. 1996. Advances in psychopharmacology: Mood disorders and dementia. *Br Med Bull* **52**, 539–55.

DaSilva J N, Lourenco C M, Meyer J H, Hussey D, Potter W Z and Houle S. 2002. Imaging cAMP-specific phosphodiesterase-4 in human brain with *R*-[(11)C]rolipram and positron emission tomography. *Eur J Nucl Med Mol Imag* **29**, 1680–3.

David S P, Murthy N V, Rabiner E A, *et al.* 2005. A functional genetic variation of the serotonin (5-HT) transporter affects 5-HT1A receptor binding in humans. *J Neurosci* **25**, 2586–90.

Davis M R, Votaw J R, Bremner J D, *et al.* 2003. Initial human PET imaging studies with the dopamine transporter ligand 18F-FECNT. *J Nucl Med* **44**, 855–61.

Dewey S L, MacGregor R R, Brodie J D, *et al.* 1990. Mapping muscarinic receptors in human and baboon brain using [N-11C-methyl]-benztropine. *Synapse* **5**, 213–23.

Dewey S L, Smith G, Logan J, Brodie J D, Fowler J S and Wolf A P. 1993. Striatal binding of the PET ligand 11C-raclopride is altered by drugs that modify synaptic dopamine levels. *Synapse* **13**, 350–6.

Dilsaver S C. 1986. Cholinergic mechanisms in depression. *Brain Res* **396**, 285–316.

Ding Y S, Lin K S and Logan J. 2006. PET imaging of norepinephrine transporters. *Curr Pharm Des* **12**, 3831–45.

Drevets W C, Frank E, Price J C, *et al.* 1999. PET imaging of serotonin 1A receptor binding in depression. *Biol Psychiatry* **46**, 1375–87.

Drevets W C, Frank E, Price J C, Kupfer D J, Greer P J and Mathis C. 2000. Serotonin type-1A receptor imaging in depression. *Nucl Med Biol* **27**, 499–507.

Duman R S, Heninger G R and Nestler E J. 1997. A molecular and cellular theory of depression. *Arch Gen Psychiatry* **54**, 597–606.

Ebert D, Feistel H, Kaschka W, Barocka A and Pirner A. 1994. Single photon emission computerized tomography assessment of cerebral dopamine D2 receptor blockade in depression before and after sleep deprivation – Preliminary results. *Biol Psychiatry* **35**, 880–5.

Eckelman W C. 2001. Radiolabeled muscarinic radioligands for in vivo studies. *Nucl Med Biol* **28**, 485–91.

Eckelman W C, Reba R C, Rzeszotarski W J, *et al.* 1984.

External imaging of cerebral muscarinic acetylcholine receptors. *Science* **223**, 291–3.

Efange S M. 2000. In vivo imaging of the vesicular acetylcholine transporter and the vesicular monoamine transporter. *Faseb J* **14**, 2401–13.

Erlandsson K, Sivananthan T, Lui D, *et al.* 2005. Measuring SSRI occupancy of SERT using the novel tracer [123I] ADAM: A SPECT validation study. *Eur J Nucl Med Mol Imaging* **32**, 1329–36.

Farde L, Ehrin E, Eriksson L, *et al.* 1985. Substituted benzamides as ligands for visualization of dopamine receptor binding in the human brain by positron emission tomography. *Proc Natl Acad Sci USA* **82**, 3863–7.

Farde L, Ito H, Swahn C G, Pike V W and Halldin C. 1998. Quantitative analyses of carbonyl-carbon-11-WAY-100635 binding to central 5-hydroxytryptamine-1A receptors in man. *J Nucl Med* **39**, 1965–71.

Ferrarese C, Guidotti A, Costa E, *et al.* 1991. In vivo study of NMDA-sensitive glutamate receptor by fluorothienylcyclohexylpiperidine, a possible ligand for positron emission tomography. *Neuropharmacology* **30**, 899–905.

First M, Spitzer R, Williams J and Gibbon M. 1995. *Structured Clinical Interview for DSM-IV-Non-Patient Edition* (SCID-NP, Version 1.0)., Washington, D.C.: American Psychiatric Press.

Fowler J S, MacGregor R R, Wolf A P, *et al.* 1987. Mapping human brain monoamine oxidase A and B with 11C-labeled suicide inactivators and PET. *Science* **235**, 481–5.

Francis P T, Pangalos M N, Stephens P H, *et al.* 1993. Antemortem measurements of neurotransmission: Possible implications for pharmacotherapy of Alzheimer's disease and depression. *J Neurol Neurosurg Psychiatry* **56**, 80–4.

Frankle W G, Lombardo I, New A S, *et al.* 2005. Brain serotonin transporter distribution in subjects with impulsive aggressivity: A positron emission study with [11C]McN 5652. *Am J Psychiatry* **162**, 915–23.

Frankle W G, Slifstein M, Gunn R N, *et al.* 2006. Estimation of serotonin transporter parameters with 11C-DASB in healthy humans: Reproducibility and comparison of methods. *J Nucl Med* **47**, 815–26.

Frey K A, Koeppe R A, Kilbourn M R, *et al.* 1996. Presynaptic monoaminergic vesicles in Parkinson's disease and normal aging. *Ann Neurol* **40**, 873–84.

Frokjaer V G, Mortensen E L, Nielsen F A, *et al.* 2008. Frontolimbic serotonin 2A receptor binding in healthy subjects is associated with personality risk factors for affective disorder. *Biol Psychiatry* **63**, 569–76.

Frost J J. 2001. PET imaging of the opioid receptor: The early years. *Nucl Med Biol* **28**, 509–13.

Frost J J, Rosier A J, Reich S G, *et al.* 1993. Positron emission tomographic imaging of the dopamine transporter with 11C-WIN 35,428 reveals marked declines in mild Parkinson's disease. *Ann Neurol* **34**, 423–31.

Frost J J, Wagner H N Jr, Dannals R F, *et al*. 1985. Imaging opiate receptors in the human brain by positron tomography. *J Comp Assist Tomog* **9**, 231–6.

Fujita M, Imaizumi M, Zoghbi S S, *et al*. 2008. Kinetic analysis in healthy humans of a novel positron emission tomography radioligand to image the peripheral benzodiazepine receptor, a potential biomarker for inflammation. *Neuroimage* **40**, 43–52.

Furey M L and Drevets W C. 2006. Antidepressant efficacy of the antimuscarinic drug scopolamine: A randomized, placebo-controlled clinical trial. *Arch Gen Psychiatry* **63**, 1121–9.

Garnett E S, Firnau G and Nahmias C. 1983. Dopamine visualized in the basal ganglia of living man. *Nature* **305**, 137–8.

George T P, Sacco K A, Vessicchio J C, Weinberger A H and Shytle R D. 2008. Nicotinic antagonist augmentation of selective serotonin reuptake inhibitor-refractory major depressive disorder: A preliminary study. *J Clin Psychopharmacol* **28**, 340–4.

Ginovart N, Meyer J H, Boovariwala A *et al*. 2006. Positron emission tomography quantification of [11C]-harmine binding to monoamine oxidase-A in the human brain. *J Cereb Blood Flow Metab* **26**, 330–44.

Ginovart N, Wilson A A, Meyer J H, Hussey D and Houle S. 2001. Positron emission tomography quantification of [(11)C]-DASB binding to the human serotonin transporter: Modeling strategies. *J Cereb Blood Flow Metab* **21**, 1342–53.

Giovacchini G, Chang M C, Channing M A, *et al*. 2002. Brain incorporation of [11C]arachidonic acid in young healthy humans measured with positron emission tomography. *J Cereb Blood Flow Metab* **22**, 1453–62.

Hall H, Halldin C, Farde L and Sedvall G. 1998. Whole hemisphere autoradiography of the postmortem human brain. *Nucl Med Biol* **25**, 715–9.

Halldin C, Farde L, Hogberg T, *et al*. 1995. Carbon-11-FLB 457: A radioligand for extrastriatal D2 dopamine receptors. *J Nucl Med* **36**, 1275–81.

Halldin C, Foged C, Chou Y H, *et al*. 1998. Carbon-11-NNC 112: A radioligand for PET examination of striatal and neocortical D1-dopamine receptors. *J Nucl Med* **39**, 2061–8.

Hargreaves R. 2002. Imaging substance P receptors (NK1) in the living human brain using positron emission tomography. *J Clin Psychiatry* **63**, 18–24.

Hariri A R, Mattay V S, Tessitore A, *et al*. 2002. Serotonin in transporter genetic variation and the response of the human amygdala. *Science* **297**, 400–3.

Hartvig P, Agren H, Reibring L, *et al*. 1991. Brain kinetics of L-[beta-11C]dopa in humans studied by positron emission tomography. *J Neural Transm Gen Sect* **86**, 25–41.

Hashimoto K, Nishiyama S, Ohba H, *et al*. 2008. [11C] CHIBA-1001 as a novel PET ligand for alpha7 nicotinic receptors in the brain: A PET study in conscious monkeys. *PLoS ONE* **3**, e3231.

Heiss W D. 2009. The potential of PET/MR for brain imaging. *Eur J Nucl Med Mol Imaging* **36**(Suppl 1), S105–12.

Heiss W D and Herholz K. 2006. Brain receptor imaging. *J Nucl Med* **47**, 302–12.

Henriksson M M, Marttunen M J, Isometsa E T, *et al*. 1995. Mental disorders in elderly suicide. *Int Psychogeriatr* **7**, 275–86.

Hirvonen J, Aalto S, Hagelberg N, *et al*. 2009. Measurement of central micro-opioid receptor binding in vivo with PET and [(11)C]carfentanil: A test–retest study in healthy subjects. *Eur J Nucl Med Mol Imaging* **36**, 275–86.

Hirvonen J, Karlsson H, Kajander J, *et al*. 2008. Striatal dopamine D2 receptors in medication-naïve patients with major depressive disorder as assessed with [11C] raclopride PET. *Psychopharmacology (Berl)* **197**, 581–90.

Holsboer F. 2000. The corticosteroid receptor hypothesis of depression. *Neuropsychopharmacology* **23**, 477–501.

Horti A G, Chefer S I, Mukhin A G, *et al*. 2000. 6-[18F] fluoro-A-85380, a novel radioligand for in vivo imaging of central nicotinic acetylcholine receptors. *Life Sci* **67**, 463–9.

Houle S, Ginovart N, Hussey D, Meyer J H and Wilson A A. 2000. Imaging the serotonin transporter with positron emission tomography: Initial human studies with [11C] DAPP and [11C]DASB. *Eur J Nucl Med* **27**, 1719–22.

Hoyer D, Pazos A, Probst A and Palacios J M. 1986a. Serotonin receptors in the human brain. I. Characterization and autoradiographic localization of 5-HT1A recognition sites. Apparent absence of 5-HT1B recognition sites. *Brain Res* **376**, 85–96.

Hoyer D, Pazos A, Probst A and Palacios J M. 1986b. Serotonin receptors in the human brain. II. Characterization and autoradiographic localization of 5-HT1C and 5-HT2 recognition sites. *Brain Res* **376**, 97–107.

Huang Y, Kegeles L S, Bae S, *et al*. 2001. Synthesis of potent and selective dopamine D(4) antagonists as candidate radioligands. *Bioorg Med Chem Lett* **11**, 1375–7.

Hwang D R, Kegeles L S and Laruelle M. 2000. (–)-N-[(11)C] propyl-norapomorphine: A positron-labeled dopamine agonist for PET imaging of D(2) receptors. *Nucl Med Biol* **27**, 533–9.

Ichimiya T, Suhara T, Sudo Y, *et al*. 2002. Serotonin transporter binding in patients with mood disorders: A PET study with [11C](+)McN5652. *Biol Psychiatry* **51**, 715–22.

Ikoma Y, Suhara T, Toyama H, *et al*. 2002. Quantitative analysis for estimating binding potential of the brain serotonin transporter with [11 C]McN5652. *J Cereb Blood Flow Metab* **22**, 490–501.

Ito H, Nyberg S, Halldin C, Lundkvist C and Farde L. 1998. PET imaging of central 5-HT2A receptors with carbon-11-MDL 100,907. *J Nucl Med* **39**, 208–14.

Junck L, Olson J M, Ciliax B J, *et al*. 1989. PET imaging of human gliomas with ligands for the peripheral benzodiazepine binding site. *Ann Neurol* **26**, 752–8.

Kapur S and Mann J J. 1992. Role of the dopaminergic system in depression. *Biol Psychiatry* **32**, 1–17.

Kato M and Serretti A. 2010. Review and meta-analysis of antidepressant pharmacogenetic findings in major depressive disorder. *Mol Psychiatry* **15**, 473–500.

Keller J, Schatzberg A F and Maj M. 2007. Current issues in the classification of psychotic major depression. *Schizophr Bull* **33**, 877–85.

Kessler R C, Chiu W T, Demler O, Merikangas K R and Walters E E. 2005. Prevalence, severity, and comorbidity of 12-month DSM-IV disorders in the national comorbidity survey replication. *Arch Gen Psychiatry* **62**, 617–27.

Kessler R M, Mason N S, Votaw J R, *et al.* 1992. Visualization of extrastriatal dopamine D2 receptors in the human brain. *Eur J Pharmacol* **223**, 105–7.

Kilts C D. 1994. Recent pharmacologic advances in antidepressant therapy. *Am J Med* **97**, 3S–12S.

Klein N, Sacher J, Geiss-Granadia T, *et al.* 2006. In vivo imaging of serotonin transporter occupancy by means of SPECT and [123I]ADAM in healthy subjects administered different doses of escitalopram or citalopram. *Psychopharmacology (Berl)* **188**, 263–72.

Klein N, Sacher J, Geiss-Granadia T, *et al.* 2007. Higher serotonin transporter occupancy after multiple dose administration of escitalopram compared to citalopram: An [123I]ADAM SPECT study. *Psychopharmacology (Berl)* **191**, 333–9.

Klimek V, Schenck J E, Han H, Stockmeier C A and Ordway G A. 2002. Dopaminergic abnormalities in amygdaloid nuclei in major depression: A postmortem study. *Biol Psychiatry* **52**, 740–8.

Klimke A, Larisch R, Janz A, Vosberg H, Muller-Gartner H W and Gaebel W. 1999. Dopamine D2 receptor binding before and after treatment of major depression measured by [123I]IBZM SPECT. *Psychiatry Res* **90**, 91–101.

Koeppe R A, Frey K A, Snyder S E, Meyer P, Kilbourn M R and Kuhl D E. 1999. Kinetic modeling of *N*-[11C] methylpiperidin-4-yl propionate: Alternatives for analysis of an irreversible positron emission tomography trace for measurement of acetylcholinesterase activity in human brain. *J Cereb Blood Flow Metab* **19**, 1150–63.

Koeppe R A, Holthoff V A, Frey K A, Kilbourn M R and Kuhl D E. 1991. Compartmental analysis of [11C] flumazenil kinetics for the estimation of ligand transport rate and receptor distribution using positron emission tomography. *J Cereb Blood Flow Metab* **11**, 735–44.

Krishnan V and Nestler E J. 2008. The molecular neurobiology of depression. *Nature* **455**, 894–902.

Kugaya A, Sanacora G, Staley J K, *et al.* 2004. Brain serotonin transporter availability predicts treatment response to selective serotonin reuptake inhibitors. *Biol Psychiatry* **56**, 497–502.

Kugaya A, Seneca N M, Snyder P J, *et al.* 2003. Changes in human in vivo serotonin and dopamine transporter availabilities during chronic antidepressant administration. *Neuropsychopharmacology* **28**, 413–20.

Kuhl D E, Koeppe R A, Fessler J A, *et al.* 1994. In vivo mapping of cholinergic neurons in the human brain using SPECT and IBVM. *J Nucl Med* **35**, 405–10.

Kung H F, Alavi A, Chang W, *et al.* 1990. In vivo SPECT imaging of CNS D-2 dopamine receptors: Initial studies with iodine-123-IBZM in humans. *J Nucl Med* **31**, 573–9.

Kung M P, Hou C, Oya S, Mu M, Acton P D and Kung H F. 1999. Characterization of [(123)I]IDAM as a novel single-photon emission tomography tracer for serotonin transporters. *Eur J Nucl Med* **26**, 844–53.

Laruelle M, van Dyck C, Abi-Dargham A, *et al.* 1994. Compartmental modeling of iodine-123-iodobenzofuran binding to dopamine D2 receptors in healthy subjects. *J Nucl Med* **35**, 743–54.

Leopoldo M, Berardi F, Colabufo N A, *et al.* 2002. Structure–affinity relationship study on *N*-[4-(4-arylpiperazin-1-yl)butyl]arylcarboxamides as potent and selective dopamine D(3) receptor ligands. *J Med Chem* **45**, 5727–35.

Lesch K P, Bengel D, Heils A, *et al.* 1996. Association of anxiety-related traits with a polymorphism in the serotonin transporter gene regulatory region. *Science* **274**, 1527–31.

Leysen J E. 1990. Gaps and peculiarities in 5-HT2 receptor studies. *Neuropsychopharmacology* **3**, 361–9.

Lopez J F, Chalmers D T, Little K Y and Watson S J. 1998. A.E. Bennett research award. Regulation of serotonin1A, glucocorticoid, and mineralocorticoid receptor in rat and human hippocampus: Implications for the neurobiology of depression. *Biol Psychiatry* **43**, 547–73.

Lu B and Gottschalk W. 2000. Modulation of hippocampal synaptic transmission and plasticity by neurotrophins. *Progr Brain Res* **128**, 231–41.

Lundkvist C, Halldin C, Ginovart N, *et al.* 1996. [11C] MDL 100907, a radioligland for selective imaging of 5-HT(2A) receptors with positron emission tomography. *Life Sci* **58**, PL 187–92.

Maes M and Meltzer H. 1995. The serotonin hypothesis of major depression. In Bloom Kupfer F (ed.) *Psychopharmacology: The Fourth Generation of Progress.* New York, NY: Raven Press, pp. 933–44.

Malison R T, Price L H, Berman R, *et al.* 1998. Reduced brain serotonin transporter availability in major depression as measured by [123I]-2 beta-carbomethoxy-3 beta-(4-iodophenyl)tropane and single photon emission computed tomography. *Biol Psychiatry* **44**, 1090–8.

Mann J J. 1999. Role of the serotonergic system in the pathogenesis of major depression and suicidal behavior. *Neuropsychopharmacology* **21**, 99S–105S.

Mann J J, Huang Y Y, Underwood M D, *et al.* 2000. A serotonin transporter gene promoter polymorphism (5-HTTLPR) and prefrontal cortical binding in major depression and suicide. *Arch Gen Psychiatry* **57**,

729–38.

Marek G J and Aghajanian G K. 1998. The electrophysiology of prefrontal serotonin systems: Therapeutic implications for mood and psychosis. *Biol Psychiatry* **44**, 1118–27.

Marner L, Gillings N, Gunn R, et al. 2007. Quantification of 11C-SB207145-PET for 5-HT4 receptors in the human brain: Preliminary results. *J Nucl Med Meeting Abstracts* **48**, 159P.

Martarello L, Kilts C D, Ely T, et al. 2001. Synthesis and characterization of fluorinated and iodinated pyrrolopyrimidines as PET/SPECT ligands for the CRF1 receptor. *Nucl Med Biol* **28**, 187–95.

Massou J M, Trichard C, Attar-Levy D, et al. 1997. Frontal 5-HT2A receptors studied in depressive patients during chronic treatment by selective serotonin reuptake inhibitors. *Psychopharmacology* **133**, 99–101.

Mathew S J, Manji H K and Charney D S. 2008. Novel drugs and therapeutic targets for severe mood disorders. *Neuropsychopharmacology* **33**, 2080–92.

Mathis C A, Wang Y, Holt D P, Huang G F, Debnath M L and Klunk W E. 2003. Synthesis and evaluation of (11)C-labeled 6-substituted 2-arylbenzothiazoles as amyloid imaging agents. *J Med Chem* **46**, 2740–54.

Mayberg H S. 2003. Modulating dysfunctional limbic-cortical circuits in depression: Towards development of brain-based algorithms for diagnosis and optimised treatment. *Br Med Bull* **65**, 193–207.

Meador-Woodruff J H, Mansour A, Bunzow J R, Van Tol H H, Watson S J Jr and Civelli O. 1989. Distribution of D2 dopamine receptor mRNA in rat brain. *Proc Natl Acad Sci USA* **86**, 7625–8.

Meltzer C C, Price J C, Mathis C A, et al. 1999. PET imaging of serotonin type 2A receptors in late-life neuropsychiatric disorders. *Am J Psychiatry* **156**, 1871–8.

Meltzer C C, Price J C, Mathis C A, et al. 2004. Serotonin 1A receptor binding and treatment response in late-life depression. *Neuropsychopharmacology* **29**, 2258–65.

Meltzer C C, Smith G, DeKosky S T, et al. 1998. Serotonin in aging, late-life depression, and alzheimer's disease: The emerging role of functional imaging. *Neuropsychopharmacology* **18**, 407–30.

Mengod G, Pompeiano M, Martínez-Mir M I and Palacios J M. 1990. Localization of the mRNA for the 5-HT2 receptor by in situ hybridization histochemistry. Correlation with the distribution of receptor sites. *Brain Res* **524**, 139–43.

Merikangas K R, Akiskal H S, Angst J, et al. 2007. Lifetime and 12-month prevalence of bipolar spectrum disorder in the national comorbidity survey replication. *Arch Gen Psychiatry* **64**, 543–52.

Mervaala E, Könönen M, Föhr J, et al. 2001. SPECT and neuropsychological performance in severe depression treated with ECT. *J Affect Disord* **66**, 47–58.

Messa C, Colombo C, Moresco R M, et al. 2003. 5-HT (2A) receptor binding is reduced in drug-naive and unchanged in SSRI-responder depressed patients compared to healthy controls: A PET study. *Psychopharmacology* **167**, 72–8.

Meyer J H. 2007. Imaging the serotonin transporter during major depressive disorder and antidepressant treatment. *J Psychiatry Neurosci* **32**, 86–102.

Meyer J H, Cho R, Kennedy S and Kapur S. 1999a. The effects of single dose nefazodone and paroxetine upon 5-HT2A binding potential in humans using [18F]-setoperone PET. *Psychopharmacology* **144**, 279–81.

Meyer J H, Ginovart N, Boovariwala A, et al. 2006. Elevated monoamine oxidase a levels in the brain: An explanation for the monoamine imbalance of major depression. *Arch Gen Psychiatry* **63**, 1209–16.

Meyer J H, Houle S, Sagrati S, et al. 2004. Brain serotonin transporter binding potential measured with carbon 11-labeled DASB positron emission tomography: Effects of major depressive episodes and severity of dysfunctional attitudes. *Arch Gen Psychiatry* **61**, 1271–9.

Meyer J H, Kapur S, Houle S, et al. 1999b. Prefrontal cortex 5-HT2 receptors in depression: An [18F]setoperone PET imaging study. *Am J Psychiatry* **156**, 1029–34.

Meyer J H, Kruger S, Wilson A A, et al. 2001a. Lower dopamine transporter binding potential in striatum during depression. *Neuroreport* **12**, 4121–5.

Meyer J H, McMain S, Kennedy S H, et al. 2003. Dysfunctional attitudes and 5-HT2 receptors during depression and self-harm. *Am J Psychiatry* **160**, 90–9.

Meyer J H, Wilson A A, Ginovart N, et al. 2001b. Occupancy of serotonin transporters by paroxetine and citalopram during treatment of depression: A [(11)C] DASB PET imaging study. *Am J Psychiatry* **158**, 1843–9.

Milak M S, Severance A J, Ogden R T, et al. 2008. Modeling considerations for 11C-CUMI-101, an agonist radiotracer for imaging serotonin 1A receptor in vivo with PET. *J Nucl Med* **49**, 587–96.

Miller J M, Oquendo M A, Ogden R T, Mann J J and Parsey R V. 2008. Serotonin transporter binding as a possible predictor of one-year remission in major depressive disorder. *J Psychiatric Res* **42**, 1137–44.

Montgomery A J, Thielemans K, Mehta M A, Turkheimer F, Mustafovic S and Grasby P M. 2006. Correction of head movement on PET studies: Comparison of methods. *J Nucl Med* **47**, 1936–44.

Moresco R M, Colombo C, Fazio F, et al. 2000. Effects of fluvoxamine treatment on the in vivo binding of [F-18] FESP in drug naive depressed patients: A PET study. *Neuroimage* **12**, 452–65.

Moses-Kolko E L, Wisner K L, Price J C, et al. 2008. Serotonin 1A receptor reductions in postpartum depression: A positron emission tomography study. *Fertil Steril* **89**, 685–92.

Mukherjee J, Christian B T, Dunigan K A, et al. 2002. Brain imaging of 18F-fallypride in normal volunteers: Blood analysis, distribution, test–retest studies, and preliminary assessment of sensitivity to aging effects on dopamine D-2/D-3 receptors. *Synapse* **46**, 170–88.

Muller-Gartner H W, Wilson A A, Dannals R F, Wagner H N Jr and Frost J J. 1992. Imaging muscarinic cholinergic receptors in human brain in vivo with Spect, [123I]4-iododexetimide, and [123I] 4-iodolevetimide. *J Cereb Blood Flow Metab* **12**, 562–70.

Mullins D, Adham N, Hesk D, *et al.* 2008. Identification and characterization of pseudoirreversible nonpeptide antagonists of the neuropeptide Y Y(5) receptor and development of a novel Y(5)-selective radioligand. *Eur J Pharmacol* **601**, 1–7.

Murray C. 1996. *Rethinking DALYs. The Global Burden of Disease: A Comprehensive Assessment of Mortality and Disability from Diseases, Injuries, and Risk Factors in 1990 and Projected to 2020.* Boston, MA: Harvard School of Public Health.

Myers R and Hume S. 2002. Small animal PET. *Eur Neuropsychopharmacol* **12**, 545–55.

Nestler E J and Carlezon W A Jr. 2006. The mesolimbic dopamine reward circuit in depression. *Biol Psychiatry* **59**, 1151–9.

Newberg A B, Amsterdam J D, Wintering N, *et al.* 2005. 123I-ADAM binding to serotonin transporters in patients with major depression and healthy controls: A preliminary study. *J Nucl Med* **46**, 973–7.

Nobler M S, Mann J J and Sackeim H A. 1999a. Serotonin, cerebral blood flow, and cerebral metabolic rate in geriatric major depression and normal aging. *Brain Res* **30**, 250–63.

Nobler M S, Pelton G H and Sackeim H A. 1999b. Cerebral blood flow and metabolism in late-life depression and dementia. *J Geriatric Psychiatry Neurol* **12**, 118–27.

Nomura M and Nomura Y. 2006. Psychological, neuroimaging, and biochemical studies on functional association between impulsive behavior and the 5-HT2A receptor gene polymorphism in humans. *Ann N Y Acad Sci* **1086**, 134–43.

Nordberg A, Lundqvist H, Hartvig P, Lilja A and Langstrom B. 1995. Kinetic analysis of regional (S) (−)11C-nicotine binding in normal and Alzheimer brains – in vivo assessment using positron emission tomography. *Alzheimer Dis Assoc Disord* **9**, 21–7.

Ohayon M M and Schatzberg A F. 2002. Prevalence of depressive episodes with psychotic features in the general population. *Am J Psychiatry* **159**, 1855–61.

Okazawa H, Leyton M, Benkelfat C, Mzengeza S and Diksic M. 2000. Statistical mapping analysis of serotonin synthesis images generated in healthy volunteers using positron-emission tomography and alpha-[11C]methyl-L-tryptophan. *J Psychiatry Neurosci* **5**, 359–70.

Oquendo M A, Hastings R S, Huang Y Y, *et al.* 2007. Brain serotonin transporter binding in depressed patients with bipolar disorder using positron emission tomography. *Arch Gen Psychiatry* **64**, 201–08.

Owens M J and Nemeroff C B. 1994. Role of serotonin in the pathophysiology of depression: Focus on the serotonin transporter. *Clin Chem* **40**, 288–95.

Pappata S, Tavitian B, Traykov L, *et al.* 1996. In vivo imaging of human cerebral acetylcholinesterase. *J Neurochem* **67**, 876–9.

Parker C A, Cunningham V J, Martarello L, *et al.* 2008. Evaluation of the novel 5-HT6 receptor radioligand, [11C]GSK-215083 in human. *Neuroimage* **41**, T20.

Parsey R V, Hastings R S, Oquendo M A, *et al.* 2006a. Lower serotonin transporter binding potential in the human brain during major depressive episodes. *Am J Psychiatry* **163**, 52–8.

Parsey R V, Kegeles L S, Hwang D R, *et al.* 2000. In vivo quantification of brain serotonin transporters in humans using [11C]McN 5652. *J Nucl Med* **41**, 1465–77.

Parsey R V, Kent J M, Oquendo M A, *et al.* 2006b. Acute occupancy of brain serotonin transporter by sertraline as measured by [11C]DASB and positron emission tomography. *Biol Psychiatry* **59**, 821–8.

Parsey R V, Oquendo M A, Ogden R T, *et al.* 2006c. Altered serotonin 1A binding in major depression: A [carbonyl-C-11]WAY100635 positron emission tomography study. *Biol Psychiatry* **59**, 106–13.

Parsey R V, Oquendo M A, Simpson N R, *et al.* 2002. Effects of sex, age, and aggressive traits in man on brain serotonin 5-HT1A receptor binding potential measured by PET using [C-11]WAY-100635. *Brain Res* **954**, 173–82.

Parsey R V, Oquendo M A, Zea-Ponce Y, *et al.* 2001. Dopamine D(2) receptor availability and amphetamine-induced dopamine release in unipolar depression. *Biol Psychiatry* **50**, 313–22.

Pazos A, Probst A and Palacios J M. 1987. Serotonin receptors in the human brain – III. Autoradiographic mapping of serotonin-1 receptors. *Neuroscience* **21**, 97–122.

Pearlson G D, Wong D F, Tune L E, *et al.* 1995. In vivo D2 dopamine receptor density in psychotic and nonpsychotic patients with bipolar disorder. *Arch Gen Psychiatry* **52**, 471–7.

Peroutka S J. 1995. 5-HT receptors: Past, present and future. *Trends Neurosci* **18**, 68–9.

Pierson M E, Andersson J, Nyberg S, *et al.* 2008. [11C] AZ10419369: A selective 5-HT1B receptor radioligand suitable for positron emission tomography (PET). Characterization in the primate brain. *Neuroimage* **41**, 1075–85.

Pifferi F, Tremblay S, Plourde M, Tremblay-Mercier J, Bentourkia M and Cunnane S C. 2008. Ketones and brain function: Possible link to polyunsaturated fatty acids and availability of a new brain PET tracer, 11C-acetoacetate. *Epilepsia* **49** (Suppl 8), 76–9.

Pike V W, Halldin C, Nobuhara K, *et al.* 2003. Radioiodinated SB 207710 as a radioligand in vivo: Imaging of brain 5-HT4 receptors with SPET. *Eur J Nucl Med Mol Imaging* **30**, 1520–8.

Pike V W, McCarron J A, Lammertsma A A, *et al.* 1996. Exquisite delineation of 5-HT1A receptors in human brain with PET and [carbonyl-11 C]WAY-100635. *Eur J Pharmacol* **301**, R5–7.

Pirker W, Asenbaum S, Hauk M, *et al.* 2000. Imaging serotonin and dopamine transporters with 123I-beta-CIT SPECT: Binding kinetics and effects of normal aging. *J Nucl Med* **41**, 36–44.

Podruchny T A, Connolly C, Bokde A, *et al.* 2003. In vivo muscarinic 2 receptor imaging in cognitively normal young and older volunteers. *Synapse* **48**, 39–44.

Pogarell O, Koch W, Pöpperl G, *et al.* 2007. Acute prefrontal rTMS increases striatal dopamine to a similar degree as D-amphetamine. *Psychiatry Res* **156**, 251–5.

Price J C, Kelley D E, Ryan C M, *et al.* 2002. Evidence of increased serotonin-1A receptor binding in type 2 diabetes: A positron emission tomography study. *Brain Res* **927**, 97–103.

Psychiatric GWAS Consortium Steering Committee. 2009. A framework for interpreting genome-wide association studies of psychiatric disorders. *Mol Psychiatry* **14**, 10–7.

Rahmim A, Dinelle K, Cheng J C, *et al.* 2008. Accurate event-driven motion compensation in high-resolution PET incorporating scattered and random events. *IEEE Trans Med Imaging* **27**, 1018–33.

Raison C L, Capuron L and Miller A H. 2006. Cytokines sing the blues: Inflammation and the pathogenesis of depression. *Trends Immunol* **27**, 24–31.

Rapoport S I. 2008. Brain arachidonic and docosahexaenoic acid cascades are selectively altered by drugs, diet and disease. *Prostagland Leukot Essen Fatty Acids* **79**, 153–6.

Rausch J L, Stahl S M and Hauger R L. 1990. Cortisol and growth hormone responses to the 5-HT1A agonist gepirone in depressed patients. *Biol Psychiatry* **28**, 73–8.

Reid A E, Ding Y S, Eckelman W C, *et al.* 2008. Comparison of the pharmacokinetics of different analogs of 11C-labeled TZTP for imaging muscarinic M2 receptors with PET. *Nucl Med Biol* **35**, 287–98.

Reimold M, Batra A, Knobel A, *et al.* 2008. Anxiety is associated with reduced central serotonin transporter availability in unmedicated patients with unipolar major depression: A [11C]DASB PET study. *Mol Psychiatry* **13**, 606–13, 557.

Ressler K J and Mayberg H S. 2007. Targeting abnormal neural circuits in mood and anxiety disorders: From the laboratory to the clinic. *Nature Neurosci* **10**, 1116–24.

Riccardi P, Li R, Ansari M S, *et al.* 2006. Amphetamine-induced displacement of [18F] fallypride in striatum and extrastriatal regions in humans. *Neuropsychopharmacology* **31**, 1016–26.

Riemann B, Schafers K P, Schober O and Schafers M. 2008. Small animal PET in preclinical studies: Opportunities and challenges. *Q J Nucl Med Mol Imaging* **52**, 215–21.

Rosa-Neto P, Diksic M, Okazawa H, *et al.* 2004. Measurement of brain regional alpha-[11C]methyl-L-tryptophan trapping as a measure of serotonin synthesis in medication-free patients with major depression. *Arch Gen Psychiatry* **61**, 556–63.

Rousset O G, Collins D L, Rahmim A and Wong D F. 2008. Design and implementation of an automated partial volume correction in PET: Application to dopamine receptor quantification in the normal human striatum. *J Nucl Med* **49**, 1097–106.

Rowland D J and Cherry S R. 2008. Small-animal preclinical nuclear medicine instrumentation and methodology. *Semin Nucl Med* **38**, 209–22.

Sacher J, Asenbaum S, Klein N, *et al.* 2007. Binding kinetics of 123I[ADAM] in healthy controls: A selective SERT radioligand. *Int J Neuropsychopharmacol* **10**, 211–8.

Sargent P A, Kjaer K H, Bench C J, *et al.* 2000. Brain serotonin1A receptor binding measured by positron emission tomography with [11C]WAY-100635: Effects of depression and antidepressant treatment. *Arch Gen Psychiatry* **57**, 174–80.

Satyamurthy N, Barrio J R, Bida G T, Huang S C, Mazziotta J C and Phelps M E. 1990. 3-(2'-[18F] fluoroethyl)spiperone, a potent dopamine antagonist: synthesis, structural analysis and in-vivo utilization in humans. *Int J Radiat App Instrument – Part A, Appl Radiat Isotopes* **41**, 113–29.

Saudou F and Hen R. 1994. 5-Hydroxytryptamine receptor subtypes in vertebrates and invertebrates. *Neurochem Int* **25**, 503–32.

Schatzberg A F. 2002. Brain imaging in affective disorders: More questions about causes versus effects. *Am J Psychiatry* **159**, 1807–8.

Schotte A, Maloteaux J M and Laduron P M. 1983. Characterization and regional distribution of serotonin S2-receptors in human brain. *Brain Res* **276**, 231–5.

Schou M, Pike V W and Halldin C. 2007. Development of radioligands for imaging of brain norepinephrine transporters in vivo with positron emission tomography. *Curr Top Med Chem* **7**, 1806–16.

Sen S, Nesse R M, Stoltenberg S F, *et al.* 2003. A BDNF coding variant is associated with the NEO personality inventory domain neuroticism, a risk factor for depression. *Neuropsychopharmacology* **28**, 397–401.

Shank R P, Vaught J L, Pelley K A, Setler P E, McComsey D F and Maryanoff B E. 1988. McN-5652: A highly potent inhibitor of serotonin uptake. *J Pharmacol Exp Therap* **247**, 1032–8.

Shidahara M, Tsoumpas C, Hammers A, *et al.* 2009. Functional and structural synergy for resolution recovery and partial volume correction in brain PET. *Neuroimage* **44**, 340–8.

Shioe K, Ichimiya T, Suhara T, *et al.* 2003. No association between genotype of the promoter region of serotonin transporter gene and serotonin transporter binding in human brain measured by PET. *Synapse* **48**, 184–8.

Shiue C Y, Shiue G G, Mozley P D, *et al.* 1997a. P-[18F]-MPPF: A potential radioligand for PET studies of 5-HT1A receptors in humans. *Synapse* **25**, 147–54.

Shiue C Y, Vallabhahosula S, Wolf A P, *et al.* 1997b. Carbon-11 labelled ketamine-synthesis, distribution in mice and PET studies in baboons. *Nucl Med Biol* **24**, 145–50.

Shoghi-Jadid K, Small G W, Agdeppa E D, *et al.* 2002.

Localization of neurofibrillary tangles and beta-amyloid plaques in the brains of living patients with Alzheimer disease. *Am J Geriat Psychiatry* **10**, 24–35.

Simpson S, Talbot P R, Snowden J S and Neary D. 1997. Subcortical vascular disease in elderly patients with treatment resistant depression. *J Neurol Neurosurg Psychiatry* **62**, 196–7.

Smith G, Dewey S L, Brodie J D, *et al.* 1997. Serotonergic modulation of dopamine measured with [11C]raclopride and PET in normal human subjects. *Am J Psychiatry* **154**, 490–6.

Smith G, Kahn A, Hanratty K, *et al.* 2008. Serotonin transporter occupancy by citalopram treatment in geriatric depression. *Neuroimage* **41**, T168.

Smith G, Kramer E, Hermann C, *et al.* 2009a. Serotonin modulation of cerebral glucose metabolism in geriatric depression. *Biol Psychiatry* **66**, 259–66.

Smith G, Kramer E, Hermann C, *et al.* 2009b. The functional neuroanatomy of geriatric depression. *Int J Geriatric Psychiatry* **24**, 798–808.

Smith G, Lotrich F, Malhotra A, *et al.* 2004. The effect of serotonin transporter polymorphisms on serotonin function. *Neuropsychopharmacology* **29**, 2226–34.

Smith G, Price J C, Lopresti B J, *et al.* 1998. Test–retest variability of serotonin 5-HT2A receptor binding measured with positron emission tomography and [18F] altanserin in the human brain. *Synapse* **30**, 380–92.

Smith G S, Gunning-Dixon F M, Lotrich F E, Taylor W D and Evans J D. 2007. Translational research in late-life mood disorders: implications for future intervention and prevention research. *Neuropsychopharmacology* **32**, 1857–75.

Smith G S, Ma Y, Dhawan V, Chaly T and Eidelberg D. 2009. Selective serotonin reuptake inhibitor (SSRI) modulation of striatal dopamine measured with [11C]-raclopride and positron emission tomography. *Synapse* **63**, 1–6.

Smith J S, Zubieta J K, Price J C, *et al.* 1999. Quantification of delta-opioid receptors in human brain with N1'-([11C]methyl) naltrindole and positron emission tomography. *J Cereb Blood Flow Metab* **19**, 956–66.

Smolka M N, Schumann G, Wrase J, *et al.* 2005. Catechol-O-methyltransferase val158met genotype affects processing of emotional stimuli in the amygdala and prefrontal cortex. *J Neurosci* **25**, 836–42.

Sokoloff P, Giros B, Martres M P, Bouthenet M L and Schwartz J C. 1990. Molecular cloning and characterization of a novel dopamine receptor (D3) as a target for neuroleptics. *Nature* **347**, 146–51.

Sorger D, Scheunemann M, Grossmann U, *et al.* 2008. A new 18F-labeled fluoroacetylmorpholino derivative of vesamicol for neuroimaging of the vesicular acetylcholine transporter. *Nucl Med Biol* **35**, 185–95.

Sotelo C, Cholley B, El Mestikawy S, Gozlan H and Hamon M. 1990. Direct immunohistochemical evidence of the existence of 5-HT1A autoreceptors on serotoninergic neurons in the midbrain raphe nuclei. *Eur J Neurosci* **2**, 1144–54.

Staley J K, van Dyck C H, Weinzimmer D, *et al.* 2005.

123I-5-IA-85380 SPECT measurement of nicotinic acetylcholine receptors in human brain by the constant infusion paradigm: Feasibility and reproducibility. *J Nucl Med* **46**, 1466–72.

Steiniger B, Kniess T, Bergmann R, Pietzsch J and Wuest F R. 2008. Radiolabeled glucocorticoids as molecular probes for imaging brain glucocorticoid receptors by means of positron emission tomography (PET). *Mini Rev Med Chem* **8**, 728–39.

Stephenson K A, van Oosten E M, Wilson A A, Meyer J H, Houle S and Vasdev N. 2008. Synthesis and preliminary evaluation of [(18)F]-fluoro-(2S)-exaprolol for imaging cerebral beta-adrenergic receptors with PET. *Neurochem Int* **53**, 173–9.

Stockmeier C A. 2003. Involvement of serotonin in depression: Evidence from postmortem and imaging studies of serotonin receptors and the serotonin transporter. *J Psychiatric Res* **37**, 357–73.

Stockmeier C A, Shapiro L A, Haycock J W, Thompson P A and Lowy M T. 1996. Quantitative subregional distribution of serotonin1A receptors and serotonin transporters in the human dorsal raphe. *Brain Res* **727**, 1–12.

Strafella A P, Paus T, Fraraccio M and Dagher A. 2003. Striatal dopamine release induced by repetitive transcranial magnetic stimulation of the human motor cortex. *Brain* **126**, 2609–15.

Strome E M, Clark C M, Zis A P and Doudet D J. 2005. Electroconvulsive shock decreases binding to 5-HT2 receptors in nonhuman primates: An in vivo positron emission tomography study with [18F]setoperone. *Biol Psychiatry* **57**, 1004–10.

Suehiro M, Scheffel U, Dannals R F, Ravert H T, Ricaurte G A and Wagner N H Jr. 1993. A PET radiotracer for studying serotonin uptake sites: Carbon-11-McN-5652Z. *J Nucl Med* **34**, 120–7.

Suhara T, Fukuda H, Inoue O, *et al.* 1991. Age-related changes in human D1 dopamine receptors measured by positron emission tomography. *Psychopharmacology* **103**, 41–5.

Suhara T, Higuchi M and Miyoshi M. 2008. Neuroimaging in dementia: In vivo amyloid imaging. *Tohoku J Exp Med* **215**, 119–24.

Suhara T, Inoue O, Kobayashi K, Suzuki K and Tateno Y. 1993. Age-related changes in human muscarinic acetylcholine receptors measured by positron emission tomography. *Neurosci Lett* **149**, 225–8.

Suhara T, Nakayama K, Inoue O, *et al.* 1992. D1 dopamine receptor binding in mood disorders measured by positron emission tomography. *Psychopharmacology* **106**, 14–8.

Sullivan G M, Parsey R V, Kumar J S, *et al.* 2007. PET imaging of CRF1 with [11C]R121920 and [11C] DMP696: Is the target of sufficient density? *Nucl Med Biol* **34**, 353–61.

Syvanen S, Eriksson J, Genchel T, Lindhe O, Antoni G and Langstrom B. 2007. Synthesis of two potential NK1-receptor ligands using [1–11C]ethyl iodide and [1–11C] propyl iodide and initial PET-imaging. *BMC Med*

Imaging 7, 6.

Szabo Z, Kao P F, Scheffel U, *et al.* 1995. Positron emission tomography imaging of serotonin transporters in the human brain using [11C](+)McN5652. *Synapse* **20**, 37–43.

Szabo Z, McCann U D, Wilson A A, *et al.* 2002. Comparison of (+)-(11)C-McN5652 and (11)C-DASB as serotonin transporter radioligands under various experimental conditions. *J Nucl Med* **43**, 678–92.

Takano A, Arakawa R, Hayashi M, Takahashi H, Ito H and Suhara T. 2007. Relationship between neuroticism personality trait and serotonin transporter binding. *Biol Psychiatry* **62**, 588–92.

Takano A, Gulyas B, Varrone A, *et al.* 2008. Imaging the norepinephrine transporter with positron emission tomography: Initial human studies with (*S,S*)-[(18)F]FMeNER-D (2). *Eur J Nucl Med Mol Imaging* **35**, 153–7.

Tauscher J, Bagby R M, Javanmard M, Christensen B K, Kasper S and Kapur S. 2001. Inverse relationship between serotonin 5-HT(1A) receptor binding and anxiety: A [(11)C]WAY-100635 PET investigation in healthy volunteers. *Am J Psychiatry* **158**, 1326–8.

Tiihonen J, Kuoppamäki M, Någren K, *et al.* 1996. Serotonergic modulation of striatal D2 dopamine receptor binding in humans measured with positron emission tomography. *Psychopharmacology (Berl)* **126**, 277–80.

Tweedie D J and Burke M D. 1987. Metabolism of the beta-carbolines, harmine and harmol, by liver microsomes from phenobarbitone- or 3-methylcholanthrene-treated mice. Identification and quantitation of two novel harmine metabolites. *Drug Metab Disposition: Biol Fate Chem* **15**, 74–81.

van Heeringen C, Audenaert K, Van Laere K, *et al.* 2003. Prefrontal 5-HT2a receptor binding index, hopelessness and personality characteristics in attempted suicide. *J Affect Disord* **74**, 149–58.

Van Tol H H, Bunzow J R, Guan H C, *et al.* 1991. Cloning of the gene for a human dopamine D4 receptor with high affinity for the antipsychotic clozapine. *Nature* **350**, 610–4.

Varnas K, Halldin C and Hall H. 2004. Autoradiographic distribution of serotonin transporters and receptor subtypes in human brain. *Human Brain Mapp* **22**, 246–60.

Vasdev N, LaRonde F J, Woodgett J R, *et al.* 2008. Rationally designed PKA inhibitors for positron emission tomography: Synthesis and cerebral biodistribution of *N*-(2-(4-bromocinnamylamino)ethyl)-*N*-[11C]methyl-isoquinoline-5-sulfonamide. *Bioorg Med Chem* **16**, 5277–84.

Verhoeff N P, Wilson A A, Takeshita S, *et al.* 2004. In-vivo imaging of alzheimer disease beta-amyloid with [11C]SB-13 PET. *Am J Geriatr Psychiatry* **12**, 584–95.

Villemagne V L, Horti A, Scheffel U, *et al.* 1997. Imaging nicotinic acetylcholine receptors with fluorine-18-FPH, an epibatidine analog. *J Nucl Med* **38**, 1737–41.

Volkow N D, Ding Y S, Fowler J S, *et al.* 1995. A new PET ligand for the dopamine transporter: Studies in the human brain. *J Nucl Med* **36**, 2162–8.

Volkow N D, Fowler J S, Gatley S J, *et al.* 1996. PET evaluation of the dopamine system of the human brain. *J Nucl Med* **37**, 1242–56.

Volkow N D, Wang G J, Fowler J S, *et al.* 1994. Imaging endogenous dopamine competition with [11C]raclopride in the human brain. *Synapse* **16**, 255–62.

Wagner N H Jr, Burns H D, Dannals R F, *et al.* 1983. Imaging dopamine receptors in the human brain by positron tomography. *Science* **221**, 1264–6.

Weissman M M, Bland R C, Canino G J, *et al.* 1996. Cross-national epidemiology of major depression and bipolar disorder. *JAMA* **276**, 293–9.

Willeit M, Ginovart N, Kapur S, *et al.* 2006. High-affinity states of human brain dopamine D2/3 receptors imaged by the agonist [11C]-(+)-PHNO. *Biol Psychiatry* **59**, 389–94.

Willeit M, Praschak-Rieder N, Neumeister A, *et al.* 2000. [123I]-beta-CIT SPECT imaging shows reduced brain serotonin transporter availability in drug-free depressed patients with seasonal affective disorder. *Biol Psychiatry* **47**, 482–9.

Willeit M, Stastny J, Pirker W, *et al.* 2001. No evidence for in vivo regulation of midbrain serotonin transporter availability by serotonin transporter promoter gene polymorphism. *Biol Psychiatry* **50**, 8–12.

Wilson A A, Garcia A, Parkes J, *et al.* 2008. Radiosynthesis and initial evaluation of [18F]-FEPPA for PET imaging of peripheral benzodiazepine receptors. *Nucl Med Biol* **35**, 305–14.

Wilson A A, Ginovart N, Hussey D, Meyer J and Houle S. 2002. In vitro and in vivo characterisation of [11C]-DASB: A probe for in vivo measurements of the serotonin transporter by positron emission tomography. *Nucl Med Biol* **29**, 509–15.

Wong D F, Tauscher J and Grunder G. 2009. The role of imaging in proof of concept for CNS drug discovery and development. *Neuropsychopharmacology* **34**, 187–203.

Wong D F, Wagner N H Jr, Dannals R F, *et al.* 1984. Effects of age on dopamine and serotonin receptors measured by positron tomography in the living human brain. *Science* **226**, 1393–6.

Xiang L, Szebeni K, Szebeni A, *et al.* 2008. Dopamine receptor gene expression in human amygdaloid nuclei: Elevated D4 receptor mRNA in major depression. *Brain Res* **1207**, 214–24.

Yasuno F, Ota M, Kosaka J, *et al.* 2008. Increased binding of peripheral benzodiazepine receptor in Alzheimer's disease measured by positron emission tomography with [11C]DAA1106. *Biol Psychiatry* **64**, 835–41.

Yasuno F, Sanabria S M, Burns D, *et al.* 2007. PET imaging of neurokinin-1 receptors with [(18)F]SPA-RQ in human subjects: Assessment of reference tissue models and their test–retest reproducibility. *Synapse* **61**, 242–51.

Yatham L N, Liddle P F, Dennie J, *et al.* 1999. Decrease in brain serotonin 2 receptor binding in patients with major depression following desipramine treatment: A positron emission tomography study with fluorine-18-labeled setoperone. *Arch Gen Psychiatry* **56**, 705–11.

Yatham L N, Liddle P F, Lam R W, *et al.* 2002b. PET study of the effects of valproate on dopamine D(2) receptors in neuroleptic- and mood-stabilizer-naive patients with nonpsychotic mania. *Am J Psychiatry* **159**, 1718–23.

Yatham L N, Liddle P F, Shiah I S, *et al.* 2000. Brain serotonin 2 receptors in major depression: A positron emission tomography study. *Arch Gen Psychiatry* **57**, 850–8.

Yatham L N, Liddle P F, Shiah I S, *et al.* 2002a. PET study of [(18)F]6-fluoro-L-dopa uptake in neuroleptic- and mood-stabilizer-naive first-episode nonpsychotic mania: Effects of treatment with divalproex sodium. *Am J Psychiatry* **159**, 768–74.

Yu Y W, Tsai S J, Chen T J, Lin C H and Hong C J. 2002. Association study of the serotonin transporter promoter polymorphism and symptomatology and antidepressant response in major depressive disorders. *Mol Psychiatry* **7**, 1115–9.

Zarate C A Jr, Singh J and Manji H K. 2006. Cellular plasticity cascades: Targets for the development of novel therapeutics for bipolar disorder. *Biol Psychiatry* **59**, 1006–20.

Zoghbi S S, Baldwin R M, Seibyl J P, *et al.* 1992. Pharmacokinetics of the SPECT benzodiazepine receptor radioligand [123I]iomazenil in human and non-human primates. *Int J Radiat Applic Instrum – Part B, Nucl Med Biol* **19**, 881–8.

Zubieta J K, Ketter T A, Bueller J A, *et al.* 2003. Regulation of human affective responses by anterior cingulate and limbic mu-opioid neurotransmission. *Arch Gen Psychiatry* **60**, 1145–53.

Zubieta J K, Smith Y R, Bueller J A, *et al.* 2001a. Regional mu opioid receptor regulation of sensory and affective dimensions of pain. *Science (New York, NY)* **293**, 311–5.

Zubieta J K, Taylor S F, Huguelet P, Koeppe R A, Kilbourn M R and Frey K A. 2001b. Vesicular monoamine transporter concentrations in bipolar disorder type I, schizophrenia, and healthy subjects. *Biol Psychiatry* **49**, 110–6.

第 12 章 心境障碍的神经影像学：评论

12

Paul E. Holtzheimer Ⅲ and Helen S. Mayberg

引言

在过去的几十年里，我们付出了不懈的努力，致力于心境障碍的神经生物学研究，目标是通过以生物学为基础的干预，改进这类疾病的预防和治疗。由于神经影像学方法的进展，我们能非常详细地研究大脑在正常以及病理状态下的结构和功能。本部分的 6 章内容为我们介绍了有关该领域的全面回顾性分析，强调了该庞大的工作体系所做的贡献，使得我们能够定义并将心境障碍的结构及功能性神经解剖学概念化。

在本章中，我们将总结并综合这些不同的结果，强调我们学习到的知识，指出今后研究的方向。首先，我们将解决研究结果之间明显的差异。这种差异有时很显著，有时被认为是该领域内相当值得怀疑的观点。然而，尽管有这些差异（或者正是因为有了这些差异），我们仍然有充分的理由乐观前行。虽然我们对参与情绪调节的脑网络系统之间不同的交互作用仍然知之甚少，但至少了解到这些脑区具有高度一致性。采用该神经网络框架，加之神经影像学和数据分析方法的持续发展，可以为我们今后心境障碍的影像学研究提供一个便捷的起点。

解释变异性：质疑的理由

即使对前面章节进行粗略的阅读，也会发现一个令人不安的现状：虽然心境障碍结构和功能影像学的文献在一定程度上有一致性，但其中仍存在巨大的差异，无法简单说明。除非能获得更好的一致性，否则针对这些不一致性，最重要、最具有说服力的回应是认为这些结果完全无关。然而，更好地理解神经影像学变异的潜在来源，会帮助我们重新构建这个悲观的先进技术，并作为乐观的理由。

神经影像学方法面临的挑战

所有影像学模态固有的问题是影响数据获取和阐述的因素。明显的问题是空间和时间分辨率。很多早期的结构（如 CT）和功能（如 PET、SPECT）影像学方法在空间和时间分辨率上十分有限。目前这仍然是许多方法存在的一个问题，包括：磁共振波谱分析（MRS）（其体素大小往往近似厘米而不是毫米），结构性磁共振成像技术（MRI）（该方法中，1 mm³ 大小的体素也不足以探测到细微的结构差异，例如丘脑和杏仁核内较小的核团）和弥散张量成像技术（DTI）（该方法中，体素大小可能比成像的个体白质轴突大出千倍以上——这是一个在应用基于 DTI 的方法解释白质纤维跟踪影像学研究中很关键的考虑）。多数情况下，更高的空间和时间分辨率在理论上是可行的，但在实际操作中，其可行性（如在扫描仪中保持不动所需的时间）和安全性（如 MRI 磁场强度或 PET/SPECT 研究中放射物的总剂量）均受到了限制。这些实际性问题往往导致研究者忽略其他问题，而选择优化一种分辨率类型（以及多少脑区可以同时成像）。

功能影像学研究必须考虑额外的关注。大部分心境障碍的功能影像学数据依赖于受试者在"静息状态"下进行的研究。鉴于人脑很少甚至从未处于真正的"静息状态"，这使得处于"静息状态"被混淆为特定时间点的特定个体。进而必须解决重要的问题，例如受试者应该睁眼还是闭眼？进行任务前应该给予什么指导？如何确保其不睡觉？从理论上讲，静止状态的"噪声"可以通过使用基于任务的功能研究来减少。然而，这些研究必须处理其他限制。例如在 fMRI 研究时，受试者过度活动导致数据无法使用。因此，我们必须仔细选择任务，以降低完成任务时的运动（特别是头部运动）。此外，任务激活的数据分析必须考虑到受试者之间任务完成的差异，任务对于评估神经加工过程的效度，以及完成任务所需的大脑活动和实际监测到的行为之间潜在的时程差异（例如，运动皮质控制手指运动的活动所需时间，与监测到手指运动所需时间相比较）。

最后，关于影像数据的解释必须牢记收集到的数据和要研究的生物过程之间的关系。就一切情况而论，影像学扫描监测到的信号代表的是感兴趣区的处理。例如，DTI测量每个像素内液体的弥散情况，基于脑白质组织中液体能以空间连贯的方式弥散这一假设，该信息可以代表脑白质完整性。然而，在多条白质神经束交叉的脑区（如精神病学中特别感兴趣的腹侧和内侧前额叶区），每一条神经束都有高度的条理性，但体素内液体明显的弥散（其中包含了多条交叉纤维）可能无法反映出这种情况。针对这种特例，我们开发了许多方法来解决这一关键问题，但困难犹在（Behrens等，2007）。

在功能成像过程中，常见的能代表神经元活动的变量包括葡萄糖利用率、血流量，以及氧化血红蛋白和脱氧血红蛋白的比例。有了这些测量指标，我们必须认识到时程（例如，神经元活动增加及葡萄糖摄取或血流量增加之间的时程）和可能影响假定关系的一些情况（如糖尿病、高血压、血管疾病和某些药物）。同时，还要考虑什么样的神经活动真正有意义：对于兴奋性神经元活动意味着释放神经递质，诱导相连接的突触后细胞放电；而对于抑制性神经元，其情况则相反。我们必须从根本上认识到，影像学数据或多或少是探索我们感兴趣的生物学过程的间接方法，可能受到多种因素的影响，而有些因素目前尚未了解。

神经精神障碍研究面临的挑战

除了上面讨论的影像方法学的问题外，还有一些困难是心境障碍研究所固有的。这主要包括诊断的复杂性，治疗以及病因的变异性（包括复杂的基因-环境交互作用）。

根据定义，心境障碍是一组综合征，诊断主要根据主观症状。根据DSM-Ⅳ诊断标准，我们能够将症状具有高度异质性的患者归为同一个心境障碍发作；目前还不清楚这些不同表现是否由于神经功能的不同改变所致，虽然之前人们试图根据症状表现对心境障碍进行分型（例如：焦虑型与非焦虑型，忧郁型与非典型），但尚未证实神经生物学或临床相关性的程度。心境障碍的病程在不同患者也

高度不一致，而我们也不知道这种差异是否具有生物学意义。例如一些双相障碍Ⅰ型患者早年只有一次躁狂发作，随后是反复的重性抑郁发作；另一些患者可能是继续躁狂发作，其间夹杂几次抑郁发作，也有整个病程都是混合发作。正如双相障碍章节所重点描述的，很多这类影像学研究包括双相障碍Ⅰ型和Ⅱ型患者，在扫描时偶尔处于疾病的不同时期。最后，我们不知道连续的心境障碍发作会对大脑有什么影响。一些双相障碍和单相障碍的数据提示，患病对大脑可能有解剖学意义上的损害（Sheline等，2003；Farrow等，2005）。

除了心境障碍表现的变异性，很多受试者层面的特征也可能影响影像学研究的结果，包括（但不限于）：受试者的年龄分布（如儿童、年轻人、老年人）、性别、发病年龄（如童年发病、成年发病、老年发病）和遗传易感性。此外，心境障碍的病因学也有变异性：许多抑郁症患者是在一次重大的社会心理应激后发病，而其他为原发性。对于心境障碍最可能的、最好的认识是复杂的遗传-环境交互作用的结果，关于遗传和既往经历（以及二者之间的交互作用）能在多大程度上影响收集到的影像学数据，越来越受到关注。在极端情况下，影像学检查结果可能只对某些受试者（年龄、性别、发病年龄）有特异性，例如特异基因型和特异性环境病史，表现为一个连贯而一致的现象。

除了这种现象学的异质性以外，在参加临床研究前，大多数心境障碍患者至少还接受过几种形式的治疗。这些治疗又会根据提供治疗的医生、患者的关注和经济问题等而有所不同。正如全书讨论的，既往和当前的治疗可能影响神经影像学数据，是心境障碍背后潜在的独立影响因素。因此，只纳入"未服用药物"的受试者可能不足以解决这一关键问题：首先，由于药物已经导致神经系统可塑性改变（如突触后受体下调），即便有几周不服用精神科药物，大脑可能也回不到"治疗前"状态。其次，既往药物治疗可能对结构和功能神经解剖学有特异性影响，这取决于治疗时程以及其他药物合并情况——两者都很难以病史的形式在病历书写中准确体现。最后，如前面章节所提示的，一经治疗，药物效应可能不依赖于时间改变。将研究关注点放在从未接受过治疗的受试者也有其缺点：很多双相障碍受试者可能为重性抑郁发作；症状严重的患者可能比症状较轻

的患者保持不服药的时间短；患者可能由于微妙的原因不愿意接受治疗，这可能因为潜在的神经生物学因素导致其人格特征和应对方式不同。

到目前为止，如果所有潜在的变异来源都对结构和功能神经影像学研究结果造成显著影响，我们将陷入一个几乎不可能进行研究的境地：理想的研究纳入的受试者需要具备这样的特征——具备相同的临床表现、发病年龄和相同的治疗史。尽管上面阐述了局限性以及特定影像学研究中会出现的更多其他情况，我们仍然有可能从这些数据中得出一些重要的结论，证明在该领域的前途乐观。

尽管有差异，但一致性良好：乐观的理由

当我们回顾最新的心境障碍神经影像学文献时，可以认识到调节正常/异常情绪的一系列结论一致性的脑区（包括灰质和白质的构成）。这些脑区包括：

- 背外侧前额叶皮质（布罗德曼区 9/46）。
- 腹外侧前额叶皮质（布罗德曼区 45/47）。

- 背内侧前额叶皮质（布罗德曼区 9/10）。
- 腹内侧前额叶皮质，包括旁扣带回区（布罗德曼区 10/32）。
- 眶额皮质（布罗德曼区 11）。
- 前扣带回，特别是膝周部（布罗德曼区 24a/b）和膝下部（布罗德曼区 24a/25）。
- 杏仁核。
- 海马。
- 丘脑，特别是前部和背内侧。
- 基底节，特别是尾状核、壳核和腹侧纹状体。
- 研究结果不太一致的脑区，包括部分顶叶、枕叶、丘脑、脑干和小脑的一部分。

无论异常的定位如何（减小或增大，活动增加或活动减少，神经化学紊乱的类型），这些脑区都能经常在抑郁症和双相障碍的结构和功能影像学研究中被识别出来。这些研究引出了一个情绪调节神经网络的概念化模型（Mayberg，2003；Phillips 等，2003）；举例见图 12.1。我们假设该神经网络功能异常会引起情绪障碍，可能是由于一个关键节点出现功能障碍（如卒中后左侧前额叶皮质；Robinson 等，1983），或多个节点出现功能障碍，或脑白质损坏导致节点间交流

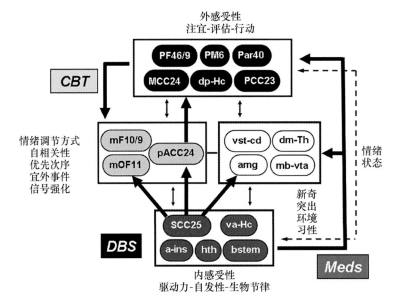

图 12.1　一种情绪调节模型，显示与心境障碍相关的脑区（根据神经影像学数据）。PF46/9，背外侧前额叶皮质；PM6，运动前区；Par40，背侧顶叶皮质；MCC24，中扣带回皮质/布罗德曼区 24；dp-hc，背侧海马；PCC23，后扣带回皮质；mF10/9，内侧前额叶皮质；mOF11，内侧眶额皮质；pACC24，pACC24，前扣带回膝部皮质/布罗德曼区 24；vst cd，腹侧纹状体尾状核；dm Th，背内侧丘脑；amg，杏仁核；mb-vta，中脑/腹侧被盖区；SCC25，胼胝体下扣带回皮质/布罗德曼区 25；va-Hc，腹侧海马；a-ins，前岛叶；hth，下丘脑；bstem，脑干细胞核；CBT，认知行为疗法；DBS，深部脑刺激；Meds，抗抑郁药物治疗。

障碍。虽然本书各个章节均可看到变异性，我们仍假定这种同一组脑区活动的局部一致性，以验证这些脑区在心境障碍病理生理学研究中的作用。

在该神经网络框架中，还有另外一个认识神经影像变异性的方法：大脑对异常所进行的代偿行为。当出现功能异常时，人体期望大脑（作为一个动态的平衡系统）能克服该异常。因此，扫描时的大脑状态可能不仅反映了潜在的神经病理学损伤，还反映了大脑试图进行的代偿（图 12.2）。通过将代偿性反应纳入神经影像学结果的解释，我们可以为某些差异（例如，首发与复发患者的结果变异，或不同发病年龄的患者结果不同）假定一个合理的解释，即类似于代谢性应激以及成瘾模型的持续性适应负荷（allostatic load）理论（McEwen，1998；Koob 和 Le Moal，2001）。

一种针对心境障碍研究的更为动态的神经网络方法，也反对神经影像学研究中最常用的单因素分析方法。单因素数据分析法必须单独处理每个变量（如每个体素或脑区），可能失去变量间如何交互作用以及相互依存的关键信息。相反，多变量分析法能同时处理几个变量，可以潜在识别有意义的变异模式。例如，和对照组相比，抑郁症患者背外侧前额叶皮质的孤立活动就可能与前额叶皮质、扣带回膝部和杏仁核的活动模式相关性不大。对于看似不一致的神经影像学数据，多变量分析法有助于识别标准的单变量分析无法得到的一致性，并作为提出以及验证假说的基础。应用

多元分析处理心境障碍的神经影像学数据也日益增多（Seminowicz 等，2004；Fu 等，2008；Craddock 等，2009；James 等，2009）。

未来的研究方向

聚焦于异常部位影像学研究之间的一致性将为未来的研究提供有用的起点。我们为心境障碍影像学研究提出了两大主要目标：①通过技术发展，大样本、多中心试验以及新的分析方法，提高结构和功能影像学研究的信噪比；②在开发神经网络模型的基础上，把无假设转变到用假设指导研究。

减少噪声，增强信号

神经影像学研究的主要目标是减少研究方法固有的噪声所导致的结果变异性。这需要技术和方法的进步，如安全、耐受性良好、强度更高的扫描仪（如场强＞9T 的 MRI）和新的数据分析技术。这些技术的发展也将提高研究者的能力，可以汇积从不同扫描仪、不同采集参数上获得的数据——这是大样本、多中心研究所需的极为重要的一步，并通过招募更多的受试者，减少来自现象学和临床异质性的噪声。

对于功能影像学研究，最大的一个变异性来自于所采用任务的范式不同。因此，提高研究之间任务的一致性——或至少评估领域保持一致性——将使我们受益。对心境障碍功能影像学研究团体

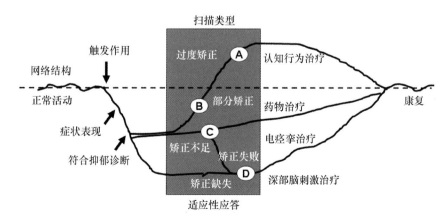

图 12.2　抑郁发作和康复过程中神经网络改变的潜在时程，突出了代偿反应的作用。功能异常是触发事件（如应激源），大脑的即刻反应，随后的内在适应性或适应不良性应答联合作用的结果。不同的代偿反应（过度矫正 [A]，部分矫正 [B]，矫正不足 [C]，或未矫正/矫正失败 [D]）可以导致不同的大脑状态，需要治疗的类型也可能不同。CBT，认知行为治疗；meds，抗抑郁药物治疗；ECT，电痉挛治疗；DBS，深部脑刺激。

来说，一个重要的中期目标是回顾之前的研究并取得一致意见，将抑郁症和双相障碍研究的一系列任务规范化，这与精神分裂症和阿尔茨海默型痴呆研究团体验证的策略相似（Cho 等，2005；Jack 等，2008）。

新的数据分析方法将发挥极其重要的作用，能提高抑郁症和双相障碍神经影像学研究中的信号探测。正如上面讨论的，多元分析技术为识别相关活动模式或结构改变提供了良机，有助于鉴别对照组和心境障碍患者，或者心境障碍患者的不同亚型。合并不同类型数据也是有用的。例如，DTI 示踪成像术可以用于帮助界定感兴趣区（ROIs）来进行功能影像学分析，特别是那些侧重功能连接的分析。联合独立成分分析（independent component analysis，ICA）是一种多元分析技术，用于识别不同数据集间共有的变异模式（Calhoun 等，2006），确定大脑结构和功能共有的异常改变。

以模型为基础，以假设为驱动的研究

尽管抑郁症或双相障碍的神经影像学研究中经常提出假说，但单个研究往往只适合于心境障碍脑功能异常的随意一个模型或范式。随着对参与情绪调节的神经网络了解的深入，在这一框架内的假说逐渐变得合理，既有较强的、较广泛的基础，又对模型本身进行直接的验证。例如，根据神经影像学数据假定的神经网络，我们可以假设局部刺激扣带回膝下部皮质与布罗德曼区 25 相邻的脑白质，会影响整个神经网络功能，进而使严重的难治性抑郁症患者临床改善。这一假设得到一项小型概念验证性研究的支持（Mayberg 等，2005；Lozano 等，2008）。未来类似的以模型为基础，以假设为驱动的研究将成为研究重点。

结论

心境障碍神经影像学领域充满活力，产出丰硕，但有时又比较混乱。在过去近 30 年，我们看到了结构和功能影像学研究数据大爆发，极大地改变了我们对抑郁症和双相障碍的神经生物学的思考方式。神经影像学研究与遗传、代谢、神经内分泌和神经免疫研究相结合，将有助于明确心境障碍是大脑的功能异常，而并没有器质性损伤。

这对逐步消除心境障碍在普通民众、非精神科医生和其他神经科学家中的不良印象，起到举足轻重的作用。

神经影像学研究结果并不总是一致的。显著的变异性与其说是例外，不如说是规律。多数变异性可能是由于研究领域固有方法的局限性，以及心境障碍患者临床和现象学的异质性。然而，虽然有变异性，但还是有这样的趋势：具体地说，我们对参与正常和异常情绪调节的脑区有比较一致的认识，可以假定有一个情绪调节神经网络。

随着该领域的不断深入，技术发展将有助于降低存在的变异性（或能至少部分解释存在的变异性）。大样本试验和新型数据分析方法将有助于进一步明确心境障碍及其亚型患者的特征，并且形成相关性更高的基于模型的假说，用以指导今后的研究。

因此，虽然到目前为止心境障碍神经影像学结果还存在许多矛盾和局限性，但我们有更多的理由保持乐观的态度。有了生物医学工程学、影像物理学、生物统计学、认知神经科学和神经精神病学等众多学科的贡献，该领域研究将越来越深入。我们期望神经影像学结果能在诊断、治疗计划和治疗进展方面发挥重要作用。另外，这些结果将定义或者重新定义我们对这些疾病患者情绪、思维和行为障碍的认识。

框 12.1　心境障碍神经影像学数据的概述

- 已发表文献中存在显著的变异性；其潜在的来源包括：

  目前神经影像学方法所固有的噪声

  研究间方法学上的变异性

  疾病内在的生物学异质性

- 尽管有这种变异性，一种高度可靠的大脑网络已显示与心境障碍的病理生理机制有关。

- 未来的研究方向包括：

  继续改进成像技术

  复合-模态成像技术（例如：把结构和功能成像方法进行组合）

  大型、多位点的神经影像学研究

  把单因素分析方法转变为多因素分析方法

  把无假设的科研方式转变为假设指导的科研方式；即加大力度始终集中于与这些疾病有关的更为局限的脑区网络

参考文献

Behrens T E, Berg H J, Jbabdi S, *et al.* 2007. Probabilistic diffusion tractography with multiple fibre orientations: What can we gain? *Neuroimage* **34**, 144–55.

Calhoun V, Adali T, Liu J, *et al.* 2006. A feature-based approach to combine functional MRI, structural MRI and EEG brain imaging data. *Conf Proc IEEE Eng Med Biol Soc* **1**, 3672–5.

Cho R Y, Ford J M, Krystal J H, *et al.* 2005. Functional neuroimaging and electrophysiology biomarkers for clinical trials for cognition in schizophrenia. *Schizophr Bull* **31**, 865–9.

Craddock R C, Holtzheimer P E, Hu X P, *et al.* 2009. Disease state prediction from resting state functional connectivity. *Magn Reson Med* **62**, 1619–28.

Farrow T F, Whitford T J, Williams L M, *et al.* 2005. Diagnosis-related regional gray matter loss over two years in first episode schizophrenia and bipolar disorder. *Biol Psychiatry* **58**, 713–23.

Fu C H, Mourao-Miranda J, Costafreda S G, *et al.* 2008. Pattern classification of sad facial processing: Toward the development of neurobiological markers in depression. *Biol Psychiatry* **63**, 656–62.

Jack C R Jr, Bernstein M A, Fox N C, *et al.* 2008. The Alzheimer's Disease Neuroimaging Initiative (ADNI): MRI methods. *J Magn Reson Imaging* **27**, 685–91.

James G A, Kelley M E, Craddock R C, *et al.* 2009. Exploratory structural equation modeling of resting-state fMRI: Applicability of group models to individual subjects. *Neuroimage* **45**, 778–87.

Koob G F and Le Moal M. 2001. Drug addiction, dysregulation of reward, and allostasis. *Neuropsychopharmacology* **24**, 97–129.

Lozano A M, Mayberg H S, Giacobbe P, *et al.* 2008. Subcallosal cingulate gyrus deep brain stimulation for treatment-resistant depression. *Biol Psychiatry* **64**, 461–7.

Mayberg H S. 2003. Modulating dysfunctional limbic-cortical circuits in depression: Towards development of brain-based algorithms for diagnosis and optimised treatment. *Br Med Bull* **65**, 193–207.

Mayberg H S, Lozano A M, Voon V, *et al.* 2005. Deep brain stimulation for treatment-resistant depression. *Neuron* **45**, 651–60.

McEwen B S. 1998. Stress, adaptation, and disease. Allostasis and allostatic load. *Ann N Y Acad Sci* **840**, 33–44.

Phillips M L, Drevets W C, Rauch S L, *et al.* 2003. Neurobiology of emotion perception II: Implications for major psychiatric disorders. *Biol Psychiatry* **54**, 515–28.

Robinson R G, Starr L B, Kubos K L, *et al.* 1983. A two-year longitudinal study of post-stroke mood disorders: Findings during the initial evaluation. *Stroke* **14**, 736–41.

Seminowicz D A, Mayberg H S, McIntosh A R, *et al.* 2004. Limbic–frontal circuitry in major depression: A path modeling metanalysis. *Neuroimage* **22**, 409–18.

Sheline Y I, Gado M H, Kraemer H C, *et al.* 2003. Untreated depression and hippocampal volume loss. *Am J Psychiatry* **160**, 1516–8.

第 3 部分

焦虑障碍

第13章 创伤后应激障碍的结构影像学

13

Mark W. Gilbertson

创伤后应激障碍（post-traumatic stress disorder，PTSD）是指经历严重心理创伤后，部分个体表现以行为障碍和情感症状为主的精神障碍。PTSD是一种慢性衰退性疾病，表现为闯入性回忆、警觉性增高、对创伤性事件相关线索表现出生理反应增强以及回避行为，这些都会导致患者社会和职业功能受损。对PTSD的神经生物学研究不仅有助于明确诊断，还是今后建立有效治疗干预的关键。

有关PTSD脑结构异常的神经影像学研究主要集中在两个方面。第一，早期动物研究提供的大量证据表明，皮质类固醇增高可能参与了严重慢性应激的暴露过程，其神经毒性作用会导致海马结构受损，包括CA3区神经元损失、神经元再生减少、树突萎缩以及脑源性神经营养因子（brain-derived neurotrophic factor，BDNF）水平下降（Gould等，1997；Margarinos等，1996；McEwen等，1995 Sapolsky等，1990；Smith等，1995；Uno等，1989）。最初关于PTSD神经解剖学的一些研究主要集中于海马形态学。第二，近年来，人们通过研究动物条件性恐惧的获得和消退对神经环路有了新的认识，对更多的特异性脑区产生了兴趣（Herry等，2008；Maren，等2005），这些脑区可能与PTSD的症状学有关。不仅海马是恐惧环路的重要组成部分，其他脑区〔如杏仁核和内侧前额叶皮质（medial prefrontal cortex，mPFC）〕也占主导地位（Rauch等，2006）。成人和儿童PTSD相关特异性脑区的结构神经影像学研究将在下文中讨论。

成人神经影像学研究

海马

有关PTSD海马体积的早期研究（Bremner等，1995，1997；Gurvits等，1996；Stein等，1997）发现，与未经历过创伤、经历过创伤未发生PTSD者（创伤对照组）相比，PTSD患者的海马显著缩小。这些研究表明，人类与动物一样，经历严重应激可能导致海马损伤。早期研究以慢性PTSD患者为受试对象，如经历战争的老兵和童年期受过虐待的成人，采用结构性MRI发现其海马体积减小5%~26%。之后20多篇公开发表的文献中，大部分都发现PTSD患者海马体积缩小（Bonne等，2008；Bossini等，2008；Bremner等，2003；Chen等，2006；Emdad等，2006；Gilbertson等，2002；Hedges等，2003；Kasai等，2008；Letizia等，2008；Lindauer等，2004；Nakano等，2002；Pavić等，2007；Shin等，2004；Villarreal等，2002a；Vythilingam等，2005；Wignall等，2004；Winter，2004）。除了退伍军人和童年遭受过虐待的成人以外，消防员、警察、癌症或烧伤患者及其他精神创伤人群（如被强奸、交通事故和工伤）也表现出海马体积缩小。但是，在儿童PTSD研究中未发现海马体积的变化（Carrion等，2001；De Bellis等，1999，2001，2002a），这提示神经成熟因子（neuromaturational factors）可能发挥了一定作用（见儿童神经影像学部分）。与创伤对照组比较，老年PTSD患者也未发现海马体积缩小（Freeman等，2006；Golier等，2005），这可能和老化或高龄老人（无论是否患有PTSD）的神经稳固性（neurological robustness）和恢复力（resilience）有关。一般来说，无海马体积缩小的成人PTSD患者，其疾病程度轻微或病程较短（Bonne等，2001；Fennema-Notestine等，2002；Jatzko等，2006；Pederson等，2004；Yamasue等，2003；Yehuda等，2007）。根据既往经验来看，疾病的严重程度决定了PTSD患者海马体积的大小（Gilbertson等，2002；Karl等，2006）。但是，有一项研究在病程短、病情轻的患者中也发现了海马体积缩小（Wignall等，2004）。Yehuda 等（2007）比较了 PTSD 和非 PTSD 组的海马体积，未发现明显差异，但提出第一次经历精神创伤发生 PTSD 的患者和反复精神创伤者相比，其海马的体积变化小，提示 PTSD 患者海马体积变化可能与神经的复原能力有关。

PTSD 患者海马体积研究的 Meta 分析认为，成人 PTSD 患者双侧海马体积缩小（Karl 等，2006；Kitayama 等，2005；Smith，2005；Woon 等，2008）。Smith（2005）发表了一项关于 PTSD 的 Meta 分析，纳入 215 例 PTSD 患者和 325 例对照者，发现成年 PTSD 患者左侧海马体积平均缩小 6.9%，右侧缩小 6.6%。采用 MRI 的多种参数评估海马体积，包括切片厚度、扫描分辨率、解剖边界的界定及其他多种可用的参数。在一项大样本 Meta 分析中，Karl 等（2006）报道了采用高空间分辨率和全脑体积校正（whole-brain volume correction）的 MRI 研究，发现这种研究更容易发现 PTSD 组与对照组之间海马体积的差异。但是，其他 Meta 分析并未发现方法学的差异可以构成 PTSD 海马研究的重要调节变量（Kitayama 等，2005；Smith，2005），事实上，无论是否存在方法学差异，海马差异都会出现，这可能说明了结果的稳定性。

关于 PTSD 海马体积变化的不同，人们也检验了许多样本相关因素。个别研究发现右侧、左侧或双侧海马体积缩小存在差异，但目前 Meta 分析一致认为双侧海马体积缩小是 PTSD 患者最明显的特征，左侧和右侧海马体积并无差异。同样，大多数 Meta 分析发现，PTSD 患者的海马体积变化无性别差异。不过，很多研究缺乏影像学统计效力（statistical power）以分辨男性和女性海马体积变化的微小差异。一项 Meta 分析（Karl 等，2006）指出，男性样本海马体积的效应值较大，右侧半球更明显。

值得关注的是，如何判断 PTSD 患者的海马体积存在差异，这个问题一直未能得到解决。精神科共病是 PTSD 研究中常见的混杂因素，特别是合并酒精滥用和抑郁症，而这两种疾病都与患者海马体积缩小有关（Bremner 等，2000；Laakso 等，2000）。因此，在研究 PTSD 患者的海马体积时，合并酒精滥用和抑郁症的患者会造成干扰。近年来，许多研究尝试控制这些共病因素，认为 PTSD 患者海马体积的差异仅通过酒精滥用

或抑郁症病史并不能完全得以解释（Bonne 等，2008；Emdad 等，2006；Gilbertson 等，2002；Hedges 等，2003；Letizia 等，2008；Lindauer 等，2004；Pavić 等，2007）。与之相反，最近有一项严格的对照研究（Woodward 等，2006a）报道，与未合并酒精中毒的 PTSD 患者相比，合并酒精中毒（alcoholism）的 PTSD 患者存在海马体积差异。因此，还需要进一步研究阐明共病的潜在影响。

第二个没有解决的问题是关于 PTSD 患者海马体积差异的原因。人们通常认为海马体积缩小是创伤相关的神经毒性过程所致，这一点在动物研究中也有报道。但是，也有一些文献认为，在海马体积变化之前就存在的遗传变异，可能影响动物后天的恐惧相关行为（Crusio 等，1989；Schwegler 等，1983）。这些有争议的文献似乎是"先有鸡还是先有蛋"的问题，即海马体积缩小究竟是创伤暴露的结果，还是经历创伤后罹患 PTSD 的危险因素？为证实这一问题，Gilbertson 等（2002）对曾在越南战争服役的同卵双生兄弟进行调查，发现患有 PTSD 的退伍老兵比无 PTSD 的退伍老兵海马体积更小。并且，这些患有 PTSD 的退伍老兵，其同卵双生兄弟既没有战争体验，也没有 PTSD，但是和经历战争、无 PTSD 的退伍老兵（及其兄弟）相比，海马体积同样较小。这项研究结果表明，海马体积是患病危险因素而不是创伤暴露后神经毒性的作用结果。其他神经影像学证据并不完全支持这种"仅是危险因素"的解释。很多 Meta 分析（Karl 等，2006；Smith，2005）指出，与创伤对照组相比，PTSD 患者的海马体积缩小，但是这种差异小于 PTSD 患者与非创伤对照的差异。也就是说，经历创伤但未发生 PTSD 者海马体积也有一定程度的缩小，提示创伤暴露本身就是一个危险因素。在少数几个关于 PTSD 海马体积的纵向研究中，Bonne 等（2001）未发现经历创伤后有 PTSD 相关症状的个体在经历创伤前后有海马体积的差异。正如我们之前所提到的，这一研究中的 PTSD 患者均症状轻微、病程短，而且随访时间不长。关于海马体积差异的大小程度，研究者认为存在两种可能，既是易感因素，也是创伤的神经毒性产物。这一问题有待于进一步的纵向研究。

有些研究采用其他结构影像学方法——磁共振波谱成像（magnetic resonancespectroscopic

imaging，MRSI），也发现 PTSD 患者海马的完整性存在缺陷。通过 MRSI 可以定量分析 N-乙酰天冬氨酸（N-acetylaspartate，NAA）的浓度，它是公认的代表神经元密度的标记。大量研究发现 PTSD 患者海马 NAA 浓度显著降低，即神经元密度下降（Freeman 等，1998；Ham 等，2007；Li 等，2006；Mahmutyazicioğlu 等，2005；Mohanakrishnan Menon 等，2003，2004；Schuff 等，2001，2008；Villarreal 等，2002b）。有一项研究（Freeman 等，2006）发现，PTSD 相关的 NAA 浓度无明显下降，受试者为老年人群，但结果符合我们之前讨论的 MRI 结果。和 MRI 的结果相似，MRSI 的研究结果也是各种各样，左侧、右侧或双侧海马体积变化都有报道。为了观察酒精滥用的影响，最近一项对照研究对酒精中毒共病做了 MRSI 检测（Schuff 等，2008），发现酒精滥用或依赖作为混杂因素不能解释 PTSD 患者海马 NAA 浓度下降的原因。该研究提出，与结构性 MRI 相比，MRSI 可能是更敏感的检测手段。Schuff 等（2008）采用 MRSI 研究发现 PTSD 患者海马的 NAA 浓度下降，而 MRI 则未发现海马体积的变化，这也证实了上述观点。

杏仁核

关于 PTSD 患者杏仁核体积变化的结构影像学研究很少，并且都是作为海马体积研究的对照来报道的。有一项研究（Matsuoka 等，2003）指出，伴有闯入性回忆的癌症患者其左侧杏仁核体积缩小，其中只有极少数受试者被明确诊断为 PTSD。不过，大多数 MRI 研究并未发现与 PTSD 相关的杏仁核体积改变（Bonne 等，2001；Bremner 等，1997；De Bellis 等，1999，2001，2001a；Fennema-Notestine 等，2002；Gilbertson 等，2002；Gurvits 等，1996；Lindauer 等，2004；Wignall 等，2004）。这一点与功能性神经影像学研究不同，后者发现成年 PTSD 患者的杏仁核激活增强（Hull，2002；Pitman 等，2001），有关这方面的综述会在本书的其他部分提到。关于 PTSD 和 MRI 研究杏仁核体积的 Meta 分析结果并不一致（Karl 等，2006；Woon，2008），也缺乏 PTSD 患者杏仁核体积改变的有力证据。然而，Karl 等（2006）发现 PTSD 患者的左侧杏仁核体积有轻微缩小，并且有显著性差异。效应值虽然很小（0.13～0.14），却提示了 PTSD 患者的杏仁核呈不对称性。

前额叶

神经影像学研究报道 PTSD 患者大脑前额叶皮质体积显著缩小，特别是内侧前额叶皮质（medial prefrontal cortex，mPFC）。尽管也有研究发现眶额皮质减小（Hakamata 等，2007），双侧额上回及额中回皮质变薄（Geuze 等，2008），但人们更多关注的是前扣带回（anterior cingulated cortex，ACC），认为这一脑区明显受杏仁核自上而下的抑制（包括海马）（Rauch 等，2003）。一些结构性 MRI 研究发现，PTSD 患者 ACC 体积缩小（Araki 等，2005；Araki 等，2006；Kasai 等，2008；Kitayama 等，2006；Rauch 等，2003；Woodward 等，2006b；Yamasue 等，2003）。一项 Meta 分析的结果（Karl 等，2006）也支持这一观点，效应值为中等。少数研究（Corbo 等，2005；Hakamata 等，2007）未发现急性 PTSD 患者存在明显的 ACC 体积变化，不过其中一项研究（Corbo 等，2005）指出，虽然没有实际的体积变化，但是 ACC 的"外形"有显著改变。到目前为止，大多数结构性研究一致认为 ACC 体积缩小，但关于 ACC 内部的偏侧化或脑区特异性问题研究结果并不一致。有些个体研究及上述关于海马的研究，有报道双侧（Kasai 等，2008；Rauch 等，2003）、左侧（Chen 等，2006；Yamasue 等 2003）或右侧（Kitayama 等 2006）ACC 体积缩小。一些研究发现仅有 ACC 的前膝部（与胼胝体下区密切相关）（Kasai 等，2008）体积缩小，另外一些研究则指出前膝部和背侧 ACC 体积均有改变（Kitayama 等，2006；Woodward 等，2006b）。与之前海马体积的研究结果相比，一项不同战争暴露的双生子研究表明，ACC 前膝部缩小可能是 PTSD 的获得性征象，也就是说，与创伤前的易感性相反，精神创伤所致的 ACC 体积缩小仅见于患有 PTSD 的战争退伍军人（Kasai 等，2008）。

其他结构神经影像学研究也提出了 PTSD 患者 ACC 变化的证据。与海马类似，近年来 MRSI 研究发现 PTSD 患者 ACC 神经元密度下降，即 NAA 水平降低（Ham 等，2007；Mahmutyazicioğlu 等，

2005；Schuff 等，2008）。弥散张量成像（diffusion tensor imaging，DTI）发现，PTSD 患者内侧额叶存在白质异常。DTI 通过检测水分子运动（反映局部组织成分的密度和亲合性）来评价特异性脑白质束的完整性。一些最初的 DTI 研究表明，扣带（cingulum bundle）存在白质完整性异常，这是连接 ACC 与杏仁核的主要神经元通路（Abe 等，2006；Kim 等，2005，2006）。

其他脑区

大多数成人神经影像学研究都集中在海马、mPFC 和杏仁核，不过也有少数结构性研究检测了其他脑区可能存在的异常。其中一些脑区是作为对照部位，因此大多缺乏充足的数据获得肯定结论。例如，有一项海马研究将尾状核作为对照脑区（Bremner 等，1995，1997），没有发现与 PTSD 有关的体积改变。同样，PTSD 患者小脑蚓部也没有体积变化（Levitt 等，2006）。相比之下，透明隔腔（cavum septum pellucidum，CSP）在诊断为 PTSD 的患者中很常见，这是一个充满脑脊液的小裂隙，位于隔-胼胝体连接前部（May 等，2004；Myslobodsky 等，1995）。一般认为，胼胝体-穹窿-海马环路的神经发育异常会导致个体出现 CSP。正常情况下，CSP 在出生后不久就会消失。此外，有少数研究认为成年 PTSD 患者胼胝体体积缩小，特别是中间体亚区部位（Kitayama 等，2007；Villarreal 等，2004）。还有研究发现 PTSD 患者岛叶体积缩小（Corbo 等，2005；Kasai 等，2008）。一些有限的证据表明，广泛性皮质白质萎缩或损害也与成人 PTSD 有关（Canive 等，1997；Villarreal 等，2002a）。

儿童神经影像学研究

目前发表的文献中仅有少数关于儿童和青少年 PTSD 患者的脑结构影像学研究。已有的研究揭示儿童脑结构缺陷大多不同于成年 PTSD 患者，最值得注意的就是海马体积缩小不能重复验证（Carrion 等，2001；De Bellis 等，1999，2001，2002a；Tupler 等，2006）。这一结果在某种程度上反映了这样一个事实，即儿童 PTSD 患者整体颅内和（或）大脑体积小于非 PTSD 者

（Carrion 等，2001；DeBellis 等，1999，2002a），那么即使这些研究发现了海马体积缩小，但是将全脑体积考虑在内时可能差异也就没有显著性了（Carrion 等，2001）。Tupler 和 De Bellis（2006）将之前研究中的受试者放在一起，经过全脑体积校正后发现，实际上儿童和青少年 PTSD 患者的海马体积较对照组是增大的（也就是说，海马体积的相对缩小小于全脑体积的缩小）。一项涉及 105 例儿童 PTSD 患者和 160 例对照的 Meta 分析（Woon 等，2008）认为，儿童 PTSD 患者的海马体积并未缩小。不过这一观点仍存在争议，最近至少有一项纵向研究（Carrion 等，2007）通过 12～18 个月的随访发现，受虐儿童的双侧海马体积缩小，尤其是 PTSD 症状较多以及基线皮质醇水平较高的儿童更明显。但是，鉴于在儿童 PTSD 患者中一般不会发现海马体积缩小，人们开始推测是否是由于童年期活跃的神经发育可塑性和快速边缘生长掩盖了海马萎缩这一现象，或者与创伤相关的糖皮质激素暴露这一神经毒性过程可能对儿童的影响更为泛化（如全脑），而不像成人那样仅仅是某一脑区（如海马）受损。明确这一问题仍有待于进一步的研究。

除了发现儿童和青少年 PTSD 患者总体颅内体积减小外，有些研究还发现了一些其他特异性脑区的变化，且经过全脑体积校正后这些变化仍然存在。关于 ACC 的类似成人的研究还未发表时，就有人发现儿童 PTSD 患者前额叶皮质有体积改变（Carrion 等，2001；De Bellis 等，2002a，2003；Richert 等，2006）。这些结果包括：整体前额叶皮质（De Bellis 等，2002a）和背侧 PFC（Richert 等，2006）体积缩小，前额叶皮质中下部和腹侧 PFC 体积增大（Richert 等，2006），前额叶和侧脑室脑脊液增加（De Bellis 等，2003），以及额叶右侧＞左侧不对称现象消失（Carrion 等，2001）。除了额叶改变以外，一些研究还发现儿童 PTSD 患者胼胝体体积缩小和白质完整性缺失，特别是中间及后部区域（De Bellis 等，1999，2002a，2003；Jackowski 等，2008）。如此看来，这些结果似乎与上文中介绍的有限的关于成年 PTSD 患者胼胝体体积缩小的报道一致。De Bellis 和同事（De Bellis 等 2002b，2006；Thomas 等，2004）还报道了关于儿童 PTSD 患者的一些独特发现，包括青春期/青春后期（不

包括青春前期）儿童垂体体积增加，颞上回体积增加（特别是右侧半球）和大脑总的体积缩小。

小结

结构神经影像学研究相对一致地揭示了成年慢性 PTSD 患者的海马和前扣带回体积缩小。这些研究结果与 PTSD 模型相符，即海马/ACC 对基于杏仁核的恐惧反应抑制能力下降，这很可能说明上述脑区（海马）不能有效判断环境线索的安全性，当线索与创伤经历不再相关时，就不能适应性地做出条件性情绪反应（ACC）的消退。人们利用新的影像学技术（如 DTI）做了进一步研究，将 PTSD 相关的海马和 ACC 结构异常延伸至与脑区间连接有关的白质束（包括杏仁核），涉及更多的与条件性恐惧及消退相关的神经环路。目前，关于其他脑区（如胼胝体）结构改变的数据非常有限，这些潜在脑区仍有待进一步研究。儿童 PTSD 研究结果与成人并不完全一致，提示 PTSD 的神经解剖学相关性在经历过创伤的儿童和青少年中可能表现为一种更为泛化的模式（如全脑体积缩小）。若要明确发育因素和脑成熟作用对 PTSD 相关脑异常的影响，还需要进一步的研究。此外，我们还需要更多的纵向调查来阐明 PTSD 特异性体积缩小的原因，也就是说，究竟是作为易感因素存在还是创伤暴露本身的毒性影响（或者二者兼有）。随着这些问题的解决，PTSD 的神经影像学研究不仅会加深我们对这一精神障碍的神经病理学理解，更重要的是，它还可能为预防和治疗提供更可靠的方向。

框 13.1　PTSD 结构神经影像学研究结果小结

- PTSD 研究中最普遍的发现是海马和前扣带回体积缩小，特别是慢性、病情严重的 PTSD 患者。
- 多数研究结果提示，观察到的 PTSD 患者脑区体积缩小并不能完全由共病解释，如合并物质滥用和抑郁症。
- 有证据表明，神经毒性和易感性因素均可能是 PTSD 患者大脑体积缩小的原因。
- 结构性影像学研究发现与 PTSD 模型一致，提示海马/ACC 对基于杏仁核的恐惧反应抑制能力下降。
- 儿童 PTSD 研究结果与成人并不完全一致，提示创伤对儿童的大脑可能产生更广泛的影响。

参考文献

Abe O, Yamasue H, Kasai K, et al. 2006. Voxel-based diffusion tensor analysis reveals aberrant anterior cingulum integrity in posttraumatic stress disorder due to terrorism. *Psychiatry Res Neuroimag* **146**, 231–42.

Araki T, Kasai K, Yamasue H, et al. 2005. Association between lower P300 amplitude and smaller anterior cingulated cortex volume in patients with posttraumatic stress disorder: a study of victims of Tokyo subway sarin attack. *NeuroImage* **25**, 43–50.

Bonne O, Brandes D, Gilboa A, et al. 2001. Longitudinal MRI study of *hippocampal* volume in trauma survivors with PTSD. *Am J Psychiatry* **158**, 1248–51.

Bonne O, Vythilingam M, Inagaki M, et al. 2008. Reduced posterior hippocampal volume in posttraumatic stress disorder. *J Clin Psychiatry* **69**, 1087–91.

Bossini L, Tavanti M, Calossi S, et al. 2008. Magnetic resonance imaging volumes of the hippocampus in drug-naïve patients with post-traumatic stress disorder without comorbidity conditions. *J Psychiatric Res* **42**, 752–62.

Bremner J A, Narayan M, Anderson E R. 2000. Hippocampal volume reduction in major depression. *Am J Psychiatry* **157**, 115–27.

Bremner J A, Randall P, Scott T M, et al. 1995. MRI-based measurements of hippocampal volume in combat-related posttraumatic stress disorder. *Am J Psychiatry* **152**, 973–8.

Bremner J D, Randall P, Vermetten E, et al. 1997. Magnetic resonance imaging-based measurement of hippocampal volume in posttraumatic stress disorder related to childhood physical and sexual abuse – A preliminary report. *Biol Psychiatry* **41**, 23–32.

Bremner J D, Vythilingam M, Vermetten E, et al. 2003. MRI and PET study of deficits in hippocampal structure and function in women with childhood sexual abuse and posttraumatic stress disorder. *Am J Psychiatry* **160**, 924–32.

Canive J M, Lewine J D, Orrison W W, et al. 1997. MRI reveals gross structural abnormalities in PTSD. *Ann N Y Acad Sci* **821**, 512–5.

Carrion V G, Weems C F, Eliez S, et al. 2001. Attenuation of frontal asymmetry in pediatric posttraumatic stress disorder. *Biol Psychiatry* **50**, 943–51.

Carrion V G, Weems C F and Reiss A L. 2007. Stress predicts brain changes in children: A pilot longitudinal study on youth stress, posttraumatic stress disorder, and the hippocampus. *Pediatrics* **119**, 509–16.

Chen S, Xia W, Li L, et al. 2006. Gray matter density reduction in the insula in fire survivors with posttraumatic stress disorder: A voxel-based morphometric study. *Psychiatry Res Neuroimag* **146**, 65–72.

Corbo V, Clément M H, Armony J L, et al. 2005. Size versus shape differences: Contrasting voxel-based and volumetric analyses of the anterior cingulate cortex in individuals with acute posttraumatic stress disorder. *Biol Psychiatry* **58**, 119–24.

Crusio W E, Schwegler H and Van Abeelen J H F. 1989. Behavioral responses to novelty and structural variation of the hippocampus in mice. II. Multivariate genetic analysis. *Behav Brain Res* **32**, 81–8.

De Bellis M D, Hall J, Boring A M, *et al.* 2001. A pilot longitudinal study of hippocampal volumes in pediatric maltreatment-related posttraumatic stress disorder. *Biol Psychiatry* **50**, 305–09.

De Bellis M D and Keshavan M S. 2003. Sex differences in brain maturation in maltreatment-related pediatric posttraumatic stress disorder. *Neurosci Biobehav Rev* **27**, 103–17.

De Bellis M D, Keshavan M S, Clark D B, *et al.* 1999. Developmental traumatology part II: Brain development. *Biol Psychiatry* **45**, 1271–84.

De Bellis M D, Keshavan M S, Frustaci K, *et al.* 2002b. Superior temporal gyrus volumes in maltreated children and adolescents with PTSD. *Biol Psychiatry* **51**, 544–52.

De Bellis M D, Keshavan M S, Shifflett H, *et al.* 2002a. Brain structures in pediatric maltreatment-related posttraumatic stress disorder: A sociodemographically matched study. *Biol Psychiatry* **52**, 1066–78.

De Bellis M D and Kuchibhatla M. 2006. Cerebellar volumes in pediatric maltreatment-related posttraumatic stress disorder. *Biol Psychiatry* **60**, 697–703.

Emdad R, Bonekamp D, Sondergaard H P, *et al.* 2006. Morphometric and psychometric comparisons between non-substance-abusing patients with posttraumatic stress disorder and normal controls. *Psychother Psychosom* **75**, 122–32.

Fennema-Notestine C, Stein M B, Kennedy C M, *et al.* 2002. Brain morphometry in female victims of intimate partner violence with and without posttraumatic stress disorder. *Biol Psychiatry* **51**, 1089–101.

Freeman T W, Cardwell D, Karson C N and Komoroski R A. 1998. In vivo proton magnetic resonance spectroscopy of the medial temporal lobes of subjects with combat-related posttraumatic stress disorder. *Magn Reson Med* **40**, 66–71.

Freeman T, Kimbrell T, Booe L, *et al.* 2006. Evidence of resilience: Neuroimaging in former prisoners of war. *Psychiatry Res Neuroimag* **146**, 59–64.

Geuze E, Westenberg H G M, Heinecke A, *et al.* 2008. Thinner prefrontal cortex in veterans with posttraumatic stress disorder. *NeuroImage* **41**, 675–81.

Gilbertson M W, Shenton M E, Ciszewski A, *et al.* 2002. Smaller hippocampal volume predicts pathologic vulnerability to psychological trauma. *Nature Neurosci* **5**, 1242–7.

Golier J A, Yehuda R, DeSanti S, *et al.* 2005. Absence of hippocampal volume differences in survivors of the Nazi Holocaust with and without posttraumatic stress disorder. *Psychiatry Res Neuroimag* **139**, 53–64.

Gould E, McEwen B S, Tanapat P, *et al.* 1997. Neurogenesis in the dentate gyrus of the adult tree shrew is regulated by psychosocial stress and NMDA receptor activation. *J Neurosci* **17**, 2492–8.

Gurvits T V, Shenton M E, Hokama H, *et al.* 1996. Magnetic resonance imaging study of hippocampal volume in chronic, combat-related posttraumatic stress disorder. *Biol Psychiatry* **40**, 1091–9.

Hakamata Y, Matsuoka Y, Inagaki M, *et al.* 2007. Structure of orbitofrontal cortex and its longitudinal course in cancer-related post-traumatic stress disorder. *Neurosci Res* **59**, 383–9.

Ham B J, Chey J, Yoon S J, *et al.* 2007. Decreased N-acetyl-aspartate levels in anterior cingulate and hippocampus in subjects with post-traumatic stress disorder: A proton magnetic resonance spectroscopy study. *Eur J Neurosci* **25**, 324–9.

Hedges D W, Allen A, Tate D F, *et al.* 2003. Reduced hippocampal volume in alcohol and substance naïve Vietnam combat veterans with posttraumatic stress disorder. *Cognit Behav Neurol* **16**, 219–24.

Herry C, Ciocchi S, Senn V, *et al.* 2008. Switching on and off fear by distinct neuronal circuits. *Nature* **454**, 589–90.

Hull A M. 2002. Neuroimaging findings in post-traumatic stress disorder. *Br J Psychiatry* **181**, 102–10.

Jackowski A P, Douglas-Palumberi H, Jackowski M, *et al.* 2008. Corpus callosum in maltreated children with posttraumatic stress disorder: A diffusion tensor imaging study. *Psychiatry Res Neuroimag* **162**, 256–61.

Jatzko A, Rothenhöfer S, Schmitt A, *et al.* 2006. Hippocampal volume in chronic posttraumatic stress disorder (PTSD): MRI study using two different evaluation methods. *J Affect Disord* **94**, 121–6.

Karl A, Schaefer M, Malta L S, *et al.* 2006. A meta-analysis of structural brain abnormalities in PTSD. *Neurosci Biobehav Rev* **30**, 1004–31.

Kasai K, Yamasue H, Gilbertson M W, *et al.* 2008. Evidence for acquired pregenual anterior cingulate gray matter loss from a twin study of combat-related posttraumatic stress disorder. *Biol Psychiatry* **63**, 550–6.

Kim M J, Lyoo I K, Kim S J, *et al.* 2005. Disrupted white matter tract integrity of anterior cingulate in trauma survivors. *Neuroreport* **16**, 1049–53.

Kim S J, Jeong D U, Sim M E, *et al.* 2006. Asymmetrically altered integrity of cingulum bundle in posttraumatic stress disorder. *Neuropsychobiology* **54**, 120–5.

Kitayama N, Brummer M, Hertz L, *et al.* 2007. Morphologic alterations in the corpus callosum in abuse-related posttraumatic stress disorder: A preliminary study. *J Nerv Mental Disord* **195**, 1027–9.

Kitayama N, Quinn S and Bremner J D. 2006. Smaller volume of anterior cingulate cortex in abuse-related posttraumatic stress disorder. *J Affect Disord* **90**, 171–4.

Kitayama N, Vaccarino V, Kutner M, *et al.* 2005. Magnetic resonance imaging (MRI) measurement of hippocampal volume in posttraumatic stress disorder: A meta-analysis. *J Affect Disord* **88**, 79–86.

Laakso M P, Vaurio O, Savolainen L, *et al.* 2000. A volumetric MRI study of the hippocampus in type 1 and 2 alcoholism. *Behav Brain Res* **109**, 177–86.

Letizia B, Maricla T, Sara C, *et al.* 2008. Magnetic resonance imaging volumes of the hippocampus in drug-naïve patients with post-traumatic stress disorder without comorbidity conditions. *J Psychiatric Res* **42**, 752–62.

Levitt J J, Chen Q C, May F S, *et al.* 2006. Volume of cerebellar vermis in monozygotic twins discordant for combat exposure: Lack of relationship to posttraumatic stress disorder. *Psychiatry Res Neuroimag* **148**, 143–9.

Li L, Chen S, Liu J, *et al.* 2006. Magnetic resonance imaging and magnetic resonance spectroscopy study of deficits in hippocampal structure in fire victims with recent-onset posttraumatic stress disorder. *Can J Psychiatry* **51**, 431–7.

Lindauer R J L, Vlieger E J, Jalink M, *et al.* 2004. Smaller hippocampal volume in Dutch police officers with posttraumatic stress disorder. *Biol Psychiatry* **56**, 356–63.

Mahmutyazicioğlu K, Konuk N, Ozdemir H, *et al.* 2005. Evaluation of the hippocampus and the anterior cingulate gyrus by proton MR spectroscopy in patients with post-traumatic stress disorder. *Diagn Interven Radiol* **11**, 125–9.

Maren, S. 2005. Building and burying fear memories in the brain. *Neuroscientist* **11**, 89–99.

Margarinos A M, McEwen B S, Flugge G and Fuchs E. 1996. Chronic psychosocial stress causes apical dendritic atrophy of hippocampal CA3 pyramidal neurons in subordinate tree shrews. *J Neurosci* **16**, 3534–40.

Matsuoka Y, Yamawaki S, Inagaki M, *et al.* 2003. A volumetric study of amygdala in cancer survivors with instrusive recollections. *Biol Psychiatry* **54**, 736–43.

May F S, Chen Q C, Gilbertson M W, *et al.* 2004. Cavum septum pellucidum in monozygotic twins discordant for combat exposure: Relationship to posttraumatic stress disorder. *Biol Psychiatry* **55**, 656–8.

McEwen B S. 1995. Stressful experience, brain, and emotions: developmental, genetic, and hormonal influences. In Gazzaniga M S (ed.) *The Cognitive Neurosciences*. Cambridge, MA: MIT Press, pp. 1117–35.

Mohanakrishnan Menon P, Nasrallah H A, Lyons J A, *et al.* 2003. Single-voxel proton MR spectroscopy of right versus left hippocampi in PTSD. *Psychiatry Res Neuroimag* **123**, 101–08.

Mohanakrishnan Menon P, Nasrallah H A, Reeves R R and Ali J A. 2004. Hippocampal dysfunction in gulf war syndrome: A proton MR spectroscopy study. *Brain Res* **1009**, 189–94.

Myslobodsky M S, Glicksohn J, Singer J, *et al.* 1995. Changes of brain anatomy in patients with posttraumatic stress disorder: A pilot magnetic resonance imaging study. *Psychiatry Res* **58**, 259–64.

Nakano T, Wenner M, Inagaki M, *et al.* 2002. Relationship between distressing cancer-related recollections and hippocampal volume in cancer survivors. *Am J Psychiatry* **159**, 2087–93.

Pavić L, Gregurek R, Radoš M, *et al.* 2007. Smaller right hippocampus in war veterans with posttraumatic stress disorder. *Psychiatry Res Neuroimag* **154**, 191–8.

Pederson C L, Maurer S H, Kaminski P L, *et al.* 2004. Hippocampal volume and memory performance in a community-based sample of women with posttraumatic stress disorder secondary to child abuse. *J Traumat Stress* **17**, 37–40.

Pitman R K, Shin L M and Rauch S L. 2001. Investigating the pathogenesis of posttraumatic stress disorder with neuroimaging. *J Clin Psychiatry* **62**, 47–54.

Rauch S L, Shin L M and Phelps E A. 2006. Neurocircuitry models of posttraumatic stress disorder and extinction: Human neuroimaging research – Past, present, and future. *Biol Psychiatry* **60**, 376–82.

Rauch S L, Shin L M, Segal E, *et al.* 2003. Selectively reduced regional cortical volumes in post-traumatic stress disorder. *NeuroReport* **14**, 913–6.

Richert K A, Carrion V G, Karchemskiy A and Reiss A L. 2006. Regional differences of the prefrontal cortex in pediatric PTSD: An MRI study. *Depress Anxiety* **23**, 17–25.

Sapolsky R M, Uno H, Rebert C S and Finch C E. 1990. Hippocampal damage associated with prolonged glucocorticoid exposure in primates. *J Neurosci* **10**, 2897–902.

Schuff N, Neylan T C, Fox-Bosetti S, *et al.* 2008. Abnormal N-acetylaspartate in hippocampus and anterior cingulate in posttraumatic stress disorder. *Psychiatry Res* **162**, 147–57.

Schuff N, Neylan T C, Lenoci M A, *et al.* 2001. Decreased hippocampal N-acetylaspartate in the absence of atrophy in posttraumatic stress disorder. *Biol Psychiatry* **50**, 952–9.

Schwegler H and Lipp H P. 1983. Hereditary covariations of neuronal circuitry and behavior: Correlations between the proportions of hippocampal synaptic fields in the regio inferior and two-way avoidance in mice and rats. *Behav Brain Res* **7**, 1–38.

Shin L M, Shin P S, Heckers S, *et al.* 2004. Hippocampal function in posttraumatic stress disorder. *Hippocampus* **14**, 292–300.

Smith M A, Makino S, Kvetnansky R and Post R M. 1995. Stress and glucocorticoids affect the expression of brain-derived neurotrophic factor and neurotorphin-3 mRNAs in the hippocampus. *J Neurosci* **15**, 1768–77.

Smith M E. 2005. Bilateral hippocampal volume reduction in adults with post-traumatic stress disorder: A meta-analysis of structural MRI studies. *Hippocampus* **15**, 798–807.

Stein M B, Koverola C, Hanna C, *et al.* 1997. Hippocampal volume in women victimized by childhood sexual abuse. *Psychol Med* **27**, 951–9.

Thomas L A and De Bellis M D. 2004. Pituitary volumes in pediatric maltreatment-related posttraumatic stress disorder. *Biol Psychiatry* **55**, 752–8.

Tupler L A and De Bellis M D. 2006. Segmented hippocampal volume in children and adolescents with posttraumatic stress disorder. *Biol Psychiatry* **59**, 523–9.

Villarreal G, Hamilton D A, Graham D P, *et al.* 2004. Reduced area of the corpus callosum in posttraumatic stress disorder. *Psychiatry Res Neuroimag* **131**, 227–35.

Villarreal G, Hamilton D A, Petropoulos H, *et al.* 2002a. Reduced hippocampal volume and total white matter volume in posttraumatic stress disorder. *Biol Psychiatry* **52**, 119–25.

Villarreal G, Petropoulos H, Hamilton D A, *et al.* 2002b. Proton magnetic resonance spectroscopy of the hippocampus and occipital white matter in PTSD: Preliminary results. *Can J Psychiatry* **47**, 666–70.

Vythilingam M, Luckenbaugh D A, Lam T, *et al.* 2005. Smaller head of the hippocampus in Gulf War-related posttraumatic stress disorder. *Psychiatry Res Neuroimag* **139**, 89–99.

Wignall E L, Dickson J M, Vaughn P, *et al.* 2004. Smaller hippocampal volume in patients with recent-onset posttraumatic stress disorder. *Biol Psychiatry* **56**, 832–6.

Winter H and Irle E. 2004. Hippocampal volume in adult burn patients with and without posttraumatic stress disorder. *Am J Psychiatry* **16**, 2194–200.

Woodward S H, Kaloupek D G, Streeter C C, *et al.* 2006a. Hippocampal volume, PTSD, and alcoholism in combat veterans. *Am J Psychiatry* **163**, 674–81.

Woodward S H, Kaloupek D G, Streeter C C, *et al.* 2006b. Decreased anterior cingulate volume in combat-related PTSD. *Biol Psychiatry* **59**, 582–7.

Woon F L and Hedges D W. 2008. Hippocampal and amygdala volumes in children and adults with childhood maltreatment-related posttraumatic stress disorder: A meta-analysis. *Hippocampus* **18**, 729–36.

Uno H, Tarara R, Else J G, *et al.* 1989. Hippocampal damage associated with prolonged and fetal stress in primates. *J Neurosci* **9**, 1705–11.

Yamasue H, Kasai K, Iwanami A, *et al.* 2003. Voxel-based analysis of MRI reveals anterior cingulate gray-matter volume reduction in posttraumatic stress disorder due to terrorism. *Proc Natl Acad Sci* **100**, 9039–43.

Yehuda R, Golier J A, Tischler L, *et al.* 2007. Hippocampal volume in aging combat veterans with and without post-traumatic stress disorder: Relation to risk and resilience factors. *J Psychiatric Res* **41**, 435–45.

第 14 章

14

创伤后应激障碍的功能影像学

Lisa M. Shin，Kathryn Handwerger Brohawn，Danielle L. Pfaff and Roger K. Pitman

引言

PTSD 是一种焦虑障碍，患者经历或目睹威胁生命或遭受严重创伤的事件，表现为强烈的害怕、无助或恐慌（APA，2000）。PTSD 患者会以各种形式重复体验创伤性事件，包括梦魇、闯入性回忆和闪回。此外，患者会回避与创伤有关的事件或想法，导致情感受限，特别是积极的正性情感。最后，PTSD 患者还存在过度唤起症状，如警觉性增高、过度惊跳反应和注意力不能集中（APA，2000）。

在本章中，我们会对 PTSD 模型的神经环路进行总结，并简要描述研究 PTSD 患者脑功能的技术手段。随后我们将对相关的功能神经影像学研究进行综述。由于目前的神经环路模型多集中于杏仁核、mPFC 和海马，所以我们的综述也将涵盖在上述脑区有阳性发现的研究（Francati 等，2007；Lanius 等，2006；Rauch 等，2006）。最后，我们将对这些结果进行总结并提出未来的研究方向。

PTSD 的神经环路模型

在 PTSD 的功能神经影像学研究中，有几个人们感兴趣的脑区。首先就是杏仁核，因为它参与评价环境中潜在的威胁或不明确的过程（Davis 和 Whalen，2001；Whalen，1998），而且在条件性恐惧的形成（LeDoux，2000）和情感记忆编码（McGaugh，2004；Dolcos 等，2004）中起重要作用。第二是 mPFC，包括前扣带回皮质喙部（rostral anterior cingulatedcortex，rACC）、胼胝体下回和内侧额前回，这些脑区在任务操作中参与情感信息的抑制（Bishop 等，2004；Whalen 等，1998），并且与记忆的消退及保持有关（Mi-

lad 和 Quirk，2002；Morgan 等，1993；Quirk 等，2000），而 PTSD 患者则存在上述脑区的功能障碍（Orr 等，2000）。最后一个是海马，它参与神经和情绪记忆编码（Eichenbaum，2000；McGaugh，2004；Dolcos 等，2004），以及条件性恐惧记忆的形成和消退（Sanders 等，2003；Maren 和 Holt，2000；Corcoran 和 Maren，2001），因而与 PTSD 相关。

根据 PTSD 的神经环路模型（Rauch 等，1998，2006），杏仁核的反应性增高可以解释过度恐惧反应和永久性创伤记忆。而 mPFC（包括 rACC）反应性增高，无法有效抑制杏仁核，是患者创伤记忆消退困难和对创伤相关刺激的注意抑制功能减退的基础。PTSD 患者海马功能异常可能与记忆损害、难以识别安全环境及下丘脑-垂体-肾上腺（hypothalamic-pituitary-adrenal，HPA）轴调节异常有关（Layton 和 Krikorian，2002；Elzinga 和 Bremner，2002；Hamner 等，1999）。

任务、刺激与技术

在 PTSD 的功能性神经影像学研究中有一些不同类型的任务，有些采用个体化刺激和受试者生活中的事件作为唤起受试者创伤记忆的线索。常用技术是剧本驱动意象（script-driven imagary），它由 Peter Lang 和同事（1983）开发，随后 Roger Pitman 和 Scott Orr 将其应用于 PTSD 研究（Pitman 等，1987）。剧本驱动意象要求受试者详细记录自己经历的创伤和其他个人事件，随后，在这些故事的基础上，"剧本"由第二个人完成，并在扫描时按现在时态以录音的形式回放，在剧本驱动意象扫描过程中，要求参与者回忆并想象所描述的事件。

虽然剧本驱动意象在诱发症状或情绪状态上

191

非常有效，但这种技术的缺点是由于个体化原因，刺激事件在受试者之间的差异非常大。为了减少差异，增加试验可控性，一些研究者设计了对整体创伤幸存者特定的"标准化"创伤相关刺激。这些刺激包括与特定创伤类型，如与战争相关的照片、言语、声音或气味。有些研究只需要受试者注意这些刺激，而有些研究则需要受试者完成一些相关的认知任务。

为了明确 PTSD 患者的功能异常是否与创伤相关信息的加工特异性相关，一些研究者采用与创伤事件无关的情感刺激，如其他生活事件的意象记录、一般负性和（或）正性照片及面部表情。为了激活目标脑区，还有一些研究在认知任务中采用中性刺激，如中性词汇或语调。

研究人员已经检测了 PTSD 患者静息状态下的脑活动情况，但由于受试者在接受扫描时没有任何特定任务，所以对静息态研究结果的解释往往比较困难。尽管如此，静息状态研究还是有一定的启示作用，特别是当其结果与症状严重程度或治疗反应相关时。

有些研究小组尝试探讨 PTSD 患者的功能神经影像结果与治疗反应性的关系。其中一些研究在治疗前后对患者进行扫描，判断脑功能改善是否与症状改善相关，另一些研究则利用治疗前获得的功能性神经影像学数据来预测患者对治疗的反应。

PTSD 患者的脑功能研究应用了多种影像学技术，包括正电子发射计算机断层成像（positron emission tomography，PET）、单光子发射计算机断层成像（single photon emission computed tomography，SPECT）和功能性磁共振成像（functional magnetic resonance imaging，fMRI）。在应用 PET 的研究中，有些采用氧-15 标记水或二氧化碳来检测局部脑血流量（regional cerebral blood flow，rCBF），有些则采用 ^{18}F 氟脱氧葡萄糖（^{18}F-fluorodeoxyglucose，^{18}F-FDG）检测局部脑葡萄糖代谢率（regional cerebral metabolic rate for glucose，rCMRglu）。

在下文中，我们将根据刺激类型和影像学技术方法，对有关 PTSD 患者杏仁核、mPFC 和海马的功能性神经影像学研究结果进行综述。

杏仁核

剧本驱动意象

PET

一些关于 PTSD 患者的 PET 氧-15 研究采用了剧本驱动意象方法。Rauch 和同事（1996）在研究中未设置非 PTSD 对照组，但他们发现 PTSD 患者在想象创伤事件时与中性剧本（neutral scripts）相比杏仁核激活。Shin 和同事（2004a）通过对比男性越南战争退伍军人 PTSD 患者和无 PTSD 者，发现了更明显的杏仁核激活效应（创伤剧本 vs. 中性剧本）。女性退伍军人护士中，与没有 PTSD 的相比，患有 PTSD 者并未表现出过度的杏仁核激活。不过，无论是男性还是女性 PTSD 受试者，其症状严重程度均与杏仁核血流量呈正相关。Osuch 和同事（2008）对经历交通事故后 10～29 天的个体进行扫描，并在 3 个月后评估其 PTSD 症状，发现与健康的未经历过创伤的对照人群相比，这些事故幸存者的杏仁核激活减弱（创伤意象剧本 vs. 中性意象剧本）。这似乎与 PTSD 患者杏仁核过度激活的观点相矛盾。但是，之后的随访显示，22 名事故幸存者中，只有 4 名发展为 PTSD。也就是说，大多数幸存者并未发生 PTSD，这可能恰是杏仁核反应性较弱导致的。此外，Britton 和同事（2005）也报道过经历创伤但未发生 PTSD 的个体在创伤描述时杏仁核激活减弱。

通过功能连接方法，Gilboa 和同事（2004）论证了 PTSD 患者杏仁核、前扣带回、胼胝体下皮质（subcallosal cortex）及视皮质之间的正相关关系。而 Shin 和同事（2004a）则发现 PTSD 患者杏仁核与 mPFC 的血流改变呈负相关。Osuch 和同事（2008）以迅速恢复的交通事故幸存者作为受试对象，发现杏仁核与前扣带回皮质喙部激活呈正相关（创伤剧本驱动意象 vs. 中性剧本驱动意象）。

fMRI

Piefke 和同事（2007）采用 fMRI 和剧本驱动意象研究了交通事故后急性 PTSD 患者，他们发现无论是与基线还是负性非创伤条件刺激相比，在创伤条件刺激下，受试者均出现杏仁核激活。

创伤相关刺激

PET

Shin 和同事（1997）使用标准化战争相关照片做可视化心理意象（visual mental imagery），发现患有 PTSD 的战争退伍军人杏仁核激活，而无 PTSD 者则没有激活。Pissiota 和同事（2002）发现患有 PTSD 的战争退伍军人在接受战争相关声音（vs. 白噪声）刺激时杏仁核激活增强，且激活程度与受试者痛苦程度分级呈正相关。Vermetten 和同事（2007）发现与没有 PTSD 的退伍军人相比，PTSD 组在闻到柴油味时（战争相关气味）杏仁核激活更明显，痛苦程度更高，症状更严重。

SPECT

Liberzon 和同事（1999）将战争相关声音和白噪声在隔离的条件下呈现给有或无 PTSD 的退伍军人以及未经历过战争的健康受试者。与其他两组相比，患有 PTSD 的退伍军人组在接受战争相关声音刺激（vs. 白噪声）时杏仁核激活显著增强。

fMRI

最近两项 fMRI 研究显示，PTSD 患者在接受创伤相关图片刺激时，杏仁核过度激活。Hendler 和同事（2003）基于不同的认知阈将创伤相关图片和中性图片呈现给有或无 PTSD 的战争退伍军人，发现无论认知阈如何，战争相关图片以及中性图片都会使 PTSD 组杏仁核激活。Morey 和同事（2009）在受试者接受中性工作记忆任务时给其呈现与任务无关的战争相关图片或中性图片，同时进行 fMRI 扫描，发现患有 PTSD 的退伍军人在接受战争相关图片（vs. 中性图片）刺激时杏仁核激活显著增强，而非 PTSD 组则没有这一改变。

有两项 fMRI 研究报道了 PTSD 患者杏仁核对创伤相关词汇的高反应性。Protopescu 和同事（2005）将创伤相关、恐惧相关、正性词汇和中性词汇分别呈现给 PTSD 患者或未经历过创伤的健康受试者，发现与对照组相比，PTSD 组受试者的杏仁核对创伤相关词汇的反应性明显高于中性词汇。此外，杏仁核激活程度还与 PTSD 的症状严重程度呈正相关。随着时间推移，PTSD 组受试者对创伤词汇逐渐适应，和中性词汇相比杏仁核激活差异将不明显。Driessen 和同事（2004）采用词汇线索唤起受试者特异的个体化创伤回忆或其他非创伤性事件，发现 PTSD 合并边缘型人格障碍的女性患者杏仁核/钩回激活增强（创伤相关词汇线索 vs. 非创伤相关词汇线索刺激），而只有边缘型人格障碍的女性患者则没有这一改变。

与创伤无关的情绪刺激

PET

最近，研究人员开始尝试在神经影像学中建立巴甫洛夫条件性恐惧模型，用于研究 PTSD 患者的杏仁核功能（Rauch 等，2006）。Bremner 和同事（2005）开展了应用这一模型的第一项研究，包括呈现特异性视觉刺激（蓝色正方形）和轻度前臂电击。他们发现有受虐史的 PTSD 患者在接受条件性恐惧刺激时杏仁核激活程度显著高于无受虐史的健康受试者。

fMRI

一些与创伤无关的情绪刺激（如面部表情）研究也发现，PTSD 患者杏仁核过度激活。Rauch 和同事（2000）将恐惧或愉快的面部表情呈现给受试者，并通过中性面部表情"向后掩蔽"（backwardly masked）使受试者看不到情绪表情。他们发现与创伤暴露对照组相比，PTSD 组在面对被掩蔽的恐惧表情时杏仁核激活增强（和愉快的表情相比）。并且，PTSD 组杏仁核反应与症状严重程度呈正相关，但与抑郁严重程度无关。同样，Armomy 和同事（2005）也报道了面对被掩蔽的恐惧表情时，杏仁核的反应程度与 PTSD 症状严重程度呈正相关。Bryant 等（2008b）发现 PTSD 组受试者对掩蔽的恐惧表情其杏仁核激活反应较无创伤暴露史的对照组显著增加（和中性表情相比），而且 PTSD 患者杏仁核反应性与前扣带回皮质喙部的反应性呈负相关。Shin 和同事（2005）采用无掩蔽的表情刺激，也就是完全将恐惧或愉快表情呈现给受试者，发现与有创伤经历的非 PTSD 患者相比，PTSD 患者杏仁核反应显著增加（见图 14.1），且 PTSD 患者杏仁核激活与 mPFC 激活呈负相关。这项研究还指出，与对照组相比，PTSD 组对于恐惧表情比愉快表情更不易适应。在另外一项类似的给患者呈现完全恐

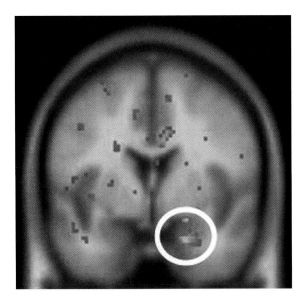

图 14.1 PTSD 组较创伤暴露对照组受试者右侧杏仁核激活增强（恐惧表情 *vs.* 愉快表情）（x，y，z：+22，+2，−14 和 +22，0，−26）（见彩图 14.1）。

惧表情或中性表情的研究中，Williams 等（2006）也发现，与无创伤经历的对照组相比，PTSD 组的杏仁核显著激活，虽然不清楚究竟前扣带回的哪一部分与杏仁核相关，但研究者仍发现 PTSD 组受试者右侧杏仁核与左侧前扣带回呈负相关。Dickie 和同事（2008）在受试者接受 fMRI 扫描时给其呈现面部表情，随后进行人脸识别记忆测试。虽然未设置对照组，但是 PTSD 症状严重程度评分仍与左侧杏仁核激活呈正相关。在一项可操控情绪状况的不同记忆范式研究中，Whalley 等（2009）给受试者呈现中性刺激并将其重叠在负性或正性图片上，随后 fMRI 扫描时检测受试者对中性刺激的识别记忆。PTSD 组受试者杏仁核/腹侧纹状体激活增强，且与中性刺激回忆的正确率有关。

中性刺激或静息状态

PET

Semple 和同事（2000）在 PET 扫描时应用了中性听觉连续操作任务，发现与未经历创伤的对照组相比，PTSD 共病物质滥用的退伍军人杏仁核血流量增加。Shin 和同事（2004b）对有或无 PTSD 的消防员进行研究，在扫描时采用词干补笔回忆任务（word-stem completion recall task），无论在深层回忆条件还是表浅回忆条件，PTSD 组受试者的杏仁核和海马 rCBF 均较非

PTSD 组显著增加。然而，Osuch 等（2008）发现机动车交通事故幸存者恢复后杏仁核在静息状态下血流量减少。

SPECT

Chung 和同事（2006）指出，与未经历创伤的健康对照组相比，PTSD 组受试者在静息状态下杏仁核血流灌注增加。但是，其他静息状态的 SPECT 研究则未发现 PTSD 患者杏仁核过度激活（Bonne 等，2003；Mirzaei 等，2001；Pavic 等，2003；Sachinvala 等，2000）。

fMRI

Bryant 和同事（2005）采用听觉 oddball 范式，发现与未经历创伤的健康对照组相比，PTSD 组受试者杏仁核对靶刺激反应增强。

与治疗反应的相关性

SPECT

Peres 等（2007）以一组阈下 PTSD 患者为受试者，经过暴露疗法和认知重组治疗，患者杏仁核对创伤性意象剧本的反应性降低。

fMRI

最近有两项研究报道了杏仁核功能和认知行为治疗的临床反应之间的关系。Felminghan 和同事（2007）在认知行为治疗前后将恐惧和中性表情呈现给 PTSD 患者，发现杏仁核反应下降与症状改善存在相关性。Bryant 和同事（2008a）采用另外一种研究设计，发现在治疗前患者面对掩蔽的恐惧和中性面部表情时杏仁核激活增强与认知行为治疗效果不佳有关。

总结与评价

总体来看，PTSD 患者似乎确实存在杏仁核过度激活，特别是在一些涉及恐惧面部表情刺激的研究中。此外，还有一些研究报道了杏仁核激活与 PTSD 症状严重程度之间的正相关关系，提示杏仁核的反应与 PTSD 的临床表现相关。但是，并非所有的研究结果都是如此（Bremner 等，1999a，1999b；Britton 等，2005；Lanius 等，2001，2002；Shin 等，1999）。未发现杏仁核激活的原因可能很多，特别是在 PET 和 SPECT 影像学研究中，由于这些技术需要进行区组设计，

在某一条件下的血流量往往是很长一段时间（从 PET ^{15}O 的 1 分钟到 PET-FDG 的 40 分钟）的平均值，因此时间分辨率较低。而经过一段时间杏仁核反应可能早已适应（Breiter 等，1996），即使 PTSD 患者也是如此（Shin 等，2005；Protopopescu 等，2005）。测量平均血流量或葡萄糖代谢率需要数分钟，这降低了检测出杏仁核激活有组内或组间差异的可能性。还有一些未发现 PTSD 患者杏仁核反应性增加的研究可能是由于意象任务的选择问题，杏仁核对内部生成刺激的反应似乎弱于对外部刺激的反应（Reiman 等，1997）。

内侧前额叶皮质/前扣带回喙部

剧本驱动意象

PET

大多数采用剧本驱动意象的研究发现，PTSD 患者在进行创伤意象剧本（vs. 中性意象剧本）时 mPFC 区激活减弱或完全不被激活。Bremner 和同事（1999a）发现，童年遭受过性虐待 PTSD 的患者与非 PTSD 患者相比，胼胝体下回失活且 rACC 不被激活。Shin 等（1999）也发现与非 PTSD 患者相比，童年遭受过性虐待的 PTSD 患者 rACC 激活减弱（见图 14.2）。Shin 和同事（2004a）采用相似的技术发现，在男性战

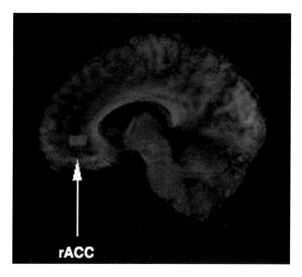

图 14.2 女性 PTSD 患者较非 PTSD 患者前扣带回喙部（x，y，z：+7，+38，0）激活减弱（创伤刺激 vs. 中性刺激）（见彩图 14.2）

争退伍军人和女性退伍护士中，PTSD 患者与非 PTSD 患者相比，额内侧回（位于 rACC 前面）激活减弱。此外，在 PTSD 组，额内侧回 rCBF 与 PTSD 症状严重程度及杏仁核 rCBF 呈负相关。同样，Britton 等（2005），报道与无 PTSD 的退伍军人和未曾经历战争的健康对照组相比，有 PTSD 的退伍军人 rACC 激活减弱。在 PTSD 组，背内侧前额叶皮质激活与 PTSD 症状严重程度呈负相关。

SPECT

Lindauer 和同事（2004）发现，与无 PTSD 的警官相比，有 PTSD 的警官在接受创伤剧本驱动意象刺激（vs. 中性剧本驱动意象）时额内侧回激活减弱。

fMRI

Lanius 等（2001）采用剧本驱动意象方法首次完成了关于 PTSD 的 fMRI 研究，他们发现与基线意象刺激相比，受试者在接受创伤意象刺激时 rACC 和额内侧回的激活显著降低。在涉及悲伤和焦虑情绪状态的剧本驱动意象中（Lanius 等，2003），研究者也发现 ACC 反应性降低，提示这一变化并非特异性针对创伤的相关线索。然而，在以分离症状而不是重复体验症状为主的 PTSD 患者中，接受创伤意象刺激时却表现出相反的变化，即 rACC 和额内侧回激活增强（Lanius 等，2002，2005）。研究者还发现，PTSD 与重性抑郁障碍（major depressive disorder，MDD）共病的患者较仅有 PTSD 的患者 rACC 激活增强，但是这两组 rACC 激活程度都低于创伤暴露对照组。最近，Hopper 和同事（2007）发现，PTSD 患者在接受创伤剧本驱动意象刺激时 rACC 激活与自我报告重复体验情况呈负相关。Frewen 等（2008）发现 PTSD 患者在创伤剧本驱动意象刺激时 ACC 激活与情绪警觉程度呈负相关，而在对照组，这两个变量则呈正相关。在一项与严重事故相关的 PTSD 研究中，Piefke 和同事（2007）发现受试者在创伤剧本驱动意象刺激时 rACC 较基线水平激活增强，但由于缺乏对照组，因此尚不能判断这种激活程度是否偏离正常。

创伤相关刺激

PET

Bremner 和同事（1999b）发现患有 PTSD 的

退伍军人在接受与创伤相关的视听刺激时 rACC 激活减弱，膝下皮质失活。Shin 和同事（1997）发现受试者看到创伤相关图片时 rACC 血流量较面对中性图片时减少，而在对这些图片进行可视化心理意象刺激时患者前扣带回膝下部则出现血流量增加。Bremner 和同事（2004）利用情绪色词任务（主要涉及命名创伤相关词汇的字体颜色）对遭受过性虐待的 PTSD 患者的脑激活程度进行研究，就创伤相关词汇与中性词汇任务进行比较，发现 PTSD 患者较非 PTSD 患者 rACC 激活显著下降。

SPECT

有两项 SPECT 研究显示，mPFC 的结果与其他类型的研究结果不同。Liberzon 和同事（1999）发现，给受试者呈现战争声音或白噪声时，患有 PTSD 的退伍军人组、不患有 PTSD 的退伍军人组和非退伍军人健康对照组的 ACC 激活水平相当。另一项研究采用标准化战争声音，发现与无 PTSD 的退伍军人组以及非退伍军人健康对照组相比，患有 PTSD 的退伍军人 mPFC 激活增强（Zubieta 等，1999）。

fMRI

Yang 等（2004）以青少年地震幸存者为受试对象评估了地震相关图片意象与感知的神经关联性，发现非 PTSD 患者 rACC 激活，而 PTSD 患者则没有。Hou 和同事（2007）发现，给煤矿事故幸存者呈现创伤相关图片或中性图片时，PTSD 患者较非 PTSD 患者前扣带回激活减弱。Morey 和同事（2009）发现，PTSD 症状的严重程度与 rACC 激活呈正相关（战争相关图片 *vs.* 中性图片）。但是，这样的研究缺少非 PTSD 患者作为对照。利用创伤相关词汇的情绪色词任务，Shin 等（2001）发现，与无 PTSD 的退伍军人相比，有 PTSD 的退伍军人 rACC 并没有激活增强，但是背侧 ACC（dorsal ACC，dACC）激活增强。

与创伤无关的情绪刺激

PET

采用与创伤无关的情绪刺激时，PTSD 相关研究也发现受试者 rACC 激活相对减弱。Phan 和同事（2006）在 PET 扫描时给受试者呈现厌恶图

片和中性图片，发现 PTSD 组受试者与健康对照组相比，腹侧 mPFC 失活。Bremner 和同事（2003b）采用情绪词汇刺激，发现女性 PTSD 患者与健康对照组相比，在回忆深入编码负性词汇或中性词汇唤起刺激的过程中，rACC 和膝下皮质血流量减少。他们（2005）还利用条件性恐惧学习和消退程序，发现女性 PTSD 患者在消退时 rACC 和膝下皮质激活较非创伤暴露对照组下降。

fMRI

Shin 等（2005）采用面部表情情绪刺激发现，与创伤暴露非 PTSD 男性相比，男性 PTSD 患者在接受恐惧表情及愉快表情刺激时 rACC、背侧 mPFC 和腹侧 mPFC 激活减弱。此外，rACC 激活与 PTSD 症状严重程度呈负相关。Williams 和同事（2006）也报道了 PTSD 患者在接受恐惧及中性人脸刺激时 rACC 激活减弱。ACC 喙部激活与 PTSD 症状严重程度呈负相关。Dickie 等（2008）发现，PTSD 患者腹侧 mPFC 激活对随后忘记的面部表情反应与症状严重程度呈负相关。与之前的研究相比，Bryant 和同事（2008b）则发现，与未经历创伤的对照组相比，PTSD 患者在对恐惧和中性面部表情无意识加工过程中腹侧 mPFC 激活增强。Sailer 等（2008）采用做决策这一不同的任务，发现受试者在获益反馈时额内侧回和伏隔核激活减弱。

中性刺激或静息状态

PET

Semple 等（2000）发现，与健康的未经历过创伤的受试者相比，有物质滥用史的 PTSD 患者无论是在静息状态还是执行听觉持续操作任务时，其 ACC／额内侧回血流量均减少。Osuch 和同事（2008）以一组康复后的交通事故幸存者为受试对象，发现其中大多数未发展为 PTSD，而且在静息状态下 rACC 血流量增加。

仅有 3 项 PET 研究采用 FDG 来检测 PTSD 患者的 rCMRglu。Molina 和同事（2010）报道，患有 PTSD 的退伍军人 ACC 和额内侧回较非 PTSD 患者激活减弱。Bremner 等（1997）发现患有 PTSD 的退伍军人和未经历过创伤的健康个体之间 ACC 的 rCMRglu 并无显著性差异。Shin 和同事（2009）则发现，患有 PTSD 的退伍军人

和他们的同卵双生兄弟与不患有 PTSD 的退伍军人及其同胞兄弟相比，dACC 和中扣带回皮质（midcingulate cortex）rCMRglu 增加（见图 14.3）。这一发现提示，该脑区的高代谢状态是经历创伤者发生 PTSD 的危险因素之一，而不是后天获得 PTSD 的特征。

SPECT

关于 PTSD 患者 ACC 变化的 SPECT 研究结果并不一致。Sachinvala 和同事（2000）发现，PTSD 患者在静息状态下 ACC 灌注较健康受试者增加。Chung 等（2006）发现在静息状态下，机动车交通事故幸存者与未经历过创伤事件的健康受试者相比，扣带回膝下部 rCBF 增加。Bonne 等（2003）发现，PTSD 患者、经历过创伤的对照组和未经历过创伤的健康对照组在静息状态下的 ACC 灌注并无差异。

fMRI

采用中性刺激的 fMRI 研究得出 rACC 激活减弱结论的较少。Bryant 和同事（2005）应用 fMRI 听觉 Oddball 范式研究 PTSD 患者的脑功能变化，发现与未经历过创伤的健康对照组相比，PTSD 患者 rACC 和 dACC 脑区激活增强（oddball 靶向 *vs.* 无靶向）。Shin 等（2007）的一项研究显示，PTSD 组在接受中性色词任务时 dACC

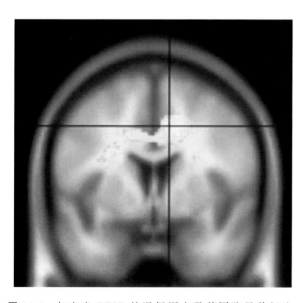

图 14.3　与未患 PTSD 的退伍军人及其同胞兄弟相比，患有 PTSD 的退伍军人和他们的同胞兄弟在静息态时背侧前扣带回皮质/中扣带回皮质（x，y，z：+10，+2，+42）葡萄糖代谢水平增加（见彩图 14.3）。

激活有增加的趋势，但是与非 PTSD 组相比 rACC 激活并无差异。Carrion 等（2008）发现，与健康儿童相比，有 PTSD 症状的儿童在接受 go-no-go 任务时 dACC 和 rACC 激活增强。Moores 和同事（2008）采用言语工作记忆任务研究发现，与健康对照组相比，PTSD 组在工作记忆更新后 ACC 激活减弱。

与治疗反应的相关性

PET

一些研究指出，前扣带回活动与各种治疗的效果存在一定相关性。Fernandez 等（2001）在一项较早的病例报告中指出，氟西汀治疗 PTSD 有效与腹侧前额叶皮质激活增强有相关性。

SPECT

Seedat 和同事（2004）观察了 PTSD 患者在西酞普兰治疗前以及治疗 8 周后的脑活动，发现 mPFC（左侧扣带旁回）灌注增加与症状改善存在相关性。Peres 和同事（2007）发现，经过基于暴露的疗法和重组心理治疗后，受试者在接受创伤剧本（traumatic scripts）刺激时左侧前扣带回激活显著增强。同样，Levin 等（1999）报道，一例接受眼动脱敏与再加工（eye movement desensitization and reprocessing，EMDR）治疗的患者 ACC 激活增强。Lansing 和同事（2005）发现 EMDR 治疗后，患者额内侧回/rACC 激活增强。

fMRI

Felmingham 和同事（2007）研究了 PTSD 患者在接受认知行为治疗（cognitive behavioral therapy，CBT）前以及治疗 6 个月后大脑对恐惧或中性表情的反应，他们发现受试者在治疗后 rACC 激活显著增强。Bryant（2008a）观察了 PTSD 患者在接受认知行为治疗之前面对掩蔽的恐惧或中性表情时大脑的激活情况，发现治疗前 rACC 激活程度与治疗后 PTSD 症状严重程度评分呈正相关。对 CBT 疗效欠佳的患者在治疗前 rACC 激活显著高于治疗有效者。这一发现似乎与之前的假设不同，研究者推测这可能是因为与之前的研究所呈现刺激的类型不同，与恐惧刺激的快速呈现有关。

总结与评价

功能神经影像学研究认为，PTSD 患者的 mPFC，包括 rACC、胼胝体下回和额内侧回激活减弱。在应用创伤相关或情绪刺激进行的研究中，mPFC 激活减弱的结论尤为普遍，一些应用中性刺激的研究也有相似结论。总的来说，mPFC 激活似乎与 PTSD 症状严重程度呈负相关，同时治疗成功的可能性增加。

需要注意的是，大多数认为 PTSD 患者 mPFC 激活减弱的研究都集中在 ACC 喙部、腹侧或额内侧回。一些综述提示，PTSD 患者 ACC 的背侧部分存在高反应性（Bremner 等，2005；Bryant 等，2005；Shin 等，2001，2007）。因此，在解释 PTSD 患者 ACC 功能神经影像学结果时，应该考虑到定位的影响，例如喙部还是背侧。

虽然我们没有总结，但确实有些研究指出 PTSD 患者 ACC 体积减小（Rauch 等，2003；Yamasue 等，2003；Woodward 等，2006），目前尚不能解释 ACC 功能下降是否与此相关，这有待于未来进一步研究。

海马

剧本驱动意象

PET

Bremner 和同事（1999a）采用 PET 和剧本驱动意象技术研究了童年期遭受过性虐待者的 rCBF，与无 PTSD 的受试者相比，PTSD 患者在面对创伤性剧本时海马 rCBF 的反应性低于中性剧本。Osuch 等（2008）最近报道的结果与之相似，他们发现交通事故幸存者与未经历过创伤的健康对照组人群相比，海马血流量减少（创伤性意象 vs. 中性意象）。研究人员还发现，PTSD 患者的症状严重程度与右侧海马血流量改变呈负相关，但是只有一小部分受试者最终符合 PTSD 的诊断标准。Osuch 和同事（2001）发现，在接受剧本驱动意象刺激时闪回症状的强度与左侧海马周围区域的血流量呈正相关。

SPECT

Peres 和同事（2007）采用 SPECT 和剧本驱

动意象技术研究 PTSD 患者在暴露/认知重建治疗前后的变化，发现 PTSD 患者接受心理治疗后左侧海马对创伤性剧本刺激反应的激活增强，而未发现对照组 rCBF 随时间而变化。

创伤相关刺激

fMRI

Thomaes 等（2009）采用 fMRI 和言语陈述记忆任务评价了有童年受虐经历的女性"复杂性" PTSD 患者与正常受试者的海马功能。在扫描时，研究者给受试者呈现编码程度或浅或深的虐待相关词汇和中性词汇，几分钟后的认知测试期间再次扫描。与对照组相比，PTSD 组在深度编码负性词汇时左侧海马旁回激活较基线时显著增加。由此可见，PTSD 患者海马激活似乎并不总是降低，而且采用创伤相关刺激可能更容易揭示 PTSD 患者海马和海马旁回激活情况。

与创伤无关的情绪刺激

PET

Bremner 等（2003b）给有童年受虐经历的 PTSD 患者或未经历过创伤的健康对照者呈现中性和情绪词汇，随后让受试者在接受扫描时对这些词汇进行回忆。与对照组相比，PTSD 组在情绪词汇唤起时较中性词汇唤起时左侧海马血流量减少。

中性刺激或静息状态

PET

Bremner 等（2003b）发现在中性词汇唤起时 PTSD 组和健康对照组海马激活没有差异，但是在另一项研究中，这些研究人员（Bremner 等，2003a）发现在编码中性言语篇章时 PTSD 组左侧海马激活较健康对照组降低，且对海马体积进行统计学控制后仍然存在这一差异。Shin 和同事（2004b）应用词干线索回忆研究，受试者在接受扫描前对中性词汇进行或深或浅的编码，随后比较深度编码和浅度编码情况下海马血流量的差异。结果显示，与无 PTSD 的消防员相比，有 PTSD 的消防员海马激活减弱（见图 14.4），不过，这一结果是浅度编码情况下 PTSD 组的海马激活情况。事实上，不区分条件后显示，PTSD 组较非

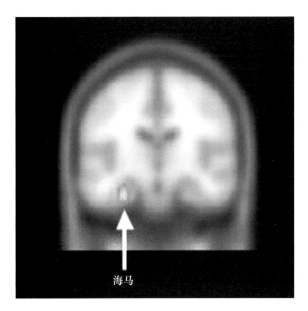

图 14.4 与未患 PTSD 的消防员相比，患有 PTSD 的消防员左侧海马（x，y，z：−28，−16，−24）激活减弱（深度编码 *vs.* 浅度编码）（见彩图 14.4）。

PTSD 组海马血流量增加。其他研究指出，PTSD 患者在执行持续操作任务（Semple 等，2000）和静息态（Sachinvala 等，2000）时海马激活均增强。Molina 和同事（2010）发现在静息态时有 PTSD 的退伍军人比无 PTSD 者海马 rCMRglu 降低。

fMRI

最近的一些 fMRI 研究检测了任务状态下（包括中性刺激）的海马激活情况。Astur 和同事（2006）发现与健康对照组相比，PTSD 组执行虚拟 Morris 水迷宫任务时海马激活减弱。此外，PTSD 症状严重程度与海马激活呈负相关。Moores 等（2008）发现与健康对照组相比，PTSD 组在工作记忆更新时海马激活减弱。Geuze 和同事（2008）对有或没有 PTSD 的退伍军人在执行中性成对词汇相关性编码和再回忆时进行扫描，发现 PTSD 组在编码时海马旁回激活增强，唤起时激活减弱。Werner 和同事（2009）也报道了类似的结果，他们发现在编码成对词组［如面孔-职业命名组合（face-profession name pairs）］时海马激活增强，而唤起时海马旁回激活减弱。

总结与评价

很多研究报道了 PTSD 患者海马激活减弱，特别是那些采用中性刺激的研究。有意思的是，

有一项采用创伤相关刺激和记忆任务的研究表明，PTSD 患者海马激活增强（Thomaes 等，2009）。因此，还需要更多这种类型的研究更全面地描述该疾病患者的海马功能特征。

尽管在本章中没有全面回顾，但也有一些研究报道了 PTSD 患者海马体积减小（Bremner 等，1995；Gurvits 等，1996；Karl 等，2006）。虽然一些功能神经影像学研究在分析时对海马体积进行了控制（Bremner 等，2003a，Shin 等，2004b），但仍需要更多的研究来明确 PTSD 患者海马体积减小对其功能的可能影响。

未来的研究方向

关于 PTSD 的功能神经影像学研究首次报道于 20 世纪 90 年代早期，随后这一领域迅速发展，报道了大量关于 PTSD 的功能神经环路信息。但是，很多研究尚不完整，需要进一步完善。例如，患有急性 PTSD 的患者是否与慢性病患者一样存在功能异常，今后的研究也许可以对这两组人群直接进行神经影像学比较。此外，关于 PTSD 患者功能异常究竟在多大程度上是特异性的问题也有待明确。我们已经知道 PTSD 功能性神经环路与强迫障碍（obsessive-compulsive disorder，OCD）不同，但是它与恐怖症和社交焦虑障碍的区别还有待进一步研究。最后，很少有研究证实，这些功能异常是 PTSD 患者后天出现的体征，还是在心理创伤出现之前本身发育过程中就存在的危险因素，未来还需要更多双生子以及纵向设计的研究来明确这一问题。如果功能神经影像学异常是危险因素，那么我们还需要进一步证实这些异常是否代表了基因多态性的特异性内表型。

框 14.1 总结

- PTSD 患者杏仁核激活增强，且其程度与症状严重程度呈正相关。
- mPFC 喙部激活减弱，且其程度与症状严重程度呈负相关。
- 这些结果提示的神经环路模型表现为，mPFC 低反应性，不能正常抑制杏仁核。
- 这种功能异常可能是难以抑制对创伤相关刺激的注意以及恐惧反应消退困难的原因。
- 治疗成功后，mPFC 功能可恢复正常。

参考文献

APA. 2000. *Diagnostic and Statistical Manual of Mental Disorders, Fourth Edition, Text-Revision*. Washington, DC: American Psychiatric Press.

Armony J L, Corbo V, Clement M H and Brunet A. 2005. Amygdala response in patients with acute PTSD to masked and unmasked emotional facial expressions. *Am J Psychiatry* **162**, 1961–3.

Astur R S, St Germain S A, Tolin D, Ford J, Russell D and Stevens M. 2006. Hippocampus function predicts severity of post-traumatic stress disorder. *Cyberpsychol Behav* **9**, 234–40.

Binder E B, Bradley R G, Liu W, *et al.* 2008. Association of FKBP5 polymorphisms and childhood abuse with risk of posttraumatic stress disorder symptoms in adults. *JAMA* **299**, 1291–305.

Bishop S, Duncan J, Brett M and Lawrence A D. 2004. Prefrontal cortical function and anxiety: Controlling attention to threat-related stimuli. *Nat Neurosci* **7**, 184–8.

Bonne O, Gilboa A, Louzoun Y, *et al.* 2003. Resting regional cerebral perfusion in recent posttraumatic stress disorder. *Biol Psychiatry* **54**, 1077–86.

Breiter H C, Etcoff N L, Whalen P J, *et al.* 1996. Response and habituation of the human amygdala during visual processing of facial expression. *Neuron* **17**, 875–87.

Bremner J D, Innis R B, Ng C K, *et al.* 1997. Positron emission tomography measurement of cerebral metabolic correlates of yohimbine administration in combat-related posttraumatic stress disorder. *Arch Gen Psychiatry* **54**, 246–54.

Bremner J D, Narayan M, Staib L H, Southwick S M, McGlashan T and Charney D S. 1999a. Neural correlates of memories of childhood sexual abuse in women with and without posttraumatic stress disorder. *Am J Psychiatry* **156**, 1787–95.

Bremner J D, Randall P, Scott T M, *et al.* 1995. MRI-based measurement of hippocampal volume in patients with combat-related posttraumatic stress disorder. *Am J Psychiatry* **152**, 973–81.

Bremner J D, Staib L H, Kaloupek D, Southwick S M, Soufer R and Charney D S. 1999b. Neural correlates of exposure to traumatic pictures and sound in Vietnam combat veterans with and without posttraumatic stress disorder: A positron emission tomography study. *Biol Psychiatry* **45**, 806–16.

Bremner J D, Vermetten E, Schmahl C, *et al.* 2005. Positron emission tomographic imaging of neural correlates of a fear acquisition and extinction paradigm in women with childhood sexual-abuse-related post-traumatic stress disorder. *Psychol Med* **35**, 791–806.

Bremner J D, Vermetten E, Vythilingam M, *et al.* 2004 Neural correlates of the classic color and emotional stroop in women with abuse-related posttraumatic stress disorder. *Biol Psychiatry* **55**, 612–20.

Bremner J D, Vythilingam M, Vermetten E, *et al.* 2003a. MRI and PET study of deficits in hippocampal structure and function in women with childhood sexual abuse and posttraumatic stress disorder. *Am J Psychiatry* **160**, 924–32.

Bremner J D, Vythilingam M, Vermetten E, *et al.* 2003b. Neural correlates of declarative memory for emotionally valenced words in women with posttraumatic stress disorder related to early childhood sexual abuse. *Biol Psychiatry* **53**, 879–89.

Britton J C, Phan K L, Taylor S F, Fig L M and Liberzon I. 2005. Corticolimbic blood flow in posttraumatic stress disorder during script-driven imagery. *Biol Psychiatry* **57**, 832–40.

Bryant R A, Felmingham K L, Kemp A H, *et al.* 2005. Neural networks of information processing in posttraumatic stress disorder: A functional magnetic resonance imaging study. *Biol Psychiatry* **58**, 111–8.

Bryant R A, Felmingham K, Kemp A, Das P, Hughes G, Peduto A and Williams L. 2008a. Amygdala and ventral anterior cingulate activation predicts treatment response to cognitive behaviour therapy for post-traumatic stress disorder. *Psychol Med* **38**, 555–61.

Bryant R A, Kemp A H, Felmingham K L, *et al.* 2008b. Enhanced amygdala and medial prefrontal activation during nonconscious processing of fear in posttraumatic stress disorder: An fMRI study. *Hum Brain Mapp* **29**, 517–23.

Carrion V G, Garrett A, Menon V, Weems C F and Reiss A L. 2008. Posttraumatic stress symptoms and brain function during a response-inhibition task: An fMRI study in youth. *Depress Anxiety* **25**, 514–26.

Chung Y A, Kim S H, Chung S K, *et al.* 2006. Alterations in cerebral perfusion in posttraumatic stress disorder patients without re-exposure to accident-related stimuli. *Clin Neurophysiol* **117**, 637–42.

Corcoran K A and Maren S. 2001. Hippocampal inactivation disrupts contextual retrieval of fear memory after extinction. *J Neurosci* **21**, 1720–6.

Davis M and Whalen P J. 2001. The amygdala: Vigilance and emotion. *Mol Psychiatry* **6**, 13–34.

Dickie E W, Brunet A, Akerib V and Armony J L. 2008. An fMRI investigation of memory encoding in PTSD: Influence of symptom severity. *Neuropsychologia* **46**, 1522–31.

Dolcos F, LaBar K S and Cabeza R. 2004. Interaction between the amygdala and the medial temporal lobe memory system predicts better memory for emotional events. *Neuron* **42**, 855–63.

Driessen M, Beblo T, Mertens M, *et al.* 2004. Posttraumatic stress disorder and fMRI activation patterns of traumatic memory in patients with borderline personality disorder. *Biol Psychiatry* **55**, 603–11.

Eichenbaum H. 2000. A cortical–hippocampal system for declarative memory. *Nat Rev Neurosci* **1**, 41–50.

Elzinga B M and Bremner J D. 2002. Are the neural substrates of memory the final common pathway in posttraumatic stress disorder (PTSD)? *J Affect Disord* **70**, 1–17.

Felmingham K, Kemp A, Williams L, *et al.* 2007. Changes in anterior cingulate and amygdala after cognitive behavior therapy of posttraumatic stress disorder. *Psychol Sci* **18**, 127–9.

Fernandez M, Pissiota A, Frans O, von Knorring L, Fischer H and Fredrikson M. 2001. Brain function in a patient with torture related post-traumatic stress disorder before and after fluoxetine treatment: A positron emission tomography provocation study. *Neurosci Lett* **297**, 101–04.

Francati V, Vermetten E and Bremner J D. 2007. Functional neuroimaging studies in posttraumatic stress disorder: Review of current methods and findings. *Depress Anxiety* **24**, 202–18.

Frewen P, Lane R D, Neufeld R W, Densmore M, Stevens T and Lanius R. 2008. Neural correlates of levels of emotional awareness during trauma script-imagery in posttraumatic stress disorder. *Psychosom Med* **70**, 27–31.

Geuze E, Vermetten E, Ruf M, de Kloet C S and Westenberg H G. 2008. Neural correlates of associative learning and memory in veterans with posttraumatic stress disorder. *J Psychiatr Res* **42**, 659–69.

Gilboa A, Shalev A Y, Laor L, *et al.* 2004. Functional connectivity of the prefrontal cortex and the amygdala in posttraumatic stress disorder. *Biol Psychiatry* **55**, 263–72.

Gurvits T V, Shenton M E, Hokama H, *et al.* 1996. Magnetic resonance imaging study of hippocampal volume in chronic, combat-related posttraumatic stress disorder. *Biol Psychiatry* **40**, 1091–9.

Hamner M B, Lorberbaum J P and George M S. 1999. Potential role of the anterior cingulate cortex in PTSD: Review and hypothesis. *Depress Anxiety* **9**, 1–14.

Hendler T, Rotshtein P, Yeshurun Y, *et al.* 2003. Sensing the invisible: Differential sensitivity of visual cortex and amygdala to traumatic context. *Neuroimage* **19**, 587–600.

Hopper J W, Frewen P A, van der Kolk B A and Lanius R A. 2007. Neural correlates of reexperiencing, avoidance, and dissociation in PTSD: Symptom dimensions and emotion dysregulation in responses to script-driven trauma imagery. *J Trauma Stress* **20**, 713–25.

Hou C, Liu J, Wang K, *et al.* 2007. Brain responses to symptom provocation and trauma-related short-term memory recall in coal mining accident survivors with acute severe PTSD. *Brain Res* **1144**, 165–74.

Karl A, Schaefer M, Malta L S, Dorfel D, Rohleder N and Werner A. 2006. A meta-analysis of structural brain abnormalities in PTSD. *Neurosci Biobehav Rev* **30**, 1004–31.

Kim M J, Chey J, Chung A, *et al.* 2008. Diminished rostral anterior cingulate activity in response to threat-related events in posttraumatic stress disorder. *J Psychiatr Res* **42**, 268–77.

Koenen K C, Saxe G, Purcell S, *et al.* 2005. Polymorphisms in FKBP5 are associated with peritraumatic dissociation in medically injured children. *Mol Psychiatry* **10**, 1058–9.

Lang P J, Levin D N, Miller G A and Kozak M J. 1983. Fear behavior, fear imagery, and the psychophysiology of emotion: The problem of affective response integration. *J Abnorm Psychol* **92**, 276–306.

Lanius R, Williamson P, Boksman K, *et al.* 2002. Brain activation during script-driven imagery induced dissociative responses in PTSD: A functional magnetic resonance imaging investigation. *Biol Psychiatry* **52**, 305.

Lanius R A, Bluhm R, Lanius U and Pain C. 2006. A review of neuroimaging studies in PTSD: Heterogeneity of response to symptom provocation. *J Psychiatr Res* **40**, 709–29.

Lanius R A, Williamson P C, Bluhm R L, *et al.* 2005. Functional connectivity of dissociative responses in posttraumatic stress disorder: A functional magnetic resonance imaging investigation. *Biol Psychiatry* **57**, 873–84.

Lanius R A, Williamson P C, Densmore M, *et al.* 2001. Neural correlates of traumatic memories in posttraumatic stress disorder: A functional MRI investigation. *Am J Psychiatry* **158**, 1920–2.

Lanius R A, Williamson P C, Hopper J, *et al.* 2003. Recall of emotional states in posttraumatic stress disorder: An fMRI investigation. *Biol Psychiatry* **53**, 204–10.

Lansing K, Amen D G, Hanks C and Rudy L. 2005. High-resolution brain SPECT imaging and eye movement desensitization and reprocessing in police officers with PTSD. *J Neuropsychiatry Clin Neurosci* **17**, 526–32.

Layton B and Krikorian R. 2002. Memory mechanisms in posttraumatic stress disorder. *J Neuropsychiatry Clin Neurosci* **14**, 254–61.

LeDoux J E. 2000. Emotion circuits in the brain. *Annu Rev Neurosci* **23**, 155–84.

Lee H J, Lee M S, Kang R H, *et al.* 2005. Influence of the serotonin transporter promoter gene polymorphism on susceptibility to posttraumatic stress disorder. *Depress Anxiety* **21**, 135–9.

Levin P, Lazrove S. and van der Kolk B. 1999. What psychological testing and neuroimaging tell us about the treatment of Posttraumatic Stress Disorder by Eye Movement Desensitization and Reprocessing. *J Anxiety Disord* **13**, 159–72.

Liberzon I, Taylor S F, Amdur R, *et al.* 1999. Brain activation in PTSD in response to trauma-related stimuli. *Biol Psychiatry* **45**, 817–26.

Lindauer R J, Booij J, Habraken J B, *et al.* 2004. Cerebral blood flow changes during script-driven imagery in police officers with posttraumatic stress disorder. *Biol Psychiatry* **56**, 853–61.

Maren S and Holt W. 2000. The hippocampus and contextual memory retrieval in Pavlovian conditioning. *Behav Brain Res* **110**, 97–108.

McGaugh J L. 2004. The amygdala modulates the consolidation of memories of emotionally arousing experiences. *Annu Rev Neurosci* **27**, 1–28.

Milad M R and Quirk G J. 2002. Neurons in medial prefrontal cortex signal memory for fear extinction.

Nature **420**, 70–4.

Mirzaei S, Knoll P, Keck A, *et al.* 2001. Regional cerebral blood flow in patients suffering from post-traumatic stress disorder. *Neuropsychobiology* **43**, 260–4.

Molina M E, Isoardi R, Prado M N and Bentolila S. 2010. Basal cerebral glucose distribution in long-term post-traumatic stress disorder. *World J Biol Psychiatry* **11**, 493–501.

Moores K A, Clark C R, McFarlane A C, Brown G C, Puce A and Taylor D J. 2008. Abnormal recruitment of working memory updating networks during maintenance of trauma-neutral information in post-traumatic stress disorder. *Psychiatry Res* **163**, 156–70.

Morey R A, Dolcos F, Petty C M, *et al.* 2008. The role of trauma-related distractors on neural systems for working memory and emotion processing in posttraumatic stress disorder. *J Psychiatr Res* **43**, 809–17.

Morgan M A, Romanski L M and LeDoux J E. 1993. Extinction of emotional learning: Contribution of medial prefrontal cortex. *Neurosci Lett* **163**, 109–13.

Orr S P, Metzger L J, Lasko N B, *et al.* 2000. De novo conditioning in trauma-exposed individuals with and without posttraumatic stress disorder. *J Abnorm Psychol* **109**, 290–8.

Osuch E A, Benson B, Geraci M, *et al.* 2001. Regional cerebral blood flow correlated with flashback intensity in patients with posttraumatic stress disorder. *Biol Psychiatry* **50**, 246–53.

Osuch E A, Willis M W, Bluhm R, Ursano R J and Drevets W C. 2008. Neurophysiological responses to traumatic reminders in the acute aftermath of serious motor vehicle collisions using [^{15}O]-H$_2$O positron emission tomography. *Biol Psychiatry* **64**, 327–35.

Pavic L, Gregurek R, Petrovic R, *et al.* 2003. Alterations in brain activation in posttraumatic stress disorder patients with severe hyperarousal symptoms and impulsive aggressiveness. *Eur Arch Psychiatry Clin Neurosci* **253**, 80–3.

Peres J F, Newberg A B, Mercante J P, *et al.* 2007. Cerebral blood flow changes during retrieval of traumatic memories before and after psychotherapy: A SPECT study. *Psychol Med* **37**, 1481–91.

Phan K L, Britton J C, Taylor S F, Fig L M and Liberzon I. 2006. Corticolimbic blood flow during nontraumatic emotional processing in posttraumatic stress disorder. *Arch Gen Psychiatry* **63**, 184–92.

Piefke M, Pestinger M, Arin T, *et al.* 2007. The neurofunctional mechanisms of traumatic and non-traumatic memory in patients with acute PTSD following accident trauma. *Neurocase* **13**, 342–57.

Pissiota A, Frans O, Fernandez M, von Knorring L, Fischer H and Fredrikson M. 2002. Neurofunctional correlates of posttraumatic stress disorder: A PET symptom provocation study. *Eur Arch Psychiatry Clin Neurosci* **252**, 68–75.

Pitman R K, Orr S P, Forgue D F, de Jong J B and Claiborn J M. 1987. Psychophysiologic assessment of posttraumatic stress disorder imagery in Vietnam combat veterans. *Arch Gen Psychiatry* **44**, 970–5.

Protopopescu X, Pan H, Tuescher O, *et al.* 2005. Differential time courses and specificity of amygdala activity in posttraumatic stress disorder subjects and normal control subjects. *Biol Psychiatry* **57**, 464–73.

Quirk G J, Russo G K, Barron J L and Lebron K. 2000. The role of ventromedial prefrontal cortex in the recovery of extinguished fear. *J Neurosci* **20**, 6225–31.

Rauch S L, Shin L M and Phelps E A. 2006. Neurocircuitry models of posttraumatic stress disorder and extinction: Human neuroimaging research – Past, present, and future. *Biol Psychiatry* **60**, 376–82.

Rauch S L, Shin L M, Segal E, *et al.* 2003. Selectively reduced regional cortical volumes in post-traumatic stress disorder. *Neuroreport* **14**, 913–6.

Rauch S L, Shin L M, Whalen P J and Pitman R K. 1998. Neuroimaging and the neuroanatomy of PTSD. *CNS Spectrums* **3** (Suppl 2), 30–41.

Rauch S L, van der Kolk B A, Fisler R E, *et al.* 1996. A symptom provocation study of posttraumatic stress disorder using positron emission tomography and script-driven imagery. *Arch Gen Psychiatry* **53**, 380–7.

Rauch S L, Whalen P J, Shin L M, *et al.* 2000. Exaggerated amygdala response to masked facial stimuli in posttraumatic stress disorder: A functional MRI study. *Biol Psychiatry* **47**, 769–76.

Reiman E M, Lane R D, Ahern G L, *et al.* 1997. Neuroanatomical correlates of externally and internally generated human emotion. *Am J Psychiatry* **154**, 918–25.

Sachinvala N, Kling A, Suffin S, Lake R and Cohen M. 2000. Increased regional cerebral perfusion by 99mTc hexamethyl propylene amine oxime single photon emission computed tomography in post-traumatic stress disorder. *Mil Med* **165**, 473–9.

Sailer U, Robinson S, Fischmeister F P, *et al.* 2008. Altered reward processing in the nucleus accumbens and mesial prefrontal cortex of patients with posttraumatic stress disorder. *Neuropsychologia* **46**, 2836–44.

Sanders M, Wiltgen B and Fanselow M. 2003. The place of the hippocampus in fear conditioing. *Eur J Pharmacol* **463**, 217–23.

Seedat S, Warwick J, van Heerden B, *et al.* 2004. Single photon emission computed tomography in posttraumatic stress disorder before and after treatment with a selective serotonin reuptake inhibitor. *J Affect Disord* **80**, 45–53.

Semple W E, Goyer P F, McCormick R, *et al.* 2000. Higher brain blood flow at amygdala and lower frontal cortex blood flow in PTSD patients with comorbid cocaine and alcohol abuse compared with normals. *Psychiatry* **63**, 65–74.

Shin L M, Bush G, Whalen P J, *et al.* 2007. Dorsal anterior cingulate function in posttraumatic stress disorder. *J Trauma Stress* **20**, 701–12.

Shin L M, Kosslyn S M, McNally R J, *et al.* 1997. Visual imagery and perception in posttraumatic stress disorder.

A positron emission tomographic investigation. *Arch Gen Psychiatry* **54**, 233–41.

Shin L M, Lasko N B, Macklin M L, *et al.* 2009. Resting metabolic activity in the cingulate cortex and vulnerability to posttraumatic stress disorder. *Arch Gen Psychiatry* **66**, 1099–107.

Shin L M, McNally R J, Kosslyn S M, *et al.* 1999. Regional cerebral blood flow during script-driven imagery in childhood sexual abuse-related PTSD: A PET investigation. *Am J Psychiatry* **156**, 575–84.

Shin L M, Orr S P, Carson M A, *et al.* 2004a. Regional cerebral blood flow in amygdala and medial prefrontal cortex during traumatic imagery in male and female Vietnam veterans with PTSD. *Arch Gen Psychiatry* **61**, 168–76.

Shin L M, Shin P S, Heckers S, *et al.* 2004b. Hippocampal function in posttraumatic stress disorder. *Hippocampus* **14**, 292–300.

Shin L M, Whalen P J, Pitman R K, *et al.* 2001. An fMRI study of anterior cingulate function in posttraumatic stress disorder. *Biol Psychiatry* **50**, 932–42.

Shin L M, Wright C I, Cannistraro P A, *et al.* 2005. A functional magnetic resonance imaging study of amygdala and medial prefrontal cortex responses to overtly presented fearful faces in posttraumatic stress disorder. *Arch Gen Psychiatry* **62**, 273–81.

Thomaes K, Dorrepaal E, Draijer N P, *et al.* 2009. Increased activation of the left hippocampus region in Complex PTSD during encoding and recognition of emotional words: A pilot study. *Psychiatry Res* **171**, 44–53.

Vermetten E, Schmahl C, Southwick S M and Bremner J D. 2007. Positron tomographic emission study of olfactory induced emotional recall in veterans with and without combat-related posttraumatic stress disorder. *Psychopharmacol Bull* **40**, 8–30.

Werner N S, Meindl T, Engel R R, *et al.* 2009. Hippocampal function during associative learning in patients with posttraumatic stress disorder. *J Psychiatr Res* **43**, 309–18.

Whalen P J. 1998. Fear, vigilance, and ambiguity: Initial neuroimaging studies of the human amygdala. *Curr Dir Psychol Sci* **6**, 178–88.

Whalen P J, Bush G, McNally R J, *et al.* 1998. The emotional counting Stroop paradigm: A functional magnetic resonance imaging probe of the anterior cingulate affective division. *Biol Psychiatry* **44**, 1219–28.

Whalley M G, Rugg M D, Smith A P, Dolan R J and Brewin C R. 2009. Incidental retrieval of emotional contexts in post-traumatic stress disorder and depression: An fMRI study. *Brain Cogn* **69**, 98–107.

Williams L M, Kemp A H, Felmingham K, *et al.* 2006. Trauma modulates amygdala and medial prefrontal responses to consciously attended fear. *Neuroimage* **29**, 347–57.

Woodward S H, Kaloupek D G, Streeter C C, Martinez C, Schaer M and Eliez S. 2006. Decreased anterior cingulate volume in combat-related PTSD. *Biol Psychiatry* **59**, 582–7.

Yamasue H, Kasai K, Iwanami A, *et al.* 2003. Voxel-based analysis of MRI reveals anterior cingulate gray-matter volume reduction in posttraumatic stress disorder due to terrorism. *Proc Natl Acad Sci U S A* **100**, 9039–43.

Yang P, Wu M T, Hsu C C and Ker J H. 2004. Evidence of early neurobiological alternations in adolescents with posttraumatic stress disorder: A functional MRI study. *Neurosci Lett* **370**, 13–8.

Zubieta J K, Chinitz J A, Lombardi U, Fig L M, Cameron O G and Liberzon I. 1999. Medial frontal cortex involvement in PTSD symptoms: A SPECT study. *J Psychiatr Res* **33**, 259–64.

15 创伤后应激障碍的分子影像学

J. Douglas Bremner

引言

脑影像学的最新进展为 PTSD 患者脑功能研究提供了新的方法，这些研究证实，与应激相关并参与应激反应的脑区包括杏仁核、海马以及前额叶皮质。动物研究证实了海马和前额叶皮质的改变，PTSD 患者的神经生化/受体研究有相同的发现。与 PTSD 有关的脑区在记忆功能及记忆与创伤应激反应的交互影响中有重要作用。这些脑区的异常可能是 PTSD 和其他应激相关障碍的症状基础。本章对利用 PET、SPECT 和磁共振波谱（MRS）技术进行的神经生化和神经受体脑功能研究进行了综述，这些研究表明，既往 PTSD 患者功能及结构影像学研究中提示的应激相关脑区（如海马和前额叶）存在神经生化和神经受体功能的改变。

PTSD 的神经环路

PTSD 的特征性临床表现包括闯入性思维、过度警觉、闪回、梦魇和睡眠障碍、记忆力和注意力改变，以及惊跳反应。这些症状被认为是应激所致脑功能改变的行为学表现。应激可以导致神经生化系统以及某些特定脑区的急性或慢性变化，并进一步引起参与应激反应"大脑环路"的长期改变（Pitman，2001；Bremner，2002；Vermetten 和 Bremner，2002a，2002b）。相关脑区可能包括海马、杏仁核及 mPFC（Francati 等，2007；Bremner 等，2008）。

海马参与了言语陈述性记忆的形成，对应激反应尤其敏感。动物研究表明，应激可导致海马 CA3 区神经元损伤［这可能与高皮质醇血症、脑源性神经营养因子水平下降和（或）谷氨酸盐水平升高有关］和神经生长受抑制（Sapolsky 等，

1990；McEwen 等，1992；Nibuya 等，1995；Magarinos 等，1996；Sapolsky，1996；Gould 等，1998）。

除海马以外，其他脑区（如杏仁核和前额叶皮质）也参与构成了应激相关的神经环路。杏仁核与事件情绪效价记忆的形成有关，在恐惧反应的获得中起重要作用（Davis，1992）。mPFC 包括前扣带回（布罗德曼区 32，BA32）、胼胝体下回（BA25）和眶额皮质。脑损伤研究表明，mPFC 可以通过抑制杏仁核功能调节情感反应（Morgan 等，1993）。另外有研究表明，mPFC 神经元在抑制杏仁核介导的恐惧反应中起积极作用（Milad 和 Quirk，2002；Milad 等，2006）。反复暴露于条件性刺激（不伴有非条件性厌恶刺激，如电击）可以使条件性恐惧反应消退，这可能与 mPFC 对杏仁核反应的抑制作用有关。动物研究还发现，早年应激与 mPFC 神经元分支减少有关（Radley 等，2004），脑岛在生理应激反应的整合中也起重要作用。

PTSD 患者参与应激反应的大脑神经生化系统同样受累，包括去甲肾上腺素、下丘脑-垂体-肾上腺轴、5-羟色胺、阿片类和苯二氮䓬类系统（Vermetten 和 Bremner，2002a）。动物研究发现，慢性应激与上述脑区（如海马和前额叶皮质）中的苯二氮䓬类、5-羟色胺及阿片受体结合有关（Vermetten 和 Bremner，2002a；Bremner，2004）。

神经生化和神经受体成像技术

大脑中的化学物质和受体可以通过 PET、SPECT 及 MRS 技术进行检测（Bremner，2005）。

PET 是通过检测粒子回旋加速器产生的正电子发射物质来实现扫描的一种断层成像技术，除了评价脑血流、代谢以及功能（其他章节会有涉及）以外，它还可以用于检测神经受体的浓度。PET 成像技术以放射学为基础，由于放射性物质

携带大量正电荷或负电荷，所以很不稳定。原子必须保持正负电荷的平衡，否则就要通过释放正电荷或负电荷来实现平衡，也就是我们所说的放射现象。像 PET 这样的成像设备则可以对这些放射活动进行检测。如果这一过程被放大上百万倍，我们就可以通过成像设备获得一张含有这些放射性原子定位的身体照片，并对我们感兴趣的生理过程进行重建。PET 中使用的放射性物质由现场粒子回旋加速器产生，它可以依附于与神经受体结合的复合物，立即注射到被检查者体内用于成像。

SPECT 也可以用于检测神经受体，它不同于 PET，在前者，我们感兴趣的放射性核素释放出单光子被照相机的晶体所检测到。SPECT 照相机一般应用碘化钠（NaI）晶体，它可以使典型的放射性药物［Tc-99m］HMPOA 140 KeV 的能量达到最佳（相对于［F-18］FDG 511 KeV 的能量）。SPECT 示踪剂的半衰期较 PET 示踪剂更长，这也为放射化学家的工作提供了便利。最常用于 SPECT 神经受体成像的同位素是 I-123，它的能量为 159 KeV，半衰期为 13 小时，而 C-11 的能量为 511 KeV，半衰期为 20 分钟。

在 SPECT 神经受体成像时，放射性药物可以使用^{99m}TC 或^{123}I 进行标记，而在 PET 则使用^{18}F 或^{11}C。到目前为止，放射性药物在 PTSD 受体成像研究中的应用已经涵盖了苯二氮䓬类、烟碱、阿片类和 5-羟色胺受体。

通过 MRI，我们可以检测脑内特定化学物质的物理性质或波谱，而波谱可以提供该脑区特定化学物质的浓度。N-乙酰天门冬氨酸（N-acetyl-aspartate，NAA）在 PTSD 研究中的应用就是一个例子。NAA 是一种氨基酸，它与神经元的健康程度及完整性相关，而神经元是脑内细胞的基本构成。NAA 水平降低往往提示异常，意味着神经元的丧失或完整性改变。大多数研究都会将 NAA 与另一种不受神经精神疾病影响的化学物质肌酸（Cr）的比值作为对照。胆碱（Cho）是另一种可以通过 MRS 检测的化学物质，它与胶质细胞的功能及完整性相关。

脑影像学研究一致认为 PTSD 患者存在海马和前扣带回功能异常（Bremner，2007）。一些研究还明确发现了海马的神经生化改变，其中多数采用 NAA 作为标记来检测神经元的完整性（表 15.1）。Schuff 等（1997）在早期的一项初步研究中检测了 7 例患有 PTSD 的越南战争退伍军人和 7 例健康未参战对照者的 NAA/Cr＋Cho 的比值，发现研究组右侧海马 NAA/Cr＋Cho 比值降低。Freeman 等（1998）观察了 21 例越南战争相关 PTSD 男性患者和 8 例未患 PTSD 的男性退伍军人，发现双侧海马 NAA/Cr 值及左侧近颞叶 Cho/Cr 值下降。Bellis 等观察了患有虐待相关 PTSD 的 6 例男孩和 5 例女孩，并与未经历过创伤的健康儿童进行配对研究，发现患儿前扣带回的 NAA/Cr 值下降。Schuff 等在 18 例越南战争相关 PTSD 患者和 19 例健康未参战对照退伍军人中重复了他们最初的研究，发现患者双侧海马的 NAA 水平下降。在一项有 2 例男性和 7 例女性的混合 PTSD 样本的研究中，Villareal 等（2002）发现和 5 例健康对照者比较，患者组左侧海马 NAA 水平下降，而枕部 NAA/Cr 值无显著改变。Lim 等（2003）比较了 16 例火灾相关的中国男性 PTSD 患者和 8 例健康对照者，发现基底节 NAA 水平下降（研究者未评估海马情况）。Mohanakrishnan Menon 等（2003）对 13 例战争相关 PTSD 患者和 7 例无 PTSD 的退伍军人进行研究，发现患者左侧海马 NAA/Cr 值下降。Kimbrell 等（2005）观察了 68 例患有 PTSD 的男性退伍军人和 21 例无 PTSD 的男性退伍军人，发现二者的海马 NAA/Cr 无显著差异，而非战争相关 PTSD 患者左侧海马 NAA/Cr 值较战争相关 PTSD 患者降低。另一项以 10 例土耳其 PTSD 患者和 6 例健康对照者为受试者的混合 PTSD 样本研究（Mahmutyazicioglu 等，2005）则发现，与对照组相比，患者组双侧海马 NAA/Cr 值降低，而 Cho/Cr 值升高。

Seedat 等（2005）未发现亲密伴侣暴力相关 PTSD 女性患者（$N=7$）与非 PTSD 女性患者（$N=9$）之间存在前扣带回 NAA/Cr（研究者未报道海马情况）的差异，与 11 例正常女性之间也没有差异。不过，研究者发现胆碱（Cho/Cr）升高，认为这可能与神经胶质增殖有关。Freeman 等（2006）未发现患有 PTSD 的战争遣送犯（$N=10$）与非 PTSD 者（$N=10$）或健康对照者（$N=6$）之间存在海马 NAA/Cr 或 Cho/Cr 值的差异。Li 等（2006）观察了 12 例火灾相关 PTSD 患者和无 PTSD 的火灾受害者，发现患者组左侧海马 NAA/Cr 值

表 15.1　已发表的关于 PTSD 的神经生化和神经受体研究——方法

作者	研究组样本量（男性/女性）	研究组	对照组	对照组样本量（男性/女性）	成像方法/示踪剂	受体/神经生化	结果
Schuff 等，1997	6/1	越南战争相关 PTSD	健康未参战对照组	6/1	MRS NAA/Cr＋Cho	神经元完整性	右侧海马降低
Freeman 等，1998	21/0	越南战争相关 PTSD	未患 PTSD 的退伍军人	8/0	MRS NAA/Cr	神经元完整性	海马降低
De Bellis 等，2000	6/5	被虐待儿童 PTSD	未经历过创伤的健康儿童	6/5	MRS NAA/Cr	神经元完整性	前扣带回降低
Bremner，2000	13/0	越南战争相关 PTSD	健康未参战对照组	13/0	SPECT/[^{123}I]碘西尼	苯二氮䓬受体结合	前额叶降低
Schuff 等，2001	18/0	越南战争相关 PTSD	健康未参战对照组	19/0	MRS NAA	神经元完整性	海马降低
Villareal 等，2002	2/7	混合 PTSD	健康对照组	5/0	MRS NAA	神经元完整性	左侧海马降低
Lim 等，2003	10/6	患有 PTSD 的火灾受害者	健康对照组	6/2	MRS NAA	神经元完整性	基底节降低
Mohanakrishnan Menon 等，2003	12/1	战争相关 PTSD	未患 PTSD 的退伍军人	6/1	MRS NAA/Cr	神经元完整性	左侧海马降低
Fujita 等，2004	19/0	海湾战争相关 PTSD	健康未参战对照组	19/0	SPECT/[^{123}I]碘西尼	苯二氮䓬受体结合	无差异；童年创伤与右侧颞上回的相关性
Bonne 等，2005	2/10	混合 PTSD	未经历过创伤的健康对照	1/10	PET/[^{18}F]FC-WAY	5-HT$_{1A}$ 受体结合	无差异
Kimbrell 等，2005	68/0	患有 PTSD 的退伍军人	未患 PTSD 的退伍军人	21/0	MRS NAA/Cr	神经元完整性	无差异；非战争性 PTSD 和战争性 PTSD 相比，左侧海马降低
Mahmutyazicioglu 等，2005	7/3	混合 PTSD	无 PTSD 的健康对照	3/3	MRS NAA/Cr	神经元完整性	双侧海马、前扣带回降低
Seedat 等，2005	7/0	家庭暴力 PTSD	未患 PTSD 的暴力受害者/健康对照	9/11	MRS NAA/Cr	神经元完整性	前扣带回无变化
Freeman 等，2006	10/0	有 PTSD 的战俘	无 PTSD 的战俘/健康对照	10/6	MRS NAA/Cr	神经元完整性	海马无变化
Li 等，2006	4/8	患有 PTSD 的火灾受害者	未患 PTSD 的火灾受害者	4/8	MRS NAA/Cr	神经元完整性	左侧海马降低
Liberzon 等，2007	16/0	越南战争相关 PTSD	未患 PTSD 的退伍军人/健康对照	14/15	PET/[^{11}C]卡芬太尼	μ 阿片受体结合	前扣带回降低

续表

作者	研究组	研究组样本量（男性/女性）	对照组	对照组样本量（男性/女性）	成像方法示踪剂	受体/神经生化	结果
Geuze 等，2008	患有 PTSD 的荷兰退伍军人	9/0	未患 PTSD 的荷兰退伍军人	7/0	PET/[^{11}C]omazen	苯二氮䓬受体结合	整体下降；皮质、海马、丘脑
Czermak 等，2008	混合 PTSD	3/7	健康对照	3/7	SPECT/[^{123}I]5-IA	β2 烟碱乙酰胆碱受体	非吸烟者近额叶（海马）增加，情境再现和丘脑之间存在相关性
Schuff 等，2008	患有 PTSD 的退伍军人	50/5	未患 PTSD 的退伍军人	41/7	MRS NAA/Cr	神经元完整性	双侧海马，右侧前扣带回降低

降低。Schuff 等（2008）比较了 55 例患有 PTSD 的退伍军人和 48 例无 PTSD 的退伍军人，发现 PTSD 患者双侧海马及右侧前扣带回 NAA/Cr 值降低。总之，海马 NAA 水平下降的研究结果有很好的重复性，这表明，PTSD 患者存在海马神经元完整性的下降，还有一些研究表明前扣带回也有神经元完整性的改变。

现有研究已经开始应用 PET 和 SPECT 来检测 PTSD 患者的神经受体情况。Bremmer 等（2000）采用 SPECT 碘西尼 [I-123] 对 13 例越南战争相关的 PTSD 患者和 13 例健康非退伍军人进行了研究，观察受试者脑内苯二氮䓬受体结合情况，结果发现患者组前额叶皮质（布罗德曼区 9）受体结合数量下降。Fujita 等（2004）采用 SPECT 碘西尼 [I-123] 比较了 19 例海湾战争相关的 PTSD 患者和 19 例健康未参战退伍军人，发现两组人群无论在个别脑区还是整体角度都没有受体结合的差异，但是颞上回的受体结合情况与童年创伤经历存在一定的相关性。Greuze 等（2008）采用 PET 碘西尼 [C-11] 观察了 9 例患有 PTSD 的曾为荷兰军事维和人员的退伍军人和 7 例无 PTSD 的退伍军人的苯二氮䓬受体结合情况，发现患者组整体结合情况下降，在前扣带回、前额叶和其他皮质区、丘脑及海马尤其明显。总之，约 2/3 的研究都发现内侧前额叶苯二氮䓬受体结合力下降，有一项研究表明海马苯二氮䓬受体结合力也下降。

Bonne 等（2005）采用 [F-18] FC-WAY 研究了 12 例不同病因 PTSD 患者和 11 例未经历过创伤的健康受试者的血清素 5-HT$_{1A}$ 受体结合情况，未发现两组存在显著性差异。

Liberzon 和同事（2007）采用 PET 和 [C-11] 卡芬太尼检测了越南战争退伍军人 μ 阿片受体结合情况，发现和非 PTSD 患者（$N=14$）以及未经历过战争的健康受试者（$N=15$）相比，PTSD 患者（$N=16$）前扣带回受体结合力下降。另外，经历过战争者比未经历过战争者的杏仁核、脑岛、前额叶皮质和伏隔核受体结合力下降。

Czermak 等（2008）采用 SPECT，[I-123] 5-IA 标记 β$_2$ 烟碱乙酰胆碱受体，对 10 例 PTSD 患者和 10 例健康对照进行观察，发现吸烟的 PTSD 患者较不吸烟的 PTSD 患者内侧颞叶（即海马）受体结合力增加。重复体验这一症状的严重程度与丘脑的受体结合力存在相关性。

讨论

迄今为止，有关神经生化和神经受体的脑影像学研究结果与功能和结构性脑影像学研究一致，均发现 PTSD 患者存在海马和内侧前额叶皮质/前扣带回改变。这些脑区 NAA 水平下降提示神经元完整性不足，即神经元丧失或者神经元分支减少。此外，由于苯二氮䓬受体普遍存在于所有的神经元，因此神经元完整性下降或者受体本身的问题都可能会导致这些脑区的苯二氮䓬受体减少。前扣带回阿片受体结合力下降和海马烟碱受体结合力增加提示这些神经生化系统均与 PTSD 的症状有关。

> **框 15.1　总结**
>
> - 海马 NAA 水平下降提示神经元完整性缺失。
> - 前扣带回 NAA 水平下降提示神经元完整性缺失。
> - 海马和前扣带回可能存在胆碱改变，意义尚不明确。
> - 前额叶皮质苯二氮䓬受体减少。
> - 有一项研究发现海马烟碱乙酰胆碱受体结合力增加。
> - 有一项研究发现前扣带回 μ 阿片受体结合力降低。
> - 目前仅有一项研究发现血清素 5-HT$_{1A}$ 受体结合力无变化。
> - 目前尚无针对神经生化或神经受体结合治疗的疗效信息。

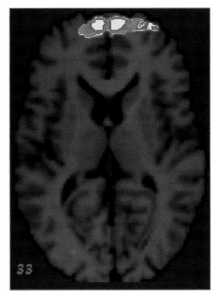

图 15.1　统计参数图显示越南战争相关 PTSD 患者苯二氮䓬受体结合力显著下降（黄色部分），图中可见在腹内侧前额叶皮质受体结合力下降（见彩图 15.1）。

参考文献

Bonne O, Bain E, Neumeister A, *et al.* 2005. No change in serotonin type 1A receptor binding in patients with posttraumatic stress disorder. *Am J Psychiatry* **162**, 383–5.

Bremner J D. 2002. *Does Stress Damage the Brain? Understanding Trauma-Related Disorders from a Mind–Body Perspective.* New York, NY: W.W. Norton.

Bremner J D. 2004. Does stress damage the brain: Understanding trauma related disorders from a mind body perspective. *Dir Psychiatry* **24**, 167–76.

Bremner J D. 2005. *Brain Imaging Handbook.* New York, NY: W.W. Norton.

Bremner J D. 2007. Functional neuroimaging in posttraumatic stress disorder. *Exp Rev Neurotherapy* **7**, 393–405.

Bremner J D, Elzinga B, Schmahl C and Vermetten E. 2008. Structural and functional plasticity of the human brain in posttraumatic stress disorder. *Prog Brain Res* **167**, 171–86.

Bremner J D, Innis R B, White T, *et al.* 2000. SPECT [I-123]iomazenil measurement of the benzodiazepine receptor in panic disorder. *Biol Psychiatry* **47**, 96–106.

Czermak C, Staley J K, Kasserman S, *et al.* 2008. beta2 Nicotinic acetylcholine receptor availability in post-traumatic stress disorder. *Int J Neuropsychopharmacol* **11**, 419–24.

Davis M. 1992. The role of the amygdala in fear and anxiety. *Annu Rev Neurosci* **15**, 353–75.

De Bellis M D, Keshavan M S, Spencer S and Hall J. 2000. *N*-acetylaspartate concentration in the anterior cingulate of maltreated children and adolescents with PTSD. *Am J Psychiatry* **157**, 1175–7.

Francati V, Vermetten E and Bremner J D. 2007. Functional neuroimaging studies in posttraumatic stress disorder: Review of current methods and findings. *Depress Anxiety* **24**, 202–18.

Freeman T, Kimbrell T, Booe L, *et al.* 2006. Evidence of resilience: Neuroimaging in former prisoners of war. *Psychiatry Res* **146**, 59–64.

Freeman T W, Cardwell D, Karson C N and Komoroski R A. 1998. In vivo proton magnetic resonance spectroscopy of the medial temporal lobes of subjects with combat-related posttraumatic stress disorder. *Magn Reson Med* **40**, 66–71.

Fujita M, Southwick S M, Denucci C C, *et al.* 2004. Central type benzodiazepine receptors in Gulf War veterans with posttraumatic stress disorder. *Biol Psychiatry* **56**, 95–100.

Geuze E, van Berckel B N, Lammertsma A A, *et al.* 2008. Reduced GABAA benzodiazepine receptor binding in veterans with post-traumatic stress disorder. *Mol Psychiatry* **13**, 74–83, 73.

Gould E, Tanapat P, McEwen B S, Flugge G and Fuchs E. 1998. Proliferation of granule cell precursors in the dentate gyrus of adult monkeys is diminished by stress. *Proc Natl Acad Sci USA* **95**, 3168–71.

Kimbrell T, Leulf C, Cardwell D, Komoroski R A and Freeman T W. 2005. Relationship of in vivo medial

temporal lobe magnetic resonance spectroscopy to documented combat exposure in veterans with chronic posttraumatic stress disorder. *Psychiatry Res* **140**, 91–4.

Li L, Chen S, Liu J, Zhang J, He Z and Lin X. 2006. Magnetic resonance imaging and magnetic resonance spectroscopy study of deficits in hippocampal structure in fire victims with recent-onset posttraumatic stress disorder. *Can J Psychiatry* **51**, 431–7.

Liberzon I, Taylor S F, Phan K L, *et al.* 2007. Altered central micro-opioid receptor binding after psychological trauma. *Biol Psychiatry* **61**, 1030–8.

Lim M K, Suh C H, Kim H J, *et al.* 2003. Fire-related post-traumatic stress disorder: Brain 1H-MR spectroscopic findings. *Korean J Radiol* **4**, 79–84.

Magarinos A M, McEwen B S, Flugge G and Fluchs E. 1996. Chronic psychosocial stress causes apical dendritic atrophy of hippocampal CA3 pyramidal neurons in subordinate tree shrews. *J Neurosci* **16**, 3534–40.

Mahmutyazicioglu K, Konuk N, Ozdemir H, Atasoy N, Atik L and Gundogdu S. 2005. Evaluation of the hippocampus and the anterior cingulate gyrus by proton MR spectroscopy in patients with post-traumatic stress disorder. *Diagn Interv Radiol* **11**, 125–9.

McEwen B S, Angulo J, Cameron H, *et al.* 1992. Paradoxical effects of adrenal steroids on the brain: Protection versus degeneration. *Biol Psychiatry* **31**, 177–99.

Milad M R and Quirk G J. 2002. Neurons in medial prefrontal cortex signal memory for fear extinction. *Nature* **420**, 70–3.

Milad M R, Rauch S L, Pitman R K and Quirk G J. 2006. Fear extinction in rats: Implications for human brain imaging and anxiety disorders. *Biol Psychol* **73**, 61–71.

Mohanakrishnan Menon P, Nasrallah H A, Lyons J A, Scott M F and Liberto V. 2003. Single-voxel proton MR spectroscopy of right versus left hippocampi in PTSD. *Psychiatry Res* **123**, 101–08.

Morgan C A, Romanski L M and LeDoux J E. 1993. Extinction of emotional learning: Contribution of medial prefrontal cortex. *Neurosci Lett* **163**, 109–13.

Nibuya M, Morinobu S and Duman R S. 1995. Regulation of BDNF and trkB mRNA in rat brain by chronic electroconvulsive seizure and antidepressant drug treatments. *J Neurosci* **15**, 7539–47.

Pitman R K. 2001. Investigating the pathogenesis of posttraumatic stress disorder with neuroimaging. *J Clin Psychiatry* **62**, 47–54.

Radley J J, Sisti H M, Hao J, *et al.* 2004. Chronic behavioral stress induces apical dendritic reorganization in pyramidal neurons of the medial prefrontal cortex. *Neuroscience* **125**, 1–6.

Sapolsky R M. 1996. Why stress is bad for your brain. *Science* **273**, 749–50.

Sapolsky R M, Uno H, Rebert C S and Finch C E. 1990. Hippocampal damage associated with prolonged glucocorticoid exposure in primates. *J Neurosci* **10**, 2897–902.

Schuff N, Marmar C R, Weiss D S, *et al.* 1997. Reduced hippocampal volume and *N*-acetyl aspartate in posttraumatic stress disorder. *Ann N Y Acad Sci* **821**, 516–20.

Schuff N, Neylan T C, Fox-Bosetti S, *et al.* 2008. Abnormal *N*-acetylaspartate in hippocampus and anterior cingulate in posttraumatic stress disorder. *Psychiatry Res* **162**, 147–57.

Schuff N, Neylan T C, Lenoci M A, *et al.* 2001. Decreased hippocampal *N*-acetylaspartate in the absence of atrophy in posttraumatic stress disorder. *Biol Psychiatry* **50**, 952–9.

Seedat S, Videen J S, Kennedy C M and Stein M B. 2005. Single voxel proton magnetic resonance spectroscopy in women with and without intimate partner violence-related posttraumatic stress disorder. *Psychiatry Res* **139**, 249–58.

Vermetten E and Bremner J D. 2002a. Circuits and systems in stress. I. Preclinical studies. *Depress Anxiety* **15**, 126–47.

Vermetten E and Bremner J D. 2002b. Circuits and systems in stress. II. Applications to neurobiology and treatment of PTSD. *Depress Anxiety* **16**, 14–38.

Villarreal G, Hamilton D A, Petropoulos H, *et al.* 2002. Reduced hippocampal volume and total white matter in posttraumatic stress disorder. *Biol Psychiatry* **52**, 119–25.

第 16 章　强迫障碍的结构影像学

Andrew R.Gilbert，Alison M.Gilbert，Jorge R.C.de Almeida and Philip R.Szeszko

引言

强迫障碍（obsessive-compulsive disorder，OCD）是一种以引起焦虑的强迫观念（闯入的、不必要的想法或想象）和抵制焦虑的强迫行为（重复动作）为特征的精神障碍，成年人患病率为 2%～3%，儿童和青春期患病率为 1%～2%。OCD 能够引起明显的社会心理损害，1996 年被世界卫生组织认为是排名前 10 位的致残原因之一（Murray 和 Lopez，1996）。约 40% 的 OCD 患儿症状会持续至成年，OCD 病程迁延，造成患者终身社会、学习、工作和神经认知障碍（Stewart 等，2004）。

本章我们将讨论儿童和成人 OCD 的结构性神经影像学变化。首先讨论 OCD 的神经生物学模式，再回顾结构性神经影像学的文献，重点讨论参与 OCD 病理生理过程的主要脑区，包括眶额皮质、前扣带回、基底节以及丘脑。同时也将讨论与 OCD 发病机制有关的其他可能的脑区。OCD 患者大脑白质断裂的神经影像学证据将在弥散张量成像（diffusion tensor imaging，DTI）部分重点讨论。最后展望 OCD 神经影像学研究的未来发展方向。

神经生物学模型

OCD 的病理生理过程有待于全面阐明。在过去的数十年中，神经科学研究使我们对 OCD 潜在的神经机制有所了解。Alexander 和同事（Alexander 等，1986，1990）描述的额叶-纹状体回路经常被整合到 OCD 的机械神经解剖学中。例如，一些研究者报道 OCD 患者基底节通路存在直接或间接失衡（Baxter 等，1996；Saxena 等，2001）。这些通路包括眶额皮质-基底节回路

（Saxena 等，1998；Modell 等，1989）以及纹状体异常（Schwartz，1998），从而破坏眶额皮质和丘脑的连接（Modell 等，1989）。也有一些研究提出，基底节异常会影响 OCD 的运动与认知调节（Graybiel 和 Rauch，2000）。这些简洁的模型均有结构和功能性证据支持，与正常对照组相比，眶额皮质、尾状核和丘脑这三个脑区一致存在异常。

近年来神经科学的发展促进了我们对额叶纹状体回路的了解，加之神经影像学研究的发展，目前已形成对 OCD 病理生理学较为广泛的认识模式，包括前扣带回、海马、顶叶和杏仁核（Menzies 等，2008a）。功能性和结构性神经影像学研究已经证实其他皮质-纹状体-丘脑（cortico-striatal-thalamic，CST）回路存在异常，包括外侧额叶系统，以及厌恶和情绪加工系统（如岛叶和杏仁核）的异常（Men-zies 等，2008a；Valente 等，2005；Phillips 等，2000；Aouizerate 等，2004）。OCD 患者的认知损害也进一步证实了这种更为广泛的皮质功能异常。有报道称，OCD 患者在反应抑制、定势转换（set shifting）、工作记忆和计划方面存在异常，并且与前扣带回、背外侧前额叶皮质、岛叶、颞顶叶和小脑有关（Rauch 等，2007；Burdick 等，2008；van den Heuvel 等，2005；Chamberlain 等，2005；van der Wee 等，2003；Christian 等，2008）。

结构影像学技术

近十年来，关于 OCD 神经生物学的结构神经影像学研究越来越多，这些研究均证实了 CST 神经系统的功能异常，特别是眶额皮质，并且提出了主要的 OCD 神经生物学模式（Baxter 等，1996；Saxena 等，1998，2001；Rauch 和 Jenike，1993；Modell 等，1989）。一些最初

的研究采用计算机断层成像（computerized tomography，CT），即分辨率有限的 X 线技术。磁共振（magnetic resonance，MR）成像技术的出现推动了这一领域的发展，MR 提供了更高的分辨率，并且没有潜在的电离辐射危险。早期 MR 成像研究是利用人工扫描技术来测量具体的感兴趣区（regions-of-interest，ROI）。手动绘制 ROI 方法仍在使用，且是脑测量的"金标准"，而更先进的技术通过体素分析实现了自动化脑测量。还有其他复杂的计算方法能够通过皮质表面来显示 OCD 患者灰质的厚度（Narayan 等，2008；Shin 等，2007）。由于越来越多的证据不支持 OCD 有大体神经解剖学异常，因此结构性神经影像学研究将非常有助于我们认识导致 OCD 的细微的异常神经模式。

眶额皮质

眶额皮质位于腹侧前额叶皮质，与所有的感觉渠道之间都有相互投射（Rolls，2004）。眶额皮质在人类情感调节以及学习感觉刺激的奖惩价值中均起着重要的作用（Hornak 等，2003；Rolls，2004）。因此，它与 OCD 的现象学有直接关联。一些关于成年 OCD 患者眶额皮质的研究发现，与健康对照组相比，OCD 患者眶额皮质体积减小（Szeszko 等，1999；Choi 等，2004；Kang 等，2004；Atmaca 等，2006，2007；Pujol 等，2004），并且与症状的严重程度相关（Kang 等，2004；Atmaca 等，2007）。而另一些研究指出，OCD 患者的眶额叶灰质体积与健康对照组相比有所增大（Valente 等，2005；Christian 等，2008；Kim 等，2001）。

一些数据表明，在结构性神经影像学研究中，OCD 患者眶额皮质的体积需要着重考虑到治疗和（或）治疗过程这些因素。例如，使用 5-羟色胺再摄取抑制剂（serotonin reuptake inhibitors，SSRIs）治疗 OCD 患者可以改变其大脑结构（Gilbert 等，2000；Szeszko 等，2004a）。在一项观察眶额皮质体积和治疗效果的研究中，Atmaca 和同事（2006）指出未经治疗的 OCD 患者，其眶额皮质体积小于治疗有效组和健康对照组。与治疗有效组相比，难治性患者眶额皮质体积较小。Kim 等（2001）的研究证实，OCD 患者的眶额叶

灰质密度增加，其中包括至少 4 周未服用抗精神病药物的患者。另一项研究比较了脑区体积分析和逐体素分析的不同数据，Szeszko 等（2008）报道，两种分析方法均显示与健康对照组比较，未经抗精神病药物治疗的儿童 OCD 患者眶额叶灰质体积增大。

前扣带回皮质

前扣带回皮质位于扣带回的中间表层，并环抱胼胝体的前部（Barbas，1992；Vogt 等，1995）。前扣带回被认为是认知-行为和情感-自主神经、运动神经网络的集成中心（Bush 等，2000；Vogt 等，1992）。一些神经影像学研究发现 OCD 患者的前扣带回结构改变，从而导致定势转换、决策、行动及错误监测出现问题（Ursu 等，2003；Fitzgerald 等，2005；Maltby 等，2005）。最近一项 Meta 分析综合了成人和儿童期 OCD 的研究，发现 OCD 患者前扣带回体积较对照组减小（Rotge 等，2009a），但是当对成人研究进行独立分析时，差别并不显著。其他研究也未证实 OCD 患者前扣带回与对照组相比存在明显的结构改变（Kang 等，2004；Grachev 等，1998）。儿童 OCD 研究一致认为，和健康对照组相比，未经精神科药物治疗的患者前扣带回灰质体积增大（Rosenberg 等，1998；Szeszko 等，2004b，2008）。但是也有相反的结果，另一项儿童 OCD 研究报道患者前扣带回体积较对照组减小（Carmona 等，2007）。

基底节

基底节是皮质下神经结构的总称，包括尾状核、壳核、苍白球、丘脑底核和黑质。这些结构参与多个独立的并行环路，进而调节皮质活性（Alexander 等，1986，1990；Graybiel，2000）。基底节参与运动、学习、动机和奖赏的过程（Delgado，2007；Packard 和 Knowlton，2002；Robbins 和 Everett，1992），一直是成人和儿童 OCD 的研究部位（见图 16.1）。基底节包括的一些脑区与抽动障碍和其他运动障碍有关，因此可能在 OCD 患者的特征性重复动作中起着重要作用。此外，值得注意的是，深部脑刺激治疗

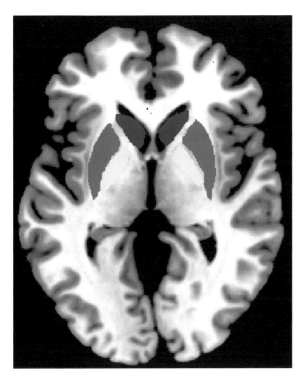

图 16.1　涉及 OCD 神经生物学的基底节区图例（蓝色，尾状核；红色，壳核；黄色，苍白球）（见彩图 16.1）

OCD 是有效的，特别是刺激内囊前叶，此部位连接着皮质、丘脑和基底节结构（Greenberg 等，2006）。

　　早期 OCD 的结构性神经影像学研究使用 CT 扫描基底节的体积，引发了人们对 CST 通路最初的兴趣。一项早期研究发现，男性青少年 OCD 患者的尾状核体积较对照组小（Luxenberg 等，1988）。另一项研究（Stein 等，1993）却发现，成人 OCD 患者的尾状核和壳核体积与对照组相比并无明显差异，但 CT 提示具有比较明显的神经系统软体征（neurological soft signs）的 OCD 患者脑室大。虽然这些早期研究引起人们对 CST 通路在 OCD 病理生理过程中所发挥潜在作用的关注，但是 CT 方法的局限性限制了结果及其解释。

　　虽然纹状体（尾状核和壳核）被认为是 OCD 发病机制的关键部位，但是纹状体的 MR 影像学 ROI 研究结果各种各样，相对于对照组而言，尾状核灰质体积较大（Scarone 等，1992）、较小（Robinson 等，1995）及正常（Kang 等，2004；Atmaca 等，2006，2007；Riffkin 等，2005；Garber 等，1989；Aylward 等，1996；Jenike 等，1996；Kellner 等，1991）都有报道。一项针对成人 OCD

和拔毛癖的研究显示，OCD 组、拔毛癖组及健康对照组间尾状核体积未见明显差异（Stein 等，1997）。在 Rey-Osterreith 测验（临摹功能障碍）和执行控制（Stroop 任务）方面表现出的视空间加工能力障碍，以及智力下降和神经系统软体征（即精细运动协调能力、随意和镜像运动、视空间功能异常）均与尾状核体积减小有关。尽管尾状核的体积可能与神经心理学缺陷相关，但却与患者症状的严重程度无关。造成这种矛盾结果的原因，可能是 OCD 的异常定位在尾状核的一个特殊位置。在这方面，Pujol 等（2004）报道成人 OCD 患者腹侧纹状体的体积较对照组增大，包括腹侧壳核。这说明 OCD 患者存在运动相关回路改变的可能性，后者与内在的学习困难有关。造成矛盾结果的其他原因可能是形态学描述标准的差异，包括解剖学标记、图像分辨率和潜在的调节器，其中包括不同的症状维度和性别。

　　与成人研究类似，儿童 OCD 基底节的结果也各不相同。Rosenberg 和同事（1997a）提出，OCD 患者纹状体体积较健康对照组减小，纹状体体积与症状严重程度呈负相关，但与病程无关。而前额叶、侧脑室或颅内体积未见明显差异。Szeszko 等（2004b）研究了不同队列的儿童 OCD 患者，发现苍白球体积减小，但是尾状核和壳核体积未见组间差异。健康对照组中，苍白球与前扣带回体积呈正相关，但是 OCD 组未发现该相关性。一项基于体素的分析显示，未经抗精神病药治疗的儿童和青少年 OCD 患者的壳核灰质体积较健康对照组增大（Szeszko 等，2008），其结果是通过手动容量分析法进行的检测。

　　出于对儿童及青少年 OCD 症状与链球菌感染之间的潜在关联感兴趣，Giedd 和同事对伴有链球菌感染的儿童 OCD 患者和对照组进行了研究（Giedd 等，2000），发现可能伴有链球菌感染的 OCD 组和（或）抽动症组患者的尾状核、壳核及苍白球体积增大。Peterson 和同事（2000）验证了儿童和青少年 OCD、抽动症或注意缺陷多动障碍（attention deficit hyperactivity disorder，ADHD）患者的灰质与链球菌感染的关系，ADHD 或 OCD 患者基底节体积增大与较高的抗链球菌抗体浓度有关。这表明链球菌感染与神经精神障碍之间的联系并非是 OCD 和抽动症患者所特有的，可能还包括其他障碍（如 ADHD）患者。然而，这些结果显示在 OCD 的病理生理过程中有基底节受累，并提供了一种可能的机制，即发生了结构性改变。

丘脑

丘脑是皮质下结构，是众多脑区传递信号至皮质的中转站。它参与调节知觉、注意力及意识觉醒（Jones，2002）。丘脑被认为是 OCD 完整的神经生物模式所必不可少的，一些结构性影像学研究提示丘脑参与 OCD 的病理生理过程。一些成人研究报道提示，OCD 患者丘脑体积比健康对照组增大（Atmaca 等，2007；Kim 等，2001），在合并或不合并重性抑郁障碍（major depressive disorder，MDD）的患者中也有类似发现（Christian 等，2008）。但是另一些研究并未发现 OCD 患者丘脑异常（Kang 等，2004；Jenike 等，1996；Kwon 等，2003）。然而，最近一项 Meta 分析研究结果特别受关注，即 OCD 症状严重程度与丘脑体积呈正相关（Rotge 等，2009a），这与丘脑可能参与 OCD 的病理过程的假说一致。与此类似，Christian 等（2008）报道不合并重性抑郁的 OCD 患者右侧丘脑灰质增加与运动功能障碍密切相关。一项研究显示，OCD 患者丘脑体积与眶额叶体积呈显著负相关，而在健康对照组未发现该相关性（Rotge 等，2009b）。这提示上述这些脑区变化可能共同构成 OCD 的神经生物学过程。

有证据表明，在研究 OCD 患者丘脑体积时必须考虑到治疗状况。Christian 和同事（2008）发现 OCD 患者丘脑体积增大，虽然处于治疗中，但其耶鲁布朗强迫量表（Yale Brown Obsessive-Compulsive Scale，Y-BOCS）仍显示中度强迫。更多直接证据来自 Atmaca 及其同事（2006），他们发现与治疗有效组和健康对照组相比，首次发作 OCD 的患者双侧丘脑体积增大。另外，与治疗有效者相比，难治性 OCD 患者双侧丘脑体积增大（Atmaca 等，2006）。

儿童和青少年 OCD 研究也显示，患者丘脑体积较健康对照组增大。一项研究观察了未接受抗精神病药治疗的儿童 OCD 患者，结果显示其丘脑体积较健康对照组显著增大（Gilbert 等，2000）。接受 5-羟色胺再摄取抑制剂帕罗西汀治疗后，患者丘脑体积降至健康对照组水平。丘脑灰质减少与 OCD 症状减轻相关。比较特别的是，儿童 OCD 患者经过非药物干预（如认知行为疗法）后，丘脑体积改变并不明显（Rosenberg 等，2001）。

其他脑区

CST 网络与 OCD 关系最密切，但研究者还探索了边缘区可能的作用。在 OCD 的神经生物学中，边缘区一般与恐惧和焦虑相关。一些结构神经影像学研究报道指出，成年 OCD 患者的杏仁核（Szeszko 等，1999；Atmaca 等，2008）和海马灰质（Atmaca 等，2008；Hong 等，2007；Kwon 等，2003）体积较健康对照组减小，而 Kwon 等（2003）认为 OCD 患者的杏仁核体积增大。Szeszko 等（1999）发现，OCD 患者杏仁核和海马体积呈现出半球不对称性。一项研究提示，症状的严重程度与左侧海马体积相关，而与杏仁核体积无关（Atmaca 等，2008），同时，这项研究也表明，疾病病程与左侧杏仁核和两侧海马体积呈负相关。一项儿童 OCD 患者治疗研究显示，患者杏仁核体积发生改变，与治疗起始时相比呈现出明显的不对称性（Szeszko 等，2004a）。随后一项帕罗西汀治疗 16 周的研究显示，儿童 OCD 患者左侧杏仁核体积减小，并且杏仁核体积与帕罗西汀高剂量明显相关，包括随访时的剂量以及 2 次扫描期间的累计剂量。

OCD 相关的基于体素的形态测量法研究显示，患者岛叶灰质体积改变（增大和减小均有报道）（Valente 等，2005；Kim 等，2001；Pujol 等，2004），岛叶与 OCD 患者对污物/洗涤症状相关的厌恶情绪有关（Phillips 等，2000）。这些基于体素的形态测量法研究还提示，OCD 患者与健康人相比顶叶和小脑灰质体积发生改变。另一项研究发现成年 OCD 患者一些背侧皮质区（BA6、8、9 和 46）体积显著减小，而中脑灰质明显增加（Gilbert 等，2008）。灰质的差异与 OCD 症状严重程度相关。最近一些研究报道了成年（Atmaca 等，2009；Jung 等，2009）和儿童（MacMaster 等，2006）OCD 患者脑垂体体积较健康对照组减小，提示应激对这些组织体积的潜在调节作用横跨所有年龄段。

白质

虽然脑白质与 OCD 研究中的 CST 模式相关，但是关于大脑白质的研究尚不全面。越来越多的证据表明，OCD 患者的大脑白质存在异常，而这些异常在 OCD 的现象学中发挥重要作用。特别需要指出的是，Stewart 和同事（2007）报道 OCD 的诊断与少突胶质细胞谱系转录因子 2 的单核苷酸多态性变异有关。沿着这一思路，一些研究使用脑区体积测量法或基于体素的形态测量法来评估 OCD 患者白质的完整性。有报道称，OCD 患者胼胝体体积较健康对照组增大（Rosenberg 等，1997b）。同一样本的研究显示，OCD 患者膝下部信号强度降低，这可能反映了这一脑区内髓鞘的形成增加。

Duran 等（2009）的报道指出，OCD 患者白质总体积比对照组小。虽然并不足以揭示脑区特异性，但是他们发现 OCD 严重程度与内囊前支呈正相关。有报道称，OCD 患者的前额叶白质体积较健康对照组减小（Van den Heuvel 等，2009；Carmona 等，2007）。Atmaca 等（2007）发现未经治疗的成年 OCD 患者白质体积较健康志愿者增大。

最近，DTI 研究发现 OCD 患者存在白质异常。这种神经影像学技术可以将水弥散定量化，通过测量部分各向异性（fractional anisotropy，FA）等来评估白质的完整性。最先将 DTI 应用于 OCD 的研究者之一是 Szeszko 和同事（2005），他们称 OCD 患者扣带回和顶枕区的 FA 值较健康志愿者降低。在一项部分重复研究中，Cannistraro 等（2007）报道 OCD 患者的右侧扣带回 FA 值较健康志愿者降低，但同时也证实包括左侧扣带回及内囊前支在内的一些脑区 FA 值增高。另一项研究发现，OCD 患者双侧半卵圆中心的 FA 值较健康志愿者增高（Nakamae 等，2008）。两项 DTI 研究明确了 OCD 患者白质存在明显的异常，其胼胝体（Saito 等，2008）和顶叶白质（Szeszko 等，2005）的 FA 值降低，与症状的严重程度相关。将脑白质作为 OCD 患者内表型进行的研究越来越多。在这方面，Menzies 等

（2008b）报道 OCD 患者及其一级亲属的右侧顶下小叶白质存在较大范围的 FA 值降低，而右额内侧区 FA 值增高。

一些研究认为，随着药物干预的推进，OCD 患者白质完整性也会发生改变。Yoo 和同事（2007）对未接受药物治疗的 OCD 患者白质进行了评估，发现其胼胝体、内囊及白质优势侧（white matter superiolateral）至右侧尾状核的 FA 值增高。西酞普兰治疗 12 周后，患者 FA 值较之前降低，表明药物干预可以改善 FA 值的异常。另一项研究发现，未接受治疗的儿童和青少年 OCD 患者右顶侧白质减少，但是治疗 6 个月后又恢复至健康志愿者水平（Lazaro 等，2009）。这些研究指出，药物治疗可能改善 OCD 患者大脑白质结构性异常，但显然需要更多的研究进一步加以证实。

结论

过去几十年中，儿童和成人 OCD 的结构性神经影像学研究不断进展，CST 病理学的广泛模式成为 OCD 临床表现和疾病进展的基础。OCD 灰质和白质异常是非常普遍的情况。OCD 患者（儿童和成人）与健康对照组的灰质存在差异，主要是眶额皮质、基底节、丘脑和前扣带回支撑核（anterior cingulate support core）等 CST 系统异常，涉及认知和情绪加工。更多的文献报道 OCD 其他脑区也存在异常，这拓宽了 OCD 的神经生物学模型，为进一步了解 OCD 患者脑-行为的关系作出了贡献。在 OCD 结构性神经影像学研究结果的阐述中，似乎应该重点考虑治疗情况以及抗精神病药物使用对大脑结构的潜在影响。

未来的研究方向

随着 MR 影像学及其他神经影像学技术的发展，对 OCD 神经生物学机制的了解也越来越深入。使用较高磁场强度将有助于研究 OCD 患者与健康对照组间更加细微的结构差异以及识别与疾病神经生物学模式特别相关的 CST 关键结构。同时，联合结构性大脑成像与综合神经心理学检查将为 OCD 的结构-功能关系研究提供重要的信

息。重复结构影像学研究结果也将是未来研究的重要目标。就这一点而言，神经影像学的多中心研究将非常重要，因为小样本研究会造成结果的差异性和疾病的异质性（即亚型），需要更全面的检查。MR 影像学研究联合脑形态遗传学研究将为遗传结果潜在功能的重要性提供有价值的信息。未来结构性神经影像学研究需要考虑的另一个重要方面就是 OCD 患者的治疗情况。一些研究证明，药物干预能改变患者大脑结构及功能。控制 OCD 治疗的同时再进行 MR 影像学检查将有助于此方面的研究。另外，未来关于 OCD 的 DTI 研究使用彩色图标（见图 16.2），将更有利于明确 OCD 神经生物学模式中白质束的重要作用。最后，为了更好地了解 OCD 患者异常神经系统潜在的病理生理学，未来的研究应该使用更加先进的神经影像学分析来研究解剖学连接性。

致谢

本工作得到 Gilbert 博士的科研资源国家中心（05 KL2 RR024154-03）和 Szeszko 博士的国家精神卫生研究所（MH01990）部分资金支持。

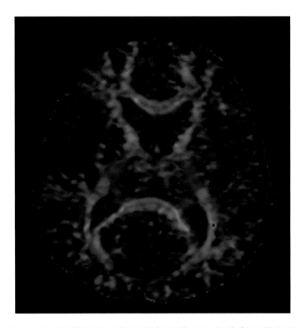

图 16.2　弥散张量成像的彩色图谱显示白质束及其走向（绿色，前部/后部；蓝色/紫色，上部/下部；红色，右侧/左侧）（见彩图 16.2）

框 16.1　总结

- OCD 患者和健康对照组间灰质体积有差异，以下皮质-丘脑-纹状体通路结构中也有一致的结果：
  眶额皮质；
  基底节；
  丘脑；
  前扣带回。
- 结构神经影像学研究中组间灰质改变的趋势（减小或增大）可能与下列因素有关：
  方法学（脑区的自动化评估 vs. 手动评估）；
  治疗情况（特别是 5-羟色胺再摄取抑制剂）；
  年龄（儿童 vs. 成人）。
- 脑白质的断裂可能也是 OCD 发病的神经生物学机制之一，虽然关于脑区异常的定位尚未达成一致观点。
- 结构影像学研究表明 OCD 的神经生物学与更广泛的神经系统功能异常有关，而不仅仅是一两个脑区的严重异常。
- OCD 结构影像学结果的异质性可能反映和（或）解释了此类疾病的临床异质性。
- 未来 OCD 结构神经影像学研究可能通过揭示症状亚型和遗传多态性的关系来帮助了解大脑的异常情况。

参考文献

Alexander G E, Crutcher M D and DeLong M R. 1990. Basal ganglia–thalamocortical circuits: parallel substrates for motor, oculomotor, "prefrontal" and "limbic" functions. *Prog Brain Res* **85**, 119–46.

Alexander G E, DeLong M R and Strick P L. 1986. Parallel organization of functionally segregated circuits linking basal ganglia and cortex. *Annu Rev Neurosci* **9**, 357–81.

Aouizerate B, Guehl D, Cuny E, *et al.* 2004. Pathophysiology of obsessive–compulsive disorder: A necessary link between phenomenology, neuropsychology, imagery and physiology. *Prog Neurobiol* **72**, 195–221.

Atmaca M, Yildirim B H, Ozdemir B H, Aydin B A, Tezcan A E and Ozler A S. 2006. Volumetric MRI assessment of brain regions in patients with refractory obsessive–compulsive disorder. *Prog Neuropsychopharmacol Biol Psychiatry* **30**, 1051–7.

Atmaca M, Yildirim H, Ozdemir H, *et al.* 2008. Hippocampus and amygdalar volumes in patients with refractory obsessive–compulsive disorder. *Prog Neuropsychopharmacol Biol Psychiatry* **32**, 1283–6.

Atmaca M, Yildirim H, Ozdemir H, Tezcan E and Poyraz A K. 2007. Volumetric MRI study of key brain regions implicated in obsessive–compulsive disorder. *Prog Neuropsychopharmacol Biol Psychiatry* **31**, 46–52.

Atmaca M, Yildirim H, Ozler S, Koc M, Kara B and Sec S. 2009. Smaller pituitary volume in adult patients with obsessive–compulsive disorder. *Psychiatry Clin Neurosci* **63**, 516–20.

Aylward E H, Harris G J, Hoehn-Saric R, Barta P E, Machlin S R and Pearlson G D. 1996. Normal caudate nucleus in obsessive–compulsive disorder assessed by quantitative neuroimaging. *Arch Gen Psychiatry* **53**, 577–84.

Barbas H. 1992. Architecture and cortical connections of the prefrontal cortex in the rhesus monkey. *Adv Neurol* **57**, 91–115.

Baxter L R Jr, Saxena S, Brody A L, *et al.* 1996. Brain mediation of obsessive–compulsive disorder symptoms: Evidence from functional brain imaging studies in the human and nonhuman primate. *Semin Clin Neuropsychiatry* **1**, 32–47.

Burdick K E, Robinson D G, Malhotra A K and Szeszko P R. 2008. Neurocognitive profile analysis in obsessive-compulsive disorder. *J Int Neuropsychol Soc* **14**, 640–5.

Bush G, Luu P and Posner M I. 2000. Cognitive and emotional influences in anterior cingulate cortex. *Trends Cogn Sci* **4**, 215–22.

Cannistraro P A, Makris N, Howard J D, *et al.* 2007. A diffusion tensor imaging study of white matter in obsessive–compulsive disorder. *Depress Anxiety* **24**, 440–6.

Carmona S, Bassas N, Rovira M, *et al.* 2007. Pediatric OCD structural brain deficits in conflict monitoring circuits: A voxel-based morphometry study. *Neurosci Lett* **421**, 218–23.

Chamberlain S R, Blackwell A D, Fineberg N A, Robbins T W and Sahakian B J. 2005. The neuropsychology of obsessive compulsive disorder: the importance of failures in cognitive and behavioural inhibition as candidate endophenotypic markers. *Neurosci Biobehav Rev* **29**, 399–419.

Choi J S, Kang D H, Kim J J, *et al.* 2004. Left anterior subregion of orbitofrontal cortex volume reduction and impaired organizational strategies in obsessive-compulsive disorder. *J Psychiatr Res* **38**, 193–9.

Christian C J, Lencz T, Robinson D G, *et al.* 2008. Gray matter structural alterations in obsessive-compulsive disorder: Relationship to neuropsychological functions. *Psychiatry Res* **164**, 123–31.

Delgado M R. 2007. Reward-related responses in the human striatum. *Ann NY Acad Sci* **1104**, 70–88. Epub 2007 Mar 7.

Duran F L, Hoexter M Q, Valente A A Jr, Miguel E C and Busatto G F. 2009. Association between symptom severity and internal capsule volume in obsessive-compulsive disorder. *Neurosci Lett* **452**, 68–71. Epub 2009 Jan 9.

Fitzgerald K D, Welsh R C, Gehring W J, *et al.* 2005. Error related hyperactivity of the anterior cingulate cortex in obsessive-compulsive disorder. *Biol Psychiatry* **57**, 287–94.

Garber H J, Ananth J V, Chiu L C, Griswold V J and Oldendorf W H. 1989. Nuclear magnetic resonance study of obsessive-compulsive disorder. *Am J Psychiatry* **146**, 1001–05.

Giedd J N, Rapoport J L, Garvey M A, Perlmutter S and Swedo S E. 2000. MRI assessment of children with obsessive-compulsive disorder or tics associated with streptococcal infection. *Am J Psychiatry* **157**, 281–3.

Gilbert A R, Mataix-Cols D, Almeida J R, *et al.* 2008. Brain structure and symptom dimension relationships in obsessive-compulsive disorder: A voxel-based morphometry study. *J Affect Disord* **109**, 117–26.

Gilbert A R, Moore G J, Keshavan M S, *et al.* 2000. Decrease in thalamic volumes of pediatric patients with obsessive-compulsive disorder who are taking paroxetine. *Arch Gen Psychiatry* **57**, 449–56.

Grachev I D, Breiter H C, Rauch S L, *et al.* 1998. Structural abnormalities of frontal neocortex in obsessive-compulsive disorder. *Arch Gen Psychiatry* **55**, 181–2.

Graybiel A M. 2000. The basal ganglia. *Curr Biol* **10**, R509–11.

Graybiel A M and Rauch S L. 2000. Toward a neurobiology of obsessive-compulsive disorder. *Neuron* **28**, 343–7.

Greenberg B D, Malone D A, Friehs G M, *et al.* 2006. Three-year outcomes in deep brain stimulation for highly resistant obsessive-compulsive disorder. *Neuropsychopharmacology* **31**, 2384–93.

Hong S B, Shin Y W, Kim S H, *et al.* 2007. Hippocampal shape deformity analysis in obsessive-compulsive disorder. *Eur Arch Psychiatry Clin Neurosci* **257**, 185–90.

Hornak J, Bramham J, Rolls E T, *et al.* 2003. Changes in emotion after circumscribed surgical lesions of the orbitofrontal and cingulate cortices. *Brain* **126**, 1691–712. Epub 2003 Jun 4.

Jenike M A, Breiter H C, Baer L, *et al.* 1996. Cerebral structural abnormalities in obsessive-compulsive disorder. A quantitative morphometric magnetic resonance imaging study. *Arch Gen Psychiatry* **53**, 625–32.

Jones E G. 2002. Thalamic organization and function after Cajal. *Prog Brain Res* **136**, 333–57.

Jung M H, Huh M J, Kang D H, *et al.* 2009. Volumetric differences in the pituitary between drug-naive and medicated male patients with obsessive-compulsive disorder. *Prog Neuropsychopharmacol Biol Psychiatry* **33**, 605–09.

Kang D H, Kim J J, Choi J S, *et al.* 2004. Volumetric investigation of the frontal–subcortical circuitry in patients with obsessive-compulsive disorder. *J Neuropsychiatry Clin Neurosci* **16**, 342–9.

Kellner C H, Jolley R R, Holgate R C, *et al.* 1991. Brain MRI in obsessive-compulsive disorder. *Psychiatry Res* **36**, 45–9.

Kim J J, Lee M C, Kim J, *et al.* 2001. Grey matter in obsessive-compulsive disorder: Statistical parametric mapping of segmented magnetic resonance images. *Br J Psychiatry* **179**, 330–4.

Kwon J S, Shin Y W, Kim C W, *et al.* 2003. Similarity and disparity of obsessive–compulsive disorder and schizophrenia in MR volumetric abnormalities of the hippocampus–amygdala complex. *J Neurol Neurosurg Psychiatry* **74**, 962–4.

Lazaro L, Bargalló N, Castro-Fornieles J, *et al.* 2009. Brain changes in children and adolescents with obsessive–compulsive disorder before and after treatment: A voxel-based morphometric MRI study. *Psychiatry Res* **172**, 140–6. Epub 2009 Mar 24.

Luxenberg J S, Swedo S E, Flament M F, Friedland R P, Rapoport J and Rapoport S I. 1988. Neuroanatomical abnormalities in obsessive–compulsive disorder detected with quantitative X-ray computed tomography. *Am J Psychiatry* **145**, 1089–93.

MacMaster F P, Russell A, Mirza Y, *et al.* 2006. Pituitary volume in pediatric obsessive–compulsive disorder. *Biol Psychiatry* **59**, 252–7.

Maltby N, Tolin D F, Worhunsky P, O'Keefe T M and Kiehl K A. 2005. Dysfunctional action monitoring hyperactivates frontal–striatal circuits in obsessive–compulsive disorder: An event-related fMRI study. *Neuroimage* **24**, 495–503.

Menzies L, Chamberlain S R, Laird A R, Thelen S M, Sahakian B J and Bullmore E T. 2008a. Integrating evidence from neuroimaging and neuropsychological studies of obsessive–compulsive disorder: The orbitofronto-striatal model revisited. *Neurosci Biobehav Rev* **32**, 525–49.

Menzies L, Williams G B, Chamberlain S R, *et al.* 2008b. White matter abnormalities in patients with obsessive–compulsive disorder and their first-degree relatives. *Am J Psychiatry* **165**, 1308–15. Epub 2008 Jun 2.

Modell J G, Mountz J M, Curtis G C and Greden J F. 1989. Neurophysiologic dysfunction in basal ganglia/limbic striatal and thalamocortical circuits as a pathogenetic mechanism of obsessive compulsive disorder. *J Neuropsychiatry Clin Neurosci* **1**, 27–36.

Murray C J L and Lopez A D. 1996. *The Global Burden of Disease.* Boston, MA: Harvard School of Public Health.

Nakamae T, Narumoto J, Shibata K, *et al.* 2008. Alteration of fractional anisotropy and apparent diffusion coefficient in obsessive–compulsive disorder: A diffusion tensor imaging study. *Prog Neuropsychopharmacol Biol Psychiatry* **32**, 1221–6. Epub 2008 Mar 25.

Narayan V M, Narr K L, Phillips O R, Thompson P M, Toga A W and Szeszko P R. 2008. Greater regional cortical gray matter thickness in obsessive–compulsive disorder. *Neuroreport* **19**, 1551–5.

Packard M G and Knowlton B J. 2002. Learning and memory functions of the basal ganglia. *Annu Rev Neurosci* **25**, 563–93.

Peterson B S, Leckman J F, Tucker D, *et al.* 2000. Preliminary findings of antistreptococcal antibody titers and basal ganglia volumes in tic, obsessive-compulsive, and attention deficit/hyperactivity disorders. *Arch Gen*

Psychiatry* **57**, 364–72.

Phillips M L, Marks I M, Senior C, *et al.* 2000. A differential neural response in obsessive–compulsive disorder patients with washing compared with checking symptoms to disgust. *Psychol Med* **30**, 1037–50.

Pujol J, Soriano-Mas C, Alonso P, *et al.* 2004. Mapping structural brain alterations in obsessive–compulsive disorder. *Arch Gen Psychiatry* **61**, 720–30.

Rauch S L and Jenike M A. 1993. Neurobiological models of obsessive–compulsive disorder. *Psychosomatics* **34**, 20–32.

Rauch S L, Wedig M M, Wright C I, *et al.* 2007. Functional magnetic resonance imaging study of regional brain activation during implicit sequence learning in obsessive–compulsive disorder. *Biol Psychiatry* **61**, 330–6.

Riffkin J, Yucel M, Maruff P, *et al.* 2005. Manual and automated MRI study of anterior cingulate and orbito-frontal cortices, and caudate nucleus in obsessive–compulsive disorder: Comparison with healthy controls and patients with schizophrenia. *Psychiatry Res* **138**, 99–113.

Robbins T W and Everitt B J. 1992. Functions of dopamine in the dorsal and ventral striatum. *Sem Neurosci* **4**, 119–27.

Robinson D, Wu H, Munne R A, *et al.* 1995. Reduced caudate nucleus volume in obsessive–compulsive disorder. *Arch Gen Psychiatry* **52**, 393–8.

Rolls E T. 2004. The functions of the orbitofrontal cortex. *Brain Cogn* **55**, 11–29.

Rosenberg D R, Benazon N R, Gilbert A, Sullivan A and Moore G J. 2001. Thalamic volume in pediatric obsessive–compulsive disorder patients before and after cognitive behavioral therapy. *Biol Psychiatry* **50**, 312.

Rosenberg D and Keshavan M. 1998. Toward a neurodevelopmental model of obsessive–compulsive disorder. *Biol Psychiatry* **43**, 623–40.

Rosenberg D R, Keshavan M S, Dick E L, Bagwell W W, MacMaster F P and Birmaher B. 1997a. Corpus callosal morphology in treatment-naive pediatric obsessive compulsive disorder. *Prog Neuropsychopharmacol Biol Psychiatry* **21**, 1269–83.

Rosenberg D R, Keshavan M S, O'Hearn K, *et al.* 1997b. Frontostriatal measurement in treatment-naive children with obsessive compulsive disorder. *Arch Gen Psychiatry* **54**, 824–30.

Rotge J Y, Guehl D, Dilharreguy B, *et al.* 2009a. Meta-analysis of brain volume changes in obsessive–compulsive disorder. *Biol Psychiatry* **65**, 75–83.

Rotge J Y, Dilharreguy B, Aouizerate B, *et al.* 2009b. Inverse relationship between thalamic and orbitofrontal volumes in obsessive–compulsive disorder. *Prog Neuropsychopharmacol Biol Psychiatry* **33**, 682–7. Epub 2009 Mar 21.

Saito Y, Nobuhara K, Okugawa G, *et al.* 2008. Corpus callosum in patients with obsessive–compulsive disorder: Diffusion-tensor imaging study. *Radiology* **246**,

536–42. Epub 2008 Jan 7.

Saxena S, Bota R G and Brody A L. 2001. Brain–behavior relationships in obsessive–compulsive disorder. *Semin Clin Neuropsychiatry* **6**, 82–101.

Saxena S, Brody A L, Schwartz J M and Baxter L R. 1998. Neuroimaging and frontal-subcortical circuitry in obsessive–compulsive disorder. *Br J Psychiatry Suppl* **35**, 26–37.

Scarone S, Colombo C, Livian S, *et al.* 1992. Increased right caudate nucleus size in obsessive–compulsive disorder: Detection with magnetic resonance imaging. *Psychiatry Res* **45**, 115–21.

Schwartz J M. 1998. Neuroanatomical aspects of cognitive-behavioural therapy response in obsessive compulsive disorder. An evolving perspective on brain and behaviour. *Br J Psychiatry Suppl* **35**, 38–44.

Shin Y W, Yoo S Y, Lee J K, *et al.* 2007. Cortical thinning in obsessive compulsive disorder. *Hum Brain Mapp* **28**, 1128–35.

Stein D J, Coetzer R, Lee M, Davids B and Bouwer C. 1997. Magnetic resonance brain imaging in women with obsessive–compulsive disorder and trichotillomania. *Psychiatry Res* **74**, 177–82.

Stein D J, Hollander E, Chan S, *et al.* 1993. Computed tomography and neurological soft signs in obsessive–compulsive disorder. *Psychiatry Res* **50**, 143–50.

Stewart S E, Geller D A, Jenike M, *et al.* 2004. Long-term outcome of pediatric obsessive–compulsive disorder: A meta-analysis and qualitative review of the literature. *Acta Psychiatr Scand* **110**, 4–13.

Stewart S E, Platko J, Fagerness J, *et al.* 2007. A genetic family-based association study of OLIG2 in obsessive–compulsive disorder. *Arch Gen Psychiatry* **64**, 209–14.

Szeszko P R, Ardekani B A, Ashtari M, *et al.* 2005. White matter abnormalities in obsessive–compulsive disorder: A diffusion tensor imaging study. *Arch Gen Psychiatry* **62**, 782–90.

Szeszko P R, Christian C, Macmaster F, *et al.* 2008. Gray matter structural alterations in psychotropic drug-naïve pediatric obsessive–compulsive disorder: An optimized voxel-based morphometry study. *Am J Psychiatry* **165**, 1299–307.

Szeszko P R, MacMillan S, McMeniman M, *et al.* 2004a. Amygdala volume reductions in pediatric patients with obsessive–compulsive disorder treated with paroxetine: Preliminary findings. *Neuropsychopharmacology* **29**, 826–32.

Szeszko P R, MacMillan S, McMeniman M, *et al.* 2004b. Brain structural abnormalities in psychotropic drug-naive pediatric patients with obsessive–compulsive disorder. *Am J Psychiatry* **161**, 1049–56.

Szeszko P R, Robinson D, Alvir J M, *et al.* 1999. Orbital frontal and amygdala volume reductions in obsessive–compulsive disorder. *Arch Gen Psychiatry* **56**, 913–9.

Ursu S, Stenger V A, Shear M K, Jones M R and Carter C S. 2003. Overactive action monitoring in obsessive–compulsive disorder: Evidence from functional magnetic resonance imaging. *Psychol Sci* **14**, 347–53.

Valente A A Jr, Miguel E C, Castro C C, *et al.* 2005. Regional gray matter abnormalities in obsessive–compulsive disorder: A voxel-based morphometry study. *Biol Psychiatry* **58**, 479–87.

Van den Heuvel O A, Remijnse P L, Mataix-Cols D, *et al.* 2009. The major symptom dimensions of obsessive–compulsive disorder are mediated by partially distinct neural systems. *Brain* **132**, 853–68. Epub 2008 Oct 24.

Van den Heuvel O A, Veltman D J, Groenewegen H J, *et al.* 2005. Frontal–striatal dysfunction during planning in obsessive–compulsive disorder. *Arch Gen Psychiatry* **62**, 301–09.

Van der Wee N J, Ramsey N F, Jansma J M, *et al.* 2003. Spatial working memory deficits in obsessive compulsive disorder are associated with excessive engagement of the medial frontal cortex. *Neuroimage* **20**, 2271–80.

Vogt B A, Finch D M and Olson C R. 1992. Functional heterogeneity in cingulate cortex: The anterior executive and posterior evaluative regions. *Cereb Cortex* **2**, 435–43.

Vogt B A, Nimchinsky E A, Vogt L J and Hof P R. 1995. Human cingulate cortex: Surface features, flat maps, and cytoarchitecture. *J Comp Neurol* **359**, 490–506.

Yoo S Y, Jang J H, Shin Y W, *et al.* 2007. White matter abnormalities in drug-naïve patients with obsessive–compulsive disorder: A diffusion tensor study before and after citalopram treatment. *Acta Psychiatr Scand* **116**, 211–9.

强迫障碍的功能影像学

Bon-Mi Gu，Do-Hyung Kang and Jun Soo Kwon

功能性磁共振成像（functional magnetic resonance imaging，fMRI）应用于 OCD 研究，除了可探索治疗后症状激发和改善的神经相关性外，还广泛应用于认知功能评价。此外，OCD 患者存在异质性，一些 fMRI 研究观察了症状特异的神经相关性或者比较了不同的症状维度。OCD 相关的 fMRI 研究也纳入了 OCD 患者的家庭成员，发现 OCD 具有认知功能障碍的特质依赖性神经模式以及遗传易感性。

目前 OCD 的病理生理模式包括基底节-丘脑-皮质环路功能障碍，特别是眶额皮质（orbitofrontal cortex，OFC）、尾状核和前扣带回皮质（anterior cingulate cortex，ACC）功能异常。OCD 神经影像学研究最主要的发现是，在症状激发或间歇期，患者的腹侧额叶-纹状体区（如 OFC、岛叶、ACC 以及尾状核头）功能亢进，而在症状改善后活动正常。另外，不同的认知模式已经应用于 OCD 的 fMRI 研究中，并为特殊认知功能障碍的神经相关性提供了证据。有关认知模式的 fMRI 研究的所有结果都表明，背外侧前额叶皮质（dorsolateral prefrontal cortex，dlPFC）或顶叶激活降低与执行功能或认知灵活性有关，而海马激活增强是内隐序列学习中基底节功能障碍的代偿反应，ACC 功能亢进则会导致错误加工处理。

症状激发研究

OCD 症状激发的 fMRI 研究已经表明患者在症状发作期受影响的脑区激活异常。目前，大多数研究认为，在对诱发厌恶的图片进行加工时（Adler 等，2000；Breiter 和 Rauch，1996；MataixCols 等，2004；Phillips 等，2000；Schienle 等，2005；Shapira 等，2003），或者在对厌恶表情的认知过程中（Cannistraro 等，2004；Lawrence

等，2007），OCD 患者存在岛叶和腹外侧前额叶皮质（ventrolateral prefrontal cortex，VLPFC）激活异常。岛叶是司管味觉皮质的一部分，能够感知不愉快的味觉和嗅觉，在不同的模式中调节厌恶反应（Phillips 等，1997，1998；Sprengelmeyer 等，1997）。vlPFC 脑区参与普通情绪加工，面部表情再认时从分布式网络中积累并提取信息（Sprengelmeyer 等，1998），并且在内部状态的监控方面起重要作用（Critchley 等，2004）。相应地，岛叶和 vlPFC 激活异常表明 OCD 患者可能更易于体验厌恶，对厌恶表情的身体反应注意增强。

在首个关于症状激发的 fMRI 研究中，Breiter 和 Rauch（1996）报道接受药物治疗的 OCD 患者 OFC、岛叶、ACC、颞叶及纹状体激活增加。类似报道也见于未服药的 OCD 患者（Adler 等，2000）。一项研究显示，在症状激发时患者额叶区（包括 OFC 和 ACC）以及颞叶皮质激活增加。在此项研究中，诱发刺激是基于每一位受试者的症状来设计的，所以差异较大。例如，一位患者有强迫整理，总是整理手提箱中的衣服，另一位患者害怕污物，害怕接触脏毛巾。另一项 fMRI 研究尝试通过个性化的与症状相关的图片来激发每位受试者的症状（Schienle 等，2005）。Schienle 和同事（2005）使用 4 种刺激，与 OCD 无关的、诱导厌恶的、诱导恐惧的以及中性图片，而 OCD 相关的图片则来自于每位患者各自所处的环境，可以特异地触发他们的强迫症状。在 OCD 相关图片的处理中，与中性图片比较，OCD 患者 OFC、岛叶、dlPFC、缘上回、左侧尾状核和右侧丘脑激活增加，与之前大多数 OCD 症状激发的报道一致。然而，即使是与 OCD 无关的诱导厌恶的图片，甚至是诱导恐惧的图片，也可以引起 OCD 患者岛叶激活增加，表明他们对负性线索的敏感性增高，更易于体验负性躯体状态。

然而，许多研究表明 OCD 患者对负性刺激的敏感性局限于厌恶而不是恐惧（Mataix-Cols 等，2004；Phillips 等，2000；Shapira 等，2003）。研究者通过使用诱导厌恶的、恐惧的以及中性图片刺激，研究 OCD 患者和健康对照组对厌恶和恐惧刺激的神经相关性。结果显示，OCD 患者面对厌恶刺激时岛叶激活较健康对照组增加，但面对恐惧刺激时两组间岛叶激活无差异（见图 17.1）。

除了症状激发研究之外，与其他焦虑障碍患者比较，OCD 患者在执行面部表情识别任务（如处理恐惧和厌恶信息）时存在差异。研究报道，与其他焦虑障碍患者相比，OCD 患者存在识别面部厌恶表情的缺陷（Corcoran 等，2008；Sprengelmeyer 等，1997），但报道结果也不一致（Parker 等，2004）。OCD 患者面对厌恶信息时的反应与其他焦虑障碍患者不同，对恐惧的神经反应也不同（Cannistraro 等，2004）。有研究发现，其他情绪或焦虑障碍患者存在杏仁核过度激活（Rauch 等，2000；Sheline 等，2001），然而 OCD 患者在识别面部恐惧表情时杏仁核反应较健康对照组减弱。OCD 的病理生理学表明，患者基底节-丘脑-皮质环路功能异常，包括 OFC、岛叶、ACC、基底节及丘脑（Saxena 等，1998；

Saxena 和 Rauch，2000），这些均提示 OCD 与其他焦虑障碍不同。

OCD 患者对厌恶的面部表情加工异常，而非对恐惧表情。Lawrence 和同事（2007）重复了这一结果，他们使用了向后掩蔽（backward masking）这一更加复杂的模式，在该研究中，他们给受试者呈现自觉意识上的恐惧、厌恶和中性面部表情图片，并用中性表情图片掩蔽。OCD 患者特别是伴有严重洗涤症状者，面对厌恶表情的图片时其左侧 vlPFC 激活增加，而面对恐惧表情图片时与健康对照组无差异。

症状激发研究也常用来区分不同症状维度的神经相关性。通过看厌恶图片可以研究不同症状（检查和洗涤）的患者（Phillips 等，2000）。Phillips 和同事（2000）对健康对照组、强迫检查 OCD 组和强迫洗涤 OCD 组使用了三种刺激，即中性的、正常厌恶的以及洗涤相关的图片（强迫洗涤组较正常对照组或强迫检查组认为图片更加恶心）。三组受试者在面对正常厌恶的图片时均表现出厌恶相关脑区的激活，即岛叶和视皮质区。但是清洗相关图片仅在强迫洗涤组诱导出厌恶相关脑区的激活。这表明强迫清洗组对清洗相关刺

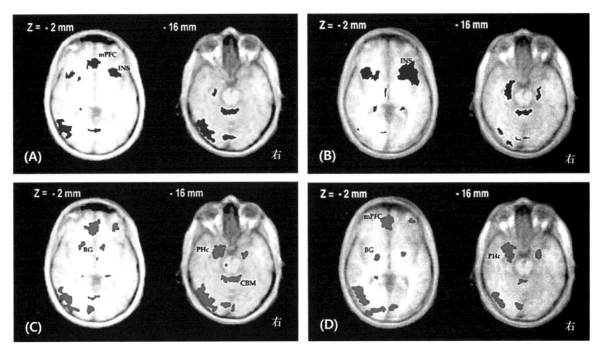

图 17.1 OCD 患者及健康志愿者面对厌恶和恐惧时不同的大脑活动。健康志愿者面对诱导厌恶的图片与中性图片比较（A），OCD 患者面对诱导厌恶的图片与中性图片比较（B），健康志愿者面对诱导恐惧的图片与中性图片比较（C），OCD 患者面对诱导恐惧的图片与中性图片比较（D）。OCD 患者与健康志愿者面对诱导恐惧的图片时所有反应都十分相似，而在面对诱导厌恶的图片时发现大脑一些脑区的活动不同，特别是岛叶。INS，岛叶；BG，基底节；mPFC，内侧前额叶皮质；CBM，小脑；PHc，海马旁回区。图片使用已得到许可（Shapira 等，2003）（见彩图 17.1）

激呈现出不同的神经反应和敏感的情绪反应，而健康对照组和强迫检查组则没有，他们对洗涤相关刺激表现出更多的非情绪性视觉反应。

许多症状激发研究的靶目标是洗涤症状，同时对其他症状维度也进行检查。Mataix-Cols 等（2004）从洗涤、检查及储藏等不同症状维度对一组伴有混合症状的 OCD 患者症状间的神经相关性进行了区分。受试者观看图片的同时进行 fM-RI 检查，他们必须想象能够诱发症状的场景，例如指导语："想象你没有清洗但必须接触以下图片中的物体（洗涤）"，"想象你不确定是否关闭或者锁住下列物体，但是你又不能回去检查（检查）"，或者"想象下列物体属于你，但是你必须扔掉（囤积）"。针对诱发的不同症状，OCD 患者显示出不同的神经激活，提示部分神经系统有重叠。OCD 患者在诱发清洗症状时双侧腹内侧前额叶（ventromedial prefrontal，vmPFC）、右侧尾状核激活较健康对照组增加，在诱发检查症状时运动和注意功能相关脑区激活增加，而在诱发囤积症状时左侧中央前回和右侧 OFC 激活增加。另一项研究报道了伴有囤积行为的患者其症状有特殊的神经基础（An 等，2009）。与健康对照组和无囤积症状的患者相比，诱发囤积相关的焦虑时，伴有囤积症状的 OCD 患者双侧前 vmPFC（anterior vmPFC）激活增加。

OCD 认知激活范式的 fMRI 研究

OCD 患者的认知功能在某些方面受到损害。有关 OCD 认知功能的研究一致认为此类患者存在反应抑制、认知刻板性（cognitive inflexibility）、夸大的错误处理及内隐序列学习问题方面的损害。例如，反应抑制和认知刻板性与 OCD 存在紧密联系（Bannon 等，2006；Chamberlain 等，2006，2007，2008），提示认知障碍在本质上属于类特质依赖，而不是状态依赖性特征。各种 fMRI 模式已经应用于 OCD 研究，以发现患者认知障碍或受损后代偿性激活的神经相关性。

OCD 的特征是闯入性的、不必要的思维，从而导致痛苦以及为了减少这种思维的仪式化动作。关于 OCD 的这些症状，反应抑制缺陷和认知刻板性可能强迫患者局限在严格的概念框架中，并干扰其抑制强迫行为。抑制控制障碍是 OCD 的

核心特征，很长时间以来已被理论化（Chamberlain 等，2005；Rosenberg 和 Keshavan，1998；Stein 和 Ludik，2000），多种行为学研究支持这一假说（Bannon 等，2002；Chamberlain 等，2006；Enright 和 Beech，1993；Penades 等，2007）。fMRI 研究通过 go-no-go 任务和停止任务来检查运动抑制过程，或采用与认知抑制相关的 Stroop 任务，这些都已经应用于 OCD 抑制研究。

Maltby 和同事（2005）使用 go-no-go 任务对 OCD 进行研究，给 go 刺激时要求受试者根据指示按键，给 no-go 刺激时要求受试者尽可能快并正确地做出抑制反应。Go 与 no-go 刺激的比例是 5：1，患者对 go 刺激产生强有力的偏倚。在 no-go 刺激条件下，受试者需要强烈的抑制反应，OCD 患者 ACC、外侧 PFC、外侧 OFC、尾状核和丘脑激活较对照组增加。另一项使用 go-no-go 任务的研究中（Roth 等，2007），考虑到 no-go 刺激的"oddball"作用，所以 go 与 no-go 刺激的比例是 1：1（Stevens 等，2000），结果也显示 OCD 患者抑制反应受损（Miyata 等，1998；Morault 等，1997；Towey 等，1993）。在该研究中（Roth 等，2007），健康对照组右侧半球激活，包括右侧额下回，OCD 患者表现为更多的弥散性的双侧模式激活，右侧额叶中下区激活降低。OCD 患者弥散性的双侧激活可能是在抑制反应中右侧额叶网络受到抑制，而产生代偿性的神经募集反应。另外，在抑制反应中耶鲁布朗强迫量表的症状评分与右侧 OFC 激活呈负相关，与左侧丘脑激活呈正相关，这表明强迫症状明显的患者 OFC 在抑制不必要的行为和丘脑过度激活中的重要作用（图 17.2）。

许多报道称 OCD 患者具有认知刻板性（Bannon 等，2006；Chamberlain 等，2006；Veale 等，1996），在不同的任务中，反转学习（reversal learning）（Chamberlain 等，2008；Remijnse 等，2006）和任务转换范式（task-switching paradigms）（Gu 等，2008）已经用于研究 OCD 患者大脑激活的功能障碍。在得到负性反馈后反转学习具有恰当的行为灵活性，例如，之前给予肯定回答或奖励的目标转变为否定回答，即负性反馈，这时被试必须在得到负反馈后成功改变自己之前偏好的选择。OFC 在反转学习中起着重要作用（Boulougouris 等，2007；Dias 等，1996；Hornak 等，

图 17.2　在反应抑制过程中，OCD 症状严重程度与右侧眶额叶回（A）和左侧丘脑（B）激活的相关性。图片使用已得到许可（Roth 等，2007）（见彩图 17.2）。

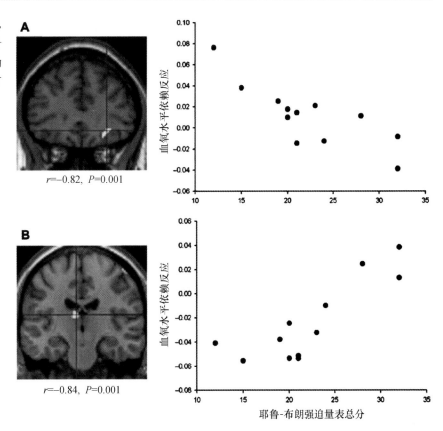

2004）。Remijnse 和同事（2006）利用反转学习检测 OCD 患者，结果当他们在得到负性反馈后成功改变行为时，OFC、dlPFC、PFC 前部及岛叶皮质激活降低。Chamberlain 和同事（2008）也报道 OCD 患者及其亲属在反转学习时外侧 OFC、外侧 PFC 及顶叶皮质激活降低。这些结果表明 OCD 患者反转学习缺陷和灵活性的逐渐损害与 OFC、PFC 或顶叶皮质功能障碍有关。

　　Gu 和同事（2008）利用任务转换范式检测 OCD 患者的认知灵活性，受试者必须根据所呈现的线索经常转换任务规则。任务转换范式需要受试者具备从前一项任务中切断注意力的能力，分辨之前刺激或任务设置的干扰，更新任务设置。OCD 患者在任务规则转换过程中的错误率增加，例如从对刺激的颜色辨别转换为性状辨别，此类患者背侧额叶-纹状体区、vmPFC 及右侧 OFC 激活较健康对照组降低。然而不同的是，健康对照组背侧额叶-纹状体区（包括 dlPFC、ACC）及右侧尾状核激活，而 OCD 患者上述部位失活，OFC 腹侧额叶区和 vmPFC 的差异与 OCD 患者这些脑区失活有关，这可能表明了 OCD 患者背侧和腹侧额叶功能失衡（图 17.3）。

　　已经有研究使用 fMRI 检查 OCD 患者的执行功能，如计划和工作记忆。有报道称 OCD 患者的空间工作记忆任务完成较差，特别是较困难的任务（Purcell 等，1998a，1998b）。既往 fMRI 研究也提出 OCD 患者的大脑激活与对照组不同，OCD 患者成绩差与 ACC 激活增加有关（van der Wee 等，2003）。关于规划能力，Purcell 和同事（1998b）使用伦敦塔（Tower of London，ToL）任务发现 OCD 患者规划能力受损，OCD 患者的亲属虽未发病但也存在这种执行功能障碍（Delorme 等，2007）。另外，OCD 患者在 ToL 任务中 dlPFC 和尾状核激活下降，表明 OCD 患者规划能力受损是由于其背侧前额叶-纹状体区功能异常所致（van den Heuvel 等，2005）。

　　另一项用于检测 OCD 认知功能的是序列反应时（serial reaction time，SRT）任务，用来评估内隐信息的加工和学习。在 SRT 任务中，参与者被要求重复视觉线索序列，然后毫无保留地预测线索的位置，由于存在内隐学习，受试者的反应时间会越来越短。OCD 纹状体激活受损是内隐学习缺陷和无法利用内隐学习来缩短反应时间的基础（Deckersbach 等，2002；Rauch，2003）。一项 PET 研究显示 OCD 患者在内隐序列学习中存在纹状体激活不足以及海马募集反应异常

（Rauch 等，1997a），并且 fMRI 也提示类似的结果（Rauch 等，2007），即患者存在海马和 OFC 募集反应异常。由纹状体介导的内隐信息加工失败，必然会导致外显信息加工和相关脑区结构（如海马）的代偿性参与。

关于 OCD 患者错误加工的脑活性研究表明，由 ACC 产生的过度错误信号提示在患者感觉"并不正确"的前提下，需要改变行为来纠正问题（Pitman，1987）。ACC 参与发现错误（Gehring 等，1995；Kiehl 等，2000；Menon 等，2001）、事件相关电位（event-related potentials，ERPs）和 fMRI 研究均显示 OCD 患者在委托错误（errors of commission）后 ACC 会发出夸大的错误信号（Gehring 等，2000；Johannes 等，2001；Ursu 等，2003）。但是，OCD 患者 ACC 的过度激活并不仅出现在命令错误过程中，还出现在正确计算、高冲突的 go-no-go 任务（Maltby 等，2005）或者连续执行任务中（Ursu 等，2003），这表明 OCD 监测系统的过度活跃。另外，Fitzgerald 和同事（2005）报道了 OCD 患者与错误相关的 ACC 喙部激活增强，显示 OCD 患者该脑区激活程度与症状严重程度显著相关。

总之，各种认知激活范式已经来检验 OCD 患者的认知缺陷，如抑制、认知灵活性、内隐学习、执行功能及错误加工，并可推断这些认知缺陷潜在的病理生理过程。也有对 OCD 其他方面认知功能的研究，如决策制订缺陷的神经关联性（Tolin 等，2009），或者与生物运动知觉（bio-

logical motion perception）（Jung 等，2009）相关的不同大脑激活模式（Kim 等，2005）。最近的 fMRI 研究通过认知激活范式力求解释 OCD 患者行为和认知功能的神经相关性，即大脑激活差异究竟是由 OCD 病理生理改变特别是额叶-纹状体功能障碍所致，还是相应脑区代偿性激活（并非完整无缺）的结果。

OCD 患者家庭成员的 fMRI 研究

双胞胎及家族研究显示，OCD 是一种可遗传的神经精神障碍（Inouye，1965；Nestadt 等，2000；Pauls 等，1995）。单卵双胞胎同患 OCD 的一致性概率为 $63\% \sim 87\%$，一级亲属患 OCD 的风险较高（$10\% \sim 22.5\%$），而正常人群的风险为 $2\% \sim 3\%$（Nestadt 等，2000；Pauls 等，1995）。为了检测以大脑为基础的可测量的客观特性或者内表型，一些 fMRI 研究观察了 OCD 患者未患病近亲的大脑激活情况（Chamberlain 等，2008）。除此之外，还有行为和脑体积的标记物（Chamberlain 等，2005；Chamberlain 等，2007；Menzies 等，2007）。

Chamberlain 和同事（2008）使用反转学习范式对 OCD 患者及其未患病亲属进行研究，发现两者均表现出双侧 OFC 和下顶叶激活异常下降（图 17.4），这与 OCD 患者反转学习受损及相关 OFC 激活下降的报道一致（Dias 等，1996；Remi-

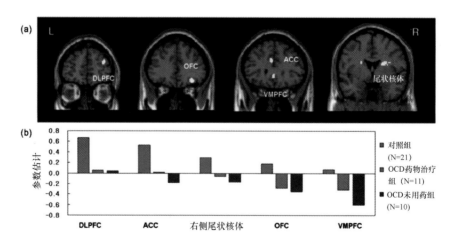

图 17.3　OCD 患者和健康对照组间任务转换中显著不同的激活脑区。OCD 患者的 dlPFC、OFC、ACC、vmPFC 和尾状体较健康对照组激活显著降低（a）。每个兴趣区的平均激活显示 OCD 患者较健康对照组背侧额叶-纹状体区失活，并且腹侧额叶区激活减弱下降（b）。dlPFC，背外侧前额皮质；OFC、眶额皮质；ACC，前扣带回皮质；vmPFC，腹内侧前额叶皮质。图片使用已得到许可（Gu 等，2008）（见彩图 17.3）。

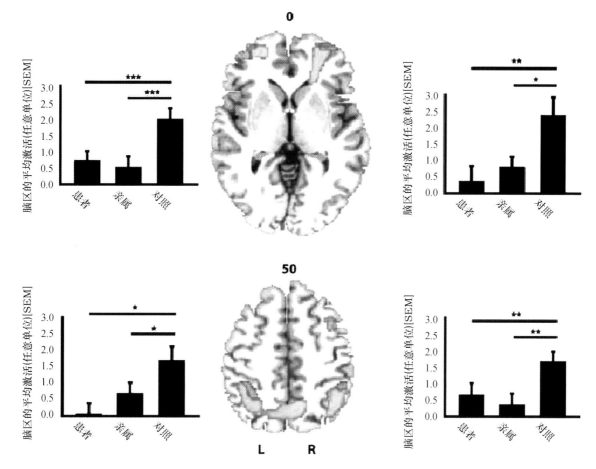

图 17.4　OCD 患者和未患病亲属在反转学习中双侧外侧眶额皮质（OFC）、外侧前额叶皮质（PFC）及顶叶激活不足。典型的脑影像学扫描显示了在反转学习中所有受试者均激活的脑区（黄色区域），以及组间存在显著差异的脑区（蓝色区域）。周围的柱状图显示不同部位组间激活的平均值，组间存在显著差异。左上角，左外侧 OFC 和左外侧 PFC；右上角，右外侧 OFC 和右外侧 PFC；左下角，左侧顶叶；右下角，右侧顶叶。* $P<0.05$，** $P<0.01$，*** $P<0.001$。图片使用已得到许可（Chamberlain 等，2008）（见彩图 17.4）。

jnse 等，2006）。OFC 在 OCD 神经生物学模式中起重要作用（Chamberlain 等，2005；Menzies 等，2008），是影响负反馈后行为灵活性的重要脑区（Boulougouris 等，2007；Dias 等，1996；Hornak 等，2004）。有遗传高风险的人群其认知刻板性及相关 OFC 激活下降的结果与 OCD 特质或内表型的存在一致性，即使在未接受过长期治疗或者症状不典型的 OCD 患者中也是如此。

除了遗传因素之外，环境应激源或者不良的基因-环境相互作用也会影响强迫症状，这表明 OCD 也存在环境危险因素，如链球菌感染、产前问题、心理社会应激、家庭因素及一些生活事件（如怀孕和离婚），都可能诱发强迫症状（Alonso 等，2004；Karno 等，1988；Miguel 等，2005）。在这方面，已经有报道称同卵双胞胎的强迫症状不一致，并且大脑激活也不同（den Braber 等，

2008）。有研究使用 OC 行为筛查工具帕多瓦问卷-R（Padua Inventory-R，PI-R）从 419 对双胞胎中筛查出 17 例同卵双胞胎，其中一人具有明显的强迫症状，而另一人强迫症状较轻（Cath 等，2008；Sanavio，1988；van Oppen 和 Arntz，1994）。通过使用 ToL 计划任务发现，与无强迫症状的单卵双胞胎相比，具有强迫症状的双胞胎 dlPFC、丘脑枕部及顶下小叶皮质的脑激活明显下降。这些发现与之前的报道一致，即使用 ToL 任务检测显示 OCD 患者规划能力受损（Purcell 等，1998a），并且与 ToL 任务相关的 dlPFC 和尾状核激活下降（van den Heuvel 等，2005）。总体来看，表现不一致的同卵双胞胎在计划任务中大脑激活的不同模式提示强迫症状的神经相关性可能是由环境危险因素或基因-环境相互作用所致。

与 OCD 疗效相关的 fMRI 研究

长期以来，OCD 都被认为治疗难度大，但是最近也发现了一些有效的治疗方法。与药理学和（或）行为治疗的效果一致，神经影像学研究显示在症状改善之后大脑激活有所改变。PET 或 SPECT 研究显示，有效治疗后患者的葡萄糖代谢（Baxter 等，1992；Benkelfat 等，1990；Swedo 等，1992）以及 OFC、尾状核和丘脑的局部脑血流量降低（Kang 等，2003；Rubin 等，1995；Saxena 等，1999，2002）。与此一致的是，fMRI 也用来研究治疗对认知任务过程中大脑激活的影响，如症状激发时工作记忆或 Stroop 测试（Lazaro 等，2008；Nabeyama 等，2008；Nakao 等，2005b；van der Wee 等，2007）。

Nakao 和同事（2005b）报道了在 Stroop 测试的认知任务中及症状激发过程中大脑的激活发生改变。在这项研究中，fMRI 试验之前，针对不同的患者使用不同的症状相关词语诱发症状。氟伏沙明或行为治疗 12 周后，OCD 患者症状得到轻到中度改善。与改善相关的是，OCD 患者症状激发时其 OFC（包括岛叶、dlPFC 及 ACC）激活减弱。相反，在 Stroop 测试中，治疗后患者存在广泛的脑区（如顶叶皮质、小脑、dlPFC 及 ACC）激活增强。前额叶-皮质下-小脑连接部位的激活增强，人们确信该部位在更高级认知功能的整合中发挥作用（Andreasen 等，1998；Schmahmann 和 Pandya，1997），并且在这些脑区中，OCD 患者在 Stroop 测试中表现出 ACC 激活减弱（Nakao 等，2005a）。相应地，与 Stroop 测试相关的脑区激活增强可能反映了认知功能的改变，如抑制过程。与此相反，OCD 患者得到有效治疗后与症状激发相关的脑区激活减弱。

考虑到药物治疗与行为治疗效果的分离，Nabeyama 和同事（2008）单独对行为治疗的改善作用进行了研究。在 Stroop 测试的相同认知任务中，OCD 患者在接受治疗后小脑和顶叶激活增强，而 OFC、额中回和颞叶激活减弱。既往报道显示，不同治疗包括行为治疗或药物治疗会导致更多认知相关脑区激活增强，而行为治疗仅能增加大脑后部的激活，特别是小脑，这表明了行为治疗和药物治疗间的效果差异。

虽然大多数神经心理学研究发现治疗对行为表现毫无作用（Kim 等，2002；Mataix-Cols 等，2002；Nielen 和 Den Boer，2003），但也有一些研究报道认为治疗对神经心理学测验结果提高有限，甚至会起反作用（Bolton 等，2000；Sanz 等，2001）。如果我们认为只有行为治疗提高了 Stroop 测验得分（Nabeyama 等，2008），那么治疗的异质性（如不同的药物干预）可能会产生看似矛盾的结果。另外，检测认知模式的特性、受试者对药物的反应和（或）病程都是不同的，这些都会影响治疗后的行为表现。

一项 fMRI 研究根据患者对药物治疗的反应观察了大脑激活的改变（van der Wee 等，2007）。药物治疗 12 周后，对有效者和无效者的工作记忆成绩与相关的大脑激活情况进行比较，发现有效者成绩明显改善，同时会出现与任务难度相关的大脑激活的总体改变。这一结果表明，工作记忆缺陷和相关的脑激活异常在某种程度上可能是状态依赖性的，这点可以通过治疗有效者得到证明。

一些研究以儿童和青少年 OCD 患者为研究对象观察疗效反应（Lazaro 等，2008），因为这部分人群病程短，可能会减少潜在的混杂因素，如长期药物治疗、共病或慢性病程。儿童和青少年 OCD 患者经过药物治疗 6 个月后，在 SRT 任务中其左侧岛叶和壳核激活较治疗前明显减弱。SRT 任务是检测内隐序列学习能力的工具之一，内隐序列学习与皮质-纹状体系统相关（Rauch 等，1997a，1997b），岛叶和壳核就属于皮质-纹状体系统，该系统参与了 OCD 的发病，并且岛叶在调节情绪状态（包括厌恶和焦虑）方面起重要作用。

迄今关于疗效的 fMRI 研究普遍显示，与治疗前状态相比，患者大脑激活正常，有时还会有增强。但是，OCD 症状类型、病程和（或）共病方面的异质性，以及治疗方法的多样性（如行为治疗和药物治疗），都会导致结果不一致。

总之，各种神经影像学方法均揭示 OCD 患者存在与症状或认知相关的大脑激活异常。然而，一些结果仍存在偏差，这可能是由 OCD 的异质性所致，如症状和共病的不同，或神经影像学研究中所用的认知检测工具不同。今后对于症状-特异性神经关联和相关认知功能障碍的研究将更有助于了解 OCD 的病理生理学。另外，遗传或家族研究将提供更多有关此类疾病的特性或状态相关特征以及假定的疾病易感性方面的信息。最后，鉴于目前 OCD 模型为皮质基底节-丘脑-皮质环路功能障碍，对这些脑区的功能连接性研究将有助于对 OCD 的认识。

致谢

本工作获得韩国政府资助的韩国科研基金支持（KRF-2008-313-E00341）以及韩国科学技术部 21 世纪前沿研究项目脑研究中心提供资助（2009K001270）。

框 17.1　总结

OCD 症状诱发的 fMRI 研究主要结果表明，OCD 患者腹侧额叶-纹状体过度激活，如眶额皮质（OFC）、岛叶、前扣带回（ACC）和尾状核头部，在症状改善后通常表现为标准化激活。另外，已经报道 OCD 患者及遗传近亲存在认知功能缺陷，如抑制反应和认知灵活性，这意味着这些认知特征为特质依赖性（trait-dependent）。通过认知功能检查进行 fMRI 的研究报道，背外侧前额叶皮质（dlPFC）和顶叶激活减弱与认知刻板性和执行功能障碍有关。特别需要指出，OCD 患者及其近亲在反转学习中外侧 OFC、外侧 PFC 及顶叶激活均减弱，这阐明了特质依赖认知刻板性的神经关联。

参考文献

Adler C M, McDonough-Ryan P, Sax K W, Holland S K, Arndt S and Strakowski S M. 2000. fMRI of neuronal activation with symptom provocation in unmedicated patients with obsessive compulsive disorder. *J Psychiatr Res* **34**, 317–24.

Alonso P, Menchon J M, Mataix-Cols D, *et al.* 2004. Perceived parental rearing style in obsessive–compulsive disorder: Relation to symptom dimensions. *Psychiatry Res* **127**, 267–78.

An S K, Mataix-Cols D, Lawrence N S, *et al.* 2009. To discard or not to discard: the neural basis of hoarding symptoms in obsessive–compulsive disorder. *Mol Psychiatry* **14**, 318–31.

Andreasen N C, Paradiso S and O'Leary D S. 1998. "Cognitive dysmetria" as an integrative theory of schizophrenia: A dysfunction in cortical–subcortical–cerebellar circuitry? *Schizophr Bull* **24**, 203–18.

Bannon S, Gonsalvez C J, Croft R J and Boyce P M. 2002. Response inhibition deficits in obsessive–compulsive disorder. *Psychiatry Res* **110**, 165–74.

Bannon S, Gonsalvez C J, Croft R J and Boyce P M. 2006. Executive functions in obsessive–compulsive disorder: State or trait deficits? *Aust N Z J Psychiatry* **40**, 1031–8.

Baxter L R Jr, Schwartz J M, Bergman K S, *et al.* 1992. Caudate glucose metabolic rate changes with both drug and behavior therapy for obsessive–compulsive disorder. *Arch Gen Psychiatry* **49**, 681–9.

Benkelfat C, Nordahl T E, Semple W E, King A C, Murphy D L and Cohen R M. 1990. Local cerebral glucose metabolic rates in obsessive–compulsive disorder. Patients treated with clomipramine. *Arch Gen Psychiatry* **47**, 840–8.

Bolton D, Raven P, Madronal-Luque R and Marks I M. 2000. Neurological and neuropsychological signs in obsessive compulsive disorder: Interaction with behavioural treatment. *Behav Res Ther* **38**, 695–708.

Boulougouris V, Dalley J W and Robbins T W. 2007. Effects of orbitofrontal, infralimbic and prelimbic cortical lesions on serial spatial reversal learning in the rat. *Behav Brain Res* **179**, 219–28.

Breiter H C and Rauch S L. 1996. Functional MRI and the study of OCD: From symptom provocation to cognitive–behavioral probes of cortico-striatal systems and the amygdala. *Neuroimage* **4**, S127–38.

Cannistraro P A, Wright C I, Wedig M M, *et al.* 2004. Amygdala responses to human faces in obsessive–compulsive disorder. *Biol Psychiatry* **56**, 916–20.

Cath D C, van Grootheest D S, Willemsen G, van Oppen P and Boomsma D I. 2008. Environmental factors in obsessive–compulsive behavior: Evidence from discordant and concordant monozygotic twins. *Behav Genet* **38**, 108–20.

Chamberlain S R, Blackwell A D, Fineberg N A, Robbins T W and Sahakian B J. 2005. The neuropsychology of obsessive compulsive disorder: The importance of failures in cognitive and behavioural inhibition as candidate endophenotypic markers. *Neurosci Biobehav Rev* **29**, 399–419.

Chamberlain S R, Fineberg N A, Blackwell A D, Robbins T W and Sahakian B J. 2006. Motor inhibition and cognitive flexibility in obsessive–compulsive disorder and trichotillomania. *Am J Psychiatry* **163**, 1282–4.

Chamberlain S R, Fineberg N A, Menzies L A, *et al.* 2007. Impaired cognitive flexibility and motor inhibition in unaffected first-degree relatives of patients with obsessive–compulsive disorder. *Am J Psychiatry* **164**, 335–8.

Chamberlain S R, Menzies L, Hampshire A, *et al.* 2008. Orbitofrontal dysfunction in patients with obsessive–compulsive disorder and their unaffected relatives. *Science* **321**, 421–2.

Corcoran K M, Woody S R and Tolin D F. 2008. Recognition of facial expressions in obsessive–compulsive disorder. *J Anxiety Disord* **22**, 56–66.

Critchley H D, Wiens S, Rotshtein P, Ohman A and Dolan R J. 2004. Neural systems supporting interoceptive awareness. *Nat Neurosci* **7**, 189–95.

Deckersbach T, Savage C R, Curran T, *et al.* 2002. A study of parallel implicit and explicit information processing in patients with obsessive–compulsive disorder. *Am J Psychiatry* **159**, 1780–2.

Delorme R, Gousse V, Roy I, *et al.* 2007. Shared executive dysfunctions in unaffected relatives of patients with autism and obsessive–compulsive disorder. *Eur Psychiatry* **22**, 32–8.

den Braber A, Ent D, Blokland G A, *et al.* 2008. An fMRI study in monozygotic twins discordant for obsessive–compulsive symptoms. *Biol Psychol* **79**, 91–102.

Dias R, Robbins T W and Roberts A C. 1996. Dissociation in prefrontal cortex of affective and attentional shifts. *Nature* **380**, 69–72.

Enright S J and Beech A R. 1993. Reduced cognitive inhibition in obsessive–compulsive disorder. *Br J Clin Psychol* **32**, 67–74.

Fitzgerald K D, Welsh R C, Gehring W J, *et al.* 2005. Error-related hyperactivity of the anterior cingulate cortex in obsessive–compulsive disorder. *Biol Psychiatry* **57**, 287–94.

Gehring W J, Coles M G, Meyer D E and Donchin E. 1995. A brain potential manifestation of error-related processing. *Electroencephalogr Clin Neurophysiol Suppl* **44**, 261–72.

Gehring W J, Himle J and Nisenson L G. 2000. Action-monitoring dysfunction in obsessive–compulsive disorder. *Psychol Sci* **11**, 1–6.

Gu B M, Park J Y, Kang D H, *et al.* 2008. Neural correlates of cognitive inflexibility during task-switching in obsessive–compulsive disorder. *Brain* **131**, 155–64.

Hornak J, O'Doherty J, Bramham J, *et al.* 2004. Reward-related reversal learning after surgical excisions in orbito-frontal or dorsolateral prefrontal cortex in humans. *J Cogn Neurosci* **16**, 463–78.

Inouye E. 1965. Similar and dissimilar manifestations of obsessive–compulsive neuroses in monozygotic twins. *Am J Psychiatry* **121**, 1171–5.

Johannes S, Wieringa B M, Nager W, *et al.* 2001. Discrepant target detection and action monitoring in obsessive–compulsive disorder. *Psychiatry Res* **108**, 101–10.

Jung W H, Gu B M, Kang D H, *et al.* 2009. BOLD response during visual perception of biological motion in obsessive–compulsive disorder: An fMRI study using the dynamic point-light animation paradigm. *Eur Arch Psychiatry Clin Neurosci* **259**, 46–54.

Kang D H, Kwon J S, Kim J J, *et al.* 2003. Brain glucose metabolic changes associated with neuropsychological improvements after 4 months of treatment in patients with obsessive–compulsive disorder. *Acta Psychiatr Scand* **107**, 291–7.

Karno M, Golding J M, Sorenson S B and Burnam M A. 1988. The epidemiology of obsessive–compulsive disorder in five US communities. *Arch Gen Psychiatry* **45**, 1094–9.

Kiehl K A, Liddle P F and Hopfinger J B. 2000. Error processing and the rostral anterior cingulate: An event-related fMRI study. *Psychophysiology* **37**, 216–23.

Kim J, Doop M L, Blake R and Park S. 2005. Impaired visual recognition of biological motion in schizophrenia. *Schizophr Res* **77**, 299–307.

Kim M S, Park S J, Shin M S and Kwon J S. 2002. Neuropsychological profile in patients with obsessive–compulsive disorder over a period of 4-month treatment. *J Psychiatr Res* **36**, 257–65.

Lawrence N S, An S K, Mataix-Cols D, Ruths F, Speckens A and Phillips M L. 2007. Neural responses to facial expressions of disgust but not fear are modulated by washing symptoms in OCD. *Biol Psychiatry* **61**, 1072–80.

Lazaro L, Caldu X, Junque C, *et al.* 2008. Cerebral activation in children and adolescents with obsessive–compulsive disorder before and after treatment: A functional MRI study. *J Psychiatr Res* **42**, 1051–9.

Maltby N, Tolin D F, Worhunsky P, O'Keefe T M and Kiehl K A. 2005. Dysfunctional action monitoring hyperactivates frontal–striatal circuits in obsessive–compulsive disorder: An event-related fMRI study. *Neuroimage* **24**, 495–503.

Mataix-Cols D, Alonso P, Pifarre J, Menchon J M and Vallejo J. 2002. Neuropsychological performance in medicated vs. unmedicated patients with obsessive–compulsive disorder. *Psychiatry Res* **109**, 255–64.

Mataix-Cols D, Wooderson S, Lawrence N, Brammer M J, Speckens A and Phillips M L. 2004. Distinct neural correlates of washing, checking, and hoarding symptom dimensions in obsessive–compulsive disorder. *Arch Gen Psychiatry* **61**, 564–76.

Menon V, Adleman N E, White C D, Glover G H and Reiss A L. 2001. Error-related brain activation during a Go/NoGo response inhibition task. *Hum Brain Mapp* **12**, 131–43.

Menzies L, Achard S, Chamberlain S R, *et al.* 2007. Neurocognitive endophenotypes of obsessive–compulsive disorder. *Brain* **130**, 3223–36.

Menzies L, Chamberlain S R, Laird A R, Thelen S M, Sahakian B J and Bullmore E T. 2008. Integrating evidence from neuroimaging and neuropsychological studies of obsessive–compulsive disorder: The orbitofronto-striatal model revisited. *Neurosci Biobehav Rev* **32**, 525–49.

Miguel E C, Leckman J F, Rauch S, *et al.* 2005. Obsessive–compulsive disorder phenotypes: Implications for genetic studies. *Mol Psychiatry* **10**, 258–75.

Miyata A, Matsunaga H, Kiriike N, Iwasaki Y, Takei Y and Yamagami S. 1998. Event-related potentials in patients with obsessive–compulsive disorder. *Psychiatry Clin Neurosci* **52**, 513–8.

Morault P M, Bourgeois M, Laville J, Bensch C and Paty J. 1997. Psychophysiological and clinical value of event-related potentials in obsessive–compulsive disorder. *Biol Psychiatry* **42**, 46–56.

Nabeyama M, Nakagawa A, Yoshiura T, *et al.* 2008. Functional MRI study of brain activation alterations in patients with obsessive–compulsive disorder after symptom improvement. *Psychiatry Res* **163**, 236–47.

Nakao T, Nakagawa A, Yoshiura T, *et al.* 2005a. A functional MRI comparison of patients with obsessive–compulsive disorder and normal controls during a Chinese character Stroop task. *Psychiatry Res* **139**, 101–14.

Nakao T, Nakagawa A, Yoshiura T, *et al.* 2005b. Brain activation of patients with obsessive–compulsive disorder during neuropsychological and symptom provocation tasks before and after symptom improvement: A functional magnetic resonance imaging study. *Biol Psychiatry* **57**, 901–10.

Nestadt G, Samuels J, Riddle M, *et al.* 2000. A family study of obsessive–compulsive disorder. *Arch Gen Psychiatry* **57**, 358–63.

Nielen M M and Den Boer J A. 2003. Neuropsychological performance of OCD patients before and after treatment with fluoxetine: Evidence for persistent cognitive deficits. *Psychol Med* **33**, 917–25.

Parker H A, McNally R J, Nakayama K and Wilhelm S. 2004. No disgust recognition deficit in obsessive–compulsive disorder. *J Behav Ther Exp Psychiatry* **35**, 183–92.

Pauls D L, Alsobrook J P 2nd, Goodman W, Rasmussen S and Leckman J F. 1995. A family study of obsessive–compulsive disorder. *Am J Psychiatry* **152**, 76–84.

Penades R, Catalan R, Rubia K, Andres S, Salamero M and Gasto C. 2007. Impaired response inhibition in obsessive compulsive disorder. *Eur Psychiatry* **22**, 404–10.

Phillips M L, Marks I M, Senior C, *et al.* 2000. A differential neural response in obsessive–compulsive disorder patients with washing compared with checking symptoms to disgust. *Psychol Med* **30**, 1037–50.

Phillips M L, Young A W, Scott S K, *et al.* 1998. Neural responses to facial and vocal expressions of fear and disgust. *Proc Biol Sci* **265**, 1809–17.

Phillips M L, Young A W, Senior C, *et al.* 1997. A specific neural substrate for perceiving facial expressions of disgust. *Nature* **389**, 495–8.

Pitman R K. 1987. A cybernetic model of obsessive–compulsive psychopathology. *Compr Psychiatry* **28**, 334–43.

Purcell R, Maruff P, Kyrios M and Pantelis C. 1998a. Cognitive deficits in obsessive–compulsive disorder on tests of frontal–striatal function. *Biol Psychiatry* **43**, 348–57.

Purcell R, Maruff P, Kyrios M and Pantelis C. 1998b. Neuropsychological deficits in obsessive–compulsive disorder: A comparison with unipolar depression, panic disorder, and normal controls. *Arch Gen Psychiatry* **55**, 415–23.

Rauch S L. 2003. Neuroimaging and neurocircuitry models pertaining to the neurosurgical treatment of psychiatric disorders. *Neurosurg Clin N Am* **14**, 213–23, vii–viii.

Rauch S L, Savage C R, Alpert N M, *et al.* 1997a. Probing striatal function in obsessive–compulsive disorder: A PET study of implicit sequence learning. *J Neuropsychiatry Clin Neurosci* **9**, 568–73.

Rauch S L, Wedig M M, Wright C I, *et al.* 2007. Functional magnetic resonance imaging study of regional brain activation during implicit sequence learning in obsessive–compulsive disorder. *Biol Psychiatry* **61**, 330–6.

Rauch S L, Whalen P J, Savage C R, *et al.* 1997b. Striatal recruitment during an implicit sequence learning task as measured by functional magnetic resonance imaging. *Hum Brain Mapp* **5**, 124–32.

Rauch S L, Whalen P J, Shin L M, *et al.* 2000. Exaggerated amygdala response to masked facial stimuli in posttraumatic stress disorder: A functional MRI study. *Biol Psychiatry* **47**, 769–76.

Remijnse P L, Nielen M M, van Balkom A J, *et al.* 2006. Reduced orbitofrontal–striatal activity on a reversal learning task in obsessive–compulsive disorder. *Arch Gen Psychiatry* **63**, 1225–36.

Rosenberg D R and Keshavan M S. 1998. A.E. Bennett Research Award. Toward a neurodevelopmental model of of obsessive–compulsive disorder. *Biol Psychiatry* **43**, 623–40.

Roth R M, Saykin A J, Flashman L A, Pixley H S, West J D and Mamourian A C. 2007. Event-related functional magnetic resonance imaging of response inhibition in obsessive–compulsive disorder. *Biol Psychiatry* **62**, 901–09.

Rubin R T, Ananth J, Villanueva-Meyer J, Trajmar P G and Mena I. 1995. Regional 133xenon cerebral blood flow and cerebral 99mTc-HMPAO uptake in patients with obsessive–compulsive disorder before and during treatment. *Biol Psychiatry* **38**, 429–37.

Sanavio E. 1988. Obsessions and compulsions: The Padua Inventory. *Behav Res Ther* **26**, 169–77.

Sanz M, Molina V, Martin-Loeches M, Calcedo A and Rubia F J. 2001. Auditory P300 event related potential and serotonin reuptake inhibitor treatment in obsessive–compulsive disorder patients. *Psychiatry Res* **101**, 75–81.

Saxena S, Brody A L, Ho M L, *et al.* 2002. Differential cerebral metabolic changes with paroxetine treatment of obsessive–compulsive disorder vs major depression. *Arch Gen Psychiatry* **59**, 250–61.

Saxena S, Brody A L, Maidment K M, *et al.* 1999. Localized orbitofrontal and subcortical metabolic changes and predictors of response to paroxetine treatment in obsessive–compulsive disorder. *Neuropsychopharmacology* **21**, 683–93.

Saxena S, Brody A L, Schwartz J M and Baxter L R. 1998. Neuroimaging and frontal–subcortical circuitry in obsessive–compulsive disorder. *Br J Psychiatry* **35**(Suppl),

26–37.

Saxena S and Rauch S L. 2000. Functional neuroimaging and the neuroanatomy of obsessive–compulsive disorder. *Psychiatr Clin North Am* **23**, 563–86.

Schienle A, Schafer A, Stark R, Walter B and Vaitl D. 2005. Neural responses of OCD patients towards disorder-relevant, generally disgust-inducing and fear-inducing pictures. *Int J Psychophysiol* **57**, 69–77.

Schmahmann J D and Pandya D N. 1997. The cerebrocerebellar system. *Int Rev Neurobiol* **41**, 31–60.

Shapira N A, Liu Y, He A G, *et al.* 2003. Brain activation by disgust-inducing pictures in obsessive–compulsive disorder. *Biol Psychiatry* **54**, 751–6.

Sheline Y I, Barch D M, Donnelly J M, Ollinger J M, Snyder A Z and Mintun M A. 2001. Increased amygdala response to masked emotional faces in depressed subjects resolves with antidepressant treatment: An fMRI study. *Biol Psychiatry* **50**, 651–8.

Sprengelmeyer R, Rausch M, Eysel U T and Przuntek H. 1998. Neural structures associated with recognition of facial expressions of basic emotions. *Proc Biol Sci* **265**, 1927–31.

Sprengelmeyer R, Young A W, Pundt I, *et al.* 1997. Disgust implicated in obsessive–compulsive disorder. *Proc Biol Sci* **264**, 1767–73.

Stein D J and Ludik J. 2000. A neural network of obsessive–compulsive disorder: Modelling cognitive disinhibition and neurotransmitter dysfunction. *Med Hypotheses* **55**, 168–76.

Stevens A A, Skudlarski P, Gatenby J C and Gore J C. 2000. Event-related fMRI of auditory and visual oddball tasks. *Magn Reson Imaging* **18**, 495–502.

Swedo S E, Pietrini P, Leonard H L, *et al.* 1992. Cerebral glucose metabolism in childhood-onset obsessive–compulsive disorder. Revisualization during pharmacotherapy. *Arch Gen Psychiatry* **49**, 690–4.

Tolin D F, Kiehl K A, Worhunsky P, Book G A and Maltby N. 2009. An exploratory study of the neural mechanisms of decision making in compulsive hoarding. *Psychol Med* **39**, 325–36.

Towey J, Bruder G, Tenke C, *et al.* 1993. Event-related potential and clinical correlates of neurodysfunction in obsessive–compulsive disorder. *Psychiatry Res* **49**, 167–81.

Ursu S, Stenger V A, Shear M K, Jones M R and Carter C S. 2003. Overactive action monitoring in obsessive–compulsive disorder: Evidence from functional magnetic resonance imaging. *Psychol Sci* **14**, 347–53.

van den Heuvel O A, Veltman D J, Groenewegen H J, *et al.* 2005. Frontal–striatal dysfunction during planning in obsessive–compulsive disorder. *Arch Gen Psychiatry* **62**, 301–09.

van der Wee N J, Ramsey N F, Jansma J M, *et al.* 2003. Spatial working memory deficits in obsessive compulsive disorder are associated with excessive engagement of the medial frontal cortex. *Neuroimage* **20**, 2271–80.

van der Wee N J, Ramsey N F, van Megen H J, Denys D, Westenberg H G and Kahn R S. 2007. Spatial working memory in obsessive–compulsive disorder improves with clinical response: A functional MRI study. *Eur Neuropsychopharmacol* **17**, 16–23.

van Oppen P and Arntz A. 1994. Cognitive therapy for obsessive–compulsive disorder. *Behav Res Ther* **32**, 79–87.

Veale D M, Sahakian B J, Owen A M and Marks I M. 1996. Specific cognitive deficits in tests sensitive to frontal lobe dysfunction in obsessive–compulsive disorder. *Psychol Med* **26**, 1261–9.

第 18 章

强迫障碍的分子影像学

18

Martijn Figee，Jan Booij and Damiaan Denys

引言

强迫障碍（OCD）是一种慢性精神障碍，以反复出现诱发焦虑的思维、想象或冲动（强迫观念）为特征，典型症状是同时伴随重复性仪式动作（强迫行为）来缓解焦虑。OCD 的患病率估计为 1% ~ 3%（Ruscio 等，2010；Fullana 等，2009）。如果没有得到恰当治疗，那么强迫观念和强迫行为会非常耗时，可以引起社交和职业功能明显损害。对 OCD 有效的治疗方式包括认知行为治疗、药物治疗或精神外科治疗。

药物治疗对 40% ~ 60% 的 OCD 患者有效，药物可以增加突触内 5-羟色胺的浓度（Denys，2006；Soomro 等，2008），这表明 OCD 与脑内 5-羟色胺系统功能障碍有关。中枢多巴胺系统很可能也有关，因此对 5-羟色胺再摄取抑制剂（serotonin reuptake inhibitors，SRIs）无效者可能使用多巴胺受体拮抗药效果明显（Fineberg 等，2006；Bloch 等，2006）。谷氨酸盐调节药物对 OCD 的潜在疗效（Denys，2006）提示 OCD 患者存在谷氨酸盐异常。

功能影像学研究提示皮质-纹状体-丘脑-皮质环路参与 OCD 的发病（Saxena 和 Rauch，2000；Menzies 等，2008），在这一回路中，神经递质 5-羟色胺、多巴胺和谷氨酸盐是重要的神经活性调节因子。但是，这些神经递质对于 OCD 的确切功能仍不清楚。它们可能直接参与 OCD 的病理生理过程，或者仅仅与疗效有关。神经递质功能障碍可能是主要的，如结构性（遗传性的）缺陷或者继发于疾病。OCD 患者的 5-羟色胺、多巴胺和谷氨酸盐神经递质已经通过药理学激发试验、代谢产物检查、遗传联合研究及动物模型进行了验证。但是总的来说，所有神经递质的间接检测手段并未取得一致结果。通过神经生化影像学技术可以更直接地检测 OCD 患者的神经递质系统。多巴胺、5-羟色胺和谷氨酸盐系统可以通过单光子发射计算机断层成像（single photon emission computed tomography，SPECT）和正电子发射断层成像（positron emission tomography，PET）进行直接观察。另外，谷氨酸盐神经递质可以通过 ^{1}H 磁共振波谱分析（^{1}H MRS）进行检测。

SPECT 和 PET 研究可以使神经受体成像，但是用什么来准确衡量这些影像学技术呢？SPECT 和 PET 技术结合放射性药物可以对脑内感兴趣区的神经递质转运蛋白或受体进行检测，如 5-羟色胺转运体（SERT）、多巴胺转运体（DAT）、5-HT$_{2A}$受体或 D$_1$ 和 D$_{2/3}$受体。特定放射性药物仅能与突触膜表面可获得的受体或转运体结合。因此，结合改变反映了受体或转运体利用率的改变。受体利用率（receptor availibility）可以通过上调或下调来改变，就如同神经递质的代偿性反应。例如当受体激活不久就内陷入神经细胞，导致对随后的刺激暂时性失效，长期激活将会通过溶酶体降解来降低受体的实际数量（Gray 和 Roth，2001）。SERT 和 DAT 是转运蛋白，分别位于 5-羟色胺和多巴胺神经元突触前膜的终端。由于所处位置，SERT 的利用率下降可能反映了从中缝核发出的 5-羟色胺神经元减少，DAT 的利用率下降可能是由多巴胺神经元减少所致。更具特异性的是，纹状体和皮质 DATs 丧失分别反映了黑质纹状体和中脑皮质神经元减少。最终，由于与示踪剂竞争性结合，受体和转运蛋白的利用率可以随着突触 5-羟色胺和多巴胺浓度的短时改变而改变。例如，突触 5-羟色胺水平低就意味着竞争力较低，因此，5-羟色胺放射性示踪剂就具有更多的结合位点。

^{1}H MRS 是一项与结构性磁共振成像（MRI）互补的技术，它可以根据所选择脑区代谢复合物的不同将磁共振波谱图形化，用于检测人类大脑谷氨酸盐及其前体和代谢产物谷氨酰胺（合称为

Glx）的含量。在结合[18]F-氟脱氧葡萄糖的 PET 和[1]H MRS 研究中，Glx 可以直接反映葡萄糖的代谢情况（Pfund 等，2000），这表明 Glx 是反映大脑活动的标记物。

为了探究神经递质对于 OCD 的作用，我们将综述所有 PET 和 SPECT 方面有关 5-羟色胺和多巴胺结合的研究，以及[1]H MRS 方面所有与 OCD 谷氨酸盐水平有关的研究。我们试图结合这些结果来揭示 OCD 患者神经递质功能障碍的病理生理学模式。有 8 项研究通过比较 OCD 患者和健康对照组间 SERT 或 5-HT$_{2A}$ 受体的利用率，观察 OCD 患者的 5-羟色胺能神经递质。另 8 项研究中，通过检测 DAT 或 D$_1$ 受体、D$_{2/3}$ 受体的密度来研究多巴胺的功能。我们将对 SERT 和 DAT 每一个转运蛋白的研究分别加以报道。有 6 项研究在 SRI 治疗前后进行了受体结合扫描，以观察治疗如何影响 5-羟色胺能和多巴胺能的神经传递。5 项研究使用[1]H MRS 评价 OCD 患者和健康对照组大脑谷氨酸盐水平，其中 1 项研究在 SRI 治疗前后分别进行了检测。据我们所知，SPECT 或 PET 研究能够使 OCD 患者中枢谷氨酸能系统成像。这一综述将对不同研究进行归纳，见表 18.1。

5-羟色胺系统的影像学研究

在脑内 SERT 受体高度表达的脑区（如中脑-脑桥和丘脑），使用主要与 SERT 结合的放射性示踪剂进行研究，虽然有报道称早年发病的 OCD 患者 SERT 利用率增加，但是大多数 SERT 研究发现 OCD 患者的 SERT 利用率下降。丘脑 SERT 利用率下降与 OCD 严重程度及病程相关。2 项研究观察了 OCD 患者突触后 5-羟色胺能的 5-HT$_{2A}$ 受体，结果显示 5-HT$_{2A}$ 受体的利用率不是增加就是降低。Simpson 等（2003）第一次使用 PET 和[11]C-（＋）-6β-（4-甲基苯硫基）-1,2,3,5,6α,10β-六氢吡咯并[2,1-a]异喹啉（[11]C] McN5652）研究了 OCD 患者的 SERT 利用率，[11]C] McN5652 是一种有效的选择性结合 SERT 的 PET 示踪剂。他们比较了 11 例 OCD 患者与 11 例年龄匹配的健康对照，结果未发现纹状体、边缘区或皮质区内 SERT 存在显著的统计学差异。部分原因可能是此项研究中的 OCD 患者病情较轻（耶鲁布朗强

迫量表平均得分为 20 ± 4 分）。之后又通过 SPECT 影像技术来测量碘-123-标记的 2β-甲酯基-3β-（4-碘苯基）莨菪烷（[123]I] β-CIT）的摄取情况。这种放射性示踪剂的摄取情况反映了大脑外纹状体区 SERT 的主要结合力。另一方面，在纹状体中，DAT 密度明显高于 SERT，主要反映了 DAT 的结合力（Laruelle 等，1993，1994）。使用 β-CIT 第一次发现了中脑-脑桥 SERT 利用率增加，但是仅在早年发病（＜17 岁）的患者组有统计学差异，并且与临床症状的严重程度无关（Pogarell 等，2003）。在晚发性 OCD 组没有差异可能是由于年龄较大以及共病抑郁症，导致与 SERT 的结合力降低（Pirker 等，2000；Malison 等，1998）。SERT 对于维持突触间 5-HT 的水平稳定有重要作用，但是，早发 OCD 组 SERT 利用率增高可能表明突触间 5-HT 水平增高。另外，SERT 高水平可能预示早发患者 5-HT 缺乏的失代偿，这与早发 OCD 更为严重并且属于 SRI-难治性的亚型相一致（Rosario-Campos 等，2001）。3 项 β-CIT SPECT 研究发现中脑-脑桥区 SERT 利用率下降。Stengler-Wenzke 等（2004）比较了 10 例 OCD 患者与 7 例健康对照，Hasselbalch 等（2007）比较了 9 例患者与 9 例健康对照，Hesse 等（2007）比较了 15 例患者与 10 例健康对照，均发现 OCD 患者 SERT 利用率低于对照组。最近的研究中，在丘脑/下丘脑也出现 SERT 利用率降低，与 OCD 的严重程度和病程相关，表明了丘脑区 SERT 利用率的改变与 OCD 及其病程更加显著相关。另外还有两项研究发现丘脑区 SERT 利用率下降与 OCD 严重程度明显相关。Zitterl 等（2007）比较了 24 例有强迫检查的患者与 24 例健康对照，发现丘脑和下丘脑 SERT 利用率下降。丘脑 SERT 利用率下降不仅与检查症状更严重相关，也与病程较短有关，这表明 OCD 患者在发病早期就出现了转运体功能障碍。Reimold 等（2007）通过 PET 示踪剂 3-氨基-4-（2-二甲基-氨甲苯硫基）-苯基氰（[11]C] DASB）检测，指出 9 例 OCD 患者丘脑 SERT 利用率较 19 例年龄匹配的对照者下降。相反，van der Wee 等（2004）比较了 15 例未服药 OCD 患者和 15 例对照者，报道称中脑-脑桥或丘脑 SERT 相关的 β-CIT 结合物均未见差异。这可能是由于 4 小时后检测 β-CIT 的摄取所致，因为

表 18.1　本章讨论的 OCD 的神经生化影像学研究

研究团队	影像学方法	患者（对照组）	患者组人口统计学资料	临床特征	SERT 利用率改变	与 OCD 的相关性
Simpson 等，2003	[^{11}C] McN5652 PET	11 (11)	5 名女性、6 名男性，平均年龄 31±12 岁	临床特征不一致 Y-BOCS 20±4 分 发病年龄 17±6 岁 病程：未报道 HAM-D 6±4 分，目前未服药	背侧尾状核、背侧壳核、腹侧纹状体、中脑、丘脑、海马、杏仁核及前扣带回无差异	无
Pogarell 等，2003	β-CIT SPECT	9 (10)	4 名女性、5 名男性，平均年龄 34±11 岁	临床特征不一致 Y-BOCS 23±8 分 发病年龄 22±13 岁 病程 12 年 BDI 16±9 分 2 例目前未服药 7 例从未服药	中脑-脑桥↑	无
van der Wee 等，2004	β-CIT SPECT	15 (15)	4 名女性、11 名男性，平均年龄 31±9 岁	临床特征不一致 Y-BOCS 23±4 分 10 例青少年发病 5 例成年发病 病程 12±7 年 HAM-D 8±4 分，从未服药	丘脑、中脑、脑桥无差异	无
Stengler-Wenzke 等，2004	β-CIT SPECT	10 (7)	6 名女性、4 名男性，平均年龄 29±9 岁	临床特征不一致 Y-BOCS 30±3 分 发病年龄：未报道 病程 14 年 BDI 7 分 目前未服药	中脑/脑干↓丘脑-下丘脑↓（倾向）	中脑/脑干↓丘脑-下丘脑 无
Hensse 等，2005	β-CIT SPECT	15 (10)	7 名女性、8 名男性，平均年龄 32±12 岁	临床特征不一致 Y-BOCS 25±9 分 发病年龄：未报道 病程 16±9 年 BDI 7±4 分 目前未服药	中脑/脑干↓丘脑-下丘脑↓	丘脑-下丘脑 脑干（倾向）

研究团队	影像学方法	患者（对照组）	患者组人口统计学资料	临床特征	SERT 利用率改变	与 OCD 的相关性
Hasselbalch 等，2007	β-CIT SPECT	9 (9)	5 名女性，4 名男性，平均年龄 32±11 岁	Y-BOCS 22 分 发病年龄 18 岁 病程 14 年 HAMD 1 分 目前未服药	中脑-脑桥 ↓	无
Zitterl 等，2007	β-CIT SPECT	24 (24)	11 名女性，13 名男性，平均年龄 38±11 岁	强迫检查 Y-BOCS 25±5 分 发病年龄 22±9 岁 病程 16±11 年 HAMD 6±3 分 目前未服药	丘脑-下丘脑 ↓	丘脑-下丘脑
Reimold 等，2007	[^{11}C] DASB PET	9 (19)	5 名男性，4 名女性，平均年龄 44±9 岁	Y-BOCS 21±8 分 病程 22±9 年 发病年龄 22±9 岁 BDI 15±12 分 2 例目前未服药 7 例从未服药	中脑-丘脑 ↓	丘脑
Adams 等，2005	[^{18}F] 阿坦色林 PET	15 (15)	8 名女性，7 名男性，平均年龄 38 岁	Y-BOCS 30±7 分 病程 16±10 年 发病年龄 8~48 岁 HAMD 6±3 分 7 例目前未服药 8 例从未服药	尾状核 ↑	无
Perani 等，2008	[^{11}C] MDL PET	9 (6)	3 名女性，6 名男性，平均年龄 31±7 岁	Y-BOCS 29±4 分 病程 19±9 年 发病年龄 13±7 岁 从未服药	背外侧、额极和中部额叶皮质、前、中扣带皮质、和中间颞叶相关皮质↓ 顶叶和颞叶相关皮质↓	OFC，DLFC，背侧皮质，前、中扣带皮质，和中间颞叶皮质，顶下小叶（inferior parietal lobule）
Kim 等，2003	IPT SPECT	15 (9)	4 名女性，11 名男性，平均年龄 29±11 岁	Y-BOCS 30±7 分 发病年龄 19±10 岁 病程 9±8 年 7 例 MDD 5 例抽动 目前/从未服药	纹状体 ↓	无

续表

研究团队	影像学方法	患者（对照组）	患者组人口统计学资料	临床特征	SERT 利用率改变	与 OCD 的相关性
Pogarell 等，2003	β-CIT SPECT	9 (10)	4 名女性，5 名男性；平均年龄 34±11 岁	Y-BOCS 23.0±8.2 分；发病年龄 22±13 岁；病程 12 年；BDI 16±9 分；2 例目前未服药；7 例从未服药	纹状体↑无显著性	无
Van der Wee 等，2004	β-CIT SPECT	15 (15)	4 名女性，11 名男性；平均年龄 31±9 岁	Y-BOCS 23±4 分；10 例青少年发病；5 例成年发病；病程 12±7 年；HAMD 8±4 分；从未服药	左侧尾状核和左侧豆状核↑，右侧尾状核和右侧豆状壳核↑差异无显著性	无
Hesse 等，2005	β-CIT SPECT	15 (10)	7 名女性，8 名男性；平均年龄 32±12 岁	Y-BOCS 25±9 分；发病年龄：未报道；病程 16±9 年；BDI 7±4 分；目前未服药	纹状体↓	无
Denys 等，2004	IBZM SPECT	10 (10)	7 名女性，3 名男性；平均年龄 36±12 岁	Y-BOCS 26±7 分；发病年龄 17 岁；病程 16 年；HAMD 12±5 分；8 例目前未服药；2 例从未服药	左侧尾状核↓	无
Schneier 等，2008	IBZM SPECT	8+8 (7)	OCD：年龄 33±12 岁；OCD+GSAD：1 名女性，6 名男性；平均年龄 36±8 岁	OCD：Y-BOCS 23±6 分；发病年龄 16±8 岁；HAMD 10±6 分；4 例目前未服药；4 例从未服药；OCD+GSAD：Y-BOCS 21±6 分；发病年龄 17±14 岁；HAMD 15±4 分；6 例目前未服药；1 例从未服药	OCD：纹状体无差异；OCD+GSAD：纹状体↓	无

续表

研究团队	影像学方法	患者（对照组）	患者组人口统计学资料	临床特征	SERT 利用率改变	与 OCD 的相关性
Perani 等，2008	[¹¹C] 雷氯必利 PET	9 (9)	3 名女性，6 名男性，平均年龄 31±7 岁	Y-BOCS 29±4 分 发病年龄 13±7 岁 病程 19±9 年 无共病 目前未服药	背侧尾状核和背侧壳核↓ 腹侧基底节↓	无
Olver 等，2008	[¹¹C]-SCH23390 PET	7 (7)	3 名女性，4 名男性，平均年龄 40±14 岁	Y-BOCS 22±8 分 病程 19±11 年 HAMD 12±5 分 5 例目前未服药 2 例从未服药	尾状核↓壳核↓	无
Pogarell 等，2005	β-CIT SPECT	2	男性，年龄 21 岁和 24 岁	病程 10 年和 8 年 发病年龄 11 岁和 16 岁 从未服药 使用西酞普兰 40 mg 治疗 12 周 轻度有效 无 Y-BOCS 评分	SERT 中脑脑桥↓38% 和 35% DAT 纹状体↑34% 和 46%	无
Stengler-Wenzke 等，2006	β-CIT SPECT	5	3 名女性，2 名男性，年龄 29±6 岁	Y-BOCS 32±3 分 发病年龄 12 岁 病程 16 年 使用西酞普兰 60 mg 全部有效者占 57% Y-BOCS↓	SERT 中脑/脑干↓ 丘脑↓	丘脑
Adams 等，2005	[¹⁸F] 阿坦色林	11	未报道	Y-BOCS 30 分 治疗 12~38 周 帕罗西汀 (60~80 mg) 舍曲林 (50~150 mg) 氟西汀 (60~80 mg) 西酞普兰 (60~80 mg) 全部有效 ↓40% Y-BOCS	无显著性。眶额皮质、海马、岛叶、豆状核、前扣带回、尾状核、颞叶皮质、背外侧额叶皮质、丘脑、顶叶皮质 5-HT_{2A} 改变	无

研究团队	影像学方法	患者（对照组）	患者组人口统计学资料	临床特征	SERT 利用率改变	与 OCD 的相关性
Moresco 等，2007	[¹¹C] 雷氯必利 PET	9	2 名女性、5 名男性，平均年龄 29±5 岁	Y-BOCS 30±5 分 发病年龄未描述 病程未描述 治疗 12 周 氟伏沙明 233±50 mg 6 例有效	D2/3 背侧尾状核和壳核 ↑6.9%~9.7%	无
Kim 等，2007	IPT SPECT	10	1 名女性、9 名男性，平均年龄 29±11 岁	病程 6±5 年 Y-BOCS 33±6 分 SRI 治疗 16 周 6 例使用氟西汀 73±5 mg 3 例使用帕罗西汀 53±6 mg 1 例使用氯米帕明 250 mg 全部有效 43% Y-BOCS↓	DAT 右侧 BG↓36.7% 左侧 BG↓未说明	与临床改善相关
Zitterl 等，2008	β-CIT SPECT	24	11 名女性、13 名男性，平均年龄 38±11 岁	强迫检查 Y-BOCS 25±5 分 发病年龄 23±10 岁 病程 16±11 年 目前未服药 治疗 12 周 氯米帕明 150 mg Y-BOCS↓28%	SERT 丘脑-下丘脑↓47.8%	基线和治疗后负相关
Rosenberg 等 2000	¹H MRS 1.5T	11（11）	7 名女性、4 名男性，平均年龄 11±3 岁	CY-BOCS 30±5 分 发病年龄 10±2 岁 病程 1±1 年 HAMD 8±5 分 治疗 12 周 帕罗西汀 10~60 mg 9 例有效	左侧尾状核 治疗后↑23.2%	降低与症状减少相关
Rosenberg 等，2004	¹H MRS 1.5T	20（14C + 14MDD）	11 名女性、9 名男性，平均年龄 11±3 岁	CY-BOCS 26±5 分 病程 4±3 年 HAMD 8±7 分 从未服药	ACC↓ OCD（15.1%）和 MDD（18.7%）	没有分析

续表

研究团队	患者（对照组）	影像学方法	患者组人口统计学资料	临床特征	SERT 利用率改变	与 OCD 的相关性
Whiteside 等，2006	15 (15)	¹H MRS 1.5T	6 名女性，9 名男性，平均年龄 41±7 岁	Y-BOCS 24±3 分 发病年龄 18±8 岁 病程 23±10 年 HAMD 9±4 分 药物治疗稳定	尾状核改变无意义 ROF WM↑	与 OCD 严重程度、焦虑和抑郁相关（未说明）
Starck 等，2008	8 (12)	¹H MRS 1.5T	3 名女性，6 名男性，平均年龄 33±8 岁	Y-BOCS 23±3 分 发病年龄 13±4 岁 病程 19±8 年 BDI 16±9 分 5 例使用 SSRI 1 例使用氯氮平+喹硫平+硝西洋+阿利马嗪 2 例使用催眠药 1 例使用未服药	右侧尾状核无差异 ACC 无差异 枕叶皮质↓	尾状核↓ Occ↓ 与 OCD 严重程度相关
Yücel 等，2008	20 (26)	¹H MRS 3T	10 名女性，10 名男性，平均年龄 34±11 岁	Y-BOCS 20±5 分 病程 13±11 年 BDI-II 10±8 分 12 例使用药物治疗： 4 例使用氟西订 1 例使用氟伏沙明 2 例使用西酞普兰 1 例使用文拉法辛 4 例使用氯米帕明	女性 ACC↓	与 OCD 严重程度相关（女性）

尚不确定这是否为 SERT 显影的最佳时间（La-ruelle 等，1994；Pirker 等，2000）。

两项研究使用与受体选择性结合的 PET 示踪剂调查了 $5-HT_{2A}$ 受体的利用率。Adams 等（2005）使用 [^{18}F] 阿糖丝氨酸 PET，发现与 15 例匹配的对照受试者比较，15 例 OCD 患者左侧和右侧尾状核 $5-HT_{2A}$ 受体利用率增加，但是与 OCD 严重程度无关。其他皮质下或皮质区组间比较并未发现差异。此项研究中，$5-HT_{2A}$ 受体利用率增加可能表明突触 5-HT 浓度低下，从而引起 $5-HT_{2A}$ 受体利用率增加或上调。由于此项研究中 OCD 患者从未服药，上调可能是继发于之前的 SRI 治疗。Perani 等（2008）使用放射性示踪剂（R）-（＋）-4-(1-羟基-1-(2,3 二甲氧苯基) 甲基)-N-2-(4-氟苯乙基) 哌啶 ([^{11}C] MDL) 发现，与 6 例匹配的对照比较，9 例从未服药的 OCD 患者一些皮质区 $5-HT_{2A}$ 受体利用率下降，眶额叶和背外侧前额叶皮质 $5-HT_{2A}$ 受体利用率下降与 OCD 严重程度明显相关。这些皮质中 $5-HT_{2A}$ 受体密度下降可能反映了受体下调。虽然 $5-HT_{2A}$ 受体上调可能是 OCD 患者 5-HT 水平低下的代偿反应，但是下调可能表明更为严重且未接受治疗的 OCD 患者突触后水平 5-羟色胺能活性进一步衰减。另一种可能的解释就是，OCD 是一种以皮质 $5-HT_{2A}$ 受体功能障碍为主的一种疾病，并且是可遗传的。检测 OCD 与 $5-HT_{2A}$ 受体基因多态性关联的遗传学研究结果不一致（Saiz 等，2008）。

SERT 与 $5-HT_{2A}$ 的影像学研究均显示 OCD 患者突触 5-HT 水平低下，进而引起突触前 SERT 利用率代偿性降低，从而通过突触后纹状体 $5-HT_{2A}$ 受体上调来提高剩余 5-HT 的敏感性。特别是丘脑 SERT 利用率下降与疾病严重程度相关，无论 OCD 的病程长短如何，5-羟色胺能神经递质水平下降都可能是 OCD 一个重要的标志，但是这种不足是原发还是继发于疾病仍然存在争论。有趣的是，早发 OCD 患者 5-羟色胺能不足并不是由 SERT 利用率代偿性降低所致，而可能是由于 SRI 治疗对这一亚型治疗效果欠佳所致。未接受治疗的患者中，5-羟色胺能神经递质水平下降是由于大脑皮质区突触后 $5-HT_{2A}$ 受体功能障碍所致。

多巴胺系统的影像学研究

SPECT 和 PET 放射性示踪剂成像显示的

OCD 患者中枢多巴胺能神经递质主要为纹状体的 DAT 受体、D_1 受体或者 $D_{2/3}$ 受体。由于所有有效的放射性示踪剂与 D_2 和 D_3 受体都具有相同的亲和力，所以无法单独显示两个受体亚型。大多数突触前纹状体 DAT 研究证明，OCD 患者的 DAT 利用率增加，也有一项研究报道其利用率降低。所有 D_1 或者 $D_{2/3}$ 受体结合试验均表明，OCD 患者纹状体这些受体利用率下降。这些多巴胺的改变与临床 OCD 测量法（clinical OCD measures）无关。通过使用 SPECT 和 [^{123}I] N-(3-碘代丙烯-2-基)-2β-甲氧基-3β-(4-氯苯基) 莨菪烷 ([^{123}I] IPT) 进行检测，Kim 等（2003）发现与 19 例年龄匹配的健康成年人相比，15 例 OCD 患者右侧基底节的 DAT 利用率明显增加，且差异具有统计学意义，而左侧基底节 DAT 利用率增加无统计学差异。虽然 5 例 OCD 患者合并抽动障碍，7 例 OCD 患者合并抑郁症，但这并不影响 DAT 的利用率。Pogarell 等（2003）使用 β-CIT SPECT 检测发现，与 10 例不完全匹配的健康对照受试者比较，9 例未服药的 OCD 患者中大多数纹状体 DAT 利用率增加，但无显著性差异。Van der Wee 等（2004）报道，与 15 例健康对照相比，15 例未服药 OCD 患者的纹状体 DAT 结合力增加，仅在左侧基底节有统计学差异。与之前的结果相反，Hesse 等（2005）发现 15 例 OCD 患者较 10 例健康对照而言，纹状体 DAT 利用率有所下降。这项研究中，DAT 利用率增加可能是由于患者与对照组间的年龄差异而被高估。

Denys 等（2004）使用碘-123-标记的碘苯甲酰胺（[^{123}I] IBZM）SPECT 显示（图 18.1），10 例 OCD 患者左侧尾状核的 $D_{2/3}$ 受体利用率较 10 例健康对照者显著降低，差异具有统计学意义。同时也证明左侧与右侧尾状核体积、$D_{2/3}$ 受体利用率存在差异，这表明 OCD 病理生理过程具有偏侧化。此项研究中 $D_{2/3}$ 受体的差异并不是多巴胺 D_2 受体基因多态性所致。Schneier 等（2008）发现 8 例主要为从未服药的 OCD 患者，其纹状体 $D_{2/3}$ 受体较 7 例对照者相对下降。但是，这些差异并无统计学意义，可能因为缺乏对纹状体亚区进行 MRI 影像融合术的恰当分析。研究者报道了另一组 7 例共病广泛性社交焦虑障碍（generalized social anxiety disorder，GSAD）的 OCD 患者 $D_{2/3}$ 受体利用率显著下降，这与他们之前报道

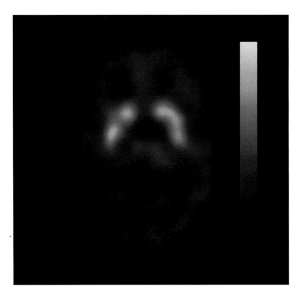

图 18.1 健康对照受试者的纹状体横断面 $[^{123}I]$ IBZM SPECT 扫描图（注射放射性示踪剂 2h 后）。$[^{123}I]$ IBZM 体内与多巴胺 $D_{2/3}$ 受体结合，特别是纹状体（见彩图 18.1）。

的 GSAD 患者 $D_{2/3}$ 受体利用率下降一致（Schneier 等，2000）。Perani 等（2008）使用 PET 影像和选择性 $D_{2/3}$ 拮抗剂 $[^{11}C]$ 雷氯必利证明，9 例从未服药 OCD 患者背侧尾状核、背侧豆状壳核和腹侧纹状体的 $D_{2/3}$ 受体结合力较 9 例对照者明显下降，差异有统计学意义。Olver 等（2009）使用 PET 以及选择性 D_1 受体拮抗药 $[^{11}C]$-SCH23390 比较 7 例 OCD 患者和 7 例健康对照，发现患者尾状核和豆状壳核的多巴胺 D_1 受体利用率下降。

总之，通过 DAT 受体、D_1 受体及 $D_{2/3}$ 受体的研究发现，OCD 患者纹状体突触间多巴胺处于高水平，引起突触前 DAT 升高导致代偿性多巴胺再摄取，伴随突触后 D_1 受体、$D_{2/3}$ 受体下调，以减少多巴胺能神经递质。与 5-羟色胺能结果相反，多巴胺能神经递质的改变与 OCD 发病年龄、病程及严重程度不相关，表明多巴胺的改变是继发于疾病的。

SRI 治疗后 5-羟色胺和多巴胺的改变

SRIs 低剂量时对 SERTs 的占有率已经达到 80%，从而降低其对 SERT 示踪剂的利用率。长期 SRI 治疗可能引起 SERT 下调，从而进一步增加 5-羟色胺神经递质，就如同动物实验中所显示的（Benmansour 等，2002）。相应地，所有的研究调查了 OCD 患者中 SRI-诱导的 SERT 改变，证实中脑-脑桥和丘脑区 SERT 利用率下降（反映了 SRI 对 SERT 的占有率可能下调）。仅丘脑 SERT 占有率与症状改善相关，表明这是 SRIs 治疗起作用的重要方式。2 例患者西酞普兰 40 mg 治疗 12 周（Pogarell 等，2005），5 例患者西酞普兰 60 mg 治疗 1 年（Stengler-Wenzke 等，2006），24 例强迫检查的患者氯米帕明 150 mg 治疗 12 周（Zitterl 等，2008），均可见 SERT 占有率增加。之后的研究发现，SERT 基线较低代表了 OCD 症状严重以及治疗效果较差。11 例 OCD 患者使用不同的 SRIs 治疗 12～38 周有效后，5-HT$_{2A}$ 受体利用率改变无统计学差异（Adams 等，2005）。尾状核 5-HT$_{2A}$ 受体密度较低，所以较难检测到 5-HT$_{2A}$ 受体改变。

动物实验通过使用 $D_{2/3}$ 受体成像及微量透析证明，SRIs 会降低纹状体多巴胺（Dewey 等，1995）。对健康和抑郁症受试者给予 SRI 治疗后多巴胺会出现改变（Smith 等，1997；Fowler 等，1999）。有 3 项研究表明，OCD 对 SRI 治疗的反应与多巴胺的改变有关。一项西酞普兰 40 mg 治疗 12 周的研究使用 β-CIT SPECT 检测，发现从未服药的 OCD 患者其纹状体 DAT 有效性会增加 40%（Pogarell 等，2005）。这一发现是惊人的，因为它表明 SRIs 治疗 OCD 可以增加突触多巴胺的水平，尽管还有其他机制的作用（Booij 等，2007）。这项研究中仅 2 例患者疗效轻微，并且未报道 Y-BOCS 下降的确切评分。一项使用 $[^{123}I]$ IPT 的 SPECT 研究发现，对 10 例 OCD 患者给予 SRIs 治疗 16 周后，其右侧基底节 DAT 结合力下降 37%（Kim 等，2007），并且症状改善与基底节 DAT 结合力改变有关。Moresco 等（2007）报道，对 7 例未服药的 OCD 患者给予氟伏沙明 150～300 mg 治疗 12 周后，其纹状体 $[^{11}C]$ 雷氯必利与 $D_{2/3}$ 受体结合力轻微增加，从 6.9% 增至 9.7%，差异有统计学意义。$D_{2/3}$ 受体利用率的正常水平以之前观察的健康受试者为标准，但是并未发现临床测量与 $D_{2/3}$ 受体利用率的基线存在相关，或者 Y-BOCS 改变与治疗后受体利用率有关。

总之，SRIs 对 OCD 的疗效与 SERT 占有率相关，特别是丘脑区，而不是与 5-HT$_{2A}$ 受体的改变有关。另外，SRI 治疗 OCD 有效可以诱导 DAT 利用率下降，并提高纹状体 D$_{2/3}$ 受体利用率，这提示纹状体多巴胺过度活跃的正常化。关于 5-羟色胺再摄取抑制剂治疗 OCD 如何引起多巴胺的改变仍需推测。纹状体中多巴胺和 5-羟色胺神经元紧密相邻。动物实验表明，如果 SRI 诱导 5-羟色胺升高，那么纹状体 DAT 将转运大量 5-羟色胺至多巴胺的终端（Zhou 等，2005）。因此，多巴胺和 5-羟色胺与 DAT 竞争性结合将会减少多巴胺的信号传出。另外，SRIs 能够直接引起多巴胺的改变而不依赖于突触 5-羟色胺的变化（Koch 等，2002）。最后发现，5-羟色胺能够抑制多巴胺神经元放电（firing rate）（Dewey 等，1995；Kapur 和 Remington，1996）。一些迹象显示，多巴胺的改变与 SRI 高剂量有关（Koch 等，2002），并且仅高剂量 SRI 治疗 OCD 才会有效。

谷氨酸研究

有 5 项研究使用 ^{1}H MRS 来检测人类大脑谷氨酸及其前体和代谢产物谷氨酰胺（Glx）的水平。这些研究结果表明，OCD 患者尾状核 Glx 水平升高，SRI 治疗后可恢复正常。也有研究发现，患者前扣带回皮质（ACC）Glx 水平下降，但是这并不具有疾病特异性。Moore 等（1998）发现 1 例 9 岁的 OCD 男孩，在帕罗西汀治疗后出现左侧尾状核 Glx 下降，并第一次提出 OCD 尾状核 Glx 升高的假设。与此假设一致的是，Rosenberg 等（2000）发现 11 例从未服药的 OCD 患儿左侧尾状核 Glx 较 11 例健康对照者升高。与对照组相比，帕罗西汀 10～60 mg 治疗 12 周后 Glx 水平下降，并且这种下降与 OCD 症状改善相关。在 2 项研究中，并未发现服药的成年 OCD 患者尾状核 Glx 异常。Whiteside 等（2006）发现，15 例坚持接受 SRI 治疗的 OCD 患者与 15 例对照者的尾状核 Glx 并无差异，而 Starck 等报道 8 例服药患者与 12 例对照者间也无差异。这些结果似乎肯定了儿童 MRS 研究，即 SRI 治疗后尾状核 Glx 恢复正常。但是，在 Starck（2008）的研究中，尾状核的 Glx 水平与 OCD 严重程度呈正相关。2 项研究报道 OCD 患者 ACC 的 Glx 水平显著下降，差异具有统计学意义。Rosenberg 等（2004）发

现 20 例从未服药 OCD 患儿 ACC 的 Glx 浓度较 14 例对照者降低。但是在一组 14 例严重抑郁症患儿中也发现 Glx 浓度降低，这表明 ACC 的 Glx 降低并不是 OCD 的特异性表现。Yücel 等（2008）报道了 10 例女性 OCD 患者（大多数服药）ACC 的 Glx 水平较健康女性对照者下降，但是在男性 OCD 患者并无差异。这又一次证明了 ACC 的 Glx 下降并非 OCD 所特有。

总之，OCD 可能与尾状核的谷氨酰胺过度活跃有关，经 SRI 有效治疗后可恢复到正常水平。作为大脑活性的潜在标记物，在 OCD 患者中，尾状核 Glx 增加可能提示纹状体过度活跃。另外，OCD 可能与 ACC 的 Glx 水平下降有关，但是这可能并不是 OCD 所特有的，因为仅在女性 OCD 患者中出现，并且抑郁症患者中也有这种现象。

结论

SPECT 和 PET 联合应用的研究结果表明，OCD 与丘脑和中脑-脑桥区突触前 SERT 利用率降低有关，伴随皮质区突触后 5-HT$_{2A}$ 受体利用率增加，这表明额叶皮质下回路的 5-羟色胺信号传入减少。另外，纹状体 DAT 利用率升高和多巴胺 D$_1$ 受体、D$_{2/3}$ 受体密度下降均表明多巴胺过度活跃。然而，仅 5-羟色胺改变与 OCD 病程和严重程度有关，多巴胺改变与 SRI 治疗后症状改善相关。这表明，强迫症状主要是由 5-羟色胺缺乏引起的，从而导致继发性多巴胺改变，药物可以逆转从而增高突触 5-羟色胺水平。5-羟色胺缺乏可能引起纹状体多巴胺系统脱抑制而出现多巴胺水平增高。从脑干中缝核发出的 5-羟色胺投射至黑质，抑制多巴胺细胞的传出，投射至纹状体和皮质会抑制突触释放和（或）多巴胺的合成（Kapur 和 Remington，1996）。最近，Wong 等（2008）通过 PET 研究发现，3 例抽动秽语综合征（Tourette's syndrome）共病 OCD 的患者纹状体多巴胺过度活跃是由于 5-羟色胺缺乏所致。

^{1}HMRS 研究证明，OCD 纹状体谷氨酰胺能过度活跃，SRI 治疗后可恢复正常。多巴胺（通过 D$_1$ 受体和 D$_{2/3}$ 受体）和 5-羟色胺（通过 5-HT$_{2A}$ 受体）均可以调节皮质-纹状体-丘脑-皮质

回路谷氨酸盐的兴奋性活动及 GABA 的抑制性活动。反之，谷氨酸盐可以抑制 5-羟色胺的释放（Becquet 等，1990）。因此，OCD 患者 5-羟色胺活性降低，可能会通过减少中间神经元 GABA 抑制谷氨酸盐投射至纹状体，从而导致多巴胺神经递质增加。

关于这些神经递质的改变如何引起 OCD 症状表达，目前还只能是猜测。强迫思维的患者经常过度关注于其行为的潜在负性后果。例如，患者时常担心天然气有可能未关严而引起大火或者爆炸，因此出现代偿性的强迫行为，如重复检查天然气，由此可能暂时得到慰藉和缓解焦虑。一些证据表明，边缘叶的多巴胺神经元对探测潜在的警觉和有益的环境刺激有重要影响，可以通过强化学习来调节行为（Schultz，1998）。推测腹侧纹状体多巴胺的过度活跃可能会引起对潜在警觉事件的强迫性意识，并伴随不恰当的强迫行为。大鼠中脑 5-羟色胺神经元损害的实验显示，中缝核 5-羟色胺缺乏可能会增强多巴胺诱导的奖赏加工（Fletcher 等，1999）。目前已证实 5-羟色胺耗竭会引起强迫行为，这种行为是强迫症状的一部分，如运动活动脱抑制、认知灵活性下降以及注意力增强（Olvera-Cortés 等，2008）。

总之，神经递质成像研究清楚地表明，OCD 发病与 5-羟色胺、多巴胺和谷氨酸盐系统异常有关，但是需要更多的研究来阐明这些神经递质异常究竟如何相互作用及其与 OCD 行为方面的关系。

框 18.1　小结

- OCD 患者神经递质的 SPECT 和 PET 联合应用研究表明，额叶皮质下回路的 5-羟色胺信号传入减少，如 5-羟色胺转运体利用率下降以及 5-HT$_{2A}$ 受体利用率增加。

- 另外，纹状体多巴胺转运体利用率增加以及 D$_1$ 受体、D$_{2/3}$ 受体密度降低表明多巴胺过度活跃。

- ^{1}H MRS 研究证明，OCD 患者纹状体谷氨酰胺能过度活跃。

- OCD 患者经 SRI 治疗后，多巴胺和谷氨酰胺的过度活跃能够恢复至正常水平。

- 强迫症状可能主要是由 5-羟色胺缺乏引起的，后者进而引起纹状体谷氨酰胺和多巴胺活性脱抑制，对于这种异常可通过药物增高突触 5-羟色胺水平而成功逆转。

参考文献

Adams K H, Hansen E S, Pinborg L H, *et al.* 2005. Patients with obsessive–compulsive disorder have increased 5-HT2A receptor binding in the caudate nuclei. *Int. J. Neuropsychopharmacol* 8, 391–401.

Becquet D, Faudon M and Hery F. 1990. In vivo evidence for an inhibitory glutamatergic control of serotonin release in the cat caudate nucleus: Involvement of GABA neurons. *Brain Res* 519, 82–8.

Benmansour S, Owens W A, Cecchi M, Morilak D A and Frazer A. 2002. Serotonin clearance in vivo is altered to a greater extent by antidepressant-induced downregulation of the serotonin transporter than by acute blockade of this transporter. *J Neurosci* 22, 6766–72.

Bloch M H, Landeros-Weisenberger A, Kelmendi B, Coric V, Bracken M B and Leckman J F. 2006. A systematic review: Antipsychotic augmentation with treatment refractory obsessive–compulsive disorder. *Mol Psychiatry* 11, 622–32.

Booij J, de Jong J, de Bruin K, Knol R J J, de Win M M and van Eck-Smit B L F. 2007. Quantification of striatal dopamine transporters with [^{123}I] beta-CIT SPECT is influenced by the selective serotonin reuptake inhibitor paroxetine: A double-blind, placebo-controlled, crossover study in healthy controls. *J Nucl Med* 48, 359–66.

Denys D. 2006. Pharmacotherapy of obsessive–compulsive disorder and obsessive–compulsive spectrum disorders. *Psychiatr Clin North Am* 29, 553–84, xi.

Denys D, Klompmakers A A and Westenberg H G. 2004. Synergistic dopamine increase in the rat prefrontal cortex with the combination of quetiapine and fluvoxamine. *Psychopharmacology (Berl)* 176, 195–203.

Dewey S L, Smith G S, Logan J, *et al.* 1995. Serotonergic modulation of striatal dopamine measured with positron emission tomography (PET) and in vivo microdialysis. *J Neurosci* 15, 821–9.

Fineberg N A, Gale T M and Sivakumaran T. 2006. A review of antipsychotics in the treatment of obsessive compulsive disorder. *J Psychopharmacol* 20, 97–103.

Fletcher P J, Korth K M and Chambers J W. 1999. Selective destruction of brain serotonin neurons by 5,7-dihydroxytryptamine increases responding for a conditioned reward. *Psychopharmacology (Berl)* 147, 291–9.

Fowler J S, Wang G J, Volkow N D, *et al.* 1999. PET studies of the effect of the antidepressant drugs nefazodone or paroxetine on [11C]raclopride binding in human brain. *Clin Positron Imaging* 2, 205–09.

Fullana M A, Mataix-Cols D, Caspi A, *et al.* 2009. Obsessions and compulsions in the community: Prevalence, interference, help-seeking, developmental stability, and co-occurring psychiatric conditions. *Am J Psychiatry* 166, 329–36.

Gray J A and Roth B L. 2001. Paradoxical trafficking and regulation of 5-HT(2A) receptors by agonists and antagonists. *Brain Res Bull* 56, 441–51.

Hasselbalch S G, Hansen E S, Jacobsen T B, Pinborg L H, Lønborg J H and Bolwig T G. 2007. Reduced midbrain-pons serotonin transporter binding in patients with obsessive–compulsive disorder. *Acta Psychiatr Scand* **115**, 388–94.

Hesse S, Muller U, Lincke T, *et al.* 2005. Serotonin and dopamine transporter imaging in patients with obsessive–compulsive disorder. *Psychiatry Res* **140**, 63–72.

Kapur S and Remington G. 1996. Serotonin–dopamine interaction and its relevance to schizophrenia. *Am J Psychiatry* **153**, 466–76.

Kim C H, Cheon K A, Koo M S, *et al.* 2007. Dopamine transporter density in the basal ganglia in obsessive–compulsive disorder, measured with [123I]IPT SPECT before and after treatment with serotonin reuptake inhibitors. *Neuropsychobiology* **55**, 156–62.

Kim C H, Koo M S, Cheon K A, Ryu Y H, Lee J D, Lee H S. 2003. Dopamine transporter density of basal ganglia assessed with [123I]IPT SPET in obsessive–compulsive disorder. *Eur J Nucl Med Mol Imaging* **30**, 1637–43.

Koch S, Perry K W, Nelson D L, Conway R G, Threlkeld P G and Bymaster F P. 2002. R-fluoxetine increases extracellular DA, NE, as well as 5-HT in rat prefrontal cortex and hypothalamus: An in vivo microdialysis and receptor binding study. *Neuropsychopharmacology* **27**, 949–59.

Laruelle M, Baldwin R M, Malison R T, *et al.* 1993. SPECT imaging of dopamine and serotonin transporters with [123I]β-CIT: Pharmacological characterization of brain uptake in nonhuman primates. *Synapse* **13**, 295–309.

Laruelle M, Wallace E, Seibyl J P, *et al.* 1994. Graphical, kinetic, and equilibrium analyses of in vivo [123I]β-CIT binding to dopamine transporters in healthy human subjects. *J Cereb Blood Flow Metab* **14**, 982–94.

Malison R T, Price L H, Berman R, *et al.* 1998. Reduced brain serotonin transporter availability in major depression as measured by [123I]-2bcarbomethoxy-3b-(4-iodophenyl)tropane and single photon emission computed tomography. *Biol Psychiatry* **44**, 1090–8.

Menzies L, Chamberlain S R, Laird A R, Thelen S M, Sahakian B J and Bullmore E T. 2008. Integrating evidence from neuroimaging and neuropsychological studies of obsessive compulsive disorder: The orbitofronto-striatal model revisited. *Neurosci Biobehav Rev* **32**, 525–49.

Moore G J, MacMaster F P, Stewart C and Rosenberg D R. 1998. Case study: Caudate glutamatergic changes with paroxetine therapy for paediatric obsessive–compulsive disorder. *J Am Acad Child Adolesc Psychiatry* **37**, 663–7.

Moresco R M, Pietra L, Henin M, *et al.* 2007. Fluvoxamine treatment and D2 receptors: A PET study on OCD drug-naïve patients. *Neuropsychopharmacology* **32**, 197–205.

Olver J S, O'Keefe G, Jones G R, *et al.* 2009. Dopamine D(1) receptor binding in the striatum of patients with obsessive–compulsive disorder. *J Affect Disord* **114**, 321–6.

Olvera-Cortés M E, Anguiano-Rodríguez P, López-Vázquez M A and Alfaro J M. 2008. Serotonin/dopamine interaction in learning. *Prog Brain Res* **172**, 567–602.

Perani D, Garibotto V, Gorini A, *et al.* 2008. In vivo PET study of 5HT(2A) serotonin and D(2) dopamine dysfunction in drug-naïve obsessive–compulsive disorder. *Neuroimage* **42**, 306–14.

Pfund Z, Chugani D C, Juhasz C, *et al.* 2000. Evidence for coupling between glucose metabolism and glutamate cycling using FDG PET and 1H magnetic resonance spectroscopy in patients with epilepsy. *J Cerebr Blood Flow Metab* **20**, 871–8.

Pirker W, Asenbaum S, Hauk M, *et al.* 2000. Imaging serotonin and dopamine transporters with 123I-β-CIT SPECT: Binding kinetics and effects of normal aging. *J Nucl Med* **41**, 36–44.

Pogarell O, Hamann C, Popperl G, *et al.* 2003. Elevated brain serotonin transporter availability in patients with obsessive–compulsive disorder. *Biol Psychiatry* **54**, 1406–13.

Pogarell O, Poepperl G, Mulert C, *et al.* 2005. SERT and DAT availabilities under citalopram treatment in obsessive–compulsive disorder (OCD). *Eur Neuropsychopharmacol* **15**, 521–4.

Reimold M, Smolka M N, Zimmer A, *et al.* 2007. Reduced availability of serotonin transporters in obsessive-compulsive disorder correlates with symptom severity – A [11C]DASB PET study. *J Neural Transm* **114**, 1603–09.

Rosario-Campos M C, Leckman J F, Mercadante M T, *et al.* 2001. Adults with early-onset obsessive–compulsive disorder. *Am J Psychiatry* **158**, 1899–903.

Rosenberg D R, MacMaster F P, Keshavan M S, Fitzgerald K D and Stewart C M. 2000. Decrease in caudate glutamatergic concentrations in paediatric obsessive–compulsive disorder patients taking paroxetine. *J Am Acad Child Adolesc Psychiatry* **39**, 1096–103.

Rosenberg D R, Mirza Y, Russell A, *et al.* 2004. Reduced anterior cingulate glutamatergic concentrations in childhood OCD and major depression versus healthy controls. *J Am Acad Child Adolesc Psychiatry* **43**, 1146–53.

Ruscio A M, Stein D J, Chiu W T and Kessler R C. 2010. The epidemiology of obsessive-compulsive disorder in the National Comorbidity Survey Replication *Mol Psychiatry* **15**, 53–63.

Saiz P A, Garcia-Portilla M P, Arango C, *et al.* 2008. Association study between obsessive–compulsive disorder and serotonergic candidate genes. *Prog Neuropsychopharmacol Biol Psychiatry* **32**, 765–70.

Saxena S and Rauch S L. 2000. Functional neuroimaging and the neuroanatomy of obsessive–compulsive disorder. *Psychiatr Clin North Am* **23**, 563–86.

Schneier F R, Liebowitz M R, Abi-Dargham A, Zea-Ponce Y, Lin S H and Laruelle M. 2000. Low dopamine D(2) receptor binding potential in social phobia. *Am J Psychiatry* **157**, 457–9.

Schneier F R, Martinez D, Abi-Dargham A, *et al.* 2008. Striatal dopamine D(2) receptor availability in OCD with and without comorbid social anxiety disorder: preliminary findings. *Depress Anxiety* **25**, 1–7.

Schultz W. 1998. Predictive reward signal of dopamine neurons. *J Neurophysiol* **80**, 1–27.

Simpson H B, Lombardo I, Slifstein M, *et al.* 2003. Serotonin transporters in obsessive–compulsive disorder: A positron emission tomography study with [11C]McN 5652. *Biol Psychiatry* 54, 1414–21.

Smith G S, Dewey S L, Brodie J D, *et al.* 1997. Serotonergic modulation of dopamine measured with [11C]raclopride and PET in normal human subjects. *Am J Psychiatry* 154, 490–6.

Soomro G M, Altman D, Rajagopal S and Oakley-Browne M. 2008. Selective serotonin re-uptake inhibitors (SSRIs) versus placebo for obsessive compulsive disorder (OCD). *Cochrane Database Syst Rev 1*, CD001765.

Starck G, Ljungberg M, Nilsson M, *et al.* 2008. A 1H magnetic resonance spectroscopy study in adults with obsessive compulsive disorder: relationship between metabolite concentrations and symptom severity. *J Neural Transm* 115, 1051–62.

Stengler-Wenzke K, Müller U, Angermeyer M C, Sabri O and Hesse S. 2004. Reduced serotonin transporter availability in obsessive–compulsive disorder (OCD). *Eur Arch Psychiatry Clin Neurosci* 254, 252–5.

Stengler-Wenzke K, Müller U, Barthel H, Angermeyer M C, Sabri O and Hesse S. 2006. Serotonin transporter imaging with [123I]beta-CIT SPECT before and after one year of citalopram treatment of obsessive-compulsive disorder. *Neuropsychobiology* 53, 40–5.

Van der Wee N J, Stevens H, Hardeman J A, *et al.* 2004. Enhanced dopamine transporter density in psychotropic-naïve patients with obsessive–compulsive disorder shown by [123I]{beta}-CIT SPECT. *Am J Psychiatry* 161, 2201–06.

Whiteside S P, Port J D, Deacon B J and Abramowitz J S. 2006. A magnetic resonance spectroscopy investigation of obsessive–compulsive disorder and anxiety. *Psychiatry Res.* 146, 137–47.

Wong D F, Brašic J R, Singer H S, *et al.* 2008. Mechanisms of dopaminergic and serotonergic neurotransmission in Tourette Syndrome: Clues from an in vivo neurochemistry study with PET. *Neuropsychopharmacology* 33, 1239–51.

Yücel M, Wood S J, Wellard R M, *et al.* 2008. Anterior cingulate glutamate–glutamine levels predict symptom severity in women with obsessive–compulsive disorder. *Aust N Z J Psychiatry* 42, 467–77.

Zhou F M, Liang Y, Salas R, Zhang L, De Biasi M and Dani J A. 2005. Corelease of dopamine and serotonin from striatal dopamine terminals. *Neuron* 46, 65–74.

Zitterl W, Aigner M, Stompe T, *et al.* 2007. [123I]-beta-CIT SPECT imaging shows reduced thalamus–hypothalamus serotonin transporter availability in 24 drugfree obsessive-compulsive checkers. *Neuropsychopharmacology* 32, 1661–8.

Zitterl W, Aigner M, Stompe T, *et al.* 2008. Changes in thalamus–hypothalamus serotonin transporter availability during clomipramine administration in patients with obsessive–compulsive disorder. *Neuropsychopharmacology* 33, 3126–34.

第 19 章　其他焦虑障碍的结构影像学

19

José Alexandre de Souza Crippa and Geraldo F. Busatto

引言

在精神卫生发展的历程中，与其他精神疾病相比，焦虑障碍的诊断和分类提出相对较晚，原因是人们不能确认目前各种称为焦虑障碍的疾病是否属于同一实体疾病。直到现在，人们仍然认为这类疾病应该属于纯粹的心理问题。然而，最新的研究提出假说，认为焦虑障碍的病因学和特定的临床症状都与生物学因素相关。

除了动物实验、早期的尸检报告和临床观察研究外，神经影像学使人们对焦虑障碍及其各自神经环路的异同点有了最新的认识。神经影像学技术使得我们能对人类大脑进行活体研究，更好地了解其解剖、功能和代谢底物。在各种不同的神经影像学方法中，磁共振（MR）是最常用的方法，主要是因为其具有较高的图像分辨率，能够区分不同的组织，并且对患者没有伤害。磁共振成像还可以对患者的脑结构提供不同的定性和定量信息，使得我们能进行研究，从而推测可能涉及精神障碍病理生理的异常脑环路。因此，神经影像学有助于澄清不同焦虑障碍所表现出的心理、认知和生理体验相关脑区的生物学过程。

本章我们系统回顾了使用 MRI 对焦虑障碍进行大脑形态测量的文献，主要包括以下几种疾病：惊恐障碍（panic disorder，PD）、广泛性焦虑障碍（generalized anxietydisorder，GAD）、社交焦虑障碍（social anxiety disorder，SAD）和单纯恐怖症（simple phobias）。同时对这篇综述还进行了必要的延伸和扩展，其中包括与我们的同事一起发表过的相似主题的综述（Crippa 等，2004a；Ferrari 等，2008；Trzesniak 等，2008）。

结构性磁共振（MR）成像：测量大脑体积的方法

最常用于研究大脑形态并且被广泛认可的方法之一是感兴趣区（regions of interest，ROI）。在最传统的研究形式中，基于 ROI 的研究需要在连续 MRI 分层中手动划分脑区，并将每一个切片中获得的脑区相加，以测量感兴趣的脑结构体积。为了尽量减少观察者偏倚，必须事先定义手动描记的标志和规则，并对操作者进行严格训练。这个过程耗时、耗力，使得脑区分析的数量和样本量很局限，而且需要研究者对特定脑区有一个先验假设（Menzies 等，2008）。此外，由于定义人类大脑皮质结构的复杂性和脑区的多变性存在固有的困难，因此基于 ROI 的研究被局限在于新皮质形态学的处理中。然而，神经解剖学及其与行为和脑功能的关系研究，由于有强大的计算工具［以此来分析高分辨率的三维（3D）脑成像］而得到了进一步推动。最近由于自动化技术（如逐体素分析方法）的应用，使得我们能够将大脑作为一个整体进行形态方面的系统评价。这种逐体素分析方法来源于对正电子发射断层成像（positron emission tomography，PET）进行分析最常用的一种称为统计参数映射的自动化方法。这种结构 MRI 的应用，又称之为基于体素的形态测量法（voxel-based morphometry，VBM），不需要提前定义 ROI 区，就可以在自动大脑图像分割后，以大脑体积每个体素来比较感兴趣组间大脑灰质和白质浓度/体积的差异。结构 MRI 扫描在空间上被标准化为解剖模板，分割成灰质、白质和脑脊液（cerebrospinal fluid，CSF）（Ashburner 等，2000）。在优化的基于体素的形态测量法（optimized voxel-based mophometry，OVBM）中，VBM 法可以创造研究特异性模板，从而平均分配来自设备和成像参数相同的 MRI 扫描采集的信息。增加处理步骤，以尽量减少常规空间标准化和分割中脑外体素的影响，并保留标准化过程中可能产生变形的大脑结构（Good 等，2001）。

在本章以下各节中，我们将呈现并讨论运用上述形态学技术的 MRI 研究获得的关于 PD、SAD、GAD 和恐怖症的结果。

恐惧和焦虑的自主神经环路

在恐惧条件反射框架的基础上，焦虑障碍被认为来源于皮质/皮质下交互作用的异常，从而导致恐惧反应的异常表达（Cammarota 等，2007）。众所周知，在焦虑障碍的神经环路中，杏仁核起着非常关键的作用。这一脑区调节觉醒增加以及恐惧反应，其中央核是信息整合以及自主行为恐惧执行的中心。杏仁核与正常的恐惧调节有关，同时参与不同焦虑障碍的病理生理。此外，这一脑区还与其他情绪信息的储存加工和行为有关，例如奖赏相关加工，编码重要的情绪信息、冒险、处理正价刺激，以及食欲或厌恶性嗅觉学习（Paulus，2008）。杏仁核和感觉丘脑、额叶、岛叶以及躯体感觉皮质之间的连接和识别威胁相关的信息有关。举例来说，岛叶皮质在主观感觉和内感受性直觉中起重要作用。

海马对于理解焦虑障碍也是非常重要的，被认为参与处理上下文信息。这一脑区功能障碍与过度泛化的病理性焦虑有关，是对于特殊的潜在的威胁性刺激缺乏正确理解的结果。

除了杏仁核和海马以外，大脑结构的其他网络，包括岛叶、前扣带回和内侧前额叶皮质（MPFC），对识别特定刺激下的情绪含义、产生情感反应以及调节情感状态很重要。岛叶激活参与识别积极与消极的情绪加工，尤其在恐惧面孔加工、疼痛的感知，以及个体必须做出有关情绪的判断时（Paulus 和 Stein，2006；Paulus，2008）。MPFC 和前扣带回对于处理认知和情感的冲突，以及对环境需求所产生的情感和执行控制的处理非常重要。这个与执行功能相关的神经基质可能调节杏仁核激活并扩展至边缘系统（Cannistraro 等，2003）。

惊恐障碍

惊恐障碍（PD）是一个复杂、多维的精神障碍，其特点是不可预测的惊恐突然发作，随后产生预期性焦虑，担心再次发作，以及惊恐相关的恐怖症（如广场恐怖症）。PD 的临床表现包括多种情感、认知、行为和生理症状。和强迫症（OCD）以及创伤后应激障碍（PTSD）一样，PD 已逐渐被人理解为是一种脑功能障碍。这一观点得到以下研究的支持：药物可以诱发惊恐发作，神经系统疾病（如颞叶癫痫）可伴有惊恐发作；给予 SSRIs 与苯二氮䓬类药物治疗有效；流行病学研究显示 PD 患者（遗传易感性）的一级亲属 PD 发病率较高。实验室和临床研究为 PD 神经生物学理论提供了有力的证据。

Deakin 和 Graeff（1991）提出，惊恐发作是对"战斗或逃跑"系统自发激活的反应，而害怕再次惊恐发作（预期焦虑）会抑制同一系统，正如我们在面对潜在威胁时所观察到的防御反应那样。当中缝背核到杏仁核-海马区的神经传导增加时，焦虑反应会增加，而抑制中脑导水管周围灰质时可预防惊恐发作。与此相反，Gormanetal（2000）在 PD 和条件恐惧之间建立了一个假说，这一假说强调不同的神经基础，认为中央核、杏仁核是参与惊恐发作的关键结构，而海马在恐惧回避的产生中起重要作用。

Gray 和 McNaughton（2000）在他们的焦虑调节模型中，假设存在一个"行为抑制系统"，其主要结构是隔-海马系统（septohippocampal system），具有输入和输出投射——经由海马旁皮质——来自 Papez 环路、蓝斑、中缝核以及前额叶皮质。该假设认为海马可以对重要和无意义的刺激进行鉴别，从而协调不同的行为反应。这个系统的解剖和功能异常，正如在 PD 患者中发现的，可能会导致异常的防御反应，如惊恐发作和对恐惧的回避。这些理论提示位于颞叶的结构直接或间接参与 PD。

PD 患者的大脑解剖异常

MR 脑影像学定性评价在 PD 患者的临床评估和研究中是一个有用的工具。前期 CT 研究提供了 PD 患者大脑改变的依据，如大脑局域灶萎缩、脑室扩大、小梗死灶（Uhde 和 Kellner，1987；Lepola 等，1990）、皮质沟扩大，在前额叶较为显著，与萎缩程度或病程无关，提示这种异常并非是进展性的（Wurthmann 等，1997）。

Ontiveros 等（1989）的 MR 研究发现，有 43%（N＝30）对于乳酸盐敏感的 PD 患者解剖结构异常，多数在右侧颞叶，而健康对照组只有 10%。最常报道的研究结果是患者大脑存在信号强度和侧脑室颞角扩张异常。研究者还观察到颞叶异常和疾病的严重性、持续时间以及早发有关。因此研究者认为，PD 可能继发于颞叶功能障碍，伴有神经解剖学改变的 PD 患者预后可能较差，药物治疗所需时间更长。图 19.1 为 PD 患者脑解剖异常的示例。

上述结果随后被一项涉及 31 例 PD 患者与 20 例健康对照的研究证实。研究者报告患者（40%）与健康对照组相比（10%）存在大脑解剖改变：主要是异常信号以及右侧颞叶的不对称萎缩（Fontaine 等，1990）。

在一项 28 例脑电图异常的患者研究中，17 例（60.7%）患者的 MRI 发现神经解剖异常，而脑电图正常患者的解剖异常为 17.9%，健康对照只有 3.6%。最常见的异常位于边缘系统。除右侧海马体积减小外，研究人员还发现脑电图异常的 PD 患者出现透明隔腔（cavum septum pellucidum，CSP）的频率较高，而脑电图正常的 PD 患者则不会出现（Dantendorfer 等，1996）。研究者认为 CSP 可能反映了 PD 患者隔-海马系统结构异常，这支持 Gray 和 McNaughton（2000）提出

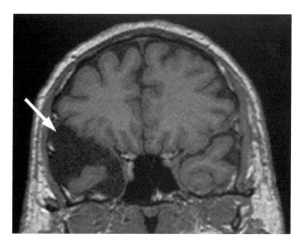

图 19.1 冠状 T1 加权图像显示惊恐障碍患者颞极（56岁）前部蛛网膜囊肿（箭头所示）

的假说。但是我们不能因此得出明确的结论，因为癫痫（Guru 等，1998）、精神分裂症（Shenton 等，2001）以及其他疾病患者也有较高的 CSP 发生率。此外，我们只是定性分析图像，并没有使用三维定量法。最近我们应用感兴趣区对 21 例 PD 患者和 21 例健康对照组透明隔腔的发生率及大小进行比较，没有发现显著性差异。（Crippa 等，2004b）。

PD 患者的定量形态测量法 MR 研究

在首次 PD 患者的定量 MR 研究中，Vythilingam 等（2000）测量了 13 例 PD 患者和 14 名健康受试者颞叶、海马以及全脑的体积，发现 PD 患者双侧颞叶体积减小，但海马体积无差异。此后，Massana 等（2003a）评估并比较了 12 例 PD 患者和 12 名健康受试者整个颞叶、杏仁核和海马的体积，这是明确 PD 患者杏仁核体积的第一个研究。与对照组相比，PD 患者的双侧杏仁核体积明显减小。Uchida 等（2003）在相同的推理假设基础上，采用手动 ROI 的测量法，发现与 11 名对照者相比，11 例 PD 患者左侧颞叶体积减小。

Massana 等（2003a）的研究并没有发现颞叶异常，这与 Uchida 等（2000）和 Vythilingam 等（2000）的结果相反，这可能与前者采用 ROI 测量法的高度保守有关，仅集中在中段并且未包括海马和杏仁核的体积。

第一个基于 VBM 的方法的 PD 患者研究发现，患者大脑左侧海马旁回灰质减少（Massana 等，2003b）。此后，Yoo 等（2005）使用 OVBM 对 18 例 PD 患者与健康对照组进行了比较，发现患者大脑两侧壳核灰质减少。在这项研究中，PD 症状的严重程度和持续时间与壳核体积减小呈负相关。Protopopescu 等（2006）也使用 OVBM 进行研究，发现 10 例 PD 患者与对照组相比，脑干灰色的团块体积增大，特别是在延髓部位。

最近，Uchida 等（2008）采用 VBM 评估了 19 例 PD 患者及 20 例健康志愿者的灰质体积。研究者发现与对照组相比，PD 患者左侧岛叶灰质体积相对增加。另外，在 PD 组也观察到左侧颞叶及中脑、脑桥体积增加。此外，右侧前扣带回皮质相对减少（图 19.2）。研究者因此认为，岛叶和前扣带回异常可能与评估过程相关，该评估过程将负性情绪意义归因于 PD 潜在的痛苦认知

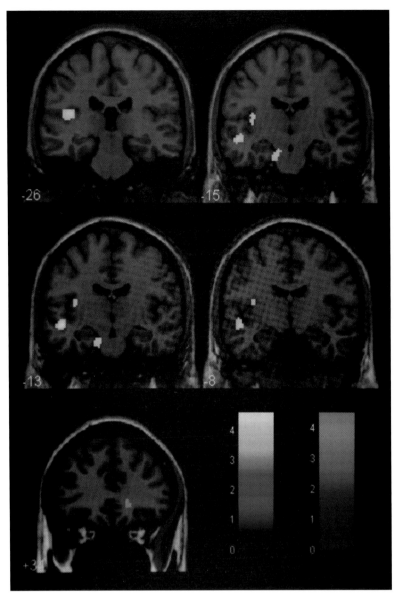

图 **19.2**　位于脑区的团块表示 PD 患者（$n = 19$）与健康对照组（$n = 20$）相比，灰质体积显著异常，黄色表示升高，蓝色表示降低。显示 PD 组异常的脑区以白色数字标记（1，左侧岛叶和屏状核；2，颞上回；3，中脑和脑桥；4，前扣带回）L，左侧；R，右侧（图片来自 Uchida 等 2008 年的研究）（见彩图 19.2）

和内感受性感觉信息，并且脑干结构异常可能与惊恐发作有关。Asami 和同事 2008 年发表的一项研究成果证实了上述结论，他们采用 ROI 法和 OVBM 法对 26 例 PD 患者和 26 例匹配的健康对照组的前扣带回皮质及其亚区进行了比较，发现 PD 患者的右背侧前扣带回皮质体积明显减小。

上述研究的 PD 组和对照组在人数、年龄、受教育年限、社会经济水平及优势手方面均匹配。所有研究都是小样本，样本量为 10～26 例。不过这些研究的受试者使用的抗精神病药及共病情况有所不同。表 19.1 列出了主要的 PD 结构性 MR 研究。

弥散张量成像（diffusion tensor imaging，DTI）是一种新开发的 MRI 技术，可以映射解剖学连接。它测量水在多个方向弥散的程度，由于轴突

髓鞘的形成，水沿神经元轴突方向的弥散较垂直方向受限小。弥散张量图像获得的各向异性分数（fractional anisotropy，FA）分数值代表白质中该"各向异性"水弥散的程度。因此，FA 值提供了一个白质连贯性或完整性的量化指标，该值越低，意味着白质结构的连接性越差（Basser，1995）。Han 等（2008）应用这个方法比较了 24 例 PD 患者及 24 例对照组的大脑前、后扣带回，发现 PD 患者的左前和右后扣带回 FA 值明显增加。此外，这两个扣带回区的白质连接性也与 PD 的临床严重程度呈正相关。

广泛性焦虑障碍

广泛性焦虑障碍（GAD）是一种慢性复发性疾病，特点是对日常生活中的事情和行为过度的

表 19.1　惊恐障碍的 MR 研究

参考文献	受试者 (n)	M/F	年龄 (均数±SD)	合并广场恐怖症情况	其他共病	药物使用情况	方法	结果
Vythlingam 等，2000	13 例患者 14 例对照	3/1 6/8	38±11.1 岁 39±9 岁	+	+	未描述	手动	—↓双侧颞叶
Massana 等，2003a	12 例患者 12 例对照	6/6 6/6	26～43 岁 （匹配）	+	—	—	手动	—↓双侧杏仁核体积
Massana 等，2003b	18 例患者 18 例对照	11/7 10/8	36.8±11.3 岁	+	—	—	自动（VBM）	—↓GM 左侧海马旁回
Uchida 等，2003	11 例患者 11 例对照	3/8 5/6	36.86±11.9 岁 34.27±10.2 岁	+	+	+	手动	—↓左侧颞叶 —左侧海马体积和 PD 病程呈正相关
Crippa 等，2004	21 例患者 21 例对照	5/16 5/16	31.1±10.8 岁 38.3±10.0 岁	+	—	+	手动	—透明隔腔无差异
Yoo 等，2005	18 例患者 18 例对照	9/9 11/7	33.3±7.1 岁 32.0±5.8 岁	—	+	+（既往）	自动（OVBM）	—↓GM 双侧豆状核 —临床严重程度和豆状核体积呈负相关
Protopopescu 等，2006	10 例患者 23 例对照	4/6 12/13	35.5±9.7 岁 28.7±7.5 岁	+	+	+（仅 1 例 PD）	自动（OVBM）	—↑中脑和脑干脑桥喙部 GM —↑腹侧海马 —↓前额叶皮质
Uchida 等，2008	19 例患者 20 例对照	3/8 5/6	37.05±9.7 岁 36.45±9.9 岁	+	+	+	自动（OVBM）	—↑左侧岛叶 —↑左侧颞上回 —↑左侧海马旁回
Asam 等，2008	26 例患者 26 例对照	10/16 10/16	19～57 岁 （匹配）	+	+	+	手动＋自动 （OVBM）	—↓右背侧 ACC （RO 和 VBM） —↓右侧 ACC 喙部（VBM）

↑，升高；↓，降低；n，样本量；F，女性；M，男性；SD，标准差；ACC，前扣带回；ROI，感兴趣区；GM，灰质；VBM，基于体素的形态测量法；OVBM，优化的基于体素的形态测量法

和不可控制的担心。相关症状包括烦躁不安、静坐不能和注意力受损。躯体症状包括肌紧张、出汗、口干、恶心和腹泻等。一般人群中 GAD 的患病率非常高，特别是在初级保健机构中。GAD 的症状酷似其他焦虑障碍和抑郁症，这使得一些研究者对它是一个独立的诊断分类提出异议。

GAD 的神经生物学研究涉及神经化学、神经内分泌、神经生理学及遗传因素。举例来说，以下神经递质和神经系统与之有关：γ-氨基丁酸/苯二氮䓬类复合物、去甲肾上腺素、5-羟色胺（5-HT）、缩胆囊素、肾上腺皮质激素释放因子、下丘脑-垂体-肾上腺（HPA）轴和神经类固醇。此外，自主神经活动的改变已经得到证实。然而，

GAD 是一个相对较新的诊断类别，因为临床症状与其他焦虑障碍和抑郁症的症状很相似，所以其概念化亦经历了重大变革。因此，虽然关于 GAD 的神经生物学基础确有证据，但是到目前为止还没有一致的疾病特异性神经解剖学假说。出于同样的原因，GAD 的神经影像学研究数量也很少，但是最近相关文献有所增加，促进了人们对该疾病神经解剖学方面的认识。

神经生物学研究采用不同研究技术（如神经化学、生理学和遗传学）在人类和动物中揭示，GAD 患者大脑中与情绪处理和社会行为有关的脑区可能存在异常，如杏仁核、前额叶皮质和颞叶（Jetty 等，2001）。正如我们以前观察到的（Ferrari 等，2008；Crippa 等，2004b），鲜有研究采用结构体积 MRI 对该病进行探索，因此无法得出基于大脑体积数据的明确结论。然而来自其他工具研究得出的假说，支持目前 GAD 的形态学测定 MRI 研究，例如脑功能成像假定的杏仁核、颞叶和颞上回存在解剖学异常。

有 3 项研究测量了儿童及青少年 GAD 患者的脑体积。De Bellis 等（2000）发现儿童青少年 GAD 研究组大脑总体积和右侧杏仁核脑区的体积比健康对照组大。后来该研究（De Bellis 等，2002）报道 GAD 儿童的大脑颞上回体积较大。这些研究测量的其他参数，如颅内体积、大脑总体积、颞叶、额叶、丘脑、海马、胼胝体和基底节区，与健康对照比较无差异。

最近，另一种基于 VBM 的形态学 MR 研究，对有和无焦虑的儿童进行了比较（Milham 等，2005），发现有焦虑症状的患者存在样本的异质性，9 例患者为 SAD，3 例患者为分离性焦虑障碍，13 例为 GAD。虽然焦虑症的异质性限制了结果的特异性，但是研究仍发现焦虑障碍组大脑的左侧杏仁核体积明显减小。

社交焦虑障碍和单纯恐怖症

总体来说，有关社交焦虑症（SAD）和特定（或单纯）恐怖症发病的神经基础的文献很有限，或者说没有定论。同样，即便有一些假说，但目前仍没有关于恐怖症明确的神经解剖学基础模型。一种可能是恐怖症是习得性的，反映的大多是对特定刺激或情境的条件性恐惧的案例。反过来，恐怖症可能是探测威胁刺激或场景的异常调节系统的产物。例如，是否人类有一个神经网络，专门用来评估威胁的社会征象，而另一个用来评价小动物或封闭空间构成的威胁，这些可能是恐怖症病理生理学的神经基础（Rauch 和 Shin，2002）。

最近关于 SAD 的功能影像学研究（Gross-Isseroff 等，2009；Phan 等，2009）表明，内侧眶额-前额叶区可能参与本病的病理生理基础，然而仍缺乏明确的证据。1 例 21 岁的男性患者，颅脑损伤后出现晚发性 SAD 症状急性发作，该患者17 岁时曾遭遇车祸，左侧额叶挫伤并伴有意识丧失。他被送到当地市级医院急诊科就诊，未查及

神经系统损害，头颅 CT 也未发现大脑异常改变，随后出院。然而在头部外伤几个月后，患者表现出过度害羞，害怕在陌生人尤其是女性面前讲话、进食、写字，担心会出丑。在社交或表演场合，他会马上出现焦虑反应，伴有心悸、震颤、出汗、肌紧张。这些症状严重影响了患者的日常和社会生活。出现功能障碍 4 年后，患者被转诊到我们的社会焦虑障碍病房，头颅 MR 和 CT 显示左侧额叶区板障内膨胀性骨形成，同侧侧脑室前角减少（图 19.3a）。虽然神经心理测查正常，但是单光子发射计算机断层成像（SPECT）显示内侧前额叶血流灌注不足（图 19.3b）。切除骨损伤部位，每天服用舍曲林 150 mg 后，患者病情得到明显改善。虽然器质性脑损伤引发 SAD 的个体在临床上非常少见，但是临床医生应该警惕像这个案例表现出的细微脑损伤。我们对位于额叶的扩张性损伤，并在 SPECT 表现为相应低灌注与 SAD 症状有关的现象需谨慎看待。此外，还可能存在其他 MRI 检测不到的细微病变，SPECT 成像过程仅有眶额区观察到的显著低灌注，可能对位于眶额-皮质下环路的高（或低）血流灌注的情况了解不足。

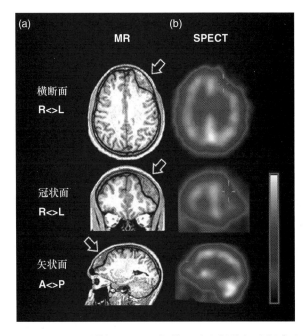

图 19.3（a）磁共振（MR）扫描显示左侧前额叶板障内膨胀性骨形成伴有"肿块效应（mass effect）"。（b）单光子发射计算机断层成像（SPECT）揭示社交焦虑障碍患者（21 岁）相同脑区血流灌注下降（Chaves 等，待发表）（见彩图 19.3）

直到现在，仍然没有涉及单纯恐怖症患者结构性神经影像学研究的文献，而研究 SAD 患者脑结构体积的文献也很少。首个研究采用基于 ROI 的方法，对象为 22 例患者和 22 例健康对照（Pott 等，1994），研究者未发现全脑体积、壳核、尾状核或丘脑（Potts 等，1994），但是他们注意到随着年龄增长，SAD 患者壳核体积减小更明显。

目前对于 SAD 的诊断仍然存在争议，因为它往往被描述为某种障碍严重程度连续谱的一部分，不是基于本质的差别而划分出的一种障碍。考虑到这一点，我们使用模拟公共演讲测试（simulated public speaking test，SPST）-人类焦虑的试验模型（Crippa 等，2008），观察社交焦虑谱系障碍患者之间可能的差异。结果显示，不同组间 SPST 的预期结果与使用 MR 的 VBM 方法测量的大脑灰质体积大小相关。我们对广泛性 SAD 患者（N＝25）、亚临床性 SAD 患者（害怕社交场合，但没有回避或社会功能受损，N＝14）和健康对照组（N＝22）进行评估，主观 SPST 结果显示患者的回避和社会功能损害是由于 SPST 的负性自我评价所致，而不是焦虑体验的水平。把所有组的结果综合分析后发现，焦虑体验的水平与右侧大脑杏仁核体积呈正相关（图 19.4a）。只有 SAD 组 SPST 的负性自我评价与前扣带回体积减小相关（图 19.4b）。这些结果提示，焦虑症状和杏仁核体积之间的关系可能是社交焦虑障碍连续谱中的一部分。然而，只有在 SAD 组才发现 SPST 负性自我评价与前扣带回体积减小相关，因此，不支持这种联系是焦虑谱系障碍的一部分。

最近 Phan 等（2009）使用 DTI 观察到，SAD 患者靠近眶额皮质的右钩束白质 FA 显著降低。研究者认为，钩束、连接额叶皮质与杏仁核及其他边缘颞区的白质束存在异常，可能是杏仁核-前额叶相互作用异常的基础，从而导致个体对社会性威胁的处理出现功能障碍。

讨论

鉴于我们刚开始认识焦虑障碍的神经环路，当前的焦虑障碍诊断系统可能是对这类障碍进行分类的最有效工具。除了 OCD 以外，来自治疗以及神经影像学研究的证据明确提示，目前被划分在不同类别的焦虑障碍可能存在重叠的病理，而被划分在同一类别的焦虑障碍也可能存在不同的潜在脑机制。在神经影像学研究方面的不懈努力使得我们能够对焦虑障碍及其各自神经环路之间的异同点提出新的见解。

本章中，关于 PD 神经影像学研究最一致的结果是颞叶体积减小，但该结果并没有一直得以重复。最近的 PD 病理生理相关研究表明其他脑区存在异常，往往使用 VBM 技术，从而可以研究整个大脑不同脑区的体积差异。前扣带回、杏仁核、海马体积减小，岛叶、颞下回、脑干的大脑灰质增加。目前在 PD 的解剖模型中，岛叶、前扣带回异常也是 PD 重要的病理生理发病机制，因为这些结构参与评估负性情感意义以及对潜在痛苦认知和内感受性信息的加工。另一方面，脑干结构异常可能导致惊恐发作。脑干网状结构和中脑边缘系统功能障碍可能导致 PD 患者觉醒、焦虑、自主神经和呼吸循环功能异常（Gorman 等，2000）。最近的研究结果提示，PD 患者大脑壳核体积减小也应该得到重视，该脑区属于基底节的一部分，与惊恐症状的严重程度相关。相应

图 19.4 （a）在 SAD 谱系（SAD、亚临床性 SAD 和健康对照组，汇集在一起分析）中，公共演讲过程中的焦虑 VAMS 得分（SPM t map，$P<0.01$，未使用 SVC 校正）和右侧杏仁核（以黄色表示）呈正相关（簇大小＝105；Z＝3.09）；（b）SAD 组公共演讲过程中负性自我陈述（SPM t map，$P<0.01$，未使用 SVC 校正）和双侧前扣带回（以蓝色表示）呈负相关（簇大小＝105；Z＝3.09）（Crippa 等，2008）（见彩图 19.4）

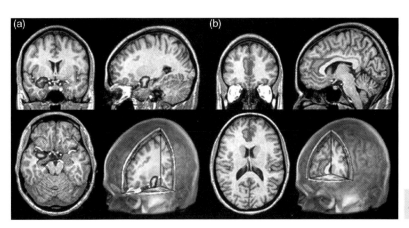

的，因为症状本质的原因，皮质下区域（如基底节、边缘系统和 MPFC）也与 PD 的病理生理学机制有关。

总之，迄今报告的关于 PD 不同形态测定 MRI 研究结果之间存在一定程度的差异。这种差异可能是由于评估技术不同、受试者存在共病及大部分研究样本数量较少造成的。然而，另一个导致研究结果不一致的原因是参与 PD 病理生理机制的脑区较多。此外，预期焦虑可能与边缘系统结构异常有关，而恐惧性回避可能与颞叶、前额叶皮质和脑干的异常活动有关（Gorman 等，2000）。

GAD 的神经影像学研究仍然处于初级阶段，本章所回顾的研究纳入的样本高度异质性，反映了对这类疾病进行研究时，要想保持样本诊断明确无共病，在方法学上有困难。同时，这些研究所选的样本只包括儿童，得出的结果很难推广到整个 GAD 患者人群。然而，我们观察到的杏仁核体积减小与功能影像学研究结果一致，也符合大量关于该脑区在威胁和危险情境下认知学习机制有关的理论。

到目前为止，只有两项结构影像学研究评估了 SAD 患者的大脑结构体积。第一项研究中使用 ROI 法，发现患者和健康对照组的全脑、壳核、尾状核和杏仁核之间没有差异（Potts 等，1994）。在该领域，我们的研究团队最近的研究（还没有发表整篇的论文）使用 VBM 法，发现 SAD 患者、阈下社交恐怖症患者及正常对照组之间没有差异，但我们观察到焦虑症状和杏仁核之间的相关性，提示它们属于社交焦虑连续谱的一部分（Crippa 等，2008）。因此，与我们早期观察到的结果一致（Ferrari 等，2008；Crippa 等，2004b），本章介绍了截至目前为数不多的关于 SAD 的形态测量学 MRI 研究。令人奇怪的是，在一般人群中最常见的导致重要社会功能受损的 SAD，却不像其他焦虑障碍（如 OCD 和 PTSD）相关研究那么多。此外，到目前为止，还没有单纯恐怖症结构性神经影像学研究方面的论文发表。考虑到从未接受过药物治疗的 SAD 和单纯恐怖症患者很容易招募到，并且这些疾病患者在发病早期通常没有合并症，这就更加有趣了。DTI 技术已被证实在研究这些疾病和其他焦虑障碍、精神障碍方面是个有用的工具。

需要指出的是，焦虑障碍结构影像学的不一致性并非反映了调查模型缺乏效度，更可能反映了研究设计中有混杂因素。很多研究纳入的受试者合并抑郁焦虑，可能影响研究结果。另一个重要的方面是纳入的受试者目前或既往均服用过药物，除其他因素外，这也会影响到患者的大脑形态学特征（Ferrari 等，2008）。年龄和性别的均衡性差异也可导致各个独立研究结果缺乏同质性（表 19.1）。

一个额外的混杂因素是患者的症状严重程度和种类不同。尤其是 PD，既往的影像学研究表明，不同症状学亚型可能有不同的神经基础，例如呼吸性和非呼吸性（Freire 等，2009），有乳酸应答和无乳酸应答（Maddock 等，2009）。与此一致的是，广泛性 SAD 亚型和非广泛性 SAD 亚型有不同的神经生物学相关性（Mathew 和 Ho，2006）。有关 DSM-Ⅳ（动物、自然环境、血液/损伤、情境）定义的特定恐怖症亚型的形态和功能神经影像学在不同亚组之间仍然需要研究。

关于 MRI 数据分析方法，采用自动分析法（如 VBM）使得我们能捕捉较大数量的脑结构信息，从而减少手动研究在划定感兴趣结构的解剖学边界，以及在执行和重复这项任务上的困难。在选定的研究中，VBM 分析的确能解释观察到的其他脑区结构变化，而这些脑结构在以前基于 ROI 方法的研究中并未涉及。然而，除了样本不同外，应用这种技术所得出的不同结果提示 VBM 是一种仍在发展的方法。由于数据分析在标准化和平滑化阶段的局限性，可能会导致不同大脑结构间信息丢失和解剖精细度下降（Hulshoff 等，2001）。因此，有必要明确 VBM 得出的结果与标准的基于 ROI 的形态测定法得出的结果是否具有可比性，以便按照这些方法得到更好的分析，正如最近我们的研究团队（Uchida 等，2008）和 Asami 等（Asami 等，2008）所做的 PD 患者研究一样。

关于 MRI 方法学，许多研究使用 1.5 T 扫描仪。然而，3.0T（或更强）磁场的扫描仪应用越来越多，并有可能成为未来几年研究的标准。更高强度的磁场可增强 MRI 的信噪比，提高组织间的分辨率。未来 10 年，这些差异对焦虑障碍研究的影响程度将变得更加清晰。

值得注意的是，本章讨论的结构性神经影像学研究结果与以往焦虑障碍评估的功能影像学文献不一定一致。例如，Asami 等（2008）发现 PD 患者的前扣带回活动减少，而以往的研究发现该部位的活动是增加的（Javanmard 等，1999；Bystritsky 等，2001）。此外，功能影像学研究显示的岛叶活动减少（如 Boshuisen 等，2002）和这一脑区体积增加形成鲜明对比（Uchida 等，2008）。这些现象提示，解剖学结果并不意味着大脑功能会改变。在这方面，结构学研究可以与功能学研究互补，尤其在界定解剖学改变方面，即揭示脑组织体积增大/减小是与代谢增快/减慢因代偿机制而兼容的能力。

最后，关于这些神经影像学结构向临床实践潜在的转化，谨慎地注解同样重要。大多数精神病学的神经影像学研究定位于科研，并没有立即应用于临床。例如，很多神经影像学结果提示患者和健康对照组之间存在差异，但是在临床很难使用患者个人信息，特别是这里回顾的焦虑障碍患者。然而，神经影像学研究已经越来越多地致力于将研究结果转化到临床实践中，并在因一般躯体疾病所致的焦虑障碍的排除诊断中占有重要的一席之地（见以上举例；图 19.3）。

结论

本章表明，结构神经影像学方法可以用与更好地认识 PD、SAD 和其他恐惧障碍的神经生物学机制，虽然与其他焦虑性障碍（如 OCD 和 PTSD 相比）（Ferrari 等，2008），目前关于前者的研究较少。尽管有少量相互矛盾的研究结果（主要是由于采用的方法学不同及局限性所致），PD 脑形态学异常的结果仍比较一致，并相对具有特异性。明显差异大的结果可能是因为研究中应用 ROI 时使用的先验假说不一致，虽然结果最终揭示了参与同一疾病病理生理学机制涉及不同的脑结构。非常重要的一点是将来研究能重复以前的研究结果，并且能说明哪些结果对于哪种焦虑障碍来说是独一无二的。此外，我们还要了解 PD 和恐怖症患者的脑部异常是否随着疾病的进展而改变，正如抑郁症（Frodl 等，2009）和精神分裂症（Takahashi 等，2009）患者所表现的那样。同样，我们还没有完全理解 PD 中观察到

的大脑质的异常的真正意义是什么。最后，还需要更多的研究来证实焦虑障碍与分裂性障碍、心境障碍、焦虑或精神病性障碍共病的重叠程度有多大。可以预见的是，随着神经影像技术的快速发展和进步，样本更好的标准化研究及更强调纵向研究将有助于进一步对这些问题进行分类。

框 19.1 小结

- PD 的结构 MRI 研究描述了前扣带回、杏仁核和海马区体积减小，同时岛叶、颞上回和脑干结构区体积增加。这些脑区都与恐惧过程和急性焦虑发作的神经生物学有关，尽管它们对于 PD 病理生理机制的相对作用仍是一个有争议的问题。
- GAD 中观察到的杏仁核减少与功能影像学研究一致，并且和该脑区在处理威胁和危险情境条件下相关认知和学习的理论一致。然而，GAD 的结构神经影像学研究仍处于早期阶段，目前所有的研究报告只涉及儿童样本。
- 关于 SAD 和特定恐怖症受试者样本的形态测定学 MR 研究数量很少。不过，DTI 方法已被证明是研究这些和其他焦虑及精神障碍的一个非常有用的工具。此外，将 SAD 严重程度视为一个连续谱的研究前景较好。
- 结构 MRI 已越来越多地致力于将结果转化为精神科临床实践，并在因一般躯体疾病所致的焦虑障碍的排除诊断中占有重要的一席之地。
- 未来关于恐惧机制以及 PD、GAD 和恐怖症在结构、分子和功能水平上的研究最终会为更好地了解这些疾病的神经生物学机制提供有益的见解。

参考文献

Asami T, Hayano F, Nakamura M, *et al.* 2008. Anterior cingulate cortex volume reduction in patients with panic disorder. *Psychiatry Clin Neurosci* **62**, 322–30.

Ashburner J and Friston K J. 2000. Voxel-based morphometry – the methods. *Neuroimage* **11**, 805–21.

Basser P J. 1995. Inferring microstructural features and the physiological state of tissues from diffusion-weighted images. *NMR Biomed* **8**, 333–44.

Boshuisen M L, Ter Horst G J, Paans A M, Reinders A A and den Boer J A. 2002. rCBF differences between panic disorder patients and control subjects during anticipatory anxiety and rest. *Biol Psychiatry* **52**, 126–35.

Bystritsky A, Pontillo D, Powers M, Sabb F W, Craske M G and Bookheimer S Y. 2001. Functional MRI changes during panic anticipation and imagery exposure. *Neuroreport* **21**, 3953–7.

Cammarota M, Bevilaqua L R, Vianna M R, Medina J H and Izquierdo I. 2007. The extinction of conditioned fear: structural and molecular basis and therapeutic use. *Rev Bras Psiquiatr* **29**, 80–5.

Cannistraro P A and Rauch S L. 2003. Neural circuitry of anxiety: Evidence from structural and functional neuroimaging studies. *Psychopharmacol Bull* **37**, 8–25.

Chaves C, Trzesniak C, Derenusson G N, *et al.* Submitted. Late-onset social anxiety disorder after traumatic brain injury.

Crippa J A S, Busatto G and McGuire P K. 2004a. Neuroimagem. In Hetem L A B, Graeff F G (Eds). *Transtornos de Ansiedade*. São Paulo (SP): Atheneu, pp. 133–67.

Crippa J A, Uchida R, Busatto G F, *et al.* 2004b. The size and prevalence of the cavum septum pellucidum are normal in subjects with panic disorder. *Braz J Med Biol Res* **37**, 371–4.

Crippa J A S, Zuardi A W, Busatto Filho, G, *et al.* 2008. Grey matter correlates of cognitive measures of the simulated public speaking test in social anxiety spectrum: a voxel-based study. In 16th European Congress of Psychiatry, 2008, Nice, France. *Eur Psychiatry*, **23**[Abstract].

Dantendorfer K, Prayer D, Kramer J, *et al.* 1996. High frequency of EEG and MRI brain abnormalities in panic disorder. *Psychiatry Res* **68**, 41–53.

De Bellis M D, Casey B J, Dahl R E, *et al.* 2000. A pilot study of amygdala volumes in pediatric generalized anxiety disorder. *Biol Psychiatry* **48**, 51–7.

De Bellis M D, Keshavan M S, Shifflett H, *et al.* 2002. Superior temporal gyrus volumes in pediatric generalized anxiety disorder. *Biol Psychiatry* **51**, 553–62.

Deakin J W F and Graeff F G. 1991. 5-HT and mechanisms of defence. *J Psychopharmacol* **5**, 305–15.

Ferrari M C, Busatto G F, McGuire P K and Crippa J A. 2008. Structural magnetic resonance imaging in anxiety disorders: An update of research findings. *Rev Bras Psiquiatr* **30**, 251–64.

Fontaine R, Breton G, Déry R, Fontaine S and Elie R. 1990. Temporal lobe abnormalities in panic disorder: An MRI study. *Biol Psychiatry* **27**, 304–10.

Freire R C, Lopes F L, Valença A M, *et al.* 2008. Panic disorder respiratory subtype: A comparison between responses to hyperventilation and CO2 challenge tests. *Psychiatry Res* **157**, 307–10.

Frodl T, Jäger M, Smajstrlova I, *et al.* 2008. Effect of hippocampal and amygdala volumes on clinical outcomes in major depression: A 3-year prospective magnetic resonance imaging study. *J Psychiatry Neurosci* **33**, 423–30.

Good C D, Johnsrude I S, Ashburner J, Henson R N, Friston K J and Frackowiak R S. 2001. A voxel-based morphometric study of ageing in 465 normal adult human brains. *Neuroimage* **14**, 21–36.

Gorman J M, Kent J M, Sullivan G M and Coplan J D. 2000. Neuroanatomical hypothesis of panic disorder, revised. *Am J Psychiatry* **157**, 493–505.

Gray J A and McNaughton N. 2000. *The Neuropsychology of Anxiety. An Enquiry into the Functions of the Septo-Hippocampal System*. 2nd ed. Oxford: Oxford University Press.

Gross-Isseroff R, Kushnir T, Hermesh H, Marom S, Weizman A and Manor D. 2009. Alteration learning in social anxiety disorder: An fMRI study. *World J Biol Psychiatry* **19**, 1–5.

Guru Raj A K, Pratap R C, Jayakumar R and Ariffin W A. 1998. Clinical features and associated radiological abnormalities in 54 patients with cavum septi pellucidi. *Med J Malaysia* **53**, 251–6.

Han D H, Renshaw P F, Dager S R, *et al.* 2008. Altered cingulate white matter connectivity in panic disorder patients. *J Psychiatr Res* **42**, 399–407.

Hulshoff Pol H E, Schnack H G, Mandl R C, *et al.* 2001. Focal gray matter density changes in schizophrenia. *Arch Gen Psychiatry* **58**, 1118–25.

Javanmard M, Shlik J, Kennedy S H, Vaccarino F J, Houle S and Bradwejn J. 1999. Neuroanatomic correlates of CCK-4-induced panic attacks in healthy humans: A comparison of two time points. *Biol Psychiatry* **45**, 872–82.

Jetty P V, Charney D S and Goddard A W. 2001. Neurobiology of generalized anxiety disorder. *Psychiatr Clin North Am* **24**, 75–97.

Lepola U, Nousiainen U, Puranen M, Riekkinen P and Rimón R. 1990. EEG and CT findings in patients with panic disorder. *Biol Psychiatry* **28**, 721–7.

Maddock R J, Buonocore M H, Copeland L E and Richards A L. 2009. Elevated brain lactate responses to neural activation in panic disorder: A dynamic 1H-MRS study. *Mol Psychiatry* **14**, 537–45.

Massana G, Serra-Grabulosa J M, Salgado-Pineda P, *et al.* 2003a. Amygdalar atrophy in panic disorder patients detected by volumetric magnetic resonance imaging. *Neuroimage* **19**, 80–90.

Massana G, Serra-Grabulosa J M, Salgado-Pineda P, *et al.* 2003b. Parahippocampal gray matter density in panic disorder: A voxel-based morphometric study. *Am J Psychiatry* **160**, 566–8.

Mathew S J and Ho S. 2006. Etiology and neurobiology of social anxiety disorder. *J Clin Psychiatry* **67** (Suppl 12), 9–13.

Menzies L, Chamberlain S R, Laird S M, Thelen S M, Sahakian B J and Bullmore E T. 2008. Integrating evidence from neuroimaging and neuropsychological studies of obsessive–compulsive disorder. *Neurosci Biobehav Rev* **32**, 525–49.

Milham M P, Nugent A C, Drevets W C, *et al.* 2005. Selective reduction in amygdala volume in pediatric anxiety disorders: A voxel-based morphometry investigation. *Biol Psychiatry* **57**, 961–6.

Ontiveros A, Fontaine R, Breton G, Elie R, Fontaine S and Dery R. 1989. Correlation of severity of panic disorder and neuroanatomical changes on magnetic resonance imaging. *J Neuropsychiatry Clin Neurosci* **1**, 404–08.

Paulus M P. 2008. The role of neuroimaging for the diagnosis and treatment of anxiety disorders. *Depress Anxiety* **25**, 348–56.

Paulus M P and Stein M B. 2006. An insular view of anxiety. *Biol Psychiatry* **60**, 383–7.

Phan K L, Orlichenko A, Boyd E, *et al.* 2009. Preliminary evidence of white matter abnormality in the uncinate fasciculus in generalized social anxiety disorder. *Biol Psychiatry* **66**, 691–4.

Potts N L, Davidson J R, Krishnan K R and Doraiswamy P M. 1994. Magnetic resonance imaging in social phobia. *Psychiatry Res* **52**, 35–42.

Protopopescu X, Pan H, Tuescher O, *et al.* 2006. Increased brainstem volume in panic disorder: A voxel-based morphometric study. *Neuroreport* **17**, 361–3.

Rauch S L and Shin L M. 2002. Structural and functional imaging of anxiety and stress disorders. In Davis K L, Dennis Charney D and Coyle J T (Eds). *Neuropsychopharmacology. The Fifth Generation of Progress*. Baltimore, MD: Lippincott Williams and Wilkins, pp. 953–66.

Shenton M E, Dickey C C, Frumin M and McCarley R W. 2001. A review of MRI findings in schizophrenia.

Schizophr Res **49**, 1–52.

Takahashi T, Wood S J, Yung A R, *et al.* 2009. Progressive gray matter reduction of the superior temporal gyrus during transition to psychosis. *Arch Gen Psychiatry* **66**, 366–76.

Trzesniak C, Araújo D, Crippa J A S. 2008. Magnetic resonance spectroscopy in anxiety disorders. *Acta Neuropsychiatr* **20**, 56–71.

Uchida R R, Del-Ben C M, Busatto G F, *et al.* 2008b. Regional gray matter abnormalities in panic disorder: A voxel-based morphometry study. *Psychiatry Res* **163**, 21–9.

Uchida R R, Del-Ben C M, Santos A C, *et al.* 2003. Decreased volume of left temporal lobe in panic patients measured through magnetic resonance imaging. *Braz J Med Biol Res* **36**, 925–9.

Uhde T W and Kellner C H. 1987. Cerebral ventricular size in panic disorder. *J Affect Disord* **12**, 175–8.

Vythilingam M, Anderson E R, Goddard A, *et al.* 2000. Temporal lobe volume in panic disorder – a quantitative magnetic resonance imaging study. *Psychiatry Res* **99**, 75–82.

Wurthmann C, Bogerts B, Gregor J, Baumann B, Effenberger O and Döhring W. 1997. Frontal CSF enlargement in panic disorder: A qualitative CT-scan study. *Psychiatry Res* **76**, 83–7.

Yoo H K, Kim M J, Kim S J, *et al.* 2005. Putaminal gray matter volume decrease in panic disorder: An optimized voxel-based morphometry study. *Eur J Neurosci* **22**, 2089–94.

第 20 章 其他焦虑障碍的功能影像学

20

Oliver Tüscher，Daniel J. Zimmerman and David A. Silbersweig

惊恐障碍（panic disorder，PD）是一种常见的致残性精神障碍（有原发和共病两种形式，PD的终身患病率 1.6%～4.7%，与其他精神障碍共病的 12 个月患病率约为 69%）。其特点是反复发作，伴有无法预料的多种躯体不适（如心悸、出汗、感觉异常、呼吸急促或窒息感）和认知恐惧症状（如非真实感或人格解体，害怕失去控制或濒死感），可以伴发或不伴发广场恐怖症（害怕在逃生困难的场合出现，可有惊恐发作）。如果这种惊恐发作伴有持续担心再次发作及担心发作的影响或后果，同时有与发作相关的显著行为改变，即可诊断为惊恐障碍（美国精神病学会，2000）。

惊恐障碍的脑影像学

结构和功能神经影像学研究为认识 PD 的神经学基础做出了卓越的贡献。到目前为止，已有约 200 项人类神经影像学研究使用了多种影像学技术，包括 CT、结构 MRI、PET、SPET、静息状态脑血流量（CBF）和受体结合研究，以及"恐慌"药物激发（如乳酸、二氧化碳、育亨宾）或认知激活范式的功能性 PET、SPECT 和 MRI研究（见综述：Damsa 等，2009；Engel 等，2009；Graeff 和 Del-Ben，2008；Rauch 等，2003）。简言之，这些研究提示 PD 患者的海马、海马旁回（最一致的结果之一）、前额叶皮质、前扣带回、颞上皮质、岛叶、杏仁核、下丘脑、丘脑和脑干（大多指导水管周围灰质，PAG）存在结构或功能改变。

惊恐障碍的功能性磁共振成像

与其他影像学方法或其他焦虑障碍相比，关于 PD 的功能性 MRI（fMRI）研究比较少。除了一个关于惊恐障碍患者自发性惊恐发作的病例报告外，大多数 fMRI 采用的是惊恐障碍相关认知诱导/激发范式研究方法。

沿着这些路线，PD 的第一例 fMRI 研究采用听觉呈现剧本驱动意象暴露，根据患者自身恐惧等级的不同暴露于特定的恐惧性刺激条件下（Bystritsky 等，2001）。PD 患者（$n=6$，2 周未接受药物治疗）的右下额叶皮质、海马及前后扣带回较健康对照组活动增强。研究者认为，这种高活动模式表明情绪记忆系统过度活跃，这会促进恐惧和创伤性事件的编码和恢复，导致反复惊恐发作（Bystritsky 等，2001）。

两项更进一步的研究采用威胁或恐慌相关语言刺激来唤起惊恐障碍患者相关神经反应。Maddock 和同事采用以声音呈现的威胁性（威胁生命）和中性词语，要求受试者默默地评估他们的心理效价。这种内隐情绪加工会引起 PD 患者左侧后扣带回和左中/额下回皮质激活增强，右侧海马旁回比左侧海马旁回激活更为明显（$n=6$，2周未接受药物治疗），呈不对称性。

与此相反的研究是 van den Heuvel 和同事应用一个基于 Stroop 色词的内隐情绪加工范式对 PD 患者进行测试，并与 OCD、疑病症和健康对照进行比较（van den Heuvel 等，2005）。除了一致和不一致的色词外，研究中还采用了惊恐和 OCD 相关的词语。与对照组相比较，惊恐障碍患者（$n=15$，4 周未接受药物治疗）双侧前额叶皮质前部（PFC）、背侧扣带回、下部顶叶皮质和右背侧/腹外侧的 PFC、眶额皮质、丘脑、中颞叶皮质、杏仁核和海马激活增强。PD 患者和 OCD患者的研究结果相似。然而，疑病症患者与健康对照组进行比较，表现出与 PD 患者相似的激活模式，但是没有杏仁核和 ACC 激活。PD 患者面对 OCD 相关词语时额颞纹状体网络过度激活，与面对惊恐相关词语时反应相同，但不像 OCD患者那样面对 OCD 相关词语时杏仁核和下丘脑活动额外增强（OCD 患者面对 PD 相关的词汇不表现为激活增强）。总之，这些结果表明 PD 患者面对特异性刺激时杏仁核和扣带回激活增强（而 OCD 和疑病症患者都没有这种表现），同时 PD 患者面对负性/威胁相关刺激时表现出过度泛化的倾向（疑病症患者也会有，但程度较轻）。

值得注意的是，虽然到目前为止我们讨论的所有研究都是采用语言刺激（即更适用于左侧大脑处理），而且所有结果均表现出相对右脑偏侧性恐惧/惊恐相关神经网络，该结果与以前的 PET 和 SPECT 研究结果一致，但对此是否明确还有疑问（见 Engel 等，2009 和 Rauch 等，2003 综述）。

来自 Pfleiderer 等（2007）的个案报告进一步证实了 PD 患者惊恐发作时（右侧）杏仁核活动过度。这是 1 例女性 PD 患者，在听觉习惯范式的 fMRI 研究中出现（偶然的）自发性惊恐发作，研究发现该患者惊恐发作时大脑右侧杏仁核活动明显增强。这是有关 fMRI 研究自发性惊恐发作的第一例报道，为其他神经影像学技术的结果提供了支持（Engel 等，2009）。

其他研究使用了面部表情的图片来测试 PD 患者的情绪加工。

另一项最初关于 PD 的 fMRI 研究是由 Thomas 等在焦虑儿童（PD，$n=2$，GAD，$n=11$，平均年龄 13 岁，均未接受药物治疗，并以匹配的抑郁症儿童作为对照组）中开展的，让受试者被动观看面孔情绪图片（暗含情绪加工）。虽然只有 2 例受试者的诊断与成人 PD 有可比性，但结果显示受试者右侧杏仁核活动过度与焦虑相关（与健康对照组和抑郁症儿童相比），并且与焦虑症状的严重程度相关。这表明杏仁核活动过度是焦虑障碍的一个特质，而非只是一个状态学标记物。

然而，与总体及其他精神疾病的面孔情绪识别 fMRI 研究相比，杏仁核活动过度并不仅仅见于 PD 患者。

研究者使用面部表情辨别任务来测试 PD 患者（$n=8$，均服用 SSRI 和/或苯二氮䓬类药物）和健康对照，观察前扣带回和杏仁核明确的情绪加工（令受试者监测面孔情感并在扫描结束后进行报告），包括恐惧和中性面孔（Pillay 等，2006），愉快和中性面孔（Pillay 等，2007）。与对照组相比，在面对中性面孔（Pillay 等，2006）时，PD 患者的双侧前扣带回皮质（ACC）和杏仁核呈现激活低下，而扣带回偏背侧部呈现较高

活动状态，面对愉快的面孔时结果更明显。同样，PD 患者左侧杏仁核在面对中性面孔时活动增强（Pillay 等，2007）。研究者认为，该结果是由于在认知评价中的注意过程，以及由于对恐惧面孔长期过度唤醒相关反应性消失导致对急性情绪线索反应减弱（Pillay 等，2006）。患者面对愉快面孔时的 ACC 反应增加被认为是由于冲突监测增加而认知要求增加的结果，以及由于缺少威胁刺激的环境可能导致的特定情绪相关性（Pillay 等，2007）。除了混杂因素（药物、样本量小）外，患者面对中性面孔时杏仁核活动相对增加的另一个解释是其反映了杏仁核对含糊的事物敏感性较高，这使得机体对负性事物更敏感（Whalen，2007）。

关于杏仁核激活差异性的深入解释来自于 PD 的影像遗传学研究。Domschke 等使用一个隐式、被动观看掩蔽面部表情的范式（恐惧、愉快及中性）来观察 5-HT 和多巴胺代谢参与 PD 遗传多态性的影响（$n=20$，10 例服用 SSRI 治疗，10 例未接受过药物治疗）（Domschke 等，2008）。5-HT 转运体基因不同的遗传多态性导致 5-HT 在突触间隙的浓度较高，使受试者在面对愉快情绪表达的面孔时，右侧前额叶皮质激活减弱，双侧杏仁核激活增强（Domschke 等，2006）。5-HT 转运体基因多态性对 PD 来说尤为有意义，因为 5-HT 在焦虑中有特殊的作用，而且 SSRIs 是治疗 PD 的一线药物（Canli 和 Lesch，2007）。同一研究团队还报道了功能性儿茶酚胺-O-甲基转移酶（COMT）val158met 基因多态性在杏仁核和前额叶皮质中的作用。在面对恐惧性面孔时，至少携带一个 158val 等位基因的 PD 患者右侧杏仁核激活增强，在面对恐惧、愤怒和愉快面孔时，眶额皮质和腹内侧前额叶激活增强与 158val 等位基因相关（Domschke 等，2008）。尽管这两项研究结果与之前那些基因多态性的遗传影像学研究结果不一致（Canli 和 Lesch，2007；Domschke 等，2008），但是约束分析（constrain analysis）的遗传性特征描述对今后的影像学研究很重要，因为一些基因多态性结果可能解释影像学研究中大量的差异（Meyer-Lindenberg 和 Weinberger，2006）。

最近由 Chechko 等（2009）完成了一项任务型试验性精细面部表情研究。研究者使用明确的面部表情（恐惧和愉快）辨别任务与 Stroop 表情-词语联合的范式，将词语"恐惧"或"愉快"打

257

印在面部表情的图片上，有的词语与表情一致，有的不一致（Chechko 等，2009）。该任务最初作为情感冲突的范式用于健康受试者，该范式显示 ACC 前膝部与杏仁核的连接性呈互补性负反馈（Etkin 等，2006）。PD 患者（$n=18$，均在缓解期，接受 SSRI 类药物治疗）与健康对照组相比，在前序一致的冲突检测中，只有先前试验冲突相关的神经活动有别于强烈的背侧前扣带回皮质（dACC）、颞叶、顶叶和背外侧前额叶激活（Chechko 等，2009）。与健康对照组相比，前序不一致时导致 PD 患者的 dACC 和背内侧前额叶皮质活动降低，海马旁回、杏仁核和脑干（中脑和背侧脑桥）的活动增强。这种激活模式一方面伴有（背侧）ACC 和内侧前额叶皮质活动减少，另一方面表现在其他焦虑障碍尤其是在 PTSD 及其他一般精神障碍中，杏仁核过度激活伴网络失调。（Engel 等，2009；Etkin 和 Wager，2007；Rauch 等，2003）。PD 患者一个独特的表现始终是脑干区（后中脑和背侧脑桥，大多解释为 PAG）功能障碍，而这最初被视为惊恐发作和惊恐障碍发生的关键脑区（见综述 Del-Ben 和 Graeff，2009）。最近，这一观点受到了以杏仁核为中心的"恐惧网络"模型的挑战，该模型在很多方面依赖于经典恐惧条件作用的神经元基础（Gorman 等，2000）。

惊恐障碍恐惧指导的神经基础

为了进一步辨别与 PD 相关的独特的神经元功能障碍，与其他焦虑障碍相鉴别，进一步探讨这种恐惧网络的神经基础，研究者最近采用一种恐惧指导范式，这一范式包括威胁和安全情况（Tuescher 等，待发表），纳入了 PD 患者（PD 不伴有广场恐怖症，$n=8$，未接受过药物治疗）、PTSD 患者（$n=8$，未接受过药物治疗）和健康受试者。在这项任务中，将一个预先的中性刺激（视觉呈现彩色方块）与通过言语指导习得的厌恶性事件（皮肤电刺激）相结合（Butler 等，2007；Phelps 等，2001）。象征性获得的恐惧能导致生理上的恐惧反应，并且在经典恐惧条件的作用下，可以比较功能影像学数据与条件性刺激及其消退的反应（Butler 等，2007；Delgado 等，2008；Phelps 等，2001）。与 PTSD 患者及对照组相比，

PD 患者对威胁性条件表现出膝下扣带回（布罗德曼区 25）激活显著减弱，对安全性条件表现出激活增强，并且延伸到腹侧纹状体和泛杏仁核结构（终纹床核及其豆状核下延伸至中央内侧杏仁核）（图 20.1）。与 PTSD 患者和健康对照组比较，PD 患者的中脑面对威胁条件时激活减弱，面对安全条件时激活增强，提示该关键脑区对于恐惧表达的反应异常（Tuescher 等，待发表）。重要的是，这些结果将之前扣带回皮质激活减弱的结果扩展到 ACC 膝下部和脑干功能障碍，与 PTSD 额叶-边缘系统通路功能异常正好相反。在该研究背景下，扣带回膝下部、腹侧纹状体和泛杏仁核结构对于安全条件激活增强，可以将其解释为没有危险的很强的预报信号。PD 所提示的这种情况下的模型偏倚有别于 PTSD，是通过内部、内脏-躯体威胁，而不是外部威胁形成的。

恐惧指导相关症状的神经基础

为了检验特定 PD 症状中恐惧环路功能异常的假说，我们用惊恐障碍严重程度量表（Panic Disorder Severity Scale，PDSS），即评估 PD 患者症状的量表，对恐惧指导范式中条件相关血氧

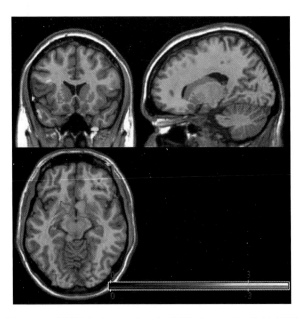

图 20.1 冠状面（$y=18$）、矢状面（$x=18$）和轴切面（$z=-11$）显示惊恐和 PTSD 受试者相比较，扣带回膝下部（布罗德曼区 25），腹侧纹状体和泛杏仁核结构面对威胁和安全条件时活动性的比较。按等级颜色编码代表研究特异性 t 值（右=右）（见彩图 20.1）。

水平依赖（BOLD）性活动进行相关分析（PD 不伴有广场恐怖症，$n=8$，未接受过药物治疗）。在 PD 患者中，惊恐发作的频率和严重程度（PDSS 1 和 2）与面对威胁和安全条件时背侧杏仁核和泛杏仁核结构、中脑和桥脑尾部活动增加相关，与腹内侧和外侧前额叶皮质（PFC）活动降低相关（图 20.2）。反之，惊恐发作相关的预期焦虑（PDSS 3）与面对早期威胁与安全条件时的双侧腹侧杏仁核激活增强相关，与右外侧眶额皮质（OFC）和前扣带皮质前膝部激活减弱相关（图 20.3）。广场恐怖症状的严重程度（PDSS 4）与面对早期威胁与安全条件时双侧腹侧杏仁核、右侧海马和海马旁回皮质激活增强以及右侧 OFC 激活减弱的情况相关（图 20.4）。总之，PD 患者面对认知诱发的威胁时，会产生与症状严重性密切相关的神经元活动，包括相关杏仁核活动过度以及腹侧前额叶活动不足，在预期焦虑中同样存在。给出一个特定症状，其他脑区（如海马）对广场恐怖症状也会以症状严重程度相关的方式反映出来，与该脑区对症状的促发功能一致。

总之，PD 的认知恐惧指导 fMRI 研究结果支持 PD 患者恐惧加工神经网络功能障碍的观点，同时反映了杏仁核和脑干在 PD 症状发生中具有

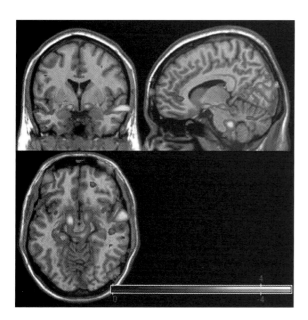

图 20.2　矢状面（$x=10$）、冠状面（$y=0$）和轴切面（$z=-11$）显示惊恐障碍受试者，惊恐发作频率和症状严重程度与面对威胁和安全条件时背侧杏仁核/泛杏仁核结构、中脑和脑桥尾部活动增强，以及前额叶皮质活动减弱有关（PDSS 1＋PDSS 2）。按等级颜色编码代表研究特异性 t 值（右＝右）（见彩图 20.2）。

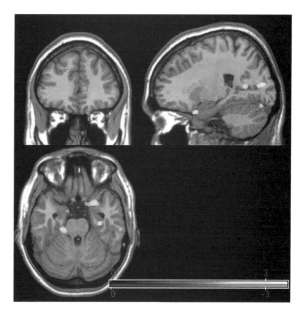

图 20.3　矢状面（$x=-21$）、冠状面（$y=-2$）和轴向面（$z=-21$）显示惊恐障碍受试者，惊恐发作相关的预期焦虑程度与面对早期威胁和安全条件时双侧杏仁核活动增强，以及右侧眶额皮质和前扣带回前膝部活动减弱相关。按等级颜色编码代表研究特异性 t 值（右＝右）（见彩图 20.3）。

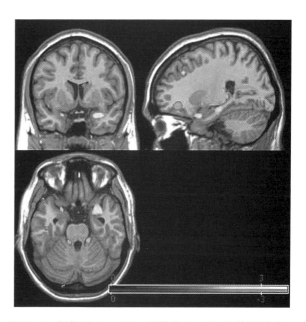

图 20.4　矢状面（$x=25$）、冠状面（$y=8$）和轴切面（$z=-25$）显示惊恐障碍受试者广场恐怖症状严重程度（PDSS 4）与面对早期威胁和安全条件时双侧杏仁核、右侧海马和海马旁回皮质活动增强相关，与右侧 OFC 活动减退相关。按等级颜色编码代表研究特异性 t 值（右＝右）（见彩图 20.4）。

同等重要的作用。这种联合模型表明脑干的功能从属关系，可能包括 PAG 及其在恐惧表达和上行网状激活系统中的作用，以及在唤醒中的作用

（前者和后者均影响自主神经张力）。该模型还强调恐惧感知与杏仁核-海马-腹内侧前额叶皮质边缘系统环路相关的调节作用。例如，预期焦虑是恐惧的感知觉特征，涉及了更多杏仁核腹侧部分（即感觉输入脑区）及注意（ACC 前膝部）和评价（腹内侧 OFC）情感显著性刺激有关的前额区域功能障碍。同样，广场恐怖症状的严重程度，可以被视为是一种情境性恐惧，与可能已经发生或是将要发生惊恐发作的环境有关，同样与腹侧杏仁核与海马的连接相关。另一方面，恐惧表达调节异常受到背侧杏仁核/泛杏仁核结构以及脑干区（即输出脑区）的介导，如与对照组或 PTSD 患者进行比较所示，与惊恐发作的频率和严重程度相关——惊恐发作可以被视为是发作性恐惧和自主神经激活的结果。然而，前额叶皮质功能减退（主要是腹侧）似乎是恐惧感知和恐惧表达调节异常的共同基础。

结论

惊恐障碍最初的神经网络模型假设惊恐发作本身是由特定脑干区包括上行网状系统、呼吸和心血管控制中枢所产生的（见 Del-Ben 和 Graeff 的综述，2009）。最新的模型提出了一个神经元性"恐惧网络"，以杏仁核为中心，并受前额叶和海马控制（Gorman 等，2000）。在这个模型中，杏仁核投射到脑干的核团可能会在惊恐发作时促发多种躯体焦虑症状。内感受性和外感受性意识随着岛叶皮质反应性增强而提高，岛叶皮质最近被认为（感知觉和情绪）是不确定的主要加工区（Simmons 等，2008）。认知症状（如恐惧的期待和回避）主要受到前额叶皮质影响。

然而，上文讨论的 fMRI 研究以及双侧选择性杏仁核病变导致的惊恐发作也提示杏仁核不仅仅与 PD 症状有关。当前一种 PD 模型可能涉及以前额叶（尤其是扣带回）、海马和岛叶皮质调节改变为基础的杏仁核和脑干功能障碍（Grarff 和 Del-Ben，2008；Protopopescu 等，2006；Tuescher 等，待发表）。还有一种可能是自下而上的边缘系统和（或）脑干的激活。无论是哪种情况，自主神经功能紊乱导致的内脏-躯体性焦虑都可能会导致 PD 患者的心脏症状。针对不连续症状或脑区/环路新的 fMRI 研究范式启用，可以在扫描时直接激发症状（Dieler 等，2008；Eser 等，2009；Schunck 等，2006），和（或）在一种试验环境中直接比较不同的疾病（Stern 和 Silbersweig，2001），有助于细化和验证这些模型。

框 19.1　小结

- 惊恐障碍的功能性 MRI（fMRI）研究与其他焦虑障碍和精神障碍相比还较少，其患病率与 PD 相比也较低。
- PD 相关的大多数 fMRI 研究受到样本量小、药物治疗和遗传影响的限制。
- fMRI 研究强调杏仁核、前扣带回（ACC）和前额叶皮质功能障碍在 PD 病理生理中的重要性，其他焦虑症也有类似的特征。
- 杏仁核和前额叶研究结果不一致可能是由任务要求不同造成的，例如情绪刺激的内隐加工或外显加工。
- 最近的 fMRI 研究明确了脑干功能障碍，同时其他神经影像学技术的一致结果也支持这一观点，这可能是 PD 患者特有的表现。
- 随着方法学的进展（遗传影像学、功能或脑区特异性范式，数据的前期和后期处理），将继续完善 PD 的环路模型。
- 我们还需要进一步的研究，将 PD 与其他焦虑障碍进行比较，以识别 PD 独有的以及与其他焦虑障碍重叠的神经网络改变。

参考文献

Alonso J and Lepine J P. 2007. Overview of key data from the European Study of the Epidemiology of Mental Disorders (ESEMeD). *J Clin Psychiatry* **68** (Suppl 2), 3–9.

American PsychiatricAssociation. 2000. *Diagnostic and Statistical Manual of Mental Disorders —Text Revision* (4th edition). Philadelphia, PA: APA.

Butler T, Pan H, Tuescher O, *et al.* 2007. Human fear-related motor neurocircuitry. *Neuroscience* **150**, 1–7.

Bystritsky A, Pontillo D, Powers M, Sabb F W, Craske M G and Bookheimer S Y. 2001. Functional MRI changes during panic anticipation and imagery exposure. *Neuroreport* **12**, 3953–7.

Canli T and Lesch K P. 2007. Long story short: The serotonin transporter in emotion regulation and social cognition. *Nat Neurosci* **10**, 1103–09.

Chechko N, Wehrle R, Erhardt A, Holsboer F, Czisch M and Samann P G. 2009. Unstable prefrontal response to emotional conflict and activation of lower limbic structures and brainstem in remitted panic disorder. *PLoS One* **4**, e5537, 1–11.

Damsa C, Kosel M and Moussally J. 2009. Current status of brain imaging in anxiety disorders. *Curr Opin Psychiatry* **22**, 96–110.

Del-Ben C M and Graeff F G. 2009. Panic disorder: Is the PAG involved? *Neural Plast* 2009, **108135**, 1–9.

Delgado M R, Nearing K I, Ledoux J E and Phelps E A. 2008. Neural circuitry underlying the regulation of conditioned fear and its relation to extinction. *Neuron* **59**, 829–38.

Dieler A C, Samann P G, Leicht G, *et al.* 2008. Independent component analysis applied to pharmacological magnetic resonance imaging (phMRI): New insights into the functional networks underlying panic attacks as induced by CCK-4. *Curr Pharm Des* **14**, 3492–507.

Domschke K, Braun M, Ohrmann P, *et al.* 2006. Association of the functional -1019C/G 5-HT1A polymorphism with prefrontal cortex and amygdala activation measured with 3 T fMRI in panic disorder. *Int J Neuropsychopharmacol* **9**, 349–55.

Domschke K, Ohrmann P, Braun M, *et al.* 2008. Influence of the catechol-*O*-methyltransferase val158met genotype on amygdala and prefrontal cortex emotional processing in panic disorder. *Psychiatry Res* **163**, 13–20.

Engel K, Bandelow B, Gruber O and Wedekind D. 2009. Neuroimaging in anxiety disorders. *J Neural Transm* **116**, 703–16.

Eser D, Leicht G, Lutz J, *et al.* 2009. Functional neuroanatomy of CCK-4-induced panic attacks in healthy volunteers. *Hum Brain Mapp* **30**, 511–22.

Etkin A, Egner T, Peraza D M, Kandel E R and Hirsch J. 2006. Resolving emotional conflict: A role for the rostral anterior cingulate cortex in modulating activity in the amygdala. *Neuron* **51**, 871–82.

Etkin A and Wager T D. 2007. Functional neuroimaging of anxiety: A meta-analysis of emotional processing in PTSD, social anxiety disorder, and specific phobia. *Am J Psychiatry* **164**, 1476–88.

Gorman J M, Kent J M, Sullivan G M and Coplan J D. 2000. Neuroanatomical hypothesis of panic disorder, revised. *Am J Psychiatry* **157**, 493–505.

Graeff F G and Del-Ben C M. 2008. Neurobiology of panic disorder: From animal models to brain neuroimaging. *Neurosci Biobehav Rev* **32**, 1326–35.

Kessler R C, Berglund P, Demler O, Jin R, Merikangas K R and Walters E E. 2005. Lifetime prevalence and age-of-onset distributions of DSM-IV disorders in the National Comorbidity Survey Replication. *Arch Gen Psychiatry* **62**, 593–602.

Maddock R J, Buonocore M H, Kile S J and Garrett A S. 2003. Brain regions showing increased activation by threat-related words in panic disorder. *Neuroreport* **14**, 325–8.

Meyer-Lindenberg A and Weinberger D R. 2006. Intermediate phenotypes and genetic mechanisms of psychiatric disorders. *Nat Rev Neurosci* **7**, 818–27.

Pfleiderer B, Zinkirciran S, Arolt V, Heindel W, Deckert J, Domschke K. 2007. fMRI amygdala activation during a spontaneous panic attack in a patient with panic disorder. *World J Biol Psychiatry* **8**, 269–72.

Phelps E A, O'Connor K J, Gatenby J C, Gore J C, Grillon C and Davis M. 2001. Activation of the left amygdala to a cognitive representation of fear. *Nat Neurosci* **4**, 437–41.

Pillay S S, Gruber S A, Rogowska J, Simpson N and Yurgelun-Todd D A. 2006. fMRI of fearful facial affect recognition in panic disorder: The cingulate gyrus–amygdala connection. *J Affect Disord* **94**, 173–81.

Pillay S S, Rogowska J, Gruber S A, Simpson N and Yurgelun-Todd D A. 2007. Recognition of happy facial affect in panic disorder: An fMRI study. *J Anxiety Disord* **21**, 381–93.

Protopopescu X, Pan H, Tuescher O, *et al.* 2006. Increased brainstem volume in panic disorder: A voxel-based morphometric study. *Neuroreport* **17**, 361–3.

Rauch S L, Shin L M and Wright C I. 2003. Neuroimaging studies of amygdala function in anxiety disorders. *Ann N Y Acad Sci* **985**, 389–410.

Schunck T, Erb G, Mathis A, *et al.* 2006. Functional magnetic resonance imaging characterization of CCK-4-induced panic attack and subsequent anticipatory anxiety. *Neuroimage* **31**, 1197–208.

Silbersweig D A and Stern E. 1997. Symptom localization in neuropsychiatry. A functional neuroimaging approach. *Ann N Y Acad Sci* **835**, 410–20.

Simmons A, Matthews S C, Paulus M P and Stein M B. 2008. Intolerance of uncertainty correlates with insula activation during affective ambiguity. *Neurosci Lett* **430**, 92–7.

Stern E and Silbersweig D A. 2001. Advances in functional neuroimaging methodology for the study of brain systems underlying human neuropsychological function and dysfunction. *J Clin Exp Neuropsychol* **23**, 3–18.

Tuescher O, Protopopescu X, Pan H, *et al.* in press. Differential activation of the subgenual cingulate and brainstem in Panic Disorder and PTSD.

Thomas K M, Drevets W C, Dahl R E, *et al.* 2001. Amygdala response to fearful faces in anxious and depressed children. *Arch Gen Psychiatry* **58**, 1057–63.

van den Heuvel O A, Veltman D J, Groenewegen H J, *et al.* 2005. Disorder-specific neuroanatomical correlates of attentional bias in obsessive–compulsive disorder, panic disorder, and hypochondriasis. *Arch Gen Psychiatry* **62**, 922–33.

Whalen P J. 2007. The uncertainty of it all. *Trends Cogn Sci* **11**, 499–500.

Wiest G, Lehner-Baumgartner E and Baumgartner C. 2006. Panic attacks in an individual with bilateral selective lesions of the amygdala. *Arch Neurol* **63**, 1798–801.

James W. Murrough and Sanjay J. Mathew

引言

神经影像学研究正开始定义正常的恐惧与焦虑以及焦虑障碍的病理性焦虑之间的功能解剖学相关性。利用恐惧和焦虑的动物模型所做的分子生物学和行为神经科学研究，对此后的人类研究有指导作用。通过汇总动物和人类研究的数据，开始发现支配正常及不正常恐惧与焦虑的解剖环路以及神经化学物质。当前研究旨在了解正常的恐惧系统如何在焦虑障碍时出现功能异常。

本章回顾了有关焦虑障碍的神经生化影像学文献，集中在创伤后应激障碍（PTSD）、惊恐障碍（PD）、社交焦虑障碍（SAD，也称为社交恐怖症）和广泛性焦虑障碍（GAD）。PTSD 常发生在经历了创伤性事件（如危及生命的情境）的个体，其临床特点是再体验现象和创伤性事件相关的闯入性记忆、警觉性增高（如过度惊吓）、回避反应和情感麻木。惊恐障碍的特点是反复出现惊恐发作并且在发作间歇期有预期焦虑和回避行为。惊恐发作是心理和生理症状无端地突然发作，包括强烈的恐惧或担心，感觉想要逃离，伴有心率加快或心悸、气促、眩晕和出汗。社交焦虑障碍包括在社交场合过分尴尬或害羞，出现逃避行为，从而导致职业或社会功能受损。广泛性焦虑的特点是持久性过分担心并伴有躯体症状，如肌紧张和疲劳。

虽然每一种焦虑障碍都有其独特的自然病史、现象学和症状特征，但是它们有一个共同的特点，即过分的恐惧反应。这些疾病的病理生理研究认为，对正常恐惧的过分反应为恐惧的神经生物模型。焦虑障碍的神经影像学研究包括：磁共振成像（MRI）的脑体积测量、功能性 MRI（fMRI）技术和核磁共振波谱成像（MRSI），以及使用正电子发射断层成像（PET）和单光子发射计算机

断层成像（SPECT）技术的功能和神经受体研究。本章重点介绍利用 PET 或 SPECT 技术进行的 5-羟色胺（5-HT）系统和 γ-氨基丁酸（GABA）-苯二氮䓬类（BZD）系统的神经受体研究，并且重点关注 GABA 系统的 MRSI 研究，同时对焦虑和恐惧的神经解剖和神经生化方面进行简要综述，为这些研究提供神经生物学的背景。

恐惧和焦虑的神经解剖学概述

从临床前期研究中，我们认识到恐惧和焦虑相关行为的神经解剖相关性，这诠释了焦虑障碍的神经影像学研究。行为神经科学 20 多年来的发展已经明确了一整套调节恐惧相关行为表达的相互连接的大脑结构（LeDoux，2000）。涉及恐惧环路的脑区包括杏仁核、海马、岛叶、眶额皮质（OFC）、内侧前额叶皮质（mPFC）及丘脑、下丘脑、感觉皮质和脑干相关部位。杏仁核是该环路的关键节点，其作用在于评估与威胁相关的感官信息，后者通过前丘脑传达到其外侧核。杏仁核的中央核输出，上行投射到运动皮质来整合威胁反应，下行投射到下丘脑和脑干神经核来调节内分泌、自主神经反应以及唤起/警觉性。

动物和人类的情感行为调节可能取决于杏仁核（及其相关边缘系统和旁边缘系统）与 mPFC 和 OFC 脑区的功能性交互作用（Rauch 等，2006）。这些前额叶结构体现了对机体既定刺激的显著性或意义，并与杏仁核通过密集的、相互的连接进行交互作用。MPFC 在减少恐惧反应和消除恐惧相关的行为方面尤为重要（Quirk 等，2006）。PFC 可能有助于抑制威胁过后或威胁内容改变时杏仁核的恐惧反应。海马也在调节恐惧相关行为方面发挥了重要作用，它与杏仁核相互连接提供环境线索，通过直接调节下丘脑-垂体-肾上腺（HPA）轴来发挥作用。某些焦虑障碍中

观察到的恐惧反应泛化可能与海马功能障碍有关。

使用 fMRI 和 PET 对健康人群进行的影像学研究支持杏仁核、mPFC 和其他脑区参与人类的情绪行为，与动物研究结果一致（Phan 等，2002）。与此同时，对焦虑障碍人群的神经影像学研究表明人类的恐惧环路核心系统功能障碍，特别是多项焦虑障碍的神经影像学研究（但不是全部）揭示了杏仁核的异常激活。对于 PTSD，研究反复强调症状加重或负性情绪加工过程中杏仁核功能亢进（Rauch 等，2006；Shin 等，2004，2005）。同样，SAD（Phan 等，2006；Stein 等，2002）、SP（Straube 等，2006）、PD（van den Heuvel 等，2005）相关研究也证明杏仁核功能亢进。除杏仁核之外，在焦虑障碍神经影像学研究中还观察到岛叶活动异常（Paulus 和 Stein，2006）。

Etkin 和 Wager（2007）最近做的定量 Meta 分析中，对 PTSD、SAD、SP 和健康个体的条件性恐惧进行了 fMRI 和 PET 研究对比。在这份研究报告中，研究者发现几种激活模式具有潜在的临床和疾病分类学含义。首先，这 3 种焦虑障碍和正常恐惧都会使一系列脑区激活，但这 3 种疾病常见杏仁核和岛叶两个脑区的重叠。这些结果表明，PTSD、SAD 和 SP 患者具有共同的基于杏仁核的恐惧环路过度激活。第二，与健康对照组相比，只有 PTSD 患者表现出脑区的激活与减弱，包括 OFC、mPFC、背内侧前额叶皮质（dorsomedialprefrontal cortex，dmPFC）、腹内侧前额叶皮质（ventromedial prefrontal cortex，vmPFC）、前扣带回皮质喙部（rostral anterior cingulatedcortex，rACC）、背侧前扣带回皮质（dorsal anterior cingulate cortex，dACC）、中扣带回、前海马体和海马旁回。所有关于 PTSD 的 5 项研究均表明，症状严重程度与 mPFC 活动呈负相关。PTSD 患者的 mPFC 激活与减弱可能反映了情绪调节损害，这种表现在焦虑障碍中是独一无二的。

GAD 神经回路的相关神经影像学研究相对较少。有 3 项青少年 GAD 的功能 fMRI 研究表明，患者杏仁核和 vmPFC 存在功能障碍（McClure 等，2007；Monk 等，2006，2008）。最近一项研究直接对 GAD 和 SAD 患者进行了比较，发现两种疾病患者存在不同的神经环路异常（Blair 等，2008）。研究者发现，SAD 与患者面对恐惧的面部表情时杏仁核反应增强有关，这与 Etkin 和

Wager（2007）的研究结果一致，而 GAD 患者则没有上述表现。相反，GAD 与患者面对愤怒面部表情时 PFC 反应增强有关。在这两种焦虑障碍中，神经元反应的脑区特异性模式与焦虑症状的严重程度相关。

焦虑障碍的神经化学成像：恐惧和焦虑的神经化学改变

上文描述的恐惧和焦虑的解剖环路基础受特定神经化学系统调节，包括氨基酸神经递质 γ-氨基丁酸（GABA）和谷氨酸、单胺类神经递质去甲肾上腺素（NE）、多巴胺（DA）和 5-羟色胺（5-HT）、神经肽 P 物质、神经肽 Y、促肾上腺皮质激素释放激素（CRH）、阿片类药物和皮质醇/皮质酮。应激相关神经化学物质改变有其明确的适应值，如通过提高注意力、警惕性、记忆功能以及外周自主神经和内分泌功能来提高机体的应对能力。然而，这些系统长期失调会成为焦虑障碍的潜在易感性。遗憾的是，目前活体成像方法还不能用于多数焦虑障碍临床前研究的化学系统识别，如去甲肾上腺素系统和 HPA 轴。然而，放射性配体在 5-HT$_{1A}$ 受体和 5-HT 再摄取转运体（SERT）、GABA-BZD 受体和 DA 转运体（DAT）中是可用的。此外，^{1}H-MRS 可用于评估稳态 γ-氨基丁酸和谷氨酸浓度。下面我们部分回顾了与焦虑障碍的神经化学成像有关的几个神经化学系统临床前研究和人类调查研究，包括 5-HT、GABA-BZD 和 DA 系统。

5-羟色胺系统

5-HT 是由脑干神经元合成的一种单胺类神经递质。脑干神经元的轴突投射至前脑，调节多种神经功能。5-HT 也可见于胃肠道，具有调节心血管功能的作用。急性应激可引起多个脑区 5-HT 释放，包括 PFC、伏隔核、杏仁核和下丘脑外侧（Kent 等，2002b；Briones-Aranda 等，2005）。5-HT 释放有致焦虑和抗焦虑作用，这取决于所涉及的前脑区域和被激活的受体亚型。5-HT 一方面通过杏仁核和 PFC 增强其防御威胁的作用，另一方面通过背侧中脑导水管灰质（dorsal periaqueductalgray，dPAG）抑制威胁相关的行为（Graeff，2002）。在动物实验中，致焦虑作用受

5-HT$_{2A}$ 受体介导，而刺激 5-HT$_{1A}$ 受体则可产生抗焦虑作用（Graeff，2004）。

活体 5-HT$_{1A}$ 受体的神经化学影像有一个可利用的配体，5-HT$_{1A}$ 基因敲除小鼠的行为学表型包括焦虑样行为增加（Klemenhagen 等，2006），而在 5-HT$_{1A}$ 受体高表达的小鼠这些特征则减少（Kusserow 等，2004）。出生后，5-HT$_{1A}$ 受体表达关闭，个体将产生焦虑表型，且不能通过 5-HT$_{1A}$ 受体的恢复来补救（Gross 等，2002）。然而成年时，5-HT$_{1A}$ 受体表达减少后再恢复，焦虑表型将不持续存在。这些结果表明，早期 5-HT$_{1A}$ 受体功能改变可能会导致长期焦虑行为调节异常。

另一个研究领域是 SERT，针对 SERT 的活体放射性配体可用于人类神经化学影像研究。SERT 基因启动子区的多态性有短（S）和长（L）等位基因，与心境障碍和焦虑障碍所导致的相关行为和气质特征有关（Hariri 等，2005）。临床前研究报道，啮齿类动物更为严重的焦虑样行为伴有 5-HT 转运体或 5-HT 水平改变（Lesch 等，1996）。无精神病史健康志愿者的功能性 MRI 研究表明，S 等位基因携带者的杏仁核对恐惧面孔的反应性更高（Hariri 等，2005）。早年应激伴有 S 等位基因将增加儿童抑郁症或行为抑制（Fox 等，2005），以及成人抑郁症的易感性（Caspi 等，2003）。

γ-氨基丁酸-苯二氮䓬类系统

γ-氨基丁酸是大脑中主要的抑制性神经递质。GABA 通过活化膜结合受体发挥抑制神经元活动的作用。这些受体包括：GABA$_A$ 受体，一种快速作用的配体门控氯离子通道；GABA$_B$ 受体，一种缓慢作用的 G 蛋白偶联受体。GABA$_A$ 受体的正性变构调节剂（如苯二氮䓬类、巴比妥类或乙醇）具有抗焦虑作用（Kalueff 和 Nutt，2007 年）。苯二氮䓬类药物与不同 GABA$_A$ 受体上的 BZD 结合位点结合，将通过提高 GABA 介导的氯离子通道开放的频率来增强并延长 GABA 的结合突触作用（Smith，2001 年）。

临床前研究明确了 GABA-BZD 系统的主要作用，特别是 α-2 和 α-3 亚基调节焦虑的作用（Atack，2005 年；Morris 等，2006 年）。临床前模型观察到急性应激可导致 BZD 受体结合下调（Kalueff 和 Nutt，2007 年）。在人类，药理学激

发研究也支持了 GABA-BZD 功能对于焦虑症的作用（Nutt 和 Malizia，2001），人类焦虑障碍可能与应激暴露后 BZD 受体结合下调有关。其他可能的解释还有应激导致受体亲和力改变，例如内源性 BZD 配体（关于其存在与否尚有争议），或影响 BZD 受体结合的应激相关 GABA 能递质改变。此外，先前存在的低密度 BZD 受体可能是发展为应激相关焦虑障碍的一个遗传性危险因素（Kalueff 和 Nutt，2007）

多巴胺系统

多巴胺（DA）是一种由腹侧被盖区（VTA）和脑干黑质（SN）神经元细胞核合成的儿茶酚胺。与其他单胺类一样，DA 可调节与情绪、认知和行为相关的多种神经元功能，特别是在奖赏行为中起关键作用。在动物实验中，急性应激会影响多个与情感行为相关的特异性脑区的 DA 释放和代谢，包括杏仁核、伏隔核和 mPFC。应激会促进 mPFC 的 DA 释放而抑制伏隔核 DA 释放，这可能反映了皮质和皮质下 DA 靶点之间的互补作用（Ventura 等，2002）。

在动物条件性恐惧的消除中，mPFC 中的 DA 传递起着关键作用，前额叶皮质 DA 水平下降将导致条件下应激产生的恐惧长期保留，这与 PTSD 或其他焦虑障碍的机制有关（Morrow 等，1999）。应激诱发 mPFC 中 DA 释放有一个潜在的最佳范围，以促进适应性行为反应。

在人类，血清或脑脊液的 DA 及其代谢产物水平相关研究未能发现 DA 活动的改变。主要 DA 代谢酶儿茶酚-氧-甲基转移酶（catechol-O-methyl-transferase，COMT）的基因多态性遗传学分析提示特定多态性与焦虑障碍之间有相关性，但这些结果尚需要重复验证（Domschke 等，2007）。

特定焦虑障碍的神经化学影像结果

创伤后应激障碍

5-羟色胺系统

一项针对 PTSD 患者 5-HT 系统的单神经受体 PET 研究并未发现 5-HT 功能异常。Bonne 和同事采用 ［^{18}F］-FCWAY 观察 12 例目前未服药

PTSD 患者（女性 10 例，男性 2 例）的 5-HT$_{1A}$受体，11 例匹配的未经历过创伤的健康受试者（女性 10 例，男性 1 例）为对照（Bonne 等，2005），该样本的创伤分型是混合的，5 例 PTSD受试者青春期前遭受过性虐待，3 例遭受过童年期躯体和情感虐待，2 例遭受过成年期性侵犯，2 例经历过其他成年期严重创伤性事件。该研究的感兴趣区是 5-HT$_{1A}$受体密度高的大脑结构，包括前扣带回（ACC）、后扣带回、前岛叶、中颞叶皮质（海马和杏仁核）、前颞极皮质和中脑中缝。研究者未观察到患者和健康对照在任何感兴趣区（ROI）有 5-HT$_{1A}$受体的分布差异。这与惊恐障碍（Neumeister 等，2004a）和 SAD（Lanzenberger 等，2007）的相关研究结果不同，这两项研究发现患者和匹配的健康志愿者之间存在 5-HT$_{1A}$受体分布差异。

γ-氨基丁酸-苯二氮䓬类系统

Bremner 和同事采用 [^{123}I]-碘西尼 SPECT成像纳入 13 例越南战争相关 PTSD 患者和 13 例匹配的健康对照进行 BZD 受体研究（Bremner等，2000a）。发现 PTSD 患者双侧前额叶（布罗德曼区 9）的 BZD 分布容积较对照组低 41%，其他脑区（如脑桥、纹状体、丘脑、小脑或中脑）则无差异。另一项关于海湾战争相关 PTSD 的研究未能重复前额叶结合下降的原始结果。在这项研究中，Fujita 等使用 [^{123}I]-碘西尼 SPECT 成像对 19 例患有 PTSD 的退伍军人和 19 例年龄匹配的健康退伍军人进行对照研究（Fujita，2004），发现任何脑区都没有 BZD 受体分布差异，包括前额叶皮质。这两项研究结果的差异可能与对照组年龄差异，或是创伤暴露与扫描之间的间隔时间不同有关。

Geuze 等近期使用 [^{11}C]-氟马西尼对 9 例未服药的患有战争相关 PTSD 的男性海湾战争退伍军人和 7 例无 PTSD 的男性海湾战争退伍军人进行 PET 研究（Geuze 等，2008）。人们认为 [^{11}C]-氟马西尼 PET 比 [^{123}I]-碘西尼 SPECT 更能精确量化 BZD-GABA$_A$ 受体结合情况。对照组也符合 PTSD 的 A1 标准（即他们也经历过创伤性事件）。研究者采用基于 ROI 的分析法和逐体素的全脑统计参数绘图分析。在该研究中，伴有 PTSD 的退伍军人表现出全脑结合力广泛下降，包括海马、杏仁核、岛叶、ACC、PFC 区、颞

叶、顶叶和眶额皮质、小脑、丘脑和纹状体。

虽然各研究并不完全一致，但其结果共同提示 PTSD 患者存在 GABA-BZD 系统功能异常，与动物模型研究（显示应激能改变 GABA-BZD系统，见上文）一致。我们在 PTSD 患者中观察到的 GABA-BZD 结合力低可能反映了其发病前受体结合位点水平降低或受体亲和力降低，抑或由创伤及疾病相关 GABA-BZD 结合下降所致。需要注意的是，Vaiva 和同事在 108 例机动车交通事故受害者创伤后立刻检测其血清 GABA 水平，并在 6 周后对这些受试者进行 PTSD 评估，发现 GABA 水平低与最终发展为 PTSD 有关。

惊恐障碍

5-羟色胺系统

Neumeister 和同事使用 [^{18}F]-FCWAY PET检测 PD 患者的 5-HT$_{1A}$受体（Neumeister 等，2004），共纳入 16 例未服药的 PD 患者（女性 10例，男性 6 例），其中 7 例同时符合 MDD 的诊断标准，另外包括 15 例匹配的健康对照（女性 10例，男性 5 例）。所检测的 ROI 与 Bonne 及其同事（2005）的研究相同，包括 ACC、后扣带回皮质、前岛叶、中颞叶皮质（海马和杏仁核）、前颞极皮质和中脑中缝。与 PTSD 不同，PD 组在ACC、PCC 和中缝核的 5-HT$_{1A}$受体分布低于对照组。前岛叶、中颞叶皮质或前颞极皮质未发现组间差异。PD 以及 PD 合并抑郁组患者的 5-HT$_{1A}$受体分布明显比对照组低，两个 PD 亚组间并无明显差异。

虽然这一结果有待重复，但 PD 患者 5-HT$_{1A}$结合下降与焦虑障碍 5-HT$_{1A}$受体的动物研究结果一致（Graeff，2004）。5-HT$_{1A}$受体密度下降可能是发展为 PD 且往往合并心境障碍的遗传性或外源性易感因素。我们发现，调节 5-HT$_{1A}$受体转录的基因多态性与抑郁及自杀相关（Lemonde 等，2003）。另一方面，5-HT$_{1A}$受体结合力下降可能反映了疾病后遗症或代偿过程。鉴于人类功能性神经影像学研究已确认 ACC 和 PCC 这些脑结构的显著作用，那么我们在此观察到的 5-HT$_{1A}$受体结合异常就参与了 PD 模型的神经环路（Rauch等，2006）。

γ-氨基丁酸-苯二氮䓬类系统

早期一些研究使用 SPECT 和 [^{123}I]-碘西尼

摄取显示 PD 患者 BZD 受体结合的区域性改变（Schlegel 等，1994；Kaschka 等，1995。Kuikka 等，1995）。Kaschka 等对 9 例 PD 合并抑郁症患者和 9 例匹配的无 PD 心境恶劣患者进行了比较，发现 PD 患者双侧前额叶和颞叶 [123I]-碘西尼摄取降低（Kaschka 等，1995）。Kuikka 等比较了 17 例 PD 患者和 17 例匹配的健康对照，发现 PD 组左侧 PFC 较右侧 PFC 摄取降低。但这些研究结果可能受到采用非量化方法来估算 BZD 受体结合力以及其他方法学局限性的影响。

Bremner 等采用 [123I]-碘西尼 SPECT 成像的量化方法以及测量血浆放射性配体浓度，对 PD 患者（$n=13$）和健康对照（$n=16$）的 BZD 受体结合力进行了更精确的估算（Bremner 等，2000b）。研究者发现与对照组相比，PD 患者左侧海马的 BZD 受体结合力下降。此外，研究中发现扫描时出现惊恐发作的患者 PFC（布罗德曼区 8、9、10）的 BZD 受体结合力低于未出现惊恐发作的患者。海马的 BZD 受体结合力下降与临床前试验显示的急、慢性应激时海马 BZD 受体结合力下降一致。

除了 SPECT 以外，还有几个小组使用 [11C]-氟马西尼 PET 对 PD 进行 BZD 受体研究（Malizia 等，1998；Cameron 等，2007；Hasler 等，2008）。Malizia 和同事发现与健康对照相比，PD 受试者 BZD 受体结合力呈现全脑下降，右侧 OFC 和岛叶最明显（Malizia 等，1998）。Cameron 等将 11 例 PD 患者和 21 例健康对照进行比较，发现 PD 组岛叶的 BZD 受体结合力下降，并重复了此结果（Cameron 等，2007）。从焦虑障碍患者岛叶功能的新近观点来看，PD 患者岛叶 GABA 功能异常的结果很有趣，并且鉴于岛叶参与内脏、躯体和情感功能，该结果与 PD 的某些症状相一致（Stein 等，2006）。

Hasler 等一项最近的研究纳入了 15 例 PD 患者和 18 例匹配的健康对照，采用 [11C]-氟马西尼 PET 检测 BZD 受体结合力，研究者发现 PD 组受体结合力低下，双侧背前外侧 PFC（dorsalanterolateral PFC，DALPFC）受影响最为明显。其他受体结合力降低的脑区包括右侧额叶极皮质、右侧背外侧前额叶（DLPFC）、双侧中央前回、右侧中央后回、右侧颞上回、ACC、右侧顶上回和左侧枕上回。和预期不同的是，与对照组相比，

PD 受试者也表现出双侧海马/海马旁回和左侧 DLPFC 结合上升。在 PD 受试者，惊恐和焦虑症状的严重程度与 DALPFC 中 BZD 受体结合力呈正相关，但与海马/海马旁回中的受体结合力呈负相关。

Hasler 等的研究结果在某种程度上与此前 PD [11C]-氟马西尼 PET 研究一致，并且验证了 Geuze 等（2008）关于 PTSD 患者 GABA-BZD 受体结合力广泛下降的研究结果。然而，Hasler 等在 PD 患者中发现的海马旁回/腹侧海马受体结合力升高与 Cameron 等（观察到这一脑区无差异）和 Malizia 等（发现杏仁核上方毗邻海马的一处脑区 BZD 受体结合力降低）的研究结果不一致。该结果与 Bremner 等的研究也不一致，后者使用 [123I]-碘西尼 SPECT 成像研究报道左侧海马 BZD 受体结合力降低而右侧背外侧 PFC 受体结合力增强（Bremner 等，2000b）。海马旁回 BZD 受体结合力增强明确反映了 PD 的代偿机制。海马旁回和前腹侧海马（包括海马下托）与杏仁核和 MPFC 分担了大量的自主神经投射，并充分参与了情绪调节相关神经环路（Ongur 等，2003）。

除了上述神经受体研究外，有 3 项 PD 研究使用了 1H-MRS 评估 GABA 浓度（Goddard 等，2001，2004；Hasler 等，2009）。Goddard 和同事（2001）使用 1H-MRS 评估了 14 例未经治疗的 PD 患者以及 14 例匹配的对照受试者枕叶 GABA 总量（GABA 和高肌肽），发现 PD 患者枕叶皮质 GABA 总浓度较对照组下降 22%。该结果支持临床前研究和人类研究所提示的 GABA 功能缺陷与 PD 有关。在一项随访研究中，研究者检测了 PD 患者对 BZD 激发的反应（使用氯硝西泮）（Goddard 等，2004），他们预测 PD 患者对药物激发将表现为 GABA 神经元反应不充分。在一项重复测量设计的研究中，研究者测量 10 例 PD 患者和 9 例健康对照者急性口服 BZD 后枕叶皮质的 GABA 反应。和健康对照组相比，惊恐障碍患者对药物激发表现出 GABA 水平稍有下降，而前者则出现枕叶 GABA 显著下降。这些数据可能与 PD 患者 GABA 功能的类特质异常相一致。

然而，在 Hasler 等一项更新的 1H-MRS 研究中，研究者比较了 17 例 PD 患者和 17 例相匹配

的对照，发现两组 PFC 的 GABA 浓度无差异（Hasler 等，2009）。此外，谷氨酸盐/谷氨酰胺（Glx）、胆碱或 N-乙酰天门冬氨酸的浓度也无差异。需要注意的是，此前研究的感兴趣区（ROI）是枕叶皮质，而 Hasler 等报道的是 PFC。

虽然关于 PD 患者 GABA-BZD 系统的研究结论并不一致，但大多数证据均提示该系统存在异常。正如我们讨论的 PTSD 患者 GABA-BZD 功能改变，这些人类研究的结果与动物应激研究一致（Kalueff 和 Nutt，2007）。但是，GABA-BZD 功能改变究竟是个体既往就存在的疾病易感性，还是患病之后的一个结果，目前还不得而知。

社交焦虑障碍

5-羟色胺系统

Lanzenberger 和同事使用 [羰基-^{11}C]-WAY-100635PET 观察 12 例目前未服药的男性 SAD 患者和 18 例健康男性对照的 5-HT$_{1A}$ 受体（Lanzenberger 等，2007 年）。

该研究排除了重性抑郁障碍，将 ACC、OFC、岛叶、杏仁核、海马优先定为感兴趣区（ROI）。研究发现，杏仁核（21.4%）、ACC（23.8%）和岛叶（28.0%）的 5-HT$_{1A}$ 受体结合力显著下降。相关分析显示，两组的状态或特质焦虑得分和局部 5-HT$_{1A}$ 结合力之间并没有显著相关性。SAD 患者 ACC 的 5-HT$_{1A}$ 受体结合力下降与 Neumeister 等（2004b）的研究结果一致。这提示 SAD 患者与 PD 患者同样存在边缘系统和旁边缘系统 5-HT 功能改变。然而，Bonne 等（2005）并没有发现 PTSD 患者 5-HT$_{1A}$ 功能改变的证据。

Kent 等采用 [^{11}C] McN5632 放射性配体（Kent 等，2002a）测查了 5 例 SAD 患者（3 例男性，2 例女性）服用帕罗西汀对 SERT 的占有率。患者在基线和服用帕罗西汀（20～40 mg/d）3～6 周后分别接受扫描。根据基线扫描与治疗后扫描之间 SERT 利用率的下降情况来确定其占有率。研究同时比较了不同脑区（ACC、杏仁核、中脑、丘脑、纹状体和海马）之间占有率的差异。经过治疗，研究者发现患者中脑、丘脑、纹状体、杏仁核、海马和扣带回皮质 5-HT 结合力大幅下降，提示帕罗西汀对 SAD 患者的 SERT 有显著的阻断效应。这与帕罗西汀及其他 SSRI 类药物对 SAD 治疗有效的推测是一致的。

Van der Wee 等（2008）采用 ^{123}I-β-CIT SPECT 对 SAD 患者和健康对照进行 SERT 和 DAT 检测，^{123}I-β-CIT 能同时用于探测 SERT 和 DAT 是因为 ^{123}I-β-CIT 在纹状体的结合主要反映 DAT 的密度，而在丘脑和中脑的结合主要反映 SERT 的结合力（de Win 等，2005）。SAD 患者左右两侧丘脑 SERT 结合率显著高于匹配的对照组，在中脑并未发现显著差异。患者组纹状体 DAT 平均结合率显著高于匹配的对照组。SERT 结合率上升可能是由于转运体密度增加或者转运体中 5-HT 浓度降低，而这会降低放射性配体的竞争力。

SAD 患者 SERT 结合力改变的结果与 5-HT 功能异常的作用一致，正如 Lanzenberger 等（2007）进一步提示的 5-HT$_{1A}$ 受体结合力降低。5-HT 和 DA 功能异常在 SAD 的病理生理学中有着复杂的交互作用（Mathew 等，2001）。虽然这些研究亟待重复验证，但 SAD 患者和 PD 患者都同样存在 5-HT 系统功能异常，尽管与 PTSD 患者不完全相同（Bonne 等，2005；Neumeister 等，2004a）

γ-氨基丁酸-苯二氮䓬系统

迄今尚未有针对 SAD 患者 γ-氨基丁酸-苯二氮䓬系统（GABA-BZD）的神经受体研究。Pollack 等检测了 SAD 患者（N=10）的基线 GABA 和谷氨酸盐水平，与匹配的健康对照进行比较，并观察使用左乙拉西坦 8 周后的改变（Pollack 等，2008）。左乙拉西坦是一种抗惊厥药，能增强谷氨酰胺能的活性，并在动物模型和小样本人类焦虑障碍临床试验中显现出抗焦虑作用（Zhang 等，2005）。研究者假设与健康对照相比，患者的基线 GABA 水平较低，谷氨酸盐水平升高，而治疗后 GABA 水平升高，谷氨酸盐水平下降。他们发现与对照组相比，SAD 患者丘脑 GABA 水平较低，谷氨酸盐水平较高。使用左乙拉西坦治疗后，患者丘脑谷氨酰胺水平显著降低，而 GABA 水平无明显改变。

SAD 患者 GABA 水平降低的结果和 Goddard 等（2001）发现的 PD 患者枕叶皮质 GABA 浓度的研究结果一致，但与 Hasler 等（2009）

发现的 PD 患者 PFC 的 GABA 浓度无差异的结果相反。总体来看，Pollack 等的研究结果支持了人类焦虑障碍时 GABA-BZD 功能异常（Geuze 等，2008；Hasler 等，2008；Pollack 等，2008）。

多巴胺系统

Tiihonen 等（1997a）使用 [^{123}I]-β-CIT 和 SPECT 观察了 11 例 SAD 患者和 28 例健康对照者的 DAT 结合情况。研究者发现，SAD 受试者与对照组相比，纹状体摄取下降 14%。Schneider 等（2000）使用 D_2 受体放射性示踪剂 [^{123}I]-碘苯甲酰胺（[^{123}I]-IBZM）和 SPECT 比较了 10 例 SAD 患者和 10 例健康对照者的 D_2 受体结合情况，发现与健康对照者相比，SAD 患者的 D_2 受体结合力下降约 30%。在一项随访研究中，该研究小组测查了伴有和不伴有 SAD 的 OCD 患者的 D_2 受体结合情况（Schneider 等，2008），研究共纳入 7 例 OCD 合并 SAD 患者、8 例 OCD 患者以及 7 例匹配的健康对照者，使用 [^{123}I]-IBZM SPECT 测定 D_2 受体的利用度，发现合并 SAD 组比对照组纹状体 [^{123}I]-IBZM 结合度平均下降 38.7%，但 OCD 患者组和健康对照者之间无差异。

之前曾提到，van der Wee 等（2008）使用 SPECT 和 [^{123}I]-β-CIT 对 SAD 患者和健康对照者进行 SERT 和 DAT 结合测定。与 Tiihonen 等（1997a）和 Schneider 等（2000，2008）的研究报道相反，van der Wee 等发现患者组纹状体 DAT 结合率显著高于对照组（25%）（van dei Wee 等，2008）。关于这些 SAD 研究结果相反的原因并不明确，但这些研究受到样本量小的限制。鉴于 DAT 结合改变可能反映 DA 系统活动过度或活动低下，该结果的不一致性使得 SAD 中 DA 的作用仍不明确。

广泛性焦虑障碍

5-羟色胺系统

Maron 和同事使用 [^{123}I]-β-CIT 测量 7 例 GAD 患者和 7 例健康对照的中脑和丘脑 SERT 结合情况（Maron 等，2004），结果未发现差异。有趣的是，患者组中脑 SERT 结合的结果与其扫描前使用视觉模拟量表（visual analog scale）评估的焦虑水平呈显著负相关。然而，该研究未能明确揭示 GAD 患者 5-HT 活性改变，该结果与 PTSD 患者 5-HT$_{1A}$ 受体结合缺乏差异性相一致（Bonne 等，2005），但与 PD（Neumeister 等，2004a）和 SAD（Lanzenberger 等，2007；van der Wee 等，2008）的阳性结果相反。

γ-氨基丁酸-苯二氮䓬系统

与其他焦虑障碍相比，关于 GAD 患者 GABA-BZD 系统研究相对较少。一项早期 BZD 受体研究使用 [^{123}I]-NNC 13-8241 SPECT 显示 10 例女性 GAD 患者较匹配的对照组左侧颞极配体结合下降（Tiihonen 等，1997b）。另一项研究纳入 10 例未服药的不同焦虑障碍患者（包括 4 例 GAD、5 例 PD 和 1 例 SAD）和匹配的健康对照组，使用 [^{11}C]-氟马西尼 PET 研究各组 BZD 的结合情况（Abadie 等，1999），结果显示焦虑组和健康对照组任何脑区 [^{11}C]-氟马西尼的结合均无差异。总之，GABA-BZD 在 GAD 中的作用仍不明确。

其他（非 GABA）质子磁共振波谱研究

有几项研究使用 ^{1}H-MRS 观察到 GAD 患者 N-乙酰-天门冬氨酸（NAA）、胆碱（CHO）、肌酸（CR）或乳酸的潜在异常。Mathew 等最初开展的一项研究纳入 15 例 GAD 患者和 15 例匹配的对照组，研究发现 GAD 患者右侧 DLPFC 中 NAA 升高 16.5%，该研究组此后再次聚焦半卵圆中心（作为脑白质的代表性脑区）进行数据分析，发现不伴有早年创伤史的 GAD 患者 CHO 和 CR 浓度降低，而伴有早年创伤史者与对照组相同（Coplan 等，2006）。该研究提示白质可能在 GAD 的病理生理过程中发挥了作用。最近一项对海马 NAA 和谷氨酸盐调节剂利鲁唑治疗反应相关性的研究发现，GAD 患者 NAA 水平上升与治疗反应之间存在相关性（Mathew 等，2008）。由于 NAA 被视为神经元完整性的标记物，因此它对利鲁唑治疗的反应是很显著的。利鲁唑是 FDA 批准用于治疗肌萎缩性脊髓侧索硬化（amyotrophic lateralsclerosis，ALS）的药物，具有神经营养或神经保护的作用。

重性抑郁障碍合并焦虑障碍

由于焦虑障碍经常与心境障碍共病，因此针对"焦虑抑郁"患者的研究有助于明确其特异性神经化学异常。Sullivan 和同事使用 [^{11}C]-WAY-100635 PET 评估了 28 例 MDD 合并焦虑患者的脑区 5-HT$_{1A}$ 受体结合情况（Sullivan 等，2005）。12 例至少合并一种焦虑障碍，包括 PD（$n=7$）、SAD（$n=4$）、GAD（$n=2$）或 PTSD（$n=4$）。研究者评价了 3 种焦虑症状组，即"精神性"焦虑、"躯体性"焦虑和"动力性"焦虑。来自大样本 MDD（$n=288$）的心理测量数据（其中包括 28 例 PET 受试者）包括汉密尔顿抑郁量表（Hamilton Depression Rating Scale，HDRS）、简明精神病量表（Brief Psychiatric Rating Scale，BPRS），用于生成一个焦虑条目相关矩阵，以便进行主成分分析（principal components analysis，PCA）。ROIs 包括 OFC、mPFC、ACC、中扣带回皮质、杏仁核和海马。研究发现，高精神性焦虑和低躯体性焦虑预示着多个皮质区 5-HT$_{1A}$ 受体结合变异超过 50％。在所检测的 4 个脑区中，配体结合与精神性焦虑呈正相关，与躯体性焦虑呈负相关。杏仁核或海马中 5-HT$_{1A}$ 受体结合与 3 个焦虑症状组之间没有相关性。研究者未发现焦虑和杏仁核、海马或脑干中 5-HT$_{1A}$ 受体结合之间的相关性。精神性和躯体性焦虑组与抑郁症状严重程度无关。研究者发现，合并 PD 的受试者受体结合较低。对每个 ROI 分别进行 ANOVA 分析，结果显示除杏仁核和枕叶皮质以外，其他脑区均对 PD 诊断存在显著的主效应。

上述 MDD 合并 PD 患者 5-HT$_{1A}$ 受体结合力降低与 Neumeister 及同事（2004a）的研究结果一致，后者报道 PD 患者 5-HT$_{1A}$ 受体结合力较健康对照降低。同样，ACC 及其他皮质区 5-HT$_{1A}$ 受体结合力与躯体性焦虑之间的负相关性和 PD 患者 5-HT 功能障碍一致。然而，5-HT$_{1A}$ 受体结合力与精神性焦虑之间的正相关性有些出人意料，与躯体性/疑病性焦虑（过分担心自身健康的焦虑）以及 PD 相比，在同一皮质区，精神性焦虑应与 5-HT$_{1A}$ 受体结合力保持负相关。研究者推测，皮质区 5-HT$_{1A}$ 受体的神经传递增强是导致焦虑还是抗焦虑效应，这取决于焦虑的类型。

框 21.1

- 恐惧和焦虑的基本神经解剖学和神经化学要点：

调节恐惧相关行为的关键脑区——杏仁核、海马、岛叶、眶额皮质（OFC）、内侧前额叶皮质（mPFC），以及丘脑、下丘脑、感觉皮质和脑干相关部分。

恐惧环路的关键神经化学调节器——氨基酸类神经递质 GABA 和谷氨酸盐，单胺类神经递质去甲肾上腺素（NE）、多巴胺（DA）和 5-羟色胺（5-HT）、神经肽 P 物质、神经肽 Y 以及促肾上腺皮质激素释放激素（CRH）、阿片类和皮质醇/皮质酮。

- 其他焦虑障碍的神经化学影像研究概要：

创伤后应激障碍——患者无 5-HT 系统功能障碍的当前证据；研究结果存在不一致性，但证据提示患者 GABA-BZD 系统存在异常。

惊恐障碍——单项研究（PD 患者扣带回皮质和中缝核 5-HT$_{1A}$ 受体分布低下）提示患者 5-HT 系统潜在功能障碍；存在患者脑区 GABA-BZD 系统异常的证据。

社交焦虑障碍——单项研究（杏仁核、ACC 和岛叶 5-HT$_{1A}$ 受体结合力降低）提示患者 5-HT 系统潜在功能障碍；目前还没有关于 GABA-BZD 系统神经受体的研究；一项 ^{1}H-MRS 研究发现患者 GABA 低水平以及谷氨酸盐高水平；关于 DAT 功能改变的结果不一致。

广泛性焦虑障碍——当前没有患者 5-HT 系统或 GABA-BZD 系统存在功能障碍的证据；^{1}H-MRS 研究发现不伴有早年创伤史的 GAD 患者胆碱和肌酸浓度降低。

- 焦虑障碍的神经化学影像——概要：

和动物研究一致，PD 患者和 SAD 患者都表现出 5-HT 系统功能异常；相反，在 PTSD 患者或 GAD 患者中尚未发现 5-HT 系统改变。

PD、PTSD 和 SAD 患者均表现出 GABA-BZD 功能改变，结果与临床前研究一致。

鉴于样本量小，方法学不同，并且一些案例研究结果不一致，因此对研究作出明确的解释是谨慎和必需的。

结论

人类神经影像学研究和动物基础与行为神经科学研究通过互补对焦虑障碍的神经生物学进行阐明。尤其是使用 PET 或 SPECT 放射性配体以及 ^{1}H-MRS 的神经化学研究正逐渐将焦虑障碍患者的 5-HT、GABA-BZD 和 DA 系统功能障碍特征化，并将临床前研究延伸至这些系统在人类恐惧和焦虑中的作用。

本章为恐惧和焦虑的神经解剖学和神经化学机制提供了简要回顾，随后概括了 PTSD、PD、SAD 和 GAD 的神经化学影像研究结果。和动物研究一致，PD 患者和 SAD 患者均表现出 5-HT 系统功能异常。相反，在 PTSD 患者或 GAD 患者中未发现 5-HT 系统改变。然而，鉴于研究样本量较小、所使用的神经影像学技术不同和临床样本的异质性（不同研究在病程、共病情况、性别分布、年龄等方面均不同），在获得焦虑障碍患者 5-HT 功能的确切结论之前，这些结果还有待重复验证和延伸。PD、PTSD 和 SAD 患者表现出 GABA-BZD 功能改变的结果与临床前研究一致，但是关于 5-HT 系统，鉴于样本量小、方法学不同，以及一些案例研究结果不一致，因此对研究作出明确的解释是谨慎和必需的。

参考文献

Abadie P, Boulenger J P, Benali K, Barre L, Zarifian E and Baron J C. 1999. Relationships between trait and state anxiety and the central benzodiazepine receptor: A PET study. *Eur J Neurosci* **11**, 1470–8.

Atack J R. 2005. The benzodiazepine binding site of GABA (A) receptors as a target for the development of novel anxiolytics. *Exp Opin Investig Drugs* **14**, 601–18.

Blair K, Shaywitz J, Smith B W, *et al.* 2008. Response to emotional expressions in generalized social phobia and generalized anxiety disorder: Evidence for separate disorders. *Am J Psychiatry* **165**, 1193–202.

Bonne O, Bain E, Neumeister A, *et al.* 2005. No change in serotonin type 1A receptor binding in patients with posttraumatic stress disorder. *Am J Psychiatry* **162**, 383–5.

Bremner J D, Innis R B, Southwick S M, Staib L, Zoghbi S and Charney D S. 2000a. Decreased benzodiazepine receptor binding in prefrontal cortex in combat-related posttraumatic stress disorder. *Am J Psychiatry* **157**, 1120–6.

Bremner J D, Innis R B, White T, *et al.* 2000b. SPECT [I-123]iomazenil measurement of the benzodiazepine receptor in panic disorder. *Biol Psychiatry* **47**, 96–106.

Briones-Aranda A, Rocha L and Picazo O. 2005. Influence of forced swimming stress on 5-HT1A receptors and serotonin levels in mouse brain. *Prog Neuropsychopharmacology Biol Psychiatry* **29**, 275–81.

Cameron O G, Huang G C, Nichols T, *et al.* 2007. Reduced gamma-aminobutyric acid(A)–benzodiazepine binding sites in insular cortex of individuals with panic disorder. *Arch Gen Psychiatry* **64**, 793–800.

Caspi A, Sugden K, Moffitt T E, *et al.* 2003. Influence of life stress on depression: moderation by a polymorphism in the 5-HTT gene. *Science (New York, N.Y.)* **301**, 386–9.

Coplan J D, Mathew S J, Mao X, *et al.* 2006. Decreased choline and creatine concentrations in centrum semiovale in patients with generalized anxiety disorder: Relationship to IQ and early trauma. *Psychiatry Res* **147**, 27–39.

de Win M M, Habraken J B, Reneman L, van den Brink W, den Heeten G J and Booij J. 2005. Validation of [(123)I] beta-CIT SPECT to assess serotonin transporters in vivo in humans: A double-blind, placebo-controlled, crossover study with the selective serotonin reuptake inhibitor citalopram. *Neuropsychopharmacology* **30**, 996–1005.

Domschke K, Deckert J, O'Donovan M C and Glatt S J. 2007. Meta-analysis of COMT val158met in panic disorder: ethnic heterogeneity and gender specificity. *Am J Med Genet Part B Neuropsychiatric Genet* **144B**, 667–73.

Etkin A and Wager T D. 2007. Functional neuroimaging of anxiety: A meta-analysis of emotional processing in PTSD, social anxiety disorder, and specific phobia. *Am J Psychiatry* **164**, 1476–88.

Fox N A, Nichols K E, Henderson H A, *et al.* 2005. Evidence for a gene–environment interaction in predicting behavioral inhibition in middle childhood. *Psychol Sci* **16**, 921–6.

Fujita M, Southwick S M, Denucci C C, *et al.* 2004. Central type benzodiazepine receptors in Gulf War veterans with posttraumatic stress disorder. *Biol Psychiatry* **56**, 95–100.

Geuze E, van Berckel B N, Lammertsma A A, *et al.* 2008. Reduced GABAA benzodiazepine receptor binding in veterans with post-traumatic stress disorder. *Mol Psychiatry* **13**, 74–83, 3.

Goddard A W, Mason G F, Almai A, *et al.* 2001. Reductions in occipital cortex GABA levels in panic disorder detected with ^{1}H-magnetic resonance spectroscopy. *Arch Gen Psychiatry* **58**, 556–61.

Goddard A W, Mason G F, Appel M, *et al.* 2004. Impaired GABA neuronal response to acute benzodiazepine administration in panic disorder. *Am J Psychiatry* **161**, 2186–93.

Graeff F G. 2004. Serotonin, the periaqueductal gray and panic. *Neurosci Biobehav Rev* **28**, 239–59.

Graeff F G. 2002. On serotonin and experimental anxiety. *Psychopharmacology* **163**, 467–76.

Gross C, Zhuang X, Stark K, *et al.* 2002. Serotonin1A receptor acts during development to establish normal anxiety-like behaviour in the adult. *Nature* **416**, 396–400.

Hariri A R, Drabant E M, Munoz K E, *et al.* 2005. A susceptibility gene for affective disorders and the response of the human amygdala. *Arch Gen Psychiatry* **62**, 146–52.

Hasler G, Nugent A C, Carlson P J, Carson R E, Geraci M and Drevets W C. 2008. Altered cerebral gamma-aminobutyric acid type A–benzodiazepine receptor binding in panic disorder determined by [11C] flumazenil positron emission tomography. *Arch Gen Psychiatry* **65**, 1166–75.

Hasler G, van der Veen J W, Geraci M, Shen J, Pine D and Drevets W C. 2009. Prefrontal cortical gamma-aminobutyric acid levels in panic disorder determined by proton magnetic resonance spectroscopy. *Biol Psychiatry* **65**, 273–5.

Kalueff A V and Nutt D J. 2007. Role of GABA in anxiety and depression. *Depress Anxiety* **24**, 495–517.

Kaschka W, Feistel H and Ebert D. 1995. Reduced benzodiazepine receptor binding in panic disorders measured by iomazenil SPECT. *J Psychiatric Res* **29**, 427–34.

Kent J M, Coplan J D, Lombardo I, *et al.* 2002a. Occupancy of brain serotonin transporters during treatment with paroxetine in patients with social phobia: A positron emission tomography study with 11C McN 5652. *Psychopharmacology* **164**, 341–8.

Kent J M, Mathew S J and Gorman J M. 2002b. Molecular targets in the treatment of anxiety. *Biol Psychiatry* **52**, 1008–30.

Klemenhagen K C, Gordon J A, David D J, Hen R and Gross C T. 2006. Increased fear response to contextual cues in mice lacking the 5-HT1A receptor. *Neuropsychopharmacology* **31**, 101–11.

Kuikka J T, Pitkanen A, Lepola U, *et al.* 1995. Abnormal regional benzodiazepine receptor uptake in the prefrontal cortex in patients with panic disorder. *Nucl Med Commun* **16**, 273–80.

Kusserow H, Davies B, Hortnagl H, *et al.* 2004. Reduced anxiety-related behaviour in transgenic mice overexpressing serotonin 1A receptors. *Brain Res Mol Brain Res* **129**, 104–16.

Lanzenberger R R, Mitterhauser M, Spindelegger C, *et al.* 2007. Reduced serotonin-1A receptor binding in social anxiety disorder. *Biol Psychiatry* **61**, 1081–9.

LeDoux J E. 2000. Emotion circuits in the brain. *Annu Rev Neurosci* **23**, 155–84.

Lemonde S, Turecki G, Bakish D, *et al.* 2003. Impaired repression at a 5-hydroxytryptamine 1A receptor gene polymorphism associated with major depression and suicide. *J Neurosci* **23**, 8788–99.

Lesch K P, Bengel D, Heils A, *et al.* 1996. Association of anxiety-related traits with a polymorphism in the serotonin transporter gene regulatory region. *Science (New York, N.Y.)* **274**, 1527–31.

Malizia A L, Cunningham V J, Bell C J, Liddle P F, Jones T and Nutt D J. 1998. Decreased brain GABA(A)–benzodiazepine receptor binding in panic disorder: Preliminary results from a quantitative PET study. *Arch Gen Psychiatry* **55**, 715–20.

Maron E, Kuikka J T, Ulst K, Tiihonen J, Vasar V and Shlik J. 2004. SPECT imaging of serotonin transporter binding in patients with generalized anxiety disorder. *Eur Arch Psychiatry Clin Neurosci* **254**, 392–6.

Mathew S J, Coplan J D and Gorman J M. 2001. Neurobiological mechanisms of social anxiety disorder. *Am J Psychiatry* **158**, 1558–67.

Mathew S J, Mao X, Coplan J D, *et al.* 2004. Dorsolateral prefrontal cortical pathology in generalized anxiety disorder: A proton magnetic resonance spectroscopic imaging study. *Am J Psychiatry* **161**, 1119–21.

Mathew S J, Price R B, Mao X, *et al.* 2008. Hippocampal *N*-acetylaspartate concentration and response to riluzole in generalized anxiety disorder. *Biol Psychiatry* **63**, 891–8.

McClure E B, Monk C S, Nelson E E, *et al.* 2007. Abnormal attention modulation of fear circuit function in pediatric generalized anxiety disorder. *Arch Gen Psychiatry* **64**, 97–106.

Monk C S, Nelson E E, McClure E B, *et al.* 2006. Ventrolateral prefrontal cortex activation and attentional bias in response to angry faces in adolescents with generalized anxiety disorder. *Am J Psychiatry* **163**, 1091–7.

Monk C S, Telzer E H, Mogg K, *et al.* 2008. Amygdala and ventrolateral prefrontal cortex activation to masked angry faces in children and adolescents with generalized anxiety disorder. *Arch Gen Psychiatry* **65**, 568–76.

Morris H V, Dawson G R, Reynolds D S, Atack J R and Stephens D N. 2006. Both alpha2 and alpha3 GABAA receptor subtypes mediate the anxiolytic properties of benzodiazepine site ligands in the conditioned emotional response paradigm. *Eur J Neurosci* **23**, 2495–504.

Morrow B A, Elsworth J D, Rasmusson A M and Roth R H. 1999. The role of mesoprefrontal dopamine neurons in the acquisition and expression of conditioned fear in the rat. *Neuroscience* **92**, 553–64.

Neumeister A, Bain E, Nugent A C, *et al.* 2004a. Reduced serotonin type 1A receptor binding in panic disorder. *J Neurosci* **24**, 589–91.

Neumeister A, Nugent A C, Waldeck T, *et al.* 2004b. Neural and behavioral responses to tryptophan depletion in unmedicated patients with remitted major depressive disorder and controls. *Arch Gen Psychiatry* **61**, 765–73.

Nutt D J and Malizia A L. 2001. New insights into the role of the GABA(A)–benzodiazepine receptor in psychiatric disorder. *Br J Psychiatry* **179**, 390–6.

Ongur D, Ferry A T and Price J L. 2003. Architectonic subdivision of the human orbital and medial prefrontal cortex. *J Comp Neurol* **460**, 425–49.

Paulus M P and Stein M B. 2006. An insular view of anxiety. *Biol Psychiatry* **60**, 383–7.

Phan K L, Fitzgerald D A, Nathan P J and Tancer M E. 2006. Association between amygdala hyperactivity to harsh faces and severity of social anxiety in generalized social phobia. *Biol Psychiatry* **59**, 424–9.

Phan K L, Wager T, Taylor S F and Liberzon I. 2002. Functional neuroanatomy of emotion: A meta-analysis of emotion activation studies in PET and fMRI. *Neuroimage* **16**, 331–48.

Pollack M H, Jensen J E, Simon N M, Kaufman R E and Renshaw P F. 2008. High-field MRS study of GABA, glutamate and glutamine in social anxiety disorder: response to treatment with levetiracetam. *Prog Neuropsychopharmacol Biol Psychiatry* **32**, 739–43.

Quirk G J, Garcia R and Gonzalez-Lima F. 2006. Prefrontal mechanisms in extinction of conditioned fear. *Biol Psychiatry* **60**, 337–43.

Rauch S L, Shin L M and Phelps E A. 2006. Neurocircuitry models of posttraumatic stress disorder and extinction: Human neuroimaging research – Past, present, and future. *Biol Psychiatry* **60**, 376–82.

Schlegel S, Steinert H, Bockisch A, Hahn K, Schloesser R and Benkert O. 1994. Decreased benzodiazepine receptor binding in panic disorder measured by IOMAZENIL-SPECT. A preliminary report. *Eur Arch Psychiatry Clin Neurosci* **244**, 49–51.

Schneier F R, Liebowitz M R, Abi-Dargham A, Zea-Ponce Y, Lin S H and Laruelle M. 2000. Low dopamine D(2) receptor binding potential in social phobia. *Am J Psychiatry* **157**, 457–9.

Schneier F R, Martinez D, Abi-Dargham A, *et al.* 2008. Striatal dopamine D(2) receptor availability in OCD with and without comorbid social anxiety disorder: Preliminary findings. *Depress Anxiety* **25**, 1–7.

Shin L M, Orr S P, Carson M A, *et al.* 2004. Regional cerebral blood flow in the amygdala and medial prefrontal cortex during traumatic imagery in male and female Vietnam veterans with PTSD. *Arch Gen Psychiatry* **61**, 168–76.

Shin L M, Wright C I, Cannistraro P A, *et al.* 2005. A functional magnetic resonance imaging study of amygdala and medial prefrontal cortex responses to overtly presented fearful faces in posttraumatic stress disorder. *Arch Gen Psych* **62**, 273–81.

Smith T A. 2001. Type A gamma-aminobutyric acid (GABAA) receptor subunits and benzodiazepine binding: Significance to clinical syndromes and their treatment. *Br J Biomed Sci* **58**, 111–21.

Stein M B, Goldin P R, Sareen J, Zorrilla L T and Brown G G. 2002. Increased amygdala activation to angry and contemptuous faces in generalized social phobia. *Arch Gen Psychiatry* **59**, 1027–34.

Straube T, Mentzel H J and Miltner W H. 2006. Neural mechanisms of automatic and direct processing of phobogenic stimuli in specific phobia. *Biol Psychiatry* **59**, 162–70.

Sullivan G M, Oquendo M A, Simpson N, Van Heertum R L, Mann J J and Parsey R V. 2005. Brain serotonin1A receptor binding in major depression is related to psychic and somatic anxiety. *Biol Psychiatry* **58**, 947–54.

Tiihonen J, Kuikka J, Bergstrom K, Lepola U, Koponen H and Leinonen E. 1997a. Dopamine reuptake site densities in patients with social phobia. *Am J Psychiatry* **154**, 239–42.

Tiihonen J, Kuikka J, Rasanen P, *et al.* 1997b. Cerebral benzodiazepine receptor binding and distribution in generalized anxiety disorder: A fractal analysis. *Mol Psychiatry* **2**, 463–71.

Vaiva G, Thomas P, Ducrocq F, *et al.* 2004. Low posttrauma GABA plasma levels as a predictive factor in the development of acute posttraumatic stress disorder. *Biol Psychiatry* **55**, 250–4.

van den Heuvel O A, Veltman D J, Groenewegen H J, *et al.* 2005. Disorder-specific neuroanatomical correlates of attentional bias in obsessive–compulsive disorder, panic disorder, and hypochondriasis. *Arch Gen Psychiatry* **62**, 922–33.

van der Wee N J, van Veen J F, Stevens H, van Vliet I M, van Rijk P P and Westenberg H G. 2008. Increased serotonin and dopamine transporter binding in psychotropic medication-naive patients with generalized social anxiety disorder shown by 123I-beta-(4-iodophenyl)-tropane SPECT. *J Nucl Med* **49**, 757–63.

Ventura R, Cabib S and Puglisi-Allegra S. 2002. Genetic susceptibility of mesocortical dopamine to stress determines liability to inhibition of mesoaccumbens dopamine and to behavioral "despair" in a mouse model of depression. *Neuroscience* **115**, 999–1007.

Zhang W, Connor K M and Davidson J R. 2005. Levetiracetam in social phobia: A placebo controlled pilot study. *J Psychopharmacol (Oxford, England)* **19**, 551–3.

22 焦虑障碍的神经影像学：评论

Scott L. Rauch

引言

在本部分，我们用了 9 章来概括创伤后应激障碍（PTSD）和其他焦虑障碍，以及强迫症（OCD）。20 年来，这些研究者不断提炼精华，形成综述，为该领域做出了杰出的贡献，取得了长足的进步。在很多方面，这整本书就是精神科神经影像学进展对神经影像学转化所做贡献的重要记载。在这里我始终希望以焦虑障碍影像学和神经环路的进展为例，强调神经影像学的转化潜力。我将突出几个主题，包括神经影像学对诊断学、病理生理学、病因学和临床应用的潜在贡献，以及精神科在神经影像学领域的发展趋势。

诊断

神经影像学在精神科还不具有诊断价值，除了几个例外情况，如需要排除导致精神状态紊乱的一般躯体疾病病因（如肿瘤或卒中）时。特别是随着 DSM-V 的出现，为了将当前基于症状的疾病分类学真正向基于病理生理学的疾病分类学转变，人们对该领域具有诊断特异性和敏感性的生物标志物的追求与日俱增。虽然目前我们还未实现这一目标，但是通过汇集焦虑障碍的神经影像学文献所发现的组间差异性结果，足以构建基于神经环路的疾病模型。我们还希望能够有数据指导我们的诊断方案，提示一类障碍中疾病的共性，以及具体诊断之间的区别。实际上，就神经基础而言，焦虑障碍的共性是什么？它们有别于其他种类精神疾病的特点是什么？首当其冲的是杏仁核对疾病特异性威胁刺激时的过度反应性。相反，不同焦虑障碍之间根据什么不同的神经基础进行划分？重要的一个鉴别点可能与杏仁核对非特异性威胁的反应有关，根据这一现象可将焦

虑障碍分为过度反应型（如 PTSD 和惊恐障碍）、与健康对照反应无差异型（如社交恐怖症和特定恐怖症）和杏仁核反应迟钝型（即 OCD）。同样，相关脑区（如内侧额叶、岛叶和海马/海马旁回皮质）的精确定位关系为这些不同的疾病提供了必要的"指纹"结构。要想识别焦虑障碍真正的确诊性特征，需将脑影像学和其他指标（如遗传因素）结合起来。

病理生理学

神经影像学提供的病理生理学线索已超越了诊断本身。这尤为重要，因为它为创新的更好的新治疗打下了基础。例如，神经影像学资料帮助我们在动物模型和人类疾病之间搭建了桥梁，通过提供动物模型神经学研究结果的验证来补充原始行为学指标的有效性，我们已经为开发更为精益求精的精神疾病动物模型做好了准备，而这些模型又为实验性治疗提供了验证平台。一个格外令人叹服的例子是引进 D-环丝氨酸作为药理学增效剂，联合基于消退的行为学方法用于治疗焦虑障碍。该研究方向的灵感来自动物的条件性恐惧研究，这一模型被用于焦虑障碍及其治疗研究。神经影像学有助于激发关于神经环路的假说，并将其直接在人类加以验证。此外，随着基于神经环路的疾病模型不断成熟，我们将有机会通过神经调节研发更为高端的基于神经环路的治疗方法，如使用经颅磁刺激和（或）深部脑刺激。细胞移植和靶向基因治疗终有一天也会在以神经环路为基础的神经精神疾病治疗方面大有可为。

病因学与发病机制

如果对病理生理学的认识能为更好的治疗和

更高的治愈率奠定基础，那么病因学和发病机制的知识将为我们提供最有希望的预防途径。在我们形成对焦虑障碍病因学和发病机制认识的最初阶段，有两类研究收获颇丰。这些研究必须采用：①发展的方法；②遗传学方法。关于神经影像学，采用避免暴露于放射性环境的方法，从早年就收集脑结构、功能和化学方面的进展性资料尤为重要。这些进展还能在同一个受试者重复获得资料，用以绘制健康个体（包括疾病高危人群）和精神障碍个体大脑发育的轨迹。尤其是焦虑障碍，我们对高危人群的神经基础更感兴趣，如童年期有行为抑制、成年期有高度神经质。这种方法开始着手通过描绘正常大脑发育的背景，描述高危生物标记物的特征，最终用于识别并转化为疾病的预测因子。这将使我们提前识别那些注定发展为焦虑障碍的人群，并为真正的预防策略提供丰富的研究样本。

神经影像学和遗传学联合研究以基因型解释并阐明脑结构和功能的变异性。反过来，采用脑影像学指数作为定量内表型能够指导遗传学研究分析如今成为可能。当代的焦虑障碍模型所能达到的程度反映了人们对杏仁核-皮质环路和单胺能系统的关注度，值得注意的是，神经影像学/遗传学先驱研究大多集中在单胺氧化酶（MAO）和5-羟色胺再摄取位点基因多态性，以及杏仁核、内侧前额叶皮质和海马结构或功能的差异。这是一个重要的研究领域，但很明显仍处于初级阶段。

临床应用

如上所述，目前神经影像学在精神科临床的应用十分有限。除了希望通过进一步研究推动神经影像学在精神科诊断的临床应用外，更有可能的是使神经影像学指标有助于指导治疗。有几项研究表明，脑影像学测量结果与治疗反应呈相关性，进而可预测治疗反应。如果得到充分提炼，我们完全可以设想凭借神经影像学检查来评估不同治疗的有效/无效性，进而帮助医疗工作者和患者以个体化的方式优化选择治疗方案。对于这些方法的预测能力还需要提高，以便真正应用于临床，此外还需要考虑成本效益。

影像学作为一个领域的发展

本部分概括的焦虑障碍研究阐明了神经影像学研究中几个重要的趋势，特别是精神神经影像学。过去的 20 年中，我们见证了研究逐渐纳入更大样本量，可以提供更强的统计效力和更具代表性的样本来减少统计学误差。另外，Meta 分析越来越常用，如果做得好，能在一致性结果的基础上为我们提供强有力的证据。同时，Meta 分析还有助于展现结果的不一致性。此外，还有一些之前用于检验结果信度的研究，这对精神神经影像学研究方法的严谨性尤为重要。

多模态成像方面也取得了长足进步，它能将不同方法收集到的数据按结构、功能和化学指标的方向集中，也为结果提供了更高的深度、质地和聚合效度（convergent validity）。同时，脑区间的相关性评估，以及保证更精确的时间分辨率的方法，反映了健康功能以及疾病和治疗的脑基础评估的复杂性。在这一点上，我们的认识随着时间的推进也在不断更新，即已经命名的脑区往往还能进一步划分为不同解剖学（从连接到细胞构成）和功能亚区。最好有关焦虑障碍的例子是其在以下方面的发展：①划分前扣带回（如将其分为背侧、前膝部、膝下部亚区）；②区分后内侧和外侧眶额皮质；③区分前岛叶和中/后岛叶；④考虑腹侧杏仁核以及背侧至泛杏仁核结构之间的差异；⑤区分海马前部和后部。

值得注意的是，影像学成本的降低以及可获得性的提高，逐渐降低了扩充该技术力量的门槛。但是随着人们越来越注重节省医疗保健开支，并审视检查的成本效益，在这点上，神经影像学检查的临床应用将要面对的是越来越严格的适应标准。

结论

虽然由 Baxter、Reiman 和其他人领衔开展的经典首创焦虑障碍 PET 研究距今不到 25 年，但该领域的革新已经天翻地覆。紧密结合的环路模型得到精确定位，从动物研究获得的信息，大多直接验证了经由假说驱使的人类脑成像研究。早期 PET 代谢技术的锋芒或多或少被掩盖，它需要

PET 血流、fMRI 和大量形态测量学和神经化学成像法，以及各种各样的革新性范式和复杂分析法的辅助。杏仁核-皮质环路的中心，包括岛叶、内侧皮质和海马的重要作用正得到越来越精确的估算。但每组结果都会带来很多未解的难题，以及对焦虑障碍的复杂性更深入的了解，特别是在其神经基础的层面上。这是该领域最让人欢欣鼓舞的时刻。然而我们还不能明确其临床应用，这是今后我们始终为之奋斗的目标。有了大样本研究、过硬的方案和非影像学（如遗传学）资料，再以理想的纵向研究设计为前提，将会取得最具影响力的成就。当下，焦虑障碍的研究工作无疑是最具有产出价值，也是最有前景的。

推荐阅读

Baxter L R Jr, Phelps M E, Mazziotta J C, Guze B H, Schwartz J M and Selin C E. 1987. Local cerebral glucose metabolic rates in obsessive-compulsive disorder. A comparison with rates in unipolar depression and in normal controls. *Arch Gen Psychiatry* **44**, 211–8.

Bush G, Luu P and Posner M I. 2000. Cognitive and emotional influences in anterior cingulate cortex. *Trends Cogn Sci* **4**, 215–22.

Cannistraro P A, Wright C I, Wedig M M, *et al.* 2004. Amygdala responses to human faces in obsessive-compulsive disorder. *Biol Psychiatry* **56**, 916–20.

Davis M, Ressler K, Rothbaum B O and Richardson R. 2006. Effects of D-cycloserine on extinction: Translation from preclinical to clinical work. *Biol Psychiatry* **60**, 369–75.

Evans K C, Dougherty D D, Pollack M H and Rauch S L. 2006. Using neuroimaging to predict treatment response in mood and anxiety disorders. *Ann Clin Psychiatry* **18**, 33–42.

Haber S N and Brucker J L. 2009. Cognitive and limbic circuits that are affected by deep brain stimulation. *Front Biosci* **14**, 1823–34.

Hariri A R, Drabant E M and Weinberger D R. 2006. Imaging genetics: Perspectives from studies of genetically driven variation in serotonin function and corticolimbic affective processing. *Biol Psychiatry* **59**, 888–97.

Isacson O and Kordower J H. 2008. Future of cell and gene therapies for Parkinson's disease. *Ann Neurol* **64** (Suppl 2): S122–38.

Kringelbach M L and Rolls E T. 2004. The functional neuroanatomy of the human orbitofrontal cortex: Evidence from neuroimaging and neuropsychology. *Prog Neurobiol* **72**, 341–72.

Paulus M P and Stein M B. 2006. An insular view of anxiety. *Biol Psychiatry* **60**, 383–7.

Rauch S L, Shin L M and Wright C I. 2003. Neuroimaging studies of amygdala function in anxiety disorders. *Ann N Y Acad Sci* **985**, 389–410.

Rauch S L, Shin L M and Phelps E A. 2006. Neurocircuitry models of posttraumatic stress disorder and extinction: Human neuroimaging research – Past, present, and future. *Biol Psychiatry* **60**, 376–82.

Reiman E M. 1988. The quest to establish the neural substrates of anxiety. *Psychiatr Clin North Am* **11**, 295–307.

Schwartz C E, Wright C I, Shin L M, Kagan J and Rauch S L. 2003. Inhibited and uninhibited infants "grown up": Adult amygdalar response to novelty. *Science* **300**, 1952–3.

Sowell E R, Peterson B S, Thompson P M, Welcome S E, Henkenius A L and Toga A W. 2003. Mapping cortical change across the human life span. *Nat Neurosci* **6**, 309–15.

第 4 部分

认知障碍

第23章 阿尔茨海默病的结构影像学

23

Liana G. Apostolova and Paul M. Thompson

阿尔茨海默病（Alzheimer's disease，AD）是世界上最常见的神经退行性疾病，在美国常见致死性疾病中排第六位。美国的卫生保健费用中，因 AD 每年直接和间接支出达 1560 亿美元，仅次于心脏病和癌症排名第三位（Wimo 等，2006）。预计到 2050 年，仅美国就有 1300 万老年人被诊断为阿尔茨海默型痴呆（dementia of the Alzheimer's type，DAT）（Hebert，2003）。在全球发达国家人口老龄化的影响下，DAT 对社会经济的影响将持续扩大。当我们采用最新诊断标准得出 DAT 临床诊断时，AD 病理改变往往已经遍布整个大脑。为了改善 DAT 对个人和经济的影响，我们需要提高诊断水平，并尽可能早期治疗，这就需要提高神经影像学技术手段以追踪活体大脑病理改变，改进计算机技术以识别加速或阻止疾病进展的因素。

轻度认知功能障碍（mild cognitive impairment，MCI）是一种痴呆发病前的中间认知状态，即存在一些认知功能改变，但是对日常生活没有影响。MCI 者转化为痴呆的风险是一般人群的 4～6 倍，每年有 10%～15% 的 MCI 者发展为 DAT（Petersen，2007；Petersen 等，2001），这使得 MCI 成为诊断 DAT 最重要的独立危险因素。一些病理学报告发现 MCI 以及认知正常老年人大脑中存在 AD 型病理改变（Haroutunian 等，1998；Price 和 Morris，1999），提示痴呆前有一个较长的潜伏阶段。目前，对 AD 的研究越来越多地集中在 MCI 甚至前 MCI，就像前痴呆或 DAT 症状出现前阶段一样。这是因为如果用当前诊断标准能够诊断痴呆，那就意味着早已发生了广泛的神经元和突触缺失。

因为治疗不能逆转完全痴呆的所有症状（在 DAT 阶段），于是研究者在疾病早期干预中投入了更多精力，即前 DAT 阶段（Petersen 等，2005；Salloway 等，2004）。这种干预将成为最有效的手段（Cummings 等，2007）。然而，前

DAT 诊断并不容易得出，因为所有规范的 AD 诊断标准都要求存在完全的痴呆症状。最近有人建议以一种阳性的疾病特异性生物标志物来替代对功能下降的要求，这使得我们能够在前 DAT 阶段就作出 AD 诊断（Dubois 和 Albert，2004；Dubois 等，2007），使早期识别和治疗 AD 变得可行。除了血液和脑脊液标记物以外，通过神经影像技术还可以在活体进行疾病追踪，为治疗性试验提供潜在的替代性生物标记物。一些无创或微创的神经影像学检查方法（如磁共振成像、正电子放射断层成像、淀粉样蛋白成像）被视为有希望的提供 AD 生物标志物的方法（de Leon 等，2007；Dubois 等，2007）。

大多数早期的 AD 与 MCI 神经影像学研究都是基于一些体积测定的方法。两个应用最广泛的方法是感兴趣区（region-of-interest，ROI）和基于体素的形态测量法（voxel-based morphometry，VBM；Ashburner 和 Friston，2000）。目前，更具有优势的计算机化解剖法对这一领域进行了革新。这项新技术使我们能够检测并看到皮质和海马完整性的变化，以及追踪遍布活体大脑的 AD 病理改变。我们现在可以将大脑萎缩与重要的疾病相关指标（如神经心理学测验、起病年龄及影响病程的因素）之间的相关性在具体脑区可视化。本节中，我们将重点关注定位皮质和海马的新方法，同时回顾文献结果，并讨论不同分析方法的优势和不足。

用于皮质分析的计算机化解剖法

计算机化解剖法是基于脑成像中解剖结构模型的数学方法，例如通过三维几何平面。通过计算机程序法可以构建个体解剖图像模型，还可以将数百人的信息联合数字化来进行特征（如皮质灰质厚度）分析（Bakkour 等，2009；Dickerson

等，2009；Lerch 等，2008；Thompson 等，2003），以及 fMRI 激活区（Dickerson 和 Sperling，2008）、新陈代谢（Apostolova 等，2010c）和群体水平的分子病理学研究（Braskie 等，2008）。一些最复杂的方法依赖于对皮质特征的校准，例如通过人工或计算机可视化方法识别脑沟/回表面标记物，然后在统计学方法指导下探测与预后、治疗和其他感兴趣因素相关的大脑细微变化。这些 3D 皮质分析图像也是基于一组顺时连续扫描（Gogtay 等，2004），这些动画或延时图像可以显示疾病轨迹，或比较不同的药物治疗如何阻止疾病的迁延（Thompson 等，2004c，2009）。

T1 加权 MRI 显示了一些 DAT 相关神经退行性性的典型特征，包括脑沟和脑室空间逐渐扩大、弥漫性大脑皮质和白质萎缩。目前普遍认为人类大脑 DAT 病理改变遵循一个特征性顺序，这已得到广泛认同，人们相对也比较了解。神经原纤维缠结首先沉积在内嗅皮质区和海马区，随后沉积在边缘系统其他部分以及由后到前的新皮质剩余部分。神经炎性斑块也表现出由后到前的轨迹，即斑块沉积一般从颞顶叶开始，然后播散至额叶联合区（Braak，1991）。AD 还与神经元萎缩和死亡、神经纤维缺失、皮质内髓鞘减少有关（Duyckaerts 和 Dickson，2003），这些都与通过结构性 MRI 序列所观察到的萎缩性变化有关。在用 MRI 扫描评估皮质萎缩的面积和严重程度前，首先要分离皮质的灰质覆盖物。已有许多成熟的组织分类方法，通过设定每个图像体素到具体组织分类来确定灰质和白质组织缺失的数量。一些最新的组织分类法依赖于精密的贝叶斯定理[①]解释（Ashburner 和 Friston，2000，2005），在以 MRI 扫描信号强度填充的统计模型的空间立体定位里，可以在每个平面中找到各个组织类型的统计学可能性，同时调整由扫描器中磁场不平均造成的空间强度扭曲（Shattuck 等，2001；Wells 等，1996）。

大部分基于计算机化解剖学测量皮质厚度的方法与简便但广泛使用的 VBM 法相关。通过 VBM 法计算局部的灰质体积称为"灰质密度"（gray matter density，GMD）。GMD 是组织分割

的容积，如同在以某一点为中心的球形小区域内的灰质（一般半径为 10～12 mm）（Thompson 等，2001；Wright 等，1995）。GMD 很容易测量，不要求在每个扫描皮质内外部精确建模。隐式空间平滑法去除了强烈的图像噪声。这种方法的缺点是有可能将数据错误地匹配到共有空间，或者识别和错配之间有潜在相互作用（Bookstein，2001；Thacker，2003）。目前，VBM 方法已经有所改进，在校准复杂形状的同时，在共有空间进行脑部扫描校准，这使得探索萎缩的多受试者研究技术得到提高（Ashburner，2007；Chiang 等，2007）。非线性匹配方法致力于自动重塑解剖图像，匹配一个普通大脑模板，一般使用有数百万参数的流体转换模型（见 Klein 等，2009，Klein 对这些方法的头对头比较）。

这些流体转化是将解剖扫描图排列叠加，还用来创建长期发生在个体或人群中萎缩的精准示意图。这种方法称为体素压缩绘图（voxel compression mapping；Fox 等，1999）或者基于张量的形态测定（TBM）（Lepore 等，2008；Thompson 等，2000），可以在大脑 3D 结构中揭示萎缩变化的区域及其发生率。人群研究运用 TBM 已经揭示了老年人群中萎缩易发生的部位和相关的基因危险因素（如 ApoE2 保护基因）（Hua 等，2008）、心血管危险因素［如体重指数（BMI）］（Raji 等，2009）、脑脊液中淀粉样病理改变水平（Leow 等，2009）。目前的研究致力于检验何种流体匹配法在捕获与认知功能下降相关的疾病影响及变化方面具有最大的统计学意义（Yanovsky 等，2009）。

一些皮质计算机化解剖技术通过尽可能精确匹配广泛的皮质解剖标记（例如脑沟曲线），已发展为具备更深入的特征性校准功能。这有利于排除各种手段中可能发现的任何潜在错配（Thompson 等，2001）。这些技术之一，即皮质模式匹配（Thompson 等，2004c），将在图 23.1 中介绍。这种技术起源于每名受试者大脑的 3D 外部表面网络，任何感兴趣的成像变量都能在充分利用由每名受试者的脑沟映射提供的详细形态学参数（如皮质厚度、PET 和 fMRI 信号）后做到精确的

---

① 贝叶斯定理（Bayes' theorem）：贝叶斯定理是关于随机事件 A 和 B 的条件概率（或边缘概率）的一则定理。其中 P（A｜B）是在 B 发生的情况下 A 发生的可能性。

图 23.1　皮质模式匹配技术图解。在校准到标准坐标空间并去除颅骨和软组织干扰后，得到 3D 半球模型上布满沟状线。然后，沟状图通过球体流动模型进行平均。在计算小组均值和统计学类比前，每个个体灰质厚度采用光程函数方程估算，并映射到 3D 半球模型上（见彩图 23.1）。

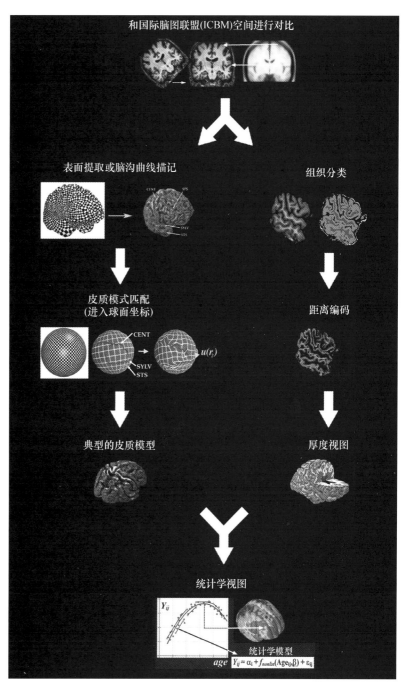

解剖学定位。除了通过不同手段匹配整个皮质外表面，匹配大脑皮质一个大型 3D 脑沟曲线网络还使用了高阶对应。这种皮质通过使用各种不同的几何学方法完成，如协变偏微分方程（covariant partial differential equations，PDEs）（Joshi 等，2007；Thompson 等，2005）、隐函数法（Leow 等，2005）、调和映射（Shi 等，2007a）、微分同胚（Durrleman 等，2008）和瑞奇流法（Wang 等，2008）。这些技术背后的数学方法很复杂，包含一些新的数学概念，以确保一对一精确匹配目标，同时能反转（采用"电流"来确保），达到最小失真（采用瑞奇流来确保，后者被用于证实费马最后定理[①]）（Perelman，2002）。

因为皮质模式在受试者间进行了校准，结果

---

①　费马最后定理（Fermat's last theorem）：由法国数学家费马提出。它断言当整数 n＞2 时，关于 x，y，z 的方程 x~n＋y~n＝z~n 没有正整数解。被提出后，经历多人猜想辩证，历经三百多年的历史，最终在 1995 年被英国数学家安德鲁·怀尔斯证明。

图中会显示清晰的界线，将相对多余的组织（如初级感觉运动皮质）和其他严重损害的脑区（如外周皮质联合区）区分开来。除了可以明确与解剖标记物相关的皮质缺失定位以外，皮质特征校准还能提高统计学水平。这些基于表面的绘图方法已经开始发展为检验皮质灰质萎缩及其临床相关性的方法，但是目前它们已经揭示出皮质厚度与采用 fMRI（Lu 等，2009；Rasser 等，2005）、PET（Apostolova 等，2010c）、事件相关电位数据（Michie 等，2008）和基于 PET 的淀粉样斑及神经原纤维结测量法中观察到的功能性激活有相关性（Braskie 等，2008）。

在 AD 研究中，皮质萎缩是一个重要的研究领域。皮质厚度测量值是一个衡量皮质萎缩的指标，可以通过许多不同的方式获得，包括短时距方程（搜寻皮质内外最短路径）（Thompson 等，2005b）或线性积分褶积式（Aganj 等，2009）（根据皮质灰质、白质以及 CSF 体素的部分体积来调整皮质厚度测量值）。我们研发了一种测量皮质厚度的方法，即基于全 3D 前传播的光程函数方程（Eikonal fire equation）（Thompson 等，2005b）。它通过灰质/白质分界来量化皮质灰质体素位距，从皮质内外表面确定逐步编码体素。这种方法还使用局部拓扑标准来避免对相邻脑沟的体素错误编码（Thompson 等，2005b）。皮质厚度测量值（以毫米为单位）是根据从扫描扩展的 3D 皮质表面模型的每个点来测定的。受试者间的厚度数据在计算均值前通过球面坐标中的流场与每个受试者皮质表面联合，采用标准球面坐标系统为参考网格皮质。在计算相应皮质区的平均数据前，通过增加脑沟/回表面标记物包含的信息来提高精确度（Thompson 等，2004c）。这种方法允许在所有受试者间逐像素计算皮质厚度平均值，有助于增强一致性特征，鉴别萎缩的系统模式。一旦每名受试者的皮质厚度数据都由一个共同空间来校准，统计模型将在每个表面点上适合的皮质部位进行厚度测量。结果以 3D 统计图的形式显示，这个图对所发现的有意义的特定脑区进行了说明。

局部影响对于任何不均一的疾病进程来说都是非常重要的，正如 AD。除了局部发现以外，统计图示的全部显著性可使用高斯随机场的特征分布算法，或使用置换法（随机分配受试者并找

出偶然效应发生的可能性）来评估（Thompson 等，2004c）。这种皮质厚度图示经过下列方法验证了其有效性：①检验长时间重复扫描皮质厚度测量值（约 0.15 mm）（Sowell 等，2008）的稳定性；②显示重新获得的平均皮质厚度 3D 图示与源于 von Economo 独立样本的尸检测量一致性较好（von Economo，1929）。最近，人的一生中皮质变薄的轨迹已经借助 176 名 7～78 岁的研究对象完成绘制，证明在生命后期存在颞叶灰质的迅速减少（Sowell 等，2003a），伴有性别差异（Sowell 等，2007）。这些健康人群的皮质厚度及其在不同年龄阶段变化的标准数据库有助于探测许多障碍中异常皮质变薄的模式，包括 ADHD（Sowell 等，2003b）、精神分裂症（Thompson 等，2009）、双相障碍（Bearden 等，2007）、威廉斯综合征（Thompson 等，2009）、抽动秽语综合征（Sowell 等，2008）、癫痫（Lin 等，2007）、HIV/AIDS（Thompson 等，2005a）和甲基苯丙胺（Thompson 等，2004b）长期使用者。

脑沟标记可以保证精确度，但是价格很高，且非常耗时。因此，一些研究小组试图通过信息理论匹配平均曲率图发展一种自动匹配皮质特征的方法（Wang 等，2005），或者通过使用曲线图分割法达到自动寻找皮质沟（Shi 等，2007b），或者通过适应表面上脐点间的测量路径来实现（Liu 等，2008）。

基于 3D 表面的分析已经记录了从前 DAT 阶段（即 MCI 阶段）到中度 DAT 阶段 AD 的连续病理改变过程（Apostolova 等，2007b；Thompson 等，2003）。Braak 等人根据 DAT 患者尸检脑组织切片描述了与 DAT 改变的预期进展相符的皮质萎缩顺序（Braak 和 Braak，1991）（见图 23.2）。在众多对此顺序的解释中，以退行性发展理论为主流观点（Reisberg 等，1999），即最早发展的脑区（一般为初级皮质）一般是 AD 皮质萎缩中最后受累的脑区。初级皮质多具有大量髓鞘，会在 AD 病理侵蚀中保护它们；相反，有较高可塑性和代谢负荷的内侧颞叶可能更容易出现 AD 相关的细胞死亡。最近延时映射提示皮质萎缩的顺序在某些方面与儿童期皮质成熟顺序相反（Gogtay 等，2004）。皮质发展反映了皮质功能区的进化顺序；初级皮质（支持最基本的功能）在婴儿期成熟最早，对老年期 AD 病理改变易感性

最低。

图 23.2 显示了在 AD 研究中使用高级结构 MRI 匹配方法的皮质图示结果。使用详细的空间图来比较 MCI 与早期 DAT 之间受试者的皮质萎缩程度（Apostolova 等，2007b）（图 23.2，第二行）。他们还阐明了 DAT 在 1.5 年内的皮质退行顺序（Thompson 等，2003）（图 23.2，第三行）。另一个应用是显示不同神经退行性疾病之间的差异，如 Lewy 小体痴呆（在老年人和 DAT 中第二常见的神经退行性痴呆）（Ballmaier 等，2004），或同一疾病的两个独立表现型（如早发和晚发 DAT）之间的差异（Frisoni 等，2007）（图 23.2，第四行和第五行）。近年来的研究发现，DAT 起病年龄影响较为深远。65 岁前被诊断为 DAT 的患者（早发性阿尔茨海默型痴呆，EOAD）和年龄匹配的对照组相比，皮质萎缩 19.5% 并广泛受累。而 65 岁后起病的患者（晚发性阿尔茨海默型痴呆，LOAD）与年龄匹配的对照组相比，皮质仅萎缩 11.9%（Frisoni 等，2007）。这些数据提示年龄是一个关键因素，决定了不同年龄组认知功能下降所伴随的灰质丢失的程度。

使用类似的计算机化解剖技术，其他研究小组也报道了一致的结果。Lerch 等（2005）采用与图 23.2 描述一致的脑区模式，报道了轻度到中度 DAT 受试者与健康对照组相比，皮质萎缩 18%。在 MCI 阶段，该差异局限在内嗅皮质和枕侧颞叶（Singh 等，2006）。另一个研究小组以 DAT 和认知正常老年人差别最明显的脑区为基础（Dickerson 等，2009），发展了一套 9 个 ROI，包括内侧和下侧颞叶、颞极、缘上回和角、上侧和下侧额叶、上侧顶叶和楔前叶区域。他们将这些 ROI 组合命名为"DAT 的皮质信号区"。在 4 个独立的 DAT 样本中（Dickerson 等，2009），这些预先确定的脑区皮质存在很明确的变薄，并且轻度 DAT 受试者中也有（Bakkour 等，2009）。

近年来，我们也通过皮质图示匹配提高绘图的精确性，这使我们可以明确 DAT 功能神经影像统计学分析的效力（图 23.3）。在纵向 PET 研究中，目前认知正常，2 年后认知功能下降的人群中有 10%～15% 后部皮质有暂时代谢下降，包括外侧颞叶、顶枕皮质、后扣带回和楔前叶（Apostolova 等，2010c）（图 23.3，顶部）。

分子影像学是 DAT 影像学研究的一场革命。

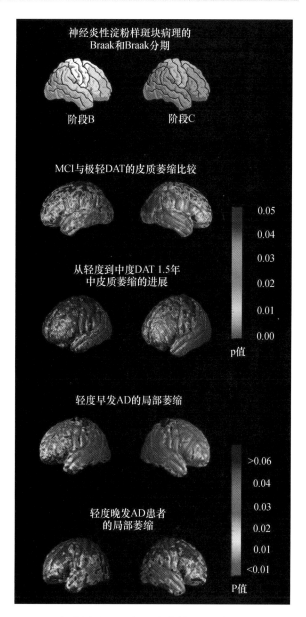

图 23.2 皮质图示匹配方法在结构 MRI 分析中的应用。第一行：Braak 和 Braak 淀粉样蛋白图解。第二行：MCI 与极轻度 DAT 患者横断面比较。第三行：DAT 患者萎缩过程的纵向研究（3D 动画分析见 http://www.loni.ucla.edu/~thompson/AD 4D/dynamic.html）。第四和第五行：早发和晚发 DAT 的横断面比较（见彩图 23.2）。

一些新的化合物能选择性结合细胞内外异常的蛋白质沉积，在症状发生前对这一潜在的病程阶段进行追踪并将其可视化，逐渐成为认识 AD 病理改变的途径。最近的一项 [^{18}F]-FDDNP 研究（Braskie 等，2008）纳入 10 名认知正常者、6 例 MCI 和 7 例 DAT 受试者，检测认知表现与淀粉/tau 蛋白沉积之间的关系。通过包含 3 个执行功能测验和 3 个片段记忆的成套认知测验（从每个

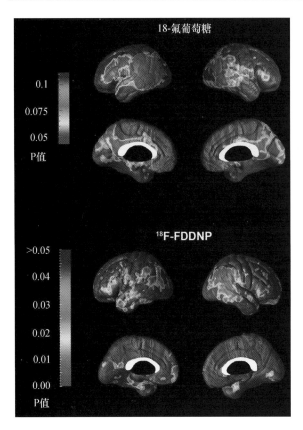

图 23.3 皮质图示匹配方法在功能分析中的应用。顶部：2 年内老年受试者典型 DAT 模式中纵向 FDG PET 代谢下降。底部：认知表现与 [18F] FDDNP 皮质结合呈显著相关（见彩图 23.3）。

个体测试的 Z 分中算出平均 Z 分）发现，[18F]-FDDNP 结合和平均认知表现之间有显著相关性（图 23.3，底部）。随后，研究者按认知表现将受试者分为 4 组：高认知表现正常组（平均 Z=2，相当于高于年龄校准常模 2 个 SD）、与年龄预期相同组（平均 Z=0）、低于年龄校准常模平均 2 个 SD（Z=-2）组，以及痴呆组（平均 Z=4）。一个慢速时间动画阐明了 [18F]-FDDNP 与认知恶化的结合过程 http://www.loni.ucla.edu/~thompson/FDDNP/video.html（见图 23.4）。这个动画顺序显示了 DAT 受试者中 1.5 年内皮质进展和 Braak 等基于尸检样本病理学研究的淀粉样蛋白阶段存在惊人的相似性（皮质萎缩慢速动画见 http://www.loni.ucla.edu/~thompson/AD 4D/dynamic.html）（见 Braak 等的图 1.1（1991）。

皮质绘图法的另一个重要作用是探索皮质脑-行为的相关性。DAT 患者表现出所有认知功能不可逆的进行性下降，并伴有神经精神异常。已知人类大脑有功能区划分。例如在右利手人群中，

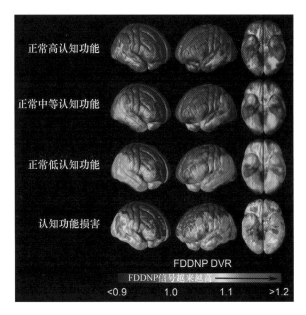

图 23.4 [18F] FDDNP 皮质黏合逐渐增强伴有认知功能下降（3D 动画分析见 http://www.loni.ucla.edu/~thompson/FDDNP/video.html）（见彩图 23.4）。

语言功能主要集中在左侧半球外侧裂周区。AD 为我们提供了研究皮质特异化难得的机会，因为它是一种导致功能进行性衰退的疾病。像我们之前揭示的那样，我们期待语言功能下降和左侧半球外侧裂区的皮质萎缩有显著相关性（Apostolova 等，2008）。另一方面，我们期待总体认知功能测验能在两个半球进行定位。两个最近的 MMSE 皮质匹配图示研究证实了这个预期（Apostolova 等，2006c；Thompson 等，2001）。情感淡漠是一种行为异常，是前扣带回直接结构损坏、连接断裂的结果（Apostolova 等，2007a）。DAT 患者情感淡漠映射到后扣带回的后部，证明认知功能下降和结构改变之间有重要的关联性。此外，任何改善疾病的药物治疗除了可以改善认知和行为以外，还证实了其可以抑制大脑病理改变和相关皮质萎缩的进展。

用于分析海马的计算机化解剖法

不考虑本身的解剖学复杂性，海马是 DAT 中研究最多的脑区。传统的 DAT 海马研究依赖 ROI 法，进行海马体积测量，然后进行组间统计学分析比较。无数海马体积相关研究报道确认了 AD 病理改变来源于渐进性海马萎缩（Jack 等，2004），从而导致记忆力下降（de Toledo-Morrell 等，2000；Grundman 等，2003）。

许多方法先从目标扫描中提取感兴趣区域来关注皮质下结构。提取通常是由专家遵循规则明确的标准化轨迹方案，通过连续的图像切片手动搜寻结构轮廓。虽然有经验的知识渊博的技师做这种分割可达到高度精确，但是很浪费时间。因为它不仅具有操作者依赖性，还有人为偏倚因素。根据我们的经验，在 1 mm 厚度 T1 加权 MRI 截面上描绘海马轨迹需要近 30 分钟。这样长的时间让人们对自动分割更加有兴趣。

在过去几年中，一些全自动和半自动方法已经用来分割海马，但是目前尚未得到广泛使用。Hogan（2000）等使用可以弹性变形的模板做了一个海马模型，来匹配目标扫描图中它的副本。该方法是成功的，但是需要 10～15 分钟界定两个半球和特异性海马表面标记物。其他紧密相关的图谱变形方法也已经发表（Carmichael 等，2005；Chupin 等，2007；Crum 等，2001；Shen 等，2002）。另一种方法叫做 ITK-SNAP（Yushkev-ich 等，2006），使用活性表面方法在一个水平框架内执行。在 ITK-SNAP 中，使用者首先必须决定感兴趣结构的近似边界，最后的分割在某种程度上取决于活性表面的起始位置，并且变形的表面全部由能量最小化功能驱动。这使得我们很难对某一结构进行分割，如海马，因为局部强度信息不足而难以明确海马边界，尤其是与杏仁核连接的部分。Shen 等（2002）建议使用一种事先测量出形状信息来增强的活动轮廓法，然而，这种方法仍然与 ITK-SNAP 有一些相同的局限性，要求使用者初始化。

全自动化技术不需要任何人参与，通常是基于提取和结合一些影像特征来决定结构边界。一些常用的特征包括图像亮度、倾斜度、曲率、组织类型、局部过滤或光谱分解（如微波分析）。但是，在缺乏关于问题领域的专业知识和每一个不同问题合适特征的情况下，确定何种特征对分割是有效信息，而如何联合它们是有困难的，这使分割变得很有挑战性。Lao 等（2006）基于带有不同 T1 和 T2 对比的联合记录 MRI 扫描，使用多光谱手段来对白质病变进行区分。它们使用支持向量机（support vectormachines，SVMs）来联合这些不同扫描的强度轮廓，在连接处信号空间执行多变量分类。只有在采用这些特异性 MRI 信号进行分割的情况下，这种方法才能成功，但是通常都不成功。Powell 等（2008）还使用 SVMs 和人造神经网络来分割海马。虽然他们报道了对自己数据非常好的分割，但是由于样本量小（5 个），而且使用了 25 个手动选择的特征，这意味着结果无法保证推广到其他数据集合。Golland 等（2005）计划使用一个大的特征库，用主成分分析（principal component analysis，PCA）来减少特征库尺寸，再通过 SVM 进行分类。PCA 不选择必需的适合分割的特征，只选择有大量差异的特征。因此，通过 PCA 选择的特征不保证能给出可靠的分类结果。另一个常见的全自动化分割方法是非线性转换图谱，使用可变形记录，可以在一个新的大脑扫描图上分割海马。这种方法由 Hammers 等（2007）研发，但是其精确度取决于构造图集的影像数据和记录模型（例如基于八叉树结构或条形结构，弹性的或液态的），并且用图像亮度或者与图集在本质上不尽相同的解剖学形状来标记新扫描存在困难。Pohl 等（2007）开发了水平集（level-set）方法的全自动化扩展。这种方法将应用于大多数水平集仪器传统标记的间距测量功能转换成使用 Log Odds 空间的概率。通过合并统计数据到水平集的方法得到更加自然的多种类分割问题的算法。Powell 等（2008）采用多种自动化分割方法，如多维记录、比较模板、可能性、人工神经网络（artificial neural network，ANN）和基于 SVM 的自动化分割方法，他们发现机器学习方法（我们的方法就属于这个分类）一般比基于模板和概率的方法好，在不需要评估者介入时与手动评估一样可信。

另一个皮质下分割完全自动化方法是 Fischl 等（2002，2004）的 FreeSurfer[①]。FreeSurfer 使用马尔可夫随机场（Markov Random Field）粗略估计每个大脑体素解剖标签的后验分布。除此之外，基于各结构之间彼此互相关联，他们还使用了非常强的统计学上的先验分布。例如，只以亮度为基础很难区分杏仁核与海马。但是，它们总有相同的空间关系，即杏仁核在海马前面，这在 FreeSurfer 中可通过统计前编码正确分离它们。FreeSurfer 还对扫描后的结构位置使用额外

---

① FreeSurfer：是一个处理大脑 3D 结构图像数据，进行皮质和皮下核团自动分割的工具。

的统计学先验，对齐在一个标准的立体空间，他们的预期是在高斯混合模型的自适应拟合基础上，对训练数据进行集中分类。FreeSurfer 在网络上是免费的程序包，我们已经对比了它和我们的分割结果，并将继续进行比较（Morra 等，2010）。这需要我们开发一些免费可用的 FreeSurfer 扩展性能，例如转换它的通常输出——多组分割体积——到参数表面，允许我们比较基于表面的疾病影响统计学图示，这将以所有分割方法的输出为基础。

最近，我们小组以广受肯定的机器学习方法（称为自适应 Boosting 算法或 AdaBoost[①]）为基础开发了一种新的海马分割方法。虽然 AdaBoost 让人们对模式识别和其他设计领域产生极大兴趣，但它并未在医学影像技术中得到充分应用（见 Morra 等，2009d，与其他方法比较）。这种算法需要将一小套手动描绘的感兴趣结构自动发展并为分割未来影像而学习一套分类/分割规则。AdaBoost 使用基于图像的特征作为输入，确认分类组合，它可以最准确地指出哪些图像体素属于感兴趣结构，以及哪些不属于（如成对输出）。与其他加速适配方法相同，不能期待我们使用的每个特征在自己的范围内都具有很好的分类能力；其实，任何加速适配方法都使用一种叫做"弱分类器"的方法，个体分类的性能仅仅比概率好一点，联合使用加速策略可能更有效。

AdaBoost 从候选库中反复挑选分类器，将它们组合成一个强分类器（Freund 和 Shapire，1997）。医学影像分割法证实，有效的特征是可以从大脑的每个体素中派生出来的，例如图像亮度，灰质组织分类图，白质，CSF，在以标准工具进行空间标准化后的 x、y、z 立体定位坐标（伴有位置组合，例如 x+y 或 x×z），曲率过滤，斜率过滤，均值过滤，标准误过滤，以及从 $1×1×1$ 到 $7×7×7$ 体积变异的 Haar 过滤（Viola 和 Jones，2004）。与其说算法开发者选择哪种特征会有助于将海马分类，不如说算法本身使用所有 20 000 个或者可能的特征且仅保持减少训练数据集上的分类错误。两个关键的特征使 AdaBoost 保持高效力。第一，它被看做是一种"投票"方法，在这里每个对分类有贡献的个体特征都表现很差，仅仅略优于偶然（即随机猜测）。第二，在训练中，每次反复都会对不正确标记的体素进行连续更高加权，使得分类器精确性更高。衡量自动化方法的好坏是看有过相关训练的人的评估好坏。在精度方面，两个不同评估者使用算法划分海马体积的相同率仅比没有使用的评估者的相同率高 3%，所有值为 83%～89%（Morra 等，2008a）。

如果算法需要从训练数据集（一般是高强度计算的 48～72 小时内）中获得足够的分割知识，可以给它提供全部的数据集。有了足够的计算机能力，AdaBoost 可以在 1 分钟内从任何大小的数据集（已经成功地测试了来自阿尔茨海默病神经影像机构的 900 名受试者的数据集）中分离所有海马结构。将模型应用于新数据集需要的时间大体上短于训练时间，很多任意数据集可能不需要任何使用者介入就可分割。

无可厚非的是，这种方法节省时间，对大样本研究很有吸引力，并具有决定性价值，但我们必须忍受这种方法的局限性。这种技术对于小样本研究而言并不理想，小样本研究要求高精确度。因此，小样本研究最适宜继续依赖经验丰富、具备专业知识的评估者手动分割，并要求评估者间、评估者自身都取得高度的可靠性。对一些中等规模到特大规模的数据集（如 50 个扫描以上），AdaBoost 也是无法衡量的。AdaBoost 的另一个主要的局限性是它依赖于训练数据的质量。在手动描绘训练中任何不可靠和不精确的数据集都会降低分割算法的准确性，这再次强调了有一个可靠而训练有素的人工评估者至关重要。

一些研究报道了 AdaBoost 绘图的发展、效度和稳定性（Morra 等，2008a，20008b，2009b，2009c）。初期验证性报道明确显示了算法与人工手动评估（用作海马分割的金标准；Morra 等，2008a）相比一样好。同样地，这种技术优于自动分割海马的 Freesurfer 技术（Morra 等，2008a）。

自动化分割能确保对感兴趣结构进行快速分割，这是引人瞩目的成绩，但它只是方法学研究的第一步。随后可以进行经典的单一性体积分析，通过分割确定感兴趣结构的体积，并作为直接统计数据模型中的数字测量来使用。另一个可能是

---

① Adaboost：Adaboost 是一种迭代算法，其核心思想是针对同一个训练集训练不同的分类器（弱分类器），然后把这些弱分类器集合起来，构成一个更强的最终分类器（强分类器）。

让分割的海马受更高级计算机化模型手段的支配。这些技术可以实现 3D 可视化，有助于更好地理解海马结构的局部改变。这样的技术——海马径向距离定位技术（Thompson 等，2004a）——以每个切面圆心点组成的中间曲线来填充每个海马网格模型，然后计算从中心到每个海马表面点的距离，这提高了局部萎缩的测量敏感性（如海马半径或厚度，图 23.5）。将一般线性、非线性或相关分析这些图形模型经 3D 计算均值后可以显示海马萎缩（或变薄）与感兴趣区变量之间的关系，如诊断、反映疾病严重程度的认知得分和远期结局（如远期发展为 DAT）等。

使用半径距离及其他概念相关方法，一些研究小组发现海马 3D 结果与已知的海马结构 AD 病理性进展过程有惊人的一致性——首先影响 CA1 和海马下托（Apostolova 等，2006b，2010a，2010b；Csernansky 等，2000；2005），然后是 CA2 和 CA3（Apostolova 等，2006a，2010a，2010b）。对

这些研究的回顾见 Apostolova（2007）与 Thompson2007—2008 年间的综述。

现在海马解剖的基础图像分析已经可以在大样本人群中开展，这归功于前面描述的自动化 AdaBoost 技术。最近，研究者应用 AdaBoost 分割技术配合直径距离定位方法从基线和随访 1 年的 ADNI 数据中进行了海马数据研究（Morra 等，2009b，2009c）。目前两个最大的 AD 相关海马研究以 AdaBoost/海马径间距离方法为指导，都符合文献结果。此外，AdaBoost 技术非常适合诊断标准（例如，分辨正常认知与 MCI 或 DAT，或者 DAT 与 MCI，图 23.6 左列），并且证明全面认知测量［如 MMSE、临床痴呆评定量表（Clinical Dementia Rating scale，CDR）］和海马萎缩之间的关系（图 23.6，右列）（Morra 等，2008a，2009a，2009b）。认知模型（认知测量是预测变量，海马直径距离是因变量）被发现与使用诊断组作为预测变量的模型一样有很高的统计学效力（Morra 等，2009a）。真

图 23.5　海马径向距离技术图解。在人工或自动提取海马信息后（**A**），建立 3D 海马网格模型（**B**），评估到每个表面点的径向距离（**C**），在平均前绘制每个个体信息到表面（**D**），进行平均化（**E**）和统计学分析比较（见彩图 23.5）。

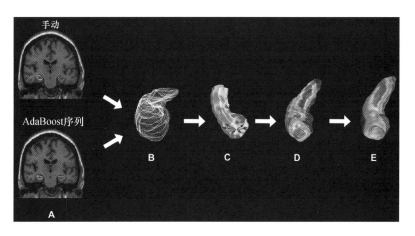

图 23.6　超大样本的 ADNI 影像数据集使用 AdaBoost 自动海马分割技术形成的海马径向距离视图。左侧：横断面的组间比较。右侧：海马径向距离与认知得分之间关系的横断面分析（见彩图 23.6）。

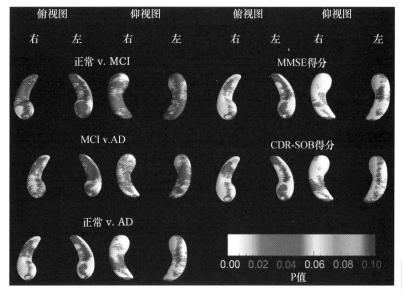

正的连续变量（本例中为认知得分）与紧密相关的分类变量（本例中为诊断）相比，具有更高的统计学效力，这个发现还证明在 3 个诊断标签中给受试者一个"合适"诊断——即使是完全基于固定下来的诊断标准——过于简单化了一个不断进展的连续病程。在随访研究中（Morra 等，2009c），我们寻找了过去 12 个月中 ADNI 受试者通过径向距离方法测量的大量海马萎缩数据与认知改变之间的联系。所有诊断组的海马径向距离从基线到随访都表现出显著改变，测查的所有临床协变量（从 MCI 到 DAT 转化、MMSE、CDR 得分、血浆同型半胱胺酸水平、收缩压和舒张压、受教育程度）中仅有从 MCI 到 DAT 转化显示与海马萎缩相关（图 23.6 右侧）。

　　海马萎缩被普遍认为是能反映疾病的令人满意的代表性指标，可用于衡量临床试验中的疾病治疗效果。几十年来，DAT 临床试验设计都仅依据认知和功能方面的测量结果。近年来，人们开始使用各种疾病生物标志物作为测量指标，尽管还没有一种得到确切的结论。这些生物标志物的最主要优点是通过评估药物对这些生物标志物的作用，在二期临床试验中快速筛选潜在的候选药物，而不必依赖漫长的试验周期来显示其对认知或功能的效果。我们还期待可以快速评价潜在化合物，缩短三期临床试验的周期，缩小探测特定结果需要的样本量。一个能成功降低 DAT 发生率 50% 的药物（假设在 75～79 岁人群中 DAT 发生率为 6%，80～84 岁人群中 DAT 发生率为 12%）的 DAT 初级预防的三期临床试验需要 5000 名受试者参加（Thal 等，1997），并持续 5 年。上述所有优点都会减少费用支出，为研发更有前景的药物节省资源。此外，生物标志物在 AD 的前驱症状阶段仅仅是衡量疾病相关改变的可行方法（Cummings 等，2007）。Ada-Boost 或直径距离技术不但是快速、高处理量的方法，非常适合临床试验，而且被证明在中等样本和大样本流行病学及临床试验数据集的应用中也是一种敏感、可靠、稳定的方法。

用于脑室分析的计算机化解剖法

　　脑室扩大是 DAT 的另一个特征。除了与任何一种神经退行性疾病相比缺乏特异性之外（即在许多神经退行性疾病都可以观察到，并且不像海马及皮质萎缩那样与实际病理改变有很强的关联），它是一种已经得到验证的，强大的 DAT 影像学生物标记（Jack 等，2004）。与海马相似，脑室可以作为皮质内部大脑结构被分割并建立 3D 模型。一些近期开发的自动化脑室分割技术已被证明非常有效。例如多图集流体成像校准（multi-atlas fluid image alignment，MAFIA）（图 23.7）

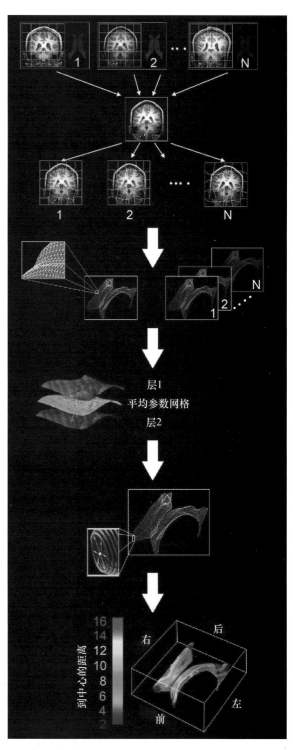

图 23.7　在脑室分析的径向距离绘图后自动提取 MAFIA 脑室信息方法的图解（见彩图 23.7）。

生物标记依赖于一些（通常 4～6 个）基于表面脑室模型（也称为地图集）的液态记录（Chou 等，2008b）。这些地图集是单个受试者的 3D 参数网格，借助有经验者手动绘制轮廓而成。使用 Navier-Stokes 黏性液态模型（Christensen，1996），这些地图集会被记录到每个受试者的侧脑室（即微分同胚映射到每个没有标记的图像）。每个最终的个体脑室模型都源于经 4～6 个最初地图集的液态记录所获得的网格模型均值（每个受试者都有 4～6 个脑室分割，然后根据进一步分析平均到最终 3D 模型）。同海马分割技术一样，自动匹配方法可以节省时间和人力，减少受试者偏倚。然后使用径向距离技术，对每个个体 4～6 个脑室模型的平均值可优化提取，减少任何潜在的记录失真。如果使用不少于 4 个地图集，则偏倚可降到最小，使用多重地图集能增加鉴别疾病及基因在脑室扩张影响方面的统计学效力（Chou 等，2007）。使用单个地图集技术，我们发现与从正常认知到 DAT 脑室扩大过程的假设一致（Carmichae 等，2007）。

使用 MAFIA 方法，我们小组最近在纳入 17 名 DAT 受试者与 18 名认知正常受试者的小样本研究中绘制了 AD 与认知正常对象之间、ApoE4 携带者和非携带者之间的 3D 脑室差异图（Chou 等，2008a）。AD 患者相对于正常对照表现出侧脑室后部及前部扩大，ApoE4 携带者与非携带者相比显示出前角扩张。在一项目前样本量最大的脑室绘图研究中，使用来自 ADNI 数据的 80 例 DAT 者、80 例 MCI 者和 80 例认知正常对照的样本，发现脑室扩大对于从认知正常的受试者中识别 MCI 或 DAT 有显著效果（图 23.8 左侧）（Chou 等，2009）。CDR 和 MMSE 得分与脑室扩大有紧密联系（图 23.8 右侧第一、二行）。在全部样本中，目前有抑郁可能与脑室扩大相关（图 23.8，右侧第三行），这可能是患病率随着疾病严重程度增加而增高的原因。研究者还探讨了几个 CSF 中的 DAT 生物标志物之间的关系（淀粉样蛋白 β 或 $A_{\beta 1-42}$、Tau、磷酸化 Tau 或 pTau、$A_{\beta 1-42}/Tau$ 的值、$A_{\beta 1-42}/CSF$ pTau 的值）。发现 CSF $A_{\beta 1-42}$ 是唯一一个与脑室半径呈正相关的生物标志物（图 23.8，右侧底部）。

结论

计算机化解剖技术的主要优点是以 3D 手段追踪疾病进程，揭示了受影响的大脑结构的动态序列。在纵向研究中，对受试者进行反复扫描，重建慢速拍摄影像可以显示皮质（Thomp-

图 23.8　在 ADNI 数据的自动化 MAFIA 脑室分割法之后的海马径向距离绘制结果的例子。左侧：组间比较的横断面。右侧：海马径向距离和与 DAT 有关的临床及实验室测量值之间关系的横断面分析（见彩图 23.8）。

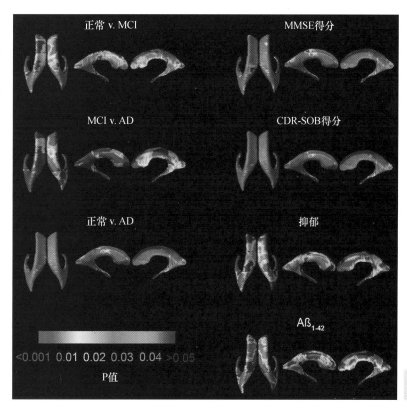

son 等，2004c）和海马萎缩（Apostolova 等，2010a，2010b）、沉积物斑（Braskie 等，2008）形成的证据。这些追踪方法和尸检病理结果之间的一致性提示，我们可以在活体大脑中获得疾病进展的详细数据，甚至可早于临床标准检测出认知下降。

最初在临床试验中检验这些方法提示，通过使用皮质模型和连续 MRI，仅在 3 个月的追踪周期内就可发现用药间差异（Thompson 等，2009）。临床试验中有衡量价值的疾病生物标志物，不仅必须对细微变化敏感，还需要能够被有效测量。从来自 ADNI 的出版物开始（Jack 等，2008），大多数高通量方法已经可以自动分割海马，用于对 1000 个扫描采用单个分析（Morra 等，2009c；Schuff 等，2009）。类似方法用于脑室和尾状核自动化分割显示出了高效性和探测敏感性（Apostolova 等，2010d；Chou 等，2008b）。某些方法（如基于张量的形态测量法）用于整个大脑萎缩剖面的 3D 绘制很理想，尤其适用于探测白质，而其他形态测量法则会忽视其改变。所有自动测量方法都显示出与诊断分类和一些疾病进程的衡量方法之间有可靠的相关性，包括基于 CSF 的病理学测量。当前，我们可以在临床试验中头对头比较这些方法探测 AD 缓慢发病的能力。最后使用的方法可能是那些在最短时间内、需要最小样本量即可探测变化的方法，以及那些使用起来最有效的方法。

框 33.1　要点归纳

阿尔茨海默病（AD）在美国是第六位致死因素，卫生保健支出占第三位，仅次于心脏病与癌症。

至确诊 AD 时，病理改变（如神经斑、神经纤维结、受体和神经元缺失）就已经广泛存在了。

用阳性的疾病特异性生物标志物（如海马萎缩或低脑脊液 β 淀粉样蛋白水平）取代功能下降的必要条件，将使我们能尽早进行治疗干预。

最近，计算机神经解剖领域的进展使得我们能够在高危人群中观察到高度特异性的局部萎缩性改变。

影像生物学标志物在将来可以作为临床试验的主要或次要评估指标。其成本效应以及有效性，使得小样本短周期试验成为可能。

参考文献

Aganj I, Sapiro G, Parikshak N, Madsen S K and Thompson P M. 2009. Measurement of cortical thickness from MRI by minimum line integrals on soft-classified tissue. *Hum Brain Mapp* **30**, 3188–99.

Apostolova L G, Akopyan G G, Partiali N, *et al.* 2007a. Structural correlates of apathy in Alzheimer's disease. *Dement Geriatr Cogn Disord* **24**, 91–7.

Apostolova L G, Beyer M K, Green A E, *et al.* 2010d. Hippocampal, caudate and ventricular changes in Parkinson's disease with and without dementia. *Mov Disord* **25**, 687–8.

Apostolova L G, Dinov I D, Dutton R A, *et al.* 2006a. 3D comparison of hippocampal atrophy in amnestic mild cognitive impairment and Alzheimer's disease. *Brain* **129**, 2867–73.

Apostolova L G, Dutton R A, Dinov I D *et al.* 2006b. Conversion of mild cognitive impairment to Alzheimer disease predicted by hippocampal atrophy maps. *Arch Neurol* **63**, 693–9.

Apostolova L G, Lu P, Rogers S, *et al.* 2008. 3D mapping of language networks in clinical and pre-clinical Alzheimer's disease. *Brain Lang* **104**, 33–41.

Apostolova L G, Lu P H, Rogers S, *et al.* 2006c. 3D mapping of mini-mental state examination performance in clinical and preclinical Alzheimer disease. *Alzheimer Dis Assoc Disord* **20**, 224–31.

Apostolova L G, Mosconi L, Thompson P M, *et al.* 2010a. Subregional hippocampal atrophy predicts future decline to Alzheimer's dementia in cognitively normal subjects. *Neurobiol Aging* **31**, 1077–1088.

Apostolova L G, Steiner C A, Akopyan G G, *et al.* 2007b. Three-dimensional gray matter atrophy mapping in mild cognitive impairment and mild Alzheimer disease. *Arch Neurol* **64**, 1489–95.

Apostolova L G and Thompson P M. 2007. Brain mapping as a tool to study neurodegeneration. *Neurotherapeutics* **4**, 387–400.

Apostolova L G and Thompson P M. 2008. Mapping progressive brain structural changes in early Alzheimer's disease and mild cognitive impairment. *Neuropsychologia* **46**, 1597–612.

Apostolova L G, Thompson P M, Green A E, *et al.* 2010b. 3D comparison of low, intermediate and advanced hippocampal atrophy in MCI. *Brain* **31**, 786–97.

Apostolova L G, Thompson P M, Rogers S A, *et al.* 2010c. Surface feature-guided mapping of longitudinal FDG-PET changes in nondemented elderly. *Mol Imag Biol* **12**, 218–24.

Ashburner J. 2007. A fast diffeomorphic image registration algorithm. *Neuroimage* **38**, 95–113.

Ashburner J and Friston K J. 2000. Voxel-based morphometry – The methods. *Neuroimage* **11**, 805–21.

Ashburner J and Friston K J. 2005. Unified segmentation. *Neuroimage* **26**, 839–51.

Bakkour A, Morris J C and Dickerson B C. 2009. The cortical signature of prodromal AD. Regional thinning predicts mild AD dementia. *Neurology* **72**, 1048–55.

Ballmaier M, O'Brien J T, Burton E J, *et al.* 2004. Comparing gray matter loss profiles between dementia with Lewy bodies and Alzheimer's disease using cortical pattern matching: Diagnosis and gender effects. *Neuroimage* **23**, 325–35.

Bearden C E, Thompson P M, Dalwani M, *et al.* 2007. Greater cortical gray matter density in lithium-treated patients with bipolar disorder. *Biol Psychiatry* **62**, 7–16.

Bookstein F L. 2001. "Voxel-based morphometry" should not be used with imperfectly registered images. *Neuroimage* **14**, 1454–62.

Braak H and Braak E. 1991. Neuropathological staging of Alzheimer-related changes. *Acta Neuropathol (Berl)* **82**, 239–59.

Braskie M N, Klunder A D, Hayashi K M, *et al.* 2010. Plaque and tangle imaging and cognition in normal aging and Alzheimer's disease. *Neurobiol Aging* Nov 10. **31**, 1669–78.

Carmichael O T, Aizenstein H A, Davis S W, *et al.* 2005. Atlas-based hippocampus segmentation in Alzheimer's disease and mild cognitive impairment. *Neuroimage* **27**, 979–90.

Carmichael O T, Kuller L H, Lopez O L, *et al.* 2007. Ventricular volume and dementia progression in the Cardiovascular Health Study. *Neurobiol Aging* **28**, 389–97.

Chiang M C, Dutton R A, Hayashi K M, *et al.* 2007. 3D pattern of brain atrophy in HIV/AIDS visualized using tensor-based morphometry. *Neuroimage* **34**, 44–60.

Chou Y, Lepore N, Avedissian C, *et al.* 2009. Mapping correlations between ventricular expansion and CSF amyloid and tau biomarkers in 240 subjects with Alzheimer's disease, mild cognitive impairment and elderly controls. *Neuroimage* **46**, 394–410.

Chou Y, Lepore N, Zubicaray G I, *et al.* 2007. Automated 3D mapping and shape analysis of the lateral ventricles via fluid registration of multiple surface-based atlases. *Proceedings of the 4th IEEE International Symposium on Biomedical Imaging: From Nano to Macro.* Arlington, VA: IEEE Press, 1288–91.

Chou Y, Lepore N, de Zubicaray G I, *et al.* 2008a. Automated ventricular mappping with multi-atlas fluid image allignment reveals genetic effects in Alzheimer's disease. *Neuroimage* **40**, 615–30.

Chou Y Y, Lepore N, de Zubicaray G I, *et al.* 2008b. Automated ventricular mapping with multi-atlas fluid image alignment reveals genetic effects in Alzheimer's disease. *Neuroimage* **40**, 615–30.

Christensen G E, Rabbitt R D and Miller M I. 1996. Deformable templates using large deformation kinematics. *IEEE Trans Image Process* **5**, 1435–47.

Chupin M, Mukuna-Bantumbakulu A R, Hasboun D, *et al.* 2007. Anatomically constrained region deformation for the automated segmentation of the hippocampus and the amygdala: Method and validation on controls and patients with Alzheimer's disease. *Neuroimage* **34**, 996–1019.

Crum W R, Scahill R I and Fox N C. 2001. Automated hippocampal segmentation by regional fluid registration of serial MRI: Validation and application in Alzheimer's disease. *Neuroimage* **13**, 847–55.

Csernansky J G, Wang L, Joshi S, *et al.* 2000. Early DAT is distinguished from aging by high-dimensional mapping of the hippocampus. Dementia of the Alzheimer type. *Neurology* **55**, 1636–43.

Csernansky J G, Wang L, Swank J, *et al.* 2005. Preclinical detection of Alzheimer's disease: Hippocampal shape and volume predict dementia onset in the elderly. *Neuroimage* **25**, 783–92.

Cummings J L, Doody R and Clark C. 2007. Disease-modifying therapies for Alzheimer disease: Challenges to early intervention. *Neurology* **69**, 1622–34.

de Leon M J, Mosconi L, Blennow K, *et al.* 2007. Imaging and CSF studies in the preclinical diagnosis of Alzheimer's disease. *Ann N Y Acad Sci* **1097**, 114–45.

de Toledo-Morrell L, Dickerson B, Sullivan M P, Spanovic C, Wilson R and Bennett D A. 2000. Hemispheric differences in hippocampal volume predict verbal and spatial memory performance in patients with Alzheimer's disease. *Hippocampus* **10**, 136–42.

Dickerson B C, Bakkour A, Salat D H, *et al.* 2009. The cortical signature of Alzheimer's disease: Regionally specific cortical thinning relates to symptom severity in very mild to mild AD dementia and is detectable in asymptomatic amyloid-positive individuals. *Cereb Cortex* **19**, 497–510.

Dickerson B C and Sperling R A. 2008. Functional abnormalities of the medial temporal lobe memory system in mild cognitive impairment and Alzheimer's disease: Insights from functional MRI studies. *Neuropsychologia* **46**, 1624–35.

Dubois B and Albert M L. 2004. Amnestic MCI or prodromal Alzheimer's disease? *Lancet Neurology* **3**, 246–8.

Dubois B, Feldman H H, Jacova C, *et al.* 2007. Research criteria for the diagnosis of Alzheimer's disease: Revising the NINCDS-ADRDA criteria. *Lancet Neurol* **6**, 734–46.

Durrleman S, Pennec X, Trouve A, Thompson P and Ayache N. 2008. Inferring brain variability from diffeomorphic deformations of currents: An integrative approach. *Med Image Anal* **12**, 626–37.

Duyckaerts C and Dickson D W. 2003. Neuropathology of Alzheimer's disease. In Dickson D W (Ed.) *Neurodegeneration: The Molecular Pathology of Dementia and Movement Disorders.* Basel: ISN Neuropath Press, pp. 47–65.

Fischl B, Salat D H, Busa E, *et al.* 2002. Whole brain segmentation: Automated labeling of neuroanatomical structures in the human brain. *Neuron* **33**, 341–55.

Fischl B, Salat D H, van der Kouwe A J, *et al.* 2004. Sequence-independent segmentation of magnetic resonance images. *Neuroimage* **23** (Suppl 1), S69–84.

Fox N C, Warrington E K and Rossor M N. 1999. Serial magnetic resonance imaging of cerebral atrophy in preclinical Alzheimer's disease. *Lancet* **353**, 2125.

Freund Y and Shapire R. 1997. A decision-theoretic generalization of online learning and an application to boosting. *J Comp Sys Sci* **55**, 119–39.

Frisoni G B, Pievani M, Testa C, *et al.* 2007. The topography of grey matter involvement in early and late onset Alzheimer's disease. *Brain* **130**, 720–30.

Gogtay N, Giedd J N, Lusk L, *et al.* 2004. Dynamic mapping of human cortical development during childhood through early adulthood. *Proc Natl Acad Sci U S A* **101**, 8174–9.

Golland P, Grimson W E, Shenton M E and Kikinis R. 2005. Detection and analysis of statistical differences in anatomical shape. *Med Image Anal* **9**, 69–86.

Grundman M, Jack C R Jr, Petersen R C, *et al.* 2003. Hippocampal volume is associated with memory but not monmemory cognitive performance in patients with mild cognitive impairment. *J Mol Neurosci* **20**, 241–8.

Hammers A, Heckemann R, Koepp M J, *et al.* 2007. Automatic detection and quantification of hippocampal atrophy on MRI in temporal lobe epilepsy: A proof-of-principle study. *Neuroimage* **36**, 38–47.

Haroutunian V, Perl D P, Purohit D P, *et al.* 1998. Regional distribution of neuritic plaques in the nondemented elderly and subjects with very mild Alzheimer disease. *Arch Neurol* **55**, 1185–91.

Hebert L E, Scherr P A, Bienias J L, Bennett D A and Evans D A. 2003. Alzheimer disease in the US population: Prevalence estimates using the 2000 census. *Arch Neurol* **60**, 1119–22.

Hogan R E, Mark K E, Wang L, Joshi S, Miller M I and Bucholz R D. 2000. Mesial temporal sclerosis and temporal lobe epilepsy: MR imaging deformation-based segmentation of the hippocampus in five patients. *Radiology* **216**, 291–7.

Hua X, Leow A D, Parikshak N, *et al.* 2008. Tensor-based morphometry as a neuroimaging biomarker for Alzheimer's disease: An MRI study of 676 AD, MCI, and normal subjects. *Neuroimage* **43**, 458–69.

Jack C R Jr, Bernstein M A, Fox N C, *et al.* 2008. The Alzheimer's Disease Neuroimaging Initiative (ADNI): MRI methods. *J Magn Reson Imaging* **27**, 685–91.

Jack C R Jr, Shiung M M, Gunter J L, *et al.* 2004. Comparison of different MRI brain atrophy rate measures with clinical disease progression in AD. *Neurology* **62**, 591–600.

Joshi A A, Shattuck D W, Thompson P M and Leahy R M. 2007. Surface-constrained volumetric brain registration using harmonic mappings. *IEEE Trans Med Imaging* **26**, 1657–69.

Klein A, Andersson J, Ardekani B A, *et al.* 2009. Evaluation of 14 nonlinear deformation algorithms applied to human brain MRI registration. *Neuroimage* **46**, 786–802.

Lao Z, Shen D, Jawad A, *et al.* 2006. Automated segmentation of white matter lesions in 3D brain MRI images, using multivariate pattern classification. In *Proceedings of the 3rd IEEE International Symposium on Biomedical Imaging.* Arlington, VA, IEEE Press, pp. 307–10.

Leow A, Yu C L, Lee S J, *et al.* 2005. Brain structural mapping using a novel hybrid implicit/explicit framework based on the level-set method. *Neuroimage* **24**, 910–27.

Leow A D, Yanovsky I, Parikshak N, *et al.* 2009. Alzheimer's Neuroimaging Initiative: A one-year follow-up study correlating degenerative rates, biomarkers and cognition. *Neuroimage* **45**, 645–55.

Lepore N, Brun C, Chou Y Y, *et al.* 2008. Generalized tensor-based morphometry of HIV/AIDS using multivariate statistics on deformation tensors. *IEEE Trans Med Imaging* **27**, 129–41.

Lerch J P, Pruessner J C, Zijdenbos A, *et al.* 2005. Focal decline of cortical thickness in Alzheimer's disease identified by computational neuroanatomy. *Cereb Cortex* **15**, 995–1001.

Lerch J P, Pruessner J, Zijdenbos A P, *et al.* 2008. Automated cortical thickness measurements from MRI can accurately separate Alzheimer's patients from normal elderly controls. *Neurobiol Aging* **29**, 23–30.

Lin J J, Salamon N, Lee A D, *et al.* 2007. Reduced neocortical thickness and complexity mapped in mesial temporal lobe epilepsy with hippocampal sclerosis. *Cereb Cortex* **17**, 2007–18.

Liu L M, Wang Y L, Thompson P M and Chan T F. 2008. Optimized conformal parameterization of cortical surfaces using shape based matching of landmark curves. *Medical Image Computing and Computer Assisted Intervention, Lecture Notes in Computer Science,* 494–502.

Lu L H, Dapretto M, O'Hare E D, *et al.* 2009. Experience mediates brain function–brain structure correlates in children. *J Neurosci* Feb 24. [Epub ahead of print].

Michie P T, Budd T W, Fulham W R, *et al.* 2008. The potential for new understandings of normal and abnormal cognition by integration of neuroimaging and behavioral data: not an exercise bringing coals to Newcastle. *Brain Imag Behav* published online, December 2008.

Morra J H, Tu Z, Apostolova L G, Green A, Toga A W and Thompson P M. 2010. Comparison of Adaboost and Support Vector Machines for detecting Alzheimer's disease through automated hippocampal segmentation. *IEEE Trans Med Imaging* **29**, 30–43.

Morra J H, Tu Z, Apostolova L G, *et al.* 2008a. Validation of a fully automated 3D hippocampal segmentation method using subjects with Alzheimer's disease mild cognitive impairment, and elderly controls. *Neuroimage* **43**, 59–68.

Morra J H, Tu Z, Apostolova L G, *et al.* 2009a. Automated 3D mapping of hippocampal atrophy and its clinical correlates in 400 subjects with Alzheimer's disease, mild cognitive impairment and elderly controls. *Hum Brain Mapp* **30**, 2766–88.

Morra J H, Tu Z, Apostolova L G, et al. 2009b. Automated 3D mapping of hippocampal atrophy and its clinical correlates in 400 subjects with Alzheimer's disease, mild cognitive impairment, and elderly controls.. Hum Brain Mapp 30, 2766–88.

Morra J H, Tu Z, Apostolova L G, et al. 2009c. Automated mapping of hippocampal atrophy in 1-year repeat MRI data from 490 subjects with Alzheimer's disease, mild cognitive impairment, and elderly controls. Neuroimage 45 (1 Suppl), S3–15.

Morra J H, Tu Z, Apostolova L G, Green A E, Toga A W and Thompson P M. 2008b. Automatic subcortical segmentation using a contextual model. Med Image Comput Comput Assist Interv Int Conf Med Image Comput Comput Assist Interv 11, 194–201.

Morra J H, Tu Z, Toga A W and Thompson P M. 2009d. Machine learning for brain image segmentation. In Gonzalez F and Romero E (Eds.) Biomedical Image Analysis and Machine Learning Technologies. Available from: http://ebook30.com/internet/internet/ 199031/biomedical-image-analysis-and-machine- learning-technologies-applications-and-techniques- premier-reference-source.html

Perelman G. 2002. The entropy formula for the Ricci flow and its geometric applications. arXiv:math. DG/0211159 2002.

Petersen R C. 2007. Mild cognitive impairment. Contin Lifelong Learning Neurol 13, 13–36.

Petersen R C, Doody R, Kurz A, et al. 2001. Current concepts in mild cognitive impairment. Arch Neurol 58, 1985–92.

Petersen R C, Thomas R G, Grundman M, et al. 2005. Vitamin E and donepezil for the treatment of mild cognitive impairment. N Engl J Med 352, 2379–88.

Pohl K M, Kikinis R and Wells W M. 2007. Active mean fields: Solving the mean field approximation in the level set framework. Inf Process Med Imaging 20, 26–37.

Powell S, Magnotta V A, Johnson H, Jammalamadaka V K, Pierson R and Andreasen N C. 2008. Registration and machine learning-based automated segmentation of subcortical and cerebellar brain structures. Neuroimage 39, 238–47.

Price J L and Morris J C. 1999. Tangles and plaques in nondemented aging and "preclinical" Alzheimer's disease. Ann Neurol 45, 358–68.

Raji C A, Ho A J, Parikshak N, et al. 2009. Tensor Based Morphometry of body mass index, insulin and type II diabetes effects on brain structure in the Cardiovascular Health Cognition study. PNAS submitted.

Rasser P E, Johnston P, Lagopoulos J, et al. 2005. Functional MRI BOLD response to Tower of London performance of first-episode schizophrenia patients using cortical pattern matching. Neuroimage 26, 941–51.

Reisberg B, Franssen E H, Hasan S M, et al. 1999. Retrogenesis: Clinical, physiologic, and pathologic mechanisms in brain aging, Alzheimer's and other dementing processes. Eur Arch Psychiatry Clin Neurosci 249 (Suppl 3), 28–36.

Salloway S, Ferris S, Kluger A, et al. 2004. Efficacy of donepezil in mild cognitive impairment: A randomized placebo-controlled trial. Neurology 63, 651–7.

Schuff N, Woerner N, Boreta L, et al. 2009. Progression of hippocampal decline in Alzheimer's disease and mild cognitive impairment in relation to ApoE status and CSF biomarkers: An MRI study of ADNI. Brain 132, 1067–77.

Shattuck D W, Sandor-Leahy S R, Schaper K A, Rottenberg D A and Leahy R M. 2001. Magnetic resonance image tissue classification using a partial volume model. Neuroimage 13, 856–76.

Shen D, Moffat S, Resnick S M and Davatzikos C. 2002. Measuring size and shape of the hippocampus in MR images using a deformable shape model. Neuroimage 15, 422–34.

Shi Y, Thompson P M, Dinov I, Osher S and Toga A W. 2007a. Direct cortical mapping via solving partial differential equations on implicit surfaces. Med Image Anal 11, 207–23.

Shi Y, Tu Z, Reiss A L, et al. 2007b. Joint sulci detection using graphical models and boosted priors. Inf Process Med Imaging 20, 98–109.

Singh V, Chertkow H, Lerch J P, Evans A C, Dorr A E and Kabani N J. 2006. Spatial patterns of cortical thinning in mild cognitive impairment and Alzheimer's disease. Brain 129, 2885–93.

Sowell E R, Kan E, Yoshii J, et al. 2008. Thinning of sensorimotor cortices in children with Tourette syndrome. Nat Neurosci 11, 637–9.

Sowell E R, Peterson B S, Kan E, et al. 2007. Sex differences in cortical thickness mapped in 176 healthy individuals between 7 and 87 years of age. Cereb Cortex 17, 1550–60.

Sowell E R, Peterson B S, Thompson P M, Welcome S E, Henkenius A L and Toga A W. 2003a. Mapping cortical change across the human life span. Nat Neurosci 6, 309–15.

Sowell E R, Thompson P M, Welcome S E, Henkenius A L, Toga A W and Peterson B S. 2003b. Cortical abnormalities in children and adolescents with attention-deficit hyperactivity disorder. Lancet 362, 1699–707.

Thacker N. 2003. Tutorial: A critical analysis of VBM. Available at: http://www.tina-vision.net/docs/memos/ 2003-011.pdf. Last updated 08/28/05. Accessed 03/17/07 2003.

Thal L J, Carta A, Doody R, et al. 1997. Prevention protocols for Alzheimer disease. Position paper from the International Working Group on Harmonization of Dementia Drug Guidelines. Alzheimer Dis Assoc Disord 11 (Suppl 3), 46–9.

Thompson P M and Apostolova L G. 2007. Computational anatomical methods as applied to ageing and dementia. Br J Radiol 80 (Spec No 2), S78–91.

Thompson P M, Bartzokis G, Hayashi K M, et al. 2009. Time-lapse mapping reveals different disease trajectories in schizophrenia depending on antipsychotic treatment. *Cereb Cortex* **19**, 1107–23.

Thompson P M, Dutton R A, Hayashi K M, *et al.* 2005a. Thinning of the cerebral cortex visualized in HIV/AIDS reflects CD4+ T lymphocyte decline. *Proc Natl Acad Sci U S A* **102**, 15 647–52.

Thompson P M, Giedd J N, Woods R P, MacDonald D, Evans A C and Toga A W. 2000. Growth patterns in the developing brain detected by using continuum mechanical tensor maps. *Nature* **404**, 190–3.

Thompson P M, Hayashi K M, de Zubicaray G, *et al.* 2003. Dynamics of gray matter loss in Alzheimer's disease. *J Neurosci* **23**, 994–1005.

Thompson P M, Hayashi K M, De Zubicaray G I, *et al.* 2004a. Mapping hippocampal and ventricular change in Alzheimer disease. *Neuroimage* **22**, 1754–66.

Thompson P M, Hayashi K M, Simon S L, *et al.* 2004b. Structural abnormalities in the brains of human subjects who use methamphetamine. *J Neurosci* **24**, 6028–36.

Thompson P M, Hayashi K M, Sowell E R, *et al.* 2004c. Mapping cortical change in Alzheimer's disease, brain development, and schizophrenia. *Neuroimage* **23** (Suppl 1), S2–18.

Thompson P M, Lee A D, Dutton R A, *et al.* 2005b. Abnormal cortical complexity and thickness profiles mapped in Williams syndrome. *J Neurosci* **25**, 4146–58.

Thompson P M, Mega M S, Woods R P, *et al.* 2001. Cortical change in Alzheimer's disease detected with a disease-specific population-based brain atlas. *Cereb Cortex* **11**, 1–16.

Viola P and Jones M. 2004. Robust real-time face detection. *Int J Comp Vision* **57**, 137–54.

von Economo C. 1929. *The Cytoarchitectonics of the Human Cerebral Cortex.* London: Oxford Medical Publications.

Wang Y L, Chiang M C and Thompson P M. 2005. *Automated Surface Matching Using Mutual Information Applied to Reimann Surface Structures.* MICCAI. Palm Springs, CA., Berlin: Springer, pp. 666–74.

Wang Y L, Gu X, Chan T F, Thompson P M and Yau S T. 2008. Brain mapping with the Ricci flow conformal parametrization and multivariate statistics on deformation tensors. MICCAI Workshop on Mathematical Foundations of Computational Anatomy (MFCA), 13 May 2008.

Wells W M III, Grimson W E L, Kikinis R and Jolesz F A. 1996. Adaptive segmentation of MRI data. *Med Imag IEEE Trans* **15**, 429–42.

Wimo A, Jonsson L and Winblad B. 2006. An estimate of the worldwide prevalence and direct costs of dementia in 2003. *Dement Geriatr Cogn Disord* **21**, 175–81.

Wright I C, McGuire P K, Poline J B, *et al.* 1995. A voxel-based method for the statistical analysis of gray and white matter density applied to schizophrenia. *Neuroimage* **2**, 244–52.

Yanovsky I, Leow A D, Osher S J and Thompson P M. 2009. Asymmetric and symmetric unbiased image registration: Statistical assessment of performance. *Med Image Anal* **13**, 679–700.

Yushkevich P A, Piven J, Hazlett H C, *et al.* 2006. User-guided 3D active contour segmentation of anatomical structures: Significantly improved efficiency and reliability. *Neuroimage* **31**, 1116–28.

第 24 章

阿尔茨海默病的功能影像学

24

Vanessa Taler and Andrew J. Saykin

阿尔茨海默病

背景

阿尔茨海默病（Alzheimer's disease，AD）是一种具有破坏性的神经退行性疾病，是年龄相关痴呆最常见的病因，患病率在所有痴呆类型中占 60%～80%。在 2008 年，美国约 520 万人患有 AD，每年花费将近 1000 亿美元。到 2050 年，美国将有 1000～1600 万人被诊断为 AD（阿尔茨海默病协会，2008）。

AD 的神经病理学变化包括 100 年前发现的突触缺失、皮质萎缩、神经元间 β 淀粉样蛋白沉积形成的"老年"斑、tau 蛋白在已经死亡或即将死亡的神经元中形成神经纤维缠结。胆碱能和谷氨酰能通路都参与了 AD 的病理生理变化。散在的晚发 AD 的遗传学基础还不明确，有几种遗传因素在其中起作用。少数 AD 患者（<5%）是家族遗传性，与罕见的淀粉样前体蛋白（amyloid precursor protein，APP）或衰老蛋白（presenilin，PSEN）基因突变有关。载脂蛋白 E（APOE）基因的等位基因 ε4 会显著增加晚发 AD 的危险性，许多旨在识别 AD 危险因素生物标记的研究都集中在这些基因上。

AD 患者存在多个领域的认知功能下降，包括记忆力、执行功能、语义词汇能力等。通过功能神经影像学研究可测查 AD 早期患者在认知任务过程中的代谢、脑活动和血流改变，旨在明确 AD 的神经病理改变对皮质激活模式的影响，识别个体即将发展为 AD 的可能的标记物，评估治疗干预的效果。

AD 早期阶段

AD 研究的主要目标之一是尽可能早地识别那些将要发展为 AD 的个体，并进行药物治疗。近几十年来发现，有一组老年人亚群表现出认知损害但不符合完全痴呆的标准（例如：Graham 等，1997；Levy，1994）。1999 年，Petersen 及其团队定义了轻度认知功能障碍（MCI）的症状，即患者表现出客观和主观的认知损害，但不足以诊断为痴呆。MCI 患者以每年 10%～15% 的速率发展为 AD，而正常人群为 1%～2%（Petersen，2007）。然而，也有一些 MCI 患者情况稳定甚至恢复（Winblad 等，2004）。有些研究认为 MCI 是 AD 的一个危险因素，而不是疾病的前驱阶段，有人认为它事实上是 AD 的早期阶段（Morris，2006）。

脑解剖改变：AD、MCI 和有认知改变主诉人群的结构影像学

通过与健康对照进行内侧颞叶和海马体积比较来鉴别 AD，灵敏度为 78%～94%，特异性为 60%～100%（Bosscher 和 Scheltens，2001）。AD 患者皮质灰质改变遍布颞叶、边缘叶到额叶及枕叶，感觉运动区相对正常。一些证据提示左半球疾病进展比右半球要快（Thompson 等，2003）。在 AD 临床发病前，个体已经有神经病理改变。海马萎缩发生在痴呆起病前（Fox 等，1996；Visser 等，1999；Jack 等，1997，1999），可以据此预测个体将转化为 AD（de Leon 等，1989，1993）和随后进展为临床诊断的痴呆（Fox 等，1996）。近期研究发现，与未转化为痴呆者相比，转化为痴呆的 MCI 者，其海马、内嗅皮质、颞极、中央颞叶、梭状回和下部颞回的萎缩发生率更高（Desikan 等，2008）。一项大样本 MCI 患者队列（$n=62$）研究指出，内侧颞叶神经萎缩的患者最有可能在 1 年内发展为 AD，左侧海马体积减小是将要发展为 AD 最直接的标志（Risacher 等，2009）。

即便在认知下降早期，受试者也会有主观认知下降的主诉，但没有显著的神经心理学缺陷。这些受试者显示存在海马灰质改变，与遗忘性 MCI 相似（Saykin 等，2006）（见图 24.1）。对于这一人群的功能性神经影像学研究有限，但是对认知下降和痴呆早期阶段的识别方面取得重大进展还是有希望的。

AD 患者的功能影像学

虽然结构影像学对了解 AD 起关键作用，但皮质萎缩的区域并不总是与大脑血流量下降的区域一致（Matsuda 等，2002）。功能神经影像学为在体内研究认知发展过程中观察 AD 的神经病理改变对皮质活动的影响提供了独特的方法。我们将回顾以下 3 种手段观察执行不同认知任务的结果：功能性磁共振成像（functional magnetic resonance imaging，fMRI）、正电子发射断层成像（positron emission tomography，PET）和单光子发射计算机断层成像（single photon emisson computed tomography，SPECT）。

功能性磁共振成像（fMRI）

对 AD 患者的功能性 MRI 研究发现，在不同的认知任务下有 3 种不同的皮质激活模式。不少研究发现，AD 患者与健康老年人相比激活减弱，如海马，许多研究指出 AD 患者在视觉和词语编码（Kato 等，2001；Small 等，1999；Rombouts 等，2000；Sperling 等，2003）、词语学习（Schröder 等，2001）过程中额叶和颞叶激活减弱。与此相反，其他研究发现，和健康老年人相比，AD 患者在认知过程中激活增强，包括语义任务时的内侧颞叶（Grossman 等，2003）和视空间任务（Kato 等，2001）时的视区。已观察到 AD 患者在语义任务时，左侧下额叶激活和萎缩具有相关性，但是健康老年人则没有（Johnson 等，2000）。最近的研究发现，在认知过程中 AD 患者和对照组参与的皮质不同。在语义和情景记忆任务中，研究者发现对照组左侧前额叶和颞叶激活，但 AD 患者则是双侧背外侧前额叶和后部皮质激活（Grady 等，2003）。AD 患者前额叶和后部脑区皮质激活与执行任务时表现好相关（Grady 等，2003）。相同的研究也报道了在记忆

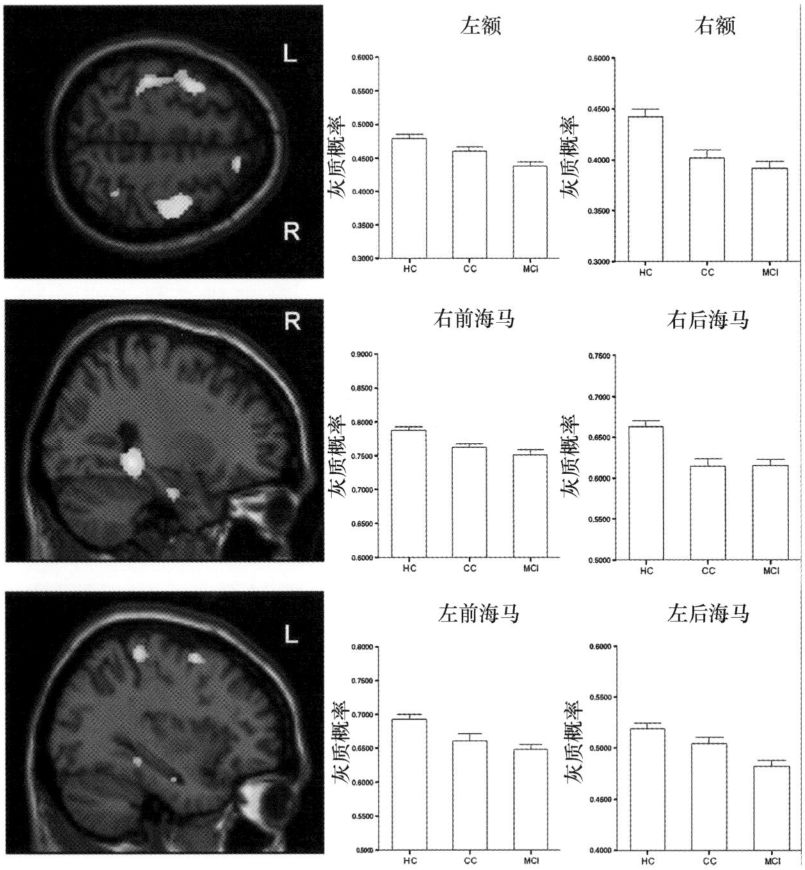

图 24.1 与 HC 组相比，MCI 组和 CC 组脑区结构改变显示出 GM 明显萎缩。在每行左侧显示的是全部分析中有小组差异的脑区，包括双侧额叶（顶部）、右侧海马（中部）、左侧海马（底部，$P<0.001$），并且以图表的形成显示不同组间相关脑区感兴趣半球的信号强度的区别（见彩图 24.1）。

编码和再认过程中，与对照组相比，AD 患者表现出显著的海马激活减弱，而顶叶和额叶则激活增强 (Pariente 等，2003)。

不同的结果可能反映了临床评估中患者组、任务形态、评估要求、统计学方法 (Craig-Schapiro 等，2009) 间的差异，还反映了处理组间性质的不同。AD 患者对比正常老年人而言激活减弱和增强同时存在，以及有不同区域的皮质参与认知过程，提示在认知过程中激活增强也许与代偿有关 (Masdeu 等，2005)。一个可能性就是因为不同的结果反映了疾病不同阶段的实质改变：轻微神经元功能紊乱或神经元丢失时脑区激活增强，随后在大量神经元功能紊乱时激活减弱 (Masdeu 等，2005)。这将在下文讨论。

第二层面的考虑是：参与任务的是网络性脑区而不是孤立脑区。在语言学习任务中，已经报道 AD 与对照相比激活减弱的是一个网络结构，包括枕叶、颞叶和额叶 (Schröder 等，2001)，提示 AD 病理改变造成的皮质激活模式不是任何单一的脑区不足。支持这种结论的证据是这些区域通常不被认为与 AD 病理改变有关，如感觉运动区，已经发现在 AD 患者中有激活减弱 (Buckner，2000；D'Esposito 等，2003)，可能反映皮质网络损害。这些结果将在后文详细回顾。

正电子发射断层成像 (PET)

可以使用[18] F-2-脱氧-2-氟-D-葡萄糖 (FDG-PET) 作为标记物来评估局部脑葡萄糖代谢 (regional cerebral glucose metabolism，RCGM) 情况。研究者已经在 AD 患者中观察到颞顶叶 (例如：Hoffman，2000；Sakamoto 等，2002)、后扣带回 (例如：Minoshima 等，1997；Nestor 等，2003a)、联络皮质 (Mosconi 等，2005)、海马、内侧丘脑和乳头体 (Nestor 等，2003a；综述见 Matsuda，2001) 的葡萄糖代谢降低。相比晚发性 AD 患者而言，还可观察到早发性 AD 患者边缘叶 CMRgl 增加 (Mosconi 等，2005)。最近，一项大样本多中心研究发现 (阿尔茨海默病神经影像学计划，ADNI，www. adni-info. org)，与健康对照组相比，AD 患者双侧后扣带回、楔前叶、颞顶叶和额叶，以及左侧额叶和颞叶 CMRgl 降低，这些脑区 CMRgl 与疾病的严重程度密切相关 (Langbaum 等，2009)。

在 AD 患者和认知正常的受试者中，我们也观察到两组在执行认知任务时皮质激活模式的不同。在执行视觉再认任务时 AD 患者整个大脑激活不足 (Kessler 等，1991)。在言语情景再提取测验时，发现 AD 患者左侧海马和顶叶血流量减少，而左侧前额叶和小脑血流量增加 (Bäckman 等，1999)。在单词表复述测验时，AD 患者表现出双侧额叶激活，而健康对照只有右侧额叶激活 (Woodard 等，1998)。在情景和短时记忆测验时 (Becker 等，1996a)，AD 患者受累脑区激活减弱，额叶激活增强 (Becker 等，1996b)。如同前面在 fMRI 中讨论的一样，激活减弱或增强同时存在反映了损害以及相应的代偿过程。

单光子发射计算机断层成像 (SPECT)

与 PET 一样，SPECT 是一种核影像技术，采用放射性标记分子来测量局部脑血流量。研究者应该知道利用 SPECT 分析时要校正萎缩相关部分体积效应的重要性 (Sakamoto 等，2003)，PET 也一样。虽然 SPECT 灌注成像在识别 AD 方面没有 PET 精确 (Silverman，2004)，但花费低，容易被接受，因此应用很广泛。SPECT 研究显示，AD 患者存在一些脑区的血流改变，包括颞顶叶相关皮质 (Julin 等，1998)、后扣带回 (Kogure 等，2000；Johnson 等，1998) 和海马杏仁核复合体 (Kogure 等，2000；Lehtovirta 等，1996；Johnson 等，1998；Ohnishi 等，1995；Julin 等，1997)。在女性 AD 患者还发现了明显的半球不对称 (Ott 等，2000)。总之，在所涉及的脑区方面，SPECT 结果与 PET 和 fMRI 一致。

功能性神经影像学：AD 早期识别

为了使用功能神经影像技术描绘 AD 早期标记物，研究已经集中于 MCI 患者、有 AD 家族史且目前有显著主观认知主诉者，以及有已知遗传危险因素的人群，因为他们携带决定 AD 的常染色体显性遗传突变 (PSEN or APP 突变)，或携带 APOE-ε4 等位基因 (散发的晚发型 AD 的主要遗传危险因素)。在这里我们回顾了使用 fMRI、PET 和 SPECT 的相关研究结果，讨论早期识别

AD 相关皮质激活模式的意义。

轻度认知功能损害（MCI）

功能性磁共振成像（fMRI）

研究发现，轻度认知功能损害（mild cognitive impairment，MCI）患者相对于正常老年人而言，功能性 MRI 已经观察到有改变（见图 24.2）。MCI 患者记忆编码时存在内侧颞叶激活减弱（Machulda 等，2003；Petrella 等，2007）和后中部皮质激活增强（Petrella 等，2007）。Johnson 等报道健康老年人（非 MCI）在联想学习（Johnson 等，2008）及面孔重复测验（Johnson 等，2004）中表现出海马和海马旁回动态信号衰减。这种信号激活减弱与 MCI 患者灰质萎缩有关（Johnson 等，2004）。在联想编码过程中，MCI 患者海马激活增强（Dickerson 等，2005），这种激活增强与记忆力测验表现良好有关（Dickerson 等，2004）。上述研究指出，这些患者的学习困难与内侧颞叶存在联系，虽然我们现在还不清楚其明确的通路。

在对 MCI 患者记忆任务中不同脑区激活增强或减弱的研究进行评估时，鉴别记忆过程中的编码和再认非常重要，因为两个过程中激活模式各异。例如，Johnson 等（2006a）揭示 MCI 患者在编码过程中海马激活减弱，在再认过程中后扣带回激活减弱。与之类似，Trivedi 等（2008a）报道，和正常对照组相比，在成功的编码过程中 MCI 患者表现出海马激活增强，额叶激活减弱，但在成功的再认过程中，内侧颞叶激活减弱，额叶激活显著增强。

和前面提到的 AD 患者一样，解释这些结果需要考虑到 MCI 患者的认知损害程度。一项关于轻度 AD、轻度 MCI 和重度 MCI 患者在联合记忆测验中 fMRI 的独立构成分析指出，多个记忆相关神经元网络的激活在各组间均有差异。所有研究均显示，受试者海马激活与顶叶失活有关。与正常对照组相比，轻度 MCI 患者表现出海马激活增强，但是重度 MCI 患者和 AD 患者表现出海马激活减弱；同时，轻度 MCI 患者顶叶失活更严重，在重度 MCI 和轻度 AD 患者中，顶叶失活则不明显。这种失活程度下降与注意网络激活增强有关，提示在疾病进程中参与记忆和注意的皮质活动模式很复杂（Celone 等，2006）。

最后我们需要回想的是，MCI 患者的某个亚型也许能代表那些相对认知正常，但是在某一特殊时间点的神经心理测验中表现较差的老年人。这与 MCI 中所见的更为典型的记忆损害进展相反。这些亚组间差异可能反映了内侧颞叶不同区域的参与。例如，在一项对只有记忆力损害的患者进行的面孔分类研究中（对比 MCI），研究者将患者分为两组，一组与健康老年人相比较表现出所有海马区域激活减弱，类似于 AD 患者，另一组功能异常则仅局限于脑下脚（Small 等，1999）。这些结果提示所有海马区域都与早期 AD 有关，年龄相关（非 AD）记忆力下降也许只是与脑下脚功能异常有关。

PET

PET 研究提示 MCI 患者多个脑区代谢下降，包括内侧颞叶、扣带回（cingular）、扣带回-顶叶（cingulo-parietal）、前额叶皮质、楔前叶（De-

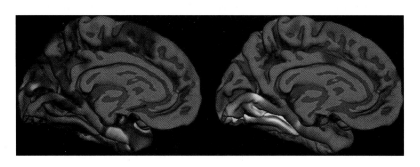

图 24.2　MCI 患者的 fMRI 高清图片（349K）。在有神经疾病患者的 fMRI 研究中，观察到的异常定位、强度和范围取决于病理改变的部位及其严重程度，还与参与特定 fMRI 任务的功能网络以及参与者在任务中的表现有关。本图中，比较了结构性 MRI 下 AD 皮质变薄区域与 fMRI 测量的皮质激活（左图，Dickerson *et al.*，2007a），以及正常人群成功学习新信息、事后能自由回忆事件相关学习过程中的皮质激活（右图，Dickerson *et al.*，2007b）。分析软件的出现使得人们能直接研究 MCI/AD 与其他疾病功能和结构异常之间的关系（见彩图 24.2）。

vanand 等，2006；Langbaum 等，2009；Seo 等，2009；Nobili 等，2008）。这些脑区的代谢下降与 MCI 患者的认知表现有关（Perneczky 等，2007；Chételat 等，2003；Nishi 等，2010）。后扣带回，尤其是亚后皮质，在负责情景再提取的前额叶与负责具体记忆过程的海马之间具有重要的连接作用（Nestor 等，2003b）。在颞顶叶皮质血流减少后的 8～37 个月，会发生皮质介导的注意和视觉功能损害（综述见 Wolf 等，2003）。

一些研究证实，从 MCI 到很可能患 AD，都可以根据 AD 病理改变相关脑区的局部 CMRglc 下降预测：颞顶叶（Arnaiz 等，2001）、海马、海马旁回、舌回和梭状回（Chételat 等，2005）、顶叶（Mosconi 等，2004b，Caselli 等，2008）。在使用一般估算方程式分析的前瞻性研究中，Devanand 等（2006）发现使用协方差提前区分 AD 和正常对照的静息 PET 也可以在 MCI 独立样本中预测 AD。内嗅皮质代谢基线低可以预测从认知正常到 MCI 的转化，包括颞叶新皮质（de Leon 等，2001）。

PET 还可用来评估认知过程中的皮质血流量。在情景记忆测验中使用语义相关词语配对，MCI 患者和健康对照者在回忆时显示出皮质激活不同。与对照组相比，MCI 患者显示出右侧额叶和左侧颞叶激活减弱，但左侧额叶激活增强。这些研究提示，MCI 患者和健康对照记忆再提取的方式不同（Moulin 等，2007）。

SPECT

与其他形式的 AD 和 MCI 研究一致，SPECT 研究显示 MCI 患者颞顶叶、后扣带回和内侧颞叶灌注不足，并且随着疾病进展，灌注不足会越来越严重（Kogure 等，2000；Johnson 等，1998；Bradley 等，2002）。据报道，与广泛使用 SPECT 进行的小脑-感兴趣区（ROI）测量方法相比，运用 MRI 或 CT 能更好地鉴别 MCI 和正常对照（Scheltens 等，1997）。最近的研究表明，可以通过扣带回灌注不足预测从 MCI 到 AD 的转化（Johnson 等，2007a），早期 AD 可以通过自动化评估后扣带回、楔前叶和顶叶皮质的灌注而与其他痴呆类型鉴别（Waragai 等，2008）。正如前面讨论的，与 PET 和 fMRI 相比，SPECT 广泛的可获得性以及低成本使其在临床应用中保持重要性。

APOE-ε4 携带者

fMRI

与非携带者相比，绝大多数非痴呆 APOE-ε4 携带者的 fMRI 显示大脑激活增强。这种激活增强不仅局限于内侧颞叶，还涵盖了广泛的大脑区域。一项词语学习研究表明这些任务结果与 APOE-ε4 携带者的海马、前额叶、顶叶激活增强有关（Bookheimer 等，2000），词语配对联想编码和巩固导致右侧半球广泛神经网络参与（Han 等，2007）。已经证明顶叶激活增强与词语流畅性（Smith 等，2002）和心理旋转（Yassa 等，2008）有关，顶叶和额叶激活增强与记忆任务有关（Wishart 等，2006；Filbey 等，2006）。相对于纯合子 ε3 来说，ε4 携带者记忆负荷增加与背外侧前额叶激活增强有关（Petrella 等，2002）。Bondi 等（2005）报道在图片学习任务里，ε4 携带者存在多个脑区广泛激活增强，包括海马、海马旁回、额叶和顶叶。这种广泛的激活增强反映了代偿性激活（Wierenga 和 Bondi，2007），或者说 ε4 携带者比非携带者在认知任务中付出的努力更多，这与任务本身的难度无关（Burggren 等，2002）。

相反，一些研究指出在静息状态和执行认知任务时，ε4 携带者比非携带者激活减弱（综述见 Scarmeas 和 Stern，2006）。例如，携带者在编码过程中海马区激活减弱（Trivedi 等，2006，2008b）。在语义分类中，左内侧顶叶皮质、双侧前扣带回存在剂量相关的激活减弱（Lind 等，2006b），ε4 携带者在预测有序情景记忆的分类测验中表现为顶叶激活减弱（Lind 等，2006a）。在视空间编码测验中，携带者的面孔再识别测验表现出扣带回激活减弱（Xu 等，2008），腹侧视觉通路有激活改变，包括内侧颞叶（Borghesani 等，2008）。在一项记忆功能测验中，非携带者的双侧海马、左侧眼窝部和中部额叶、左侧中部颞叶区域存在记忆相关激活增强，但是携带者这些区域激活减弱（Mondadori 等，2007）。在视觉命名和词语流畅性任务中，携带者双侧中部和后部内侧颞叶激活减弱（Smith 等，1999）。

总之，与上文中对 MCI 患者的讨论类似，ε4 携带者相对于非携带者的不同激活反映了一种损害-代偿模式。然而，如 Scarmeas 和 Stern 所观察的（Scarmeas 和 Stern，2006），这种结果的差异也许反映了最初的 AD 病理改变，或者仅仅是由于研究对象脑功能和结构的遗传差异造成的。

PET

虽然携带和不携带 ε4 等位基因的 AD 患者有相似的大脑低代谢（双侧颞叶、顶叶、后扣带回、前额叶皮质），但携带 ε4 等位基因的 AD 患者代谢下降往往更显著，表现在顶叶、颞叶、后扣带回（Drzezga 等，2005）、前扣带回、额叶（Mosconi 等，2004c，2005）和联合皮质与边缘叶（Mosconi 等，2004a）。这些变化与年龄有交互作用：ε4 携带者随着年龄增长 CMRgl 下降比非携带者更显著（Mosconi 等，2004c），和晚发携带者以及非携带者相比，早期发病的 ε4 携带者海马和基底前额叶皮质代谢下降更显著，反映了携带者特定脑区 AD 病理改变耐受性下降（Mosconi 等，2005）。在极轻度而非轻度或中到重度 AD 患者中已经发现 ε4 等位基因对于 CMRgl 的作用，提示该等位基因主要在疾病的发展过程中起重要作用，而不是在代谢过程中起作用（Lee 等，2003）。一项研究发现痴呆严重程度与 ε4 状态是 AD 患者皮质代谢模式各自独立的预测因子（Mielke 等，1998）。

研究还表明，无症状的 ε4 携带者阿尔茨海默相关脑区 CMRgl 异常低下，包括扣带回和颞叶联合皮质（Rimajova 等，2008）、楔前叶、后扣带回、顶颞叶和额叶（Reiman 等，1996）。这种降低呈剂量依赖性（Reiman 等，2005），并且早在 20～39 岁就会发生（Reiman 等，2004）。非痴呆的 ε4 携带者左、右顶叶 CMRgl 不对称比未携带者常见（Small 等，1995）。

将功能影像与基因型相结合可以识别早期 AD 患者（Rapoport，1997；Small 等，1996）、判断有 AD 危险因素患者的预后（Drzezga 等，2005），以及验证治疗的效果（Small 等，1996；Reiman 等，2001）。一项近期的研究发现，将 FDG-PET 结果与 APOE 基因型联合对识别哪类 MCI 患者转化为 AD 比单独使用任一方法敏感性和特异性都强（Drzezga 等，2005）。Caselli 等（2008）发现在无症状性记忆下降的 APOE-ε4 携带者组（像"前-MCI"受试者）中，后扣带回、双侧顶叶、左侧前额叶 CMRgl 基线水平低与随后的语言记忆下降有关。也就是说，这些患者的 AD 相关脑区 CMRgl 下降在认知症状出现前，可

提前预测语言记忆下降。MCI 患者中 APOE-ε4 携带者表现出颞顶叶和后扣带回代谢下降，将要发展为 AD 的 ε4 携带者还有前扣带回、下侧额叶代谢下降。这些额叶区域的 CMRgl 被认为可以预测 ε4 携带者向 AD 的转化，其灵敏度可达 100%，特异性约 90%，准确度约 94%（Mosconi 等，2004b）。

与 fMRI 得出的结论一致，功能影像研究使用 H$_2^{15}$O PET 发现在执行非语言记忆任务时，健康年轻人（Scarmeas 等，2005）、老年人（Scarmeas 等，2004b）和 AD 患者（Scarmeas 等，2004a）中的 ε4 等位基因携带者存在多个脑区激活减弱，提示 ε4 等位基因对携带者的影响甚至能早到上大学的年龄。

SPECT

SPECT 分析表明 ε4 等位基因携带者在额叶广泛区域、颞顶叶和枕叶均存在显著的代谢下降（Sakamoto 等，2003；Høgh 等，2001），在未携带者可观察到显著的顶叶 rCBF 不对称（van Dyck 等，1998）。枕叶的差异性被证明有剂量依赖性（Lehtovirta 等，1996）。灌注差异随着疾病进展也会越来越显著（Sakamoto 等，2003；Lehtovirta 等，1998），即便携带者和未携带者在整体临床严重程度上没有差异时也是如此（Lehtovirta 等，1998）。SPECT 测量表明 APOE 状态与年龄有关，老年患者中 ε4 相关差异在额叶联合灌注不足时最显著（Høgh 等，2001）。

AD 家族史

AD 家族史是发展为 AD 的重要危险因素。家族史研究集中在对 AD 有决定作用的常染色体显性遗传突变（APP、PSEN-1 和 PSEN-2）或散发 AD 家族史的影响。我们会在下文中依次讨论。

APP 与 PSEN 基因

在携带有变异 PSEN-1 基因的受试者中，PET 和 SPECT 研究均表明以下脑区存在异常，尤其影响散发 AD，包括顶叶、颞叶、前额叶、内嗅皮质、扣带回和海马复合体（Mosconi 等，2006；Fox 等，1997；Johnson 等，2001），但 2 项研究均报道 PSEN 变异对非痴呆的携带者 CMRgl 没有影响（Higuchi 等，1997；Almkvist 等，2003）。类似改变也见于 APP 变异携带者（Basun

等，2008；Julin 等，1998；Wahlund 等，1999），但非痴呆的携带者依旧或多或少的存在正常 CM-Rgl（Almkvist 等，2003）。任何可观察到的改变在诊断为痴呆的携带者上都最为显著，有报道称类似但严重程度较轻的模式与无症状变异携带者有关（对 APP 变异的讨论，见 Rossor 等，1993，1996）。

散发 AD 的家族史

在 fMRI 研究中，有 AD 家族史、存在独立的 APOE（Bassett 等，2006）、或由于家族史和 APOE 状态处于高风险的患者执行认知任务时（Fleisher 等，2005；Smith 等，1999，2005），可观察到 AD 相关脑区激活改变。有母系家族史的受试者相关 PET 研究发现了类似的结果，但是对于有父系家族史的人群中无此发现（Mosconi 等，2007）。在一项同卵双生子的 fMRI 研究中，双生子之一是 AD，结果发现受 AD 影响的人在视空间和语言工作记忆测验中双侧顶叶累及更多，而且在视空间记忆任务中（Lipton 等，2003），背外侧前额叶激活减弱（Johnson 等，2006b）。需要注意的是，一级亲属的 AD 家族史似乎影响 APOE-ε4 的表达，以及编码面孔再识别（Xu 等，2008）、自我评价过程中海马与内侧颞叶的调整过程（Johnson 等，2007b）。

主观认知主诉

结构影像学研究表明，有显著认知主诉的老年 AD 或 MCI 患者有脑萎缩（Saykin 等，2006；Wang 等，2006c），目前鲜有研究发表这些受试者的功能影像学检测数据。虽然没有观察到顶叶和颞叶代谢的影响，但一项早期的研究使用 FDG-PET 发现自评记忆下降与额叶功能下降有关（Small 等，1994）。一项近期的 PET 研究指出，有显著认知主诉的患者顶颞叶、海马旁回的 CMRgl 下降，而这与 APOE 状态有关：有认知主诉的 ε4 携带者比没有认知主诉的携带者或者未携带者 CMRgl 水平低（Mosconi 等，2008）。对于这一重要领域还需要进一步深入研究。

功能连接

研究者最近开始关注，AD 的损害可能由相关脑区之间的功能连接下降引起，而不是单独的局灶性神经退行性变（例如：Matsuda 等，2002）。功能连接是指脑区间功能的联系，通过不同脑区间激活时短暂的同步和相关性来衡量（Wang 等，2007）。这种连接可以借助 fMRI 和 PET 对认知任务或休息时的不同数据进行评估。

认知任务过程中的功能连接

对 AD 患者的脑功能连接改变也可采用记忆任务进行探究。在一项短期词语记忆试验中，Grady 等（2001）发现与健康对照组相比，AD 患者前额叶和海马存在激活相关性下降，提示包括这些脑区在内的分布网络整合活动下降也许是 AD 记忆下降的基础。与之类似，Lekeu 等（2003）报道自由回忆任务的表现和右侧额叶之间有相关性，而线索性回忆的表现则与残留海马旁回活动相关。这些结果提示，记忆再认的损害是由于额叶与海马旁回功能连接缺失造成的，患者在再收集缺失的情况下通过检索语义关联性来完成该任务。与健康对照组相比，MCI 患者在完成面孔匹配任务（Bokde 等，2006）时梭状回和视觉/内侧额叶之间连接减弱，在记忆任务中海马、前额叶、颞叶、顶叶和小脑之间连接减弱（Bai 等，2009）。

还有报道发现，一些有风险因素的受试者存在连接增强。在一个关联性记忆任务（面孔命名学习）中，ε4 携带者从海马到前扣带回、顶叶下部、中央后回、尾状核之间均显示出连接增强（Bartrés-Faz 等，2008）。研究者认为，这反映了皮质-皮质下额外的活动网络。这一发现表明处于风险中的受试者存在代偿增加。

Desgranges 等（1998）使用 PET 评估认知下降与 CMRgl 之间的关系。他们发现言语性情景记忆损害和边缘结构、右侧颞顶叶、额叶联合皮质组成的网络存在联系，短期记忆试验与后联合皮质之间存在联系，语义记忆测验与左颞顶叶及额叶联合皮质的活动有关。这种与认知表现相关的功能解剖研究是关注局灶性神经退行性变研究的重要延伸。

静息状态下的功能连接

与认知任务相关的功能连接改变可能与许多因素有关并且关系非常复杂。首先，神经元代谢下降与认知功能下降有关（Small 等，2000，2002；de Leon 等，2001），意味着 AD 患者在认知任务过程中激活减弱可以是认知表现差的原因或是结果（Rombouts 和 Scheltens 等，2005）。第二，执行认知任务对 AD 患者来说很困难。此外，认知下降早期可能有代偿性。因此，亟须用其他方法来评估脑功能改变（Rombouts 和 Scheltens 等，2005）。

为了避开这些问题，一些研究开始检查 AD 患者的默认静息状态网络。默认网络是一组功能上相关的区域，包括后扣带回/楔前叶、下侧顶叶、左背外侧额叶、左下侧额叶、左侧颞下回、内侧额叶和右侧杏仁核。与休息时的扫描相比，受试者在完成需要注意的任务时，往往存在上述脑区的失活（Shulman 等，1997）。

研究者观察到 AD 患者存在几个脑区的静息态连接减少，包括额叶与顶叶间（Horwitz 等，1987；Wang 等，2007），海马与不同脑区间（包括内侧前额叶、腹侧前扣带回和后扣带回；小脑和皮质、皮质下、边缘系统，尤其是额叶；后扣带回和海马）（Wang 等，2006b；Zhou 等，2008）（Allen 等，2007）（Greicius 等，2004）（见图 24.3），内嗅皮质和边缘系统、旁边缘系统间（包括后扣带回、前扣带回、舌回、左侧颞叶中回）（Hirao 等，2006）。研究者已经观察到前、后脑区间存在连接减少，脑叶内部存在连接增加，反相关网络（相互抑制连接）存在损毁（Wang 等，2007）。一些研究者提示，AD 病理生理改变与后扣带回、海马（Greicius 等，2004）、海马内部（Li 等，2002）、枕叶、颞叶和后扣带回/楔前叶（He 等，2007）静息低频率波动（$<0.08Hz$）异常有关。

研究还发现，功能连接减少与 MMSE 评分界定的疾病严重程度相关。

健康人群功能网络的一个重要特性是"小世界"网络，其特征是在随机空间里有多个短距离连接和少数长距离连接（关于这些网络的总数和讨论见 Guye 等，2008）。有人观察到 AD 患者功能网络的小世界特性（small-world properties）缺失，海马整体和内部集聚系数较低（Supekar 等，2008）。在最近的研究中，对 AD 患者和对照组仅以网络集聚系数为基础加以精确鉴别，其灵敏度为 72%，特异性为 78%。另一项研究发现，对 AD 患者和对照组以内在反相关网络（即相互抑制）的相关和反相关系数为基础，使用弃一法交叉验证，鉴别 AD 患者和对照组的精确度为 83%（Wang 等，2006a）。此外，AD 患者的内侧和侧面颞叶、岛叶、背侧扣带回、内侧前运动皮质、左前和后中回静息 fMRI 噪声持久性更高（Maxim 等，2005），在编码任务中，AD 患者相对于健康对照存在默认模式的任务相关失活减弱（Persson 等，2008）。

几乎没有专门针对 MCI 患者功能连接的研究。一项近期的 fMRI 研究表明，相对于对照组，MCI 患者的海马和后扣带回间连接减少（Sorg 等，2007），与在 AD 患者中的发现一致。

药物效果的神经影像学

一些研究使用 fMRI 探究胆碱能药物对 AD 和 MCI 的影响。例如，胆碱酯酶抑制剂可以提高 AD 患者视觉相关的区域以及额顶叶的视觉注意反应（Bentley 等，2008）以及面孔再识别中梭状

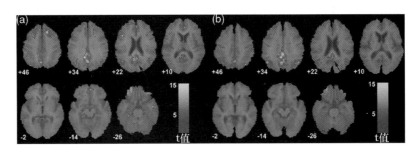

图 24.3 默认网络模型（经授权使用，Greicius *et al.*，2004）。健康老年人和 AD 患者的默认模型网络（华盛顿大学数据）。轴向影像显示健康老年人（A）和 AD（B）组的默认网络模型。蓝色箭头指 PCC。在健康老年人群（A）中探查海马和下面的内嗅皮质（绿色箭头），但在 AD 组只探查了右侧海马。采用 $P<0.0001$ 的高度和范围连接阈值来确定显著群集。每幅图下的数值指 Talairach 空间的 z 坐标。T 分值柱状图在右侧显示。功能影像被小组平均结构影像覆盖（见彩图 24.3）。

回的反应（Kircher 等，2005）。

一项最近的研究检测面孔再识别中记忆编码和再提取，发现加兰他敏（单次剂量）急性治疗可引起 MCI 患者在记忆再提取时后扣带回、左侧下顶叶、前额叶激活增强，AD 患者在记忆编码时海马激活增强。相反，较长时间的药物暴露（5 天）可引起 MCI 患者在记忆再提取时后扣带回和前额叶激活减弱，AD 患者在编码过程中海马激活减弱（Goekoop 等，2006）。加兰他敏治疗 7 天可引起患者在执行空间导航任务时海马激活增强（Grön 等，2006）。

延长胆碱能药物治疗（接近 6 周）显示，MCI 患者在 n-back[①]工作记忆任务中额叶激活增强，这种激活与任务表现能力提高和海马体积基线有关（见图 24.4）（Saykin 等，2004）。在另一项 12～24 周的多奈哌齐治疗研究中，MCI 患者在延迟反应视觉记忆任务中显示额叶激活增强，安慰剂组则显示额叶激活减弱（Petrella 等，2009）。

总之，这些结果为下述结论提供了有力的证据：①胆碱能系统在 MCI 患者和 AD 患者记忆功能中的重要参与；②各组中胆碱能系统处于不同的功能状态；③fMRI 作为评估药理学改变的生物标志物具有敏感性。

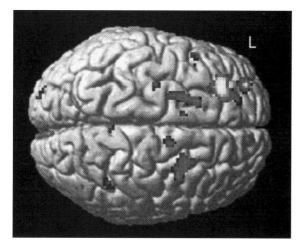

图 24.4　fMRI 观察到的多奈哌齐的胆碱能增强作用对工作记忆脑区激活的影响（经授权使用，Saykin et al.，2004）。统计参数图显示了小组×时间交互作用分析的结果。这幅图显示了 MCI 患者较正常对照在 Time 2（治疗后）和 Time 1（基线）有更多的脑区激活（见彩图 24.4）。

淀粉样蛋白成像

最近发展的不同追踪手段允许研究者在活体中对 β 淀粉样蛋白（Aβ）沉积成像。它是 AD 的神经病理学标记物，包括［F-18］BAY94-9172、［F-18］AV-45、［F-18］AH110690、［F-18］FDDNP。其中应用最广泛的示踪剂是匹兹堡复合物 B（Pittsburgh compound B，PIB）。这一方法首先报道于 2004 年（Klunk 等，2004）。这种技术涉及使用正电子发射 C-11 的 PET 成像。在病例试验中，使用匹兹堡复合物 B 测量活体 Aβ 与尸检测量结果具有一致性（Ikonomovic 等，2008；Bacskai 等，2007），提示它是沉积的有效标记物。

匹兹堡复合物 B 摄取增加表明 Aβ 沉积，已证实存在于 MCI（图 24.5）（Kemppainen 等，2007；Pike 等，2007；Forsberg 等，2008）及其所有亚型患者（Wolk 等，2009），以及一些认知正常的成年人（Aizenstein 等，2008；Mintun 等，2006）。这种与情景记忆测量相关的摄取既可见于认知正常的个体，也可见于 MCI 患者（Pike 等，2007）。一项最近的研究表明，Aβ 沉积、海马萎缩与记忆测量有关，提示 Aβ 诱发的海马萎缩可能是导致正常老年人和 MCI 患者情景记忆下降（Mormino 等，2009）的原因。淀粉样蛋白成像在未来可以帮助我们了解 MCI、AD 以及症状出现前阶段认知损害的神经基础。

结论和未来研究方向

神经影像学在未来阿尔茨海默病及其前驱状态和相关神经退行性疾病的研究与患者治疗方面将发挥越来越重要的作用。直到最近，影像学的主要作用还是用来排除其他病因学引起的认知下降，帮助临床诊断 AD。利用 MRI 和 FDG-PET 可以识别前驱的结构变化以及代谢特点的特异模式，通过 PET 利用连续操作测验（continuous performancetest，CPT）编码进行痴呆鉴别诊断。淀粉样蛋白沉积的分子影像学作为一种斑块负荷的测量法，也随时准备成为 AD 疾病状态的主要生物标志物。在不远的

---

①　n-back 任务：n-back 任务是一连串的刺激物，该任务要求测试者在当前的刺激物与第 n 次之前的相符时做出反应。负载因素 n 可以被调节以改变任务的难度。

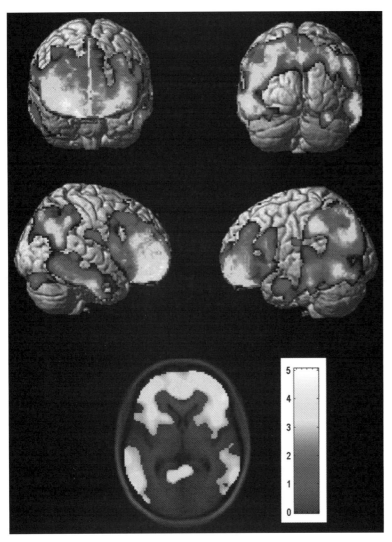

图 24.5 统计学参数绘图分析的 PiB 可视化结果（经授权使用 Kemppainen *et al.*，2007）。在 MCI 患者和正常对照组使用可视化表面，上边两行显示 NN 甲基 [^{11}C] 2（4′甲基苯甘氨酸）6 羟基苯并三唑 [^{11}C] PIB 吸收有显著增加的（$P <$ 0.01）脑区。红色与黄色的比例指 [^{11}C] PIB 吸收的显著差异水平（黄色有最显著差异）。最下面一行描述了轴向界面可视化在皮质结构和相关颜色柱状图所指的 T 值增加。图像目前已被推荐收入神经病学大会（见彩图 24.5）。

将来，PET、MRI 以及联合腰椎穿刺进行 CSF 生物学标记研究（Koivunen 等，2008）将广泛应用于 AD 的临床前诊断。功能 MRI 包括连接分析、ASL 灌注、MRS 和铁探测研究，均提示它们对基于 MR 的模态具有潜在作用，并能提供补充信息。但是，我们仍然需要更多的研究，特别是纵向研究。虽然已批准的药理学干预数据显示了疾病治疗效果有限，但 AD 的药物学发展途径仍比较广，存在许多有前途的靶点。这些干预仅在疾病早期才有纠正疾病或预防的潜在作用，也许在 AD 诊断前 10 年或更长。神经影像学在早期识别中起着越来越重要的作用（Weiner，2009），同样也可作为治疗反应的生物标志物（Dickerson 和 Sperling，2005；Saykin 等，2004；Petrella 等，2009；Klunk 等，2004；Klunk 和 Mathis，2008）。由 NIA 赞助的阿尔茨海默病神经影像学计划（Alzheimer's Disease Neuroimaging Initiative，ADNI）评估了本章描述的多个影像学方法作为 AD 早期识别和疾病进程生物标志物的作用。除了美国 ADNI 外，全世界范围内也开始共同努力，包括欧洲、澳大利亚、日本和中国的相关学会组织。这是最大的神经影像学研究，不仅能促进 AD 领域的研究进展，还能为采用神经影像学方法的临床试验提供助力。期待所有的研究和努力能带来新的诊断知识，改善这种破坏性疾病的治疗。

框 24.1　要点归纳

AD 患者在执行需要认知加工的各种任务时，包括记忆、视空间和语义加工，均表现出皮质激活。

在 AD 高危人群，例如 MCI 患者或 APOE ε4 等位基因的携带者，激活增强或减弱的报道都有，这取决于任务、方法和脑区。

这些结果可能反映了随疾病进展激活质的变化（例如，激活增强反映了代偿性，而激活减弱反映了随疾病进展损害更为严重的过程）。

病理改变也可能发生在包括区域性分布的皮质区网络在静息和认知过程中都存在。

神经影像生物标志物在很多领域均被广泛使用，包括对治疗反应的评估以及 AD 的早期识别。

探索功能连接的网络水平改变，如使用弥散张量成像（DTI），应与我们在个体皮质区激活改变的知识相结合。

淀粉样蛋白成像（如使用匹兹堡复合物 B 的 PET）是扩展我们对 MCI 和 AD 神经病学改变认识的重要新方向。

参考文献

Aizenstein H J, Nebes R D, Saxton J A, et al. 2008. Frequent amyloid deposition without significant cognitive impairment among the elderly. *Arch Neurol* **65**, 1509–17.

Allen G, Barnard H, McColl R, Hester A L, Fields J A and Weiner M F. 2007. Reduced hippocampal functional connectivity in Alzheimer disease. *Arch Neurol* **64**, 1482–7.

Almkvist O, Axelman K, Basun H et al. 2003. Clinical findings in nondemented mutation carriers predisposed to Alzheimer's disease: A model of mild cognitive impairment. *Acta Neurol Scand Suppl* **179**, 77–82.

Alzheimer's Association. 2008. Alzheimer's disease facts and figures. *Alzheimer's Dementia* **4**, 110–33.

Arnaiz E, Jelic V, Almkvist O, et al. 2001. Impaired cerebral glucose metabolism and cognitive functioning predict deterioration in mild cognitive impairment. *Neuroreport* **12**, 851–5.

Bäckman L, Andersson J L, Nyberg L, Winblad B, Nordberg A and Almkvist O. 1999. Brain regions associated with episodic retrieval in normal aging and Alzheimer's disease. *Neurology* **52**, 1861–70.

Bacskai B J, Frosch M P, Freeman S H, et al. 2007. Molecular imaging with Pittsburgh Compound B confirmed at autopsy: A case report. *Arch Neurol* **64**, 431–4.

Bai F, Zhang Z, Watson D R, et al. 2009. Abnormal functional connectivity of hippocampus during episodic memory retrieval processing network in amnestic mild cognitive impairment. *Biol Psychiatry* **65**, 951–8.

Bartrés-Faz D, Serra-Grabulosa J M, Sun F T, et al. 2008. Functional connectivity of the hippocampus in elderly with mild memory dysfunction carrying the APOE epsilon4 allele. *Neurobiol Aging* **29**, 1644–53.

Bassett S S, Yousem D M, Cristinzio C, et al. 2006. Familial risk for Alzheimer's disease alters fMRI activation patterns. *Brain* **129**, 1229–39.

Basun H, Bogdanovic N, Ingelsson M, et al. 2008. Clinical and neuropathological features of the arctic APP gene mutation causing early-onset Alzheimer disease. *Arch Neurol* **65**, 499–505.

Becker J T, Mintun M A, Aleva K, Wiseman M B, Nichols T and Dekosky S T. 1996a. Alterations in functional neuroanatomical connectivity in Alzheimer's disease. Positron emission tomography of auditory verbal short-term memory. *Ann N Y Acad Sci* **777**, 239–42.

Becker J T, Mintun M A, Aleva K, Wiseman M B, Nichols T and Dekosky S T. 1996b. Compensatory reallocation of brain resources supporting verbal episodic memory in Alzheimer's disease. *Neurology* **46**, 692–700.

Bentley P, Driver J and Dolan R J 2008. Cholinesterase inhibition modulates visual and attentional brain responses in Alzheimer's disease and health. *Brain* **131**, 409–24.

Bokde A L, Lopez-Bayo P, Meindl T, et al. 2006. Functional connectivity of the fusiform gyrus during a face-matching task in subjects with mild cognitive impairment *Brain* **129**, 1113–24.

Bondi M W, Houston W S, Eyler L T and Brown G G. 2005. fMRI evidence of compensatory mechanisms in older adults at genetic risk for Alzheimer's disease. *Neurology* **64**, 501–8.

Bookheimer S Y, Strojwas M H, Cohen M S, et al. 2000. Patterns of brain activation in people at risk for Alzheimer's disease. *N Engl J Med* **343**, 450–6.

Borghesani P R, Johnson L C, Shelton A L, et al. 2008. Altered medial temporal lobe responses during visuospatial encoding in healthy APOEε4 carriers. *Neurobiol Aging* **29**, 981–91.

Bosscher L and Scheltens P H. 2001. *MRI of the Temporal Lobe. Evidence-Based Dementia.* Oxford: Blackwell.

Bradley K M, O'sullivan V T, Soper N D, et al. 2002. Cerebral perfusion SPECT correlated with Braak pathological stage in Alzheimer's disease. *Brain* **125**, 1772–81.

Buckner R L, Snyder A Z, Sanders A L, Raichle M E and Morris J C. 2000. Functional brain imaging of young, nondemented, and demented older adults. *J Cogn Neurosci* **12** (Suppl. 2), 24–34.

Burggren A C, Small G W, Sabb F W and Bookheimer S. 2002. Specificity of brain activation patterns in people at genetic risk for Alzheimer disease. *Am J Geriatr Psychiatry* **10**, 44–51.

Caselli R J, Chen K, Lee W, Alexander G E and Reiman E M. 2008. Correlating cerebral hypometabolism with future memory decline in subsequent converters to amnestic pre-mild cognitive impairment. *Arch Neurol* **65**, 1231–6.

Celone K A, Calhoun V D, Dickerson B C, et al. 2006. Alterations in memory networks in mild cognitive impairment and Alzheimer's disease: An independent component analysis. *J Neurosci* **26**, 10 222–31.

Chételat G, Desgranges B, De La Sayette V, et al. 2003. Dissociating atrophy and hypometabolism impact on episodic memory in mild cognitive impairment. *Brain* **126**, 1995–67.

Chételat G, Eustache F, Viader F, et al. 2005. FDG-PET measurement is more accurate than neuropsychological assessments to predict global cognitive deterioration in patients with mild cognitive impairment *Neurocase* **11**, 14–25.

Craig-Schapiro R, Fagan A M and Holtzman D M. 2009. Biomarkers of Alzheimer's disease. *Neurobiol Dis* **35**, 128–40.

D'Esposito M, Deouell L Y and Gazzaley A. 2003. Alterations in the BOLD fMRI signal with ageing and disease: A challenge for neuroimaging. *Nat Rev Neurosci* **4**, 863–72.

De Leon M, Golomb J, George A E, *et al*. 1993. The radiologic prediction of Alzheimer disease: The atrophic hippocampal formation. *Am J Neuroradiol* **13**, 897–906.

De Leon M J, Convit A, Wolf O T, *et al*. 2001. Prediction of cognitive decline in normal elderly subjects with 2-[(18)F]fluoro-2-deoxy-d-glucose/positron-emission tomography (FDG/PET). *Proc Natl Acad Sci U S A* **98**, 10 966–71.

De Leon M J, George A E, Stylopoulos L A, Smith G and Miller D C. 1989. Early marker for Alzheimer's disease: The atrophic hippocampus. *Lancet* **2**, 672–3.

Desgranges B, Baron J C, De La Sayette V, *et al*. 1998. The neural substrates of memory systems impairment in Alzheimer's disease. A PET study of resting brain glucose utilization. *Brain* **121**, 611–31.

Desikan R S, Fischl B, Cabral H J, *et al*. 2008. MRI measures of temporoparietal regions show differential rates of atrophy during prodromal AD. *Neurology* **71**, 819–25.

Devanand D P, Habeck C G, Tabert M H, *et al*. 2006. PET network abnormalities and cognitive decline in patients with mild cognitive impairment. *Neuropsychopharmacology* **31**, 1327–34.

Dickerson B C, Bakkour A, Salat D H, *et al*. 2007a. The cortical signature of Alzheimer's disease (AD): A high throughput in vivo MRI-based quantitative biomarker. In *Massachusetts Alzheimer's Disease Research Center 20th Annual Scientific Poster Symposium*, Boston, MA.

Dickerson B C, Miller S L, Greve D N, *et al*. 2007b. Prefrontal–hippocampal–fusiform activity during encoding predicts intraindividual differences in free recall ability: An event-related functional–anatomic MRI study. *Hippocampus* **17**, 1060–70.

Dickerson B C, Salat D H, Bates J F, *et al*. 2004. Medial temporal lobe function and structure in mild cognitive impairment. *Ann Neurol* **56**, 27–35.

Dickerson B C, Salat D H, Greve D N, *et al*. 2005. Increased hippocampal activation in mild cognitive impairment compared to normal aging and AD. *Neurology* **65**, 404–11.

Dickerson B C and Sperling R A. 2005. Neuroimaging biomarkers for clinical trials of disease-modifying therapies in Alzheimer's disease. *NeuroRX* **2**, 348–60.

Drzezga A, Grimmer T, Riemenschneider M, *et al*. 2005. Prediction of individual clinical outcome in MCI by means of genetic assessment and (18)F-FDG PET. *J Nucl Med* **46**, 1625–32.

Filbey F M, Slack K J, Sunderland T P and Cohen R M. 2006. Functional magnetic resonance imaging and magnetoencephalography differences associated with APOEepsilon4 in young healthy adults. *Neuroreport* **17**, 1585–90.

Fleisher A S, Houston W S, Eyler L T, *et al*. 2005. Identification of Alzheimer disease risk by functional magnetic resonance imaging. *Arch Neurol* **62**, 1881–8.

Forsberg A, Engler H, Almkvist O, *et al*. 2008. PET imaging of amyloid deposition in patients with mild cognitive impairment. *Neurobiol Aging* **29**, 1456–65.

Fox N C, Kennedy A M, Harvey R J, *et al*. 1997. Clinicopathological features of familial Alzheimer's disease associated with the M139V mutation in the presenilin 1 gene. Pedigree but not mutation specific age at onset provides evidence for a further genetic factor. *Brain* **120**, 491–501.

Fox N C, Warrington E K, Stevens J M and Rossor M N. 1996. Atrophy of the hippocampal formation in early familial Alzheimer's disease. A longitudinal MRI study of at-risk members of a family with an amyloid precursor protein 717Val-Gly mutation. *Ann N Y Acad Sci* **777**, 226–32.

Goekoop R, Scheltens P, Barkhof F and Rombouts S A. 2006. Cholinergic challenge in Alzheimer patients and mild cognitive impairment differentially affects hippocampal activation – A pharmacological fMRI study. *Brain* **129**, 141–57.

Grady C L, Furey M L, Pietrini P, Horwitz B and Rapoport S I. 2001. Altered brain functional connectivity and impaired short-term memory in Alzheimer's disease. *Brain* **124**, 739–56.

Grady C L, Mcintosh A R, Beig S, Keightley M L, Burlan H and Black S E. 2003. Evidence from functional neuroimaging of a compensatory prefrontal network in Alzheimer's disease. *J Neurosci* **23**, 986–93.

Graham J E, Rockwood K, Beattie B L, *et al*. 1997. Prevalence and severity of cognitive impairment with and without dementia in an elderly population. *Lancet* **349**, 1793–6.

Greicius M D, Srivastava G, Reiss A L and Menon V. 2004. Default-mode network activity distinguishes Alzheimer's disease from healthy aging: Evidence from functional MRI. *Proc Natl Acad Sci U S A* **101**, 4637–42.

Grön G, Brandenburg I, Wunderlich A P and Riepe M W. 2006. Inhibition of hippocampal function in mild cognitive impairment: Targeting the cholinergic hypothesis. *Neurobiol Aging* **27**, 78–87.

Grossman M, Koenig P, Glosser G, *et al*. 2003. Neural basis for semantic memory difficulty in Alzheimer's disease: An fMRI study. *Brain* **126**, 292–311.

Guye M, Bartolomei F and Ranjeva J P. 2008. Imaging structural and functional connectivity: Towards a unified definition of human brain organization? *Curr Opin Neurol* **21**, 393–403.

Han S D, Houston W S, Jak A J, *et al*. 2007. Verbal paired-associate learning by APOE genotype in non-demented older adults: fMRI evidence of a right hemispheric compensatory response. *Neurobiol Aging* **28**, 238–47.

He Y, Wang L, Zang Y, *et al*. 2007. Regional coherence changes in the early stages of Alzheimer's disease: A combined structural and resting-state functional MRI study. *Neuroimage* **35**, 488–500.

Higuchi M, Arai H, Nakagawa T, *et al*. 1997. Regional cerebral glucose utilization is modulated by the dosage of apolipoprotein E type 4 allele and alpha1-antichymotrypsin type A allele in Alzheimer's disease. *Neuroreport* **8**, 2639–43.

Hirao K, Ohnishi T, Matsuda H, *et al.* 2006. Functional interactions between entorhinal cortex and posterior cingulate cortex at the very early stage of Alzheimer's disease using brain perfusion single-photon emission computed tomography. *Nucl Med Commun* 27, 151–6.

Hoffman J M, Welsh-Bohmer K A, Hanson M, *et al.* 2000. FDG PET imaging in patients with pathologically verified dementia. *J Nucl Med* 41, 1920–8.

Høgh P, Knudsen G M, Kjaer K H, Jørgensen O S, Paulson O B and Waldemar G. 2001. Single photon emission computed tomography and apolipoprotein E in Alzheimer's disease: Impact of the epsilon4 allele on regional cerebral blood flow. *J Geriatr Psychiatry Neurol* 14, 42–51.

Horwitz B, Grady C L, Schlageter N L, Duara R and Rapoport S I. 1987. Intercorrelations of regional cerebral glucose metabolic rates in Alzheimer's disease. *Brain Res* 407, 294–306.

Ikonomovic M D, Klunk W E, Ambrahamson E E, *et al.* 2008. Post-mortem correlates of in vivo PiB-PET amyloid imaging in a typical case of Alzheimer's disease. *Brain* 131, 1630–45.

Jack C R, Petersen R C, Xu Y C, *et al.* 1999. Prediction of AD with MRI-based hippocampal volume in mild cognitive impairment. *Neurology* 52, 1397–403.

Jack C R J, Petersen R C, Xu Y C, *et al.* 1997. Medial temporal atrophy on MRI in normal aging and very mild Alzheimer's disease. *Neurology* 49, 786–94.

Johnson K A, Jones K, Holman B L, *et al.* 1998. Preclinical prediction of Alzheimer's disease using SPECT. *Neurology* 50, 1563–71.

Johnson K A, Lopera F, Jones K, *et al.* 2001. Presenilin-1-associated abnormalities in regional cerebral perfusion. *Neurology* 56, 1545–51.

Johnson K A, Moran E K, Becker J A, Blacker D, Fischman A J and Albert M S. 2007a. Single photon emission computed tomography perfusion differences in mild cognitive impairment. *J Neurol Neurosurg Psychiatry* 78, 240–7.

Johnson S C, Baxter L C, Susskind-Wilder L, Connor D J, Sabbagh M N and Caselli R J. 2004. Hippocampal adaptation to face repetition in healthy elderly and mild cognitive impairment. *Neuropsychologia* 42, 980–99.

Johnson S C, Ries M L, Hess T M, *et al.* 2007b. Effect of Alzheimer disease risk on brain function during self-appraisal in healthy middle-aged adults. *Arch Gen Psychiatry* 64, 1163–71.

Johnson S C, Saykin A J, Baxter L C, *et al.* 2000. The relationship between fMRI activation and cerebral atrophy: Comparison of normal aging and Alzheimer disease. *Neuroimage* 11, 179–87.

Johnson S C, Schmitz T W, Asthana S, Gluck M A and Myers C. 2008. Associative learning over trials activates the hippocampus in healthy elderly but not mild cognitive impairment. *Neuropsychol Dev Cogn B Aging Neuropsychol Cogn* 15, 129–45.

Johnson S C, Schmitz T W, Moritz C H, *et al.* 2006a. Activation of brain regions vulnerable to Alzheimer's disease: The effect of mild cognitive impairment. *Neurobiol Aging* 27, 1604–12.

Johnson S C, Schmitz T W, Trivedi M A, *et al.* 2006b. The influence of Alzheimer disease family history and apolipoprotein E epsilon4 on mesial temporal lobe activation. *J Neurosci* 26, 6069–76.

Julin P, Almkvist O, Basun H, *et al.* 1998. Brain volumes and regional cerebral blood flow in carriers of the Swedish Alzheimer amyloid protein mutation. *Alzheimer Dis Assoc Disord* 12, 49–53.

Julin P, Lindqvist J, Svensson L, Slomka P and Wahlund L O. 1997. MRI-guided SPECT measurements of medial temporal lobe blood flow in Alzheimer's disease. *J Nucl Med* 38, 914–9.

Kato T, Knopman D S and Liu H. 2001. Dissociation of regional activation in mild AD during visual encoding: A functional MRI study. *Neurology* 57, 812–6.

Kemppainen N M, Aalto S, Wilson I A, *et al.* 2007. PET amyloid ligand [11C]PIB uptake is increased in mild cognitive impairment. *Neurology* 68, 1603–06.

Kessler J, Herholz K, Grond M and Heiss W D. 1991. Impaired metabolic activation in Alzheimer's disease: A PET study during continuous visual recognition. *Neuropsychologia* 29, 229–43.

Kircher T T, Erb M, Grodd W and Leube D T. 2005. Cortical activation during cholinesterase-inhibitor treatment in Alzheimer disease: Preliminary findings from a pharmaco-fMRI study. *Am J Geriatr Psychiatry* 13, 1006–13.

Klunk W E, Engler H, Nordberg A, *et al.* 2004. Imaging brain amyloid in Alzheimer's disease with Pittsburgh Compound-B. *Ann Neurol* 55, 306–19.

Klunk W E and Mathis C A. 2008. The future of amyloid-beta imaging: A tale of radionuclides and tracer proliferation. *Curr Opin Neurol* 21, 683–7.

Kogure D, Matsuda H, Ohnishi T, *et al.* 2000. Longitudinal evaluation of early Alzheimer's disease using brain perfusion SPECT. *J Nucl Med* 41, 1155–62.

Koivunen J, Pirttilä T, Kemppainen N, *et al.* 2008. PET amyloid ligand [11C]PIB uptake and cerebrospinal fluid beta-amyloid in mild cognitive impairment. *Dementia Geriatr Cogn Disord* 26, 378–83.

Langbaum J B, Chen K, Lee W, *et al.* 2009. Categorical and correlational analyses of baseline fluorodeoxyglucose positron emission tomography images from the Alzheimer's Disease Neuroimaging Initiative (ADNI). *Neuroimage* 45, 1107–16.

Lee K U, Lee J S, Kim K W, *et al.* 2003. Influence of the apolipoprotein E type 4 allele on cerebral glucose metabolism in Alzheimer's disease patients. *J Neuropsychiatry Clin Neurosci* 15, 78–83.

Lehtovirta M, Kuikka J, Helisalmi S, *et al.* 1998. Longitudinal SPECT study in Alzheimer's disease: Relation to apolipoprotein E polymorphism. *J Neurol Neurosurg Psychiatry* 64, 742–6.

Lehtovirta M, Soininen H, Laakso M P, *et al.* 1996. SPECT and MRI analysis in Alzheimer's disease: Relation to apolipoprotein E epsilon 4 allele. *J Neurol Neurosurg*

Psychiatry **60**, 644–9.

Lekeu F, Van Der Linden M, Chicherio C, *et al.* 2003. Brain correlates of performance in a free/cued recall task with semantic encoding in Alzheimer disease. *Alzheimer Dis Assoc Disord* **17**, 35–45.

Levy R. 1994. Aging-associated cognitive decline. *Int Psychogeriatr* **6**, 63–8.

Li S J, Li Z, Wu G, Zhang M J, Franczak M and Antuono P G. 2002. Alzheimer Disease: Evaluation of a functional MR imaging index as a marker. *Radiology* **225**, 253–9.

Lind J, Ingvar M, Persson J, *et al.* 2006a. Parietal cortex activation predicts memory decline in apolipoprotein E-epsilon4 carriers. *Neuroreport* **17**, 1683–6.

Lind J, Persson J, Ingvar M, *et al.* 2006b. Reduced functional brain activity response in cognitively intact apolipoprotein E epsilon4 carriers. *Brain* **129**, 1240–8.

Lipton A M, McColl R, Cullum C M, *et al.* 2003. Differential activation on fMRI of monozygotic twins discordant for AD. *Neurology* **60**, 1713–6.

Machulda M M, Ward H A, Borowski B, *et al.* 2003. Comparison of memory fMRI response among normal, MCI, and Alzheimer's patients. *Neurology* **61**, 500–6.

Masdeu J C, Zubieta J L and Arbizu J. 2005. Neuroimaging as a marker of the onset and progression of Alzheimer's disease. *J Neurol Sci* **236**, 55–64.

Matsuda H. 2001. Cerebral blood flow and metabolic abnormalities in Alzheimer's disease. *Ann Nucl Med* **15**, 85–92.

Matsuda H, Kitayama N, Ohnishi T, *et al.* 2002. Longitudinal evaluation of both morphologic and functional changes in the same individuals with Alzheimer's disease. *J Nucl Med* **43**, 304–11.

Maxim V, Sendur L, Fadili J, *et al.* 2005. Fractional Gaussian noise, functional MRI and Alzheimer's disease. *Neuroimage* **25**, 141–58.

Mielke R, Zerres K, Uhlhaas S, Kessler J and Heiss W D. 1998. Apolipoprotein E polymorphism influences the cerebral metabolic pattern in Alzheimer's disease. *Neurosci Lett* **254**, 49–52.

Minoshima S, Giordani B, Berent S, Frey K A, Foster N L and Kuhl D E. 1997. Metabolic reduction in the posterior cingulate cortex in very early Alzheimer's disease. *Ann Neurol* **42**, 85–94.

Mintun M A, Larossa G N, Sheline Y I, *et al.* 2006. [11C]PIB in a nondemented population: Potential antecedent marker of Alzheimer disease. *Neurology* **67**, 446–52.

Mondadori C R, De Quervain D J, Buchmann A, *et al.* 2007. Better memory and neural efficiency in young apolipoprotein E epsilon4 carriers. *Cerebral Cortex* **17**, 1934–47.

Mormino E C, Kluth J T, Madison C M, *et al.* 2009. Episodic memory loss is related to hippocampal-mediated {beta}-amyloid deposition in elderly subjects. *Brain* **132**, 1310–23.

Morris J C. 2006. Mild cognitive impairment is early-stage Alzheimer disease: Time to revise diagnostic criteria.

Arch Neurol **63**, 15–6.

Mosconi L, Brys M, Switalski R, *et al.* 2007. Maternal family history of Alzheimer's disease predisposes to reduced brain glucose metabolism. *Proc Natl Acad Sci U S A* **104**, 19 067–72.

Mosconi L, De Santi S, Brys M, *et al.* 2008. Hypometabolism and altered cerebrospinal fluid markers in normal apolipoprotein E E4 carriers with subjective memory complaints. *Biol Psychiatry* **63**, 609–18.

Mosconi L, Herholz K, Prohovnik I, *et al.* 2005. Metabolic interaction between ApoE genotype and onset age in Alzheimer's disease: Implications for brain reserve. *J Neurol Neurosurg Psychiatry* **76**, 15–23.

Mosconi L, Nacmias B, Sorbi S, *et al.* 2004a. Brain metabolic decreases related to the dose of the ApoE e4 allele in Alzheimer's disease. *J Neurol Neurosurg Psychiatry* **75**, 370–6.

Mosconi L, Perani D, Sorbi S, *et al.* 2004b. MCI conversion to dementia and the APOE genotype: A prediction study with FDG-PET. *Neurology* **63**, 2332–40.

Mosconi L, Sorbi S, De Leon M J, *et al.* 2006. Hypometabolism exceeds atrophy in presymptomatic early-onset familial Alzheimer's disease. *J Nucl Med* **47**, 1778–86.

Mosconi L, Sorbi S, Nacmias B, *et al.* 2004c. Age and ApoE genotype interaction in Alzheimer's disease: An FDG-PET study. *Psychiatry Res* **130**, 141–51.

Moulin C J, Laine M, Rinne J O, Kaasinen V S, Hiltunen J and Kangasmäki A. 2007. Brain function during multi-trial learning in mild cognitive impairment: A PET activation study. *Brain Res* **1136**, 132–41.

Nestor P G, Fryer T D, Smielewski P and Hodges J R. 2003a. Limbic hypometabolism in Alzheimer's disease and mild cognitive impairment. *Ann Neurol* **54**, 343–51.

Nestor P G, Fryer T D, Ikeda M and Hodges J R. 2003b. Retrosplenial cortex (BA 29/30) hypometabolism in mild cognitive impairment (prodromal Alzheimer's disease). *Eur J Neurosci* **18**, 2663–7.

Nishi H, Sawamoto N, Namiki C, *et al.* 2010. Correlation between cognitive deficits and glucose hypometabolism in mild cognitive impairment. *J Neuroimaging* **20**, 29–36.

Nobili F, Salmaso D, Morbelli S, *et al.* 2008. Principal component analysis of FDG PET in amnestic MCI. *Eur J Nucl Med Mol Imaging* **35**, 2191–202.

Ohnishi T, Hoshi H, Nagamachi S, *et al.* 1995. High-resolution SPECT to assess hippocampal perfusion in neuropsychiatric diseases. *J Nucl Med* **36**, 1163–9.

Ott B R, Heindel W C, Tan Z and Noto R B. 2000. Lateralized cortical perfusion in women with Alzheimer's disease. *J Gender-Spec Med* **3**, 29–35.

Pariente J, Cole S, Henson R, *et al.* 2005. Alzheimer's patients engage an alternative network during a memory task. *Ann Neurol* **58**, 870–9.

Perneczky R, Hartmann J, Grimmer T, Drzezga A and Kurz A. 2007. Cerebral metabolic correlates of the clinical dementia rating scale in mild cognitive impairment. *J Geriatr Psychiatry Neurol* **20**, 84–8.

Persson J, Lind J, Larsson A, *et al.* 2008. Altered deactivation in individuals with genetic risk for Alzheimer's disease. *Neuropsychologia* **46**, 1679–87.

Petersen R C. 2007. Mild cognitive impairment: Current research and clinical implications. *Semin Neurol* **27**, 22–31.

Petersen R C, Smith G E, Waring S C, Ivnik R J, Tangalos E G and Kokmen E. 1999. Mild cognitive impairment: Clinical characterization and outcome. *Arch Neurol* **56**, 303–08.

Petrella J R, Lustig C, Bucher L A, Jha A P and Doraiswamy P M. 2002. Prefrontal activation patterns in subjects at risk for Alzheimer disease. *Am J Geriatr Psychiatry* **10**, 112–3.

Petrella J R, Prince S E, Krishnan S, Husn H, Kelley L and Doraiswamy P M. 2009. Effects of donepezil on cortical activation in mild cognitive impairment: A pilot double-blind placebo-controlled trial using functional MR imaging. *Am J Neuroradiol* **30**, 411–6.

Petrella J R, Wang L, Krishnan S, *et al.* 2007. Cortical deactivation in mild cognitive impairment: High-field-strength functional MR imaging. *Radiology* **245**, 224–35.

Pike K E, Savage G, Villemagne V L, *et al.* 2007. Beta-amyloid imaging and memory in non-demented individuals: Evidence for preclinical Alzheimer's disease. *Brain* **130**, 2837–44.

Rapoport S I. 1997. Discriminant analysis of brain imaging data identifies subjects with early Alzheimer's disease. *Int Psychogeriatr* **9** (Suppl. 1), 229–35.

Reiman E M, Caselli R J, Chen K, Alexander G E, Bandy D and Frost J. 2001. Declining brain activity in cognitively normal apolipoprotein E epsilon 4 heterozygotes: A foundation for using positron emission tomography to efficiently test treatments to prevent Alzheimer's disease. *Proc Natl Acad Sci U S A* **98**, 3334–9.

Reiman E M, Caselli R J, Yun L S, *et al.* 1996. Preclinical evidence of Alzheimer's disease in persons homozygous for the epsilon 4 allele for apolipoprotein E. *N Engl J Med* **334**, 752–8.

Reiman E M, Chen K, Alexander G E, *et al.* 2004. Functional brain abnormalities in young adults at genetic risk for late-onset Alzheimer's dementia. *Proc Natl Acad Sci U S A* **101**, 284–9.

Reiman E M, Chen K, Alexander G E, *et al.* 2005. Correlations between apolipoprotein E epsilon4 gene dose and brain-imaging measurements of regional hypometabolism. *Proc Natl Acad Sci U S A* **102**, 8299–302.

Rimajova M, Lenzo N P, Wu J S, *et al.* 2008. Fluoro-2-deoxy-D-glucose (FDG)-PET in APOEepsilon4 carriers in the Australian population. *J Alzheimer's Dis* **13**, 137–46.

Risacher S L, Saykin A J, West J D, *et al.* 2009. Baseline MRI predictors of conversion from MCI to probable AD in the ADNI cohort. *Curr Alzheimer Res* **6**, 347–61.

Rombouts S A, Barkhof F, Veltman D J, *et al.* 2000. Functional MR imaging in Alzheimer's disease during memory encoding. *Am J Neuroradiol* **21**, 1869–75.

Rombouts S A and Scheltens P. 2005. Functional connectivity in elderly controls and AD patients using resting-state fMRI: A pilot study. *Curr Alzheimer Res* **2**, 115–6.

Rossor M, Kennedy A M and Frackowiak R S. 1996. Clinical and neuroimaging features of familial Alzheimer's disease. *Ann N Y Acad Sci* **777**, 49–56.

Rossor M, Newman S, Frackowiak R S, Lantos P and Kennedy A M. 1993. Alzheimer's disease families with amyloid precursor protein mutations. *Ann N Y Acad Sci* **695**, 198–202.

Sakamoto S, Ishii K, Sasaki M, *et al.* 2002. Differences in cerebral metabolic impairment between early and late onset types of Alzheimer's disease. *J Neurol Sci* **200**, 27–32.

Sakamoto S, Matsuda H, Asada T, *et al.* 2003. Apolipoprotein E genotype and early Alzheimer's disease: A longitudinal SPECT study. *J Neuroimag* **13**, 113–23.

Saykin A J, Wishart H A, Rabin L A, *et al.* 2004. Cholinergic enhancement of frontal lobe activity in mild cognitive impairment. *Brain* **127**, 1574–83.

Saykin A J, Wishart H A, Rabin L A, *et al.* 2006. Older adults with cognitive complaints show brain atrophy similar to that of amnestic MCI. *Neurology* **67**, 834–42.

Scarmeas N, Anderson K E, Hilton J, *et al.* 2004a. APOE-dependent PET patterns of brain activation in Alzheimer disease. *Neurology* **63**, 913–5.

Scarmeas N, Habeck C, Anderson K E, *et al.* 2004b. Altered PET functional brain responses in cognitively intact elderly persons at risk for Alzheimer disease (carriers of the E4 allele). *Am J Geriatr Psychiatry* **12**, 596–605.

Scarmeas N, Habeck C, Hilton J, *et al.* 2005. APOE related alterations in cerebral activation even at college age. *J Neurol Neurosurg Psychiatry* **76**, 1440–4.

Scarmeas N and Stern Y. 2006. Imaging studies and APOE genotype in persons at risk for Alzheimer's disease. *Curr Psychiatry Rep* **8**, 11–7.

Scheltens P, Launer L J, Barkhof F, Weinstein H C and Jonker C. 1997. The diagnostic value of magnetic resonance imaging and technetium 99m-HMPAO single-photon-emission computed tomography for the diagnosis of Alzheimer disease in a community-dwelling elderly population. *Alzheimer Dis Assoc Disord* **11**, 63–70.

Schröder J, Buchsbaum M S, Shihabuddin L, *et al.* 2001. Patterns of cortical activity and memory performance in Alzheimer's disease. *Biol Psychiatry* **49**, 426–36.

Seo S W, Cho S S, Park A, Chin J and Na D L. 2009. Subcortical vascular versus amnestic mild cognitive impairment: Comparison of cerebral glucose metabolism. *J Neuroimag* **19**, 213–9.

Shulman G L, Fiez J A, Corbetta M, *et al.* 1997. Common blood flow changes across visual tasks: II. Decreases in cerebral cortex. *J Cogn Neurosci* **9**, 648–63.

Silverman D H. 2004. Brain 18F-FDG PET in the diagnosis of neurodegenerative dementias: Comparison with perfusion SPECT and with clinical evaluations lacking nuclear imaging. *J Nucl Med* **45**, 594–607.

Small B J, Mazziotta J C, Collins M T, *et al.* 1995. Apolipoprotein E type 4 allele and cerebral glucose metabolism in relatives at risk for familial Alzheimer disease. *J Am Med Assoc* **273**, 942–7.

Small G W, Komo S, La Rue A, *et al.* 1996. Early detection of Alzheimer's disease by combining apolipoprotein E and neuroimaging. *Ann N Y Acad Sci* **802**, 70–8.

Small G W, Okonek A, Mandelkern M A, *et al.* 1994. Age-associated memory loss: Initial neuropsychological and cerebral metabolic findings of a longitudinal study. *Int Psychogeriatr* **6**, 23–44.

Small S A, Perera G M, Delapaz R, Mayeux R and Stern Y. 1999. Differential regional dysfunction of the hippocampal formation among elderly with memory decline and Alzheimer's disease. *Ann Neurol* **45**, 466–72.

Small S A, Tsai W Y, De La Paz R, Mayeux R and Stern C E. 2002. Imaging hippocampal function across the human life span: Is memory decline normal or not? *Ann Neurol* **51**, 290–5.

Small S A, Wu E X, Bartsch D, *et al.* 2000. Imaging physiologic dysfunction of individual hippocampal subregions in humans and genetically modified mice. *Neuron* **28**, 653–4.

Smith C D, Andersen A H, Kryscio R J, *et al.* 1999. Altered brain activation in cognitively intact individuals at high risk for Alzheimer's disease. *Neurology* **53**, 1391–6.

Smith C D, Andersen A H, Kryscio R J, *et al.* 2002. Women at risk for AD show increased parietal activation during a fluency task. *Neurology* **58**, 1197–202.

Smith C D, Kryscio R J, Schmitt F A, *et al.* 2005. Longitudinal functional alterations in asymptomatic women at risk for Alzheimer's disease. *J Neuroimag* **15**, 271–7.

Sorg C, Riedl V, Mühlau M, *et al.* 2007. Selective changes of resting-state networks in individuals at risk for Alzheimer's disease. *Proc Natl Acad Sci U S A* **104**, 18 760–5.

Sperling R A, Bates J F, Chua E F, *et al.* 2003. fMRI studies of associative encoding in young and elderly controls and mild Alzheimer's disease. *J Neurol Neurosurg Psychiatry* **74**, 44–50.

Supekar K, Menon V, Rubin D, Musen M and Greicius M D. 2008. Network analysis of intrinsic functional brain connectivity in Alzheimer's disease. *PLoS Comput Biol* **4**, e1000100.

Thompson P M, Hayashi K M, De Zubicaray G, *et al.* 2003. Dynamics of gray matter loss in Alzheimer's disease. *J Neurosci* **23**, 994–1005.

Trivedi M A, Murphy C M, Goetz C, *et al.* 2008a. fMRI activation changes during successful episodic memory encoding and recognition in amnestic mild cognitive impairment relative to cognitively healthy older adults. *Dementia Geriatr Cogn Disord* **26**, 123–37.

Trivedi M A, Schmitz T W, Ries M L, *et al.* 2006. Reduced hippocampal activation during episodic encoding in middle-aged individuals at genetic risk of Alzheimer's disease: A cross-sectional study. *BMC Med* **4**, 1.

Trivedi M A, Schmitz T W, Ries M L, *et al.* 2008b. fMRI activation during episodic encoding and metacognitive appraisal across the lifespan: Risk factors for Alzheimer's disease. *Neuropsychologia* **46**, 1667–78.

Van Dyck C H, Gelernter J, Macavoy M G, *et al.* 1998. Absence of an apolipoprotein E epsilon4 allele is associated with increased parietal regional cerebral blood flow asymmetry in Alzheimer disease. *Arch Neurol* **55**, 1460–6.

Visser P J, Scheltens P, Verhey F R, *et al.* 1999. Medial temporal lobe atrophy and memory dysfunction as predictors for dementia in subjects with mild cognitive impairment. *J Neurol* **246**, 477–85.

Wahlund L, Basun H, Almkvist O, *et al.* 1999. A follow-up study of the family with the Swedish APP 670/671 Alzheimer's disease mutation. *Dementia Geriatr Cogn Disord* **10**, 526–33.

Wang K, Jiang T, Liang M, *et al.* 2006a. Discriminative analysis of early Alzheimer's disease based on two intrinsically anti-correlated networks with resting-state fMRI. *Med Image Comput ComputAssist Interv* **9**, 340–7.

Wang K, Liang M, Wang L, *et al.* 2007. Altered functional connectivity in early Alzheimer's disease: A resting-state fMRI study. *Hum Brain Mapp* **28**, 967–78.

Wang L, Zang Y, He Y, *et al.* 2006b. Changes in hippocampal connectivity in the early stages of Alzheimer's disease: Evidence from resting state fMRI. *Neuroimage* **31**, 496–504.

Wang P J, Saykin A J, Flashman L A, *et al.* 2006c. Regionally specific atrophy of the corpus callosum in AD, MCI and cognitive complaints. *Neurobiol Aging* **27**, 1613–7.

Waragai M, Mizumura S, Yamada T and Matsuda H. 2008. Differentiation of early-stage Alzheimer's disease from other types of dementia using brain perfusion single photon emission computed tomography with easy z-score imaging system analysis. *Dementia Geriatr Cogn Disord* **26**, 547–55.

Weiner M W. 2009. Imaging and biomarkers will be used for detection and monitoring progression of early Alzheimer's disease. *J Nutr Health Aging* **13**, 332.

Wierenga C E and Bondi M W. 2007. Use of functional magnetic resonance imaging in the early identification of Alzheimer's disease. *Neuropsychol Rev* **17**, 127–43.

Winblad B, Palmer K, Kivipelto M, *et al.* 2004. Mild cognitive impairment – Beyond controversies, towards a consensus: Report of the International Working Group on Mild Cognitive Impairment. *J Int Med* **256**, 240–6.

Wishart H A, Saykin A J, Rabin L A, *et al.* 2006. Increased brain activation during working memory in cognitively intact adults with the APOE epsilon4 allele. *Am J Psychiatry* **163**, 1603–10.

Wolf H, Jelic V, Gertz H J, Nordberg A, Julin P and Wahlund L O. 2003. A critical discussion of the role of neuroimaging in mild cognitive impairment. *Acta Neurol Scand Suppl* **179**, 52–76.

Wolk D A, Price J C, Saxton J A, *et al.* 2009. Amyloid imaging in mild cognitive impairment subtypes. *Ann Neurol* **65**, 557–68.

Woodard J L, Grafton S T, Votaw J R, Green R C, Dobraski M E and Hoffman J M. 1998. Compensatory recruitment of neural resources during overt rehearsal of word lists in Alzheimer's disease. *Neuropsychology* **12**, 491–504.

Xu G, Mclaren D G, Ries M L, *et al.* 2008. The influence of parental history of Alzheimer's disease and apolipoprotein E {varepsilon}4 on the BOLD signal during recognition memory. *Brain* **132**, 383–91.

Yassa M A, Verduzco G, Cristinzio C and Bassett S S. 2008. Altered fMRI activation during mental rotation in those at genetic risk for Alzheimer disease. *Neurology* **70**, 1898–904.

Zhou Y, Dougherty J H J, Hubner K F, Bai B, Cannon R L and Hutson R K. 2008. Abnormal connectivity in the posterior cingulate and hippocampus in early Alzheimer's disease and mild cognitive impairment *Alzheimer's Dementia* **4**, 265–70.

第 25 章 阿尔茨海默病的分子影像学

25

Norbert Schuff

摘要

神经化学影像可用于在神经元基质分子水平上研究 AD 和相关障碍，如轻度认知功能损害（mild cognitive impairment，MCI）。特别是质子磁共振波谱成像（proton magnetic resonance spectroscopic imaging，^{1}H-MRSI），在诊断性影像学模型中独一无二，因为可以同时测量几种不同的大脑代谢产物，包括 N-乙酰天冬氨酸（N-acetylaspartate，NAA），这是一种完整的神经元标记物。另外，还有肌醇（myo-inositol，MI），是一个潜在的神经胶质标记物。本章的目的是回顾 AD、MCI 患者和正常老年人中[1]H-MRSI 的关键发现，讨论这种方法对 AD 诊断、预后以及治疗性干预评估的潜在价值。对于其他神经化学影像方法（如使用 PET 直接描述神经递质系统及其新的发展趋势、淀粉样蛋白 PET 影像等），也会进行简要讨论。

引言

阿尔茨海默病（AD）是痴呆最常见的病因，是一个日益严重的全球健康问题，影响 20％ 的 80 岁以上老年人（Ferri 等，2005）。当前，AD 仅在尸检找到疾病的病理学特征时才能确诊：镜下可以发现淀粉样蛋白斑块和神经纤维缠结。肉眼观察到 AD 以进行性脑组织丢失为特点，导致认知功能快速下降。标记物的出现可以使疾病早期得到发现，因此是重要的公共卫生目标。除了 AD，我们现在还对处于正常和痴呆之间的老年人群格外感兴趣，他们符合 MCI 的标准（Petersen 等，1999），是 AD 的过渡阶段。MCI 是预测 AD 的窗口，治疗性干预有望延缓疾病进展甚至预防疾病发生，尽管并不是所有的 MCI 都会发展为 AD（Panza 等，2005）。

神经化学影像方法为在分子水平研究活体 AD 和 MCI 的神经元基础提供了特别的机会，因此对识别 AD 标记物有极高的可信度。特别是磁共振波谱（magnetic resonance spectroscopy，MRS）是诊断影像模式的唯一方法，因为可以同时测量几种不同的脑代谢产物，原则上为疾病提供了多变量的波谱证据。本章的目的是回顾 AD 和 MCI-MRS 研究的关键结果，讨论 MRS 对 AD 诊断、预后及治疗性干预评估的潜在价值。对于其他一些有希望的神经化学影像模式，例如使用 PET 示踪剂直接探测神经递质系统，以及一些新的趋势（如淀粉样蛋白 PET），都会在本章简要回顾。

磁共振波谱

磁共振检测大脑代谢物

通过磁共振波谱可以对生物组织的化学构成进行无创分析，与磁共振成像技术联合时，还可以很方便地探测人类大脑中丰富的（如浓度为几毫摩尔）小分子。依赖该技术，可评估不同方面的代谢情况。由于临床 MRI 的广泛应用，质子磁共振波谱成像（^{1}H-MRSI）也得到广泛使用。应用[1]H-MRSI 可以同时测量几种丰富的大脑代谢产物，包括 NAA（一种参与天门冬氨酸代谢的关键分子）（Koller 等，1984）、兴奋性二肽 N-乙酰-天门冬氨酸－谷氨酸（Birken 和 Oldendorf，1989）、脂类化合物（Urenjak 等，1993）和细胞渗透调节物（Blakely 和 Coyle，1988）。免疫组化方法显示，NAA 主要存在于中枢神经系统的神经元、轴突和树突（Simmons 等，1991），但在成熟胶质细胞中大量缺乏（Urenjak 等，1993）。神经元损伤动物模型还显示，NAA 水平（通过 MRS 测试）和组织神经元计数有一定关系（Guimaraes 等，1995）。NAA 因此被认为是一个神经元标记物，已经在 AD 研究中得到广泛应用。

除了 NAA 外，其他具有显著光谱特性的还有胆碱（Cho）、肌酸（Cr）、肌醇（MI）等。胆碱是细胞基质磷酸胆碱和甘油磷脂酰胆碱的主要组成部分，是细胞膜破裂的产物，胆碱和乙酰胆碱合成的前体。自由胆碱和乙酰胆碱一般在脑组织中含量较低，实际上对检测 Cho 并没有作用（Klein，2000）。Cr 反映了磷酸肌酸和自由肌酸的总和。MI 主要存在于神经胶质细胞（Glanville 等，1989），在神经元细胞中几乎不存在（Brand 等，1993）。MI 水平增高与中枢神经系统炎症过程中的神经胶质细胞增生有关（Bitsch 等，1999），是 AD 时胶质细胞活化和增生的可能指标。通过 NAA 选择性测量神经元进程，以及通过 MI 选择性测量炎症进程已经成为许多研究者利用[1]H-MRSI 研究痴呆的主要动机。

AD 中的[1]H-MRSI

图 25.1 描述了典型的大脑[1]H-MRSI 代谢图，显示了从认知正常到 AD 患者的差别，还显示了对每个受试者特定脑区定位（黑色方框）的完整[1]H-MR 波谱。波谱结果表明，AD 患者与正常受试者相比 NAA 水平较低，MI 水平略高。通过[1]H-MR 波谱研究发现，AD 患者不同脑区的 NAA 水平一致降低，尤其是灰质、顶叶（Moats 等，1994；Rose 等，1999；Shonk 等，1995；Tedeschi 等，

1996）、颞叶（Parnetti 等，1996；Tedeschi 等，1996）、海马（Dixon 等，2002；Jessen 等，2001；Schuff 等，1997）更为显著。一些研究使用了单体素[1]H-MR 波谱，一种在一个区域仅测量一次代谢物的[1]H-MRSI 简化技术。除此之外，单体素和波谱成像测量也得出类似的结果。虽然这些代谢物改变并非 AD 的特异性改变，但一些研究表明 AD 与特征性脑区的 NAA 浓度降低有关，即主要涉及顶叶和颞叶灰质，包括海马，而白质和额叶灰质一般较少涉及（Schuff 等，2002；Zhu 等，2006）。这种分布与 AD 局部神经病理改变类似。同时，AD 患者典型的低 NAA 分布的脑区与其他类型痴呆患者低 NAA 分布的脑区不同。例如，缺血性血管性痴呆和额颞叶痴呆患者都有 NAA 浓度降低，一般存在于额叶和白质，而顶叶较少累及（Capizzano 等，2000；Ernst 等，1997；Mihara 等，2006；Schuff 等，2003）。然而，不同痴呆类型患者在疾病较轻阶段其脑区改变的差异较为显著，随着痴呆程度加重，病理改变波及整个大脑，这种差异可能会消失。一些研究使用结构 MRI 和[1]H-MRSI 相结合，显示 AD 患者中 NAA 降低不一定伴随脑萎缩（Pfefferbaum 等，1999；Schuff 等，2002），意味着[1]H-MRSI 和结构 MRI 彼此互补。事实上，NAA 测量可以提高使用结构 MRI 来划分 AD 患者和正常认知老年人的准确度，如在仅有海马萎缩时（Schuff 等，

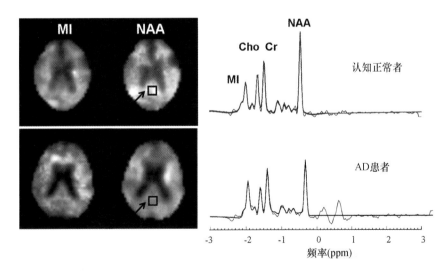

图 25.1　脑 N-乙酰天冬氨酸（NAA）^{1}H MRSI 代谢图。NAA 是一种完整性神经元标记物，而肌醇（MI）是一种潜在的神经胶质标记物。图片来自于一位 76 岁阿尔茨海默病患者（底部）和同龄认知正常老年人。^{1}H-MRSI 数据在标准临床 1.5T 场强条件下获得，并在每个受试者脑后部某个区域（黑色方框所示）的整个磁共振波谱显示。数据显示，AD 患者与正常对照相比 NAA 较低，MI 略高。在 AD 患者中我们还看到，胆碱（Cho）的共振减少，可能意味着细胞膜破裂。相比之下，患者和对照组的肌酸（Cr）水平相当。

1997）。

由于 MI 信号衰减比 NAA 快，因此 MI 成像比 NAA 成像要求更高，AD 患者 MI 水平呈现一致性升高。一般来说，AD 患者 MI 升高的脑区基本也是 NAA 降低的脑区（Zhu 等，2006），但是即便 MI 与 NAA 的改变出现在同一脑区，MI 水平升高与 NAA 水平降低也无相关性。尤其是一项[1]H-MRSI 研究发现，AD 患者白质 MI 水平升高并不伴有任何 NAA 的显著改变（Siger 等，2009）。这种结果提示，MI 水平增高对 AD 病理改变的影响也许比 NAA 更具有稳定性和敏感性，至少对白质而言如此。使用 MI 与 NAA 相结合来鉴别 AD 与正常认知受试者的准确率可达 90%（Fernandez 等，2005；Zhu 等，2006）。但是对结果应该谨慎说明，因为这些研究对象只是临床确诊 AD，并没有尸检确认。到目前为止，只有很少的波谱研究使用尸检明确了 AD 诊断（Kantarci 等，2008；Klunk 等，1992）。这些研究显示 MR 代谢物和大脑组织中斑块和缠结的密度有相关性，并与 NAA 和 MI 比值的相关性最强。

关于 AD 患者中 Cho 水平改变的报道并不一致，一些研究报道 AD 患者 Cho 水平升高（Kantarci 等，2000；Meyerhoff 等，1994），另一些研究则发现其水平正常（Parnetti 等，1997；Schuff 等，1997）。与 Cho 相比，大多数研究没有发现 AD 患者中 Cr 水平改变，Cr 经常作为内部参照。但是，白质和灰质 Cr 水平有 2 倍的差异，可以在[1]H-MRSI 体素中模拟不同组织代谢物改变。在定量研究中，经常联合使用[1]H-MRSI 与结构 MRI 来解释组织改变（Schuff 等，2001）。

MCI 中的[1]H-MRSI

一些 MRI 研究认为，MCI 患者 NAA 与 MI 的改变与 AD 患者类似，但是改变幅度一般低于 AD 患者（Ackl 等，2005；Chantal 等，2004；Chao 等，2005；Kantarci 等，2000，2002）。一项[1]H-MRSI 研究发现 MCI 患者内侧颞叶，包括海马存在 NAA 降低，而这些患者海马和皮质萎缩仅仅是轻度的（Chao 等，2005）。此外，在这些受试者中，相比于海马萎缩，NAA 降低与记忆功能损害的相关性更强。NAA 和 MI 水平异常

甚至在不伴有明显脑萎缩的认知损害程度最低的个体中也能观察到，因为有基于报道的认知功能下降，将他们与正常认知的同龄人区分开，然而这部分人认知损害过轻并不满足 MCI 诊断标准（Chao 等，2010）。MCI 患者 NAA 和 MI 水平的改变可能对组织缺失前生物化学改变是敏感的。但是，NAA 和 MI 究竟哪个是 MCI 早期生物化学改变更敏感的标记物，还需要讨论。一些[1]H-MRSI 研究发现，MCI 患者 MI 水平增高并不伴有 NAA 显著改变（Catani 等，2001；Kantarci 等，2000；Siger 等，2009），这与 AD 患者 MI 水平增高早于 NAA 水平变化的特点具有一致性。然而，并不是所有的 MCI 患者都会转化为 AD。对 MCI 患者进行前瞻性[1]H-MRSI 研究、临床随访以及通过尸检确定 AD 患者，然后比较 MI 和 NAA 对早期识别 AD 病理改变的敏感性很有必要。

框 25.1　AD 和 MCI 的[1]H-MRSI 研究

- 通过[1]H-MRSI 能够无创性描绘大脑中丰富的小分子，包括：N-乙酰天门冬氨酸（NAA），一种神经元完整性标记物；肌醇（MI），一种神经胶质增生的潜在标记物。
- AD 患者顶叶和颞叶（包括海马）NAA 水平降低，MI 水平升高。
- MCI 患者 NAA 和 MI 的改变介于 AD 患者和正常老化者之间。
- NAA 和 MI 的改变甚至可以不伴有可测量的脑萎缩，提示它们能反映神经元损害情况，并且是在结构改变之前。

前瞻性[1]H-MRSI 研究

^{1}H-MRSI 的一个重要应用是预测可能发展为 AD 的认知功能下降，因为保护健康大脑比修复已损伤的大脑更具有可行性。近年来，人们对前瞻性[1]H-MRSI 研究预测认知功能下降的兴趣有所增加，但这些研究[1]H-MRSI 横断面研究少得多。一般来说，临床确诊的 AD 患者 NAA 水平下降伴随进行性认知损害（Adalsteinsson 等，2000；Jessen 等，2001），与 MCI 患者 NAA 水平下降的模式类似（Kantarci 等，2007）。此外还有一些研究发现，之后发展为 AD 的 MCI 患者比情况保

持稳定的 MCI 患者 NAA 基线水平低（Chao 等，2005；Metastasio 等，2006）。特别是 NAA/MI 比值对 MCI 记忆功能（Kantarci 等，2002）和执行功能下降（Olson 等，2008）有预测作用。此外，测量内侧颞叶（包括海马）的 NAA 水平，再联合结构 MRI 测量脑萎缩，通过这种方法可以预测从 MCI 到 AD 的转化，比单独使用 MRI 效果更好（Chao 等，2010）。NAA 和 MI 具有预测价值的补充证据来自一项前瞻性[1]H-MRSI 研究，该研究对患者一直随访到尸检（Kantarci 等，2008），提示 NAA 值降低、MI 值升高与高神经炎性斑块有关，发展为 AD 的可能性更大。NAA/MI 比值是 AD 病理可能性最强的预测因子。虽然低 NAA 和高 MI 水平者发展为 AD 的可能性尚未确定，但共同的研究结果提示，NAA 和 MI 是认知功能下降和潜在的早期 AD 标志物的客观指标。有趣的是，一项近期的纵向研究发现，发展为 AD 的 MCI 患者 Cho/Cr 比值升高（Kantarci 等，2007），尽管与 AD 横断面研究中 Cho 改变的结果相矛盾，但相比之下，情况稳定的 MCI 患者 Cho/Cr 比值下降。这些结果提示 MCI 的代偿性胆碱能机制与 Cho/Cr 比值下降可能有关。

> **框 25.2　前瞻性[1]H-MRSI 研究**
>
> - NAA/MI 比值是记忆功能下降的充分预测因子。
> - NAA/MI 比值也是 AD 病理可能性最强的预测因子，就像通过大脑尸检确定的一样。
> - 基线低 NAA 和高 MI 水平与 AD 高转化率有关。
> - 研究结果提示 NAA 和 MI 是认知功能下降的客观测量指标，也是 AD 潜在的早期标记物。

^{1}H-MRSI 在治疗性试验中的应用

通过[1]H-MRSI 测量 NAA 非常适用于检测对 AD 患者有潜在神经保护性作用药物的干预效果，因为 NAA 被认为是完整的神经元标记物。最近的数据表明，AD 患者在胆碱能药物治疗后 NAA 水平有短期改善，甚至在没有临床改善的安慰剂组也有同样的效果（Krishnan 等，2003）。但是这些数据并不完全与药物有关，因为 NAA 水平在试验前半部分开始有升高趋势，与病情改善一致，但后来又会下降到基线水平，这意味着治疗

只有短期效果。在另一项有关[1]H-MRSI 的临床试验中，美金刚，一种 N-甲基-D-天门冬氨酸（N-methyl-D-aspartate，NMDA）拮抗剂，在美国和欧洲被批准用于治疗中到重度 AD，可以降低谷氨酸水平，与预期的抗兴奋性毒素作用一样（谷氨酸及其前期谷氨酰胺共振可以用高磁场[1]H-MR 波谱区分，反映了这种神经递质的代谢池）（Glodzik 等，2008）。随着时间进展，无论是治疗组还是安慰剂对照组都没有发现 NAA 改变，提示治疗组谷氨酸水平降低可能与神经元缺失无关，但更能反映治疗效果。临床试验才刚刚开始使用[1]H-MRSI，开展多中心波谱研究还存在一些技术障碍。

其他神经化学成像模式

神经递质系统的正电子发射断层成像研究

分子影像学（如 PET）使用特殊的放射性配体技术，可以直接测量神经递质系统。AD 患者几乎所有的神经递质都受到影响，特别是海马以及基底前脑胆碱能神经递质受损（Engelborghs 和 De Deyn，1997）。PET 研究使用乙酰胆碱酯酶为底物，在活体证明杏仁核的乙酰胆碱酯酶缺失最为突出，其次是大脑皮质及海马（Kuhl 等，1999；Shinotoh 等，2003）。研究者还利用 PET 放射性配体使 AD 患者类乙酰胆碱烟碱受体显影，它与认知测查的注意力相关（Kadir 等，2006）。一项早期的 PET 研究证明，AD 患者[11]C 烟碱结合物摄取减低，反映了高亲和力及低亲和力烟碱受体部位受损（Nordberg 等，1990）。此外，有人观察到与正常对照组相比，AD 患者额叶、颞叶、海马区[11]C 烟碱结合能力显著降低（Nordberg 等，1995），降低的程度与认知功能损害的严重程度相符，但是胆碱酯酶抑制剂他克林能够逆转这一现象（Nordberg，1993）。而即使一直到 AD 较为严重阶段，乙酰胆碱毒蕈碱受体（M 受体）变化也不明显（Wyper 等，1993）。

中枢 5-羟色胺（5-HT）系统是大脑分布最广泛的神经递质系统之一，在认知方面起着主要作用。5-HT 通过与各种细胞膜受体结合而发挥作用，但研究最广泛的还是 5-HT$_{1A}$ 受体。最近一项

315

PET 研究使用选择性［¹⁸F］分子成像探查 5-HT$_{1A}$受体，称为 MPPF，结果显示，相对于认知正常的对照组，AD 患者海马区 MPPF 显著降低，与海马神经元丢失一致（Kepe 等，2006）。MCI 患者 MPPF 结合值在 AD 和对照组之间。典型的 MPPF 图像如图 25.2 所示（顶行），描述了 MPPF 的区域性信号强度衰退，和正常对照相比，AD 患者的海马区 MPPF 下降明显，而 MCI 患

MPPF 降低则不是很显著。然而矛盾的是，另一项［¹⁸F］MPPF 研究则报道轻度 AD 患者海马 5-HT$_{1A}$下调，而 MCI 患者上调（Truchot 等，2007）。对于这个差异仍无法解释，主要的问题是每项研究的样本量都较小（每项研究每组仅约 10 名患者），以及样本间存在临床特异性。受试者之间的差异，如疾病严重程度、病程、与其他障碍共病（如抑郁），都可以显著影响研究结果。

淀粉样蛋白 PET 成像

另一个有前景的影像学技术是通过 PET 追踪化合物，它使得我们能在活体大脑识别淀粉样蛋白斑块，后者是 AD 的典型标志物，以往仅在尸检中可见。应用得最广泛的是使用淀粉样蛋白结合［¹¹C］放射性示踪剂匹兹堡复合物 B（Pittsburgh compound B，PIB），它只与淀粉样蛋白 β 斑块结合，而不会和神经纤维缠结结合。典型的 AD 患者和认知正常老年人的 PIB 成像如图 25.3 所示（底行），叠加了结构 MRI 数据。高 PIB 结合，以暖色表示，反映了高淀粉样蛋白沉积，在 AD 患者的图像中清晰可见。有研究表明 MCI 患者的 PIB 摄取与 AD 患者类似（Forsberg 等，2008；Kemppainen 等，2007），提示淀粉样蛋白沉积发生在早期。此外，MCI 转化为 AD 者后扣带回淀粉样蛋白示踪剂摄取显著增加（Forsberg 等，2008）。然而，也有一些 MCI 患者并不结合任何示踪剂（Price 等，2005）。淀粉样蛋白成像可以在高风险老年人中预测疾病的进程。然而，早期淀粉样蛋白沉积并不累及海马，后者是 AD 早期受损部位（Braak 和 Braak，1998），淀粉样蛋白 PET 不可能替代海马结构的其他成像技术。

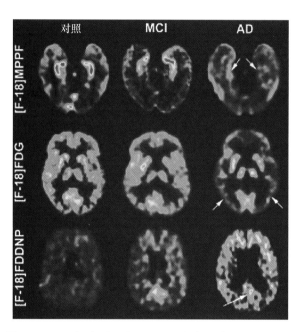

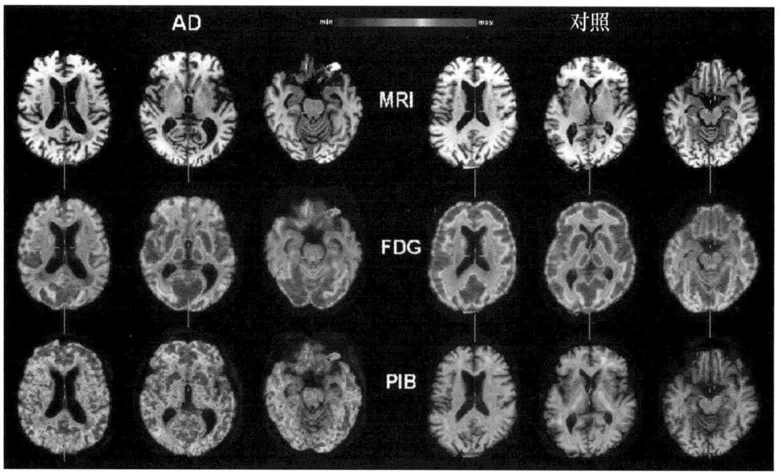

图 25.2 正常对照（左）、MCI 患者（中）、AD 患者（右）的脑 PET 典型图谱：顶部为［¹⁸F］MPPF 与 5-羟色胺（5HT$_{1A}$）受体相结合的成像结果。AD 患者的图像显示在海马［¹⁸F］MPPF 显著降低（顶部箭头部位），与全脑皮质代谢下降一致，如中间的 FDG 的图像显示；底部显示的是［¹⁸F］FDDNP 皮质结合升高，［¹⁸F］FDDNP 是一种和斑块及缠结有关的分子。经美国国立科学院授权转载使用 Kepe et al.（2006）（见彩图 25.2）。

图 25.3 典型的脑淀粉样蛋白 PET 影像（底部），AD 的［¹¹C］PIB（左），对照组（右）。AD 患者的影像显示了皮质 PIB 升高，与皮质代谢下降同步，以 FDG PET 显示，位于中部。相应的结构 MRI 数据作为解剖索引显示在顶部。数据来源于阿尔茨海默病神经影像学计划（ADNI）（见彩图 25.3）。

人们也不清楚淀粉样蛋白影像是否比结构、功能或神经化学影像和认知下降的关系更密切。尽管如此，利用淀粉样蛋白 PET 以及神经化学、结构和功能影像学联合测量综合分析可能比单独使用其中任何一种影像学方法的预测结果更可靠。

框 25.3　神经递质系统 PET

- 特异性 PET 放射性配体的发展为直接测量神经递质系统提供了方法。
- 乙酰胆碱受体在 AD 患者杏仁核中减少最为显著。
- 胆碱能烟碱受体在 AD 患者海马和颞叶皮质减少。
- 血浆 5-HT$_{1A}$ 受体在 AD 患者海马减少，在 MCI 患者减少的程度较轻。

框 25.4　淀粉样蛋白 PET

- 目前发展了一种［^{11}C］放射追踪物（PIB），它可以和 β 淀粉样蛋白斑块结合，但不会和神经纤维缠结结合。
- 淀粉样蛋白 PET 显示在 AD 和 MCI 患者中有高淀粉样蛋白沉积。
- 淀粉样蛋白 PET 显示转化为 AD 的 MCI 患者中淀粉样蛋白沉积负荷比病情保持稳定的 MCI 患者高。
- 但是，淀粉样蛋白 PET 仍处于起步阶段，对其诊断准确率还需要进一步验证。

展望

上面的研究回顾表明，^{1}H-MRSI 测量可以直接提供大脑神经化学改变，这种测量手段比从外周组织得到的信息更能精确表明神经退行性病变。不过，潜在的有效生物标志物需要经过病理学证实，以保证能应用于临床。大多数 AD 的 ^{1}H-MRSI 研究都缺乏临床上队列研究的证实，这是使用 PET 研究神经递质的一个问题。仅最近的 ^{1}H-MRSI 测量在随后经过了尸检病理学证实（Kantarci 等，2008）。更多前瞻性 ^{1}H-MRSI 研究包括病理学验证，必须判定代谢的改变是否能代表神经退行性变，这也许需要多年的数据收集。

从技术角度来看，活体 ^{1}H-MRSI 将继续通过新的进展受益，如更强的 MRI 磁场和更精确的采集方法。磁场强度为 3T 的 MRI 扫描仪比 1.5T 的 MRI 被越来越多地投入到临床实践，在世界范围内，7T 磁场的 MRI 一般用于科研。高场强和强光谱色散内的信噪比增加，有望提高诊断的精确度和 ^{1}H-MRSI 重测信度。开发强磁场的同时，还需要物理学家研究出新的方法以简化 ^{1}H-MRSI 数据，从而能更精确地量化代谢物，如谷氨酸、谷氨酸盐、GABA（γ-氨基丁酸，哺乳类动物脑内主要的抑制性神经递质）。目前这些代谢物的精确量化与其他代谢物的共振存在显著的波谱重叠（Kaiser 等，2008）。这些代谢物会为痴呆提供额外的诊断信息。此外，基于其他细胞核的 MRSI 研究，尤其是 ^{13}C，在强磁场中变得更可行。神经元的三羧酸循环、葡萄糖氧化、谷氨酸神经传导的 ^{13}C MRS 测量也许会为 AD 的神经化学过程提供另外的标记物（Lin 等，2003；Ross 等，2003）。

前面短暂回顾的 PET 神经递质研究工作只是探索各种人类认知领域相关神经递质的开始。例如，我们已经从动物模型中证明除 5-HT$_{1A}$ 外的几种 5-HT 受体亚型与认知功能有关。未来的放射性配体发展将使得我们能够研究人类其他 5-HT 受体亚型的作用。此外，多种受体系统的影响将为探索不同受体系统间的交互作用提供可能。

淀粉样蛋白成像技术使得我们能更有效地评估以清除大脑淀粉样蛋白为治疗目标的药物干预的效果。但是，淀粉样蛋白成像潜在的诊断价值尚未被完全认识，除非能通过随时间测量的 AD 和淀粉样蛋白改变来证明治疗有效。到那时，在早期识别或者在可能的症状发生前即通过干预延缓甚至逆转疾病的进程将成为可能。［^{18}F］示踪的 PIB 衍生物的发展也会为此做铺垫，使淀粉样蛋白成像得到更广泛的应用。

框 25.5　前景展望

- ^{1}H MRSI 将会通过新进展受益，例如改进测量的精确度，包括探测其他代谢物，如谷氨酸盐、谷氨酰盐、GABA。
- 新 PET 放射性配体的发展让研究更多的神经递质系统成为可能，如一些 5-HT 受体亚型。
- 多神经递质 PET 成像将为探索不同神经递质系统之间的作用提供可能。
- 一种［^{18}F］标记的淀粉样蛋白示踪剂的发展将使淀粉样蛋白 PET 得到更广泛的应用。

小结

神经化学成像模式为阿尔茨海默病及相关认知障碍提供了有力的工具，拓展了我们对疾病神经元基础的认识，帮助确定药物治疗靶点。当前的数据显示，^{1}H-MRSI 测量值中 NAA（一个完整的神经元标记物）降低和 MI 升高也许对预测痴呆发展和监测预防性治疗早期疾病的进展有价值。然而，^{1}H-MRSI 作为鉴别诊断和痴呆进展的标记物，主要局限是需要临床队列研究的证实。同时，需要更多的研究通过尸检组织病理学变化来验证[1]H-MRSI 的潜在标志物作用，这也是[1]H-MRSI 与 PET 神经递质系统影像学共同的局限性。总的来说，目前 MRS 是一项在痴呆和相关认知障碍领域可信的调查研究方法，是提供大脑多元光谱学剖面信息的唯一测量技术。^{1}H-MRSI 在正常老年人和痴呆患者中潜在的应用价值有望随着该领域技术的提高而增长。

致谢

感谢神经退行组织影像指导中心（CIND）主任 Dr. Michael W. Weiner 给予的指导和帮助。这项工作得到了美国预防部门的资金支持，感谢帕金森病研究 Michael J. Fox 基金的支持，以及美国国家 NIH 研究中心的支持（Dr. Weiner）（RR23953）。

参考文献

Ackl N, Ising M, Schreiber Y A, Atiya M, Sonntag A and Auer D P. 2005. Hippocampal metabolic abnormalities in mild cognitive impairment and Alzheimer's disease. *Neurosci Lett* **384**, 23–8.

Adalsteinsson E, Sullivan E V, Kleinhans N, Spielman D M and Pfefferbaum A. 2000. Longitudinal decline of the neuronal marker N-acetyl aspartate in Alzheimer's disease. *Lancet* **355**, 1696–7.

Birken D L and Oldendorf W H. 1989. N-acetyl-L-aspartic acid: A literature review of a compound prominent in 1H-NMR spectroscopic studies of brain. *Neurosci Biobehav Rev* **13**, 23–31.

Bitsch A, Bruhn H, Vougioukas V, et al. 1999. Inflammatory CNS demyelination: Histopathologic correlation with in vivo quantitative proton MR spectroscopy. *Am J Neuroradiol* **20**, 1619–27.

Blakely R D and Coyle J T. 1988. The neurobiology of N-acetylaspartylglutamate. *Int Rev Neurobiol* **30**, 39–100.

Braak H and Braak E. 1998. Evolution of neuronal changes in the course of Alzheimer's disease. *J Neural Transm Suppl* **53**, 127–40.

Brand A, Richter-Landsberg C and Leibfritz D. 1993. Multinuclear NMR studies on the energy metabolism of glial and neuronal cells. *Dev Neurosci* **15**, 289–98.

Capizzano A A, Schuff N, Amend D L, et al. 2000. Subcortical ischemic vascular dementia: Assessment with quantitative MR imaging and 1H MR spectroscopy. *Am J Neuroradiol* **21**, 621–30.

Catani M, Cherubini A, Howard R, et al. 2001. (1)H-MR spectroscopy differentiates mild cognitive impairment from normal brain aging. *Neuroreport* **12**, 2315–7.

Chantal S, Braun C M, Bouchard R W, Labelle M and Boulanger Y. 2004. Similar 1H magnetic resonance spectroscopic metabolic pattern in the medial temporal lobes of patients with mild cognitive impairment and Alzheimer disease. *Brain Res* **1003**, 26–35.

Chao L L, Mueller S G, Buckley S T, et al. 2010. Evidence of neurodegeneration in brains of older adults who do not yet fulfill MCI criteria. *Neurobiol Aging* **31**, 368–77.

Chao L L, Schuff N, Kramer J H, et al. 2005. Reduced medial temporal lobe N-acetylaspartate in cognitively impaired but nondemented patients. *Neurology* **64**, 282–9.

Dixon R M, Bradley K M, Budge M M, Styles P and Smith A D. 2002. Longitudinal quantitative proton magnetic resonance spectroscopy of the hippocampus in Alzheimer's disease. *Brain* **125**, 2332–41.

Engelborghs S and De Deyn P P. 1997. The neurochemistry of Alzheimer's disease. *Acta Neurol Belg* **97**, 67–84.

Ernst T, Chang L, Melchor R and Mehringer C M. 1997. Frontotemporal dementia and early Alzheimer disease: Differentiation with frontal lobe H-1 MR spectroscopy. *Radiology* **203**, 829–36.

Fernandez A, Garcia-Segura J M, Ortiz T, et al. 2005. Proton magnetic resonance spectroscopy and magnetoencephalographic estimation of delta dipole density: A combination of techniques that may contribute to the diagnosis of Alzheimer's disease. *Dement Geriatr Cogn Disord* **20**, 169–77.

Ferri C P, Prince M, Brayne C, et al. 2005. Global prevalence of dementia: A Delphi consensus study. *Lancet* **366**, 2112–7.

Forsberg A, Engler H, Almkvist O, et al. 2008. PET imaging of amyloid deposition in patients with mild cognitive impairment. *Neurobiol Aging* **29**, 1456–65.

Glanville N T, Byers D M, Cook H W, Spence M W and Palmer F B. 1989. Differences in the metabolism of inositol and phosphoinositides by cultured cells of neuronal and glial origin. *Biochim Biophys Acta* **1004**, 169–79.

Glodzik L, King K G, Gonen O, Liu S, De Santi S and de Leon M J. 2008. Memantine decreases hippocampal glutamate levels: A magnetic resonance spectroscopy study. *Prog Neuropsychopharmacol Biol Psychiatry* **32**, 1005–12.

Guimaraes A R, Schwartz P, Prakash M R, *et al.* 1995. Quantitative in vivo 1H nuclear magnetic resonance spectroscopic imaging of neuronal loss in rat brain. *Neuroscience* **69**, 1095–101.

Jessen F, Block W, Traber F, *et al.* 2001. Decrease of *N*-acetylaspartate in the MTL correlates with cognitive decline of AD patients. *Neurology* **57**, 930–2.

Kadir A, Almkvist O, Wall A, Langstrom B and Nordberg A. 2006. PET imaging of cortical 11C-nicotine binding correlates with the cognitive function of attention in Alzheimer's disease. *Psychopharmacology (Berl)* **188**, 509–20.

Kaiser L G, Young K, Meyerhoff D J, Mueller S G and Matson G B. 2008. A detailed analysis of localized J-difference GABA editing: theoretical and experimental study at 4 T. *NMR Biomed* **21**, 22–32.

Kantarci K, Jack C R, Jr., Xu Y C, Campeau N G, O'Brien P C, Smith G E, *et al.* 2000. Regional metabolic patterns in mild cognitive impairment and Alzheimer's disease: A 1H MRS study. *Neurology* 2000; **55**: 210–7.

Kantarci K, Knopman D S, Dickson D W, *et al.* 2008. Alzheimer disease: Postmortem neuropathologic correlates of antemortem 1H MR spectroscopy metabolite measurements. *Radiology* **248**, 210–20.

Kantarci K, Smith G E, Ivnik R J, *et al.* 2002. 1H magnetic resonance spectroscopy, cognitive function, and apolipoprotein E genotype in normal aging, mild cognitive impairment and Alzheimer's disease. *J Int Neuropsychol Soc* **8**, 934–42.

Kantarci K, Weigand S D, Petersen R C, *et al.* 2007. Longitudinal 1H MRS changes in mild cognitive impairment and Alzheimer's disease. *Neurobiol Aging* **28**, 1330–9.

Kemppainen N M, Aalto S, Wilson I A, *et al.* 2007. PET amyloid ligand [11C]PIB uptake is increased in mild cognitive impairment. *Neurology* **68**, 1603–06.

Kepe V, Barrio J R, Huang S C, *et al.* 2006. Serotonin 1A receptors in the living brain of Alzheimer's disease patients. *Proc Natl Acad Sci USA* **103**, 702–07.

Klein J. 2000. Membrane breakdown in acute and chronic neurodegeneration: Focus on choline-containing phospholipids. *J Neural Transm* **107**, 1027–63.

Klunk W E, Panchalingam K, Moossy J, McClure R J and Pettegrew J W. 1992. *N*-acetyl-L-aspartate and other amino acid metabolites in Alzheimer's disease brain: A preliminary proton nuclear magnetic resonance study. *Neurology* **42**, 1578–85.

Koller K J, Zaczek R and Coyle J T. 1984. *N*-acetyl-aspartyl-glutamate: Regional levels in rat brain and the effects of brain lesions as determined by a new HPLC method. *J Neurochem* **43**, 1136–42.

Krishnan K R, Charles H C, Doraiswamy P M, *et al.* 2003. Randomized, placebo-controlled trial of the effects of donepezil on neuronal markers and hippocampal

volumes in Alzheimer's disease. *Am J Psychiatry* **160**, 2003–11.

Kuhl D E, Koeppe R A, Minoshima S, *et al.* 1999. In vivo mapping of cerebral acetylcholinesterase activity in aging and Alzheimer's disease. *Neurology* **52**, 691–9.

Lin A P, Shic F, Enriquez C and Ross B D. 2003. Reduced glutamate neurotransmission in patients with Alzheimer's disease – an in vivo (13)C magnetic resonance spectroscopy study. *Magma* **16**, 29–42.

Metastasio A, Rinaldi P, Tarducci R, *et al.* 2006. Conversion of MCI to dementia: Role of proton magnetic resonance spectroscopy. *Neurobiol Aging* **27**, 926–32.

Meyerhoff D J, MacKay S, Constans J M, *et al.* 1994. Axonal injury and membrane alterations in Alzheimer's disease suggested by in vivo proton magnetic resonance spectroscopic imaging. *Ann Neurol* **36**, 40–7.

Mihara M, Hattori N, Abe K, Sakoda S and Sawada T. 2006. Magnetic resonance spectroscopic study of Alzheimer's disease and frontotemporal dementia/Pick complex. *Neuroreport* **17**, 413–6.

Moats R A, Ernst T, Shonk T K and Ross B D. 1994. Abnormal cerebral metabolite concentrations in patients with probable Alzheimer disease. *Magn Reson Med* **32**, 110–5.

Nordberg A. 1993. Clinical studies in Alzheimer patients with positron emission tomography. *Behav Brain Res* **57**, 215–24.

Nordberg A, Hartvig P, Lilja A, *et al.* 1990. Decreased uptake and binding of 11C-nicotine in brain of Alzheimer patients as visualized by positron emission tomography. *J Neural Transm Park Dis Dement Sect* **2**, 215–24.

Nordberg A, Lundqvist H, Hartvig P, Lilja A and Langstrom B. 1995. Kinetic analysis of regional (S)(–)11C-nicotine binding in normal and Alzheimer brains – In vivo assessment using positron emission tomography. *Alzheimer Dis Assoc Disord* **9**, 21–7.

Olson B L, Holshouser B A, Britt W 3rd, *et al.* 2008. Longitudinal metabolic and cognitive changes in mild cognitive impairment patients. *Alzheimer Dis Assoc Disord* **22**, 269–77.

Panza F, D'Introno A, Colacicco A M, *et al.* 2005. Current epidemiology of mild cognitive impairment and other predementia syndromes. *Am J Geriatr Psychiatry* **13**, 633–44.

Parnetti L, Lowenthal D T, Presciutti O, *et al.* 1996. 1H-MRS, MRI-based hippocampal volumetry, and 99mTc-HMPAO-SPECT in normal aging, age-associated memory impairment, and probable Alzheimer's disease. *J Am Geriatr Soc* **44**, 133–8.

Parnetti L, Tarducci R, Presciutti O, *et al.* 1997. Proton magnetic resonance spectroscopy can differentiate Alzheimer's disease from normal aging. *Mech Ageing Dev* **97**, 9–14.

Petersen R C, Smith G E, Waring S C, Ivnik R J, Tangalos E G and Kokmen E. 1999. Mild cognitive impairment: Clinical characterization and outcome. *Arch Neurol* **56**, 303–08.

Pfefferbaum A, Adalsteinsson E, Spielman D, Sullivan E V

and Lim K O. 1999. In vivo brain concentrations of N-acetyl compounds, creatine, and choline in Alzheimer disease. *Arch Gen Psychiatry* **56**, 185–92.

Price J C, Klunk W E, Lopresti B J, *et al.* 2005. Kinetic modeling of amyloid binding in humans using PET imaging and Pittsburgh Compound-B. *J Cereb Blood Flow Metab* **25**, 1528–47.

Rose S E, de Zubicaray G I, Wang D, *et al.* 1999. A 1H MRS study of probable Alzheimer's disease and normal aging: Implications for longitudinal monitoring of dementia progression. *Magn Reson Imaging* **17**, 291–9.

Ross B, Lin A, Harris K, Bhattacharya P and Schweinsburg B. 2003. Clinical experience with 13C MRS in vivo. *NMR Biomed* **16**, 358–69.

Schuff N, Amend D, Ezekiel F, *et al.* 1997. Changes of hippocampal N-acetylaspartate and volume in Alzheimer's disease: A proton MR spectroscopic imaging and MRI study. *Neurology* **49**, 1513–21.

Schuff N, Capizzano A A, Du A T, *et al.* 2003. Different patterns of N-acetylaspartate loss in subcortical ischemic vascular dementia and AD. *Neurology* **61**, 358–64.

Schuff N, Capizzano A A, Du A T, *et al.* 2002. Selective reduction of N-acetylaspartate in medial temporal and parietal lobes in AD. *Neurology* **58**, 928–35.

Schuff N, Ezekiel F, Gamst A C, *et al.* 2001. Region and tissue differences of metabolites in normally aged brain using multislice 1H magnetic resonance spectroscopic imaging. *Magn Reson Med* **45**, 899–907.

Shinotoh H, Fukushi K, Nagatsuka S, *et al.* 2003. The amygdala and Alzheimer's disease: Positron emission tomographic study of the cholinergic system. *Ann N Y Acad Sci* **985**, 411–9.

Shonk T K, Moats R A, Gifford P, *et al.* 1995. Probable Alzheimer disease: Diagnosis with proton MR spectroscopy. *Radiology* **195**, 65–72.

Siger M, Schuff N, Zhu X, Miller B L and Weiner M W. 2009. Regional myo-inositol concentration in mild cognitive impairment using 1H magnetic resonance spectroscopic imaging. *Alzheimer Dis Assoc Disord* **23**, 57–62.

Simmons M L, Frondoza C G and Coyle J T. 1991. Immunocytochemical localization of N-acetyl-aspartate with monoclonal antibodies. *Neuroscience* **45**, 37–45.

Tedeschi G, Bertolino A, Lundbom N, *et al.* 1996. Cortical and subcortical chemical pathology in Alzheimer's disease as assessed by multislice proton magnetic resonance spectroscopic imaging. *Neurology* **47**, 696–704.

Truchot L, Costes S N, Zimmer L, *et al.* 2007. Up-regulation of hippocampal serotonin metabolism in mild cognitive impairment. *Neurology* **69**, 1012–7.

Urenjak J, Williams S R, Gadian D G and Noble M. 1993. Proton nuclear magnetic resonance spectroscopy unambiguously identifies different neural cell types. *J Neurosci* **13**, 981–9.

Wyper D J, Brown D, Patterson J, *et al.* 1993. Deficits in iodine-labelled 3-quinuclidinyl benzilate binding in relation to cerebral blood flow in patients with Alzheimer's disease. *Eur J Nucl Med* **20**, 379–86.

Zhu X, Schuff N, Kornak J, *et al.* 2006. Effects of Alzheimer disease on fronto-parietal brain N-acetyl aspartate and myo-inositol using magnetic resonance spectroscopic imaging. *Alzheimer Dis Assoc Disord* **20**, 77–85.

第 26 章

26

帕金森病的神经影像学

Raúl de la Fuente-Fernández and A. Jon Stoessl

引言

帕金森病（Parkinson disease，PD）是继阿尔茨海默病之后第二常见的神经退行性疾病（de Lau 和 Breteler，2006），以黑质致密部（substantia nigra pars compacta，SNpc）的多巴胺神经元进行性丢失为特点，导致纹状体多巴胺去神经支配，尤其影响豆状核背外侧（Kish 等，1988；Fearnley 和 Lees，1991）。因为豆状核的这一部分主要参与运动行为，因此运动功能障碍是 PD 患者的主要表现。然而，人们已经越来越多地认识到 PD 患者也存在其他脑区系统和功能的损害。因此，PD 患者经常有行为障碍和认知功能损害，是构成残疾的主要病因（Dubois 和 Pillon，1997；Schrag 等，2000；Aarsland 等，2001；Weintraub 等，2004）。PD 患者痴呆和认知功能损害的实际发生率还不好确定，因为这取决于是否采用了广泛的神经心理学测验来分析，而且受到一些混杂因素（如年龄、抑郁）的影响。一般认为至少 30% 的 PD 患者最终会发展为痴呆（Dubois 和 Pillon，1997）。PD 患者患痴呆的风险是非 PD 患者的 6 倍（Aarsland 等，2001）。

关于 PD 患者非运动症状的潜在机制我们了解得还很少。众所周知，路易小体是 PD 或路易神经突的病理学标记物（Gibb 和 Lees，1988；Fearnley 和 Lees，1991），它不仅存在于幸存的中脑多巴胺神经元，还存在于皮质和其他脑干核团（Gibb 和 Lees，1988；Gibb 等，1989；Kosaka 和 Iseki，1996；Del Tredici 等，2002；Braak 等，2003）。一些存在路易小体病理改变的患者早期即出现认知障碍，甚至认知障碍是疾病最初的表现——路易小体痴呆（dementia with Lewy bodies，DLB）——他们大多数最初表现为典型的运动症状，随后发展为痴呆，即 PD 痴呆

（PDD）综合征（Gibb 等，1989；Del Tredici 等，2002；Braak 等，2003）。出现这两种情况最大的可能就是同一疾病谱的两种不同结局（de la Fuente-Fernández 和 Calne，1996）。

病理结果提示，PD 一般先累及较低的脑干结构，然后由下向上进展，进而影响中脑结构（尤其是 SNpc），最后累及皮质（Braak 等，2003）。按照这种模式最终会发展为 PDD。然而，路易小体的病理改变可能从疾病开始就累及皮质，临床表现为 DLB（Gibb 等，1989；Braak 等，2003）。无明显痴呆的 PD 患者路易小体病理改变可能局限于脑干，最多表现为额叶功能异常——执行功能障碍（Cools，2006；Dagher 和 Nagano-Saito，2007；Grahn 等，2008）。有证据表明，这种额叶功能异常可能与纹状体多巴胺缺乏而导致的"去传入作用（传入神经阻滞）"相关，至少是大部分相关（Cools，2006；Grahn 等，2008）。正如我们随后在本章中回顾的，近期的神经影像学研究已经开始试图解释 PD 患者行为和认知表现的深层机制（Postuma 和 Dagher，2006；Nandhagopal 等，2008）。

PD 相关的多巴胺损耗分布

路易小体病理改变最明显的是黑质致密部（Fearnley 和 Lees，1991）腹外侧的多巴胺细胞，这个区域是背侧纹状体主要的投射区（黑质纹状体的多巴胺通路），尤其是豆状核的背外侧区域，此外还有尾状核的外侧区域（Bernheimer 等，1973；Kish 等，1998，1992）。黑质致密部区域中部和外侧的多巴胺细胞受路易小体病理改变影响较小，受影响更小的是腹侧背盖区（VTA）。VTA 的多巴胺细胞投射到腹侧纹状体和其他边缘结构（中脑边缘系统的多巴胺通路）。腹侧纹状体包括伏隔核、尾状核腹侧部分和豆状核。除了这

些多巴胺投射到背侧和腹侧纹状体，还有的多巴胺从 VTA 和黑质致密部中部直接投射到额叶（中脑皮质多巴胺通路）。有证据表明，PD 患者的这条通路也有受损（Javoy-Agid 和 Agid，1980；Scatton 等，1983）。不同多巴胺能损害的不对称性可能有助于解释 PD 患者中常见的运动和认知功能方面的多变性（Cheesman 等，2005；Foster 等，2005）。

皮质-纹状体环路

基底神经元由几部分结构组成，参与复杂的功能网络。下面描述的是一个简化的模型，有 3 个主要的涉及解剖和功能的皮质-纹状体环路，这些环路大部分是平行关系（Alexander 等，1986；Albin 等，1989；Middleton 和 Strick，2000；Obeso 等，2000）（图 26.1）。①运动环路，一些皮质运动区，特别是辅助运动区（supplementary motor area，SMA），与豆状核相连，后者通过内侧苍白球/黑质网状部（GPi/SNpr）和丘脑腹外侧核团等中转传递来依次调节同样的皮质运动区。②认知环路，连接背外侧前额叶（PFC）和尾状核头部背外侧核团，依次通过 GPi/SNpr、背中部和腹前侧丘脑核发回调节信号到背外侧前额叶 PFC。③边缘系统环路，从眶额皮质（OFC）起始到腹侧尾状核，从前扣带回（ACC）、杏仁核和海马到伏隔核。腹侧纹状体的这两个结构通过

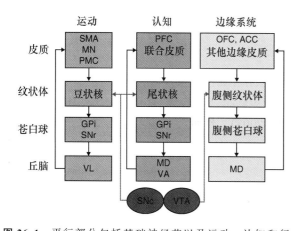

图 26.1 平行部分包括基础神经节以及运动、认知和行为功能控制相关区域。ACC，前扣带回皮质；GPI，内苍白球；M1，运动皮质；MD，内侧背核；OFC，眶额皮质；PFC，前额叶；PMC，前运动皮质；SNc，黑质致密部；SNr，黑质网状部；VA，腹前侧；VTA，腹侧背盖区。引自 Alexander *et al*（见彩图 26.1）。

腹侧苍白球和丘脑背中部核团调节相关皮质和边缘系统。正如前面提到的，黑质致密部中多巴胺输入起始处通过背侧纹状体（豆状核与尾状核）中多巴胺受体的活动分别调节运动和认知环路。从 VTA 输入的多巴胺通过作用在腹侧纹状体的多巴胺受体调节边缘系统环路。

磁共振成像技术已经证实这些皮质-纹状体环路的活体解剖和功能（Bestmann 等，2004；Lehéricy 等，2004）。此外，结合 PET 和重复经颅磁刺激（rTMS）技术的人类活体试验也发现，皮质-纹状体环路实际是隔离的。因此，在这些运动区域进行 rTMS 能诱导豆状核的多巴胺释放，rTMS 应用于背外侧 PFC 可诱导尾状核多巴胺释放（Strafella 等，2001，2003b）。

中脑皮质多巴胺通路是否修改了这 3 条平行环路的功能连接部分目前还不清楚（Cools，2006）。多巴胺 D_2 受体在纹状体分布特别丰富（Cooper 等，2003），而 D_1 受体在 PFC 占主导地位（Bergson 等，1995；Williams 和 Goldman-Rakic；1995；Sawaguchi，2000）。此外，黑质纹状体、中脑边缘系统和中脑皮质通路多巴胺的处理均有不同（Cooper 等，2003），这也能部分解释它们在多巴胺能药物治疗 PD 时的直接反应。所有这些因素都应在测查皮质-纹状体环路功能时考虑到（Kimberg 和 D'Esposito，2003；Cools，2006）。实际上，人们很早就发现多巴胺能药物治疗对 PD 患者的认知功能既有正性作用，也有负性作用（Gotham 等，1986，1988；Owen 等，1993b；Kulisevsky 等，1996，Cools 等，2001b；Lewis 等，2005）。多巴胺替代治疗也能起到调节情绪的作用（Black 等，2005）。

PD 患者的额叶皮质功能障碍

前面提到的 3 个主要的皮质-纹状体环路包含一些额叶皮质区，在 PD 的不同阶段有不同的功能损害（也可能是结构上的）（Lange 等，1992；Owen 等，1992，1993a；Owen，1997；Fera 等，2007）。PD 早期阶段，额叶功能障碍可能反映了与多巴胺不足有关的传入神经阻滞，开始是背侧纹状体，然后是腹侧纹状体。因此，给予健康志愿者多巴胺 D_2 受体阻断药可以造成 PD 患者常见的认知损害（Mehta 等，1999）。然而在疾病后

期，多巴胺 D_2 受体阻断药会损害中脑皮质多巴胺通路，甚至直接损害额叶皮质（皮质路易小体发生病理改变），这些都可能造成正常额叶功能损害。事实上，PD 患者的痴呆与 SNpc 中部的多巴胺细胞丢失有关（Rinne 等，1989），这是中脑皮质多巴胺通路的起始部。有证据表明，额叶功能失调可用来预测 PD 患者痴呆的发生（Mehta 和 Tröster，2003）。

皮质-纹状体运动环路：PD 相关的运动任务

与最近的基底节功能运动程序模型一致（Mink，1996），PET 研究通过测量脑血流（cerebral blood flow，CBF）显示，基底节和 SMA 在运动顺序控制中起主要作用（Boecker 等，1998）。和预期一样，与正常对照组相比，在执行运动任务时，PD 患者的对侧豆状核与同侧额叶运动区域（如 SMA）的激活较弱（Playford 等，1992）。在静息状态使用氟脱氧葡萄糖 PET（FDG-PET）可观察到相似的变异图（Asanuma 等，2006）。和外部触发运动相比，自发运动时激活更明显（Jahanshahi 等，1995）。相反，PD 患者经常表现为皮质区域过度激活，相对不受豆状核的约束，尤其在执行更复杂的运动任务时（Samuel 等，1997a）。当通过药物（Jenkins 等，1992；Rascol 等，1992）或外科手术（Grafton 等，1995；Limousin 等，1997；Samuel 等，1997b；Ceballos-Baumann 等，1999；Fukuda 等，2001；Strafella 等，2003a；Asanuma 等，2006）使基底节功能恢复正常后，这些异常激活即被校正。功能性磁共振成像（fMRI）研究结果基本相似（Haslinger 等，2001；Buhmann 等，2003），但也有一些矛盾的观察结果（Sabatini 等，2000；Peters 等，2003）。值得注意的是，在执行运动功能时观察到的功能改变最可能反映一些与注意、计划、记忆相关的附加的额叶皮质功能异常（Owen 等，1992；Rowe 等，2002；Dirnberger 等，2005）。因此，PD 患者执行简单的运动任务也表现出额叶激活不足，这部分额叶不直接参与运动环路，如 PFC 和 ACC（Playford 等，1992）。人们发现，在 PD 症状发生前期存在皮质-纹状体运动环路的代偿性重组（Buhmann 等，2005）。

皮质-纹状体认知环路：PD 患者的认知任务

典型的额叶皮质功能任务的正常表现（如威斯康星卡片分类任务或者伦敦塔规划任务）取决于几个皮质执行功能，包括注意力、计划能力和认知灵活性。健康受试者的认知神经影像学研究显示，背侧纹状体（尤其是尾状核）和背外侧 PFC 在任务设定-转换中激活（Dagher 等，1999；Sohn 等，2000；Monchi 等，2001；Lewis 等，2004）。相比之下，未经治疗的 PD 患者存在任务设定-转换功能损害（Cools 等，2001a），推测与背外侧 PFC 的传入神经阻滞有关，而这部分依赖背侧尾状核的输入（Cools 等，2001b）。在这种情况下，值得注意的是 PD 以尾状核背侧大部分的实质性多巴胺耗竭为特征（Kish 等，1988）。事实上，除壳核以外，尾状核的背侧是 PD 患者多巴胺消耗量非常大的纹状体结构。由于尾状核背侧与背外侧 PFC 相连（Yeterian 和 Pandya，1991），因此 PD 患者可能会出现与注意设定-转换有关的任务受损，甚至是在疾病早期阶段（Owen 等，1993b；Cools 等，2001a）。

与解剖学的观点和临床观察一致的是，CBF PET 研究发现伦敦塔测验中 PD 患者基底节中枢激活减弱（Owen 等，1998；Dagher 等，2001）。此外，有人发现执行任务的损害程度与尾状核多巴胺功能低下有关（Marié 等，1999；Brück 等，2001）。然而在 PFC 的层面，结果并不明确，事实上起初会有一些相互矛盾的观察结果。和预期的一样，fMRI 研究显示，和无执行功能障碍的 PD 患者相比，有执行功能障碍的 PD 患者确实存在认知环路（尾状核与 PFC）激活减弱（Lewis 等，2003）。然而，一些功能影像学研究（包括 PET 及 fMRI）发现，与正常对照组相比，PD 患者在执行 PFC 敏感的认知任务时背外侧 PFC 激活增强（而非降低）（Dagher 等，2001；Cools 等，2002b；Mattay 等，2002）。因为左旋多巴（一种多巴胺替代药物）会将这些异常激活正常化，所以作者提出在 PD 患者观察到的背外侧 PFC 过度激活与中脑皮质多巴胺通路功能紊乱有关（如 PFC 多巴胺水平降低）（Cools 等，2002b；Mattay 等，2002）。在自然条件下，没有人可以完全确定多巴胺替代药物的正常化效应是发生在尾状核（黑质纹状体多巴胺通路正常化）还是额叶（中脑皮质多巴胺通路正常化）。但是，近期基底节功能的模型提示，给予尾状核多巴胺替代药物可引起 PFC 中的激活增强（而非降低）（Alexander 等，1986；Albin 等，1989），这支持了 PD 患者中脑皮质多巴胺通路功能紊乱的观点。

最近许多针对 PD 早期的 fMRI 研究在这个问题上提供了更详细的信息（Monchi 等，2004，2007）。有证据表明，和正常对照相比，PD 患者在执行威斯康星卡片分类任务时背外侧 PFC 激活增强，腹外侧 PFC 激活减弱（Monchi 等，2004）。更重要的是，使用蒙特利尔卡片分类，同一研究者证明 PD 患者脑区激活的模式取决于认知任务是否涉及尾状核。只有在任务需要尾状核参与时，PD 患者才会表现出前额叶激活降低，包括背外侧和腹外侧 PFC（Monchi 等，2007）。相比之下，当认知任务不需要尾状核参与时，PD 患者确实表现出过度激活，不止在 PFC，还包括平时不参与任务的皮质区（Monchi 等，2007）。总的来说，这些观察结果提示，在 PD 患者中观察到的认知障碍，除了与尾状核多巴胺耗竭有关以外，中脑皮质多巴胺通路很可能也参与其中。与腹外侧 PFC 相连的尾状核腹侧部分的变化（Yeterian 和 Pandya，1991），可能也和 PD 患者的脑区激活模式有关。

皮质-纹状体边缘系统环路：PD 患者的逆向学习任务和行为

PD 患者投射到背侧纹状体的多巴胺能（尾状核与豆状核）受到严重影响，而投射到腹侧纹状体的基本正常，至少在疾病的早期阶段如此（Kish 等，1998）。这个发现能帮助我们了解为什么有时多巴胺替代药物治疗会导致 PD 患者出现行为障碍。但是，最近一项 PET 研究提示，有时出现在 PD 运动症状之前的抑郁也许与腹侧纹状体多巴胺终端缺失有关（Remy 等，2005）。

有研究证据表明，概率逆向学习任务很适合用来检测腹侧纹状体功能，尤其是伏隔核（Cools 等，2007）。为了完成这些任务，受试者必须否定已经学到的规则而支持相反的规则（Swainson 等，2000）。因此，概率逆向学习任务，和通过认知任务检测皮质-纹状体认知环路一样，也取决于认知灵活性。然而，它们和典型的定势转移任务（如威斯康星卡片分类）有概念的不同。本质上，逆向学习任务检测了平衡 "go" 和 "no-go" 的信号（Frank 等，2004）。健康志愿者的 fMRI 研究显示，概率逆向学习任务可激活腹侧纹状体和同侧腹外侧 PFC（Cools 等，2002a）。这种激活模式（伏隔核-腹外侧 PFC）与执行定势转移任务时获得的模式相反（尾状核-背外侧 PFC）。和预期的一样，未经治疗的 PD 患者逆向学习任务的表现比涉及背侧纹状体的任务表现更好（Swainson 等，2000），伏隔核显示正常激活（Cools 等，2007）。然而，多巴胺替代药物治疗实际上可能使 PD 患者在逆向学习任务时表现更差，这种损害在左旋多巴停药后能够被逆转（Cools 等，2001b）。

为了解释这种矛盾的效果（即多巴胺替代药物治疗导致病情恶化），很长时间以来，人们认为 PD 治疗对于原本正常的腹侧纹状体和同侧边缘系统环路来说是 "过量" 的（Gotham 等，1986，1988；Cools，2006）。相应地，多巴胺替代治疗在改善与 PD 相关的多巴胺耗竭结构（背侧纹状体）环路功能的同时，也会损害没有（或仅很少）多巴胺耗竭的脑区，如腹侧纹状体（Cools，2006）。直接给健康人群服用多巴胺受体激动药也会导致逆向学习功能损害（Mehta 等，2001）。

众所周知，中脑边缘系统多巴胺通路和同侧皮质额叶区都与应答过程和目标-指向行为相关（Schultz，2002；Brown 和 Braver，2005；Knutson 等，2005）。因此，边缘环路功能异常或许能够解释为什么服药的 PD 患者有时会出现一些行为障碍，包括冲动、强迫进食和购物、性欲亢进、觅药行为、病理性赌博和其他冒险行为（Goodwin 等，1971；Vogel 和 Schiffter，1983；Nausieda，1985；Lawrence 等，2003；Nandhagopal 等，2008）。一些试验表明，服药的 PD 患者可能在评估可行性价值（Knowlton 等，1996）和预测奖赏值（Schott 等，2007）的能力方面有损害，经常表现为赌博策略异常（Cools 等，2003）。因此，未服药的 PD 患者倾向于避免消极结果，所以他们对服药的积极结果格外敏感（Frank 等，2004）。换句话说，多巴胺替代药物治疗偏重 "go" 信号多于 "no-go" 信号。

这些试验的观察结果为解释偶尔发生在 PD 患者中的行为障碍奠定了基础，提示服药的 PD 患者腹侧纹状体多巴胺水平可能更高。最近一项 PET 研究支持这种预测（Evans 等，2006），在给予左旋多巴后，有的患者会出现"多巴胺调节异常综合征"，这些患者（即出现药物滥用的患者）腹侧纹状体多巴胺释放更多。人们推测这种腹侧纹状体尤其是伏隔核的多巴胺水平增高肯定能触发奖赏信号，使异常行为一直存在，即滥用抗 PD 药物、病理性赌博或不良性行为等。实际上，药物成瘾及滥用可能有同样（或类似）的机制，那就是多巴胺奖赏信号被放大（Schultz 等，2002）。也有证据提示，从尾状核发出的信号也许参与调节了这些异常行为（Kaasinen 等，2001；Tricomi 等，2004）。

PD 患者的认知与皮质病理学

神经病理学研究证明，PD 内侧颞叶有路易小体和细胞缺失（Braak 等，2003），与其一致的是，高分辨率 MRI 显示 PD 患者存在海马萎缩（Camicioli 等，2003；Burton 等，2004；Nagano-Saito 等，2005；Summerfield 等，2005）。这种海马萎缩可能在 PD 表现出明显的痴呆症状之前就出现，与记忆能力受损相关。自然地，额叶功能障碍（如上所述）或额叶中出现路易小体病理改变（Braak 等，2003）可能也会造成 PD 患者的记忆能力受损。事实上，PD 痴呆患者的旁边缘系统、颞叶和额叶的新皮质常见路易小体病理改变（Kosaka 和 Iseki，1996；Braak 等，2003）。另一方面，无痴呆的 PD 患者大脑葡萄糖代谢的 FDF-PET 模式特点为额叶低代谢（Huang 等，2007）和幻视，这是临床诊断路易小体痴呆的主要标准，与额叶代谢增强和后部皮质（顶枕沟）低代谢有关（Nagano-Saito 等，2004）。这种后部皮质低代谢也许有助于鉴别阿尔茨海默病和路易小体痴呆（Minoshima 等，2001）。此外，病理（Scatton 等，1983）和活体 PET 证明，其他神经递质，尤其是胆碱能通路也与 PD 痴呆相关（Bohnen 等，2003；Hilker 等，2005）。事实上，PD 痴呆患者的胆碱能功能紊乱可能比阿尔茨海默病患者更严重（Bohnen 等，2003）。当前对淀粉样蛋白病理改变和 PD 痴呆的关系正进行活体

PET 研究，目前看来，淀粉样蛋白沉积与 DLB 关系更为密切，而非 PDD（Edison 等，2008；Gomperts 等，2008）。

> **框 26.1　帕金森病患者认知损害的原因**
>
> - 皮质路易小体/路易神经突病理改变。
> - 尾状核与皮质多巴胺分布减少。
> - 皮质多巴胺倒"U"形剂量反应曲线。
> - 多巴胺治疗可造成逆向学习任务成绩下降。
> - 皮质-纹状体-丘脑皮质环路的活动改变。
> - 胆碱能去神经支配。
> - 伴随淀粉样蛋白沉积±阿尔茨海默的病理改变。

参考文献

Aarsland D, Andersen K, Larsen J P, *et al.* 2001. Risk of dementia in Parkinson's disease: a community-based, prospective study. *Neurology* **56**, 730–6.

Albin R L, Young A B and Penney J B. 1989. The functional anatomy of basal ganglia disorders. *Trends Neurosci* **12**, 366–75.

Alexander G E, DeLong, M R, and Strick P L. 1986. Parallel organization of functionally segregated circuits linking basal ganglia and cortex. *Annu Rev Neurosci* **9**, 357–81.

Asanuma K, Tang C, Ma Y, *et al.* 2006. Network modulation in the treatment of Parkinson's disease. *Brain* **129**, 2667–78.

Bergson C, Mrzljak L, Smiley J F, Pappy M, Levenson R, and Goldman-Rakic P S. 1995. Regional, cellular, and subcellular variations in the distribution of D1 and D5 dopamine receptors in primate brain. *J Neurosci* **15**, 7821–36.

Bernheimer H, Birkmayer W, Hornykiewicz O, Jellinger K, and Seitelberger F. 1973. Brain dopamine and the syndromes of Parkinson and Huntington: Clinical, morphological and neurochemical correlations. *J Neurol Sci* **20**, 415–55.

Bestmann S, Baudewig J, Siebner H R, Rothwell J C and Frahm J. 2004. Functional MRI of the immediate impact of transcranial magnetic stimulation on cortical and subcortical motor circuits. *Eur J Neurosci* **19**, 1950–62.

Black K J, Hershey T, Hartlein J M, Carl J L and Perlmutter J S. 2005. Levodopa challenge neuroimaging of levodopa-related mood fluctuations in Parkinson's disease. *Neuropsychopharmacology* **30**, 590–601.

Boecker H, Dagher A, Ceballos-Baumann A O, *et al.* 1998. Role of the human rostral supplementary motor area and the basal ganglia in motor sequence control: investigations with H2 15O PET. *J Neurophysiol* **79**, 1070–80.

Bohnen N I, Kaufer D I, Ivanco L S, *et al.* 2003. Cortical cholinergic function is more severely affected in parkinsonian dementia than in Alzheimer disease: An in vivo positron emission tomographic study. *Arch Neurol* **60**, 1745–8.

Braak H, Del Tredici K, Rüb U, de Vos R A, Jansen Steur E N and Braak E. 2003. Staging of brain pathology related to sporadic Parkinson's disease. *Neurobiol Aging* **24**, 197–211.

Brown J W and Braver T S. 2005. Learned predictions of error likelihood in the anterior cingulate cortex. *Science* **307**, 1118–21.

Brück A, Portin R, Lindell A, *et al.* 2001. Positron emission tomography shows that impaired frontal lobe functioning in Parkinson's disease is related to dopaminergic hypofunction in the caudate nucleus. *Neurosci Lett* **311**, 81–4.

Buhmann C, Binkofski F, Klein C, *et al.* 2005. Motor reorganization in asymptomatic carriers of a single mutant Parkin allele: A human model for presymptomatic parkinsonism. *Brain* **128**, 2281–90.

Buhmann C, Glauche V, Sturenburg H J, Oechsner M, Weiller C and Buchel C. 2003. Pharmacologically modulated fMRI-cortical responsiveness to levodopa in drug-naive hemiparkinsonian patients. *Brain* **126**, 451–61.

Burton E J, McKeith I G, Burn D J, Williams E D and O'Brien J T. 2004. Cerebral atrophy in Parkinson's disease with and without dementia: a comparison with Alzheimer's disease, dementia with Lewy bodies and controls. *Brain* **127**, 791–800.

Camicioli R, Moore M M, Kinney A, Corbridge E, Glassberg K and Kaye J A. 2003. Parkinson's disease is associated with hippocampal atrophy. *Mov Disord* **18**, 784–90.

Ceballos-Baumann A O, Boecker H, Bartenstein P, *et al.* 1999. A positron emission tomographic study of subthalamic nucleus stimulation in Parkinson disease: Enhanced movement-related activity of motor-association cortex and decreased motor cortex resting activity. *Arch Neurol* **56**, 997–1003.

Cheesman A L, Barker R A, Lewis S J, Robbins T W, Owen A M and Brooks D J. 2005. Lateralisation of striatal function: Evidence from 18F-dopa PET in Parkinson's disease. *J Neurol Neurosurg Psychiatry* **76**, 1204–10.

Cools R. 2006. Dopaminergic modulation of cognitive function – implications for L-DOPA treatment in Parkinson's disease. *Neurosci Biobehav Rev* **30**, 1–23.

Cools R, Barker R A, Sahakian B J and Robbins T W. 2001a. Mechanisms of cognitive set flexibility in Parkinson's disease. *Brain* **124**, 2503–12.

Cools R, Barker R A, Sahakian B J and Robbins T W. 2001b. Enhanced or impaired cognitive function in Parkinson's disease as a function of dopaminergic medication and task demands. *Cereb Cortex* **11**, 1136–43.

Cools R, Barker R A, Sahakian B J and Robbins T W. 2003. L-Dopa medication remediates cognitive inflexibility, but increases impulsivity in patients with Parkinson's disease. *Neuropsychologia* **41**, 1431–41.

Cools R, Clark L, Owen A M and Robbins T W. 2002a. Defining the neural mechanisms of probabilistic reversal learning using event-related functional magnetic resonance imaging. *J Neurosci* **22**, 4563–7.

Cools R, Lewis S J, Clark L, Barker R A and Robbins T W. 2007. L-DOPA disrupts activity in the nucleus accumbens during reversal learning in Parkinson's disease. *Neuropsychopharmacology* **32**, 180–9.

Cools R, Stefanova E, Barker R A, Robbins T W and Owen A M. 2002b. Dopaminergic modulation of high-level cognition in Parkinson's disease: The role of the prefrontal cortex revealed by PET. *Brain* **125**, 584–94.

Cooper J R, Bloom F E and Roth R H. 2003. *The Biochemical Basis of Neuropharmacology*. 8th Ed. Oxford: Oxford University Press.

Dagher A and Nagano-Saito A. 2007. Functional and anatomical magnetic resonance imaging in Parkinson's disease. *Mol Imaging Biol* **9**, 234–42.

Dagher A, Owen A M, Boecker H and Brooks D J. 1999. Mapping the network for planning: A correlational PET activation study with the Tower of London task. *Brain* **122**, 1973–87.

Dagher A, Owen A M, Boecker H and Brooks D J. 2001. The role of the striatum and hippocampus in planning: A PET activation study in Parkinson's disease. *Brain* **124**, 1020–32.

de la Fuente-Fernández R and Calne D B. 1996. What do Lewy bodies tell us about dementia and parkinsonism? In Perry R H, McKeith I G, Perry E K (Eds.). *Dementia with Lewy Bodies*. New York, NY: Cambridge University Press, pp. 287–301.

de Lau L M L and Breteler M M B. 2006. Epidemiology of Parkinson's disease. *Lancet Neurol* **5**, 525–35.

Del Tredici K, Rüb U, De Vos R A, Bohl J R and Braak H. 2002. Where does Parkinson disease pathology begin in the brain? *J Neuropathol Exp Neurol* **61**, 413–26.

Dirnberger G, Frith C D and Jahanshahi M. 2005. Executive dysfunction in Parkinson's disease is associated with altered pallidal–frontal processing. *Neuroimage* **25**, 588–99.

Dubois B and Pillon B. 1997. Cognitive deficits in Parkinson's disease. *J Neurol* **244**, 2–8.

Edison P, Rowe C C, Rinne J O, *et al.* 2008. Amyloid load in Parkinson's disease dementia and Lewy body dementia measured with [^{11}C]PIB positron emission tomography. *J Neurol Neurosurg Psychiatry* **79**, 1331–8.

Evans A H, Pavese N, Lawrence A D, *et al.* 2006. Compulsive drug use linked to sensitized ventral striatal dopamine transmission. *Ann Neurol* **59**, 852–8.

Fearnley J M and Lees A J. 1991. Ageing and Parkinson's disease: substantia nigra regional selectivity. *Brain* **114**, 2283–301.

Fera F, Nicoletti G, Cerasa A, *et al.* 2007. Dopaminergic modulation of cognitive interference after pharmacological washout in Parkinson's disease. *Brain Res Bull* **74**, 75–83.

Foster E R, Black K J, Antenor-Dorsey J A, Perlmutter J S and Hershey T. 2008. Motor asymmetry and substantia nigra volume are related to spatial delayed response performance in Parkinson disease. *Brain Cogn* **67**, 1–10.

Frank M J, Seeberger L C and O'Reilly R C. 2004. By carrot or by stick: Cognitive reinforcement learning in parkinsonism. *Science* **306**, 1940–3.

Fukuda M, Mentis M, Ghilardi M F, *et al.* 2001. Functional correlates of pallidal stimulation for Parkinson's disease. *Ann Neurol* **49**, 155–64.

Gibb W R and Lees A J. 1988. The relevance of the Lewy body to the pathogenesis of idiopathic Parkinson's disease. *J Neurol Neurosurg Psychiatry* **51**, 745–52.

Gibb W R, Luthert P J, Janota I and Lantos P L. 1989. Cortical Lewy body dementia: Clinical features and classification. *J Neurol Neurosurg Psychiatry* **52**, 185–92.

Gomperts S N, Rentz D M, Moran E, *et al.* 2008. Imaging amyloid deposition in Lewy body diseases. *Neurology* **71**, 903–10.

Goodwin F K, Murphy D L, Brodie H K and Bunney W E Jr. 1971. Levodopa: Alterations in behavior. *Clin Pharmacol Ther* **12**, 383–96.

Gotham A M, Brown R G and Marsden C D. 1986. Levodopa treatment may benefit or impair "frontal" function in Parkinson's disease. *Lancet* **2**, 970–1.

Gotham A M, Brown R G and Marsden C D. 1988. "Frontal" cognitive function in patients with Parkinson's disease "on" and "off" levodopa. *Brain* **111**, 299–321.

Grafton S T, Waters C, Sutton J, Lew M F and Couldwell W. 1995. Pallidotomy increases activity of motor association cortex in Parkinson's disease: A positron emission tomographic study. *Ann Neurol* **37**, 776–83.

Grahn J A, Parkinson J A and Owen A M. 2008. The cognitive functions of the caudate nucleus. *Prog Neurobiol* **86**, 141–55.

Haslinger B, Erhard P, Kämpfe N, *et al.* 2001. Event-related functional magnetic resonance imaging in Parkinson's disease before and after levodopa. *Brain* **124**, 558–70.

Hilker R, Thomas A V, Klein J C, *et al.* 2005. Dementia in Parkinson disease: Functional imaging of cholinergic and dopaminergic pathways. *Neurology* **65**, 1716–22.

Huang C, Mattis P, Tang C, Perrine K, Carbon M and Eidelberg D. 2007. Metabolic brain networks associated with cognitive function in Parkinson's disease. *Neuroimage* **34**, 714–23.

Jahanshahi M, Jenkins I H, Brown R G, Marsden C D, Passingham R E and Brooks D J. 1995. Self-initiated versus externally triggered movements. I. An investigation using measurement of regional cerebral blood flow with PET and movement-related potentials in normal and Parkinson's disease subjects. *Brain* **118**, 913–33.

Javoy-Agid F and Agid Y. 1980. Is the mesocortical dopaminergic system involved in Parkinson disease? *Neurology* **30**, 1326–30.

Jenkins I H, Fernandez W, Playford E D, *et al.* 1992. Impaired activation of the supplementary motor area in Parkinson's disease is reversed when akinesia is treated with apomorphine. *Ann Neurol* **32**, 749–57.

Kaasinen V, Nurmi E, Bergman J, *et al.* 2001. Personality traits and brain dopaminergic function in Parkinson's disease. *Proc Natl Acad Sci USA* **98**, 13 272–7.

Kimberg D and D'Esposito M. 2003. Cognitive effects of the dopamine agonist pergolide. *Neuropsychologia* **41**, 1020–7.

Kish S J, Shannak K and Hornykiewicz O. 1988. Uneven pattern of dopamine loss in the striatum of patients with idiopathic Parkinson's disease. Pathophysiologic and clinical implications. *N Engl J Med* **318**, 876–80.

Kish S J, Shannak K, Rajput A, Deck J H and Hornykiewicz O. 1992. Aging produces a specific pattern of striatal dopamine loss: Implications for the etiology of idiopathic Parkinson's disease. *J Neurochem* **58**, 642–8.

Knowlton B J, Mangels J A and Squire L R. 1996. A neostriatal habit learning system in humans. *Science* **273**, 1399–402.

Knutson B, Taylor J, Kaufman M, Peterson R and Glover, G. 2005. Distributed neural representation of expected value. *J Neurosci* **25**, 4806–12.

Kosaka K and Iseki E. 1996. Dementia with Lewy bodies. *Curr Opin Neurol* **9**, 271–5.

Kulisevsky J, Avila A, Barbanoj M, *et al.* 1996. Acute effects of levodopa on neuropsychological performance in stable and fluctuating Parkinson's disease patients at different levodopa plasma levels. *Brain* **119**, 2121–32.

Lange K W, Robbins T W, Marsden C D, James M, Owen A M and Paul G M. 1992. L-dopa withdrawal in Parkinson's disease selectively impairs cognitive performance in tests sensitive to frontal lobe dysfunction. *Psychopharmacology (Berl)* **107**, 394–404.

Lawrence A D, Evans A H and Lees A J. 2003. Compulsive use of dopamine replacement therapy in Parkinson's disease: Reward systems gone awry? *Lancet Neurol* **2**, 595–604.

Lehéricy S, Ducros M, Van de Moortele P F, *et al.* 2004. Diffusion tensor fiber tracking shows distinct corticostriatal circuits in humans. *Ann Neurol* **55**, 522–9.

Lewis S J, Dove A, Robbins T W, Barker R A and Owen A M. 2003. Cognitive impairments in early Parkinson's disease are accompanied by reductions in activity in frontostriatal neural circuitry. *J Neurosci* **23**, 6351–6.

Lewis S J, Dove A, Robbins T W, Barker R A and Owen A M. 2004. Striatal contributions to working memory: A functional magnetic resonance imaging study in humans. *Eur J Neurosci* **19**, 755–60.

Lewis S J, Slabosz A, Robbins T W, Barker R A and Owen A M. 2005. Dopaminergic basis for deficits in working memory but not attentional set-shifting in Parkinson's disease. *Neuropsychologia* **43**, 823–32.

Limousin P, Greene J, Pollak P, Rothwell J, Benabid A L and Frackowiak R. 1997. Changes in cerebral activity pattern due to subthalamic nucleus or internal pallidum stimulation in Parkinson's disease. *Ann Neurol* **42**, 283–91.

Marié R M, Barré L, Dupuy B, Viader F, Defer G and Baron J C. 1999. Relationships between striatal dopamine denervation and frontal executive tests in Parkinson's disease. *Neurosci Lett* **260**, 77–80.

Mattay V S, Tessitore A, Callicott J H, *et al*. 2002. Dopaminergic modulation of cortical function in patients with Parkinson's disease. *Ann Neurol* **51**, 156–64.

Mehta M A, Sahakian B J, McKenna P J and Robbins T W. 1999. Systemic sulpiride in young adult volunteers simulates the profile of cognitive deficits in Parkinson's disease. *Psychopharmacology (Berl)* **146**, 162–74.

Mehta M A, Swainson R, Ogilvie A D, Sahakian J and Robbins T W. 2001. Improved short-term spatial memory but impaired reversal learning following the dopamine D2 agonist bromocriptine in human volunteers. *Psychopharmacology (Berl)* **159**, 10–20.

Middleton F A and Strick P L. 2000. Basal ganglia and cerebellar loops: Motor and cognitive circuits. *Brain Res Brain Res Rev* **31**, 236–50.

Mink J W. 1996. The basal ganglia: Focused selection and inhibition of competing motor programs. *Prog Neurobiol* **50**, 381–425.

Minoshima S, Foster N L, Sima A A, Frey K A, Albin R L and Kuhl D E. 2001. Alzheimer's disease versus dementia with Lewy bodies: Cerebral metabolic distinction with autopsy confirmation. *Ann Neurol* **50**, 358–65.

Monchi O, Petrides M, Doyon J, Postuma R B, Worsley K and Dagher A. 2004. Neural bases of set-shifting deficits in Parkinson's disease. *J Neurosci* **24**, 702–10.

Monchi O, Petrides M, Mejia-Constain B and Strafella A P. 2007. Cortical activity in Parkinson's disease during executive processing depends on striatal involvement. *Brain* **130**, 233–44.

Monchi O, Petrides M, Petre V, Worsley K and Dagher A. 2001. Wisconsin Card Sorting revisited: Distinct neural circuits participating in different stages of the task identified by event-related fMRI. *J Neurosci* **21**, 7733–41.

Nagano-Saito A, Washimi Y, Arahata Y, *et al*. 2004. Visual hallucination in Parkinson's disease with FDG PET. *Mov Disord* **19**, 801–06.

Nagano-Saito A, Washimi Y, Arahata Y, *et al*. 2005. Cerebral atrophy and its relation to cognitive impairment in Parkinson disease. *Neurology* **64**, 224–9.

Nandhagopal R, McKeown M J and Stoessl A J. 2008. Functional imaging in Parkinson's disease. *Neurology* **70**, 1478–88.

Nausieda P A. 1985. Sinemet "abusers". *Clin Neuropharmacol* **8**, 318–27.

Obeso J A, Rodríguez-Oroz M C, Rodríguez M, *et al*. 2000. Pathophysiology of the basal ganglia in Parkinson's disease. *Trends Neurosci* **23**, S8–19.

Owen A M. 1997. The functional organization of working memory processes within human lateral frontal cortex: The contribution of functional neuroimaging. *Eur J Neurosci* **9**, 1329–39.

Owen A M, Beksinska M, James M, *et al*. 1993a. Visuospatial memory deficits at different stages of Parkinson's disease. *Neuropsychologia* **31**, 627–44.

Owen A M, Doyon J, Dagher A, Sadikot A and Evans A C. 1998. Abnormal basal ganglia outflow in Parkinson's disease identified with PET. Implications for higher cortical functions. *Brain* **121**, 949–65.

Owen A M, James M, Leigh P N, *et al*. 1992. Fronto-striatal cognitive deficits at different stages of Parkinson's disease. *Brain* **115**, 1727–51.

Owen A M, Roberts A C, Hodges J R, Summers B A, Polkey C E and Robbins T W. 1993b. Contrasting mechanisms of impaired attentional set-shifting in patients with frontal lobe damage or Parkinson's disease. *Brain* **116**, 1159–75.

Peters S, Suchan B, Rusin J, *et al*. 2003. Apomorphine reduces BOLD signal in fMRI during voluntary movement in Parkinsonian patients. *Neuroreport* **14**, 809–12.

Playford E D, Jenkins I H, Passingham R E, Nutt J, Frackowiak R S and Brooks D J. 1992. Impaired mesial frontal and putamen activation in Parkinson's disease: A positron emission tomography study. *Ann Neurol* **32**, 151–61.

Postuma R B and Dagher A. 2006. Basal ganglia functional connectivity based on a meta-analysis of 126 positron emission tomography and functional magnetic resonance imaging publications. *Cereb Cortex* **16**, 1508–21.

Rascol O, Sabatini U, Chollet F, *et al*. 1992. Supplementary and primary sensory motor area activity in Parkinson's disease. Regional cerebral blood flow changes during finger movements and effects of apomorphine. *Arch Neurol* **49**, 144–8.

Remy P, Doder M, Lees A, Turjanski N and Brooks D. 2005. Depression in Parkinson's disease: Loss of dopamine and noradrenaline innervation in the limbic system. *Brain* **128**, 1314–22.

Rinne J O, Rummukainen J, Paljärvi L and Rinne U K. 1989. Dementia in Parkinson's disease is related to neuronal loss in the medial substantia nigra. *Ann Neurol* **26**, 47–50.

Rowe J, Stephan K E, Friston K, Frackowiak R, Lees A and Passingham R. 2002. Attention to action in Parkinson's disease: Impaired effective connectivity among frontal cortical regions. *Brain* **125**, 276–89.

Sabatini U, Boulanouar K, Fabre N, *et al*. 2000. Cortical motor reorganization in akinetic patients with Parkinson's disease: a functional MRI study. *Brain* **123**, 394–403.

Samuel M, Ceballos-Baumann A O, Blin J, *et al*. 1997a. Evidence for lateral premotor and parietal overactivity in Parkinson's disease during sequential and bimanual movements. A PET study. *Brain* **120**, 963–76.

Samuel M, Ceballos-Baumann A O, Turjanski N, *et al.* 1997b. Pallidotomy in Parkinson's disease increases supplementary motor area and prefrontal activation during performance of volitional movements. An H2O PET study. *Brain* **120**, 1301–13.

Sawaguchi T. 2000. The role of D1-dopamine receptors in working memory-guided movements mediated by frontal cortical areas. *Parkinsonism Relat Disord* **7**, 9–19.

Scatton B, Javoy-Agid F, Rouquier L, Dubois B and Agid Y. 1983. Reduction of cortical dopamine, noradrenaline, serotonin and their metabolites in Parkinson's disease. *Brain Res* **275**, 321–8.

Schott B H, Niehaus L, Wittmann B C, *et al.* 2007. Ageing and early-stage Parkinson's disease affect separable neural mechanisms of mesolimbic reward processing. *Brain* **130**, 2412–24.

Schrag A, Jahanshahi M and Quinn N. 2000. What contributes to quality of life in patients with Parkinson's disease? *J Neurol Neurosurg Psychiatry* **69**, 308–12.

Schultz W. 2002. Getting formal with dopamine and reward. *Neuron* **36**, 241–63.

Sohn M H, Ursu S, Anderson J R, Stenger V A and Carter C S. 2000. The role of prefrontal cortex and posterior parietal cortex in task switching. *Proc Natl Acad Sci USA* **97**, 13 448–53.

Strafella A P, Dagher A and Sadikot A. 2003. Cerebral blood flow changes induced by subthalamic stimulation in Parkinson's disease. *Neurology* **60**, 1039–42.

Strafella A P, Paus T, Barrett J and Dagher A. 2001. Repetitive transcranial magnetic stimulation of the human prefrontal cortex induces dopamine release in the caudate nucleus. *J Neurosci* **21**, RC157.

Strafella A P, Paus T, Fraraccio M and Dagher A. 2003. Striatal dopamine release induced by repetitive transcranial magnetic stimulation of the human motor cortex. *Brain* **126**, 2609–15.

Summerfield C, Junqué C, Tolosa E, *et al.* 2005. Structural brain changes in Parkinson disease with dementia: A voxel-based morphometry study. *Arch Neurol* **62**, 281–5.

Swainson R, Rogers R D, Sahakian B J, Summers B A, Polkey C E and Robbins T W. 2000. Probabilistic learning and reversal deficits in patients with Parkinson's disease or frontal or temporal lobe lesions: Possible adverse effects of dopaminergic medication. *Neuropsychologia* **38**, 596–612.

Tricomi E M, Delgado M R and Fiez J A. 2004. Modulation of caudate activity by action contingency. *Neuron* **41**, 281–92.

Vogel H P and Schiffter R. 1983. Hypersexuality – A complication of dopaminergic therapy in Parkinson's disease. *Pharmacopsychiatria* **16**, 107–10.

Weintraub D, Moberg P J, Duda J E, Katz I R and Stern M B. 2004. Effect of psychiatric and other nonmotor symptoms on disability in Parkinson's disease. *J Am Geriatr Soc* **52**, 784–8.

Williams G V and Goldman-Rakic P S. 1995. Modulation of memory fields by dopamine D1 receptors in prefrontal cortex. *Nature* **376**, 572–5.

Woods S P and Tröster A I. 2003. Prodromal frontal/executive dysfunction predicts incident dementia in Parkinson's disease. *J Int Neuropsychol Soc* **9**, 17–24.

Yeterian E H and Pandya D N. 1991. Prefrontostriatal connections in relation to cortical architectonic organization in rhesus monkeys. *J Comp Neurol* **312**, 43–67.

第 27 章 其他痴呆的神经影像学

27

William Hu and Murray Grossman

引言

阿尔茨海默病（AD）是老年人中最常见的痴呆类型（Kokmen 等，1993），但是经过数十年分子病理学的发展才把它和其他常见的神经退行性疾病区分开来（Prusiner 和 Hsiao，1994；Neary 等，1998；McKhann 等，2001；Boeve 等，2003；Lippa 等，2007；Murray 等，2007）。其他非 AD 患者经常有与 AD 患者相似的主诉。如果在有认知损害的患者评估中发现非典型症状，临床医生应留意，并考虑其他非 AD 诊断，其中包括额颞叶痴呆的行为和语言改变（Neary 等，1998；McKhann 等，2001）、路易小体痴呆（Lippa 等，2007）、血管性痴呆和其他不常见的神经病性障碍，包括克-雅脑病（Prusiner 和 Hsiao，1994）。影像学研究已经在很多疾病中广泛开展，本章将关注各组疾病的组间差异，强调结构和功能成像在非 AD 中的作用。对一种或一组疾病来说独一无二的特异性表现，往往与基于显著临床缺陷的神经退行性疾病的定位模型一致，当应用于单个患者时，虽然有多种不同的缺乏对照的临床证据，但是大部分研究都缺乏在小组水平上对疾病特异性特征的阳性和阴性预测价值的能力。在一些例外情况下，即使存在这些影像学特征，也仅能作为临床印象的补充证据。异常的影像特征应当用于扩展临床鉴别诊断，而不能缩窄，并考虑其他的调查研究方法，以更好地定义疾病进程。

行为异常型额颞叶痴呆

额颞叶痴呆是不满 65 岁人群中第二种常见的痴呆（Knopman 等，2004）。额颞叶痴呆的临床症状包括行为和语言改变（McKhann 等，2001），这两种障碍的特征彼此会有相同之处（Neary 等，

1998）。从历史上看，bv-FTD 经常被诊断为皮克病（McKhann 等，2001），尽管皮克病的病理改变皮克小体 tau 蛋白阳性并不是普遍存在于临床确诊的皮克病。事实上，经过多元临床病理学检测，有 tau 蛋白阳性皮克小体的皮克病患者仅代表了一小部分有尸检证实的 bv-FTD 患者（Hodges 等，2004；Kertesz 等，2005；Forman 等，2006a；Josephs 等，2006b）。约半数的 bv-FTD 患者有神经炎或细胞内损害，对直径约 43 kDa 的 TAR DNA 结合蛋白（TDP-43；Neumann 等，2006）免疫反应呈阳性，这些患者有 TDP-43（FTLD-TDP）相关的额颞叶退行性变。其他患者的病理改变与以下疾病一致：皮克病（Dickson，2001）、皮质基底节退行性变（corticobasal degeneration，CBD）（Murray 等，2007）、进行性核上性麻痹（progressive supranuclear palsy，PSP）（Dickson，2008）、额颞叶痴呆伴有与第 17 号染色体（FTDP-17；van Swieten 和 Spillantini，2007）相关的帕金森综合征，或以神经纤维缠结为主的痴呆（Jellinger 和 Attems，2007）。这些疾病的共同点是存在神经纤维缠结的高磷酸化 tau 蛋白，聚集在一起形成 tau 病变。临床 bv-FTD 患者也有与 AD 一致的病理改变，有时考虑他们为 AD 的额叶变异型（Johnson 等，1999；Grossman 等，2008）。

利用现代影像学技术，我们能对 bv-FTD 患者进行结构和功能分析。由于 FTD 的临床和病理异质性，关于 bv-FTD 的信息来自两个方面，一是经过各种病理学检查证实的临床确诊病例研究，二是对病理学证实的 FTLD 病例的分析，多数病例有临床诊断的 bv-FTD。脑部 MRI 是对疑似 bv-FTD 患者进行临床评估最常用的方法，患者往往有额叶/颞叶萎缩，但也可能存在整体的萎缩。对临床 bv-FTD 患者进行基于体素的形态测量法（voxel-based morphometry，VBM）分析，可发现右侧背外侧前额叶、前扣带回和岛叶萎缩，

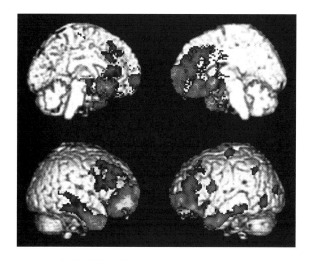

图 27.1　行为异常型额颞叶痴呆（bv-FTD）患者的脑萎缩模式（见彩图 27.1）。

在不同的临床类型还会有其他萎缩区域，包括眶额皮质和左侧运动皮质（Rosen 等，2002a）、右后外侧颞叶皮质（Grossman 等，2004）。某些 bv-FTD 患者常见的行为特征与局部脑萎缩有关，脱抑制与眶额皮质和右内侧颞叶边缘结构萎缩有关（Zamboni 等，2008），情感淡漠与背外侧前额叶萎缩有关（Zamboni 等，2008；Massimo 和 Grossman，2008），情绪理解力差与右侧杏仁核及眶额皮质萎缩有关（Rosen 等，2002b），不愉快与左侧眶额皮质萎缩有关（Rankin 等，2004），暴食与右侧岛叶环路萎缩有关（Woolley 等，2007）。同时，在一项有 30 名认知正常受试者和 16 例 bv-FTD 患者的比较研究中，认知正常的人群常见额叶萎缩，而 bv-FTD 患者的左侧额叶萎缩比右侧额叶萎缩更常见（Chow 等，2008）。

对 FTLD 的脑萎缩模式也可根据引起 bv-FTD 的病理亚型进行分析。作为一组进行分析时，对 FTLD 的尸检确诊病例和 AD 的尸检确诊病例进行比较，前者额叶、前扣带回、岛叶的萎缩更明显（Rabinovici 等，2007）。然而，在运用 VBM 分析比较 16 个 FTLD-TDP 病例和 15 个 tau 病变病例时，tau 阳性和 tau 阴性（FTLD-TDP）的 FTLD 病例没发现任何组间差异（Whitwell 等，2004；Kim 等，2007）。如果是根据精确的病理诊断而不是根据有无 tau 病变来检测的话，各型 TDP-43- 或 tau 阳性病理改变均与脑萎缩的特定模式有关：伴有双侧眶额皮质、后上颞叶、后部梭状回萎缩的 FTLD-TDP；伴有双侧背外侧前额叶萎缩并存在皮克小体的皮克病；伴有与 17

号染色体（FTDP-17）相关的帕金森综合征的额颞叶痴呆、伴有右侧颞叶和眶额皮质萎缩的 FTD，伴有皮质下核团与额顶皮质萎缩的 CBD；伴有脑干、皮质区域及相邻白质萎缩的 PSP（Whitwell 等，2005；Josephs 等，2008a）。鉴于和 FTD 病理学异质性相关的萎缩模式众多，仅来自一个时间点的萎缩模式不足以鉴别 FTLP-TDP 和 tau 病变。在连续容量成像的案例中，萎缩的纵向模式可以通过脑和血管的边界 - 位移积分（boundary-shift integral）分析来检测。在一项队列研究中，对 12 例 FTLD-TDP（10 例伴有 bv-FTD）患者和 10 例 CBD 或 PSP（3 个伴有 bv-FTD）患者采用该分析，发现 CBD 患者年度脑萎缩率最高，达到每年 2.3%，FTLD-TDP 患者年度脑萎缩率为每年 1.7%（Whitwell 等，2007b）。相比之下，AD 患者和对照组的年度脑萎缩率分别为每年 1.1% 和 0.3%。因此与 AD 患者相比，FTLD 患者额叶和颞叶萎缩率更高，年度萎缩速率更快，一些 tau 蛋白阳性的患者（CBD）比其他 FTLD 病理亚型患者年萎缩率显著增快。

在个体患者的层面上，影像学研究应该有助于临床医生鉴别 FTD 和其他非 FTD 的痴呆性疾病。结构影像学在疾病早期较为敏感，但是对最终诊断 FTD 的特异性不够。在一项痴呆的系列诊断和随访研究中，63 例 FTD 患者中有 40 例具有相对于广泛性萎缩而言更显著的额叶和颞叶萎缩，额、颞叶异常对 FTD 诊断的阳性和阴性预测精确率分别为 66% 和 69%（Mendez 等，2007）。最近一项研究应用体积测量 MRI 鉴别 AD 和 FTD，纳入 37 例临床诊断 AD 患者和 12 例临床诊断 FTD 患者（8 例伴有 bv-FTD）。使用 VBM 和高维模式分类，在个体患者基础上鉴别 FTD 和 AD 的平均精确率为 84%（Davatzikos 等，2008）。

在寻找 FTD 或 FTLD 影像学生物标记物的过程中，大脑功能影像学研究——包括 SPECT 和 PET——代表了 bv-FTD 临床诊断的显著进步。采用 SPECT 可在 80% 尸检确诊的 FTLD 病例中观察到额叶血流量降低，在 90% 尸检确诊的 AD 病例以及 28% 尸检确诊的 FTLD 病例中观察到顶叶血流量降低。与 VBM 相似，FTD 灌注不足可能与行为障碍一致，右侧额叶灌注不足可引起自知力丧失，左侧额叶灌注不足可引起卫生习惯改变，左侧颞叶灌注不足可引起强迫行为和精神僵化。对临床诊断 FTD 的患者使用 18-F 氟脱氧葡萄糖（FDG-PET）PET 观察，结果显示额颞叶灌注不足，而颞顶叶灌注不足在 AD 患者中更常见。在尸检确诊的患者中，有立体定向表面投影（stereotactic surface projection，SSP）的 FDG-PET 可以达到 89% 的诊断精确率，具有显著的评估者间诊断一致性。重要的是，FDG-PET 结果可以使全部临床诊断精确率提高至 79%～90%。一项直接比较 SPECT/PET 与体积测量 MRI 诊断精确率的研究进一步显示 FTD 诊断的灵敏度和特异性提高。当前，美国医疗保险（Centers for Medicare）和医疗补助计划服务中心（Medicaid Services in the US）批准将 FDG-PET 用于提高在非典型痴呆中诊断 FTD 或 AD 的精确率，FDG-PET 扫描的应用可能早在轻度认知功能损害（MCI）阶段就能鉴别 bv-FTD 和 AD，这是因为一些诊断为 MCI 的患者已经显示出不同模式的灌注不足，不是与 AD 一致就是与 FTD 一致。

> **框 27.1　行为异常型额颞叶痴呆**
>
> 　　行为改变、情感淡漠、脱抑制、计划性/判断力低下是该病典型的临床特征。
> 　　萎缩见于背外侧前额叶、眶额皮质、前扣带回、岛叶、后颞叶。
> 　　额叶和额颞叶可见皮质血流量和皮质代谢降低。

家族性 FTLD-TDP

　　bv-FTD 患者中有很显著的痴呆、帕金森病、肌萎缩侧索硬化家族史。在过去的数十年中，我们已经发现一些突变与家族性 FTD 有关，临床往往表现为 bv-FTD。这些突变包括微管相关蛋白 tau（MAPT）引起的 tau 病变 FTDP-17，颗粒蛋白前体突变（PGRN）、带电多囊体蛋白 2B（CHMP2B），包含缬酪肽的蛋白质（VCP），这些都会造成家族性 tau 阴性 FTLD-TDP。从这些患者的影像学检查结果只能获得很有限的信息，在已知突变的家族性 FLTD-TDG 中没有系统的影像学特征描述。作为一组来看，PGRN 突变患者比无 PGRN 突变患者的额叶、颞叶、顶叶萎缩更严重（Whitwell 等，2007a）。这种分布更广的萎缩模式很可能与更严重的伴有 PGRN 突变患者的临床表型相关，已证明其中一些患者除了额叶与颞叶功能失调外，还有顶叶功能异常（Beck 等，2008；Le Ber 等，2008；Rohrer 等，2008）。CHMP2B 突变在伴有与 3 号染色体（Skibinski 等，2005）相关的常染色体显性 FTD 的丹麦血统和有家族性 FTD（van der Zee 等，2008）的比利时患者中常见。对受累患者的相关影像学研究结果显示，CT 表现为轻度到广泛性皮质萎缩，SPECT 表现为额叶、顶叶、颞叶灌注下降（Gydesen 等，2002；van der Zee 等，2008）。VCP 突变可导致多系统疾病，包括 FTD、包涵体肌病、骨佩吉特病，以及有别于典型 FTLD 的泛素（Forman 等，2006b)- 和 TDP-43- 免疫反应损害。关于 FTD 患者和 VCP 变异患者的影像学资料很有限。病例报告或病例序列分析发现 CT 或 MRI 显示，从程度很轻到严重的皮质萎缩都可见（Le Ber 等，2004；Bersano 等，2007；Watts 等，2007；Viassolo 等，2008），MRI 显示胼胝体和额叶白质明显萎缩（Krause 等，2007）和（或）SPECT 显示轻到重度弥散性额叶灌注不足（Le Ber 等，2004；Watts 等，2007）。这些混合的影像学检查结果反映了参与每种突变的临床表型的相对异质性，但是没有任何影像学结果的异常与一种特定家族性 FTLD 突变明确相关。鉴别灰质和白质累及情况的放射学证据可以预示潜在的疾病机制，即这些普遍存在的蛋白质变异导致了局灶性额颞叶功能紊乱。在将来，使用底物特异性配体追踪异常蛋白质的影像模式会使得有可疑家族史的患者以及无临床症状的患者得以明确诊断。

语义性痴呆

　　语义性痴呆（semantic dementia，SD）是原发性进行性失语症（PPA）或语义变异性-FTD（lv-FTD）的一种流畅形式，其特征是在自发语言和对抗命名中语义知识丧失、客体知识退化、病理性赘述、轻度语速减慢、持续言语和重复言语（Neary 等，1998）。从行为角度来看，SD 患者的症状与 bv-FTD 非常相像，比 lv-FTD 的其他形式或 AD 更像（Rosen 等，2006）。细微行为特征可能优先与 SD 相关，如食物喜好异常，而不是 bv-FTD 常见的性欲亢进（Seeley 等，2005）。在临床病理学方面，SD 患者最常见的病理学诊断是 FTLD-TDP，其次是 AD，tau 病变在 SD 患者中很少见（Forman 等，2006a；Snowden 等，2007；Knibb 等，2006）。根据对 TDP-43 和泛素免疫反应的微观结构进一步检测 FTLD-TDP 病理学模式时，发现 SD 患者大部分有轴突营养不良和罕见的细胞内损害（MacKenzie Ⅱ 型，Sampathu Ⅰ 型）（Grossman 等，2007；Snowden 等，2007）。在尸检确诊的病例经常能通过肉眼观察到与失语临床表现相关的脑叶不对称，但是并不普遍（Snowden 等，2007）。

　　早期小样本研究显示临床诊断为 SD 的患者有左侧大脑半球萎缩，尤其是左颞叶（Mummery 等，2000）。然而，SD 患者也会有大脑双侧萎缩，尤其是在疾病后期（Garrard 和 Hodges，2000）。与对照组相比，SD 患者的颞前下回、颞前上回、后杏仁核、双侧腹内侧额叶萎缩更严重（Rosen 等，2002b）。所有这些脑区除了腹侧额叶皮质外，与 bv-FTD 患者相比，SD 患者萎缩更严重，这些结果在使用 VBM 分析的患者中得到了证实（Gorno-Tempini 等，2004；Davies 等，2008）。SD 患者的萎缩不局限于灰质，与对照组和 bv-FTD 患者相比，还发现存在白质萎缩（Chao 等，2007）。一项弥散张量成像（DTI）研究显示，SD 患者连接前颞叶和额叶的纵向纤维束损害（Borroni 等，2007）。我们对 SD 患者进行了 DTI 分析，发现从前颞叶到额叶与枕叶整合区的白质连接有异常（Asmuth 等，2008）。关于 SD 的 FDG-PET 研究显示，患者双侧颞叶和内侧眶额皮质功能紊乱，反映了 VBM 的分析结果（Desgranges 等，2007；Drzezga 等，2008）。FDG-PET 分析显示的功能紊乱程度比 VBM 分析显示的萎缩程度严重，很可能反映了在皮质萎缩发展前底物-（FTLD-TDP）或脑区特异性神经功能紊乱。一些 SD 病例的脑脊液模式也提示为 AD 或 AD 样病理改变（Knibb 等，2006），淀粉样蛋白特异性成像也在 8 例临床诊断 SD 的患者中得以实现（Drzezga 等，2008）。有趣的是，没有任何患者存在 PIB 滞留，因此研究者得出结论，认为 SD 的临床诊断可以更精确。然而，非 AD 病理的 [11C]-PIB PET 的灵敏度还需要证明，因为尸检确诊的 SD 患者中 AD 病理变化很常见，所以对

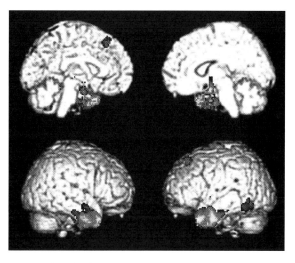

图 27.2　语义性痴呆（SD）患者的脑萎缩模式（见彩图 27.2）

于这个小样本研究还需谨慎解释。

　　SD 患者的功能损害给我们提供了重要的信息，即通过相关分析得出单词和句子理解背后潜在的神经病学基础。单词意义理解损害与 SD 人群左后外侧和腹侧颞叶萎缩（Mummery 等，2000；Grossman 等，2004；Bright 等，2008）以及双侧前颞叶代谢下降有关（Nestor 等，2006）。随着疾病进展，SD 患者还会出现句子理解困难，这与左侧和后外部颞叶萎缩有关（Grossman 和 Moore，2005；Davies 等，2008）。更多 SD 患者出现的后侧皮质疾病可以表现为对具体事物和动作的视觉知觉特征知识退化。这与视觉相关皮质萎缩有关，可能为语义关联性损害（Yi 等，2007）。SD 患者双侧颞叶相关的神经心理学表现为情感理解低下，尤其是负性情绪，如悲伤。SD 患者的这种损害与右侧杏仁核和右侧眶额皮质萎缩有关（Rosen 等，2002b），为证明 SD 不仅是左半球退行性变进一步提供了证据，这种双颞叶退行性变也许与显著轴突营养不良的特异性病理学形态有关。

框 27.2　语义性痴呆（SD）

　　典型的临床特征是流畅性失语、客体知识退化、病理性赘述、语法和重复功能保留，也许与早期行为改变有关。

　　患者左侧和右侧前颞叶有萎缩。

　　患者双侧颞叶皮质代谢下降。

进行性非流利性失语

进行性非流利性失语（progressive non-fluent aphasia，PNFA）是 lv-FTD 的一种非流利形式，以说话费力（effortful speech）、词语使用长度缩短、语法元素使用减少为特征（Kartsounis 等，1991；Grossman 等，1996a；Turner 等，1996）。患者对单词理解的能力一般仍保留，但是无法理解语法复杂的句子（Mesulam 等，2008）（Turner 等，1996）。尤其是句子理解中的动词加工比非加工能力受损更为显著（Rhee 等，2001）。在已发表的研究中，有类似 PNFA 的原发性进行性失语症患者被分为 PNFA 和非流利性 PPA，但是二者仍有高度一致性（Clark 等，2005；Knibb 等，2006；Mesulam 等，2008）。PNFA 患者在疾病早期一般没有显著的行为学特征，但在疾病后期可表现出行为异常，包括性欲亢进、脱抑制、情感淡漠。从病理角度来看，在大多数临床病理分析中，PNFA 与 tau 病变高度相关，尽管临床诊断 PNFA 的病例可能有与阿尔茨海默病或 FTLD-TDP 一致的病理改变（Forman 等，2006a；Josephs 等，2006b；Knibb 等，2006；Mesulam 等，2008）。与 PPA 流利型者相比，构音障碍在 PPA 非流利型者中更常见（Clark 等，2005）。言语失用症（apraxia of speech，AOS）是一种运动性言语计划障碍，鉴于 PFNA 伴有或不伴有非动词性口语失用症患者（Gorno-Tempini 等，2004）。

对患有 PNFA 的患者进行容积磁共振研究显示，患者大脑轻微萎缩，左侧大脑外侧裂周围的脑区萎缩，或左侧大脑半球萎缩（Caselli 等，1992；Turner 等，1996；Nestor 等，2003）。一项详细的 VBM 分析显示，在左侧额下回的岛盖部、额下回三角、额下回眶部，岛叶左侧中央前

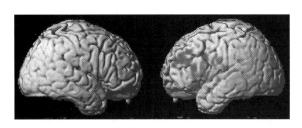

图 27.3 进行性非流利性失语（PNFA）患者的脑萎缩模式，潜在的病理改变是额颞叶退行性变（红色）或阿尔茨海默病（绿色）（见彩图 27.3）。

回延伸到下侧中央前回和中央额回，以及双侧尾状核和左侧豆状核存在显著的萎缩（Gorno-Tempini 等，2004）。与其他 FTD 相关疾病相比（分组比较），PNFA 患者的萎缩更加严重（Grossman 等，2004）。但是，仅有左侧大脑外侧裂周围的萎缩不足以诊断 PNFA，因为无失语症的 AD 患者也存在这样的萎缩（Nestor 等，2003；Gorno-Tempini 等，2004），它的存在对于 PNFA 是支持性证据（Mesulam 等，2008）。另外还需要说明的是，这种放射摄影结果的改变在临床诊断的 PFNA 患者中很常见，可能仅反映了临床症状的神经解剖基础，不应用来预测病理改变。在一项非流利性失语患者的详细临床病理学分析中，3 例伴有非对称左侧额叶萎缩的 PNFA 患者在一个序列中都有尸检 AD 病理改变（Knibb 等，2006）。有趣的是，即使在有 AD 病理改变的 PNFA 病例中，虽然萎缩是不对称的，但是从单侧的临床表型来预测 AD 病理改变的不对称程度是最小的（Mesulam 等，2008）。这一方面是由于 PNFA 患者 DTI 研究显示广泛的大脑半球间异常（Asmuth 等，2008）。另一方面，这也导致一种猜测，即这些非 FTLD PNFA 病例的 AD 改变可能代表了疾病晚期改变，但对于 AD 病理改变和 PNFA 表型之间的相关性还需要进一步证实，不能忽略。

AOS 已经成为很多临床病理分析的主题。伴有言语失用症的 PNFA 与 tau 病变关系最密切，无 AOS 的 PNFA 患者更可能有 FTLD-TDP 的病理改变（Josephs 等，2006a；Snowden 等，2007）。在一些伴有 PNFA 相关障碍和尸检确诊的 FTLD 患者的病例分析中，有一半以上患者存在 AOS，占主要临床症状的 40%（Josephs 等，2006a）。对有 AOS 的患者的 VBM 分析显示，萎缩主要影响双侧高级运动皮质，可延伸到中央前回和辅助运动区。相比之下，有 PNFA 合并 AOS 的患者表现出高级运动前区萎缩，可影响后下侧额叶皮质，但是与辅助运动区无关（Josephs 等，2006a）。所有 AOS 病例和 PNFA 合并 AOS 的病例在病理学检测中都显示存在 tau 病变，所以临床亚型和影像学检查结果分析的差别不能仅以 tau 病变和 FTLD-TDP 之间的差异来解释。然而，AOS 病例绝大多数都有 PSP 病理改变，所有 PNFA 合并 AOS 病例都有 CBD 病理改变，所观察

到的萎缩差异可能反映了 tau 病变的精确病理亚型，而不仅仅是 tau 相关改变的普遍存在或缺失。

与体积分析中的萎缩模式一致，使用 SPECT 和 FDG-PET 的功能影像学也显示患者左侧半球存在低灌注和低代谢现象（Turner 等，1996；Nestor 等，2003；Clark 等，2005）。在 PET 分析中使用 ROI 法，和对照组相比，一组 PNFA 患者表现为整个左侧半球低代谢状态，以及临床很可能与 AD 相关的上中颞回、左下侧额叶代谢下降（Grossman 等，1996b）。对其余脑区通过 ROI 识别，包括双侧额叶、左侧颞顶区和左侧皮质下核团（Talbot 等，1995；Newberg 等，2000）。使用统计参数图的一项后续研究显示，单纯的、可能处于疾病早期阶段的 PNFA 患者的低代谢状态更可能多局限在左前岛叶，有认知功能损害的 PNFA 病例表现为更严重的代谢下降，并累及 Broca's 区、颞上回、额下回和背内侧额叶区（Nestor 等，2003）。这些代谢异常有别于认知正常的对照组和 AD 患者组。尤其是当与 AD 病例进行比较时，PNFA 病例左侧额叶背盖区有一个单独集中的低代谢束（Nestor 等，2003）。在定性层面上，通过 SPECT 和 FDG-PET 观察到的异常比仅用 VBM 分析观察到的异常更为显著。

框 27.3　进行性非流利性失语（PNFA）

　　临床上以说话费力、语法缺失、复杂句子语法理解困难，对单词的理解和实物命名保留。
　　可伴有或不伴有言语失用症。
　　患者左侧大脑外侧裂萎缩。
　　患者左侧岛叶和左侧大脑外侧裂皮质代谢下降。

脑影像学结果异常和神经心理学损害之间的相关分析表明，PNFA 患者表现出的多种语言缺陷有其自身的神经解剖学基础。在 PNFA 发病的早期阶段，患者理解语法复杂的句子更困难（Grossman 和 Moore，2005）。在健康老年人，fMRI 研究显示句子加工的语法成分与左下额叶皮质腹侧区之间存在相关性（Grossman 等，2002）。PNFA 患者对句子的理解困难也许与这个区域功能紊乱有关。在一项 SPECT 分析中，左侧额叶外侧上下部、左侧前下部颞叶低灌注与

理解含有语法规则的句子困难有关（Grossman 等，1998）。VBM 分析发现了类似的结果，即左下侧额叶和前上侧皮质萎缩与半结构化语言样本中的语言流利性降低有关（Ash 等，2009）。在血氧水平依赖（blood oxygen level-dependent，BOLD）的 fMRI 研究中，给 PNFA 患者呈现语法复杂的句子，有语法理解困难的 PNFA 患者在测试中仅显示有限的左下侧额叶参与（Cooke 等，2003）。在一项 PNFA 患者动脉自旋标记研究中，左侧额叶活动度下降与句子理解困难有关（Grossman 等，2001）。与此相比，在一项 BOLD fMRI 研究中，非失语症患者显示出左下额叶激活良好（Cooke 等，2003）。

PNFA 临床表型和病理改变之间的高度相关性与 tau 病变一致，尤其是合并 AOS 症状和语法困难，使得 PNFA 临床表型与病理性 tau 病变有着密切的相关性。识别突出的临床损害与左侧大脑外侧萎缩或功能紊乱，对识别 PNFA 患者和高度可能潜在的 tau-阳性病理改变非常重要，如 PNFA 患者可以参加以高磷酸化 tau 为治疗靶点的治疗研究。

Logopenic[①] 型进行性失语

长期观察表明，高达 33% 的 lv-FTD 患者有与 AD 一致的病理改变（Hodges 等，2004）。通过对一些有进行性失语的患者进行临床观察，我们发现他们不能简单地被分为 SD 或 PNFA 两种，这促使研究从临床症状和 AD 病理结果两方面对患者进行描述。Gorno-Tempini 和同事提出了 Logopenic 型进行性失语的诊断，其特征为语速缓慢、说话费力伴有找词困难，重复和理解长句子的功能损害，但单词和语法功能保留（Gorno-Tempini 等，2004；Gorno-Tempini 等，2008）。对这些患者的 MRI 显示存在脑萎缩，SPECT 显示左后颞叶和顶下小叶低灌注，这与 SD 和 PNFA 患者不同。根据我们的经验，临床上很多这样的患者脑脊液特征与 AD 患者一致（tau 蛋白水平和 tau/Aβ42 比值增高，15 名患者中有 11 名），这种特征与尸检确诊的 AD（Bian 等，2008）以及使用淀粉样蛋白特异性底物匹兹堡复合物 B

---

　　①　Logopenic 为希腊语，意为 lack of words。也有人将"Logopenic 型进行性失语"译为"少词性进行性失语"。

(PIB)-PET 探测的 AD 相关（Fagan 等，2006）。Mesulam 和同事最近根据临床和病理诊断对原发性进行性失语症进行描述，发现 AD 是 Logopenic 型失语患者最常见的病因（11 名患者中有 7 名，Mesulam 等，2008）。与临床诊断的 LPA 患者相似，有 AD 病理改变的进行性失语患者有显著的颞顶叶皮质萎缩（Josephs 等，2008b）。不像有显著记忆损害的 AD 患者那样，这些失语性 AD 与海马结构关系相对不密切。因此，临床、影像和病理学资料都指出伴有 AD 病理改变的失语症有别于失语变异型 FTLD 或遗忘变异型 AD，应将其单独提出，未来的研究需要关注功能和淀粉样蛋白影像研究如何影响 LPA 诊断的精确性。

框 27.4　Logopenic 型进行性失语（LPA）

　　典型临床特征是找词困难、病理性赘述、重复和长句子理解力受损、单字和语法理解力保留。

　　患者有左侧颞顶区萎缩。

伴有运动神经元疾病的额颞叶痴呆

　　伴有行为和语言变异的 FTD 患者有一小部分可以在病程的 12～13 个月后出现运动神经元疾病（motorneuron disease，MND）的症状（Hu 等，2009b）。伴有运动神经元症状比不伴有 MND 的 FTD 患者预后更差（Josephs 等，2005），虽然有一些患者可能比典型的 FTD-MND 患者功能下降速度慢（Hu 等，2009b）。可能无法鉴别肌萎缩侧索硬化（ALS）患者的痴呆症状与 FTD（Phukan 等，2007）。因此，FTD、FTD-MND、伴有痴呆的 ALS（ALS-D）和 ALS 被认为是同一个

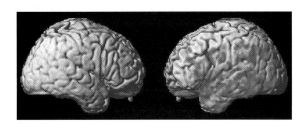

图 27.4　Logopenic 型进行性失语患者的萎缩模式，潜在的病理变化是额颞叶退行性变（红色）或阿尔茨海默病（绿色）（见彩图 27.4）。

疾病谱的不同阶段。然而，几乎没有经验性资料确定 FTD-MND 代表的是累及 FTD 易感者的次级运动神经元疾病还是同时影响两个易感神经元人群的一个独立的疾病体。同时也无法确定与其他同类疾病相比，FTD-MND 和 ALS-D 是否在分子水平上更相似。在本节，我们不仅会讨论一些影像学特征是否具有潜在的鉴别 FTD 与 ALS 及合并症的能力，还要讨论一些支持该疾病谱更为连续的本质结果。

框 27.5　伴有运动神经元疾病的 FTD（FTD-MND）

　　典型临床特征是 ALS/MND 起病在 FTD 之前或之后。

　　萎缩可见于运动皮质、前运动皮质及额叶。

　　FTD-MND 患者的颞叶萎缩比 bv-FTD 患者少。

体积测量影像学研究与病理学结果（Geser 等，2008）一致，ALS 是一种弥漫性疾病，在疾病进程中累及运动外区域（extramotor regions）。ALS 和 ALS/FTD 患者的 VBM 分析显示，常见的萎缩区域有运动和前运动皮质、双侧额叶、颞上回、颞极、左后丘脑，但是 ALS/FTD 患者比非痴呆 ALS 患者额叶的萎缩更明显（Chang 等，2005）。此外，在非痴呆 ALS 患者中，伴有亚临床认知损害的患者右侧额叶、顶叶、边缘系统比没有认知损害的 ALS 患者萎缩更明显（Murphy 等，2007）。ALS 患者颞叶受累的程度与临床认知损害程度呈平行关系。我们虽然预期 ALS 患者痴呆最严重的阶段最能反映不伴有运动神经元疾病的 FTLD-TDP 萎缩模式，但至今尚无此发现。在尸检确诊的不伴有运动神经元疾病的 FTLD-TDP 患者中发现有额叶和颞叶萎缩，伴有运动神经元疾病的 FTLD-TDP 患者仅在额叶有显著萎缩。因此，涉及运动神经元的 FTLD 障碍也许对额叶的影响早于颞叶（Mori 等，2007）。此外，FTLD-MND 患者的 T2 加权影像异常，很可能反映了脑区特异性髓鞘缺失。然而，鉴于 FTD-MND 或 ALS-FTD 相对罕见，来自小样本 FTD 和 ALS 共病患者的发现须通过大样本试验证明。

　　通过 MRS 可以识别脑区特异性神经元功能紊乱，我们已经运用 ^{1}H-MRS 对 bv-FTD 患者进行了评估。对初级运动皮质进行 ROI 分析时，半数 bv-FTD 患者有 N-乙酰天门冬氨酸峰值降低和

胆碱峰值升高，尽管这些患者临床没有运动系统障碍。因为尸检确诊的 bv-FTD 患者有 PTLD-TDP 的比例相同，可以假设所有呈现 bv-FTD 的 FTLD-TDP 患者都有初级运动皮质神经元缺失和亚临床运动神经元疾病，其中一小部分可能发展为临床 ALS。然而，发展为 ALS 的患者比例很小，在 FTD-MND 和 ALS-D 患者，FTD 发病和 MND 症状出现的间隔周期，呈双峰分布而不是连续分布。因此，MRS 异常也许与潜在的病理改变有关，但是在预测哪个 FTD 患者会发展为 ALS 方面缺乏价值，评估该假设还需要疾病谱的纵向研究。

皮质基底节综合征/皮质基底节退行性变

皮质基底节综合征（corticobasal syndrome，CBS）经常被认为是 FTD 谱系障碍的一部分。CBS 患者往往有额叶认知功能缺陷。皮质基底节退行性变（CBD）代表了 bv-FTD 和非流利性 lv-FTD 中一个显著的病理学分类。在本章，CBS 指的是临床症状，患者可以有或没有 CBD 病理基础。CBD 患者严格来说具有皮质萎缩、气球样神经元、神经元和星形胶质细胞中 tau 免疫反应阳性损害特征的病理基础（Dickson 等，2002）。目前关于 CBS 还没有公认的临床诊断标准，但是专家普遍认为 CBS 患者有合并损害，反映了皮质和皮质下疾病通常是非对称模式（Boeve 等，2003；Litvan 等，2003；Murray 等，2007）。CBS 常见的皮质症状包括失用症、皮质感觉缺失、异己肢体现象、视空间障碍和言语障碍（如 PNFA）。CBS 的皮质下症状包括非对称性肌张力障碍、肌强直、肌震颤和肌阵挛（Litvan 等，2003）。CBS 的临床病理包括 tau 病变，如 CBD 和 PSP、AD 和 CJD。CBD 病理改变可以导致 bv-FTD 症状、非流利性 lv-FTD 和 CBS（Dickson 等，2002；Forman 等，2006a；Murray 等，2007；Fulbright 等，2008）。

CBS 结构影像学最明显的特征反映了疾病涉及的脑区是非对称性的。通常会发现患者额叶和（或）顶叶存在非对称性萎缩，与非对称性临床异常一致。对 CBS 患者的 VBM 分析显示，前运动皮质和皮质下白质（Soliveri 等，1999；Boxer 等，2006）萎缩。影像学非对称性与个体患者临床症状的非对称性高度相关，并高度取决于伴有

语言障碍的患者入组时的纳入与排除标准（Kitagaki 等，2000；Josephs 等，2004；Groschel 等；2004）。换句话说，明确为 CBS 诊断的语言失用症患者可能有左侧大脑半球萎缩（Boxer 等，2006），但无语言障碍的 CBS 患者更可能有右侧大脑半球萎缩（Hu and Grossman，未发表）。此外，在萎缩较严重的脑回可观察到 MRI 的 T2 信号异常，很可能反映了神经胶质增生（Soliveri 等，1999；Hu 等，2005）。这可能成为潜在疾病过程的预测因子，这种信号异常和特异性 FTLD 病理之间可能没有有效的相关性，因为它也与 AD 病理改变相关。尽管如此，无论潜在的病理表现如何，从我们的经验来看，非对称性皮质萎缩在 CBS 患者中都是很常见的，可伴随对侧背中线额叶萎缩（Listerud 等，2009）。这种萎缩的模式并不限于临床诊断 CBS 的患者。VBM 分析显示与对照者相比，尸检确诊的 CBD 病例有显著的皮质萎缩，涉及后下、中、上部额叶，上部前运动皮质，后部颞叶，顶叶，岛叶，辅助运动区和皮质下灰质，包括苍白球、豆状核和尾状核头部（Josephs 等，2008a）。CBD 患者认知障碍比锥体外系障碍的患者皮质萎缩更加显著，有临床帕金森病的患者白质萎缩更明显，胼胝体萎缩在 CBD 患者中也很常见（Groschel 等，2004；Josephs 等，2008b）。有人推测这与异己肢体现象相关，虽然异己肢体现象的存在更可能与皮质有关，而不是与分离综合征有关。

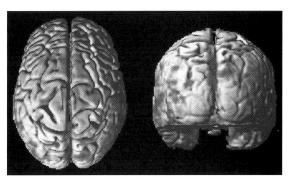

图 27.5 皮质基底节综合征（CBS）（见彩图 27.5）

框 27.6　皮质基底节综合征（CBS）
进行性皮质和基底节功能失调是其典型临床特征。
不对称的萎缩在后额叶和顶叶对侧受累最严重，同侧额叶也有可能受累。
皮质代谢下降在皮质和基底节对侧受累最严重。

和从 FTD 患者中鉴别 AD 类似，功能影像学已经具备从 α-突触核蛋白病（如原发性帕金森病）患者中鉴别 tau 病变（如 CBS）的研究潜力（Blin 等，1992；Eckert 等，2005）。MRS 研究表明，CBS 患者受累最严重一侧的对侧顶叶皮质的 N-乙酰天门冬氨酸/胆碱比值降低（Tedeschi 等，1997）。在早期的 FDG-PET 研究中，CBS 患者表现出弥散性皮质和皮质下低代谢，改变最显著的脑区与受累最严重的肢体相对应（Eidelberg 等，1991；Blin 等，1992）。在一项研究中，除了受累最严重一侧的对侧出现严重低代谢状态外，躯体同侧运动和（或）前运动皮质也可见代谢下降（Lutte 等，2000）。一项随后的大样本研究发现，CBS 患者存在放射性示踪剂吸收不对称，受累最严重肢体对侧皮质和基底节呈低代谢，而受累最严重肢体同侧皮质和基底节呈高代谢（Eckert 等，2005）。这种模式有别于原发性帕金森病患者，后者表现为皮质下灰质代谢增强和双侧额叶和（或）顶叶低代谢，进行性核上性麻痹与脑干和额叶低代谢，合并顶叶代谢增强。使用氟多巴进行 PET 分析表明，和原发性帕金森病患者比较，CBS 患者更多地表现为前额叶低代谢，皮质下少见（Laureys 等，1999）。

由于 CBS 病程中可能出现的各种特异性症状，一些相关研究开始识别与症状（如失语症和异己肢体现象）有关的解剖学脑区。在 CBS 患者中，41% 有认知功能异常以及 33% 有神经精神症状的患者都存在颞叶萎缩（Groschel 等，2004）。18 名 CBS 患者中，前扣带回低代谢与实践任务表现差有关。同时，不能纠正实践错误的 CBS 患者，可见其上顶叶和辅助运动区功能紊乱（Peigneux 等，2001）。这种 CBS 患者自我纠正的障碍很可能反映了与额顶叶环路损害相关的躯体定位和运动动态编码功能障碍（Buxbaum 等，2007）。CBS 患者还存在数字计算功能受损（Halpern 等，2003）。在健康成人，数字表示能力受损主要与顶叶和前额叶有关，CBS 患者顶叶萎缩导致其在计算和相对的大小判断方面存在困难（Halpern 等，2004）。

CBS 临床和未来的研究方向是使用功能影像学预测病理改变。在尸检确诊有 CBD 病理改变或有 AD 病理改变的 CBS 患者，顶叶呈现显著的低灌注——与遗忘型 AD 患者相似——这一现象在表现为 CBS 的 AD 患者中比在表现为 CBS 的 CBD 患者中更常见（Hu 等，2009a）。虽然这些样本量较小，但研究提示功能影像与底物特异性生物标志物如脑脊液 β-淀粉样蛋白水平（Bian 等，2008）或淀粉样蛋白特异性成像（Rabinovici 等，2007）相结合能有效鉴别 AD 相关的 CBS。因为有 tau 病变和 AD 患者占 CBS 病例的绝大部分，所以可以假设 CBS 患者和其他未提及 AD 的研究有很高的 tau 病变相关性，而未来的自然病史、相关研究以及 CBS 治疗学研究应该不限于仅纳入较高比例的 AD 患者。

伴有 TDP-43 免疫反应的阿尔茨海默病联合病理改变

对 FTLD 相关障碍的讨论涉及对伴有 TDP-43 联合病理改变的 AD 病例的讨论。从发现泛素阳性、tau 阴性的 FTLD 患者中有 TDP-43 免疫反应损伤以来，TDP-43 免疫反应已经在至少 40% 的 AD 患者中被发现（Amador-Ortiz 和 Dickson 等，2008；Hu 等，2008）。对于这种联合病理改变的确切病理及临床意义仍然需要界定，研究者发现伴有 TDP-43 联合病理改变的 AD 患者双侧海马萎缩更明显（Josephs 等，2008c）。反之，这可能会改变 AD 临床亚型，加速由于两种病理过程之间的协同相互作用导致的整个神经退行性疾病进程。此外，一小部分有家族性 FTD 的患者共同存在中等程度的 AD 病理改变（Mukherjee 等，2006），所有同时伴有 FTLD 和 AD 病理改变的患者在 AD 病理方面都有实验室证据支持，包括 CSF 研究和淀粉样蛋白特异性成像。一些伴有 FTD 临床特征的患者有 AD 的病理证据而无 FTLD 的病理证据，重要的是不能忽视有 AD 样病理改变的患者具有被诊断为 FTD 的可能性。

路易小体痴呆和帕金森病痴呆

路易小体痴呆（dementia with Lewy bodies，DLB）和帕金森病痴呆（Parkinson's disease dementia，PDD）是两种与原发性帕金森病相关的痴呆。DLB 被认为是在老年人中第二常见的痴呆病因，10%～15% 的尸检病例符合 DLB（McKeith 等，1996）。PDD 在 PD 人群中的发生率为41%（Apaydin 等，2002）。DLB 和 PDD 的临床特征均有认知和运动障碍，以及尸检中发现对病理性路易小体有免疫反应的 α 突触核蛋白（Colo-simo 等，2003；Noe 等，2004）。对 DLB 和 PDD在临床上可根据症状发生的时间顺序来鉴别：如果痴呆在帕金森综合征之前或同时出现，则诊断为 DLB；如果确诊 PD 的患者出现痴呆，则诊断为 PDD（McKeith 等，2005）。已有报道 DLB 和PDD 之间有微小的临床和病理区别。临床上，DLB 患者比 PDD 患者更可能出现幻视（Mo-simann 等，2006），同时有更严重的左旋多巴反应（Apaydin 等，2002；Burn 等，2003；Bonelli等，2004）。尸检确诊的 DLB 患者比 PDD 患者出现路易小体病理改变和 AD 病理改变的情况更多（Harding 和 Halliday，2001；Ballard 等，2006）。在认知测试中，DLB 和 PDD 患者一般都有执行功能损害，DLB 患者比 PDD 患者有更显著的概念和注意力异常（Downes 等，1998；Aarsland等，2003）。与临床特征相关的影像学研究也是遵循对 DLB 和 PDD 的区分，对这些研究将分别回顾并阐述。

来自 DLB 早期结构影像分析的结论比较混杂。大多数 2000 年之前的研究显示，虽然在DLB 患者中发现海马萎缩（Hashimoto 等，1998），但与对照组相比，患者皮质结构保留相对完好（Barber 等，2000）。后来的研究使用 VBM分析，与对照组相比，DLB 患者额叶、颞叶和岛叶体积减小；与 AD 患者相比，DLB 患者颞叶和海马萎缩较少（Burton 等，2002；Ballmaier 等，2004；Tam 等，2005）。一项最近的研究报道了更明显的皮质下萎缩（Burton 等，2004）。最近一项 VBM 分析再次提示 DLB 患者皮质萎缩较少，而在海马、顶叶和额叶的散在区域存在萎缩（Whitwell 等，2007c）。采用 VBM 分析和 ROI分析，发现 DLB 患者背侧中脑、无名质、下丘脑存在更显著的萎缩。研究结果的差异在某种程度上反映了病程和严重程度不同，如 DLB 患者中皮质萎缩明显者 MMSE 平均得分为 13～16 分，而皮质下萎缩者 MMSE 评分可达 22 分。

关于 PDD 体积的研究更少。一项早期研究报道 PDD 患者海马萎缩比 AD 患者更常见（Laakso等，1996），海马萎缩与临床记忆损害有关（Riek-

kinen 等，1998）。第一个 PPD 大样本研究发现双侧颞叶和枕叶有广泛的皮质体积减小，此外还累及右中和下侧额回、左下和上顶叶、右尾状核和豆状核，以及双侧丘脑。与有相似症状的患者相比，PDD 患者比无痴呆 PD 患者左侧枕叶萎缩更明显，但是相比于 AD 患者，PDD 患者双侧中颞叶萎缩又不那么显著（Burton 等，2004）。一项独立研究发现，PDD 患者在多个脑区的萎缩均少于 AD 患者，包括杏仁核和双侧颞中回、右侧岛叶和后中回，以及左侧海马和枕中回（Beyer 等，2007）。

前述两项研究也直接对比了 PDD 患者和DLB 患者。在第一项研究中，DLB 患者和 PDD患者萎缩的严重程度没有差别（Burton 等，2004）。在第二项研究中，DLB 患者颞叶、顶叶和枕叶萎缩较 PDD 患者更明显（Beyer 等，2007）。这些不一致的发现也许反映了临床上病情严重程度的不同，DLB 患者在早期研究中显示认知损害更明显（平均 MMSE 得分 16.5 分 vs.19.4 分），发病也更年轻（平均年龄 77.9 岁 vs.73.6 岁）。未来研究需要将疾病严重程度考虑进去，明确 DLB 患者和 PDD 患者之间是否存在绝对不同的萎缩模式，尽管一些研究一致发现，AD和对照组受试者间都存在弥漫性萎缩模式。此外，没有发现局灶性萎缩（可能见于 FLD 相关障碍）与 DLB 和 PDD 的临床或病理诊断有关。

功能影像学研究为 DLB 和 PDD 提供了更多的决定性结果。DLB 患者存在明确的枕叶低灌注现象，与 AD 患者相比，颞叶灌注相对保留完好（Donnemiller 等，1997；Ishii 等，1999；Lobote-sis 等，2001）。研究者还观察到初级视觉和（或）视觉相关皮质有类似的低代谢模式，低代谢与更加严重的病理改变相关（Ishii 等，1998a；Higu-chi 等，2000；Minoshima 等，2001）。PDD 患者枕叶灌注不足比 AD 患者更明显（Vander Borght等，1997；Firbank 等，2003），枕叶灌注不足与意识波动增加有关。一些研究发现，后扣带回灌注不足与幻觉严重程度相关，而另一些研究却未发现类似结果（O'Brien 等，2004，2005；Os-aki 等，2005）。纵向影像学研究发现，DLB 患者存在与豆状核灌注增加相关的帕金森综合征恶化。另一方面，虽然纹状体灌注与帕金森综合征恶化程度在个人水平上呈相关性（Firbank 等，2005），但 PDD 患者相比于对照组而言并未表现出显著的豆状核灌注改变。直接比较代谢率显示 DLB 患者和 PDD 患者有相似的低代谢模式，虽然 DLB 患者相比于 PDD 患者而言前扣带回代谢下降更明显（Yong 等，2007）。这些在结构分析中发现的 DLB 患者和 PDD 患者萎缩的补充模式，以及 DLB 患者和 PDD 患者的差别也许为观察 DLB 患者和 PDD 患者萎缩程度的差异提供了功能支持。

框 27.7　路易小体痴呆（DLB）和帕金森病痴呆（PDD）

典型临床特点是认知症状与帕金森综合征（DLB）同时发生或者在帕金森综合征（PDD）患者中有认知症状。

DLB 患者与正常对照组比较，额叶/颞叶皮质和皮质下结构萎缩更明显，和 AD 患者相比，内侧颞叶萎缩程度轻。

PDD 患者额叶、颞叶和枕叶比正常对照组表现出更多的萎缩，但是内侧颞叶萎缩比 AD 患者少。

DLB 患者和 PDD 患者均存在枕叶存在灌注不足和代谢下降。

底物特异性成像在 PD 相关障碍研究中的应用日益增加，可用来分析纹状体多巴胺转运体缺失。碘剂 I-123-放射示踪剂 2β-甲酯基-3β-(4-碘苯基)-N-(3-氟甲烷) 去甲莨菪烷（[123]I-FP-CIT）是高度特异性多巴胺转运体配体（Walker 等，1999）。在一项临床试验中，和对照组以及血管性帕金森综合征患者、药物引起的帕金森综合征患者以及特发性震颤患者相比，PD 患者纹状体[123]I-CIT 结合显著降低（Eerola 等，2005）。通过 SPECT 研究发现，与 AD 患者及对照组相比，PD、PDD 和 DLB 患者尾状核与豆状核都存在[123]I-FP-CIT 吸收减低（Walker 等，2002；O'Brien 等，2004）。如果对基底节的具体部分进行分析，可见 PDD 患者尾状核与豆状核的多巴胺转运体缺失最为严重，然后是 DLB 患者和 PD 患者，而 PD 患者尾状核与豆状核之间多巴胺转运体缺失的差别最大。[123]I-FP-CIT SPECT 成像的统计参数图表明，相对于 AD 患者和对照组（Colloby 等，2004），DLB 患者和 PD 患者双侧尾状核与豆状核配体吸收减少，但是随着时间的推移，PD、PDD 和 DLB 患者之间的多巴胺转运体缺失率逐渐接近（Colloby 等，2005）。在三期多中心临床研究中，[123]I-FP-CIT SPECT 成像对 DLB 诊断的灵敏度为 77.7%，特异性为 90.4%（McKeith 等，2007）。SPECT 显示多巴胺转运体异常已经成为诊断 DLB 的支持性特征证据（McKeith 等，2005）。

乙酰胆碱受体缺失能反映认知功能下降，因此一种类似的受体特异性配体成像法被用于研究 DLB 患者和 PDD 患者体内毒蕈碱和乙酰胆碱受体的密度。与对照组相比，DLB 患者右侧枕叶、PDD 患者双侧枕叶毒蕈碱受体增加，这可能与相似脑区所见到的既往灌注改变有关（Colloby 等，2006）。同一项研究还观察到 PDD 患者存在双侧额叶和颞叶受体缺失，但在 DLB 患者中没有此现象。胆碱能神经元缺失也许能解释枕叶受体上调，但关于额叶和颞叶受体密度下降的原因和功能还不清楚。在一项胆碱能病理研究中，毒蕈碱受体在颞叶布罗德曼第 36 区增加与尸检确诊的 DLB 患者的妄想症状呈正相关，但研究者对 PDD 患者未做评价。活体影像学和直接病理分析之间的矛盾结果可能反映了病程或活体配体结合特异性的不同，解释这样的影像学结果需谨慎。然而，使用多巴胺转运体影像学研究结果还是令人鼓舞的，它在鉴别 tau 病变相关与 α-突触核蛋白病相关的帕金森障碍方面有一定的潜力（Kim 等，2002；Plotkin 等，2005）。

血管性痴呆

血管性痴呆是一种临床和病理具有异质性的疾病。在临床上，认知损害和痴呆可以由大血管疾病或小血管疾病导致。大血管疾病可以通过大面积皮质梗死或者局部重要脑区梗死导致痴呆，小血管疾病往往通过腔隙性梗死导致痴呆，临床无症状梗死的积累或小血管疾病的扩展也能导致痴呆。多次临床显著性梗死病史对诊断多重梗死性痴呆或大血管性痴呆很有帮助，神经影像学在诊断小血管疾病方面具有非常重要的作用。最常见的血管性痴呆诊断标准由美国国立神经疾病卒中研究所和瑞士神经科学研究国际学会制订，将神经影像学的使用作为诊断标准的一部分（Roman 等，1993）。

大血管疾病

1. 形态学：痴呆相关放射学损害包括以下任何一个脑区或几个脑区联合：

a. 双侧大脑前动脉支配脑区。

b. 大脑后动脉支配脑区：包括丘脑旁正中梗死和内侧正中颞叶损伤。

c. 皮质相关区域，包括顶颞区、颞枕区和角回。

d. 在上额叶和顶叶区域的颈动脉分水岭区。

2. 严重程度：除上述情况外，痴呆相关放射学损害包括支配大脑半球的大血管损害。

3. 双侧大血管半球性卒中

小血管疾病

4. 形态学：多处基底节和额叶白质腔隙性梗死；大量周围脑室白质损伤；双侧丘脑梗死。

5. 严重程度：至少 25％的脑白质有病变。

一般认为脑血管疾病可能会通过直接作用或与退行性病变共同作用导致认知损害和（或）痴呆，但目前还不清楚是否某些脑血管损害类型比其他类型对认知功能的损害更严重。患者往往有大血管和小血管联合病变，脑血管疾病与阿尔茨海默病的血管性危险因素相同。在 MRI 方面，大血管疾病以相关血管或分水岭区的皮质梗死为特点。腔隙性梗死很小，空化病变定位在某些区域可以使有些人表现出独特的临床症状，但是也有些人无临床症状，这些区域包括丘脑、基底节、内囊、丘脑、脑桥、辐射冠和半卵圆中心。腔隙的中心在 CT 和 MRI 上的成像强度与 CSF 相同，MRI 敏感度高，因此在 MRI 上更容易观察到。人口学研究的流行病学调查显示，随年龄增长，无临床症状的腔隙性梗死越来越多（Price 等，1997；Vermeer 等，2002；DeCarli 等，2005）。白质高信号（WMH）在老年痴呆和非痴呆患者中越来越常见，与脱髓鞘和胶质细胞增生有关，反映了不同程度的组织退行性变（Englund，1998，2002）。纵向研究显示，WMH 进展在皮质下白质常见，新的腔隙性梗死也经常发生在皮质下白质，尤其是额叶（Gouw 等，2008）。对这些血管损害和痴呆的确切关系需要进一步说明，但是潜在的机制包括白质损害累积和痴呆间的直接因果关系，血管损害对年龄相关 AD 病理改变的累积或协同作用，以及血管和 AD 病理改变的危险因素。

脑血管对痴呆的影响很复杂，个体血管性病变的危险因素——高血压、高血脂和糖尿病——也是增加 AD 认知功能下降可能性和发生率的危险因素（Mielke 等，2007），可以在认知正常人群中看到很多无临床症状的梗死。同样，同时伴有血管损伤和 AD 病理改变的患者，与没有血管损伤的临床损害程度相同的患者相比，AD 病理负荷较低（Snowdon 等，1997），但不是所有的放射成像 WMH 都是病理性的（Sze 等，1986）。许多研究检测了不同水平血管损伤和共存 AD 病理改变的患者。在微血管水平，基于神经影像的轻度 WMH 患者记忆和语言测试表现比执行控制测试表现差，中到重度 WMH 患者的执行功能比记忆和语言功能差（Price 等，2005）。直接比较皮质下血管损害相关潜在的预测因子，发现认知损害的严重程度与全部 WMH 负荷、海马萎缩、皮质萎缩的相关性高于腔隙性梗死的数量（Fein 等，2000；Mungas 等，2001）。尤其是大脑萎缩与所有认知领域相关，WMH 与短时记忆或语言损害、脑力迟钝有关。丘脑和（或）皮质灰质的关键部位梗死与短时和工作记忆不良有关，但与思维灵活性无关（Swartz 等，2008）。除了深层白质损害以外，脑室周围 WMH 与认知损害无关（Delano-Wood 等，2008）。此外，WMH 需要累积到一个阈值，患者才会有临床显著性表现（Price 等，2005；Chui 等，2006；Libon 等，2008）。

如果采用临床病理学分析测查血管损害和 AD 病理改变，可发现小梗死、室周以及广泛的白质脱髓鞘合并 AD 病理在临床意义上有轻微差异。一项庞大的临床病理学研究检测了 156 名受试者大脑，受试者伴有一连串 AD 病理改变、腔隙性梗死和微血管病理改变，包括皮质微梗死、弥漫性和局灶性神经胶质增生、室周和深层白质脱髓鞘而无其他形式的病理改变或联合病理改变，如路易小体（Gold 等，2007）。临床痴呆的表现与 AD 病理改变的 Braak 阶段、Aβ 沉积程度、皮质小梗死密度、杏仁核及基底节腔隙性梗死数量有关。在这项研究中，白质腔隙性梗死、室周以及广泛的白质脱髓鞘程度、皮质胶质增生与临床痴呆的表现无关。血管性和退行性痴呆谱的两端（伴有轻度微血管损害的极有可能 AD 和伴有重度微血管损害的极低可能 AD）、明确 AD 的数量以及血管损害的综合因素有力地证明了 AD 和微血管病理改变之间的关系。换句话说，尽管在有重度 AD 病理改变的病例，血管损害的表现——都可以通过神经影像观察到，而通过传统影像很难评估——仍然影响了临床上痴呆患者认知损害的严重程度。但是，这与之前的影像学结果并不矛盾，因为白质损害对临床痴呆的影响也许仅在轻度 AD 病例中显著（更"纯"的血管性痴呆），在有中度到重度 AD 病理改变的共病患者中则不明显（Snowdon 等，1997；Kovari 等，2007）。

在分析大皮质梗死时，人们也对 AD 病理和微血管病理进行了分析，并报道了另一个相关因素。在一项包含 153 名受试者大脑样本的大型临床病理试验中，包括微血管和大血管梗死者的大脑，接近 50% 的微血管梗死患者也有大血管梗死，大血管梗死似乎与 AD 病理严重程度无关（Schneider 等，2007）。和预期的一样，存在大血管梗死可增加发展为临床痴呆的概率，尤其是多处、大面积、皮质下梗死。微血管梗死对痴呆也有影响，并且不依赖于宏观梗死和 AD 病理。在一项随访研究中，同一研究组报道，微血管梗死使患痴呆的危险性增加了 4 倍（Schneider 等，2007）。因此，无论是否存在显著的 AD 病理改变，多个不同脑血管损害都会促进痴呆的进展。尽管如此，我们仍然需要确定是否为血管性痴呆（中到重度血管病理改变伴有轻度 AD 病理改变）、混合痴呆（中到重度血管和 AD 病理改变）或临床可能痴呆（中到重度 AD 病理改变、轻度血管病理改变），这在临床和影像学上可以明确加以鉴别。探查 AD 病理改变底物（^{11}C-PIB-PET）和白质损害/完整性（MRI/DTI）相结合的前瞻性研究对界定血管-退行性谱性病变将是非常有必要的。

克-雅脑病

克 - 雅 脑 病（Creutzfeldt-Jakob disease, CJD）是一种罕见的神经元感染性疾病，往往需要与痴呆相鉴别，在本章仅简要讨论。一般认为它是由人类朊病毒蛋白错误折叠导致的，可以呈偶发性和家族性。临床上，CJD 的特点为与肌阵挛、共济失调、癫痫发作相关的快速进展性痴呆，但这些症状的组合一般不转为临床或病理性病前状态（pathological prionopathies）（Hu 等，2006；Geschwind 等，2008）。CJD 首个生前诊断性检查是脑脊液分析和脑电图。尸检确诊的 CJD 患者有 14-3-3 蛋白表达上升，这是一种参与应激反应的神经元核酸蛋白。此外，还有间歇性尖复合波（periodic sharp wave complex，PSWC）。CSF 中 14-3-3

的不同鉴别阈导致形成高敏感性或高特异性的诊断阈值，但是在 CSF 中测定 14-3-3 并不易，在美国仅有限的几个专科实验室可以做。随着 CJD 临床识别的增加以及 MRI 的普及，我们发现 CJD 患者的 MRI 异常模式，很多与其他神经退行性疾病不同。在散发 CJD（sCJD）患者中，能观察到皮质和深部灰质 T2 和弥散加权成像（diffusion weighted imaging，DWI）异常。此外，MRI 模式异常与朊病毒蛋白基因 129 多肽密码子有关：MM1/MV1/MV2 常与纹状体异常相关，MM2 极少与纹状体异常相关，而是与皮质异常高度相关，VV1 与皮质异常高度相关但是也与纹状体异常有一些相关性，VV2 对纹状体、丘脑和皮质异常有高预测性价值（Parchi 等，1996）。大多数 EEG 上有 PSWC 的患者存在 MRI DWI 异常（Kandiah 等，2008），DWI 只有皮质异常的患者可能比有皮质和纹状体受累区域的患者预后要好（Meissner 等，2008）。与其他实验室检查方法相比，DWI 将临床诊断精确率提高到 90.5%。而前者的诊断精确率分别为：神经元特异性烯醇化酶 57.1%，14-3-3 76.2%。

在家族性 CJD 患者中，尾状核 DWI 异常有敏感性和高度特异性，FLAIR 异常敏感性则更高，但是特异性较 DWI 低（Fulbright 等，2008）。在变异 CJD（vCJD）患者中，36 例患者中有 32 例可见丘脑枕后结节 DWI 异常，提示它是 CJD 诊断的"丘脑枕征"（Zeidler 等，2000）。与 sCJD 患者不同，这些患者一般没有 EEG 异常，CSF 中 14-3-3 仅在半数病例中有所增加（Will 等，2000）。因此，DWI 异常显著提高了 sCJD 诊断的精确率，对 vCJD 的诊断也很关键，尽管 sCJD 病例可能有与 vCJD 患者相似的 DWI 表现（Martindale 等，2003）。同时，缺乏经验的阅片者对与 CJD 相关的高精度 MRI 改变可能会看不出来，因此应该仔细检查临床上怀疑有病前改变的患者。

小结

综上所述，在缺乏旁系家族史，或损害严重不能进行客观检查时，虽然结构和功能影像学研究可以作为有效的生物标志物，但非 AD 神经退行性疾病的临床表型往往与伴有明显记忆损害的临床可能 AD 有显著的不同。影像学结果的一般

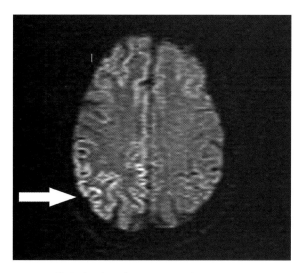

图 27.6 散发克-雅脑病（CJD）患者的皮质带状区 DWI 异常（经 Dr. Keith A. Josephs 许可）

模式（例如，在 FTLD 患者中的额颞叶异常，AD 患者中的颞顶叶异常）有助于鉴别非典型痴呆的一般病理改变，因为 LPA 的影像学结果比 FTLD 更像 AD。如果使用恰当，痴呆患者大脑体积分析也许在增加临床诊断精确率方面有充分的敏感性和特异性，而参与 AD、FTD 和 DLB 中每个神经病理底物的特异放射性配体的发展将显著提高对神经退行性疾病的临床诊断能力，尤其是共存的病理改变。影像学的应用将打破诊断的局限，有助于更好地了解基础神经病理改变过程，并可以作为衡量治疗效果和获益的指标。因此，对参与护理和研究那些常见和罕见痴呆患者的临床医生来说，应首先熟悉这些退行性疾病的一般模式和注意要点，这一点非常重要。

框 27.8 克-雅脑病（CJD）

典型临床特征为快速进展性痴呆、共济失调、肌震挛，支持证据包括 EEG 异常及脑脊液中 14-3-3 升高。

患者存在皮质、杏仁核和纹状体 DWI 异常。

"丘脑枕征"有提示作用，但不能作为变异性 CJD 的确诊依据。

参考文献

Aarsland D, Litvan I, Salmon D, *et al*. 2003. Performance on the dementia rating scale in Parkinson's disease with dementia and dementia with Lewy bodies: Comparison with progressive supranuclear palsy and Alzheimer's disease. *J Neurol Neurosurg Psychiatry* **74**, 1215–20.

Amador-Ortiz C and Dickson D W. 2008. Neuropathology of hippocampal sclerosis. *Handb Clin Neurol* **89**, 569–72.

Apaydin H, Ahlskog J E, Parisi J E, *et al*. 2002. Parkinson disease neuropathology: Later-developing dementia and loss of the levodopa response. *Arch Neurol* **59**, 102–12.

Ash S, Moore P, Vesely L, *et al*. 2009. Non-fluent speech in frontotemporal lobar degeneration. *J Neuroling* **22**, 370–83.

Asmuth J, Zhang H, Vesely L, *et al*. 2008. DTI analysis of white matter deficits in frontotemporal lobar dementia. *Neurology* **70**, A452.

Ballard C, Ziabreva I, Perry R, *et al*. 2006. Differences in neuropathologic characteristics across the Lewy body dementia spectrum. *Neurology* **67**, 1931–4.

Ballmaier M, O'Brien J T, Burton E J, *et al*. 2004. Comparing gray matter loss profiles between dementia with Lewy bodies and Alzheimer's disease using cortical pattern matching: diagnosis and gender effects. *Neuroimage* **23**, 325–35.

Barber R, Ballard C, McKeith I G, *et al*. 2000. MRI volumetric study of dementia with Lewy bodies: A comparison with AD and vascular dementia. *Neurology* **54**, 1304–9.

Beck J, Rohrer J D, Campbell T, *et al*. 2008. A distinct clinical, neuropsychological and radiological phenotype is associated with progranulin gene mutations in a large UK series. *Brain* **131**, 706–20.

Bersano A, Del Bo R, Lamperti C, *et al*. 2007. Inclusion body myopathy and frontotemporal dementia caused by a novel VCP mutation. *Neurobiol Aging* **30**, 752–8.

Beyer M K, Larsen J P, Aasrland D, *et al*. 2007. Gray matter atrophy in Parkinson disease with dementia and dementia with Lewy bodies. *Neurology* **69**, 747–54.

Bian H, Van Swieten J C, Leight S, *et al*. 2008. CSF biomarkers in frontotemporal lobar degeneration with known pathology. *Neurology* **70**, 1827–35.

Blin J, Vidailhet M J, Pillon B, *et al*. 1992. Corticobasal degeneration: Decreased and asymmetrical glucose consumption as studied with PET. *Mov Disord* **7**, 348–54.

Boeve B F, Lang A E, Litvan I, *et al*. 2003. Corticobasal degeneration and its relationship to progressive supranuclear palsy and frontotemporal dementia. *Ann Neurol* **54** (Suppl 5), S15–9.

Bonelli S B, Ransmayr G, Steffelbauer M, *et al*. 2004. L-dopa responsiveness in dementia with Lewy bodies, Parkinson disease with and without dementia. *Neurology* **63**, 376–8.

Borroni B, Brambati S M, Agosti C, *et al*. 2007. Evidence of white matter changes on diffusion tensor imaging in frontotemporal dementia. *Arch Neurol* **64**, 246–51.

Boxer A L, Geschwind M D, Belfor N, *et al*. 2006. Patterns of brain atrophy that differentiate corticobasal degeneration syndrome from progressive supranuclear palsy. *Arch Neurol* **63**, 81–6.

Bright P, Moss H E, Stamatakis E A, *et al*. 2008. Longitudinal studies of semantic dementia: The relationship between structural and functional changes over time. *Neuropsychologia* **46**, 2177–88.

Burn D J, Rowan E N, Minett T, *et al.* 2003. Extrapyramidal features in Parkinson's disease with and without dementia and dementia with Lewy bodies: A cross-sectional comparative study. *Mov Disord* **18**, 884–9.

Burton E J, Karas G, Paling S M, *et al.* 2002. Patterns of cerebral atrophy in dementia with Lewy bodies using voxel-based morphometry. *Neuroimage* **17**, 618–30.

Burton E J, McKeith I G, Burn D J, *et al.* 2004. Cerebral atrophy in Parkinson's disease with and without dementia: A comparison with Alzheimer's disease, dementia with Lewy bodies and controls. *Brain* **127**, 791–800.

Buxbaum L J, Kyle K, Grossman M, *et al.* 2007. Left inferior parietal representations for skilled hand-object interactions: Evidence from stroke and corticobasal degeneration. *Cortex* **43**, 411–23.

Caselli R J, Jack C R Jr, Petersen R C, *et al.* 1992. Asymmetric cortical degenerative syndromes: Clinical and radiologic correlations. *Neurology* **42**, 1462–8.

Chang J L, Lomen-Hoerth C, Murphy C J, *et al.* 2005. A voxel-based morphometry study of patterns of brain atrophy in ALS and ALS/FTLD. *Neurology* **65**, 75–80.

Chao L L, Schuff N, Clevenger E M, *et al.* 2007. Patterns of white matter atrophy in frontotemporal lobar degeneration. *Arch Neurol* **64**, 1619–24.

Chow T W, Binns M A, Freedman M, *et al.* 2008. Overlap in frontotemporal atrophy between normal aging and patients with frontotemporal dementias. *Alzheimer Dis Assoc Disord* **22**, 327–35.

Chui H C, Zarow C, Mack W J, *et al.* 2006. Cognitive impact of subcortical vascular and Alzheimer's disease pathology. *Ann Neurol* **60**, 677–87.

Clark D G, Charuvastra A, Miller B L, *et al.* 2005. Fluent versus nonfluent primary progressive aphasia: A comparison of clinical and functional neuroimaging features. *Brain Lang* **94**, 54–60.

Colloby S J, O'Brien J T, Fenwick J D, *et al.* 2004. The application of statistical parametric mapping to 123I-FP-CIT SPECT in dementia with Lewy bodies, Alzheimer's disease and Parkinson's disease. *Neuroimage* **23**, 956–66.

Colloby S J, Pakrasi S, Firbank M J, *et al.* 2006. In vivo SPECT imaging of muscarinic acetylcholine receptors using (R, R) ^{123}I-QNB in dementia with Lewy bodies and Parkinson's disease dementia. *Neuroimage* **33**, 423–9.

Colloby S J, Williams E D, Burn D J, *et al.* 2005. Progression of dopaminergic degeneration in dementia with Lewy bodies and Parkinson's disease with and without dementia assessed using ^{123}I-FP-CIT SPECT. *Eur J Nucl Med Mol Imaging* **32**, 1176–85.

Colosimo C, Hughes A J, Kilford L, *et al.* 2003. Lewy body cortical involvement may not always predict dementia in Parkinson's disease. *J Neurol Neurosurg Psychiatry* **74**, 852–6.

Cooke A, DeVita C, Gee J, *et al.* 2003. Neural basis for sentence comprehension deficits in frontotemporal dementia. *Brain Lang* **85**, 211–21.

Davatzikos C, Resnick S M, Wu X, *et al.* 2008. Individual patient diagnosis of AD and FTD via high-dimensional pattern classification of MRI. *Neuroimage* **41**, 1220–7.

Davies R R, Halliday G M, Xuereb J H, *et al.* 2008. The neural basis of semantic memory: Evidence from semantic dementia. *Neurobiol Aging* **30**, 2043–52.

DeCarli C, Massaro J, Harvey D, *et al.* 2005. Measures of brain morphology and infarction in the Framingham heart study: Establishing what is normal. *Neurobiol Aging* **26**, 491–510.

Delano-Wood L, Abeles N, Sacco J M, *et al.* 2008. Regional white matter pathology in mild cognitive impairment: Differential influence of lesion type on neuropsychological functioning. *Stroke* **39**, 794–9.

Desgranges B, Matuszewski V, Poilino P, *et al.* 2007. Anatomical and functional alterations in semantic dementia: A voxel-based MRI and PET study. *Neurobiol Aging* **28**, 1904–13.

Dickson D W. 2001. Neuropathology of Pick's disease. *Neurology* **56** (11 Suppl 4), S16–20.

Dickson D W. 2008. Neuropathology of progressive supranuclear palsy. *Handb Clin Neurol* **89**, 487–91.

Dickson D W, Bergeron C, Chin S S, *et al.* 2002. Office of Rare Diseases neuropathologic criteria for corticobasal degeneration. *J Neuropathol Exp Neurol* **61**, 935–46.

Donnemiller E, Heilmann J, Wenning G K, *et al.* 1997. Brain perfusion scintigraphy with 99mTc-HMPAO or 99mTc-ECD and 123I-beta-CIT single-photon emission tomography in dementia of the Alzheimer-type and diffuse Lewy body disease. *Eur J Nucl Med* **24**, 320–5.

Downes J J, Priestley N M, Doran M, *et al.* 1998. Intellectual, mnemonic, and frontal functions in dementia with Lewy bodies: A comparison with early and advanced Parkinson's disease. *Behav Neurol* **11**, 173–83.

Drzezga A, Grimmer T, Henriksen G, *et al.* 2008. Imaging of amyloid plaques and cerebral glucose metabolism in semantic dementia and Alzheimer's disease. *Neuroimage* **39**, 619–33.

Eckert T, Barnes A, Dhawan V, *et al.* 2005. FDG PET in the differential diagnosis of parkinsonian disorders. *Neuroimage* **26**, 912–21.

Eerola J, Tienari P J, Kaakkola S, *et al.* 2005. How useful is [123I]beta-CIT SPECT in clinical practice? *J Neurol Neurosurg Psychiatry* **76**, 1211–6.

Eidelberg D, Dhawan V, Moeller J R, *et al.* 1991. The metabolic landscape of cortico-basal ganglionic degeneration: Regional asymmetries studied with positron emission tomography. *J Neurol Neurosurg Psychiatry* **54**, 856–62.

Englund E. 1998. Neuropathology of white matter changes in Alzheimer's disease and vascular dementia. *Dement Geriatr Cogn Disord* **9** (Suppl 1), 6–12.

Englund E. 2002. Neuropathology of white matter lesions in vascular cognitive impairment. *Cerebrovasc Dis* **13**

(Suppl 2), 11–5.

Fagan A M, Mintun M A, Mach R H, *et al.* 2006. Inverse relation between in vivo amyloid imaging load and cerebrospinal fluid Abeta42 in humans. *Ann Neurol* **59**, 512–9.

Fein G, Di Sclafani V, Tanabe J, *et al.* 2000. Hippocampal and cortical atrophy predict dementia in subcortical ischemic vascular disease. *Neurology* **55**, 1626–35.

Firbank M J, Burn D J, McKeith I G, *et al.* 2005. Longitudinal study of cerebral blood flow SPECT in Parkinson's disease with dementia, and dementia with Lewy bodies. *Int J Geriatr Psychiatry* **20**, 776–82.

Firbank M J, Colloby S J, Burn D J, *et al.* 2003. Regional cerebral blood flow in Parkinson's disease with and without dementia. *Neuroimage* **20**, 1309–19.

Forman M S, Farmer J, Johnson J K, *et al.* 2006a. Frontotemporal dementia: clinicopathological correlations. *Ann Neurol* **59**, 952–62.

Forman M S, Mackenzie I R, Cairns N J, *et al.* 2006b. Novel ubiquitin neuropathology in frontotemporal dementia with valosin-containing protein gene mutations. *J Neuropathol Exp Neurol* **65**, 571–81.

Foster N L, Heidebrink J L, Clark C M, *et al.* 2007. FDG-PET improves accuracy in distinguishing frontotemporal dementia and Alzheimer's disease. *Brain* **130**, 2616–35.

Fulbright R K, Hoffmann C, Leed H, *et al.* 2008. MR imaging of familial Creutzfeldt-Jakob disease: A blinded and controlled study. *Am J Neuroradiol* **29**, 1638–43.

Garrard P and Hodges J R. 2000. Semantic dementia: Clinical, radiological and pathological perspectives. *J Neurol* **247**, 409–22.

Geschwind M D, Tan K M, Lennon V A, *et al.* 2008. Voltage-gated potassium channel autoimmunity mimicking Creutzfeldt–Jakob disease. *Arch Neurol* **65**, 1341–6.

Geser F, Winton M J, Kwong L K, *et al.* 2008. Pathological TDP-43 in parkinsonism–dementia complex and amyotrophic lateral sclerosis of Guam. *Acta Neuropathol* **115**, 133–45.

Gold G, Giannakopoulos P, Herrmann F R, *et al.* 2007. Identification of Alzheimer and vascular lesion thresholds for mixed dementia. *Brain* **130**, 2830–6.

Gorno-Tempini M L, Brambati S M, Ginex V, *et al.* 2008. The logopenic/phonological variant of primary progressive aphasia. *Neurology* **71**, 1227–34.

Gorno-Tempini M L, Dronkers N F, Rankin K P, *et al.* 2004. Cognition and anatomy in three variants of primary progressive aphasia. *Ann Neurol* **55**, 335–46.

Gouw A A, van der Flier W M, Fazekas F, *et al.* 2008. Progression of white matter hyperintensities and incidence of new lacunes over a 3-year period: The Leukoaraiosis and Disability study. *Stroke* **39**, 1414–20.

Groschel K, Hauser T K, Luft A, *et al.* 2004. Magnetic resonance imaging-based volumetry differentiates progressive supranuclear palsy from corticobasal degeneration. *Neuroimage* **21**, 714–24.

Grossman M, Alsop D, Detre J A, *et al.* 2001. Perfusion fMRI using arterial spin labeling in Alzheimer's disease and frontotemporal dementia: Correlations with language. *Brain Lang* **79**, 94–5.

Grossman M, CookeA, DeVita C, *et al.* 2002. Sentence processing strategies in healthy seniors with poor comprehension: An fMRI study. *Brain Lang* **80**, 296–313.

Grossman M, D'Esposito M, Hughes E, *et al.* 1996a. Language comprehension profiles in Alzheimer's disease, multi-infarct dementia, and frontotemporal degeneration. *Neurology* **47**, 183–9.

Grossman M, McMillan C, Moore P, *et al.* 2004. What's in a name: Voxel-based morphometric analyses of MRI and naming difficulty in Alzheimer's disease, frontotemporal dementia and corticobasal degeneration. *Brain* **127**, 628–49.

Grossman M, Mickanin J, Onishi K, *et al.* 1996b. Progressive nonfluent aphasia: language, cognitive, and PET measures contrasted to probable Alzheimer's disease. *J Cogn Neurosci* **8**, 135–54.

Grossman M and Moore P. 2005. A longitudinal study of sentence comprehension difficulty in primary progressive aphasia. *J Neurol Neurosurg Psychiatry* **76**, 644–9.

Grossman M, Payer F, Onishi K, *et al.* 1998. Language comprehension and regional cerebral defects in frontotemporal degeneration and Alzheimer's disease. *Neurology* **50**, 157–63.

Grossman M, Wood E M, Moore P, *et al.* 2007. TDP-43 pathologic lesions and clinical phenotype in frontotemporal lobar degeneration with ubiquitin-positive inclusions. *Arch Neurol* **64**, 1449–54.

Grossman M, Xie S X, Libon D J, *et al.* 2008. Longitudinal decline in autopsy-defined frontotemporal lobar degeneration. *Neurology* **70**, 2036–45.

Gydesen S, Brown J M, Brun A, *et al.* 2002. Chromosome 3 linked frontotemporal dementia (FTD-3). *Neurology* **59**, 1585–94.

Halpern C, McMillan C, Moore P, *et al.* 2003. Calculation impairment in neurodegenerative diseases. *J Neurol Sci* **208**, 31–8.

Halpern C H, Glosser G, Clark R, *et al.* 2004. Dissociation of numbers and objects in corticobasal degeneration and semantic dementia. *Neurology* **62**, 1163–9.

Harding A J and Halliday G M. 2001. Cortical Lewy body pathology in the diagnosis of dementia. *Acta Neuropathol* **102**, 355–63.

Hashimoto M, Kitagaki H, Imamura T, *et al.* 1998. Medial temporal and whole-brain atrophy in dementia with Lewy bodies: A volumetric MRI study. *Neurology* **51**, 357–62.

Higuchi M, Tashiro M, Arai H, *et al.* 2000. Glucose hypometabolism and neuropathological correlates in brains of dementia with Lewy bodies. *Exp Neurol* **162**, 247–56.

Hodges J R, Davies R R, Xuereb J H, *et al.* 2004. Clinicopathological correlates in frontotemporal dementia. *Ann Neurol* **56**, 399–406.

Hu W T, Josephs K A, Ahlskog J E, et al. 2005. MRI correlates of alien leg-like phenomenon in corticobasal degeneration. *Mov Disord* **20**, 870–3.

Hu W T, Josephs K A, Knopman D S, et al. 2008. Temporal lobar predominance of TDP-43 neuronal cytoplasmic inclusions in Alzheimer disease. *Acta Neuropathol* **116**, 215–20.

Hu W T, Murray J A, Greenaway M C, et al. 2006. Cognitive impairment and celiac disease. *Arch Neurol* **63**, 1440–6.

Hu W T, Rippon G, Boeve F, et al. 2009a. Alzheimer disease and corticobasal degeneration presenting as corticobasal syndrome. *Mov Disord* **24**, 1375–9.

Hu W T, Seelaar H, Josephs K A, et al. 2009b. Survival profiles of patients with frontotemporal dementia and motor neuron disease. *Arch Neurol* **66**, 1359–64.

Ishii K, Imamura T, Sasaki M, et al. 1998a. Regional cerebral glucose metabolism in dementia with Lewy bodies and Alzheimer's disease. *Neurology* **51**, 125–30.

Ishii K, Sakamoto S, Sasaki M, et al. 1998b. Cerebral glucose metabolism in patients with frontotemporal dementia. *J Nucl Med* **39**, 1875–8.

Ishii K, Yamaji S, Kitagaki H, et al. 1999. Regional cerebral blood flow difference between dementia with Lewy bodies and AD. *Neurology* **53**, 413–6.

Jellinger K A and Attems J. 2007. Neurofibrillary tangle-predominant dementia: Comparison with classical Alzheimer disease. *Acta Neuropathol* **113**, 107–17.

Johnson J K, Head E, Kim R, et al. 1999. Clinical and pathological evidence for a frontal variant of Alzheimer disease. *Arch Neurol* **56**, 1233–9.

Josephs K A, Duffy J R, Strand E A, et al. 2006a. Clinicopathological and imaging correlates of progressive aphasia and apraxia of speech. *Brain* **129**, 1385–98.

Josephs K A, Knopman D S, Whitwell J L, et al. 2005. Survival in two variants of tau-negative frontotemporal lobar degeneration: FTLD-U vs FTLD-MND. *Neurology* **65**, 645–7.

Josephs K A, Petersen R C, Knopman D S, et al. 2006b. Clinicopathologic analysis of frontotemporal and corticobasal degenerations and PSP. *Neurology* **66**, 41–8.

Josephs K A, Tang-Wai D F, Edland S D, et al. 2004. Correlation between antemortem magnetic resonance imaging findings and pathologically confirmed corticobasal degeneration. *Arch Neurol* **61**, 1881–4.

Josephs K A, Whitwell J L, Dickson D W, et al. 2008a. Voxel-based morphometry in autopsy proven PSP and CBD. *Neurobiol Aging* **29**, 280–9.

Josephs K A, Whitwell J L, Duffy J R, et al. 2008b. Progressive aphasia secondary to Alzheimer disease vs FTLD pathology. *Neurology* **70**, 25–34.

Josephs K A, Whitwell J L, Knopman D S, et al. 2008c. Abnormal TDP-43 immunoreactivity in AD modifies clinicopathologic and radiologic phenotype. *Neurology* **70**, 1850–7.

Kandiah N, Tan K, Pan A B, et al. 2008. Creutzfeldt–Jakob disease: Which diffusion-weighted imaging abnormality is associated with periodic EEG complexes? *J Neurol* **255**, 1411–4.

Kartsounis L D, Crellin R F, Crewes H, et al. 1991. Primary progressive non-fluent aphasia: A case study. *Cortex* **27**, 121–9.

Kertesz A, McMonagle P, Blair M, et al. 2005. The evolution and pathology of frontotemporal dementia. *Brain* **128**, 1996–2005.

Kim E J, Rabinovici G D, Seeley W W, et al. 2007. Patterns of MRI atrophy in tau positive and ubiquitin positive frontotemporal lobar degeneration. *J Neurol Neurosurg Psychiatry* **78**, 1375–8.

Kim Y J, Ichise M, Erami S S, et al. 2002. Combination of dopamine transporter and D2 receptor SPECT in the diagnostic evaluation of PD, MSA, and PSP. *Mov Disord* **17**, 303–12.

Kitagaki H, Hirono N, Ishii K, et al. 2000. Corticobasal degeneration: Evaluation of cortical atrophy by means of hemispheric surface display generated with MR images. *Radiology* **216**, 31–8.

Knibb J A, Xuereb J H, Patterson K, et al. 2006. Clinical and pathological characterization of progressive aphasia. *Ann Neurol* **59**, 156–65.

Knopman D S, Petersen R C, Edland S D, et al. 2004. The incidence of frontotemporal lobar degeneration in Rochester, Minnesota, 1990 through 1994. *Neurology* **62**, 506–08.

Kokmen E, Beard C M, O'Brien P C, et al. 1993. Is the incidence of dementing illness changing? A 25-year time trend study in Rochester, Minnesota (1960–1984). *Neurology* **43**, 1887–92.

Kovari E, Gold G., Herrmann F R, et al. 2007. Cortical microinfarcts and demyelination affect cognition in cases at high risk for dementia. *Neurology* **68**, 927–31.

Krause S, Gohringer T, Walter M C, et al. 2007. Brain imaging and neuropsychology in late-onset dementia due to a novel mutation (R93C) of valosin-containing protein. *Clin Neuropathol* **26**, 232–40.

Laakso M P, Partanen K, Riekkinen P, et al. 1996. Hippocampal volumes in Alzheimer's disease, Parkinson's disease with and without dementia, and in vascular dementia: An MRI study. *Neurology* **46**, 678–81.

Laureys S, Salmon E, Garraux G, et al. 1999. Fluorodopa uptake and glucose metabolism in early stages of corticobasal degeneration. *J Neurol* **246**, 1151–8.

Le Ber I, Camuzat A, Hannequin D, et al. 2008. Phenotype variability in progranulin mutation carriers: A clinical, neuropsychological, imaging and genetic study. *Brain* **131**, 732–46.

Le Ber I, Martinez M, Campion D, et al. 2004. A non-DM1, non-DM2 multisystem myotonic disorder with frontotemporal dementia: Phenotype and suggestive mapping of the DM3 locus to chromosome 15q21–24. *Brain* **127**, 1979–92.

Libon D J, Price C C, Giovannetti T, et al. 2008. Linking MRI hyperintensities with patterns of neuropsychological impairment: Evidence for a threshold effect. *Stroke* **39**, 806–13.

Lippa C F, Duda J E, Grossman M, et al. 2007. DLB and PDD boundary issues: Diagnosis, treatment, molecular pathology, and biomarkers. *Neurology* **68**, 812–9.

Listerud J, Anderson C, Moore P, et al. 2009. Neuropsychological patterns in MRI-defined subgroups of patients with degenerative dementia. *J Int Neuropsychol Soc*, **15**, 459–70.

Litvan I, Bhatia K P, Burn D J, et al. 2003. Movement Disorders Society Scientific Issues Committee report: SIC Task Force appraisal of clinical diagnostic criteria for Parkinsonian disorders. *Mov Disord* **18**, 467–86.

Lobotesis K, Fenwick J D, Phipps A, et al. 2001. Occipital hypoperfusion on SPECT in dementia with Lewy bodies but not AD. *Neurology* **56**, 643–9.

Lutte I, Laterre C, Bodart J M, et al. 2000. Contribution of PET studies in diagnosis of corticobasal degeneration. *Eur Neurol* **44**, 12–21.

Martindale J, Geschwind M D, De Armond S, et al. 2003. Sporadic Creutzfeldt–Jakob disease mimicking variant Creutzfeldt–Jakob disease. *Arch Neurol* **60**, 767–70.

Massimo L and Grossman M. 2008. Patient care and management of frontotemporal lobar degeneration. *Am J Alzh Dis Other Dementias* **23**, 125–31.

McKeith I, O'Brien J, Walker Z, et al. 2007. Sensitivity and specificity of dopamine transporter imaging with 123I-FP-CIT SPECT in dementia with Lewy bodies: A phase III, multicentre study. *Lancet Neurol* **6**, 305–13.

McKeith I G, Dickson D W, Lowe J, et al. 2005. Diagnosis and management of dementia with Lewy bodies: Third report of the DLB Consortium. *Neurology* **65**, 1863–72.

McKeith I G, Galasko D, Kosaka K, et al. 1996. Consensus guidelines for the clinical and pathologic diagnosis of dementia with Lewy bodies (DLB): Report of the consortium on DLB international workshop. *Neurology* **47**, 1113–24.

McKhann G M, Albert M S, Grossman M, et al. 2001. Clinical and pathological diagnosis of frontotemporal dementia: Report of the Work Group on Frontotemporal Dementia and Pick's Disease. *Arch Neurol* **58**, 1803–09.

McMurtray A M, Chen A K, Shapira J S, et al. 2006. Variations in regional SPECT hypoperfusion and clinical features in frontotemporal dementia. *Neurology* **66**, 517–22.

McNeill R, Sare G M, Manoharan M, et al. 2007. Accuracy of single-photon emission computed tomography in differentiating frontotemporal dementia from Alzheimer's disease. *J Neurol Neurosurg Psychiatry* **78**, 350–5.

Meissner B, Kallenberg K, Sanchez-Juanc P, et al. 2008. Isolated cortical signal increase on MR imaging as a frequent lesion pattern in sporadic Creutzfeldt–Jakob disease. *Am J Neuroradiol* **29**, 1519–24.

Mendez M F, Shapira J S, McMurtray A, et al. 2007. Accuracy of the clinical evaluation for frontotemporal dementia. *Arch Neurol* **64**, 830–5.

Mesulam M, Wicklund A, Johnson N, et al. 2008. Alzheimer and frontotemporal pathology in subsets of primary progressive aphasia. *Ann Neurol* **63**, 709–19.

Mielke M M, Rosenberg P B, Tschanz J, et al. 2007. Vascular factors predict rate of progression in Alzheimer disease. *Neurology* **69**, 1850–8.

Minoshima S, Foster N L, Sima A A, et al. 2001. Alzheimer's disease versus dementia with Lewy bodies: Cerebral metabolic distinction with autopsy confirmation. *Ann Neurol* **50**, 358–65.

Minoshima S, Giordani B, Berent S, et al. 1997. Metabolic reduction in the posterior cingulate cortex in very early Alzheimer's disease. *Ann Neurol* **42**, 85–94.

Mori H, Yagishita A, Takeda T, et al. 2007. Symmetric temporal abnormalities on MR imaging in amyotrophic lateral sclerosis with dementia. *Am J Neuroradiol* **28**, 1511–6.

Mosconi L, Tsui W H, Herholz K, et al. 2008. Multicenter standardized 18F-FDG PET diagnosis of mild cognitive impairment, Alzheimer's disease, and other dementias. *J Nucl Med* **49**, 390–8.

Mosimann U P, Rowan E N, Partington C E, et al. 2006. Characteristics of visual hallucinations in Parkinson disease dementia and dementia with Lewy bodies. *Am J Geriatr Psychiatry* **14**, 153–60.

Mukherjee O, Pastor P, Cairns N J, et al. 2006. HDDD2 is a familial frontotemporal lobar degeneration with ubiquitin-positive, tau-negative inclusions caused by a missense mutation in the signal peptide of progranulin. *Ann Neurol* **60**, 314–22.

Mummery C J, Patterson K, Price C J, et al. 2000. A voxel-based morphometry study of semantic dementia: Relationship between temporal lobe atrophy and semantic memory. *Ann Neurol* **47**, 36–45.

Mungas D, Jagust W J, Reed B R, et al. 2001. MRI predictors of cognition in subcortical ischemic vascular disease and Alzheimer's disease. *Neurology* **57**, 2229–35.

Murphy J M, Henry R G, Langmore S, et al. 2007. Continuum of frontal lobe impairment in amyotrophic lateral sclerosis. *Arch Neurol* **64**, 530–4.

Murray R, Neumann M, Forman M S, et al. 2007. Cognitive and motor assessment in autopsy-proven corticobasal degeneration. *Neurology* **68**, 1274–83.

Neary D, Snowden J S, Gustafson L, et al. 1998. Frontotemporal lobar degeneration: a consensus on clinical diagnostic criteria. *Neurology* **51**, 1546–54.

Nestor P J, Fryer T D, Hodges J R, et al. 2006. Declarative memory impairments in Alzheimer's disease and semantic dementia. *Neuroimage* **30**, 1010–20.

Nestor P J, Graham N L, Fruer T D, et al. 2003. Progressive non-fluent aphasia is associated with hypometabolism centred on the left anterior insula. *Brain* **126**, 2406–18.

Neumann M, Sampathu D M, Kwong L K, et al. 2006. Ubiquitinated TDP-43 in frontotemporal lobar degeneration and amyotrophic lateral sclerosis. Science 314, 130–3.

Newberg A B, Mozley P D, Sadek A H, et al. 2000. Regional cerebral distribution of [Tc-99m] hexylmethylpropylene amineoxine in patients with progressive aphasia. J Neuroimaging 10, 162–8.

Noe E, Marder K, Bell K L, et al. 2004. Comparison of dementia with Lewy bodies to Alzheimer's disease and Parkinson's disease with dementia. Mov Disord 19, 60–7.

O'Brien J T, Colloby S, Fenwick J, et al. 2004. Dopamine transporter loss visualized with FP-CIT SPECT in the differential diagnosis of dementia with Lewy bodies. Arch Neurol 61, 919–25.

O'Brien J T, Firbank M J, Mosimann U P, et al. 2005. Change in perfusion, hallucinations and fluctuations in consciousness in dementia with Lewy bodies. Psychiatry Res 139, 79–88.

Osaki Y, Morita Y, Fukumoto M, et al. 2005. Three-dimensional stereotactic surface projection SPECT analysis in Parkinson's disease with and without dementia. Mov Disord 20, 999–1005.

Parchi P, Castellani R, Capellari S, et al. 1996. Molecular basis of phenotypic variability in sporadic Creutzfeldt–Jakob disease. Ann Neurol 39, 767–78.

Peigneux P, Salmon E, Garraux G, et al. 2001. Neural and cognitive bases of upper limb apraxia in corticobasal degeneration. Neurology 57, 1259–68.

Phukan J, Pender N P, Hardiman O, et al. 2007. Cognitive impairment in amyotrophic lateral sclerosis. Lancet Neurol 6, 994–1003.

Plotkin M, Amthauer H, Klaffke S, et al. 2005. Combined 123I-FP-CIT and 123I-IBZM SPECT for the diagnosis of parkinsonian syndromes: Study on 72 patients. J Neural Transm 112, 677–92.

Price C C, Jefferson A L, Merino J G, et al. 2005. Subcortical vascular dementia: Integrating neuropsychological and neuroradiologic data. Neurology 65, 376–82.

Price T R, Manolio T A, Kronmal R A, et al. 1997. Silent brain infarction on magnetic resonance imaging and neurological abnormalities in community-dwelling older adults. The Cardiovascular Health Study. CHS Collaborative Research Group. Stroke 28, 1158–64.

Prusiner S B and Hsiao K K. 1994. Human prion diseases. Ann Neurol 35, 385–95.

Rabinovici G D, Furst A J, O'Neil J P, et al. 2007. 11C-PIB PET imaging in Alzheimer disease and frontotemporal lobar degeneration. Neurology 68, 1205–12.

Rankin K P, Rosen H J, Kramer J H, et al. 2004. Right and left medial orbitofrontal volumes show an opposite relationship to agreeableness in FTD. Dement Geriatr Cogn Disord 17, 328–32.

Rhee J, Antiquena P, Grossman M, et al. 2001. Verb comprehension in frontotemporal degeneration: The role of grammatical, semantic and executive components. Neurocase 7, 173–84.

Riekkinen P Jr, Kejonen K, Laakso M P, et al. 1998. Hippocampal atrophy is related to impaired memory, but not frontal functions in non-demented Parkinson's disease patients. Neuroreport 9, 1507–11.

Rohrer J D, Warren J D, Omar R, et al. 2008. Parietal lobe deficits in frontotemporal lobar degeneration caused by a mutation in the progranulin gene. Arch Neurol 65, 506–13.

Roman G C, Tatemichi T K, Erkinjuntti T, et al. 1993. Vascular dementia: Diagnostic criteria for research studies. Report of the NINDS-AIREN International Workshop. Neurology 43, 250–60.

Rosen H J, Allison S C, Ogar J M, et al. 2006. Behavioral features in semantic dementia vs other forms of progressive aphasias. Neurology 67, 1752–6.

Rosen H J, Gorno-Tempini M L, Goldman W P, et al. 2002a. Patterns of brain atrophy in frontotemporal dementia and semantic dementia. Neurology 58, 198–208.

Rosen H J, Perry R J, Murphy J, et al. 2002b. Emotion comprehension in the temporal variant of frontotemporal dementia. Brain 125, 2286–95.

Satoh K, Shirabe S, Tsujino A, et al. 2007. Total tau protein in cerebrospinal fluid and diffusion-weighted MRI as an early diagnostic marker for Creutzfeldt–Jakob disease. Dement Geriatr Cogn Disord 24, 207–12.

Schneider J A, Boyle P A, Arvanitakis Z, et al. 2007. Subcortical infarcts, Alzheimer's disease pathology, and memory function in older persons. Ann Neurol 62, 59–66.

Seeley W W, Bauer A M, Miller B L, et al. 2005. The natural history of temporal variant frontotemporal dementia. Neurology 64, 1384–90.

Skibinski G, Parkinson N J, Brown J M, et al. 2005. Mutations in the endosomal ESCRTIII-complex subunit CHMP2B in frontotemporal dementia. Nat Genet 37, 806–08.

Snowden J, Neary D, Mann D, et al. 2007. Frontotemporal lobar degeneration: Clinical and pathological relationships. Acta Neuropathol 114, 31–8.

Snowdon D A, Greiner L H, Mortimer J A, et al. 1997. Brain infarction and the clinical expression of Alzheimer disease. The Nun Study. JAMA 277, 813–7.

Soliveri P, Monza D, Paridi D, et al. 1999. Cognitive and magnetic resonance imaging aspects of corticobasal degeneration and progressive supranuclear palsy. Neurology 53, 502–07.

Swartz R H, Stuss D T, Gao F, et al. 2008. Independent cognitive effects of atrophy and diffuse subcortical and thalamico-cortical cerebrovascular disease in dementia. Stroke 39, 822–30.

Sze G, De Armond S J, Brandt-Zawadzki M, et al. 1986. Foci of MRI signal (pseudo lesions) anterior to the frontal horns: Histologic correlations of a normal finding. Am J Roentgenol 147, 331–7.

Talbot P R, Snowden J S, Lloyd J J, et al. 1995. The contribution of single photon emission tomography to the clinical differentiation of degenerative cortical brain disorders. *J Neurol* **242**, 579–86.

Tam C W, Burton E J, McKeith I G, *et al.* 2005. Temporal lobe atrophy on MRI in Parkinson disease with dementia: A comparison with Alzheimer disease and dementia with Lewy bodies. *Neurology* **64**, 861–5.

Tedeschi G, Litvan I, Bonavita S, *et al.* 1997. Proton magnetic resonance spectroscopic imaging in progressive supranuclear palsy, Parkinson's disease and corticobasal degeneration. *Brain* **120**, 1541–52.

Turner R S, Kenyon L C, Trojanowski J Q, *et al.* 1996. Clinical, neuroimaging, and pathologic features of progressive nonfluent aphasia. *Ann Neurol* **39**, 166–73.

van der Zee J, Urwin H, Engelborghs S, *et al.* 2008. CHMP2B C-truncating mutations in frontotemporal lobar degeneration are associated with an aberrant endosomal phenotype in vitro. *Hum Mol Genet* **17**, 313–22.

van Swieten J and Spillantini M G. 2007. Hereditary frontotemporal dementia caused by Tau gene mutations. *Brain Pathol* **17**, 63–73.

Vander Borght T, Minoshima S, Giordani B, *et al.* 1997. Cerebral metabolic differences in Parkinson's and Alzheimer's diseases matched for dementia severity. *J Nucl Med* **38**, 797–802.

Vermeer S E, Koudstaal P J, Oudkerk M, *et al.* 2002. Prevalence and risk factors of silent brain infarcts in the population-based Rotterdam Scan Study. *Stroke* **33**, 21–5.

Viassolo V, Previtali S C, Schiatti E, *et al.* 2008. Inclusion body myopathy, Paget's disease of the bone and frontotemporal dementia: Recurrence of the VCP R155H mutation in an Italian family and implications for genetic counselling. *Clin Genet* **74**, 54–60.

Walker Z, Costa D C, Ince P, *et al.* 1999. In-vivo demonstration of dopaminergic degeneration in dementia with Lewy bodies. *Lancet* **354**, 646–7.

Walker Z, Costa D C, Walker R W, *et al.* 2002. Differentiation of dementia with Lewy bodies from Alzheimer's disease using a dopaminergic presynaptic ligand. *J Neurol Neurosurg Psychiatry* **73**, 134–40.

Watts G D, Thomasova D, Ramdeen S K, *et al.* 2007. Novel VCP mutations in inclusion body myopathy associated with Paget disease of bone and frontotemporal dementia. *Clin Genet* **72**, 420–6.

Whitwell J L, Jack C R Jr, Kantacri K, *et al.* 2007a. Voxel-based morphometry in frontotemporal lobar degeneration with ubiquitin-positive inclusions with and without progranulin mutations. *Arch Neurol* **64**, 371–6.

Whitwell J L, Jack C R Jr, Parisi J E, *et al.* 2007b. Rates of cerebral atrophy differ in different degenerative pathologies. *Brain* **130**, 1148–58.

Whitwell J L, Josephs K A, Rossor M N, *et al.* 2005. Magnetic resonance imaging signatures of tissue pathology in frontotemporal dementia. *Arch Neurol* **62**, 1402–08.

Whitwell J L, Warren J D, Josephs K A, *et al.* 2004. Voxel-based morphometry in tau-positive and tau-negative frontotemporal lobar degenerations. *Neurodegener Dis* **1**, 225–30.

Whitwell J L, Weigand S D, Shiung M M, *et al.* 2007c. Focal atrophy in dementia with Lewy bodies on MRI: A distinct pattern from Alzheimer's disease. *Brain* **130**, 708–19.

Will R G, Zeidler M, Stewart G E, *et al.* 2000. Diagnosis of new variant Creutzfeldt–Jakob disease. *Ann Neurol* **47**, 575–82.

Woolley J D, Gorno-Tempini M L, Seeley W W, *et al.* 2007. Binge eating is associated with right orbitofrontal-insular–striatal atrophy in frontotemporal dementia. *Neurology* **69**, 1424–33.

Yi H A, Moore P, Grossman M, *et al.* 2007. Reversal of the concreteness effect for verbs in patients with semantic dementia. *Neuropsychology* **21**, 9–19.

Yong S W, Yoon J K, An Y S, *et al.* 2007. A comparison of cerebral glucose metabolism in Parkinson's disease, Parkinson's disease dementia and dementia with Lewy bodies. *Eur J Neurol* **14**, 1357–62.

Zamboni G, Huey E D, Krueger F, *et al.* 2008. Apathy and disinhibition in frontotemporal dementia: Insights into their neural correlates. *Neurology* **71**, 736–42.

Zeidler M, Sellar R J, Collie D A, *et al.* 2000. The pulvinar sign on magnetic resonance imaging in variant Creutzfeldt–Jakob disease. *Lancet* **355**, 1412–8.

第28章 认知障碍的神经影像学：评论

Mony J. de Leon，Henry Rusinek，Wai Tsui，Thomas Wisniewski，Jerzy Wegiel and Ajax George

回顾过去，我们为从阿尔茨海默病（Alzheimen's disease，AD）患者的结构影像中积累的知识感到惊喜。由于影像设备硬件的提升、影像分析方法的创新，以及新软件工具开发的结果，提高了我们对 AD 的了解，尤其是神经病理学、生物学和神经心理学的跨学科交互影响。如果没有这些跨学科相互影响和过去 20 年影像学技术发展，前面提到的很多关于 AD 和非 AD 痴呆的研究是不可能实现的。在这个简短的注解中，我们提出了 AD 相关三维图示影像的很个人的观点。我们描述了过去的 30 年里重要的研究主题，它们被一直用于认识 AD 并最终能预防 AD。

硬件提升

AD 结构影像的发展从 X 线计算机断层成像（CT）开始。虽然 CT 技术在 1975—1985 年间不断进步（见图 28.1），但较差的软组织对比度、射束硬化伪影、采集时间过长限制了其对肉眼所见萎缩的描述，并限制了对 AD 特异解剖学目标的系统寻找。直到 1979 年，CT 应用 7 年之后，人们才发现皮质萎缩是 AD 的第二放射学特征，超出年龄的影响（de Leon 等，1979）。脑室扩大是我们最早发现的 AD 异常表现（Barron 等，1976），它无疑是建立在先前气脑造影术观察的基础上。AD 过度皮质萎缩的 CT 特征难以辨别，尸检发现的众所周知的皮质凸面"胡桃"样外貌，强调了使用这种方法的挑战性。然而，CT 下用半定量法观察过度皮质萎缩在日常临床工作中效果不佳。直到磁共振成像（MRI）开始应用，人们才能看到并定量局域皮质萎缩。因此，MRI 将皮质萎缩的描述带到了常规临床应用中。

类似的技术带动的进展包括评估海马萎缩作为 AD 早期特征，以及把年龄相关白质损害作为

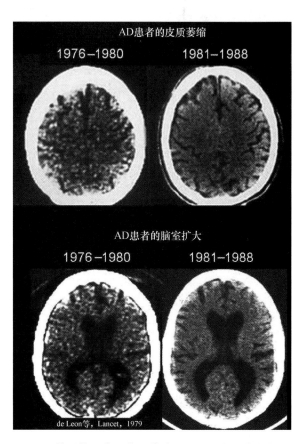

图 28.1 使用第一代和第二代商用 CT 照相机获得的 CT 扫描。上图显示皮质萎缩成像的进展，下图显示评估脑室大小的进展。

微血管病理改变的预测因子。20 世纪 80 年代中期，人们认识到海马病理改变最终会影响所有的 AD 患者，导致出现记忆损害症状。人们也相信海马组织不能直接使用 CT 研究，解剖学研究也被禁止开展。我们的 CT 研究引入"负角度采集平面（negative angulation acquisitionplane）"以更有效的揭示和测量颞角增强，并偶然发现了海马萎缩的证据。在 CT 上，我们定义海马萎缩为海马趾裂中有了脑脊液的积聚。1988 年，我们描述了 AD 中海马萎缩的发生率（de Leon 等，1988）（见图 28.2a、b），1989 年我们发表了第一

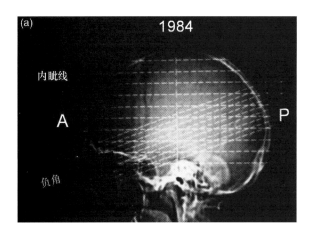
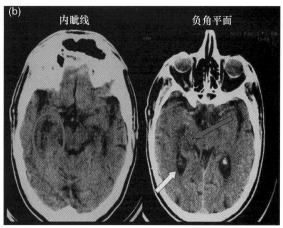

图 28.2　（**a**）侧面探测图高亮了内眦线和负角平面。各平面之间的差异约 25°。负角平面的设计是与海马长轴（前后）平行。（**b**）在海马水平的轴向 CT 扫面高亮了内眦线（左）和负角平面（右）。负角平面增加了海马区域（矢面）累积的 CSF 的可见性（矢状面）（见彩图 28.2）。

项影像研究预测 MCI 到 AD 的转化（de Leon 等，1989）。后来，MRI 研究可以辨别海马区灰质、白质，CSF 能直接测量海马体积并得到尸检验证（Bobinski 等，2000）（见图 28.3a～c）。

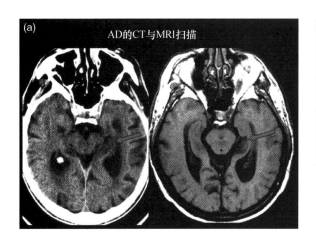
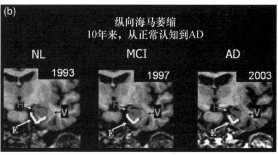
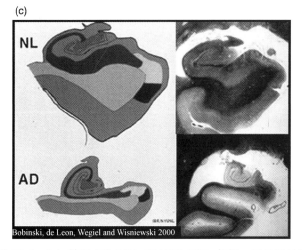

图 28.3　（**a**）轴向 CT（左）和 MRI（右）扫描，显示通过海马旁回 CSF 空间增大确定的矢状面高亮海马萎缩。（**b**）10 年来，从正常认知，到 MCI，再到诊断 AD 痴呆的老年男性 MRI 扫描，扫描以红色突出显示海马，黄色突出显示内嗅皮质，绿色突出显示侧脑室颞角。（**c**）海马体积的组织学验证。研究描绘对照组（顶部）和很可能 AD（底部）海马易损部位。颜色描绘了海马分区：中央红色为齿状沟，茶色为 CA1 区，绿色、黄色、蓝色为下脚（见彩图 28.3）。

CT 不能像观察皮质和海马萎缩那样观察白质损害。CT 报告白质病变不能使读者相信可以辨别白质的病理，尸检并没有特征性描述，除非与 Binswanger 型表现相关。第一个发表的临床-放射学相关性并没有得到认同（George 等，1986a）。要将白质测量纳入临床常规，需要能敏感的探测到白质病理改变，有尸检确诊，并且有明显的临床意义（George 等，1986b）。伴随 MRI 成像序列的发展这一问题得到了解决，例如长 TR 双回声自旋回声影像或液体衰减反转恢复（fluid-attenuated inversion recovery，FLAIR），后者很容易从类 CSF 损害中鉴别白质损害（WML）。白质病理改变有高亮 T2 和 FLAIR 信号，有助于明确观察。MRI 非常敏感，即使在正常老年人群中也可以研究 WML（见图 28.4）。MRI 信号增强首先被认为是"未定义的高信号"（unidentified bright objects，UBOs），反映了未知的病因。影像学和神经病理学之间的关联再次被证明是难能可贵的，通过可获得的膜片进行细微观察很可能改进尸检。老年人群的 UBOs 很快被认定为常见组织改变，继发于微血管病变并伴有高血压和其他血管疾病的危险因素。临床上，老年人的 UBOs 与许多可治疗的血管疾病危险因素相关。

软件提升

软件技术的提升使我们对脆弱的脑组织以及 AD 相关病变进程有了更好的理解。以前，图像记录与整个脑组织数据采集相结合，并经过一致性校正，使得我们可以交叉比较两种数据集。结构影像在对 FDG-PET 和淀粉样蛋白成像及其他追踪技术评估的局部损伤组织易损性的解剖学界定、及对萎缩的校正上具有不可估量的价值（Li 等，2008）。值得注意的是，如 Apostolova 和 Thompson 最近的研究显示，在 AD 前驱阶段，局部海马结构萎缩率的增加不同，使得我们能够进行初级预防研究的探索（Apostolova 等，2010；Jack，Jr. 等，2005；Rusinek 等，2003），也促进我们在早期 AD 及其他神经退行性疾病发现脑部局部易损性，加强了通过单个体素的影像分析技术进行功能网络观察，即著名的统计参数图（Statistical Parametric Mapping，SPM）

（Friston 等，1995；见 Taler、Saykin、de la Fuente-Fernández 和 Stoessel，本卷）。

病理相关性和验证

结构影像在了解 AD 病理解剖和病理损害上还欠缺很多。在过去的 35 年，先驱者 Blessed、Scheibel、Glenner、Wisniewski、Iqbal、Terry 和 Braak 等定义了影像学的病理目标（de Leon，2006）。这些研究揭示了受累脑部的表面形貌，从突触、锥体神经元和受累胶质细胞交互作用，到神经纤维缠结和淀粉样蛋白斑的化学和脑区分布。这些病理基本结构是结构（和分子）成像的基础，可以定位疾病早期阶段受累的位置。

MRI 成像已经成为 AD 的一个典型标记物，MRI 提供了 AD 病理改变的敏感特征，使新的 MR 造影剂能用来识别淀粉样蛋白斑病理改变（Poduslo 等，2002；Sigurdsson 等，2008）（见图 28.5）。在前面的章节中，我们有足够证据表明新的 MRI 采集模式和分析技术有助于早期诊断和揭示 AD 病理改变。MR 波谱技术在提高识别脑损害分期，估计疾病临床表现危险因素及了解治疗结局方面有很大优势。目前，MRI 越来越多地指导神经病理检测，而不是仅靠尸检来验证，这得益于高分辨率图像，即越来越多的新奇的采集方法转向选择性病理改变，模拟脑损害（白质中水分子弥散，基于内源性氧相关组织对比估计血流，追踪摄取率和清除率）。

然而更多的需求就是揭示疾病的发生机制。这里，MRI 影像学与病理学、生理学及生物学的联合同样发挥了关键作用。fMRI 在 AD 动物模型揭示了活体可溶性 β 淀粉样蛋白在个别脑区的活动（Luo 等，2008），使得我们首次描述了 Aβ 的功能作用。在其他多个样本，人类研究显示 AD 早期阶段在认知任务后局域血流代偿可能支持认知储备，并且认识了有远期风险的脑区（Sperling 等，2007）。这些追踪使 MRI 不仅能揭示一般的脑部机制，还可用于 AD 和其他疾病。

临床验证和生物标志物相关性

MRI 成像很好重复。众所周知，这种方法对揭示相关疾病过程和临床验证是必须的。除了可

(a)

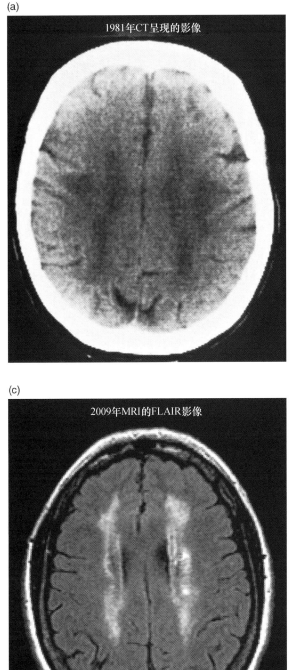

(b)

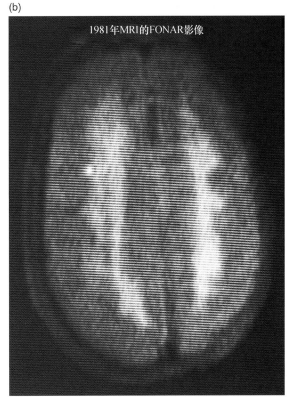

(c)

图 28.4 　(a) 1981 年 CT 呈现的 WML。(b) 1981 年 MRI T2 首次呈现的 WML。(c) 2009 年 MRI 的 FLAIR 影像。

以预测临床改变和确定脑改变率之外，纵向研究也可以促进 CSF 生物标志物的发展。尤其是一些研究显示 MRI 对萎缩的纵向测量，有助于认识 tau 病变和淀粉样蛋白病理改变的特异性 CSF 生物标志物，提高了 AD 危险因素的预测（Brys 等，2009）。MRI 有助于纠正随着 AD 特征性的 CSF 空间增大，脑源性生物标志物被逐渐稀释的情况。尤其是 tau 以及其他 CSF 中测量的脑源性生物标志物，即便受累大脑的图像有改变，其效果也不呈现进展性。使用 MRI 校正增长的 CSF 体积有助于识别 CSF 生物标志物的纵向改变（de Leon 等，2002）。

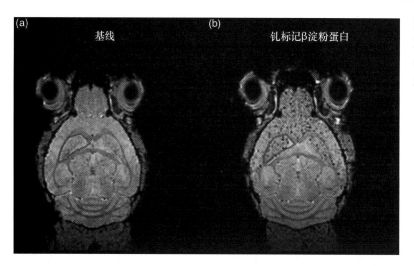

图 **28.5**　基线和注射钆标记 β 淀粉蛋白后的 Tg 大鼠 MR 图像。记录多个脑区的吸收轨迹。右侧海马用红线标出（见彩图 28.5）。

(a)　基线　　　(b)　钆标记 β 淀粉蛋白

标准化图像采集和数据共享

最近，大规模多中心试验为前期基于小样本的 MRI 试验结果提供了验证。数据共享对确定临床有效试验测量是必需的，可以通过不同 MRI 机器、不同知识水平、对试验认识的深度在不同位置收集可靠的信息。尤其是德国优势能力网络（German Competence Network）、欧盟研究（the European Union Study）和阿尔茨海默病神经影像学计划（the Alzheimer's Disease Neuroimaging Initiative，ADNI）由北美发起，是很好的多中心合作范式，采用标准图像采集或标准化分析收集大量 MRI 数据。本文呈现的大多数 MRI 参数都是用来评估单个部位的（哪里开发的测量法，就从哪里首先研究），未来将大样本影像学数据集（如 ADNI 所提供）引进公共领域的前景一片光明。不过分享数据集不能取代关键部位特异性革新，它们将培育标准化和经质量控制的影像数据采集，为临床试验和机制研究提供影像分析，提高社区环境痴呆转化风险的评估。

在过去的 30 年，AD 影像学大大提高了人们对大脑的认识，为饱受神经退行性疾病折磨的患者点燃了希望。毋庸置疑，未来我们还将发现预防 AD 的新方法。感谢我们在 NIH 的团队对这项工作的竭诚支持：Neil Buckholtz、Marcelle Morrison-Bogorod、Tony Phelps、Richard Hodes。祝我们已逝的前辈们一路走好：Alfred Wolf（PET）、David Christman（PET）、Jacob Cohen（生物测量学）、Henryk Wisniewski（神经病理学）。

参考文献

Apostolova L G, Mosconi L, Thompson P, *et al.* 2010. Subregional hippocampal atrophy predicts Alzheimer's dementia in cognitively normal subjects. *Neurobiol Aging* **31**, 1077–88.

Barron S A, Jacobs L and Kinkel W. 1976. Changes in size of normal lateral ventricles during aging determined by computerized tomography. *Neurology* **26**, 1011–3.

Bobinski M, de Leon M J, Wegiel J, *et al.* 2000. The histological validation of post mortem magnetic resonance imaging-determined hippocampal volume in Alzheimer's disease. *Neuroscience* **95**, 721–5.

Brys M, Pirraglia E, Rich K, *et al.* 2009. Prediction and longitudinal study of CSF biomarkers in mild cognitive impairment. *Neurobiol Aging* **30**, 682–90.

de Leon M J. 2006. Hippocampal imaging in the early diagnosis of AD, 1988 to 2006. In Jucker M, Beyreuther K, Haass C, Nitsch R M and Christen Y (Eds.), *Alzheimer: 100 Years and Beyond*. Berlin: Springer.

de Leon M J, Ferris S H, Blau I, *et al.* 1979. Correlations between computerised tomographic changes and behavioral deficits in senile dementia. *Lancet* **20**, 859–60.

de Leon M J, George A E, Stylopoulos L A, Smith G and Miller D C. 1989. Early marker for Alzheimer's disease: The atrophic hippocampus. *Lancet* **2**, 672–3.

de Leon M J, McRae T, Tsai J R, *et al.* 1988. Abnormal cortisol response in Alzheimer's disease linked to hippocampal atrophy. *Lancet* **2**, 391–2.

de Leon M J, Segal C Y, Tarshish C Y, *et al.* 2002. Longitudinal CSF tau load increases in mild cognitive impairment. *Neurosci Lett* **333**, 183–6.

Friston K J, Holmes A P, Worsley K J, *et al.* 1995. Statistical parametric maps in functional imaging: A general linear approach. *Hum Brain Mapp* **2**, 189–210.

George A E, de Leon M J, Gentes C I, *et al.* 1986a. Leukoencephalopathy in normal and pathologic aging: 1. CT of brain lucencies. *Am J Neuroradiol* **7**, 561–6.

George A E, de Leon M J, Kalnin A, Rosner L, Goodgold A and Chase N. 1986b. Leukoencephalopathy in normal and pathologic aging: 2. MRI and brain lucencies. *Am J Neuroradiol* 7, 567–70.

Jack C R, Twomey C, Zinsmeister A, Sharbrough F, Petersen R and Cascino G. 1989. Anterior temporal lobes and hippocampal formations: Normative volumetric measurements from MR images in young adults. *Radiology* 172, 549–54.

Jack C R Jr, Shiung M M, Weigand S D, *et al*. 2005. Brain atrophy rates predict subsequent clinical conversion in normal elderly and amnestic MCI. *Neurology* 65, 1227–31.

Li Y, Rinne J O, Mosconi L, *et al*. 2008. Regional analysis of FDG and PIB-PET images in normal aging, mild cognitive impairment and Alzheimer's disease. *Eur J Nucl Med Mol Imag* 35, 2169–81.

Luo F, Seifert T R, Edalji R, *et al*. 2008. Non-invasive characterization of [Beta]-Amyloid$_{1-40}$ vasoactivity by functional magnetic resonance imaging in mice.

Neuroscience 155, 263–9.

Poduslo J F, Wengenack T M, Curran G L, *et al*. 2002. Molecular targeting of Alzheimer's amyloid plaques for contrast-enhanced magnetic resonance imaging. *Neurobiol Dis* 11, 315–29.

Rusinek H, De Santi S, Frid D, *et al*. 2003. Regional brain atrophy rate predicts future cognitive decline: 6-year longitudinal MR imaging study of normal aging. *Radiology* 229, 691–6.

Sigurdsson E M, Wadghiri Y Z, Mosconi L, *et al*. 2008. A non-toxic ligand for voxel-based MRI analysis of plaques in AD transgenic mice. *Neurobiol Aging* 29, 836–47.

Sperling R A. 2007. Functional MRI studies of associative encoding in normal aging, mild cognitive impairment, and Alzheimer's disease. *Ann NY Acad Sci* 1097, 146–55.

第 5 部分

物质滥用

第 29 章

29

物质滥用的结构影像学

Sandra Chanraud，Anne Lise Pitel and Edith V. Sullivan

影像学工具的应用，促进了我们认识慢性及过度酒精暴露对大脑的影响。而酒精对特定脑区的影响，使我们进一步了解与酒精中毒相关的行为、认知和运动损伤。与酒精依赖有关的认知损害使个人保持清醒及重建正常生活功能的能力受限。事实上，行为的执行控制损害直接造成了持续成瘾。因此，认识并评估酒精依赖的认知损害及其神经解剖学基础，将为我们制订治疗方案提供信息和指导。

脑组织萎缩，表现为脑室和脑沟扩大，从最初使用计算机断层扫描术（computerized tomography，CT）的活体影像学研究到最新的磁共振成像（magnetic resonance imaging，MRI）研究，对此均有大量的报道。它们证明大脑这些改变会随着酒精的持续使用而不断进展，但停止饮酒后至少一部分改变是可逆的。对于酒精中毒引起的脑结构异常，CT 和 MRI 研究是尸检神经病理学研究资料的补充，每一类研究都为其他研究提供了亟待探索的重点结构目标。（Sheedy 等，1999；Sullivan 等，1999）。

为获得影像数据，谨慎地选择 MR 序列参数，以及自动或半自动的影像数据分析法，能让我们精确识别并量化中枢神经系统的形态，进而识别大脑更细微的变化。通过纵向评估，我们能发现特定脑区组织的特征性改变。在本章中，我们首先简单回顾了脑影像学以及影像学分析总则，因为它们适用于恰当的结构性脑区特征描述，随后，我们将回顾酒精中毒对大脑结构影响的脑影像学相关文献。

酒精中毒：定义及流行病学

酒精使用障碍是饮酒的适应不良模式，包括酒精滥用和酒精依赖（美国精神病学会，1994），与家庭暴力、经济损失和劳动能力丧失有关。

DSM-Ⅳ（First 等，1998）定义酒精滥用为反复饮酒导致不良后果后依然反复使用，并且导致具有临床意义的痛苦以及社会或职业功能损害，包括无法履行主要角色义务，反复暴露于危险之下，陷入法律困境，发展社交和人际关系困难。酒精依赖是酒精滥用伴有耐受、戒断症状以及不可控制地寻求饮酒。酒精依赖者忽视其他活动，花费大量时间饮酒或醉酒，虽然已有酒精相关生理或躯体问题，依然持续饮酒。据国家酒精成瘾及相关疾病的流行病学调查（National Epidemiologic Survey on Alcohol 和 Related Conditions，NESARC），一项 2001—2002 年间针对 43 000 多名成年人的全国范围调查显示，66% 的酒精依赖者也符合酒精滥用的诊断标准（Hasin 等，2007）。酒精依赖症状典型的发展过程是从滥用到控制力受损，然后产生耐受性，最终发展为生理及心理依赖。

酒精依赖是非常高发的精神障碍，累及所有年龄和不同社会阶层的人群，男性酒精中毒是女性的 3 倍，年轻人更常见。虽然高发，但现有数据显示酒精依赖和滥用存在漏诊。有效的治疗可以帮助患者戒酒并改善由于长期饮酒而造成的健康损害，但这些都需建立在早期诊断的基础上（Cargiulo，2007）。只有 24.1% 的酒精依赖患者接受过治疗，略低于 1997 年统计的治疗率（Hasin 等，2007）。2000 年的统计显示，饮酒造成 85 000 人死亡，是美国当年死亡人数的 3.5%（Cargiulo，2007）。在这些死亡病例中，有些死于过度饮酒造成的急性酒精中毒（受伤以及与酒精相关的事故），但更多是由于酒精滥用和依赖的潜在作用导致的死亡。的确，长期过量饮酒使得患急、慢性躯体及精神问题的风险增加，包括心血管疾病、中枢及外周神经损伤、肝病、癌症、胎儿酒精疾病，以及精神疾病的自杀风险。酒精依赖具有高发病率和死亡率，大约 1900 万美国人因 "酒精问题" 寻求治疗。但是，只有 240 万获得明确诊断，而接受过药物治疗的仅仅 13.9 万人（To 和 Vega，2006）。除了药物治疗之外，针对酒精的治疗还包括帮助患者减少对酒精的渴求。如今酒精中毒治疗医师为患者们提供了广泛的治疗选择（http：//pubs. niaaa. nih. gov/publica-tions/aa49. htm）。某些治疗中，例如十二步自助项目（如饮酒者匿名互诫协会）已经开展了数十年。其他方法包括简短干预（5 次以下常规门诊治疗），以及各种各样从其他领域借鉴的治疗方法，如动机强化治疗和结对治疗，都减少了酒精相关问题发生的风险（Cisler 等，1998；Miller 等，1999）。

结构影像学和弥散成像的基础

计算机断层扫描

因为数据获得的平台，CT 最初被称为计算机轴向断层成像技术，这是一种针对骨和组织的无创性成像法，可以提供三维大脑结构的高分辨率（约 1 mm）信息。CT 由于花费较小，在临床上经常替代结构性 MRI，但是使用 X 线患者有放射线暴露风险。CT 扫描获得的信息可重建一种影像，能明确划分颅骨边界、脑脊液（CSF）分布，以及鉴别一些健康和患病的组织。

但是灰质和白质密度相当，CT 很难区分 CSF 在大脑深部的扩展（脑室）或大脑表面的覆盖（脑沟）是白质还是灰质，或是两者同时发生的体积改变还是质量改变。另外，一些韦尼克脑病相关的主要损伤部位也很难通过 CT 扫描来判断，例如乳头体的状况，因为它们被周围骨结构遮掩，不能在轴面上完全呈现。尽管第三脑室的脑脊液总量可用来评估间脑损伤（Shimamura 等，1998），但对组织自身直接的、量化评估更能定位酗酒对大脑结构的影响。小脑是另一个容易受酗酒影响的部位，同样不能通过 CT 完全观察到。CT 的另外一个局限性是使患者暴露于放射线中，因此很难在纵向研究中使用。无放射线的核磁共振可以对活体大脑进行重复检查，且因其具有高分辨率，提高了对组织的鉴别能力。

磁共振成像

某些原子的原子核表现出核磁共振（nuclear

magnetic resonance，NMR）。这就是说，当它们暴露于强磁场时，会像小的旋转磁铁那样运动，使得自身顺应于磁场。每一种核自旋都有其特定的转速（共振频率），这由磁场强度决定。如果原子核在自旋时被射频电波（类似于无线电和电视信号的一种能源）持续激发，它们会吸收能量，并且改变在磁场中原本的排列顺序。当射频电波停止，横向分量会产生一个振荡磁场，并在接收线圈中引发一个小电流。该信号被称为自由感应衰减（free induction delay，FID）。在 MRI，静磁场可以各种方式透过身体（磁场梯度），如此一来，不同的空间定位变得与不同的旋进频率（precession frequency）相关。磁场梯度的应用破坏了 FID 信号，但是它可以通过重新聚焦梯度（refocusing gradient，建立所谓的"梯度回波"），或通过无线电频率（建立所谓的自旋回声影像）恢复并测定。

磁共振成像由 3 个变量组成：质子密度、T1 和 T2。质子密度反映受激发的氢原子核数量。T1 是一个指数时间常数，它描述原子核在磁场中的回归均衡和重新排列。T1 值较高意味着原子核在被干扰后需要花更长时间重新排列。T2 是描述由于氢原子受到干扰导致信号丢失的指数时间常量。T1 和 T2 反映组织中的游离水和结合水的比例。这些变量的生物学意义仍然不完全明确。

质子密度、T1 和 T2 在生物组织中是不同的，它通过提供精细分层使我们能够更好地认识大脑结构的细节。在设计 MRI 检测时，我们有很大的灵活性，除了突出组织差异外，MRI 可以从不同的方向对大脑进行观察。扫描期间，它可以提供 3 个（垂直）方向的磁场梯度或平面，以提供该平面信号的空间位置信息。这就使得我们可以观察到该平面中的大脑及特定结构，不仅仅是像传统的 CT 成像一样从底部到顶端（轴向），还可以观察到从前到后（冠状），从左到右（矢状），或是这些平面中的任何倾斜角。这种灵活性使得我们能以内部解剖标志点校准影像时精确度更高，确定对同一个体重复扫描数据的一致性的考虑是必不可少的（Rohlfing 等，2006）。

弥散成像和纤维跟踪

大脑功能突出表现为脑区间通过纤维网络互相影响。与将功能定位在特定脑区的"功能分区"

相比，"功能整合"根据脑区间的信息流动描述其功能。大脑由大量相互连接的功能网络组成，通过这些网络实现信息的传递和转换。从解剖学层面上看，功能网络通过排列有序的白质纤维实现沟通。

在弥散加权 MRI 中（Basse，1995），弥散是指分子在液体中的随意运动，叫做布朗分子运动。在无阻碍的媒介中，这种运动是等方向的，即可以被描述为相同的高斯概率分布（Gaussian probability distribution）穿过所有空间方向。

在生物组织（如脑白质）中，水分子的分子运动局限于细胞的显微结构。弥散屏障，如神经元细胞膜、髓鞘和内部-轴突运输，决定分子运动的优先空间定位。这种弥散定位叫做各向异性（anisotropy）（Basser，1995）。弥散张量成像（diffusion tensor imaging，DTI）建立在这种弥散的基础之上，数学上以张量描述，并以椭圆体表示。这个椭圆体的主轴方向（在 MR 扫描仪的坐标系中）通过其长度表示弥散张量特征值（$\lambda 1$，$\lambda 2$，$\lambda 3$）的特征向量（$\varepsilon 1$，$\varepsilon 2$，$\varepsilon 3$）获得。最大的特征值（$\lambda 1$）对应主特征向量 $\varepsilon 1$，代表体素中的主要弥散方向。常用的弥散测量方法包括各向异性分数（fractional anisotropy，FA），这是对由各向异性导致的弥散分数的一个估算，范围在 0（各向同性）和 1（仅在单方向的弥散假设）之间。其他测量单位通常被用来比较不同体素间相似度，它量化了相邻体素之间弥散共线性的程度（Pfefferbaum 等，2006a）。弥散率的测量，如平均弥散性（mean diffuseivity，MD）或表观扩散系数（apparent diffusioncoefficient，ADC），弥散张量轨迹（Tr）（所有因素彼此密切相关），也可以在特定的体素或脑区用于所有弥散的定量。但是，ADC 无法评估分子运动的方向。因此，FA，MD 或 ADC 的差异既可以反映纤维束方向、连贯性的差异，也可以反映数量差异。

探索大脑的方法

近些年，很多研究在几年间对同一组酒精依赖患者的脑解剖改变进行追踪，提供了酒精对大脑影响的纵向资料。横断面研究调查了年龄相同的酒精依赖组和正常对照组间脑区体积或形态的解剖学差异。

饮酒相关脑结构改变的研究一般分为两种类型，一部分研究是定量研究，常用三维 T1 加权成像计算的测量方法。另外一部分为定性研究，对特定的感兴趣脑区和神经元集群的高分辨率影像进行比较。

采用完全量化体积测量法，能充分地理解大脑皮质体积的广泛性差异（Chanraud 等，2007；Cardenas 等，2007；Rohlfing 等，2006），但是小结构的特异性损伤，如乳头体或是像小脑和丘脑这样某些较大结构的亚区损伤，最合适的方法是使用多种 MR 序列和定性测量技术（Pearlson 和 Calhoun，2007）。

感兴趣区

大脑感兴趣区（regions of interest，ROI）的手工描绘是目前形态测量学和解剖学效度的金标准。具有代表性的 ROI 方法学包括解剖学标志信度和效度的完善、评定者培训和评定者间信度的发展。虽然它优势明显，但也有局限性，特别是在对大样本受试者的若干脑区进行比较时，既费时，劳动强度又高。手工描绘同样会不准确，因为局部个体神经解剖结构的特点是受试者间存在较大的差异，尤其在患病人群中。ROI 方法基于假说的特点限制了其对预先设定脑区的评估。直到最近，大多数结构 MRI 的大脑研究局限在对脑区进行相对明确的基于 ROI 的测量范围内，仍然有必要对类似乳头体这样的小结构进行定量测量。

自动化数据驱动测试法

自动化测量法克服了手工体积测量法的艰苦性，采用不依赖假设和测量者的方法来明确脑结构的组间差异和纵向差异。最可靠的方法是随着时间自动测量整个大脑体积，这已经成为临床治疗试验的次要终点（Kinkingnehun 等，2008）。但是，该方法的启发价值具有局限性，因为它无法提供脑区间不同的效应，我们只能记录整体效应。

基于体素的形态测量法（VBM）

全脑解析（如 VBM）由于操作简单而逐步普及（Mechelli 等，2005）。VBM 和优化的 VBM 是全自动化的测量方法，它通过对病例组和正常组受试者大脑组织的相对局部密度（Sowell 等，2001）或体积（Mguire 等，2000）进行逐体素比较，从而对全脑的结构性 MRI 进行分析。通过赋予包括在三维样本排列之内的每个体素相等的权值，VBM 提供了高度准确定位脑区的无偏倚测量法，随后还可提供多脑区比较，这是无法在基于假设的 ROI 研究中实现的。从概念上说，当 MRI 扫描的空间标准化进入标准化立体定位空间后，VBM 可以检测残余组织的密度差异。由于标准化程序的性质（Ashburner 和 Friston，2000），VBM 分析对形态差异的敏感度较低，因此，唯有在舍弃较高效度的前提下，才能保证信度。VBM 结果可以调节，以解释非线性标准化的多种形态改变，保持单个体素中特定组织的体积。VBM 采用的标准化程序，尽管因为自动化而具有较高的信度，但也使得它在处理形态的组间差异或鉴别灰-白质的敏感度上较低，并且因为解剖结构的重合不良容易引起误差。该方法已得到升级和优化（Good 等，2001），以减少头部形状、分段多样性、头骨剥离法的不一致以及空间标准化等系统差异造成的误差。最近一项对酒精依赖者的 VBM 研究使用非脑组织分割的图像输入，使检测酒精相关影响的敏感性增加（Fein 等，2006）。VBM 和 ROI 方法提供了不同类型的信息，因此应当联合使用，自动化 VBM 通过识别区域而产生假说，随后可以更彻底地使用基于 ROI 的方法。

基于变形的形态测量法（DBM）

VBM 将大脑影像转换为标准空间，以弥补皮质灰质分布总体差异而维持局部差异，DBM（Gaser 等，2001）将高分辨率的脑体积转换为标准模板以评估大脑与大脑间的解剖学差异。解剖学信息并不表现在 MRI 本身，而是表现在将患者的大脑转变为标准大脑的变形场。这些变形场提供了一个定位信息的多元载体区，在那里可以推测脑区体积的影响。该方法使我们可以探索酒精依赖受试者整个大脑的显著性改变，并使得我们能够使用形态测量法分析进行纵向研究来区分体积差异和体积改变（Rohlfing 等，2006）。

弥散加权成像的探索方法

不同方法可以研究不同个体间局部大脑的各向异性。一些研究使用基于体素的形态测量法

（VBM）（Bruno 等，2008）。该方法中根据特定指标处理属于同一诊断群体的受试者的数据（如部分各向异性），使之标准化为一个解剖学模板，先结合并计算均值，之后与来自另一组的同样方法处理的数据集进行比较。其他研究使用 ROI 方法（Schulte 等，2005），将 ROI 置于大脑中被认为与特定疾病有关的脑区，并根据特定度量标准检测平均值，再对不同组受试者进行比较。使用弥散成像的多元信息，可以在体内进行纤维追踪。这使得我们能够重建来源于以个体弥散加权成像为基础选定的白质区的纤维束。纤维追踪成像技术将假设的横跨一个或多个脑区的纤维束分离并可视化，根据测量出的纤维束的各种特征定义，例如平均 FA，或平均纤维束长度等。纤维束结构可以鉴别，并且其轨迹可在多个平面进行追踪（Mori 和 van Zijl，2002），DTI 非常适合对人类大脑皮质下白质构建的微纤维结构水平做出整体描述，DTI 显微示踪成像和结构影像不同，可以帮助我们对特定的神经回路和已识别的神经环路进行比较。

酒精中毒的宏观结构异常

CT 结果

加拿大、瑞典、德国和英国是第一批进行 CT 重复序列研究的国家，并取得了一致的结果，即酒精中毒患者有脑室扩大和脑沟增宽的弥漫性异常（Carlen 等，1978；Bergman 等，1980；Ron 等，1982；Schroth 等，1985）。健康人群不同年龄阶段的 CT 研究表明，与年龄相关的脑组织萎缩伴随代偿性脑脊液填充空间扩大（Pfefferbaum 等，1986；Stafford 等，1988），这提示我们在研究酒精中毒及其他疾病对大脑的影响时，需要把正常的与年龄相关的大脑改变考虑进去。在 Pfefferbaum（1986）计算法的基础上根据颅内体积正常变异进行修改，将每个 CT 测量的年龄基准按健康受试者和酒精依赖患者的数据计算出来，再以年龄基准的偏离表达出来。这种方法有助于在单个或一组患者中明确脑组织萎缩程度及脑室和脑沟的扩张程度，以比较不同病理组之间的差异。

有研究表明酒精中毒患者侧脑室和脑沟增宽

（Lishman 等，1987；Jernigan 等，1982）。根据年龄基准调整后，Pfefferbaum 团队发现老年组酒精中毒患者比年轻组酒精中毒患者脑萎缩程度要高，脑室增大与终身饮酒相关（Pfefferbaum 等，1988）。但并不是所有研究都有此类发现，一些研究报道饮酒量与皮质萎缩量缺乏相关性（见综述Lishman，1990）。

MRI 结果

1981 年，Besson 等人发现酒精中毒患者脑灰质和白质 T1 短信号，在戒断和停饮（1～6 周）后 MRI 扫描中存在 T1 长信号，但是一些纵向研究的结果却是相反的，这些研究对比了酒精中毒患者从最后一次饮酒时间起不同时间间隔的脑MRI，不过其中很多对照数据有限（Besson 等，1981，1989；Schroth 等，1988；Smith 等，1985）。Chick 等（1989）发现酒精中毒患者戒断 2 周后T1 长信号，同时 Agartz 等（1991）在一项对照试验中使用较低磁场仪器并没有发现酒精中毒患者和对照组之间 T1 和 T2 信号的差别。两项研究均发现脑体积减小与 T1 之间的相关性（Mander，1989），提示酒精中毒患者部分脑体积（部分脑脊液在组织体素处可呈现）可能造成 T1 信号增强。

对慢性酒精依赖患者（不伴有明显的营养不良或者肝病等并发症）进行 MRI 横断面研究，发现皮质和小脑与对照组相比有萎缩（Wang 等，1993；Hayakawa 等，1992；Shear 等，1994）。慢性酒精暴露影响到的特异性脑区包括大多数皮质灰质和白质（Jernigan 等，1991；Pfefferbaum

等，1992），尤其是老年酒精中毒患者前额叶（Pfefferbaum 等，1997；Cardenas 等，2007）、乳头体（Shear 等，1996；Sullivan 等，1999）、海马前部（Agartz 等，1999；Sullivan 等，1995）、丘脑（De Bellis 等，2005；Sullivan 等，2003；Chanraud 等，2007）、脑桥（Pfefferbaum 等，2002；Sullivan 等，2003；Chanraud 等，2008）和小脑（De Bellis 等，2005；Sullivan 等，2000a，2000c）（图 29.1）。

MRI：脑区特异性

灰质和白质在脑组织萎缩中的受累程度相同吗？

有病理学证据表明酒精中毒患者灰质和白质都有损害（Pakkenberg，1993；Kril 等，1997；Harper，1998），主要是额叶皮质受损。然而，神经病理学研究表明，酒精中毒患者大脑重量下降主要是由于白质体积减小，与灰质体积减小的关系不大（Harper，1998）。Kashem 等最近的研究发现，一些白质脑区（例如胼胝体压部）对酒精引起的损伤更加敏感，并且因轴突性状的蛋白分布不同而导致交互作用各异，造成其分子机制各不相同。神经病理学研究还发现酒精中毒患者的皮质萎缩主要表现为广泛的皮质脑沟变宽、脑回变窄。这与 Harper 发现的白质萎缩相印证。在微观水平，Courville（1955）和此后的 Harper 等（1987）都已经发表定量研究，发现酒精中毒患者神经元缺失。他们的研究揭示神经元数量缺失 22％，这种缺失仅限于额上皮质，在其他脑区

图 29.1　53 岁的对照组男性（上图）和53 岁的酒精中毒男性患者（下图）的轴状面（左）、冠状面（右）和矢状面（右）图像（图片源自 Rosenbloom 和 Pfefferbaum，2008）。组织萎缩、脑室增宽和胼胝体变薄尤其值得注意。

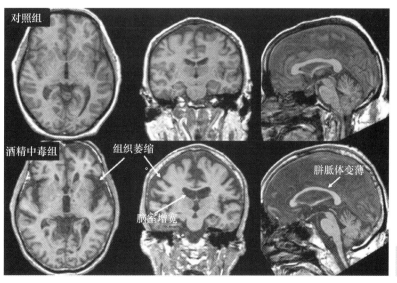

并没有类似发现（如运动皮质、扣带回、下颞叶皮质）。Pfeferbaum 等报道（1992）使用半自动程序将脑组织分割为灰质、白质和脑脊液，发现灰质和白质均有萎缩，以及脑脊液填充区增宽。随后，他们还用高分辨率 T1 加权 MRI 测量了青年和老年慢性酒精中毒患者的皮质灰质体积，发现青年酒精中毒患者的前额叶灰质和白质体积显著小于年龄匹配的对照组（Pfeferbaum 等，1997）。目前，VBM 研究也揭示了广泛的灰质和白质损害（Jang 等，2007），在聚焦的脑区如额叶、丘脑、岛叶皮质、背侧海马与小脑，灰质改变更为显著；而运动前区、脑桥和小脑脚白质改变更为显著（Chanraud 等，2007；Mechtcheria-kov 等，2007）。使用 DBM 法研究发现额叶和颞叶也有灰质改变（Cardenas 等，2007）。其中有癫痫病史的患者存在显著的颞叶白质体积损害（Sullivan 等，1996）。

皮质下灰质

● 纹状体

Kril 等（1997）使用了高敏感度的方法评估尸检标本脑体积，并没有发现尾状核及壳核的改变。相反，MRI 研究显示，无论停止饮酒多久，酒精中毒患者的尾状核及壳核体积相比对照组都减少（Jernigan 等，1991；Sullivan 等，2005a）。近期的研究认为，近期停止饮酒者比长期停止饮酒者伏隔核体积缩小更明显（Sullivan 等，2005a）。

● 岛叶

双侧大脑半球外侧裂形态分析及 VBM 研究显示，酒精中毒患者与对照组相比形态及体积有差异（Chanraud，2007）。Jang（2007）的研究认为，大脑形态改变主要存在于双侧岛叶中央区，右半球比左半球更显著。健康人群左侧岛叶表面比右侧岛叶更加外凸。因此健康受试者观察到的左右岛叶不对称现象在酒精中毒患者减少。

● 海马

一项早期的实验室酒精中毒小鼠模型显示，海马区神经元受到酒精的选择性破坏（Walker 等，1980）。然而在人类试验中，研究者观察到海马区胶质细胞减少（Korbo 等，1999）及神经元畸形（Harding 等，1997），但没有神经元减少。结构神经影像学也表明，酒精依赖患者的海马体积减小（Agartz 等，1999；Laakso 等，2000；Wilhelm 等，2008；Sullivan 等，1995；Kurth

等，2004）。海马体积萎缩与白质病理变化有关（白质减少及轴突变细）（Harding 等，1997），新形成的神经元与齿状回的整合也会受到酒精的影响（He 等，2005；Nixon 和 Crews，2004）

一项 MRI 研究测量了晚发型酒精中毒（Ⅰ型）、暴饮性早发型酒精中毒（Ⅱ型）患者的海马体积，并与非酒精中毒组进行比较（Laakso 等，2000），发现所有酒精中毒组都显示出显著的右侧海马缩小。与其他研究一致（Sullivan 等，2005b），虽然对照组受试者没有年龄相关的海马体积减小，但 Ⅰ 型酒精中毒患者表现出了随着年龄增长海马体积逐渐减少的趋势，这证实了早期的研究结果，另一方面海马体积变化也与酒精中毒病程相关（Sullivan 等，1995）。随后的研究发现，与非酒精中毒患者相比，酒精中毒患者左侧海马体积减小程度略高于右侧海马（Beresford 等，2006）。此外，海马体积还与酒精类型相关，受试者饮红酒、烈性酒的量与海马体积呈显著的负相关，比饮啤酒者显著（Wilhelm 等，2008）。不同类型酒精对海马的影响可用同型半胱氨酸介导的兴奋性毒性来解释。事实上，同型半胱氨酸是兴奋性毒性和神经毒性的中介物，通过过度刺激 N-乙酰-D-天门冬氨酸（NMDA）受体产生（Lipton 等，1997），其血浆浓度取决于酒精的类型和饮酒量（Bleich 等，2000）。这些研究结果表明，同型半胱氨酸介导的兴奋性毒性也许是酒精相关海马损伤的重要病理生理学机制。研究表明酒精相关的海马损伤与首次戒断（Bleich 等，2003）或长期戒断（Sullivan 等，1996）引起的癫痫发作（一般是大发作而非局灶性发作）无关。

● 乳头体

乳头体萎缩是韦尼克脑病（Wernicke's encephalopathy）的主要特征。通过脑结构测量，研究者发现遗忘型酒精中毒和非遗忘型酒精中毒患者脑体积均较小（Sullivan 等，1999）。因此，可见乳头体损伤与酒精中毒患者遗忘症状的发生无明显关系（Shear 等，1996）。

● 海马、乳头体与柯萨科夫综合征（Korsakoff syndrome，KS）

从无合并症的酒精中毒患者到合并 KS 的患者，其海马与乳头体的脑结构体积减小呈阶梯样效应。Sullivan 和 Pfefferbaum（2009）使用手工体积定量法对某些脑结构进行了分析。局部脑组织体积根据颅内体积和年龄的正常变量进行校正，以标准化 Z 值表示，假定对照组的平均值为 0，标准差为 1。结果提示局部脑体积萎缩呈阶梯样，无合并症的酒精中毒患者脑损伤明显（标准差为 0.5），但是不如伴有 KS 的患者严重（标准差为 1～2），海马和乳头体较为显著。这与 Squire 等的研究相反，Squire（1990）提出伴有 KS 的酒精中毒患者海马体积缩小，而乳头体损伤几乎探测不到，这些最近的研究提示无合并症的以及遗忘型的酒精中毒患者海马和乳头体受损程度相当（图 29.2），与无合并症的酒精中毒患者相比，伴有 KS 的酒精中毒患者海马改变大一倍（Sullivan 和 Marsh，2003）。

● 大脑奖赏系统

Kril 等（1997）发现，伴有 KS 的酒精中毒患者杏仁核缩小，而 Alvarez 等也在所有年龄段的酒精中毒患者中发现杏仁核神经元密度均减低（Alvarez 等，1989）。Fein 等（2006）使用 VBM 改良版，特别检测了酒精中毒患者戒断期间的杏仁核，他们在模拟赌博任务（该任务需要杏仁核和腹内侧前额叶没有改变，功能完整）时表现出功能受损。与对照组相比，酒精戒断者有显著的杏仁核灰质密度减低。研究者在将这些异常表现归因于酒精中毒本身时较为谨慎，并给出另一种假设，即结构异常可能先于酒精中毒发生。由于杏仁核对情绪调节和行为控制的作用（见综述 McBride，2002），发病前这些脑区的功能变化会提高酒精使用障碍的发病率（Clark 等，2008；Kamarajan 等，2006）。除了体积缩小外，杏仁核还与酒精渴求和脱毒后半年内复发的可能性呈负

相关（Wrase 等，2008）。另一项大脑奖赏系统的形态测定分析提示，酒精中毒患者整个奖赏网络体积减小（Makris 等，2008），右侧背外侧前额叶、右前岛叶、右侧伏隔核及左侧杏仁核体积明显减少。这些奖赏系统受损在酒精中毒发病前可能就存在，也可能由慢性饮酒引起，或者这两种可能交互作用。

● 脑干

脑干是药物依赖产生和维持的关键脑区（见综述 Koob，2008）。在 Balldin 第一次发现酒精对神经递质的破坏性影响后，背侧和中央中缝核（大脑 5-羟色胺能轴突的主要释放神经核）即成为研究者关注的区域。单纯性酒精依赖患者此区域神经元数量没有显著的异常，但是轴突功能损害（Baker 等，1996）。MRI 发现酒精中毒男/女患者脑干的一些区域有改变。最近这些脑桥体积减小的结果也由 ROI 法证实。事实上，和对照组相比，酒精中毒患者中脑体积没有变化，但脑桥体积缩小（Chanraud 等，2008）。

● 小脑

酒精中毒患者小脑神经元减少（见综述 Cavanagh 等，1997），这已经被尸检研究中发现的小脑上蚓部（Victor 等，1959；Torvik 和 Torp，1986）、小脑喙部和尾状叶（Phillips 等，1987）和前小脑蚓体叶形线（Baker 等，1999）的浦肯野细胞证实。两个大型的尸检研究提示酒精依赖者有 26.8%～27.6% 的小脑萎缩（Lindboe 和 Loberg 等，1988；Torvik 等，1982）。酒精中毒患者蚓部白质体积比非酒精中毒对照组显著减小（Baker 等，1999）。小脑组织不同类型细胞对酒

图 29.2　比较 59 岁健康男性（左图）与 53 岁柯萨科夫患者的 T1-加权衰减回波成像（SPGR）（引自 Rosenbloom 和 Pfefferbaum，2008）。显示了与正常对照者（A 和 C）相比，柯萨科夫综合征患者（B 和 D）出现乳头体萎缩（箭头）。右侧柱状图显示了乳头体和海马体积的 SD 值。体积均使用标准化 Z-分表示，对颅内体积和年龄的正常变化进行校正。控制期望值为 0（SD=1）（来自 Sullivan 和 Pfefferbaum，2009）。

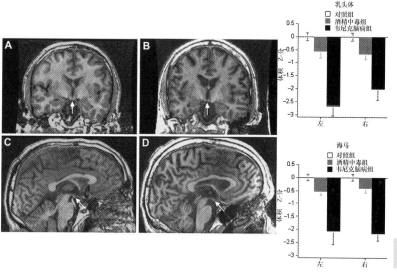

精损伤的易感性不同。浦肯野细胞的易感性最高（Phillips 等，1987），酒精中毒患者浦肯野细胞整体数量和密度都减低（Andersen 等，2004；Ferrer 等，1984；Victor 等，1959）。

CT 证实大部分酒精中毒患者有小脑萎缩（Diener 等，1986；Melgaard 和 Ahlgren 等，1986）。近期的 MRI 研究显示，33% 的无 KS 或韦尼克脑病（Antunez 等，1998）的慢性酒精中毒患者均有小脑蚓部灰质和白质体积减小（Shear 等，1996；Sullivan 等，2003）。其中一项研究还发现小脑在高阶脑功能的组织中发挥了重要作用（Sullivan 等，2003；Schmahmann，2004）。

白质体积

- **胼胝体**

无合并症的酒精中毒患者存在胼胝体变薄，前部比后部更突出（Pfefferbaum 等，1996；Estruch 等，1997）。在女性酒精中毒患者除了 MRI 观察到宏观结构萎缩外（Hommer 等，1996），DTI 研究还发现了微观结构的退行性变，不过这一结果受到了年龄混杂因素的影响（Pfefferbaum 和 Sullivan，2005；Pfefferbaum 等，2006a）。严重的胼胝体变薄是原发性胼胝体变性（马-比二氏病，Marchiafava-Bignami disease，MBD）的标志，可能是由于营养不良导致严重的脱髓鞘和神经炎（Victor 等，1989）。如同韦尼克脑病和 KS，MBD 是酒精引起的胼胝体损伤所致，增加了慢性

酒精中毒引起持续脑功能损伤的可能性（Sullivan 和 Pfefferbaum，2009）。

酒精中毒患者的 MR 弥散张量成像

近期神经影像学的发展促进了神经环路的检测。从某种程度上说，基于系统的精神疾病假设，联系"有效连接"的环路破坏会导致目标疾病的行为学表现（Sullivan 等，2003；Andreasen 等，1996）。Passingham 等（2002）提出了"连接性指纹（connectional fingerprint）"的概念，大脑皮质区的功能取决于其外部连接及其内部特性。这一概念意味着功能性连接具有解剖学基础，这种解剖学信息是鉴别脑功能连接模式的要素。该模式的特征可以通过神经影像检测，而神经影像形式的选择决定了验证假设的分析水平。

DTI 对酒精中毒者白质结构（以及大脑解剖学连接）的研究显示，与酒精中毒相关大脑区域的微结构被破坏，并且与年龄有交互作用，而结构性 MRI 分析则显示这个区域是完整的（Pfefferbaum 和 Sullivan，2002；Sullivan 和 Pfefferbaum，2003）（图 29.3）。既往研究显示酒精中毒者大脑两个半球有广泛的脂肪酸缺乏（Pfefferbaum 等，2006b），以及胼胝体膝部和压部、半卵圆中心（Pfefferbaum 和 Sullivan，2002，2005；Pfefferbaum

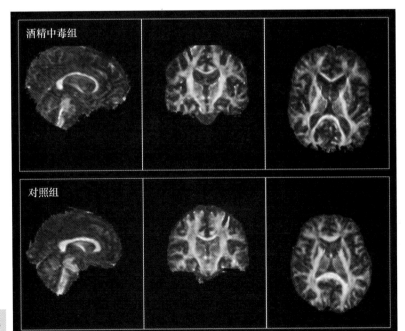

图 29.3　一名 57 岁酒精中毒男性患者（第一行）和一名 54 岁健康对照男性（第二行）的矢状面（左）、冠状面（中）和轴切面（右）影像，图中显示了 FA 值，并清晰地呈现了大脑白质结构（来自 Rosenbloom 和 Pfefferbaum，2008）。注意对照组和酒精中毒患者相比白质结构的稳固表现。

等，2000），皮质脑桥束（Chanraud 等，2008）和右侧前边缘系统连接白质纤维束损伤（Harris 等，2008）。

局部以及远端灰质随着脑白质改变而发生局部改变，增加了酒精中毒患者大脑损伤偏于特定解剖环路和特定功能网络的可能性，尤其是关键的功能性网络。脑环路功能紊乱也许可以部分解释酒精依赖患者的神经心理缺陷及其典型模式。

脑损伤异质性的影响因素

酒精对神经元有直接毒性（Riley 和 Walker，1978；McMullen 等，1984），是因为其对细胞内硬脂酸乙酯的非氧化代谢（Charness，1993），但是它对大脑直接的、间接的或混杂的影响仍然有争议。其实，饮酒量也间接地与影响脑形态学的其他因素有关。

维生素 B_1

长期饮酒会导致维生素 B_1 缺乏，这是酒精引起脑损伤的潜在因素之一。维生素 B_1 缺乏可以干扰大量细胞的功能，引发严重的脑疾病，包括 KS。慢性饮酒可以导致维生素 B_1 吸收不足，减少胃肠道对维生素 B_1 的吸收，阻碍维生素 B_1 在细胞内的利用（见综述 Martin 等，2003）。然而，个体对维生素 B_1 缺乏的易感性不同，不同脑区对维生素 B_1 缺乏的易感性也不同。不同脑区及脑区内不同类型的神经元对酒精引起的损伤及相关问题的易感性也有差异，包括酒精引起的营养不良（如维生素 B_1 缺乏）。例如，人类尸检研究发现，前上小脑蚓部是出现酒精相关损伤最常见的脑区（Baker 等，1999；Victor 等，1959）。其他研究也发现维生素 B_1 缺乏可以导致小脑蚓部部分区域浦肯野细胞缩小，数量也减少（Phillips 等，1987）。模拟尸检研究结构的活体研究结果发现，无合并症的酒精中毒也表现相同形式的局部大脑体积减小，与伴有 KS 的酒精中毒相同，但是较轻。与正常对照组相比，无合并症的酒精中毒有轻到中度的脑体积减小，伴有 KS 的酒精中毒患者有中到重度的脑体积减小，主要在乳头体、海马、杏仁核、小脑及脑桥（Sullivan 和 Pfefferbaum，2009）。维生素 B_1 缺乏与一系列小脑改变

有关（Butters，1981）。但是，营养缺乏在酒精相关脑损伤中的影响程度如何还是个有争议的问题，需要动物模型对照研究来验证（Langlais 和 Zhang，1997；Pentney 和 Dlugos，2000；He 等，2007；Fefferbaum 等，2007）。

衰老

酒精引起的脑形态异常与正常老化引起的脑改变高度相似（Harper，1998；Pfefferbaum 等，2005；Carlen 和 Wilkinson，1987）。酒精中毒患者与健康受试者相比前额叶有明显差异并且脑室扩大，而老年人和青年人相比也有类似的结果（Pfefferbaum 等，1997；Sullivan 等，2000a）。老年酒精中毒患者比青年酒精中毒患者的脑形态异常更加明显，这种年龄和酒精中毒之间的关系与慢性酒精中毒患者的年龄没有必要关系。我们根据这些结果提出两种假设（见综述 Oscar-Berman 和 Schendan，2000）。第一，加速老化，酒精中毒患者表现出早衰的征象，即过早发生与衰老有关的典型的神经解剖和行为改变。第二，易感性增加，不同于酒精作用的时间影响，该理论提示老化的大脑比年轻人的大脑对神经毒性的易感性更高，包括酒精。因此，与年轻人相比，老年酒精中毒患者对饮酒的影响更为敏感，表现出更多的酒精相关的神经解剖和神经心理异常（Pfefferbaum 等，1998）。

综上所述，大多数神经病理和神经影像学研究都支持易感性增加模型（Oscar-Berman 和 Marinkovic，2003）。事实上，神经影像学突出了老年酒精中毒患者相比于青年患者更严重的大脑改变，包括大脑皮质（Di Sclafani 等，1995；Harris 等，1999；Pfefferbaum 等，1997）、胼胝体（Pfefferbaum 等，1996）、海马（Laakso 等，2000，；Sullivan 等，1995）和小脑（Harris 等，1999；Sullivan 等，2000a）。DTI 研究也为这种年龄相关的白质和微结构改变提供了证据。在胼胝体，研究结果与年龄和近期饮酒史的相互作用较一致（Pfefferbaum 等，2006a）。

性别

影像学研究提示，不同性别之间酒精相关的脑改变也有所不同。Mann 等（2005a）对酒精中毒男女进行了对照研究，其中女性组的绝对平均

饮酒量较低，饮酒史较短，两组体重相同。结果发现，尽管饮酒史较短，但是女性大脑改变的程度与男性并无差异。因此研究者认为女性脑体积减小发展得较快，"伸缩效应（telescoping effect）"支持女性比男性对酒精中毒更加易感性。

一项 MRI 研究认为，虽然在男性和女性中酒精中毒与年龄之间都是呈反向交互作用，但男性酒精中毒患者与男性健康对照组相比，有异常皮质白质变薄，脑沟增宽（Pfefferbaum 等，2001）。相反，Hommer 等（2001）报道了酒精中毒性脑结构改变有明显的性别差异。在该研究中，与无酒精中毒者相比，男女酒精中毒患者的灰质和白质体积减小更显著，脑沟增宽及脑脊液增加，并且女性比男性更明显。另外两项研究没有发现酒精中毒女性和同龄无酒精中毒女性之间所测量的脑区（胼胝体、脑桥、皮质白质、脑室）有差异（Kroft 等，1991；Pfefferbaum 等，2002）。DTI 研究发现饮酒女性虽然没有脑体积和宏观结构的异常，但是有白质的微结构改变（Pfefferbaum 和 Sullivan，2002）。因此从某些病例来看，在探测酒精中毒的细微影响上，DTI 比 MRI 的敏感性更高。

共病

酒精中毒经常共病药物滥用和精神疾病（Petrakis 等，2006；Hasin 等，2007）。例如，精神分裂症患者罹患物质滥用障碍的风险增加（Regier 等，1990）。精神分裂症个体倾向于过高评价酒精奖赏效应，过低评价酒精滥用潜在的不良后果，这可能是造成他们物质滥用风险较高的原因（Krystal 等，2006）。注意缺陷与多动障碍（ADHD）患者共病酒精中毒也很常见，大约有 1/5 的 ADHD 患者共病酒精中毒（Wilens 和 Upadhyaya，2007）。酒精中毒患者中双相障碍和抑郁症的患病率比一般人群高（Vornik 和 Brown，2006）（Kessler 等，1996）。这些精神疾病与大脑形态和功能异常有关（Malhi 和 Lagopouloss，2006），共病的关联性还要考虑到慢性酒精中毒的直接作用以及其他混杂因素的影响（Sullivan 等，2000b）。

吸烟

在西方国家，非饮酒者的吸烟率为 20％～ 30％，酒精依赖患者的吸烟率为 80％ 或 90％。Gadzinsky 等（2005b）使用高分辨率 MRI 发现不吸烟的酒精中毒患者和吸烟的酒精中毒患者脑结构和功能不同。在不吸烟的酒精中毒患者中，视空间学习和记忆能力与颞叶白质和枕叶白质体积正相关，但在吸烟的饮酒者中没有观察到明显的结构-功能的关联性。这些结果提示饮酒者长期吸烟可以进一步干扰脑神经环路的功能。此外，磁共振波谱研究发现，酒精中毒患者长期吸烟将加剧酒精引起的额叶和中脑的神经元损伤和细胞膜功能异常（Durazzo 等，2004）。

家族史

双生子、收养子和家族研究结果显示，基因和环境会影响酒精中毒的易感性（Dick 和 Foroud，2003；Begleiter 和 Porjesz，1999；Schuckit 等，2004；Whitfield 等，2004）。酒精中毒遗传协作研究（Collaborative Studies onGenetics of Alcoholism，COGA）是美国酒精滥用和酒精中毒研究所（National Institute on Alcohol Abuse and Alcoholism，NIAAA）牵头的一项多中心研究项目，目的是阐明遗传对酒精中毒易感性的影响，以及酒精中毒对基因表达的影响（见综述 Porjesz 和 Rangaswamy，2007；Bierut 等，2002；Oscar-Berman 和 Marinkovic，2007；Mayfield 等，2008）。项目启动开始，研究者对来自不同国家的几百个有酒精中毒病史及家族史的家庭进行神经精神评估、基因筛查、行为测查结合敏感的定量电生理测查和神经心理测查（Begleiter 和 Porjesz，1999）。这些研究使人们认识了酒精中毒发病风险相关的基因和表型（Edenberg 和 Foroud，2006）。酒精中毒高发的家族，其后代具有不同的神经生理学和神经解剖学特征，这种不同不能通过个人饮酒史以及儿童期及青少年期特殊的精神病理学改变来解释，并且比酒精中毒发病出现更早。

酒精中毒家族史阳性的受试者大脑体积减小（如胼胝体），这是发展为酒精中毒的高危人群。更具特点的是，酒精中毒患者后代的大脑边缘系统（海马、杏仁核、眶额皮质）比同龄的对照组小（Benegal 等，2007；Hill 等，2001；De Bellis 等，2000）。这种形态异常可能是情绪加工障碍的潜在基础，造成了个体对酒精依赖的易感性。因为杏仁核在儿童期和青少年期有体积增长趋势，高危儿童可观察到杏仁核体积较小，提示发育迟滞，同时有相应的视觉 P300 振幅延迟（Hill 等，2001）。有趣的是，酒精依赖家族后代的小脑体积比同年龄、同性别的对照组体积大。这种体积异常可能与灰质修剪不足有关。这种小脑结构差异在调节认知功能上起一定作用，这在其他遗传相关障碍（如孤独症）中也有文献记录（Amaral 等，2008），并增加罹患酒精依赖的易感性（Hill 等，2007）。

脑功能与结构改变之间的关系

大部分长期饮酒者有轻到中度的复杂认知过程以及运动加工受损（Oscar-Berman 和 Marinkovic，2007；Sullivan 等，2000d），这些功能仅仅是受损并不是完全缺失，包括执行功能（Pitel 等，2007）、情景记忆（Beatty 等，1996）、视空间能力以及步态和平衡（Sullivan 等，2000c）。虽然有些研究未发现酒精中毒患者脑功能和结构之间的关系（Demir 等，2002；Wang 等，1993），但也有研究提供了相关证据（Chick 等，1989；Fein 等，2006；Durazzo 等，2007；Makris 等 2008；Sullivan 和 Pfefferbaum，2001）。评估整体认知功能的任务（简明智力状况检查量表）完成情况与脑室颅腔比相关（Mochizuki 等，2005），更具体的认知过程与局部脑区和脑环路异常相关（Sullivan 和 Pfefferbaum，2005）。

最初检测酒精中毒患者执行功能异常与前额叶损伤有关（Nicolas 等，1993，1997）。但是，额叶小脑环路的节点和连接改变比前额叶局部改变更能预测执行功能异常（Sullivan 等，2003）。额叶小脑环路包含两个部分：反馈环路（涉及丘脑）（Haber 和 McFarland，2001）和前馈环路（涉及脑桥）（Schmahmann 和 Pandya，1997）。如果考虑到这个深远的多模型环路，就会发现执行功能损害与额叶、小脑、脑桥和丘脑灰质体积相关（Sullivan 等，2003；Chanraud 等，2007）。此外，纤维示踪成像研究显示，酒精中毒患者中脑和脑桥之间的白质纤维重建与执行功能呈相关性（Chanraud 等，2009）。综上所述，这些结果提示酒精依赖患者额叶小脑环路至少部分是执行功能障碍的神经基础，可能通过破坏节点

本身或者通过环路连接断裂产生影响。除了前额叶小脑环路，执行功能和注意过程还与胼胝体的完整性相关（Estruch 等，1997 Schulte 等，2004；Pfefferbaum 等，2000）。这种联系在宏观结构影像资料（MRI）和微观结构影像资料（DTI）中都有发现（Pfefferbaum 等，2006a；Schulte 等，2005）。

情景记忆功能依赖特异性脑网络，Papez 环路，包括海马灰质、乳头体、丘脑和扣带回，以白质纤维束相互连接，特别是扣带和穹窿部（Papez，1937）。即使已报道酒精中毒患者有这些结构和白质纤维束损害（见本章前面部分），我们对酒精中毒患者情景记忆损害背后的结构异常仍然知之甚少。Gazdzinski 等（2005b）认为酒精中毒患者情景记忆与颞叶白质相关。但是，远期研究认为无合并症的酒精中毒患者情景记忆特异性与 Papez 环路完整性有关。

视空间功能反映了右半球对酒精的易感性。虽然有些实验证据支持这种可能性（Oscar-Berman 和 Marinkovic，2003，2007），但其他研究认为视空间功能与小脑白质体积（Sullivan，2003）和胼胝体压部微观结构完整性（Pfefferbaum 等，2006a）有关。关于运动功能，姿势、步态、平衡力以及共济失调与小脑蚓部体积有关（Sullivan，2003；Sullivan 等，2000a，2006），而握力与壳核体积有关（Sullivan 等，2005a）。这些认知和运动功能障碍在酒精中毒戒断早期和停止饮酒后第一周最为突出。持续停饮较长时间后，一些认知和运动功能将开始恢复（Brandt 等，1983；Fein 等，1990；Reed 等，1992；Rourke 和 Grant，1999；Rosenbloom 等，2004；Munro 等，2000），有时与酒精中毒相关脑结构损伤的恢复有关（Rosenbloom 等，2007）。

脑结构损伤的可逆性

20 世纪 80 年代的 CT 扫描研究首次发现酒精中毒患者戒断后脑损伤有恢复的可能。最早的研究是观察 8 例酒精中毒患者治疗过程中到治疗后 10～14 个月的 CT 扫描（Carlen 等，1978）。其中 4 例保持酒精戒断且功能改善的患者，其脑萎缩有所逆转，另 4 例继续饮酒或在此期间功能没有改善的患者，其组织萎缩没有改变。随后的来

自该研究（Carlen 等，1984）和其他实验室（Ron 等，1982；Muuronen 等，1989）的大样本研究证实了酒精戒断者脑萎缩逆转的可能性。此外，分析显示神经心理测查得分提高与可逆性脑体积减小呈正相关（Carlen 等，1984）。两年后的一项 CT 研究显示，酒精中毒患者维持戒酒 4 周后有脑脊液容积减少和大脑密度增加（Carlen 等，1986）。

后续的纵向 MRI 研究证实，酒精戒断数周（Schroth 等，1988；Zipursky 等，1989）或数月（Shear 等，1994）后脑室扩张降低。Pfefferbaum 等（1995）详细说明了脑室体积减小的过程，研究者对一组酒精中毒患者分别在戒断 12 天（MRI-1）、32 天（MRI-2）以及 MRI-2 之后的 2～12 个月（MRI-3，在此期间有一些患者维持戒断，还有一些复饮）进行 MRI 观察。结果显示，停饮者在戒断期 MRI-1 到 MRI-2 有侧脑室脑脊液体积减小，MRI-2 到 MRI-3 有第三脑室体积减小。这些数据提示，戒断过程中侧脑室体积恢复较早，且与血细胞压积、血红蛋白水平和红细胞计数改善有关（Pfefferbaum 等，2004），第三脑室体积减小与持续戒断有关（图 29.4）。

有趣的是，Papez 环路中的脑结构体积对戒断非常敏感。事实上，酒精戒断者有杏仁核（Wrase 等，2008）、丘脑（Cardenas 等，2007）、前扣带回（Cardenas 等，2007）和海马（Liu 等，2000；Wrase 等，2008）体积增加。最近一项大

鼠暴饮模型（Nixon，2006）集中在酒精对中毒期间和中毒后海马结构可塑性的影响，结果提示成年期海马的神经发生在酒精中毒期间受抑制，在酒精戒断期恢复正常。但是人类海马和其他脑结构是否存在性质和功能上的神经发生还不能确定（Rakic，2002）。

酒精戒断者还有皮质（Liu 等，2000）、额叶、岛叶（Cardenas 等，2007）、脑干和小脑体积改善（Liu 等，2000；Cardenas 等，2007）。这些结果提示额叶-脑桥-小脑环路虽然受到重度酗酒的不利影响，但是戒酒后可以恢复。

在持久戒断的酒精中毒患者中，我们发现了 MRI 数据和神经心理学资料之间的一些联系。侧脑室体积减小和记忆改善有关（Rosenbloom 等，2007），第三脑室体积减小与非言语性短时记忆（Sullivan 等，2000c）改善有关，第四脑室体积减小与共济失调改善有关（Rosenbloom 等，2007）。

虽然有证据表明脑体积可随着戒酒恢复，但这种恢复的机制还不清楚。Schroth 等（1988）首先发现随着酒精戒断的白质恢复，并验证了大脑再水合（rehydration）假说。研究者没有发现 T2 值显著增长，他们认为酒精引起的可逆性脑损伤不能仅仅解释为脑内自由水流动。Mann 等（1993）也考虑过再水合假说，但未获得证据支持。后来的研究者发现酒精中毒复发者白质减少（Pfefferbaum 等，1995），戒酒者中胼胝体和皮质下白质显著增加（Shear 等，1994）（Cardenas

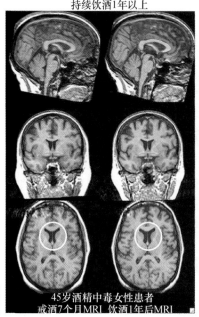

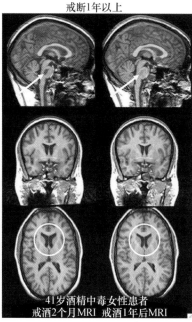

持续饮酒1年以上　　　戒断1年以上

45岁酒精中毒女性患者
戒酒7个月MRI　饮酒1年后MRI

41岁酒精中毒女性患者
戒酒2个月MRI　戒酒1年后MRI

图 29.4 这里我们看到继续饮酒以及维持戒酒的酒精中毒患者相反的表现（来自 Rosenbloom 和 Pfefferbaum，2008）。对于两个病例，左侧图像是在戒酒一段时期后获得，而右侧图像是在 1 年后获得。在每个病例的下面一行，我们看到持续饮酒者侧脑室扩大，而持续戒酒者侧脑室减小。在上面一行，我们看到脑桥损伤，第一张图中清晰可见，并在戒酒 1 年后恢复。

等，2007）。不管是戒酒后体积减小还是恢复，其机制都存在争议，但是很可能涉及髓鞘形成和轴突完整性改变。瓦勒（退化）轴突退行性变导致白质和灰质体积的持久性减少（见框），解释了酒精戒断者脑组织体积不能完全恢复的原因（见综述 Sullivan 和 Zahr，2008）。未来还需要使用DTI进行纵向研究，以便更好地观察酒精戒断者的白质恢复情况，详细明确其在皮质体积改善中的作用。

有几种因素可以预测戒酒后大脑的恢复。首先脑损伤的程度与恢复速度有关，因为基线脑体积损伤越小，预示着脑体积恢复越快（Gazdzinski，2005a；Yeh 等，2007）。基线灰质测量值预测灰质恢复比基线白质测量值预测白质恢复更准确（Cardenas 等，2007）。第二，体积减小与随访间歇期过度饮酒有关（Pfefferbaum 等，1998），影响了脑体积的恢复（Shear 等，1994），甚至造成复饮者白质体积减小（Pfefferbaum 等，1995）。复饮者脑体积快速恢复可能由戒断期与非戒断期时限长短以及新近饮酒来调节（Gazdzinski 等，2005a）。戒断前的饮酒史也影响脑恢复，此前饮酒最严重的个体，戒酒后脑恢复速度最快（Gazdzinski 等，2005a）。第三，最近发现合并吸烟也是影响脑损害恢复的因素（Yeh 等，2007）。Gazdinsky 等（2008）发现只有不吸烟的酒精中毒患者，海马体积增加与视空间记忆改善呈相关性。这些结果表明，长期吸烟会加剧脑体积改变的行为反应。第四，性别对脑恢复也有影响，女性比男性恢复快，恢复程度更高（Mann 等，2005a；Schuckit 等，1995，1998），但这个结论仍需要进一步证实。最后，研究者通过神经心理学检测发现老年患者脑可塑性更低，导致老年患者戒酒后比年轻患者恢复慢（Fein 等，1990；Munro 等，2000；Reed 等，1992；Rourke 和 Grant，1999）。

戒酒后脑体积是否能恢复到正常的能力大小还是未知数。短期戒酒（6周）就可以使脑体积恢复，但是还不足以恢复到对照组正常的脑体积水平（Mann 等，2005b）。脑体积是否可以恢复到本人发病前的水平还不能确定，但以下三点可以解释这种结果：第一，戒酒者需要延长戒断期才能恢复到与对照组相同的脑体积。这样，恢复到正常意味着酒精中毒患者患病前不存在大脑

异常，患者的脑损伤完全是由酒精的有害影响导致的。第二，某些患者的脑损伤，如神经元缺失（Harper，2007），可能是不可恢复的，即使延长戒酒期也不能。第三，酒精依赖患者饮酒前大脑就与非酒精依赖患者有差异，考虑可能是易感因素或危险因素（Schottenbauer 等，2007）。因此，酒精依赖患者即便完全康复，脑体积也可能与对照组有差异，因为二者从一开始就不同。这些假说还需要长期纵向研究，包括酒精中毒患者后代的独立样本研究来验证。

MRI 结果的解释

虽然结构影像发现酒精依赖患者存在大脑异常，但关于酒精中毒的神经病理学，MRI能告诉我们什么？MRI 报告必须谨慎说明，因为观察到的"改变"和"不同"都不足以反映脑组织的丢失。举个例子，"萎缩"这个词描述的是形态逐渐改变的最终产物，然后是神经元丢失而无退行性变。"变性"用于酒精中毒患者的尸检神经病理学研究，描述一种快速改变过程，不仅影响神经元还会影响髓鞘，与吞噬作用和神经胶质细胞增生有关，最终导致脑组织退行性变（Adams 和 Victor，1989）。MRI 结果可能部分反映神经病理学过程和结果，然而，脑组织萎缩是否能反映神经元、神经胶质、突触和神经纤维网减少，还无法通过当前的活体结构影像学技术获知。

酒精相关大脑改变包括神经元胞体死亡，轴突、树突和突触减少。但很难明确这些情况的发生顺序以及因果关系。轴突退行性变是渐进性的，有时可导致神经元死亡（见综述 Coleman，2005）。药物可以直接促发轴突退行性变，是神经炎症和髓鞘疾病的常见原因（Medana 和 Esiri，2003）。累及胞体（图 29.5A）或轴突（图 29.5B）的损伤可以引起该位点整个轴突末梢的退行性变。酒精依赖者的异常低 FA 可能反映了局部白质纤维改变，还会破坏远端灰质。酒精对髓磷脂产生的影响也能导致更细微的白质改变。并且，不健康的神经元可能利用程序性轴突自身破坏来清除受损的轴突或切断其与突触后靶点的连接，以节省资源（图 29.5C、D）。最后，缺乏靶细胞的信号确实可以引起轴突退行性变，与轴突被剥夺了

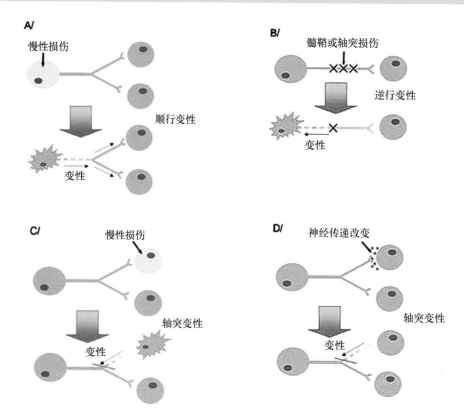

图 29.5 神经元破坏可能的机制包括：（**A**）由直接慢性神经元胞体损伤导致的顺行性退行性变；（**B**）由髓磷脂或轴突破坏导致的逆行性退行性变；（**C**）由突触后神经元慢性损伤导致的轴突退行性变；（**D**）由神经传递功能障碍导致的轴突退行性变（见彩图 29.5）。

脑源性神经营养因子有关（图 29.5C）。这些潜在机制或独立起作用，或联合作用，直接或间接危害轴突。鉴于脑区轴突连接可促使脑神经元间交流，轴突改变也是脑功能障碍的基础，其特征是不完全损伤、连接断开症状和信号加工效率降低。

结论

酒精依赖遵循一个纵向病程，从最初饮酒逐渐发展为酒精依赖、慢性饮酒、戒断，且经常复发。MRI 的优点是能探索到每一个阶段的脑改变，如揭示灰质和白质的广泛体积损害，以前额叶为主。

酒精依赖患者的选择性功能损害可以持续到戒酒后数月到数年（Rosenbloom 等，2004）。偶尔有一些损害与某些特异性脑区异常相关。脑区与认知和运动功能之间的关系主要涉及两个解剖-功能环路（额叶-皮质环路和 Papez 环路），既不是孤立的局部大脑节点也不是全脑畸形。酒精依赖患者脑结构异常及其导致的功能异常为探索酒精对大脑的作用提供了线索，增加了个体差异决定酒精中毒有害作用的可能性。其实，个体对饮酒和酒精依赖的反应差异可能反映了酒精使用（如脑室）（Ding 等，2004）、营养状态（如韦尼克-柯萨科夫综合征）（Thomson，2000）、戒断的症状和体征表现（如颞叶白质）（Sullivan 等，1996）、遗传易感性（如后代）（Oscar-Berman 和 Marinkovic，2007）的多样性。虽然额叶小脑环路和 Papez 环路特别容易受到酒精的影响，但这两个环路因酒精导致的损害却不一定同时发生。不同因素会影响这两个环路，导致酒精中毒患者间大脑异常的表现也不尽相同。

神经节点改变是额叶小脑环路（见框 29.1，标蓝色区域）的一部分，与执行功能损害和工作记忆缺陷有关，还与开始饮酒的年龄有关（Chanraud 等，2007）。该环路一部分在青春期末成熟（Casey 等，2008），这个时期可能是饮酒最严重的阶段（NESARC），同时也对酒精造成的病理性损害特别敏感（Ridler 等，2006）。

Papez 环路改变（框 29.1，标黄色区域）可能导致与维生素 B_1 缺乏相关的复杂的神经系统并发症。因此，营养状态与饮酒对该环路的破坏存在相互作用。海马是该环路的一部分，其损害因饮酒的本质不同而各异（Wilhelm 等，2008）。因此在其他多种因素当中，饮酒史是评估酒精中毒的神经病理时必须要考虑的。

这些影响因素可以通过酒精依赖动物模型进行探索，如酒精暴露量、暴露年龄、戒断和营养状态（Crews 等，2004；Pfefferbaum 等，2007）。

酒精中毒实验模型和结构影像学相结合，可以成为识别酒精相关脑结构异常机制的平移点。临床上，这些影像学手段可以揭示酒精依赖发病前活体脑组织异常的特征，并且可以作为易感因素，预测从酒精依赖到持续成瘾的后果，还能证明长期酒精戒断后神经元可塑性在某些程度上的恢复。

框 29.1

酒精依赖受试者常受到损害的脑环路，并与他们的选择性认知功能损害有关，以执行功能和情景记忆最为显著。部分额叶-小脑环路（标蓝色）和 Papez 环路（标黄色）的矢状面（左上）、冠状面（右上）和表面示意图（左下），以及它们与认知功能损害（右下）的关系，酒精依赖受试者中经常见到一个环路或两个环路均受损的情况（见结论）（见彩框 29.1））。

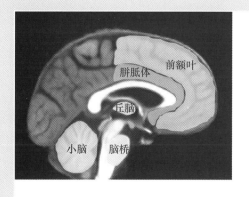

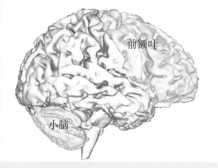

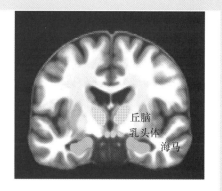

额叶小脑环路	Papez环路
执行功能	情景记忆

酒精依赖者相关的主要解剖功能关系

框 29.2　常见的脑结构异常

前额叶、小脑（尤其是前小脑蚓部）、脑干、乳头体、海马和丘脑，特别在年龄大的酒精中毒个体。

白质束微结构破坏累及胼胝体膝部和压部、半卵圆中心、皮质脑桥束、额叶边缘系统连接。

酒精与其他多种因素的混杂效应，包括年龄、性别、营养不良（维生素 B_1 缺乏）、药物滥用、精神科共病和酒精中毒家族史。

有证据表明随着戒酒脑体积会恢复，但损害和修复的机制仍不明确。

框 29.3　神经心理学损害的典型特征

损害涉及执行功能、行为抑制、工作记忆、情景记忆、视空间能力，以及步态和平衡性。

3 个主要的脑环路受累，并破坏性影响部分功能。

额叶小脑环路的改变与执行功能障碍和姿势不稳有关。

Papez 环路的改变与情景记忆损害有关。

腹侧-纹状体-杏仁核环路的改变与情绪和情感理解障碍有关，并造成持续酒精依赖。

致谢

我们感谢 Adolf Pfefferbaum，医学博士，他为我们所有的工作提供启发，并提供这里用到的所有 MR 和 DT 图像。我们还感谢 Margaret J. Rosenbloom，文学硕士，她为我们的书稿提供了深思熟虑的评论。我们的工作获得 NIH 基金 AA010723，AA012388，AA017168，AA017923，AA005965 的支持。

参考文献

Adams R D and Victor M. 1989. *Principles of Neurology* (4th ed.). New York, NY: McGraw-Hill, Inc.

Agartz I, Momenan R, Rawlings R R, Kerich M J and Hommer D W. 1999. Hippocampal volume in patients with alcohol dependence. *Arch Gen Psychiatry* **56**, 356–63.

Agartz I, Saaf J, Wahlund L O and Wetterberg L. 1991. T1 and T2 relaxation time estimates and brain measures during withdrawal in alcoholic men. *Drug Alcohol Depend* **29**, 157–69.

Alvarez I, Gonzalo L M and Llor J. 1989. Effects of chronic alcoholism on the amygdaloid complex. A study in human and rats. *Histol Histopathol* **4**, 183–92.

Amaral D G, Schumann C M and Nordahl C W. 2008. Neuroanatomy of autism. *Trends Neurosci* **31**, 137–45.

American Psychiatric Association. 1994. *Diagnostic and Statistical Manual of Mental Disorders*. Washington, DC: American Psychiatric Association.

Andersen B B. 2004. Reduction of Purkinje cell volume in cerebellum of alcoholics. *Brain Res* **1007**, 10–8.

Andreasen N C, O'Leary D S, Cizadlo T, *et al.* 1996. Schizophrenia and cognitive dysmetria: A positron-emission tomography study of dysfunctional prefrontal–thalamic–cerebellar circuitry. *Proc Natl Acad Sci USA* **93**, 9985–90.

Antunez E, Estruch R, Cardenal C, Nicolas J M, Fernandez-Sola J and Urbano-Marquez A. 1998. Usefulness of CT and MR imaging in the diagnosis of acute Wernicke's encephalopathy. *Am J Roentgenol* **171**, 1131–7.

Ashburner J and Friston K J. 2000. Voxel-based morphometry – The methods. *Neuroimage* **11**, 805–21.

Baker K G, Halliday G M, Kril J J and Harper C G. 1996. Chronic alcoholics without Wernicke–Korsakoff syndrome or cirrhosis do not lose serotonergic neurons in the dorsal raphe nucleus. *Alcohol Clin Exp Res* **20**, 61–6.

Baker K G, Harding A J, Halliday G M, Kril J J and Harper C G. 1999. Neuronal loss in functional zones of the cerebellum of chronic alcoholics with and without Wernicke's encephalopathy. *Neuroscience* **91**, 429–38.

Balldin J, Berggren U, Engel J and Eriksson M. 1994. Neuroendocrine evidence for reduced serotonergic neurotransmission during heavy drinking. *Alcohol Clin Exp Res* **18**, 822–5.

Basser P J. 1995. Inferring microstructural features and the physiological state of tissues from diffusion-weighted images. *NMR Biomed* **8**, 333–44.

Beatty W W, Hames K A, Blanco C R, Nixon S J and Tivis L J. 1996. Visuospatial perception, construction and memory in alcoholism. *J Stud Alcohol* **57**, 136–43.

Begleiter H and Porjesz B. 1999. What is inherited in the predisposition toward alcoholism? A proposed model. *Alcohol Clin Exp Res* **23**, 1125–35.

Benegal V, Antony G, Venkatasubramanian G and Jayakumar P N. 2007. Gray matter volume abnormalities and externalizing symptoms in subjects at high risk for alcohol dependence. *Addict Biol* **12**, 122–32.

Beresford T P, Arciniegas D B, Alfers J, *et al.* 2006. Hippocampus volume loss due to chronic heavy drinking. *Alcohol Clin Exp Res* **30**, 1866–70.

Bergman H, Borg S, Hindmarsh T, Idestrom C M and Mutzell S. 1980. Computed-tomography of the brain and neuropsychological assessement of alcoholic patients. *Adv Exp Med Biol* **126**, 771–86.

Besson J A, Glen A I, Foreman E I, *et al.* 1981. Nuclear magnetic resonance observations in alcoholic cerebral disorder and the role of vasopressin. *Lancet* **2**, 923–4.

Besson J A, Greentree S G, Foster M A and Rimmington J E. 1989. Effects of ethanol on the NMR characteristics of rat brain. Acute administration, dependency, and long-term effects. *Br J Psychiatry* **155**, 818–21.

Bierut L J, Saccone N L, Rice J P, *et al.* 2002. Defining alcohol-related phenotypes in humans. The Collaborative Study on the Genetics of Alcoholism. *Alcohol Res Health* **26**, 208–13.

Bleich S, Degner D, Kropp S, Ruther E and Kornhuber J. 2000. Red wine, spirits, beer and serum homocysteine. *Lancet* **356**, 512.

Bleich S, Sperling W, Degner D, *et al.* 2003. Lack of association between hippocampal volume reduction and first-onset alcohol withdrawal seizure. A volumetric MRI study. *Alcohol Alcohol* **38**, 40–4.

Bloomer C W, Langleben D D and Meyerhoff D J. 2004. Magnetic resonance detects brainstem changes in chronic, active heavy drinkers. *Psychiatry Res* **132**, 209–18.

Brandt J, Butters N, Ryan C and Bayog R. 1983. Cognitive loss and recovery in long-term alcohol abusers. *Arch Gen Psychiatry* **40**, 435–42.

Bruno S, Cercignani M and Ron M A. 2008. White matter abnormalities in bipolar disorder: A voxel-based diffusion tensor imaging study. *Bipolar Disord* **10**, 460–8.

Butters N. 1981. The Wernicke–Korsakoff syndrome: A review of psychological, neuropathological and etiological factors. *Curr Alcohol* **8**, 205–32.

Cardenas V A, Studholme C, Gazdzinski S, Durazzo T C and Meyerhoff D J. 2007. Deformation-based morphometry of brain changes in alcohol dependence and abstinence. *Neuroimage* **34**, 879–87.

Cargiulo T. 2007. Understanding the health impact of alcohol dependence. *Am J Health Syst Pharm* **64**, S5–11.

Carlen P L, Penn R D, Fornazzari L, Bennett J, Wilkinson D A and Wortzman G. 1986. Computerized tomographic scan assessment of alcoholic brain damage and its potential reversibility. *Alcohol Clin Exp Res* **10**, 226–32.

Carlen P L and Wilkinson D A. 1987. Alcohol-induced brain damage: Confounding variables. *Alcohol Alcohol Suppl* **1**, 37–41.

Carlen P L, Wilkinson D A, Wortzman G and Holgate R. 1984. Partially reversible cerebral atrophy and functional improvement in recently abstinent alcoholics. *Can J Neurol Sci* **11**, 441–6.

Carlen P L, Wortzman G, Holgate R C, Wilkinson D A and Rankin J C. 1978. Reversible cerebral atrophy in recently abstinent chronic alcoholics measured by computed tomography scans. *Science* **200**, 1076–8.

Casey B J, Getz S and Galvan A. 2008. The adolescent brain. *Dev Rev* **28**, 62–77.

Cavanagh J B, Holton J L and Nolan C C. 1997. Selective damage to the cerebellar vermis in chronic alcoholism: A contribution from neurotoxicology to an old problem of selective vulnerability. *Neuropathol Appl Neurobiol* **23**, 355–63.

Chanraud S, Martelli C, Delain F, *et al.* 2007. Brain morphometry and cognitive performance in detoxified alcohol-dependents with preserved psychosocial functioning. *Neuropsychopharmacology* **32**, 429–38.

Chanraud S, Reynaud M, Wessa M, *et al.* 2008. Diffusion tensor tractography in mesencephalic bundles: Relation to mental flexibility in detoxified alcohol-dependent subjects. *Neuropsychopharmacology* **34**, 1223–32.

Charness M E. 1993. Brain lesions in alcoholics. *Alcohol Clin Exp Res* **17**, 2–11.

Chick J D, Smith M A, Engleman H M, *et al.* 1989. Magnetic resonance imaging of the brain in alcoholics: Cerebral atrophy, lifetime alcohol consumption, and cognitive deficits. *Alcohol Clin Exp Res* **13**, 512–8.

Cisler R, Holder H D, Longabaugh R, Stout R L and Zweben A. 1998. Actual and estimated replication costs for alcohol treatment modalities: Case study from Project MATCH. *J Stud Alcohol* **59**, 503–12.

Clark D B, Thatcher D L and Tapert S F. 2008. Alcohol, psychological dysregulation, and adolescent brain development. *Alcohol Clin Exp Res* **32**, 375–85.

Coleman M. 2005. Axon degeneration mechanisms: Commonality amid diversity. *Nat Rev Neurosci* **6**, 889–98.

Courville C. 1955. *Effects of Alcohol on the Nervous System of Man*. Los Angeles, CA: San Lucas Press.

Crews F T, Collins M A, Dlugos C, *et al.* 2004. Alcohol-induced neurodegeneration: When, where and why? *Alcohol Clin Exp Res* **28**, 350–64.

De Bellis M D, Clark D B, Beers S R, *et al.* 2000. Hippocampal volume in adolescent-onset alcohol use disorders. *Am J Psychiatry* **157**, 737–44.

De Bellis M D, Narasimhan A, Thatcher D L, Keshavan M S,

Soloff P and Clark D B. 2005. Prefrontal cortex, thalamus, and cerebellar volumes in adolescents and young adults with adolescent-onset alcohol use disorders and comorbid mental disorders. *Alcohol Clin Exp Res* **29**, 1590–600.

Demir B, Ulug B, Lay Ergun E and Erbas B. 2002. Regional cerebral blood flow and neuropsychological functioning in early and late onset alcoholism. *Psychiatry Res* **115**, 115–25.

Di Sclafani V, Ezekiel F, Meyerhoff D J, *et al.* 1995. Brain atrophy and cognitive function in older abstinent alcoholic men. *Alcohol Clin Exp Res* **19**, 1121–6.

Dick D M and Foroud T. 2003. Candidate genes for alcohol dependence: A review of genetic evidence from human studies. *Alcohol Clin Exp Res* **27**, 868–79.

Diener H C, Muller A, Thron A, Poremba M, Dichgans J and Rapp H. 1986. Correlation of clinical signs with CT findings in patients with cerebellar disease. *J Neurol* **233**, 5–12.

Ding J, Eigenbrodt M L, Mosley T H Jr *et al.* 2004. Alcohol intake and cerebral abnormalities on magnetic resonance imaging in a community-based population of middle-aged adults: The Atherosclerosis Risk in Communities (ARIC) study. *Stroke* **35**, 16–21.

Durazzo T C, Cardenas V A, Studholme C, Weiner M W and Meyerhoff D J. 2007. Non-treatment-seeking heavy drinkers: effects of chronic cigarette smoking on brain structure. *Drug Alcohol Depend* **87**, 76–82.

Durazzo T C, Gazdzinski S, Banys P and Meyerhoff D J. 2004. Cigarette smoking exacerbates chronic alcohol-induced brain damage: A preliminary metabolite imaging study. *Alcohol Clin Exp Res* **28**, 1849–60.

Edenberg H J and Foroud T. 2006. The genetics of alcoholism: Identifying specific genes through family studies. *Addict Biol* **11**, 386–96.

Estruch R, Nicolas J M, Salamero M, *et al.* 1997. Atrophy of the corpus callosum in chronic alcoholism. *J Neurol Sci* **146**, 145–51.

Fein G, Bachman L, Fisher S and Davenport L. 1990. Cognitive impairments in abstinent alcoholics. *West J Med* **152**, 531–7.

Fein G, Landman B, Tran H, *et al.* 2006. Brain atrophy in long-term abstinent alcoholics who demonstrate impairment on a simulated gambling task. *Neuroimage* **32**, 1465–71.

Ferrer I, Fabregues I, Pineda M, Gracia I and Ribalta T. 1984. A Golgi study of cerebellar atrophy in human chronic alcoholism. *Neuropathol Appl Neurobiol* **10**, 245–53.

First M B, Spitzer R L, Gibbon M and Williams J B W. 1998. *Structured Clinical Interview for DSM-IV Axis I Disorders (SCID) Version 2.0*. New York, NY: Biometrics Research Department, New York State Psychiatric Institute.

Gaser C, Nenadic I, Buchsbaum B R, Hazlett E A and Buchsbaum M S. 2001. Deformation-based morphometry and its relation to conventional volumetry of brain lateral ventricles in MRI. *Neuroimage* **13**, 1140–5.

Gazdzinski S, Durazzo T C and Meyerhoff D J. 2005a. Temporal dynamics and determinants of whole brain tissue volume changes during recovery from alcohol dependence. *Drug Alcohol Depend* **78**, 263–73.

375

Gazdzinski S, Durazzo T C, Studholme C, Song E, Banys P and Meyerhoff D J. 2005b. Quantitative brain MRI in alcohol dependence: Preliminary evidence for effects of concurrent chronic cigarette smoking on regional brain volumes. *Alcohol Clin Exp Res* **29**, 1484–95.

Gazdzinski S, Durazzo T C, Yeh P H, Hardin D, Banys P and Meyerhoff D J. 2008. Chronic cigarette smoking modulates injury and short-term recovery of the medial temporal lobe in alcoholics. *Psychiatry Res* **162**, 133–45.

Good C D, Johnsrude I S, Ashburner J, Henson R N, Friston K J and Frackowiak R S. 2001. A voxel-based morphometric study of ageing in 465 normal adult human brains. *Neuroimage* **14**, 21–36.

Haber S and McFarland N R. 2001. The place of the thalamus in frontal cortical–basal ganglia circuits. *Neuroscientist* **7**, 315–24.

Harding A J, Wong A, Svoboda M, Kril J J and Halliday G M. 1997. Chronic alcohol consumption does not cause hippocampal neuron loss in humans. *Hippocampus* **7**, 78–87.

Harper C. 1998. The neuropathology of alcohol-specific brain damage, or does alcohol damage the brain? *J Neuropathol Exp Neurol* **57**, 101–10.

Harper C. 2007. The neurotoxicity of alcohol. *Hum Exp Toxicol* **26**, 251–7.

Harper C G, Kril J J and Daly J M. 1987. The specific gravity of the brains of alcoholic and control patients: A pathological study. *Br J Addict* **82**, 1349–54.

Harris G J, Jaffin S K, Hodge S M, *et al.* 2008. Frontal white matter and cingulum diffusion tensor imaging deficits in alcoholism. *Alcohol Clin Exp Res* **32**, 1001–13.

Harris G J, Oscar-Berman M, Gansler A, *et al.* 1999. Hypoperfusion of the cerebellum and aging effects on cerebral cortex blood flow in abstinent alcoholics: A SPECT study. *Alcohol Clin Exp Res* **23**, 1219–27.

Hasin D S, Stinson F S, Ogburn E and Grant B F. 2007. Prevalence, correlates, disability, and comorbidity of DSM-IV alcohol abuse and dependence in the United States: Results from the National Epidemiologic Survey on Alcohol and Related Conditions. *Arch Gen Psychiatry* **64**, 830–42.

Hayakawa K, Kumagai H, Suzuki Y, *et al.* 1992. MR imaging of chronic alcoholism. *Acta Radiol* **33**, 201–06.

He J, Nixon K, Shetty A K and Crews F T. 2005. Chronic alcohol exposure reduces hippocampal neurogenesis and dendritic growth of newborn neurons. *Eur J Neurosci* **21**, 2711–20.

He X, Sullivan E V, Stankovic R K, Harper C G and Pfefferbaum A. 2007. Interaction of thiamine deficiency and voluntary alcohol consumption disrupts rat corpus callosum ultrastructure. *Neuropsychopharmacology* **32**, 2207–16.

Hill S Y, De Bellis M D, Keshavan M S, *et al.* 2001. Right amygdala volume in adolescent and young adult offspring from families at high risk for developing alcoholism. *Biol Psychiatry* **49**, 894–905.

Hill S Y, Muddasani S, Prasad K, *et al.* 2007. Cerebellar volume in offspring from multiplex alcohol dependence families. *Biol Psychiatry* **61**, 41–7.

Hommer D, Momenan R, Kaiser E and Rawlings R. 2001. Evidence for a gender-related effect of alcoholism on brain volumes. *Am J Psychiatry* **158**, 198–204.

Hommer D, Momenan R, Rawlings R, *et al.* 1996. Decreased corpus callosum size among alcoholic women. *Arch Neurol* **53**, 359–63.

Jang D P, Namkoong K, Kim J J, *et al.* 2007. The relationship between brain morphometry and neuropsychological performance in alcohol dependence. *Neurosci Lett* **428**, 21–6.

Jensen G B and Pakkenberg B. 1993. Do alcoholics drink their neurons away? *Lancet* **342**, 1201–04.

Jernigan T L, Butters N, Ditraglia G, *et al.* 1991. Reduced cerebral grey matter observed in alcoholics using magnetic resonance imaging. *Alcohol Clin Exp Res* **15**, 418–27.

Jernigan T L, Zatz L M, Ahumada A J Jr, Pfefferbaum A, Tinklenberg J R and Moses J A Jr. 1982. CT measures of cerebrospinal fluid volume in alcoholics and normal volunteers. *Psychiatry Res* **7**, 9–17.

Kamarajan C, Porjesz B, Jones K, *et al.* 2006. Event-related oscillations in offspring of alcoholics: Neurocognitive disinhibition as a risk for alcoholism. *Biol Psychiatry* **59**, 625–34.

Kashem M A, Harper C and Matsumoto I. 2008. Differential protein expression in the corpus callosum (genu) of human alcoholics. *Neurochem Int* **53**, 1–11.

Kessler R C, Nelson C B, McGonagle K A, Liu J, Swartz M and Blazer D G. 1996. Comorbidity of DSM-III-R major depressive disorder in the general population: results from the US National Comorbidity Survey. *Br J Psychiatry Suppl* 17–30.

Kinkingnehun S, Sarazin M, Lehericy S, Guichart-Gomez E, Hergueta T and Dubois B. 2008. VBM anticipates the rate of progression of Alzheimer disease: A 3-year longitudinal study. *Neurology* **70**, 2201–11.

Koob G F. 2008. A role for brain stress systems in addiction. *Neuron* **59**, 11–34.

Korbo L. 1999. Glial cell loss in the hippocampus of alcoholics. *Alcohol Clin Exp Res* **23**, 164–8.

Kril J J, Halliday G M, Svoboda M D and Cartwright H. 1997. The cerebral cortex is damaged in chronic alcoholics. *Neuroscience* **79**, 983–98.

Kroft C L, Gescuk B, Woods B T, *et al.* 1991. Brain ventricular size in female alcoholics: An MRI study. *Alcohol* **8**, 31–4.

Krystal J H, D'Souza D C, Gallinat J, *et al.* 2006. The vulnerability to alcohol and substance abuse in individuals diagnosed with schizophrenia. *Neurotox Res* **10**, 235–52.

Kurth C, Wegerer V, Reulbach U, *et al.* 2004. Analysis of hippocampal atrophy in alcoholic patients by a Kohonen feature map. *Neuroreport* **15**, 367–71.

Laakso M P, Vaurio O, Savolainen L, *et al.* 2000. A volumetric MRI study of the hippocampus in type 1 and 2 alcoholism. *Behav Brain es* **109**, 177–86.

Langlais P J and Zhang S X. 1997. Cortical and subcortical white matter damage without Wernicke's encephalopathy after recovery from thiamine deficiency in the rat. *Alcohol Clin Exp Res* **21**, 434–43.

Lindboe C F and Loberg E M. 1988. The frequency of brain lesions in alcoholics. Comparison between the 5-year periods 1975–1979 and 1983–1987. *J Neurol Sci* **88**, 107–13.

Lipton S A, Kim W K, Choi Y B, *et al.* 1997. Neurotoxicity associated with dual actions of homocysteine at the *N*-methyl-D-aspartate receptor. *Proc Natl Acad Sci USA* **94**, 5923–8.

Lishman W A. 1990. Alcohol and the brain. *Br J Psychiatry* **156**, 635–44.

Lishman W A, Jacobson R R and Acker C. 1987. Brain damage in alcoholism: current concepts. *Acta Med Scand Suppl* **717**, 5–17.

Liu R S, Lemieux L, Shorvon S D, Sisodiya S M and Duncan J S. 2000. Association between brain size and abstinence from alcohol. *Lancet* **355**, 1969–70.

Maguire E A, Gadian D G, Johnsrude I S, *et al.* 2000. Navigation-related structural change in the hippocampi of taxi drivers. *Proc Natl Acad Sci USA* **97**, 4398–403.

Makris N, Oscar-Berman M, Jaffin S K, *et al.* 2008. Decreased volume of the brain reward system in alcoholism. *Biol Psychiatry* **64**, 192–202.

Malhi G S and Lagopoulos J. 2008. Making sense of neuroimaging in psychiatry. *Acta Psychiatr Scand* **117**, 100–17.

Mander A J, Young A, Chick J D and Best J J. 1989. The relationship of cerebral atrophy and T1 in alcoholics: An MRI study. *Drug Alcohol Depend* **24**, 57–9.

Mann K, Ackermann K, Croissant B, Mundle G, Nakovics H and Diehl A. 2005a. Neuroimaging of gender differences in alcohol dependence: Are women more vulnerable? *Alcohol Clin Exp Res* **29**, 896–901.

Mann K, Mundle G, Langle G and Petersen D. 1993. The reversibility of alcoholic brain damage is not due to rehydration: A CT study. *Addiction* **88**, 649–53.

Mann K, Schafer D R, Langle G, Ackermann K and Croissant B. 2005b. The long-term course of alcoholism, 5, 10 and 16 years after treatment. *Addiction* **100**, 797–805.

Martin P R, Singleton C K and Hiller-Sturmhofel S. 2003. The role of thiamine deficiency in alcoholic brain disease. *Alcohol Res Health* **27**, 134–42.

Mathalon D H, Sullivan E V, Rawles J M and Pfefferbaum A. 1993. Correction for head size in brain-imaging measurements. *Psychiatry Res* **50**, 121–39.

Mayfield R D, Harris R A and Schuckit M A. 2008. Genetic factors influencing alcohol dependence. *Br J Pharmacol* **154**, 275–87.

McBride W J. 2002. Central nucleus of the amygdala and the effects of alcohol and alcohol-drinking behavior in rodents. *Pharmacol Biochem Behav* **71**, 509–15.

McMullen P A, Saint-Cyr J A and Carlen P L. 1984. Morphological alterations in rat CA1 hippocampal pyramidal cell dendrites resulting from chronic ethanol consumption and withdrawal. *J Comp Neurol* **225**, 111–8.

Mechelli A, Price C J, Friston K J and Ashburner J. 2005. Voxel-based morphometry of the human brain: Methods and applications. *Curr Med Imaging Rev* **1**, 1–9.

Mechtcheriakov S, Brenneis C, Egger K, Koppelstaetter F, Schocke M and Marksteiner J. 2007. A widespread distinct pattern of cerebral atrophy in patients with alcohol addiction revealed by voxel-based morphometry. *J Neurol Neurosurg Psychiatry* **78**, 610–4.

Medana I M and Esiri M M. 2003. Axonal damage: A key predictor of outcome in human CNS diseases. *Brain* **126**, 515–30.

Melgaard B and Ahlgren P. 1986. Ataxia and cerebellar atrophy in chronic alcoholics. *J Neurol* **233**, 13–5.

Miller W R, Meyers R J and Tonigan J S. 1999. Engaging the unmotivated in treatment for alcohol problems: A comparison of three strategies for intervention through family members. *J Consult Clin Psychol* **67**, 688–97.

Mochizuki H, Masaki T, Matsushita S, *et al.* 2005. Cognitive impairment and diffuse white matter atrophy in alcoholics. *Clin Neurophysiol* **116**, 223–8.

Mori S and Van Zijl P C. 2002. Fiber tracking: Principles and strategies – A technical review. *NMR Biomed* **15**, 468–80.

Munro C A, Saxton J and Butters M A. 2000. The neuropsychological consequences of abstinence among older alcoholics: A cross-sectional study. *Alcohol Clin Exp Res* **24**, 1510–6.

Muuronen A, Bergman H, Hindmarsh T and Telakivi T. 1989. Influence of improved drinking habits on brain atrophy and cognitive performance in alcoholic patients: A 5-year follow-up study. *Alcohol Clin Exp Res* **13**, 137–41.

Nicolas J M, Catafau A M, Estruch R, *et al.* 1993. Regional cerebral blood flow-SPECT in chronic alcoholism: Relation to neuropsychological testing. *J Nucl Med* **34**, 1452–9.

Nicolas J M, Estruch R, Salamero M, *et al.* 1997. Brain impairment in well-nourished chronic alcoholics is related to ethanol intake. *Ann Neurol* **41**, 590–8.

Nixon K. 2006. Alcohol and adult neurogenesis: Roles in neurodegeneration and recovery in chronic alcoholism. *Hippocampus* **16**, 287–95.

Nixon K and Crews F T. 2004. Temporally specific burst in cell proliferation increases hippocampal neurogenesis in protracted abstinence from alcohol. *J Neurosci* **24**, 9714–22.

Noel X, Paternot J, Van Der Linden M, *et al.* 2001. Correlation between inhibition, working memory and delimited frontal area blood flow measure by 99mTc-Bicisate SPECT in alcohol-dependent patients. *Alcohol Alcohol* **36**, 556–63.

Oscar-Berman M and Marinkovic K. 2003. Alcoholism and the brain: An overview. *Alcohol Res Health* **27**, 125–33.

Oscar-Berman M and Marinkovic K. 2007. Alcohol: Effects on neurobehavioral functions and the brain. *Neuropsychol Rev* **17**, 239–57.

Oscar-Berman M and Schendan H E. 2000. Asymmetries of brain function in alcoholism: Relationship to aging. In Obler L and Connor L T (Eds.) *Neurobehavior of Language and Cognition: Studies of Normal Aging and Brain Damage.* New York, NY: Kluwer Academic Publishers.

Papez J W. 1937. A proposed mechanism of emotion. *Arch Neurol Psychiatry* **28**, 725–43.

Passingham R E, Stephan K E and Kotter R. 2002. The anatomical basis of functional localization in the cortex. *Nat Rev Neurosci* **3**, 606–16.

Pearlson G D and Calhoun V. 2007. Structural and functional magnetic resonance imaging in psychiatric disorders. *Can J Psychiatry* **52**, 158–66.

Pentney R J and Dlugos C A. 2000. Cerebellar Purkinje neurons with altered terminal dendritic segments are present in all lobules of the cerebellar vermis of ageing, ethanol-treated F344 rats. *Alcohol Alcohol* **35**, 35–43.

Petrakis I L, Poling J, Levinson C, *et al.* 2006. Naltrexone and disulfiram in patients with alcohol dependence and comorbid post-traumatic stress disorder. *Biol Psychiatry* **60**, 777–83.

Pfefferbaum A, Adalsteinsson E, Bell R L and Sullivan E V. 2007. Development and resolution of brain lesions caused by pyrithiamine- and dietary-induced thiamine deficiency and alcohol exposure in the alcohol-preferring rat: A longitudinal magnetic resonance imaging and spectroscopy study. *Neuropsychopharmacology* **32**, 1159–77.

Pfefferbaum A, Adalsteinsson E and Sullivan E V. 2005. Frontal circuitry degradation marks healthy adult aging: Evidence from diffusion tensor imaging. *Neuroimage* **26**, 891–9.

Pfefferbaum A, Adalsteinsson E and Sullivan E V. 2006a. Dysmorphology and microstructural degradation of the corpus callosum: Interaction of age and alcoholism. *Neurobiol Aging* **27**, 994–1009.

Pfefferbaum A, Adalsteinsson E and Sullivan E V. 2006b. Supratentorial profile of white matter microstructural integrity in recovering alcoholic men and women. *Biol Psychiatry* **59**, 364–72.

Pfefferbaum A, Lim K O, Desmond J E and Sullivan E V. 1996. Thinning of the corpus callosum in older alcoholic men: A magnetic resonance imaging study. *Alcohol Clin Exp Res* **20**, 752–7.

Pfefferbaum A, Lim K O, Zipursky R B, *et al.* 1992. Brain gray and white matter volume loss accelerates with aging in chronic alcoholics: A quantitative MRI study. *Alcohol Clin Exp Res* **16**, 1078–89.

Pfefferbaum A, Rosenbloom M, Crusan K and Jernigan T L. 1988. Brain CT changes in alcoholics: Effects of age and alcohol consumption. *Alcohol Clin Exp Res* **12**, 81–7.

Pfefferbaum A, Rosenbloom M, Deshmukh A and Sullivan E. 2001. Sex differences in the effects of alcohol on brain structure. *Am J Psychiatry* **158**, 188–97.

Pfefferbaum A, Rosenbloom M, Serventi K L and Sullivan E V. 2002. Corpus callosum, pons, and cortical white matter in alcoholic women. *Alcohol Clin Exp Res* **26**, 400–06.

Pfefferbaum A, Rosenbloom M J, Serventi K L and Sullivan E V. 2004. Brain volumes, RBC status, and hepatic function in alcoholics after 1 and 4 weeks of sobriety: Predictors of outcome. *Am J Psychiatry* **161**, 1190–6.

Pfefferbaum A and Sullivan E V. 2002. Microstructural but not macrostructural disruption of white matter in women with chronic alcoholism. *Neuroimage* **15**, 708–18.

Pfefferbaum A and Sullivan E V. 2005. Disruption of brain white matter microstructure by excessive intracellular and extracellular fluid in alcoholism: Evidence from diffusion tensor imaging. *Neuropsychopharmacology* **30**, 423–32.

Pfefferbaum A, Sullivan E V, Hedehus M, Adalsteinsson E, Lim K O and Moseley M. 2000. In vivo detection and functional correlates of white matter microstructural disruption in chronic alcoholism. *Alcohol Clin Exp Res* **24**, 1214–21.

Pfefferbaum A, Sullivan E V, Mathalon D H and Lim K O. 1997. Frontal lobe volume loss observed with magnetic resonance imaging in older chronic alcoholics. *Alcohol Clin Exp Res* **21**, 521–9.

Pfefferbaum A, Sullivan E V, Mathalon D H, Shear P K, Rosenbloom M J and Lim K O. 1995. Longitudinal changes in magnetic resonance imaging brain volumes in abstinent and relapsed alcoholics. *Alcohol Clin Exp Res* **19**, 1177–91.

Pfefferbaum A, Sullivan E V, Rosenbloom M J, Mathalon D H and Lim K O. 1998. A controlled study of cortical gray matter and ventricular changes in alcoholic men over a 5-year interval. *Arch Gen Psychiatry* **55**, 905–12.

Pfefferbaum A, Sullivan E V, Rosenbloom M J, Shear P K, Mathalon D H and Lim K O. 1993. Increase in brain cerebrospinal fluid volume is greater in older than in younger alcoholic patients: A replication study and CT/MRI comparison. *Psychiatry Res* **50**, 257–74.

Pfefferbaum A, Zatz L M and Jernigan T L. 1986. Computer-interactive method for quantifying cerebrospinal fluid and tissue in brain CT scans: Effects of aging. *J Comput Assist Tomogr* **10**, 571–8.

Phillips S C, Harper C G and Kril J. 1987. A quantitative histological study of the cerebellar vermis in alcoholic patients. *Brain* **110**, 301–14.

Pitel A L, Beaunieux H, Witkowski T, *et al.* 2007. Genuine episodic memory deficits and executive dysfunctions in alcoholic subjects early in abstinence. *Alcohol Clin Exp Res* **31**, 1169–78.

Porjesz B and Rangaswamy M. 2007. Neurophysiological endophenotypes, CNS disinhibition, and risk for alcohol dependence and related disorders. *Sci World J* **7**, 131–41.

Rakic P. 2002. Neurogenesis in adult primates. *Prog Brain Res* **138**, 3–14.

Reed R J, Grant I and Rourke S B. 1992. Long-term abstinent alcoholics have normal memory. *Alcohol Clin Exp Res* **16**, 677–83.

Regier D A, Farmer M E, Rae D S, *et al.* 1990. Comorbidity of mental disorders with alcohol and other drug abuse. Results from the Epidemiologic Catchment Area (ECA) Study. *JAMA* **264**, 2511–8.

Ridler K, Veijola J M, Tanskanen P, *et al.* 2006. Fronto-cerebellar systems are associated with infant motor and adult executive functions in healthy adults but not in schizophrenia. *Proc Natl Acad Sci USA* **103**, 15 651–6.

Riley J N and Walker D W. 1978. Morphological alterations

in hippocampus after long-term alcohol consumption in mice. *Science* **201**, 646–8.

Rohlfing T, Sullivan E V and Pfefferbaum A. 2006. Deformation-based brain morphometry to track the course of alcoholism: Differences between intra-subject and inter-subject analysis. *Psychiatry Res* **146**, 157–70.

Ron M A, Acker W, Shaw G K and Lishman W A. 1982. Computerized tomography of the brain in chronic alcoholism: A survey and follow-up study. *Brain* **105**, 497–514.

Rosenbloom M J and Pfefferbaum A. 2008. Magnetic resonance imaging of the living brain: Evidence for brain degeneration among alcoholics and recovery with abstinence. *Alcohol Res Hlth* **31**, 362–76.

Rosenbloom M J, Pfefferbaum A and Sullivan E V. 2004. Recovery of short-term memory and psychomotor speed but not postural stability with long-term sobriety in alcoholic women. *Neuropsychology* **18**, 589–97.

Rosenbloom M J, Rohlfing T, O'Reilly A W, Sassoon S A, Pfefferbaum A and Sullivan E V. 2007. Improvement in memory and static balance with abstinence in alcoholic men and women: Selective relations with change in brain structure. *Psychiatry Res* **155**, 91–102.

Rourke S B and Grant I. 1999. The interactive effects of age and length of abstinence on the recovery of neuropsychological functioning in chronic male alcoholics: A 2-year follow-up study. *J Int Neuropsychol Soc* **5**, 234–46.

Schmahmann J D. 2004. Disorders of the cerebellum: Ataxia, dysmetria of thought, and the cerebellar cognitive affective syndrome. *J Neuropsychiatry Clin Neurosci* **16**, 367–78.

Schmahmann J D and Pandya D N. 1997. Anatomic organization of the basilar pontine projections from prefrontal cortices in rhesus monkey. *J Neurosci* **17**, 438–58.

Schottenbauer M A, Momenan R, Kerick M and Hommer D W. 2007. Relationships among aging, IQ, and intracranial volume in alcoholics and control subjects. *Neuropsychology* **21**, 337–45.

Schroth G, Naegele T, Klose U, Mann K and Petersen D. 1988. Reversible brain shrinkage in abstinent alcoholics, measured by MRI. *Neuroradiology* **30**, 385–9.

Schroth G, Remmes U and Schupmann A. 1985. Computed tomographic follow-up of brain volume fluctuations before and after alcohol withdrawal treatment. *Rofo* **142**, 363–9.

Schuckit M A, Anthenelli R M, Bucholz K K, Hesselbrock V M and Tipp J. 1995. The time course of development of alcohol-related problems in men and women. *J Stud Alcohol* **56**, 218–25.

Schuckit M A, Daeppen J B, Tipp J E, Hesselbrock M and Bucholz K K. 1998. The clinical course of alcohol-related problems in alcohol dependent and nonalcohol dependent drinking women and men. *J Stud Alcohol* **59**, 581–90.

Schuckit M A, Danko G P and Smith T L. 2004. Patterns of drug-related disorders in a prospective study of men

chosen for their family history of alcoholism. *J Stud Alcohol* **65**, 613–20.

Schulte T, Pfefferbaum A and Sullivan E V. 2004. Parallel interhemispheric processing in aging and alcoholism: Relation to corpus callosum size. *Neuropsychologia* **42**, 257–71.

Schulte T, Sullivan E V, Muller-Oehring E M, Adalsteinsson E and Pfefferbaum A. 2005. Corpus callosal microstructural integrity influences interhemispheric processing: A diffusion tensor imaging study. *Cereb Cortex* **15**, 1384–92.

Shear P K, Jernigan T L and Butters N. 1994. Volumetric magnetic resonance imaging quantification of longitudinal brain changes in abstinent alcoholics. *Alcohol Clin Exp Res* **18**, 172–6.

Shear P K, Sullivan E V, Lane B and Pfefferbaum A. 1996. Mammillary body and cerebellar shrinkage in chronic alcoholics with and without amnesia. *Alcohol Clin Exp Res* **20**, 1489–95.

Sheedy D, Lara A, Garrick T and Harper C. 1999. Size of mamillary bodies in health and disease: Useful measurements in neuroradiological diagnosis of Wernicke's encephalopathy. *Alcohol Clin Exp Res* **23**, 1624–8.

Shimamura A P, Jernigan T L and Squire L R. 1988. Korsakoff's syndrome: Radiological (CT) findings and neuropsychological correlates. *J Neurosci* **8**, 4400–10.

Smith M A, Chick J, Kean D M, *et al.* 1985. Brain water in chronic alcoholic patients measured by magnetic resonance imaging. *Lancet* **1**, 1273–4.

Sowell E R, Thompson P M, Mattson S N, *et al.* 2001. Voxel-based morphometric analyses of the brain in children and adolescents prenatally exposed to alcohol. *Neuroreport* **12**, 515–23.

Squire L R, Amaral D G and Press G A. 1990. Magnetic resonance imaging of the hippocampal formation and mammillary nuclei distinguish medial temporal lobe and diencephalic amnesia. *J Neurosci* **10**, 3106–17.

Stafford J L, Albert M S, Naeser M A, Sandor T and Garvey A J. 1988. Age-related differences in computed tomographic scan measurements. *Arch Neurol* **45**, 409–15.

Sullivan E V. 2003. Compromised pontocerebellar and cerebellothalamocortical systems: Speculations on their contributions to cognitive and motor impairment in nonamnesic alcoholism. *Alcohol Clin Exp Res* **27**, 1409–19.

Sullivan E V, Deshmukh A, De Rosa E, Rosenbloom M J and Pfefferbaum A. 2005a. Striatal and forebrain nuclei volumes: Contribution to motor function and working memory deficits in alcoholism. *Biol Psychiatry* **57**, 768–76.

Sullivan E V, Deshmukh A, Desmond J E, Lim K O and Pfefferbaum A. 2000a. Cerebellar volume decline in normal aging, alcoholism, and Korsakoff's syndrome: Relation to ataxia. *Neuropsychology* **14**, 341–52.

Sullivan E V, Deshmukh A, Desmond J E, *et al.* 2000b.

Contribution of alcohol abuse to cerebellar volume deficits in men with schizophrenia. *Arch Gen Psychiatry* **57**, 894–902.

Sullivan E V, Harding A J, Pentney R, *et al.* 2003. Disruption of frontocerebellar circuitry and function in alcoholism. *Alcohol Clin Exp Res* **27**, 301–09.

Sullivan E V, Lane B, Deshmukh A, *et al.* 1999. In vivo mammillary body volume deficits in amnesic and nonamnesic alcoholics. *Alcohol Clin Exp Res* **23**, 1629–36.

Sullivan E V and Marsh L. 2003. Hippocampal volume deficits in alcoholic Korsakoff's syndrome. *Neurology* **61**, 1716–9.

Sullivan E V, Marsh L, Mathalon D H, Lim K O and Pfefferbaum A. 1995. Anterior hippocampal volume deficits in nonamnesic, aging chronic alcoholics. *Alcohol Clin Exp Res* **19**, 110–22.

Sullivan E V, Marsh L, Mathalon D H, Lim K O and Pfefferbaum A. 1996. Relationship between alcohol withdrawal seizures and temporal lobe white matter volume deficits. *Alcohol Clin Exp Res* **20**, 348–54.

Sullivan E V, Marsh L, and Pfefferbaum A. 2005b. Preservation of hippocampal volume throughout adulthood in healthy men and women. *Neurobiol Aging* **26**, 1093–8.

Sullivan E V and Pfefferbaum A. 2001. Magnetic resonance relaxometry reveals central pontine abnormalities in clinically asymptomatic alcoholic men. *Alcohol Clin Exp Res* **25**, 1206–12.

Sullivan E V and Pfefferbaum A. 2003. Diffusion tensor imaging in normal aging and neuropsychiatric disorders. *Eur J Radiol* **45**, 244–55.

Sullivan E V and Pfefferbaum A. 2005. Neurocircuitry in alcoholism: A substrate of disruption and repair. *Psychopharmacology (Berl)* **180**, 583–94.

Sullivan E V and Pfefferbaum A. (2009). Neuroimaging of the Wernicke Korsakoff Syndrome. *Alcohol Alcohol* **44**, 155–65.

Sullivan E V, Rose J and Pfefferbaum A. 2006. Effect of vision, touch and stance on cerebellar vermian-related sway and tremor: A quantitative physiological and MRI study. *Cereb Cortex* **16**, 1077–86.

Sullivan E V, Rosenbloom M J, Lim K O and Pfefferbaum A. 2000c. Longitudinal changes in cognition, gait, and balance in abstinent and relapsed alcoholic men: Relationships to changes in brain structure. *Neuropsychology* **14**, 178–88.

Sullivan E V, Rosenbloom M J, and Pfefferbaum A. 2000d. Pattern of motor and cognitive deficits in detoxified alcoholic men. *Alcohol Clin Exp Res* **24**, 611–21.

Sullivan E V and Zahr N M. 2008. Neuroinflammation as a neurotoxic mechanism in alcoholism: Commentary on "Increased MCP-1 and microglia in various regions of human alcoholic brain". *Exp Neurol* **213**, 10–7.

Thomson A D. 2000. Mechanisms of vitamin deficiency in chronic alcohol misusers and the development of the Wernicke–Korsakoff syndrome. *Alcohol Alcohol Suppl* **35**, 2–7.

To S E and Vega C P. 2006. Alcoholism and pathways to recovery: New survey results on views and treatment options. *Med Gen Med* **8**, 2.

Torvik A, Lindboe C F and Rogde S. 1982. Brain lesions in alcoholics. A neuropathological study with clinical correlations. *J Neurol Sci* **56**, 233–48.

Torvik A and Torp S. 1986. The prevalence of alcoholic cerebellar atrophy. A morphometric and histological study of an autopsy material. *J Neurol Sci* **75**, 43–51.

Venkatasubramanian G, Anthony G, Reddy U S, Reddy V V, Jayakumar P N and Benegal V. 2007. Corpus callosum abnormalities associated with greater externalizing behaviors in subjects at high risk for alcohol dependence. *Psychiatry Res* **156**, 209–15.

Victor M, Adams R D and Mancall E L. 1959. A restricted form of cerebellar degeneration occurring in alcohol patients. *Arch Neurol* **1**, 577–688.

Victor M A, Adams R D and Collins G H. 1989. *The Wernicke–Korsakoff syndrome*. Philadelphia, PA: F.A. Davis Company.

Vornik L A and Brown E S. 2006. Management of comorbid bipolar disorder and substance abuse. *J Clin Psychiatry*, **67** (Suppl 7), 24–30.

Walker D W, Barnes D E, Zornetzer S F, Hunter B E and Kubanis P. 1980. Neuronal loss in hippocampus induced by prolonged ethanol consumption in rats. *Science* **209**, 711–3.

Wang G J, Volkow N D, Roque C T, *et al.* 1993. Functional importance of ventricular enlargement and cortical atrophy in healthy subjects and alcoholics as assessed with PET, MR imaging, and neuropsychologic testing. *Radiology* **186**, 59–65.

Whitfield J B, Zhu G, Madden P A, Neale M C, Heath A C and Martin N G. 2004. The genetics of alcohol intake and of alcohol dependence. *Alcohol Clin Exp Res* **28**, 1153–60.

Wilens T E and Upadhyaya H P. 2007. Impact of substance use disorder on ADHD and its treatment. *J Clin Psychiatry* **68**, e20.

Wilhelm J, Frieling H, Hillemacher T, Degner D, Kornhuber J and Bleich S. 2008. Hippocampal volume loss in patients with alcoholism is influenced by the consumed type of alcoholic beverage. *Alcohol Alcohol* **43**, 296–9.

Wrase J, Makris N, Braus D F, *et al.* 2008. Amygdala volume associated with alcohol abuse relapse and craving. *Am J Psychiatry* **165**, 1179–84.

Yeh P H, Gazdzinski S, Durazzo T C, Sjostrand K and Meyerhoff D J. 2007. Hierarchical linear modeling (HLM) of longitudinal brain structural and cognitive changes in alcohol-dependent individuals during sobriety. *Drug Alcohol Depend* **91**, 195–204.

Zipursky R B, Lim K C and Pfefferbaum A. 1989. MRI study of brain changes with short-term abstinence from alcohol. *Alcohol Clin Exp Res* **13**, 664–6.

30

物质滥用的功能影像学

Omar M. Mahmood and Susan F. Tapert

引言

物质滥用概述

物质使用障碍（substance use disorders，SUD），也称物质滥用或依赖（substance abuse or dependence），在青少年和成人的患病率都比较高。美国 12 岁以上的人群中有 8% 使用过某种形式的违禁药品，在 12 ～ 17 岁人群中更高（9.5%）［物质滥用和精神卫生服务管理局，Substance Abuse and MentalHealth Services Administration（SAMHSA），2008］。酒精使用率最高，大麻是使用最多的违禁药品，其次是处方药、可卡因、甲基苯丙胺和摇头丸。鉴于 SUDs 的高发及其对身心健康、个人财产的危害，这类疾病成为研究的重点，尤其近年来，研究主要集中在成瘾相关功能障碍的机制以及治疗上。

DSM-IV 中 SUDs 包括物质依赖和物质滥用。物质依赖指难以控制地使用某种物质以致临床上出现明显的痛苦烦恼或功能缺损，在 12 个月内表现有下列 7 项中至少 3 项：①出现耐受性；②使用物质后能缓解戒断症状；③使用剂量越来越大或使用时间超出预期；④无法停止或戒断；⑤花费大量时间获取、使用或从物质使用中恢复过来；⑥因使用这些物质而放弃重要的活动；⑦尽管产生生理和心理的负面后果，仍继续使用。物质滥用指临床上有明显的痛苦烦恼或功能缺损，在 12 个月内表现有以下 4 项中的至少 1 项：①不能履行工作、学业、家庭中主要角色职责；②在对身体有危险的状况下使用（如物质中毒后驾车）；③引发法律问题；④尽管因物质使用导致社会和人际问题，仍继续使用（美国精神病学会，1994）。物质滥用是一个相对较轻的诊断，只有不构成物质依赖时才可诊断。有报道称 2007 年美国有 2230 万人达到了 DSM-IV 中物质滥用或物质依

赖的诊断标准（SAMHSA，2008）。

功能性磁共振成像概述

功能性磁共振成像（fMRI）通过检测与认知功能相关的动脉血流改变，可以识别 SUDs 特异性的局部脑活动模式。fMRI 试验中根据血氧水平依赖（blood oxygen level-dependent，BOLD）的差异可以检测并分析信号改变，提示脑局部神经元活动的差异。一些研究者利用 fMRI 比较物质滥用和健康对照组在执行认知任务时大脑激活的差异，发现大脑激活模式与使用不同的物质导致长期的认知改变有关。此外，fMRI 也可以用来了解物质滥用个体奖赏系统的神经基础，评估复发的易感性以及治疗预后的其他一些指标。以下是各种 SUDs 的 fMRI 研究综述。除特别指出外，所有研究的受试者都有 SUDs 史，正在参加戒断治疗。

框 30.1　本章概述

- 本章提供了使用 fMRI 评估：①认知功能；②提示反应性和奖赏过程；③物质滥用或依赖个体治疗效果的神经预测因子，对酒精、大麻、可卡因、甲基苯丙胺、MDMA 和尼古丁滥用和依赖个体的同行评议 fMRI 研究已经发表。

- 综述所选择的研究包括符合 DSM-IV IV 物质依赖或滥用诊断标准的患者，或表现反复规律使用模式，使用 BOLD fMRI 技术，并且每组至少有 6 例受试者。大多数研究都有健康的非物质使用者作为对照组。进行 fMRI 扫描时，患者的戒断时间具有特征性。仅仅观察物质对神经元和认知功能急性影响的研究未纳入本综述。

酒精

酒精使用障碍（AUD；DSM-IV 酒精使用或

依赖）与大脑广泛体积减小以及皮质的灰质和白质异常有关，前额叶和额叶最容易受到影响（Pfefferbaum 等，1997），还与视空间功能、记忆、平衡性、快速加工和执行功能有关（Rosenbloom 等，2007）。为探索导致认知损害的神经系统基础，Pfefferbaum 及其研究团队对有和无 AUD 的成年男性，使用 fMRI 评估他们在执行空间工作记忆任务时的脑图像，发现在视空间记忆任务中，不饮酒的对照组额叶和背侧束某些脑区激活，而 AUD 男性额叶激活减弱，背侧束某些脑区激活增强。由于在任务精确性上两组没有差异，因此研究者认为 AUD 不典型的激活模式是由于使用策略不当以及大脑系统功能重组，造成了执行任务的神经通路改变，因为最佳的脑网络已经受到累及（Pfefferbaum 等，2001）。对有 AUD 病史的年轻女性患者和年龄匹配的对照组使用 fMRI 扫描进行空间工作记忆测试，也得到了相似的结果（Tapert 等，2001）。年轻女性 AUD 患者还表现出在空间记忆功能测试中前额叶和顶叶激活减弱，提示酒精对神经系统的损害在青少年即可观察到。

对慢性酒精中毒者的语言工作记忆 fMRI 研究中，AUD 患者和健康对照组相比再次表现为任务完成相同，而脑区激活不同（Desmond 等，2003）。AUD 患者左侧额叶和右侧小脑脚激活，并且比健康对照组激活水平显著增强。这种激活增强同时伴有横跨大脑两侧激活增加的结果，提示与健康对照相比，AUD 患者为了维持同样的功能需要启动代偿反应（Desmond 等，2003）。

AUD 青少年患者也表现出异常的脑激活模式，提示细微的酒精相关神经元损伤导致的神经系统重组和代偿反应增加（Tapert 等，2004b）。在执行空间工作记忆任务时，AUD 青少年产生与预期空间记忆系统一致的激活总体模式。然而，与健康对照组相比，这种反应的特征是双侧小脑和左侧中央前回脑反应减少，双侧顶叶反应增加。此外，近期饮酒量增加与激活增强有关，终身大量饮酒与额叶和小脑激活减弱有关。与这些工作记忆相关的差异相反，AUD 青少年患者与非饮酒者在简单手指敲击任务中没有任何差异，提示神经元异常可能仅限于认知挑战（cognitive challenges）。这些结果表明，即使大量饮酒史相对较短（1~2 年），青少年也可以出现酒精相关脑功

能异常（Tapert 等，2004b）。

一些 MRI 研究观察了 AUD 患者接受酒精相关刺激时的神经元反应。在这些研究中，研究者给予实验组和对照组足以引起酒精渴求的显著性刺激。通过在 MRI 中观察"线索反应性（cue reactivity）"（一种对药物线索条件下的生理和认知反应），研究者可以更深入地了解维持成瘾行为的奖赏系统的神经基础。

George 等（2001）第一个使用 MRI 研究线索反应性和视觉呈现酒精刺激。与社交饮酒者相比，成年酒精依赖患者在面对酒精饮料时表现为左侧前额叶和丘脑前核激活增强，而面对非酒精饮料时不变。在一项 6 例 AUD 成年患者的小型试验中，与面对非酒精饮料相比，面对酒精饮料时，受试者的背外侧前额叶皮质激活增强，同时腹侧纹状体、前扣带回、眶额回也激活（Wrase 等，2002）。研究者认为，除了前额叶负责注意和工作记忆功能，显著性酒精相关线索也可诱导大脑奖赏系统激活，特别是前扣带回（与基于奖赏的决策制定有关）和腹侧纹状体（包括伏隔核，它是增强愉快感和奖赏行为的关键结构）（Wrase 等，2002）。在青少年和青壮年 AUD 患者中，也发现很多相同的大脑系统对酒精线索的反应性增强（Tapert 等，2003，2004a）。当为其呈现视觉酒精相关刺激时，青少年 AUD 患者表现为广泛的额叶区域显著的激活增强，特别是左半球，以及与奖赏和药物渴求相关的脑区（前扣带回、胼胝体下皮质/伏隔核、边缘系统）（Tapert 等，2003）。需要注意的是，有酒精依赖史的年轻妇女面对视觉酒精相关刺激（文字）时，左侧额叶和边缘系统激活模式较为受限，比图片刺激引发的线索反应少（Tapert 等，2004a）。一项研究调查了 AUD 成年患者的线索反应性，同时衡量受试者对酒精渴求度的主观分级，结果发现上文中提到的奖赏系统，即前扣带回、伏隔核、边缘系统对视觉酒精相关线索均再次激活（Myrick 等，2004）。研究者还发现，除了前扣带回和伏隔核，实时主观渴求感分级与左侧眶额皮质激活呈相关性（Myrick 等，2004）。

另一项研究给予嗅觉线索（酒精蒸汽），对近期完全戒酒的酒精依赖成年患者和健康对照者的脑反应进行比较，结果发现，酒精依赖组边缘系统、颞上回和小脑脚激活增强（Schneider 等，

2001）。在住院进行为期 3 周的针对酒精相关问题的精神科日间治疗和认知行为治疗后，酒精依赖患者表现出酒精嗅觉线索渴求显著降低，其神经反应也不再包括边缘系统或小脑激活增强，研究者认为这种治疗后大脑激活改变提示渴求减少与杏仁核主导的情感反应和小脑主导的部分学习记忆功能相关（Schneider 等，2001）。

fMRI 研究可以提供独特视角来观察酒精相关障碍治疗效果及临床结局。Grüsser 及其研究团队发现 AUD 患者在酒精视觉线索刺激后扣带回、前额叶皮质和纹状体激活的强度可以预测戒断的 AUD 个体复发（Grüsser 等，2004）。在一项患/不患 AUD 的成年人对酒精/非酒精刺激以及正性情感/负性情感刺激反应的研究中，也发现了类似的奖赏系统激活表现（Heinz 等，2007）。虽然奖赏系统对酒精刺激的神经反应性增加并不能预测随后的饮酒行为，但在非酒精的正性情感图像刺激下，腹侧纹状体和丘脑反应增强与复发的低风险有关（Heinz 等，2007）。这些有临床意义的研究指出了 MRI 如何评估 AUD 患者的易感性并帮助优化治疗。

研究 AUD 患者对情感刺激的神经反应性，使得我们能够认识与大量饮酒有关的情绪和行为障碍。如果让 AUD 个体决定不同面部表情的强度，与健康对照组相比，他们在精确编码情感强度上并没有不同（Salloum 等，2007）。但是，当编码负性情感刺激（如面对恐惧、悲伤和厌恶）时，饮酒组表现出前扣带回喙部激活减弱。这种观察到的前扣带回情感分离反映了 AUD 患者情感和认知信息整合功能受损，导致社会互动信息解读错误。Gilman 和 Hommer（2008）对 AUD 患者和健康对照呈现可以唤醒正性和负性情感反应的图片，即同时呈现酒精和非酒精饮料的图片。无酒精线索时，和正常对照组相比，AUD 患者面对负性图片时海马旁回、舌回和枕下回激活增强。当负性图片与酒精线索一起呈现时，AUD 患者表现激活减弱，尤其是海马旁回，并表现出整体活动模式与对照组相似。研究者总结这些神经反应强调了 AUD 患者有采用饮酒来减轻疼痛或恐惧情绪的倾向。

大麻

对于长期大量使用大麻是否导致脑结构损害还存在争议（见综述 Quickfall 和 Crockford，2006）。大多数研究并没有发现大麻使用者与未使用者之间有差异，但也有一些研究提示大麻使用者的海马旁回灰质体积减小（Matochik 等，2005）。在功能神经影像研究中，与对照组相比，大麻戒除者存在全脑激活减弱的趋势，前额叶（Lundqvist 等，2001）、扣带回（Pillay 等，2004）与小脑（Block 等，2000）血流量减低。针对大麻残留效应（residual effects）的神经精神研究显示，患者执行功能（Pope 和 Yurgelun-Todd，1996）、注意（Solowij 等，1995）、学习和记忆功能（Solowij 和 Battisti，2008）受损，成年人在戒除一个月后有缓解的趋势（Pope 等，2001），但青少年则无此趋势（Medina 等，2007）。

依据认知任务的执行脑区不同，fMRI 研究发现长期使用大麻会改变多种神经网络的激活，这与大麻受体在大脑广泛分布有关（Chang 和 Chronicle，2007）。在空间工作记忆任务测验中，大量使用大麻者与对照组相比，前额叶、前扣带回（与视空间工作记忆有关）激活增强，额外激活的还有壳核与尾状核（这两个脑区被认为参与代偿细微神经元损伤）（Kanayama 等，2004）。有关青少年的研究结果相似，其空间工作记忆与预期支持的空间知觉和工作记忆网络激活相关（Schweinsburg 等，2008）。与非使用者相比，青少年大麻使用者的右侧顶叶激活增强，右侧背外侧前额叶激活减弱。因此，青少年期大量使用大麻会导致神经网络重组，其特征为依赖执行功能的能力减弱，严重依赖空间复述和注意网络功能（见图 30.1）（Schweinsburg 等，2008）。另一项研究重复了这种空间工作记忆中顶叶的代偿性激活增强，研究发现青少年大麻使用者的任务表现与左侧颞叶激活呈负相关性，非最佳语言策略在非使用者未观察到（Padula 等，2007）。

对移动性的刺激进行视觉跟踪和注意可激活视觉注意网络（背内侧和背外侧前额叶、顶叶和枕叶）（Chang 等，2006）。然而，大麻使用者这些脑区功能性活动相对减弱，但可以观察到额叶、顶叶、颞叶的小部分区域激活，而对照组不存在这种现象。研究者认为，这些差异显示大量使用大麻可导致神经适应性改变（Chang 等，2006）。在听觉工作记忆任务（n-back）中，对照组和吸烟者相比显示海马激活不足，而大麻使用者无此

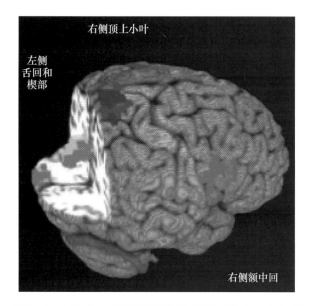

图 30.1　与社会人口学资料匹配的非使用者（*n*=17）相比，青少年大麻使用者（*n*=15）的空间工作记忆相关激活位于右侧顶上小叶（团簇＞1328 *μl*，*P*＜0.05）（标蓝色区域），但在右侧背外侧前额叶减弱（标橙色区域），提示青少年期严重大麻使用史可能与神经网络重组有关，其特征是依赖执行功能的能力减弱，并严重依赖空间复述与注意网络（Schweinsburg 等，2008）（见彩图 30.1）。

表现（Jacobsen 等，2004b）。一项视觉工作记忆任务要求大麻使用者和非使用者记忆目标条目（一组字母），然后决定在接下来的试验中出现的条目是否与引起脑网络激活的任何一个目标条目匹配（扣带回和背侧前额叶皮质的反应没有差异）（Jager 等，2006）。然而，研究者假设大麻使用者顶上小叶可观察到更大幅度的激活，那么对于有频繁大麻使用史的人，该任务需要的神经生理学负荷更高（Jager 等，2006）。一项 Yurgelun-Todd 和同事（1999）主持的研究发现，在完成视觉工作记忆的过程中，既有神经元功能减弱，也有代偿性活动增加。与非使用者相比，大麻使用者背外侧前额叶血流量减少，扣带回激活增强。

很多研究记忆与学习功能的试验都发现长期大量使用大麻会导致神经加工改变（Solowij 和 Battisti，2008）。Nestor 和同事发现在面孔-数字配对的学习和回忆过程中，大麻使用者顶叶和额叶激活减弱，提示额叶介导的联想学习效率降低（Nestor 等，2008）。虽然在记忆测试结果中与对照组相比没有区别，但大麻使用者的海马旁回激活显著增强，这可能是为维持正常记忆信息的神经元功能而出现的代偿性转换。该结果与另一项

证明大麻使用者在图片配对试验中海马旁回反应性降低的研究结果相矛盾（Jager 等，2007）。这些差异可能反映了 Nestor 和同事使用的图片-数字回忆任务的记忆唤起，和后者的图片配对任务的认知记忆范式之间有差异。

在一项评估大麻使用和尼古丁戒断之间交互作用的语言记忆功能研究中，纳入大麻使用和非大麻使用的青少年尼古丁成瘾者，观察两者在吸烟剥夺和即兴吸烟条件（ad-lib smoking conditions）两种情况下的清单学习能力（list-learning abilities）和语言工作记忆能力（Jacobsen 等，2007b）。大麻戒断者吸烟剥夺时表现对言语刺激的延迟回忆受损，允许他们吸烟后又会恢复。相反，对照组在吸烟剥夺和即兴吸烟时语言记忆方面没有差别。在 fMRI 环境下进行语言记忆功能测试，尼古丁戒断使得大麻使用者参与语言加工及工作记忆功能的脑区（顶叶下回、颞上回、后扣带回和右侧海马）激活增强，但在对照组中没有类似影响。结果提示青少年长期大量使用大麻可能对语言学习和记忆有关的神经环路发育有影响，并可在尼古丁戒断的情况下表现出来。

抑制加工（inhibitory processing）是执行功能的一部分，在严重大麻使用者的 fMRI 研究中已有一定了解。当进行改良型 Stroop 色词检验时，研究者要求受试者抑制读单词的过度学习过程，转为从事识别单词颜色（不一致）的较为不自动的过程，大麻使用者表现为前扣带回激活减弱，中扣带回激活显著增强（Gruber 和 Yurgelun-Todd，2005）。此外与对照组相比，大麻使用者双侧背外侧额叶显示出更为弥散的活动性，而对照组只有局灶性、右侧激活。前扣带回不能强烈激活提示执行功能正常，其他皮质区双侧活动增强则反映了神经代偿和采用了其他加工策略（Gruber 和 Yurgelun-Todd，2005）。对青少年大麻使用者进行 go-no-go 抑制加工研究，要求受试者按动按钮回应大多数视觉刺激，而面对目标刺激时不按按钮（Tapert 等，2007）。与年龄匹配的对照组相比，青少年大麻使用者表现出多个皮质区域大幅度激活增强（尤其是背外侧前额叶和顶叶），提示大麻使用者在抑制任务过程中需要补充额外的神经元以保证足够的执行控制功能（见图 30.2）。

如上文中研究所揭示的，大麻使用对脑功能

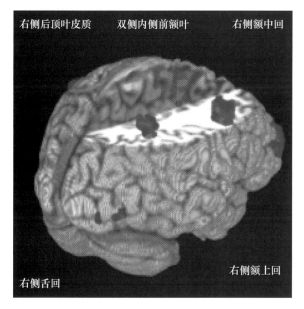

右侧后顶叶皮质　　双侧内侧前额叶　　右侧额中回

右侧额上回

右侧舌回

图 30.2　使用 go-no-go 任务研究青少年大麻使用者的抑制加工，该任务要求受试者对大多数视觉刺激做出反应并按下按钮，但需要对目标刺激做出抑制反应。和年龄匹配的对照组（$n=17$）相比，青少年大麻使用者（$n=16$）表现多个皮质区（以蓝色表示）大幅度激活增强（团簇 $>$ 943 μl，$P<0.05$），包括背外侧前额叶和顶叶，提示大麻使用者在抑制任务过程中需要动员额外的神经元以保证足够的执行控制功能（Tapert 等，2007）（见彩图 30.2）。

的影响在长期戒断后仍然存在。然而，戒断时间会影响大麻相关神经元的性质。Chang 的研究发现戒断时间越长，大麻使用者活动减弱的脑区激活就会增强，提示使用者戒断后，随着时间的推移，其神经功能可逐渐趋于正常（Chang 等，2006）。Yurgelun-Todd 和同事观察到使用者戒断28 天后皮质活动即可正常化（Yurgelun-Todd 等，1999）。但需要注意的是，大麻使用者仍然可表现出功能异常，很多研究发现，使用者在同样的戒断时间（约 1 个月）后，神经反应仍然偏离正常（Padula 等，2007；Pillay 等，2008；Schweinsburg 等，2008；Tapert 等，2007）。

甲基苯丙胺与可卡因

甲基苯丙胺与可卡因是两种最常见的违禁兴奋性药物（SAMHSA，2008），会对大脑多巴胺通路造成长期损害（Volkow 等，1993，2001）。结构性 MRI 提示，两种兴奋剂都可以造成前扣带回和内侧颞叶皮质体积减小（Franklin 等，2002；Thompson 等，2004）。此外，有长期兴奋剂使用史的人表现为广泛皮质血流异常（Chang 等，

2002；Strickland，1993）。神经生理学证据表明，兴奋剂依赖个体戒断后 2～5 周后，执行功能和学习记忆功能损害依然存在（Beatty 等，1995；Berry 等，1993；Scott 等，2007），甚至戒断 1 年后仍有精神运动速度和注意保持的损害（Toomey 等，2003）。

一些神经影像学研究专注于兴奋剂依赖者执行功能障碍的神经机制。在一项反应抑制研究中，研究者使用 go-no-go 任务证明可卡因使用者较非使用者的抑制控制更差（Kaufman 等，2003）。事件相关 fMRI 研究的设计使得我们能够分析成功的抑制试验，并发现可卡因使用者反应抑制时前扣带回与右侧岛叶激活减弱。另一个反应抑制任务过程中，当工作记忆负荷增加时，受试者前扣带回和右侧前额叶活动减退（Hester 和 Garavan，2004）。此外，研究者发现可卡因使用者前扣带回激活随着工作记忆负荷增加保持不变，而非使用者相同脑区表现出反应增强以应对认知需求的增加。在甲基苯丙胺使用者中还可观察到类似的额叶-执行系统功能障碍。在一项决策任务中，甲基苯丙胺使用者比非使用者倾向于更多的刺激驱动反应，两组被试虽然大多数脑区的激活相似，但甲基苯丙胺使用者背外侧前额叶与眶额区激活减弱（Paulus 等，2002）。一项后续研究发现，和非使用者相比，甲基苯丙胺使用者对决策试验中成功或失败的敏感性较低，这种信息加工的差异与双侧额中回激活减弱有关（Paulus 等，2003）。研究者指出，这些发现阐明了兴奋剂依赖者基于习惯的学习的神经机制，兴奋剂使用者基于刺激驱使的体验来选择做出反应，但基本不在意结果成功与否。

与酒精依赖研究相似，很多研究关注兴奋剂依赖者的线索反应和渴求。在一项较早的可卡因使用者线索诱发渴求的 fMRI 研究中，Garavan 发现观看可卡因线索影像时，使用者的一些脑区比非使用者激活增强（包括前额叶皮质、前后扣带回，双侧顶叶）（Garavan 等，2000）。暴露于性唤起场景的影像时引起的神经网络激活，与渴求相关激活有重叠。然而和性刺激线索相比，可卡因使用者看到可卡因线索时 3 个脑区显著激活（前扣带回、右侧顶下小叶、尾状核）。这些发现提示可卡因渴求受到相同神经环路的支持，该环路在性唤起和奖赏刺激加工过程中激活，长期可

卡因使用者会导致大脑奖赏通路重组，从而改变自然的情感驱动（Garavan 等，2000）。主观报告可卡因渴求也与边缘系统、前扣带回和眶额皮质的多巴胺奖赏系统相关（Risinger 等，2005）。其他研究呈现可卡因视觉线索前扣带回激活增强的结果得以重复，此后，开始体验渴求的可卡因使用者出现某些脑区激活，并且与观看悲伤情感刺激时对照组的神经反应性相似（Wexler 等，2001）。研究者指出，在使用者中，可卡因线索引起的反应与烦躁不安状态相关的神经活动之间有生理上的联系。

鉴于药物渴求感在情绪应激时会增加（Jaffe 等，1989），一些研究者利用 fMRI 研究兴奋剂依赖者经历负性情绪时的神经反应。Goldstein 及同事给可卡因使用者提供关于药物的语言线索，发现受试者以更为负性的情绪来评价这些词语时，背侧前扣带回皮质激活增强（Goldstein 等，2007）。这可能反映经历渴求时使用者的线索相关想法具有侵入性和负性的本质。与非使用者相比，甲基苯丙胺使用者暴露于恐惧和愤怒面孔时背侧前扣带回有相同的过度激活（Payer 等，2007）。研究者认为，对负性线索过度敏感可以解释兴奋剂依赖者常见的社会情感功能障碍的机制。与这些结果相反，Sinha 发现引导可卡因使用者想象或回忆应激环境时，前扣带回和海马旁回激活减弱，而尾状核和壳核激活增强（Sinha 等，2005）。这种可卡因依赖者的激活模式被解释为应激体验时无法做出认知控制和情感调节，而是依赖自主的、基于习惯的强迫行为（由背侧纹状体支持），这或许能解释情绪应激过程中复发行为的潜在机制。

为了明确 fMRI 激活模式是否可以预测甲基苯丙胺使用者的复发，Paulus 和同事采用双向选择决策任务来研究近期戒断者在随后 1 年的复发行为（Paulus 等，2005）。后扣带回、右侧岛叶和颞叶皮质的原始神经反应模式可以准确预测是否复发。甲基苯丙胺复发者控制决策行为的脑网络激活减弱。相反，在一项 fMRI 研究中，当可卡因依赖者 2 周住院戒断后再次暴露于药物线索时，脑网络激活增强（左侧中央前回、颞上回、后扣带回、右侧颞中回和舌回皮质），并且与门诊物质滥用治疗 10 周后疗效差呈相关性（Kosten 等，2006）。与未复发者相比，可卡因复发者感

觉、运动皮质和边缘系统皮质对药物线索的高反应性可能是复发易感性的潜在机制，并能在戒断早期识别。

阿片类

长期阿片类物质依赖与很多神经病理学改变有关，但是缺少大体解剖学异常的证据（见综述 Büttner 和同事，2000）。有案例表明，阿片依赖者有脑部缺氧缺血、损伤及脓肿形成，但这些结果往往被归于药物引发的呼吸问题、药物混杂物的不良效应或不消毒注射导致的感染（Büttner 等，2000）。成人阿片依赖者 SPECT 研究表明额叶、颞叶和顶叶灌注减少，长期戒断后可有部分恢复（Rose 等，1996）。采用结构 MRI 发现，与非使用者相比，阿片使用者大脑侧裂增宽及脑室增宽，提示某些大脑萎缩与长期使用阿片类有关（Kivisaari 等，2004）。虽然阿片使用者大多数领域的神经心理功能没有明显损害，但言语流畅性和认知灵活性的损害是可以观察到的，有证据表明持续戒断可使认知功能恢复（Davis 等，2002）。

最早使用 fMRI 评估阿片依赖者认知功能的研究发现，受试者在完成反应抑制任务时前扣带回激活减弱（Forman 等，2004）。此外，与正常对照组不同，阿片依赖者错误率和大脑激活之间没有明显联系。研究者认为这种错误相关的前扣带回激活也许会导致阿片成瘾者的冲动行为。Lee 和同事也报道了相同的结果，提示海洛因使用者在完成 go-no-go 任务时前扣带回和左侧额下回活动减弱，反映了自我监控和认知控制缺失（Lee 等，2005）。非使用者在反应抑制过程中会激活结构网络（包括内侧前额叶皮质、前扣带回、额上回和岛叶），而海洛因使用者则表现为显著激活不足（Fu 等，2008）。一项磁共振波谱分析和事件相关 fMRI 相结合的研究要求受试者无视多个认知干扰源而完成目标探测任务，与健康对照组相比，阿片依赖者在任务中表现为额叶、顶叶和小脑任务相关激活增强，前扣带回 N-乙酰天门冬氨酸和谷氨酸/谷氨酰胺浓度减少（Yücel 等，2007）。与此前的研究结果相同，研究者还发现阿片依赖者前扣带回激活和行为学测查结果之间并未观察到预期的相关性。综上所述，这些研究提示阿片成瘾后，前扣带回

生化和生理学异常可能需要代偿性启用额顶叶和小脑来完成抑制控制。

为了比较自然情况下的渴求与阿片线索引起的渴求，Xiao 和同事检测了海洛因戒断者暂时剥夺饮水时看到药物相关和水相关线索时的神经反应（Xiao 等，2006）。他们发现水相关线索引起了预期的前扣带回激活，而药物相关线索可以引起更广泛的网络激活，包括额下回、梭状回及小脑。这些结果提示阿片引起渴求的神经基础与基本生理渴求不同。当进行美沙酮治疗时，海洛因成瘾者接受每日美沙酮治疗前，几个脑区（眶额皮质、前扣带回、海马、岛叶和右侧杏仁核）对药物相关线索的反应比对中性线索的反应均显著增高（Langleben 等，2008）。接受美沙酮治疗后，除了前扣带回和眶额皮质，使用者所有对药物相关线索敏感的脑区均有激活减弱，提示即便接受了美沙酮治疗，渴求的易感性依然持续。Xu 和同事给阿片戒断者药物相关线索和情感线索，比较电针疗法前后 fMRI 下脑的激活情况（Xu 等，2008）。在电针治疗前，面对药物相关线索，阿片使用者多个脑区表现出预期的高度激活，高于情感线索。然而在接受电针治疗后，阿片组面对药物相关线索时激活减弱，而面对情绪线索时神经反应则更为正常化地增强。

MDMA

3,4-亚甲基二氧甲基苯丙胺（3,4-methylene-dioxymethamphetamine，MDMA）是具有复杂药理学作用的药物（Cowan，2007，综述），对大脑有广泛的影响。MDMA 有多种制剂（有时称为"摇头丸"），种类多样，每一种的化学组成均略有不同（Tanner-Smith，2006）。MDMA 使用造成 5-羟色胺通路退行性变，全脑或局部脑区 5-羟色胺受体下调，转运体再摄取水平降低（Cowan，2007）。MDMA 长期使用者表现为轻度到中度认知损害，其中学习和记忆损害最严重（Zakzanis 等，2007）。

在完成工作记忆任务时，与非使用者相比，MDMA 使用者前额叶、海马和基底节激活增强（Moeller 等，2004）。这种支持工作记忆和持续注意的结构网络激活增强反映出 MDMA 使用者神经元反应效率低下。另一项研究使用 n-back 检测工作记忆，其结果更为模棱两可（Daumann

等，2003a），如果采用保守的统计学标准，则不会发现 MDMA 使用者和非使用者之间大脑激活有差异。然而标准放宽后，则发现 MDMA 使用者右侧顶叶激活增强及左侧额叶、颞叶反应性降低。在一项随访研究中，研究者发现与高剂量 MDMA 直接相关的顶叶激活，在基线测试后 18 个月，持续使用者比维持戒断者激活程度更高（Daumann 等，2004）。

为了评估 MDMA 使用者的海马功能，Daumann 和同事（2005）比较了使用者和非使用者在编码和记忆再唤起任务中的神经反应。他们发现虽然两组人群记忆功能完成情况相同，但 MDMA 使用者左侧海马激活减弱并且激活空间更为局限。相反，与年龄匹配的对照组相比，青少年 MDMA 使用者在工作记忆任务中左侧海马激活显著增强（Jacobsen 等，2004a）。此外，戒断时间越长海马激活水平越低，提示持续 MDMA 戒断后海马具有潜在的功能恢复。这些结果证实 MDMA 对海马 5-羟色胺神经元的毒性效应导致海马功能失调。

鉴于 MDMA 使用者中多种物质滥用的共病率较高，要了解单独由 MDMA 造成的认知和神经损害后果有些困难。利用回归分析，Jager 和同事（2008）在对多种药物使用者的神经认知功能进行评估时，同时评估了 MDMA 和其他药物的独立影响。在一项 fMRI 范式测试的 3 个认知领域中，其中两个（工作记忆和注意）不受 MDMA 影响，第 3 个（联想记忆）受到 MDMA 影响而受损，并与左侧背外侧前额叶激活减弱和右侧枕中回激活增强呈相关性。在单纯研究 MDMA 使用对工作记忆影响的试验中，受试者被分为 3 组，MDMA 使用不合并其他药物使用史组、MDMA 使用合并多种药物使用组、非使用者对照组（Daumann 等，2003b）。结果发现三组工作记忆完成情况相同，但是与其他两组相比，单纯 MDMA 组的颞下回、角回和纹状皮质激活减弱。综上，这些研究提示使用 MDMA 导致的神经反应改变可以单独归于 MDMA 的毒性作用，但是可能受到多种药物使用的影响。

尼古丁

尼古丁可以强烈地激活大脑奖赏系统，与多巴胺能神经元胞体上的受体结合，导致伏隔核多巴胺水平升高（Ray 等，2008）。结构 MRI 研究发现，吸烟者额叶、枕叶、内侧颞叶存在广泛的灰质体积减小（Gallinat 等，2006）。重要的是，香烟的很多神经损害不单来自尼古丁，还与暴露于烟草燃烧时引起的氧化应激、炎症和动脉粥样硬化过程有关（Swan 和 Lessov-Schlaggar，2007）。虽然急性大量使用尼古丁可以提高认知功能（Potter 和 Newhouse，2008），但尼古丁戒断会减慢信息加工、干扰工作记忆和导致其他认知损害（Blake 和 Smith，1997；Snyder 等，1989）。

不过，吸烟者在完成有不同等级认知负荷的 n-back 工作记忆任务时，Xu 和同事发现如果允许受试者在试验当天吸烟，则随着任务难度增加，左侧背外侧前额叶激活增强（Xu 等，2005）。然而，如果受试者在测试前戒烟 14～16 小时，同样的背外侧前额叶激活增强却与任务难度无关了。该结果提示工作记忆在尼古丁戒断期效率下降。同一研究者的后续研究发现，经过一晚的戒断后，测试前允许受试者短暂吸烟，其工作记忆任务中的大脑激活模式与健康人群相似（Xu 等，2006）。青少年吸烟者与成年人的研究结果一样，如果在工作记忆任务前戒断一段时间，测试时会出现左侧前额叶、左侧顶下小叶激活增强（Jacobsen 等，2007a）。因此，鉴于青少年吸烟者吸烟时间远远比成年吸烟者短，但是也观察到与尼古丁戒断相关的皮质效率降低，那么可以推断其发展相当迅速。即使短到仅仅 1 小时剥夺吸烟，尼古丁戒断的神经效应也可以观察到，也就是说，在即兴吸烟条件下（允许受试者测试快开始时吸烟），也可以发现吸烟者在完成认知干扰任务时右侧前额叶皮质激活增强（Xu 等，2007）。

很多研究评估了尼古丁依赖者的线索活动性。

这些研究一般是给戒烟者呈现吸烟相关的视觉线索（图片、视频、虚拟环境刺激），导致视空间、注意和奖赏环路激活比呈现自然线索时显著增高（Brody 等，2007；David 等，2005；Due 等，2002；J. H. Lee 等，2005）。吸烟线索的神经反应与主观报告渴求和吸烟期望呈相关性（McBride 等，2006；McClernon 等，2005），有时受性别和种族影响（McClernon 等，2007；Okuyemi 等，2006）。虽然这些试验中戒烟时间不同，但一致的证据表明线索引发的尼古丁渴求可以激活尼古丁奖赏通路，包括前额叶、前扣带回及边缘系统。

小结

过去 10 年的 fMRI 研究大大扩展了我们对长期大量酒精和其他药物使用对脑认知功能和奖赏过程影响的认识，指出了与可能的最佳治疗反应有关的神经学特征。在酒精、大麻、兴奋剂和阿片类物质中，我们发现认知挑战（如工作记忆和执行控制任务）显示的激活模式往往提示神经代偿机制。也就是说，SUDs 患者在任务中表现很好，但某些脑区反应降低（即无法启用）而某些脑区反应增加（即代偿）。在成瘾物质中，呈现成瘾相关线索会引起激活增强，尤其是奖赏系统（伏隔核）、边缘系统（杏仁核）以及与边缘系统连接紧密的执行处理脑区（前额叶和前扣带回）。在治疗过程中，对线索高反应以及对认知决策任务低反应与复发的风险增加有关。不同种类物质的不同结果可能与社会人口学因素、每种物质的直接或间接神经毒性影响与戒断反应以及每种化合物对脑血管的长期影响有关。物质滥用不同的 fMRI 范式结果在表 30.1 中详细呈现。

表 30.1 物质滥用障碍个体的 fMRI 研究总结

物质	认知领域	神经相关性	结果
酒精	空间工作记忆	额顶叶通路	额叶激活减弱（Pfefferbaum 等，2001；Tapert 等，2001，2004a），背侧 "where" 流（Pfefferbaum 等，2001；Rosenbloom 等，2007）"what" 流下部/腹侧激活增强，反映了策略/神经元网络更换（Pfefferbaum 等，2001；Tapert 等，2004a）
	语言工作记忆	左侧额叶，右侧小脑	语言学习记忆环路无效率地过度激活，伴有广泛性双侧皮质区代偿性补充（Desmond 等，2003）
	线索反应性	前额叶皮质，腹侧纹状体，前扣带回	奖赏加工特异性注意、工作记忆和决策制定通路反应性提高，愉快行为强化（George 等，2001；Tapert 等，2003，2004a；Wrase 等，2002）

续表

物质	认知领域	神经相关性	结果
		边缘系统	影响习得性联想的情感性渴求中枢激活增强（Myrick 等，2004；Schneider 等，2001；Tapert 等，2003）
	情感反应	前扣带回	对整合情感和认知信息重要的脑区激活减弱（Salloum 等，2007）
		海马旁回	腹侧"what"流对情感性负性刺激反应增高，给予呈现酒精线索后恢复正常（Gilman 和 Hommer，2008）
大麻	空间工作记忆	前额叶皮质，前扣带回	预期支持任务完成的中间和额叶网络反应更强（Kanayama 等，2004；Padula 等，2007；Schweinsburg 等，2008）伴有补充额外皮质区以代偿或支持更换策略（Padula 等，2007）
	听觉工作记忆	海马	记忆加工过程中功能障碍性高度激活（Jacobsen 等，2004b）
	视觉工作记忆	前额叶皮质，前扣带回	前额叶（Yurgelun-Todd 等，1999）和顶叶（Jager 等，2006）反应正常化减退伴有前扣带回代偿性过度激活，提示任务要求繁重
	学习和记忆再唤起	中额叶和海马旁回	学习过程中注意网络激活减弱以及记忆形成环路反应增强（Jacobsen 等，2007b；Nestor 等，2008）
	认知记忆	海马旁回	记忆环路反应减弱（Jager 等，2007）
	执行控制	前额叶皮质，前扣带回	双侧背外侧前额叶和顶叶皮质补充以达到足以完成任务；错误监控激活减弱（前扣带回）（Gruber 和 Yurgelun-Todd，2005；Tapert 等，2007）
兴奋剂	执行控制	前扣带回，岛叶，前额叶皮质	额叶执行系统激活不足不能适应认知负荷改变（Hester 和 Garavan，2004；Kaufman 等，2003；Paulus 等，2002）并且与计划功能差（Paulus 等，2003）和复发风险增加呈相关性（Paulus 等，2005）
	线索反应性	前额叶皮质，前扣带回，顶叶	内侧额叶注意系统过度激活与奖赏加工相关（Garavan 等，2000；Risinger 等，2005；Wexler 等，2001）
		尾状核，边缘系统	渴求相关激活的脑区与支持性冲动和情感调节的网络有重叠（Garavan 等，2000；Risinger 等，2005；Wexler 等，2001）
情感反应	前扣带回		激活增强反映了看到情感线索时对负性刺激过度注意（Goldstein 等，2007；Payer 等，2007）
			应激指导意象过程中激活减弱反映了无法运用认知控制（Sinha 等，2005）
阿片类	执行控制	前扣带回，额下回	反应抑制网络激活减弱（Forman 等，2004；Fu 等，2008；T. M. C. Lee 等，2005）引起顶叶和小脑代偿性补充（Yücel 等，2007）
	线索反应性	前扣带回，眶额皮质，梭状回	渴求环路激活增强并伴有多个脑区广泛受到牵涉（Langleben 等，2008；Xiao 等，2006；Xu 等，2008）
MDMA	工作记忆	前额叶皮质，海马	维持注意和工作记忆网络激活增强反映了神经元反应效率低下（Jacobsen 等，2004a；Moeller 等，2004）
		颞叶	激活减弱可能反映了 5-羟色胺能通路损坏（Daumann 等，2003a；2003b）
	学习和记忆再唤起	海马，前额叶皮质	记忆形成环路激活减弱（Daumann 等，2005；Jager 等，2008）
尼古丁	工作记忆	左侧前额叶皮质	维持注意环路激活增强提示神经元反映效率低下，及时降低任务难度（Jacobsen 等，2007a；Xu 等，2005）
	执行控制	右侧前额叶皮质	完成需要过滤干扰信息的任务时激活更高（Xu，2007）
	线索反应性	前额叶皮质，前扣带回，边缘系统	视空间、注意和奖赏环路激活增强（Brody 等，2007；David 等，2005；Due 等，2002；J. H. Lee 等，2005）

389

几个重要的方法学问题对该领域未来的研究非常关键。首先，多种物质使用很常见，所以研究既需要设置多个对照组（如 MDMA 使用者；与 MDMA 使用者使用相同物质但无 MDMA 使用史者；非使用者），还需要大样本并认真收集每种药物分类的连续测量值，以便可以统计相关变异（包括潜在交互作用影响）。第二，必须考虑 fMRI 研究时受试者戒断的时间，因为结果可能与中毒、戒断和早期恢复有关，还可能取决于最近一次物质使用至今的长期影响。关于这个问题，可通过多种渠道的资料来明确受试者自诉的物质使用情况（如自诉、家属报告、生物学证明）。第三，不能以使用者和非使用者的横断面比较来推断因果关系，因为很多早于物质使用的特征（如家族史、出生前物质暴露、脑外伤、品行障碍、抑制缺陷和情感障碍）可以解释当前的发现，纵向研究有助于确定物质滥用导致的改变是在 BOLD 反应模式之前还是之后。最后，大多数物质滥用对脑血管有不良影响，需要在观察到的 BOLD 异常反应进行总结之前排除。

致谢

本工作得到美国国家药物滥用研究所（1R01 DA021182-03，1 P20 DA024194-02）和国家酒精滥用和酒精中毒研究所（5R01 AA13419-07）的资金支持。

框 30.2　要点归纳

- SUD 人群的 fMRI 激活与认知功能、奖赏环路和治疗反应有关。
- 虽然 SUD 个体在一些认知任务中表现正常，但也可表现出一些脑区神经反应减弱，同时伴有其他脑区的代偿性反应增强。
- 进行神经影像学检查时的戒断时间能决定 fMRI 结果是否与中毒、戒断或长期使用有关。
- 在进行物质滥用 fMRI 激活研究前，需排除药物引起的脑血管改变。

参考文献

American Psychiatric Association. 1994. *DSM-IV: Diagnostic and Statistical Manual of Mental Disorders – 4th Edition*. Washington, DC: APA.

Beatty W W, Katzung V M, Moreland V J and Nixon S J. 1995. Neuropsychological performance of recently abstinent alcoholics and cocaine abusers. *Drug Alcohol Depend* **37**, 247–53.

Berry J, Van Gorp W G, Herzberg D S, *et al.* 1993. Neuropsychological deficits in abstinent cocaine abusers: Preliminary findings after two weeks of abstinence. *Drug Alcohol Depend* **32**, 231–7.

Blake J and Smith A. 1997. Effects of smoking and smoking deprivation on the articulatory loop of working memory. *Hum Psychopharmacol* **12**, 259–64.

Block R I, O'Leary D S, Hichwa R D, *et al.* 2000. Cerebellar hypoactivity in frequent marijuana users. *Neuroreport* **11**, 749–53.

Brody A L, Mandelkern M A, Olmstead R E, *et al.* 2007. Neural substrates of resisting craving during cigarette cue exposure. *Biol Psychiatry* **62**, 642–51.

Büttner A, Mall G, Penning R and Weis S. 2000. The neuropathology of heroin abuse. *Foren Sci Int* **113**, 435–42.

Chang L and Chronicle E P. 2007. Functional imaging studies in cannabis users. *The Neuroscientist* **13**, 422.

Chang L, Ernst T, Speck O, *et al.* 2002. Perfusion MRI and computerized cognitive test abnormalities in abstinent methamphetamine users. *Psychiatry Res Neuroimag* **114**, 65–79.

Chang L, Yakupov R, Cloak C and Ernst T. 2006. Marijuana use is associated with a reorganized visual–attention network and cerebellar hypoactivation. *Brain* **129**, 1096.

Cowan R L. 2007. Neuroimaging research in human MDMA users: A review. *Psychopharmacology* **189**, 539–56.

Daumann J, Fimm B, Willmes K, Thron A and Gouzoulis-Mayfrank E. 2003a. Cerebral activation in abstinent ecstasy (MDMA) users during a working memory task: A functional magnetic resonance imaging (fMRI) study. *Cogn Brain Res* **16**, 479–87.

Daumann J, Fischermann T, Heekeren K, Henke K, Thron A and Gouzoulis-Mayfrank E. 2005. Memory-related hippocampal dysfunction in poly-drug ecstasy (3, 4-methylenedioxymethamphetamine) users. *Psychopharmacology* **180**, 607–11.

Daumann J, Fischermann T, Heekeren K, Thron A and Gouzoulis-Mayfrank E. 2004. Neural mechanisms of working memory in ecstasy (MDMA) users who continue or discontinue ecstasy and amphetamine use: Evidence from an 18-month longitudinal functional magnetic resonance imaging study. *Biol Psychiatry* **56**, 349–55.

Daumann J, Schnitker R, Weidemann J, Schnell K, Thron A and Gouzoulis-Mayfrank E. 2003b. Neural correlates of working memory in pure and polyvalent ecstasy (MDMA) users. *Neuroreport* **14**, 1983.

David S P, Munafn M R, Johansen-Berg H, *et al.* 2005. Ventral striatum/nucleus accumbens activation to smoking-related pictorial cues in smokers and nonsmokers: A functional magnetic resonance imaging study. *Biol Psychiatry* **58**, 488–94.

Davis P E, Liddiard H and McMillan T M. 2002. Neuropsychological deficits and opiate abuse. *Drug Alcohol Depend* **67**, 105–08.

Desmond J E, Chen S H A, DeRosa E, Pryor M R, Pfefferbaum A and Sullivan E V. 2003. Increased frontocerebellar activation in alcoholics during verbal working memory: An fMRI study. *Neuroimage* **19**, 1510–20.

Due D L, Huettel S A, Hall W G and Rubin D C. 2002. Activation in mesolimbic and visuospatial neural circuits elicited by smoking cues: Evidence from functional magnetic resonance imaging. *Am J Psychiatry* **159**, 954–60.

Forman S D, Dougherty G G, Casey B J, *et al.* 2004. Opiate addicts lack error-dependent activation of rostral anterior cingulate. *Biol Psychiatry* **55**, 531–7.

Franklin T R, Acton P D, Maldjian J A, *et al.* 2002. Decreased gray matter concentration in the insular, orbitofrontal, cingulate, and temporal cortices of cocaine patients. *Biol Psychiatry* **51**, 134–42.

Fu L P, Bi G H, Zou Z T, *et al.* 2008. Impaired response inhibition function in abstinent heroin dependents: An fMRI study. *Neurosci Lett* **438**, 322–6.

Gallinat J, Meisenzahl E, Jacobsen L K, *et al.* 2006. Smoking and structural brain deficits: A volumetric MR investigation. *Eur J Neurosci* **24**, 1744–50.

Garavan H, Pankiewicz J, Bloom A, *et al.* 2000. Cue-induced cocaine craving: Neuroanatomical specificity for drug users and drug stimuli. *Am J Psychiatry* **157**, 1789–98.

George M S, Anton R F, Bloomer C, *et al.* 2001. Activation of prefrontal cortex and anterior thalamus in alcoholic subjects on exposure to alcohol-specific cues. *Arch Gen Psychiatry* **58**, 345–52.

Gilman J M and Hommer D W. 2008. Modulation of brain response to emotional images by alcohol cues in alcohol-dependent patients. *Addiction Biol* **13**, 423–34.

Goldstein R Z, Tomasi D, Rajaram S, *et al.* 2007. Role of the anterior cingulate and medial orbitofrontal cortex in processing drug cues in cocaine addiction. *Neuroscience* **144**, 1153–9.

Gruber S A and Yurgelun-Todd D A. 2005. Neuroimaging of marijuana smokers during inhibitory processing: A pilot investigation. *Cogn Brain Res* **23**, 107–18.

Grüsser S M, Wrase J, Klein S, *et al.* 2004. Cue-induced activation of the striatum and medial prefrontal cortex is associated with subsequent relapse in abstinent alcoholics. *Psychopharmacology* **175**, 296–302.

Heinz A, Wrase J, Kahnt T, *et al.* 2007. Brain activation elicited by affectively positive stimuli is associated with a lower risk of relapse in detoxified alcoholic subjects. *Alcohol Clin Exp Res* **31**, 1138–47.

Hester R and Garavan H. 2004. Executive dysfunction in cocaine addiction: Evidence for discordant frontal, cingulate, and cerebellar activity. *J Neurosci* **24**, 11 017–22.

Jacobsen L K, Mencl W E, Constable R T, Westerveld M and Pugh K R. 2007a. Impact of smoking abstinence on working memory neurocircuitry in adolescent daily tobacco smokers. *Psychopharmacology* **193**, 557–66.

Jacobsen L K, Mencl W E, Pugh K R, Skudlarski P and Krystal J H. 2004a. Preliminary evidence of hippocampal dysfunction in adolescent MDMA ("ecstasy") users: Possible relationship to neurotoxic effects. *Psychopharmacology (Berl)* **173**, 383–90.

Jacobsen L K, Mencl W E, Westerveld M and Pugh K R. 2004b. Impact of cannabis use on brain function in adolescents. *Ann N Y Acad Sci* **1021**, 384–90.

Jacobsen L K, Pugh K R, Constable R T, Westerveld M and Mencl W E. 2007b. Functional correlates of verbal memory deficits emerging during nicotine withdrawal in abstinent adolescent cannabis users. *Biol Psychiatry* **61**, 31–40.

Jaffe J H, Cascella N G, Kumor K M and Sherer M A. 1989. Cocaine-induced cocaine craving. *Psychopharmacology* **97**, 59–64.

Jager G, de Win M M L, van der Tweel I, *et al.* 2008. Assessment of cognitive brain function in ecstasy users and contributions of other drugs of abuse: Results from an fMRI study. *Neuropsychopharmacology* **33**, 247.

Jager G, Kahn R S, Van Den Brink W, Van Ree J M and Ramsey N F. 2006. Long-term effects of frequent cannabis use on working memory and attention: An fMRI study. *Psychopharmacology* **185**, 358–68.

Jager G, Van Hell H H, De Win M M L, *et al.* 2007. Effects of frequent cannabis use on hippocampal activity during an associative memory task. *Eur Neuropsychopharmacol* **17**, 289–97.

Kanayama G, Rogowska J, Pope H G, Gruber S A and Yurgelun Todd D A. 2004. Spatial working memory in heavy cannabis users: A functional magnetic resonance imaging study. *Psychopharmacology* **176**, 239–47.

Kaufman J N, Ross T J, Stein E A and Garavan H. 2003. Cingulate hypoactivity in cocaine users during a GO-NOGO task as revealed by event-related functional magnetic resonance imaging. *J Neurosci* **23**, 7839–43.

Kivisaari R, Kähkönen S, Puuskari V, Jokela O, Rapeli P and Autti T. 2004. Magnetic resonance imaging of severe, long-term, opiate-abuse patients without neurologic symptoms may show enlarged cerebrospinal spaces but no signs of brain pathology of vascular origin. *Arch Med Res* **35**, 395–400.

Kosten T R, Scanley B E, Tucker K A, *et al.* 2006. Cue-induced brain activity changes and relapse in cocaine-dependent patients. *Neuropsychopharmacology* **31**, 644–50.

Langleben D D, Ruparel K, Elman I, *et al.* 2008. Acute effect of methadone maintenance dose on brain fMRI response to heroin-related cues. *Am J Psychiatry* **165**, 390.

Lee J H, Lim Y, Wiederhold B K and Graham S J. 2005. A functional magnetic resonance imaging (fMRI) study of cue-induced smoking craving in virtual environments. *Appl Psychophysiol Biofeedb* **30**, 195–204.

Lee T M C, Zhou W, Luo X, Yuen K S L, Ruan X and Weng

X. 2005. Neural activity associated with cognitive regulation in heroin users: A fMRI study. *Neurosci Lett* **382**, 211–6.

Lundqvist T, Jonsson S and Warkentin S. 2001. Frontal lobe dysfunction in long-term cannabis users. *Neurotoxicol Teratol* **23**, 437–43.

Matochik J A, Eldreth D A, Cadet J L and Bolla K I. 2005. Altered brain tissue composition in heavy marijuana users. *Drug Alcohol Depend* **77**, 23–30.

McBride D, Barrett S P, Kelly J T, Aw A and Dagher A. 2006. Clinical research effects of expectancy and abstinence on the neural response to smoking cues in cigarette smokers: An fMRI study. *Neuropsychopharmacology* **31**, 2728–38.

McClernon F J, Hiott F B, Huettel S A and Rose J E. 2005. Abstinence-induced changes in self-report craving correlate with event-related fMRI responses to smoking cues. *Neuropsychopharmacology* **30**, 1940.

McClernon F J, Kozink R V and Rose J E. 2007. Individual differences in nicotine dependence, withdrawal symptoms, and sex predict transient fMRI-BOLD responses to smoking cues. *Neuropsychopharmacology* **33**, 2148.

Medina K L, Hanson K L, Schweinsburg A D, Cohen-Zion M, Nagel B J and Tapert S F. 2007. Neuropsychological functioning in adolescent marijuana users: Subtle deficits detectable after a month of abstinence. *J Int Neuropsychol Soc* **13**, 807–20.

Moeller F G, Steinberg J L, Dougherty D M, Narayana P A, Kramer L A and Renshaw P F. 2004. Functional MRI study of working memory in MDMA users. *Psychopharmacology* **177**, 185–94.

Myrick H, Anton R F, Li X, *et al.* 2004. Differential brain activity in alcoholics and social drinkers to alcohol cues: Relationship to craving. *Neuropsychopharmacology* **29**, 393–402.

Nestor L, Roberts G, Garavan H and Hester R. 2008. Deficits in learning and memory: Parahippocampal hyperactivity and frontocortical hypoactivity in cannabis users. *Neuroimage* **40**, 1328–39.

Okuyemi K S, Powell J N, Savage C R, *et al.* 2006. Enhanced cue-elicited brain activation in African American compared with Caucasian smokers: An fMRI study. *Addiction Biol* **11**, 97–106.

Padula C B, Schweinsburg A D and Tapert S F. 2007. Spatial working memory performance and fMRI activation interactions in abstinent adolescent marijuana users. *Psychol Addict Behav* **21**, 478.

Paulus M P, Hozack N, Frank L, Brown G G and Schuckit M A. 2003. Decision making by methamphetamine-dependent subjects is associated with error-rate-independent decrease in prefrontal and parietal activation. *Biol Psychiatry* **53**, 65–74.

Paulus M P, Hozack N E, Zauscher B E, *et al.* 2002. Behavioral and functional neuroimaging evidence for prefrontal dysfunction in methamphetamine-dependent subjects. *Neuropsychopharmacology* **26**, 53–63.

Paulus M P, Tapert S F and Schuckit M A. 2005. Neural

activation patterns of methamphetamine-dependent subjects during decision making predict relapse. *Arch Gen Psychiatry* **62**, 761–8.

Payer D E, Lieberman M D, Monterosso J R, Xu J, Fong T W and London E D. 2007. Differences in cortical activity between methamphetamine-dependent and healthy individuals performing a facial affect matching task. *Drug Alcohol Depend* **93**, 93–102.

Pfefferbaum A, Desmond J E, Galloway C, Menon V, Glover G H and Sullivan E V. 2001. Reorganization of frontal systems used by alcoholics for spatial working memory: An fMRI study. *Neuroimage* **14**, 7–20.

Pfefferbaum A, Sullivan E V, Mathalon D H and Lim K O. 1997. Frontal lobe volume loss observed with magnetic resonance imaging in older chronic alcoholics. *Alcohol Clin Exp Res* **21**, 521–9.

Pillay S S, Rogowska J, Kanayama G, *et al.* 2008. Cannabis and motor function: fMRI changes following 28 days of discontinuation. *Exp Clin Psychopharmacol* **16**, 22.

Pillay S S, Rogowska J, Kanayama G, *et al.* 2004. Neurophysiology of motor function following cannabis discontinuation in chronic cannabis smokers: An fMRI study. *Drug Alcohol Depend* **76**, 261–71.

Pope H G and Yurgelun-Todd D. 1996. The residual cognitive effects of heavy marijuana use in college students. *JAMA* **275**, 521–7.

Pope J H G, Gruber A J, Hudson J I, Huestis M A and Yurgelun-Todd D. 2001. Neuropsychological performance in long-term cannabis users. *Am Med Assoc* **58**, 909–15.

Potter A S and Newhouse P A. 2008. Acute nicotine improves cognitive deficits in young adults with attention-deficit/hyperactivity disorder. *Pharmacol Biochem Behav* **88**, 407–17.

Quickfall J and Crockford D. 2006. Brain neuroimaging in cannabis use: A review. *J Neuropsychiatry Clin Neurosci* **18**, 318.

Ray R, Loughead J, Wang Z, *et al.* 2008. Neuroimaging, genetics and the treatment of nicotine addiction. *Behav Brain Res* **193**, 159–69.

Risinger R C, Salmeron B J, Ross T J, *et al.* 2005. Neural correlates of high and craving during cocaine self-administration using BOLD fMRI. *Neuroimage* **26**, 1097–108.

Rose J S, Branchey M, Buydens-Branchey L, *et al.* 1996. Cerebral perfusion in early and late opiate withdrawal: A technetium-99m-HMPAO SPECT study. *Psychiatry Res Neuroimag* **67**, 39–47.

Rosenbloom M J, Sullivan E V, Sassoon S A, *et al.* 2007. Alcoholism, HIV infection, and their comorbidity: Factors affecting self-rated health-related quality of life. *J Stud Alcohol* **68**, 115–25.

Salloum J B, Ramchandani V A, Bodurka J, *et al.* 2007. Blunted rostral anterior cingulate response during a simplified decoding task of negative emotional facial expressions in alcoholic patients. *Alcohol Clin Exp Res* **31**, 1490–504.

Schneider F, Habel U, Wagner M, *et al.* 2001. Subcortical correlates of craving in recently abstinent alcoholic patients. *Am J Psychiatry* **158**, 1075–83.

Schweinsburg A D, Nagel B J, Schweinsburg B C, Park A, Theilmann R J and Tapert S F. 2008. Abstinent adolescent marijuana users show altered fMRI response during spatial working memory. *Psychiatry Res Neuroimag* **163**, 40–51.

Scott J C, Woods S P, Matt G E, *et al.* 2007. Neurocognitive effects of methamphetamine: A critical review and meta-analysis. *Neuropsychol Rev* **17**, 275–97.

Sinha R, Lacadie C, Skudlarski P, *et al.* 2005. Neural activity associated with stress-induced cocaine craving: A functional magnetic resonance imaging study. *Psychopharmacology (Berl)* **183**, 171–80.

Snyder F R, Davis F C and Henningfield J E. 1989. The tobacco withdrawal syndrome: Performance decrements assessed on a computerized test battery. *Drug Alcohol Depend* **23**, 259–66.

Solowij N and Battisti R. 2008. The chronic effects of cannabis on memory in humans: A review. *Curr Drug Abuse Rev* **1**, 81–98.

Solowij N, Michie P T and Fox A M. 1995. Differential impairments of selective attention due to frequency and duration of cannabis use. *Biol Psychiatry* **37**, 731–9.

Strickland T L. 1993. Cerebral perfusion and neuropsychological consequences of chronic cocaine use. *Am Neuropsych Assoc* **5**, 419–27.

Substance Abuse and Mental Health Services Administration (SAMHSA). 2008. *Results from the 2007 National Survey on Drug Use and Health: National Findings* (NSDUH Series H-34, DHHS Publication No. SMA 08-4343). Rockville, MD.

Swan G E and Lessov-Schlaggar C N. 2007. The effects of tobacco smoke and nicotine on cognition and the brain. *Neuropsychol Rev* **17**, 259–73.

Tanner-Smith E E. 2006. Pharmacological content of tablets sold as "ecstasy": Results from an online testing service. *Drug Alcohol Depend* **83**, 247–54.

Tapert S F, Brown G G, Baratta M V and Brown S A. 2004a. fMRI BOLD response to alcohol stimuli in alcohol dependent young women. *Addict Behav* **29**, 33–50.

Tapert S F, Brown G G, Kindermann S, Cheung E H, Frank L R and Brown S A. 2001. fMRI measurement of brain dysfunction in alcohol-dependent young women. *Alcohol Clin Exp Res* **25**, 236–45.

Tapert S F, Cheung E H, Brown G G, *et al.* 2003. Neural response to alcohol stimuli in adolescents with alcohol use disorder. *Arch Gen Psychiatry* **60**, 727–35.

Tapert S F, Schweinsburg A D, Barlett V C, *et al.* 2004b. Blood oxygen level dependent response and spatial working memory in adolescents with alcohol use disorders. *Alcohol Clin Exp Res* **28**, 1577–86.

Tapert S F, Schweinsburg A, Drummond S, *et al.* 2007. Functional MRI of inhibitory processing in abstinent adolescent marijuana users. *Psychopharmacology* **194**, 173–83.

Thompson P M, Hayashi K M, Simon S L, *et al.* 2004. Structural abnormalities in the brains of human subjects who use methamphetamine. *J Neurosci* **24**, 6028–36.

Toomey R, Lyons M J, Eisen S A, *et al.* 2003. A twin study of the neuropsychological consequences of stimulant abuse. *Am Med Assoc* **60**, 303–10.

Volkow N D, Chang L, Wang G J, *et al.* 2001. Association of dopamine transporter reduction with psychomotor impairment in methamphetamine abusers. *Am J Psychiatry* **158**, 377–82.

Volkow N D, Fowler J S, Wang G J, *et al.* 1993. Decreased dopamine D2 receptor availability is associated with reduced frontal metabolism in cocaine abusers. *Synapse* **14**(2), 169–77.

Wexler B E, Gottschalk C H, Fulbright R K, *et al.* 2001. Functional magnetic resonance imaging of cocaine craving. *Am J Psychiatry* **158**, 86–95.

Wrase J, Grüsser S M, Klein S, *et al.* 2002. Development of alcohol-associated cues and cue-induced brain activation in alcoholics. *Eur Psychiatry* **17**, 287–91.

Xiao Z, Lee T, Zhang J X, *et al.* 2006. Thirsty heroin addicts show different fMRI activations when exposed to water-related and drug-related cues. *Drug Alcohol Depend* **83**, 157–62.

Xu J, Mendrek A, Cohen M S, *et al.* 2005. Brain activity in cigarette smokers performing a working memory task: Effect of smoking abstinence. *Biol Psychiatry* **58**, 143–50.

Xu J, Mendrek A, Cohen M S, *et al.* 2006. Effects of acute smoking on brain activity vary with abstinence in smokers performing the N-Back Task: A preliminary study. *Psychiatry Res Neuroimag* **148**, 103–09.

Xu J, Mendrek A, Cohen M S, *et al.* 2007. Effect of cigarette smoking on prefrontal cortical function in nondeprived smokers performing the stroop task. *Neuropsychopharmacology* **32**, 1421–8.

Xu P, Jiang Y, Geng D, Wang Y and Lu G. 2008. *A fMRI Study on Electroacupuncture Intervening Heroin Abstainers' Cognitive Attention.* Paper presented at the 7th Asian-Pacific Conference on Medical and Biological Engineering, Beijing, China.

Yücel M, Lubman D I, Harrison B J, *et al.* 2007. A combined spectroscopic and functional MRI investigation of the dorsal anterior cingulate region in opiate addiction. *Mol Psychiatry* **12**, 691–702.

Yurgelun-Todd D, Gruber A J, Hanson R A, Baird A A, Renshaw P F and Pope H G Jr. 1999. *Residual Effects of Marijuana Use: A fMRI Study.* Paper presented at the Problems of Drug Dependence 1998: Proceedings of the 60th Annual Scientific Meeting of the College on Problems of Drug Dependence, Bethesda, MD.

Zakzanis K K, Campbell Z and Jovanovski D. 2007. The neuropsychology of ecstasy (MDMA) use: A quantitative review. *Hum Psychopharmacol* **22**, 427–35.

第 31 章

31

物质滥用的分子影像学

Brian C. Schweinsburg，Alecia D. Dager Schweinsburg and Graeme F. Mason

引言

为追求精神活性效应而使用物质的历史可以追溯至古代，考古学发现古埃及文化中就有仪式性使用埃及蓝睡莲（*Nympha eacaerulea*），古希腊和罗马文化中也有酒精滥用。人们使用多种合法或违禁物质以改变意识状态，滥用药物和酒精可导致一系列的行为和心理后果，包括成瘾，这往往是一个与慢性复发相关的恶性循环过程。Koob 和 Le Moal（2001）将物质使用概括为一个连续的病理性稳态，个体将体验药物的奖赏特性，转化为依赖，发展为成瘾，进入持久的戒断期。包括皮质-丘脑-纹状体环、奖赏系统、应激系统在内的神经环路构成奖赏系统的稳定状态，反映了大脑状态长期偏离正常，最后导致病理性改变（Koob 和 Le Moal，2001）的过程。虽然很多潜在的个体和环境差异与药物和酒精相关脑病理性改变（稳态负荷）的易感性有关，但该连续谱的核心神经生物学特征是神经通路中神经化学的改变。

成瘾问题的现状

美国一项为期 5 年的 12 岁以上一般人群（非社会福利机构收容人口）调查揭示了大量药物和酒精滥用情况（美国物质滥用和精神卫生服务管理局，SAMHSA，2008）。根据调查估计，2007 年 2230 万（占 12 岁以上人群的 9%）人符合物质依赖或滥用的诊断标准（DSM-Ⅳ），其中 320 万对酒精和违禁药物均有依赖或滥用，370 万为违禁药物滥用或依赖（无酒精依赖），155 万为酒精滥用或依赖（无违禁药物依赖）。12 岁以上男性的物质使用障碍患病率是女性的 2 倍（12.5% *vs.* 5.7%）。然而，12~17 岁人群男女比例相似（7.7%）。自 2005 年起，12~17 岁人群违禁药物

滥用比值比较稳定（9.5%），2007 年比 2002—2004 年有显著降低。但是，2007 年 1 个月内有 19.7% 的 18~25 岁人群使用违禁药物，反映了 2002—2007 年间大致稳定的状态，但明显高于 12~17 岁人群。此外，2007 年国家药物使用和健康调查显示，过去的 1 个月内，最可能使用烟草产品的是 18~25 岁人群（41.8%），12 岁以上常住人口中有 7090 万使用烟草。

从最初的药物或酒精使用转为物质使用障碍涉及很复杂的通路，除了遗传（如有家族史）、第一次使用年龄及个性特征外，还有其他因素。此外，美国国家共病调查（National Comorbidity Survey Replication）显示，药物和（或）酒精依赖与精神障碍有显著共病，包括社交恐惧症、广泛性焦虑障碍、躁狂/轻躁狂、注意缺陷与多动障碍、间歇性暴发障碍、重性抑郁障碍、心境恶劣和创伤后应激障碍（Kessler 等，2005）。

1995 年酒精和药物滥用造成的经济支出即使保守估计都令人震惊。按人口校正后，酒精和药物相关保健、对生产影响（如疾病、过早死亡、犯罪/伤害事件）以及其他与交通事故和刑事司法体系相关损失为 2760 亿美元（NIDA 和 NIAAA，1998）。

成瘾的神经行为特征涵盖了广泛的谱系。一般包括人格特征改变：如追求灵感和冲动；还有行为改变，如强迫。相关神经精神心理异常，例如执行功能障碍。结构和功能性脑异常包括脑体积减小、白质通路完整性改变以及神经网络功能失调。与很多成瘾的神经生物学模型一致，神经化学改变是急性和慢性成瘾过程的核心，对个人、家庭和社会造成严重破坏。目前强调通过详细的活体神经化学研究来描述成瘾过程的重要性，幸运的是，如今我们有了强有力的影像学工具，推动了对人类成瘾的认识。框 31.1. 总结了本篇综述的所有目的。

1. 提供了总体回顾，总结了最常用的活体研究人类成瘾的神经化学方法。

2. 描述了最近的一些文献结果，突出有关违禁和合法物质滥用的神经化学改变。

3. 总结了神经生物学的发现并提出未来的工作思路。

综述要点

1. 目前有多种方法用于研究活体人脑神经化学的不同方面。

2. 合法和违禁物质对功能和神经元健康的标记物如 NAA 有一些相同的效应。但是每种物质都有其自身特性，对大脑的影响独一无二。

3. 未来研究包括技术的发展，但更可能从跨学科合作方法，如神经影像学、遗传学和药理学的合作研究中获得更多收益。

体内神经化学测量

正电子发射断层扫描（PET）

有人也许觉得 PET 或 SPECT（单光子发射计算机断层成像）和由内而外发射的 X 线或 CT 扫描一样。X 线和 CT 采用一条头颅外 γ 射线，照在颅骨上后，骨骼和其他不同密度的组织会在身体反面的胶片或其他探测器上投射出不同的阴影。而 PET 是将有放射性的化学物质注入人体，无论在哪都可以在身体外部用 X 线定位。通过从身体的任何角度探测放射性物质，就可以在射线密度最高的地方重建三维影像。因此，SPECT 和 PET 提供特定放射性化学物质在身体分布的影像，尤其是在各个脑区的影像。

PET 与 SPECT 的不同点在于，SPECT 每个分子使用一条 X 线，而 PET 使用两条。PET 使用放射性同位素发射正电子，即带正电的电子，一种反物质。正电子将随机穿梭几毫米，直至遇到一个电子，这时电子和正电子，物质和反物质将彼此冲撞，自冲撞的部位，两束 X 线向几乎相反的方向发出。PET 照相机在头部周围有放射线探测器，当探测到 180° 分离的 X 线时记录数据。背景射线是 PET 或 SPECT 成像的噪声来源，同时从相反探测器探测的需求降低了随机计数的可能，并采用分辨率为 4～5 mm 的机器提高了探测

的空间分辨率。

PET 有多种用途，在脑部最常用的是测量葡萄糖摄取率。多数情况下，由葡萄糖为大脑能量代谢提供基本原料，以被动转运的形式通过血脑屏障。一旦进入脑内，葡萄糖将在 1～2s 内扩散至整个大脑水分空间中，第一步代谢为磷酸盐添加物。脑中存在葡萄糖类似物，脱氧葡萄糖，一旦磷酸化将全部累积在脑组织中，不能进一步代谢。通过向大脑注射放射性脱氧葡萄糖和描绘其放射活性，可以测量不同脑区利用葡萄糖的速度。该技术 1977 年由 Louis Sokoloff 及同事发明，1979 年 Michael Phelps 在氟脱氧葡萄糖（FDG）运用正电子发射氟-18 在人体使用并验证（Phelps 等，1979）。

其他可以用的化合物有碳-11（^{11}C）和氧-15（^{15}O），在很多生物化合物中可见到。例如我们可以使用 ^{11}C 标记过的葡萄糖，它与体内自然产生的葡萄糖化学性质相同，而不是葡萄糖类似物 FDG。氧-15（^{15}O）可以用来标记水分子，通过测量血流将水在脑组织的吸收成像。同位素包括 ^{11}C 和 ^{15}O 的主要技术难点是半衰期短，分别为 20 min 和 122s。使用这种短半衰期同位素的设备必须现场配备回旋粒子加速器，以便每次测量前立即生成同位素。

上述及其他放射性同位素可以用来制造配体，称为放射性配体，用来研究多巴胺释放，多巴胺受体结合，以及其他多个物质滥用研究中感兴趣的系统。

对于任何神经递质系统，评价其受体密度的方法是注射放射性示踪剂，并衡量脑影像上每一个像素造成的放射活性。评估释放并结合到受体的神经递质数量的策略是给予和受体适当结合的配体，将其放射活性成像，然后注射一种引起神经递质释放的药物。释放神经递质时，神经递质会从受体上替换一小部分放射活性配体，因此，图像便会显示某脑区放射活性减少。例如在使用可卡因后测量多巴胺的释放。

主要的方法是比较法，即为了评估可卡因使用对多巴胺受体的影响，测量一组习惯性使用可卡因的受试者和另一组大致匹配的不使用可卡因的受试者多巴胺受体结合的放射量。为了测量急性使用酒精对代谢的影响而测量 FDG-葡萄糖，则先测量受试者的葡萄糖代谢，饮酒后再测量一次。某些情况

下，我们需要等足够长时间，让第一次试验的放射活性降低，不管是从体内排出还是衰变。

放射性配体往往是自然神经递质的类似物。开发放射性配体需要数年的时间合成并检测其有效性和毒性。有效的放射性配体要求很多并且很严格，要有恰当的亲和力：亲和力应该足以令放射性配体在未达到药理学剂量时与受体结合，并且时间足够长以获得影像。如果放射性配体用于神经递质释放的竞争性结合研究，结合力还必须弱到允许神经递质替换放射性配体。放射性配体还必须能进入中枢神经系统，以原型或代谢产物的形式均可。进入大脑需要转运体，或者需要恰当的亲脂性以通过血脑屏障。很多分子通常经过多次筛选才能符合 PET 或 SPECT 对放射性配体的要求。

PET 研究者发明了很多技术对神经递质系统的不同方面进行研究。对于多巴胺，研究目标包括 D1 型和 D2 型受体，突触多巴胺转运体，囊泡多巴胺转运体，多巴胺降解 (dopamine-degrading) 酶单胺氧化酶 A 和 B (Lindsey 等，2005；Elsinga 等，2006)。5-羟色胺系统研究了 5-羟色胺转运体前体和 5-羟色胺受体，包括很多为 5-羟色胺转运体和 5-HA1 和 5-HA2 成像而合成的化合物 (Hesse 等，2004)。阿片受体成像通过针对不同受体亚型的特异性化学物质来实现：包括 μ 受体、$\mu/\delta/\kappa$ 受体，以及 μ 受体亚型 (Henriksen 和 Willoch，2008)。最近，大麻类受体受到了影像学领域的关注 (Lindsey 等，2005)，很多用来衡量大麻类受体的示踪剂已经用于人类 (Horti 和 Van Laere，2008)。GABA 能系统有时会使用 SPECT 和 PET 研究，使用的受体根据苯二氮䓬类受体亚型分级 (Katsifis 和 Kassiou，2004)。谷氨酸是人类大脑中分布最广泛的神经递质，为神经影像学提供了很多研究靶点，其配体有的尚在开发，有的已经用于与代谢型谷氨酸受体 (Wang 等，2007；Sanchez-Pernaute 等，2008)、AMPA (α-氨基-3-羟基-5-甲基-4-异恶唑丙酸) 受体 (Arstad 等，2006；Gao 等，2006) 和 NMDA (N-甲基-D-天门冬氨酸) 受体结合 (Waterhouse 等，2004；Stone 等，2006；Biegon 等，2007)。

在任何情况下，配体之间都会有取舍。[18]F 比[11]C 的半衰期要长，多数情况下更容易使用，但是依据研究系统不同，某[18]F 示踪剂的亲和力和特异性可能不如[11]C 合成的示踪剂。[123]I 的

SPECT 示踪剂半衰期很长，具有可靠性，但是在 PET 和 SPECT 中其单光子比双光子的精度低。每种示踪剂都有自己的优缺点，必须按给定的使用条件评估。

^{1}H 磁共振成像和波谱（MRI 和 MRS）

MRI 和 MRS 在探测原子核自旋功能时有其基线，如氢原子核（水、脂肪和其他神经化学物质中含量丰富）。虽然探测是的原子核，却没有 X 线、放射性衰减和原子能发电那样具有电离辐射。对于 MRI 来说，患者相当于被置数万倍于地球磁场的环境中。原子核会自旋，例如氢原子，其定向与大磁场方向相同或相反，而说到磁场人们往往会称为南北极。不到 1% 的原子核运动方向与磁场一致，并且可以爆发发射电能量，一般来说大约几千分之一秒，并输送到人体的任何感兴趣区，例如大脑。当扰乱了微小的多数核的方向性时，就会返回为一种微伏形式的射电能量信号，这就产生了 MRS 和 MRI 的信号。MRI 基于信号在头颅不同部位的定位，分辨率为 1 毫米或更小。

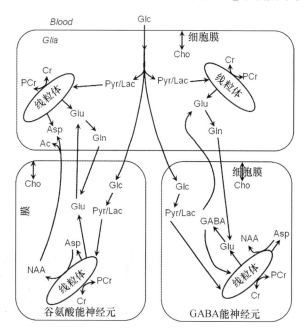

图 31.1 MRS 可探测到多种神经化学分子。Ac：乙酸；Asp：天门冬氨酸；Cho：胆碱，磷酸胆碱，甘油磷酸胆碱；Cr：肌醇；PCr：磷酸肌酸；Gln：谷氨酸盐；NAA：N-乙酰天门冬氨酸；Pyr：丙酮酸盐；Lac：乳酸盐；采用[1]H MRS 一般在大脑中探测不到丙酮酸盐，但有时可探测到乳酸盐，如果乳酸盐水平升高，往往提示有能量问题。已知脑内循环有谷氨酸盐、谷氨酰胺和 GABA，也有证据表明存在 NAA 循环。

很多类型的 MRI 都可以用来研究神经生物学。结构性 MRI 显示的大脑如同解剖图谱，并且可以通过改良的数据采集技术强化特定兴趣区的特征，例如脑脊液（如在多发性硬化）或血管（如在肿瘤病理学研究中）。弥散张量成像（DTI）可用来衡量组织的弥散特点，以追踪纤维或者观察病理过程中组织结构的破坏。功能性磁共振成像（fMRI）目前广泛用于探索脑活动度的局部改变，这通过在活体工作中的大脑测量依赖血流的信号强度，血容量和氧摄取指数（oxygen extraction）来实现。

MRS 产生的空间分辨率比 MRI 要粗糙，但它能同时识别多种神经化学物质。因为从脑部折返的信号的精确频率取决于原子核中化学物质的类型。例如，谷氨酸盐中氢原子核发出的信号与谷氨酰胺中的频率不同。脂肪组织原子核产生的信号频率与水的差异很大。

MRS 探测到的胆碱酯酶（Cho）主要与细胞膜代谢有关，显示其既可以通过主动运输进入脑组织（Michel 等，2006），也可以利用活性腺苷甲硫胺酸作为甲基供体从头合成磷脂酰乙醇胺（Blusztajn 等，2008）。虽然胆碱用于合成乙酰胆碱，但乙酰胆碱的分子量太小，MRS 不能探测到。

肌酸（Cr）的合成以精氨酸为原料，也需要活性腺苷甲硫胺酸作为甲基供体，或从血液中直接转运进大脑（Braissant 等，2001）。一旦进入脑中，肌酸会磷酸化为磷酸肌酸，作为用于维持 ATP 水平的高能量磷酸盐储备。MRS 观察到的活体肌酸信号代表肌酸和磷酸肌酸组合，目前还无法分开，但经过高质量提取、准备充分的数据采集后，可以分辨两者。

N-乙酰天门冬氨酸（NAA）的合成需要天冬氨酸和乙酰辅酶 A 的甲基化，以天门冬氨酸-N-乙酰转移酶催化，一般在线粒体中进行（Patel 和 Clark，1979；Truckenmiller 等，1985；Ariyannura 等，2008）。因为 NAA 降解酶一般存在于神经胶质中（Truckenmiller 等，1985；Chakraborty 等，2001），而神经元中含有大量的 NAA，因此 NAA 主要在神经元中合成。虽然已经了解了很多，但 NAA 的主要作用目前还在研究中。在临床中，其水平与神经元生存能力相关，或许是线粒体完整性的标记物。

MRS 磁场中的肌醇主要用来调节脑渗透压（该作用在 Silver 等 2002 年的肌醇转运研究中回顾）。肌醇也参与磷酸肌醇的代谢（Brockerhoff 和 Ballou，1962），因此参与细胞内信号转导（Pacheco 和 Jope，1996）。一般来说，MR 探测到的肌醇水平与病理状态相关。

谷氨酸、谷氨酰胺和 γ-氨基丁酸（GABA）之间在结构和大脑能量代谢上均相关。谷氨酸为兴奋性神经递质，来源于 α-酮戊二酸（α-ketoglutarate），一种三羧酸循环（Krebs cycle）氧化代谢的中间产物。谷氨酰胺合成酶是谷氨酸到谷氨酰胺转化的催化酶，谷氨酸脱羧酶调节谷氨酸修饰形成抑制性神经递质 GABA。大多数脑 MRS 研究都是不区分这 3 种代谢产物而采集数据，产生一个复合物信号，按照惯例称为 GLx。在高强度磁场中，采用隔离 3 者信号的测量区分谷氨酸、谷氨酰胺和 GABA 比较容易。选择性策略包括 J-剪辑（J-editing）（Rothman 等，1993）、回波时间均值（TE-averaging）（Hurd 等，2004）和采集参数的策略性选择（strategic choices of acquisition parameters）（Choi 等，2006）。

基础代谢分子一般为大分子，包括蛋白质共振（protein resonance）。在多数精神病学 MRS 研究共有的条件下，大分子存在于大多数 GLx 中，并对 GLx 的测量值有很大影响（Behar 和 Ogino，1993）。针对每个 MRS 数据采集法，我们已开发出描述大分子共振的策略，如果能评估 GLx 及其各组成部分的话，则这种做法十分重要。

^{13}C MRS

MRS 的说明都会以其完全应用于氢原子核（^{1}H）探测为例。然而，还有很多自旋原子核，包括磷-31（^{31}P），它产生参与代谢的高能化合物相关信息，以及其他神经化学物质。其他元素的原子核包括锂、钠、氧-17（^{17}O），都以各种目的进行探测。碳-13（^{13}C）是对神经能量及神经传导的 ^{1}H 研究的最大补充。

^{13}C 占人体自然状态下碳的 1%，没有放射性，有自旋，所以可以被 MRS 探测到。体内大多数碳为碳-12（^{12}C）形式，MRS 不可见。人体消耗 ^{13}C 的安全性加上自然状态下只有微量，意味着我们可以给予富含 ^{13}C 的天然化合物，如糖。由于 ^{13}C 存在于大脑，并能转换为各种 MRS 可检

测的产物。如果给予患者富含[13]C 的糖，然后用 MRS 探测其脑中的[13]C，首先观察到的是脑中的糖，然后是富含[13]C 的谷氨酸和谷氨酰胺，以及其他神经化学物质。虽然糖到达大脑的时间相似，但如果在某种条件下，[13]C 出现在这些化合物中比在另一种条件下快，我们即可以确定这些化合物合成得更加迅速。因此，通过在数小时内追踪[13]C 标记的神经化学物质，有可能测量代谢速率。

代谢研究主要关注神经化学信号，脑中主要有两种细胞类型，神经元和胶质细胞。神经元传播电脉冲，通过释放神经递质互相交流。神经胶质细胞包绕神经元，维持稳定的细胞外环境，并为神经元提供关键底物。谷氨酸/谷氨酰胺循环是神经元和胶质细胞共享的代谢通路。神经元释放谷氨酸作为神经递质，被胶质细胞吸收，转化为谷氨酰胺。谷氨酰胺不具备神经活性，胶质细胞释放谷氨酰胺并由神经元细胞吸收以替代丢失的谷氨酸。测定谷氨酸/谷氨酰胺循环非常有意义，因为这是直接衡量谷氨酸的神经传递，它是大脑皮质主要的兴奋性神经递质。来自三羧酸循环（Krebs cycle）的神经元葡萄糖氧化是大脑的主要能量来源，该循环受损造成一些神经精神疾病的症状表现。

^{13}C MRS 具有同时检测两条关键通路而无侵入性的独特优势。[13]C 是碳的非放射性同位素，其天然丰度为 1.1%。如果代谢底物如葡萄糖富含[13]C，当葡萄糖被大脑吸收时，其产物谷氨酸、谷氨酰胺和 GABA 便被标记。在 2 小时注射过程内通过追踪这些化合物在大脑中的标记，我们可以测量葡萄糖氧化、谷氨酸-谷氨酰胺循环和 GABA 合成的速率，对此耶鲁 MR 研究中心及其他研究所已经成功在数百人身上应用。

滥用的药物

甲基苯丙胺

甲基苯丙胺滥用以多种方式损害大脑，有时是重叠性的。一系列研究检测了该药物的脑血管影响，发现甲基苯丙胺会导致微梗死、出血性损伤和（或）血管炎（Bostwick，1981；Cahill 等，1981）。有学者观察到这类脑血管损害非常广泛，导致全脑皮质代谢减退与灌注不足（Kao 等，

1994；Iyo 等，1997；Alhassoon 等，2001）。另一方面，甲基苯丙胺的神经化学损害有选择性，直接影响多巴胺能神经递质，额叶-纹状体和丘脑通路有明显损害（Wang 等，2004）。纵观该体系的文献，有充分证据表明纹状体多巴胺转运体严重丢失，多巴胺转运体被认为是多巴胺能末端的标记物（Wang，2004）。一些研究者发现多巴胺末端损害与运动和语言学习功能受损（Volkow 等，2001）有关，在长时间戒断后可以恢复（Volkow 等，2001b）。

活体[1]H MRS 技术用于研究甲基苯丙胺对 NAA、胆碱酯酶、肌醇和磷酸肌酸的影响。这些研究发现在不同的脑区可以表现出 NAA 下降（Ernst 等，2000；Taylor，2000 等；Nordahl 等，2002）、肌醇升高（Ernst 等，2000）、高胆碱酯酶（Ernst 等，2000）、肌酸-磷酸肌酸下降等现象（Ernst 等，2000；Sekine 等，2002）。研究者将这些代谢产物的改变归于神经元损伤或死亡、星形细胞增生、细胞膜改变和脑内能量代谢改变。虽然一些变化是局部的（如 NAA 下降在基底节和额叶白质，肌醇升高在额叶灰质），但这些改变是仅限于这些脑区还是也影响到其他脑区目前还不清楚。

利用甲基苯丙胺滥用的动物模型，研究者发现甲基苯丙胺损害多巴胺末端和谷氨酸盐神经递质（Eisch 等，1992；Pu 和 Vorhees1995；Cass，1997；Fleckenstein 等，2000）。很多研究提示其作用机制与兴奋性中毒、活性氧累积及其他因素有关（Farfel 和 Seiden，1995；Davison 等，1996；Stephans 和 Yamamoto，1996；Larsen 等，2002）。这些研究是甲基苯丙胺相关损伤急性模型的基础。

Eisch 等（1996）报道在注射甲基苯丙胺一个月和一周后[3]H-马吲哚与纹状体多巴胺转运体的结合情况，以及[3]H-谷氨酸与纹状体和皮质谷氨酸受体的结合情况，结果表明甲基苯丙胺的神经元毒性导致纹状体多巴胺末端的长期损害，但是与谷氨酸受体结合力的减少为可逆性。其他来自动物文献的研究指出，在急性甲基苯丙胺暴露、戒断、戒除过程中，大脑有一个神经适应过程（Eisch 等，1996；Yamamoto 等，1999）。

验证甲基苯丙胺对人类多巴胺神经元影响的实验很多，但是针对该药物对活体非多巴胺系统损害的研究比较有限（Volkow 等，2001c）。尽

管事实上甲基苯丙胺滥用所影响的脑区并不明显受多巴胺神经通路支配。例如，Volkow 和同事（2001c）发现甲基苯丙胺依赖者存在显著的顶叶高代谢。基于动物实验也已经发现大鼠顶叶谷氨酸受体增加，Volkow 推测这种受体增加是否会导致顶叶对谷氨酸兴奋性毒性更敏感（Eisch 等，1996）。此外，他们还提出疑问，即甲基苯丙胺的局部损害是否与药物对大鼠顶叶皮质锥体谷氨酸能细胞的损害相似（Commins 和 Seiden，1986；Ryan 等，1990）。

虽然相关机制还没有完全阐明，但动物实验为人们了解药物戒除后复杂的神经适应现象奠定了基础。可能是甲基苯丙胺戒除后的神经化学改变与戒断后（如酒精）的神经适应模型并行。如果是这样，那么急性甲基苯丙胺使用与戒除过程中的神经化学特征有可能不同。由于急性使用、长期戒除（大于 1 个月）过程中甲基苯丙胺相关神经元损伤涉及兴奋性中毒过程，可能与异性效应有关。例如 Yamamoto 和同事的实验显示戒除 7 天后，大鼠表现为皮质谷氨酸释放减少（Yamamoto 等，1999）。

阿片类

很少研究涉及人类阿片受体结合，因此其毒性的神经化学基础和向长期使用转变之间的关系还不完全清楚。海洛因使用者美沙酮维持治疗与纹状体的 mu- 和 kappa- 阿片受体减少有关（Kling 等，2000）。与此相似，其他研究在丁丙诺啡维持治疗中观察到 mu- 受体结合力呈剂量依赖性减少，尤其是在额叶、纹状体和边缘系统（Zubieta 等，2000；Greenwald 等，2003）。丁丙诺啡维持治疗还与 mu 阿片类受体利用率降低有关（Greenwald 等，2007）。在一项初步研究中，研究者使用[11]C 卡芬太尼 PET 来观察 3 例海洛因依赖者在丁丙诺啡维持治疗和 2 周脱毒治疗后 mu- 阿片受体结合的特征（Zubieta 等，2000）。在脱毒阶段，海洛因使用者和非使用者相比，次级前额叶皮质和前扣带回 mu- 受体结合性升高，提示海洛因依赖者阿片受体上调。然而需要注意的是该研究样本量太小，只有 3 例。

内源性阿片系统在物质依赖中起主要作用。例如，可卡因依赖者卡芬太尼结合性更高，提示尾状核、丘脑、前扣带回、额叶与颞叶皮质 mu-

阿片受体密度升高（Zubieta 等，1996）。长期阿片类药物使用是否与奖赏系统改变有关还存在疑问。最近一项 PET 研究检测了 11 例海洛因使用者、10 例美沙酮维持治疗的海洛因使用者以及 10 例非使用者的纹状体多巴胺转运体利用率（Shi 等，2008）。与非使用者相比，美沙酮维持治疗者双侧尾状核和壳核多巴胺转运体功能下降，而海洛因戒断者仅双侧尾状核有多巴胺转运体功能下降。这些证据表明，长期阿片类药物戒除后功能会有恢复。此外，美沙酮维持治疗者焦虑水平与尾状核多巴胺转运体密度相关，两组阿片依赖者多巴胺转运体密度均与心理渴求无关。因此，美沙酮维持治疗者海洛因渴求减少与纹状体多巴胺功能无关。

阿片依赖者脑代谢水平的证据较少。一项质子 MRS 研究观察了海洛因依赖者美沙酮维持治疗期间的代谢水平，发现海洛因依赖者内侧前额叶灰质 NAA 绝对浓度减少，内侧前额叶灰质、外侧额叶白质和灰质胆碱、肌酸和 NAA 水平没有差异（Haselhorst 等，2002）。

尼古丁

尼古丁通过各种不同的机制和神经递质来改变大脑多巴胺释放，是多巴胺释放的重要因子（Brody 等，2004）（Brody 等，2009）。尼古丁还对 GABA 能神经元产生不同效应，并影响谷氨酸能神经元和多巴胺能神经元之间的交互作用。在皮质，GABA 能神经元具有谷氨酸能神经元局部抑制作用，包括自皮质任何部位投射到纹状体的谷氨酸能神经元，后者投射到纹状体能刺激多巴胺能神经元，纹状体 GABA 能神经元能局部抑制多巴胺能神经元，后者投射到伏隔核。尼古丁的作用之一是通过激活尼古丁 - 乙酰胆碱受体（nAChRs）刺激 GABA 能活性数分钟，随后受体脱敏逆转了这种效应，实际上抑制了胆碱能不断输入。nAChRs 激活和脱敏都与尼古丁对脑环路和行为的影响有关，但是其各自的影响尚不清楚。在大鼠的脑组织切片实验中，nAChRs 脱敏通过抑制 GABA 能神经元兴奋性来抑制多巴胺神经元去抑制（Mansvelder 等，2002）。nAChRs 脱敏作用于 GABA 神经元也会在皮质锥体神经元产生相似的去抑制，但先要经过 GABA 能神经元活性增强和 GABA 释放增加。最近的一项大鼠前额叶皮质切片实验显示，GABA 中间神经元 nAChR 兴奋将促进 GABA 能投射进锥体细胞。在这些条件下，锥体细胞需要更强的突触输入来产生 LTP，这意味着突触输入增强一定具有更高的信噪比（Couey 等，2007）。

任何尼古丁浓度都可以在不同脑区和条件下促进 GABA 释放（McGehee 和 Role，1996）。尼古丁与这些神经递质系统的交互作用见 Watkins 的综述（Watkins 等，2000）。大鼠小脑切片中，尼古丁激活 α_7 乙酰胆碱受体可促进氚标记的谷氨酸释放（Markus 等，2003），该效应可被 α-环蛇毒素阻断（Markus 等，2004）。大鼠大脑前额叶皮质切片的实验中，尼古丁诱导谷氨酸释放，而该现象在缺乏 β_2-nAChR 亚基的小鼠大脑中并没有观察到（Lambe 等，2003）。在初级海马神经元，我们观察到尼古丁诱导的谷氨酸能神经递质，以及诱导 GABA 释放的刺激（Gray 等，1996；Radcliffe 和 Dani，1998；Radcliffe 等，1999）。同样在人类小脑切片中也发现了尼古丁诱导的 GABA 释放（Alkondon 等，2000）。

一些研究并不是针对尼古丁，而是为了检测吸烟对大脑的神经化学损伤，结果显示吸烟对酒精中毒康复者的 NAA 和胆碱有明显毒性作用（Gazdzinski 等，2008），但还不清楚该作用来自于尼古丁还是吸烟的广泛作用。

虽然尼古丁影响很多系统，但其广泛性影响比局限性影响更能为成瘾的治疗提供好机会。

MDMA

摇头丸的成分是 3，4-亚甲基二氧基甲基苯丙胺（MDMA），纯度上的千差万别增加了对该药物的影响进行研究的方法学挑战。此外，很多 MDMA 相关神经影像工作多关注慢性暴露的神经元毒性，而不是可能导致持续使用和依赖的急性神经化学效应。一项 MDMA 的 PET 研究发现受试者双侧额叶葡萄糖代谢减低，但是在双侧小脑和右侧壳核葡萄糖代谢增加（Reneman 等，2002a）。

PET 和 SPECT 研究都报道了当前使用者大脑 5-羟色胺转运体（serotonin transporter，SERT）水平下降（见综述 Cowan 等，2007），不同的配体结果相同（McCann 等，2005）。当前使用者的前额叶以及顶叶 SERT 水平降低与学习和记忆功能下降有关（McCann 等，2008）。然而，停止使用者虽然 SERT 水平正常，但仍有语言学习功能下降（Thomasius 等，2003，2006），这对 5-羟色胺系统改变对行为学的影响提出质疑。长期使用 MDMA 导致情绪调节异常的问题还不清楚，最近的证据并不支持 SERT 可利用性与情绪之间的关联（deWin 等，2004；Thomasius 等，2006）。

虽然大多数 MDMA 使用者的放射性配体成像研究都集中在 SERT 水平，但也有一些研究发现其他受体系统改变。一项研究使用 SPECT 描述了长期 MDMA 使用者突触后 5-羟色胺受体的特征，发现近期 MDMA 使用者的额叶、顶叶和枕叶皮质 5-羟色胺-2A 受体水平降低（Reneman 等，2002a）。另一项研究发现当前使用 MDMA 者纹状体[123]I-CIT 结合较高，这反映了多巴胺转运体水平增高（Reneman 等，2000b），但是其他研究并没有发现多巴胺转运体结合有差异（McCann 等，2008）。

一项初步的 PET 研究发现 MDMA 使用者杏仁核、海马和前额叶皮质静息状态葡萄糖代谢减低（Obrocki 等，1999）。另一个研究发现当前使用者纹状体、杏仁核和尾状核中葡萄糖代谢减低（Buchert 等，2001）。这种影响在 18 岁以前开始使用的人群中更加显著。

MDMA 的 MRS 研究结果并不一致。有研究表明长期使用导致顶叶白质肌醇增加，但是额叶、枕叶和顶叶 NAA/Cr 没有差异（Chang 等，1999）。一项针对 MDMA 使用合并多种药物滥用者的研究也没有发现皮质 NAA/Cr 差异，但发现海马有 NAA/Cr 减低的趋势（Daumann 等，2004）。近期一项 MRS 研究表明，MDMA 使用者和对照组相比，枕叶 NAA 或肌醇浓度没有差异，但是样本量小和性别不均衡可能影响结果（Cowan 等，2007）。扩展研究未发现 MDMA 使用的严重程度和代谢水平之间的关系（Cowan 等，2009）。但是，其他研究观察到 MDMA 使用者 NAA 减低。Reneman 和同事发现额叶 NAA/Cr 和 NAA/Cho 减低，暴露程度与 NAA 比值成负相关。中线枕叶灰质和顶叶白质也没有发现 NAA 比值和肌醇比值之间有差异。另一项研究发现前额叶灰质 NAA/Cr 与 MDMA 语言延迟回忆能力差有关，但没有发现其与即刻回忆（immediate recall）之间的关系（Reneman 等，2001）。总之，MRS 研究结果相对较少，提示该技术对检测 MDMA 使用的相关神经毒性敏感性较低。

虽然很多研究表明 MDMA 使用者存在神经化学异常，但这种异常是否先于 MDMA 使用还很难解答。在最近一项前瞻性多中心神经影像学研究中，纳入 188 名有 MDMA 使用风险的青年，分别在使用 MDMA 前、此后一年和三年进行扫描（de Win 等，2008）。在随访中，初次使用摇头丸者和一直未使用摇头丸者的 SERT 或 MRS 代谢率之间没有差异。该研究表明，初次、低剂量使用摇头丸的个体可能并不出现神经化学异常。

虽然越来越多的证据表明当前 MDMA 使用可导致 5-羟色胺系统损害，但最近的研究表明长期戒除可以使其正常化。各种横断面研究和纵向研究设计的结果相对一致，即曾使用者的 SERT 结合正常（见综述 Gouzoulis-Mayfrank 和 Daumann，2006；Cowan，2007）。为了进一步支持恢复的可能性，研究发现 MDMA 戒除时间和 SERT 结合之间存在正相关（Semple 等，1999；Buchert 等，2004）。还有初步证据表明 5-羟色胺-2A 受体密度正常化。在一项 SPECT 横断面研究中，当前使用者整个皮质 5-羟色胺与 5-羟色胺 2A 受体结合减低，但是戒除至少 2 个月后仅有枕叶结合改变（Reneman 等，2002a）。此外，结合和戒除时间之间也呈正相关。

大麻

大麻是美国使用最广泛的违禁药物（SAMHSA，2008），几十年来，研究者一直试图描述其对大脑的影响。很多活体影像学研究关注大麻使用者的神经认知情况，但较少关注大麻使用可能给人造成的神经化学损害。此外，关于大麻效应的研究有其独特的方法学考量，因为重度使用者几周后其尿液中仍能检测到大麻的代谢产物（Ellis 等，1985），并且在急性中毒阶段之后仍持续影响神经功能。因此，我们必须考虑大麻使用者参加研究时的戒断时间长短，以便明确研究结果代表的是急性期神经功能改变、还是残留期、或是持久性的神经功能改变。

在急性期，大麻以 Δ-9-四氢大麻酚（Δ-9-tetrahydrocannabinol，THC）的形式刺激 CB1 受体发挥其神经活性作用。自动 X 光照相术研究发现基底节、海马、小脑和联合皮质，包括前额叶和扣带回 CB1 受体分布最为广泛（Herkenham 等，1990；Glass 等，1997；Eggan 和 Lewis，2007）。大麻系统的活体影像学研究目前仍在开发中（cf. Lindsey 等，2005），新配体也正在测试（Burns 等，2007；Hamill 等，2009）。一个 SPECT 病例报告提示，使用大麻后纹状体多巴胺释放增加，这是一名被纳入精神分裂症研究的患者，在扫描之间偷偷使用大麻（Voruganti 等，2001）。在最近控制环境的条件下，一项雷氯必利 PET 研究表明，在吸入 THC 后人体腹侧纹状体多巴胺释放增加（Bossong 等，2009）。这为大麻滥用与其他药物滥用一样会导致纹状体多巴胺释放提供了初步依据，并与成瘾奖赏系统的神经化学模型一致。还有证据表明大麻可调节其他神经递质系统（见综述 Lopez-Moreno 等，2008），但尚未在人类活体发现。

急性 THC 给药在大麻依赖者和非大麻使用者中均会导致小脑葡萄糖代谢增高（Volkow 等，1996）。此外，大麻依赖者表现为眶额皮质、前额叶皮质和基底节葡萄糖代谢增高，这些脑区 CB1 受体密度均较高（Volkow 等，1996）。

一项 PET 研究发现，静息状态下长期使用者小脑葡萄糖代谢降低（Volkow 等，1996）。近期研究还开始利用质子 MRS 观察长期大麻使用者的神经化学功能特征。Chang 和同事（2006）扫描了有重度大麻使用史、合并或不合并 HIV 人群，将体素定位于额叶白质、顶叶白质、基底节、丘脑、小脑尾及枕叶灰质。结果发现不管是否患有 HIV，大麻使用均与基底节 NAA、胆碱和谷氨酸降低，丘脑肌酸增高有关。HIV 阴性的大麻使用者还存在肌醇降低。在一项 ^{1}HMRS 研究中，研究小组观察到当前有重度大麻使用的男性背外侧前额叶 NAA/Cr 降低（Hermann 等，2007）。近期有研究利用 ^{1}HMRS 检测了 MDMA 合并多种药物使用者的代谢水平，以及和 MDMA、大麻、酒精或可卡因暴露之间的关系（Cowan 等，2009）。结果显示仅大麻暴露程度（the degree of marijuana involvement）与额下回或岛叶的 NAA/Cr 降低有关。

人们已经开始探讨重度大麻使用者的神经化学恢复问题。Sevy 和同事测量了大麻依赖者戒断至少 12 周后的雷氯必利和 FDG 结合（Sevy 等，2008）。结果显示各组之间纹状体 D_2/D_3 受体利用率相似。大脑葡萄糖代谢在眶额皮质、楔前叶和壳核降低，D_2/D_3 受体利用率与葡萄糖代谢之间没有关系。这些结果提示葡萄糖代谢的改变长期存在，而多巴胺功能将恢复正常。Chang 和同事的[1] H MRS 研究（2006）发现，很大一部分大麻使用者已经戒断数月到数年。虽然戒断时间长短与大脑代谢水平之间没有关系，但是研究中观察到的神经化学改变可能与持续戒断有关。

酒精

MRS 研究已发现酒精中毒患者脑部的化学病理性改变。戒酒患者额叶（Fein 等，1994；Jagannathan 等，1996；Bendszus 等，2001；Schweinsburg 等，2001，2003）、丘脑（Jaganathan 等，1996）和小脑（Jaganathan 等，1996；Seitz 等，1999；Bendszus 等，2001）NAA 水平下降。NAA 水平下降与神经元损害或死亡有关。此外，脑白质有肌醇增高（Schweinsburg 等，2001）。这种损害可能是营养缺乏的结果，例如维生素 B_1 缺乏（Pfefferbaum 等，2007），但是其他因素也有显著影响（Zahr 等，2009）。

几项 MRS 研究检测了戒酒对大脑代谢的影响。Martin 和同事（1995）发现近期戒酒者小脑蚓部胆碱/NAA 水平降低，维持戒酒的患者该比值有所提高，研究者认为该结果提示存在"髓鞘再生或部分胆碱能传入神经阻滞的逆转"。Bendszus 和同事（2001）在小脑也发现了相似的胆碱能结果（Bendszus 等，2001）。经过约 30 天的戒酒期后，酒精中毒患者额叶、小脑 NAA 水平升高（Bendszus 等，2001；Parks 等，2002）。一项初步研究发现近期戒酒者中线额叶灰质及右侧丘脑兴趣区肌醇显著升高（Schweinsburg 等，2000）。然而，长期戒酒者肌醇浓度与对照组相似。这些结果提示酒精引起的细胞萎缩能引起可逆性星形胶质细胞增生和（或）渗透压反应。

PET 研究使用氟脱氧葡萄糖（FDG）发现了静息期葡萄糖代谢降低，进一步支持了酒精使用和酒精中毒能量不足的模型。葡萄糖经过一系列化学反应氧化成二氧化碳和水，产生基本能量物质 ATP。在最近的定量 PET 研究中，健康志愿者酒精激发（alcohol challenge）过程中全脑和局部脑区葡萄糖代谢显著降低（Wang 等，2003）。枕叶的降低最显著，同时顶叶也有大的改变。一

项更早的研究也有相似的结果，酒精中毒患者比对照组降低更为显著（Volkow 等，1990）。多个研究观察到酒精戒断者葡萄糖代谢降低（Wik 等，1988；Gilman 等，1990；Volkow 等，1992，1994；Johnson-Greene 等，1997；DaoCastellana 等，1998），长期（Johnson-Greene 等，1997）或短期（Volkow 等，1992，1994）戒断后有所恢复。额叶对酒精相关葡萄糖代谢减退敏感性高，代谢功能降低与额叶功能相关（Adams 等，1993）。葡萄糖代谢降低与线粒体产生的 ATP 减少相匹配。鉴于 NAA 合成与葡萄糖代谢之间的关系以及 PET 研究提供的证据（Moreno 等，2001），NAA 在短期戒酒后降低以及随着长期戒断增高，提示大量长期饮酒会导致大脑能量代谢改变。

正如本章前文所提到的，吸烟与酒精中毒患者神经化学和功能恢复不良有关（Gazdzinski 等，2008）。与不吸烟的酒精中毒患者相比，吸烟的酒精中毒患者戒断后大脑 GABA 水平随时间改变的速度不同（Mason 等，2006）。这可能是因为胆碱受体（Staley 等，2006）、GABA 受体（Staley 等，2005）及其他神经递质系统的适应性不同。

影响物质使用的因素

影响物质使用的重要因素之一是性别。物质滥用患病率有很大的性别差异，男性显著偏高（SAMHSA，2006）。物质中毒的生理反应也有性别差异，例如女性躯体水分的百分比低，酒精代谢缓慢，导致酒精毒性作用更强。神经化学差异也促成了对短期和长期暴露反应的性别差异。

结论

世界范围内的物理学家、工程师、数学家、化学家、生物学家、生物化学家、生理学家及临床医学家组成团队，共同研究当前物质滥用的神经化学结果。在这一点上，有信息表明合法以及违禁物质使用会导致机体结构、分子和功能改变。有些改变是直接的损害，而有些则可能是适应性的。对于今后的研究，我们需要增强影像学技术的空间分辨率，或提高 MRS 对相似化学物质的鉴别能力。新型放射性化学物质不断开发，以使对特定神经递质系统具体性状的敏感性和特异性

更高。其中一种方法正得到广泛应用，即多模态实验。

同一研究机构内和不同研究机构间的神经影像学专家，正越来越多地进行团队合作，使用各种自主技术对相似的或相同的患者进行研究。例如，有人可能使用弥散成像探索甲基苯丙胺使用者大脑结构的改变，进而使用 MRS 和 PET 评估异常脑区的神经化学改变。这样的研究虽然花费很高，但与单独使用这三种测量法分别进行研究相比，获得的信息更为丰富。

最近另一个神经化学领域的新进展是遗传学方面，如今探索物质滥用与某种基因精确分型在功能和神经化学上的关系的研究正在不断设计出来。例如，我们现在能进行一个家族的基因分型，进而在同一人群中测量脑结构、功能和神经化学特点，并与基因上的发现相比较。这种工作仍需要在建设性的科研协作环境下采用多模态影像学设计。

研究物质滥用的第三个工具是药理学。今天我们有丰富的药物资源，针对神经化学特定方面来设计，可以验证很多假说。如果神经化学成像显示多巴胺可能是某种违禁物质的主要靶点，则可给予某种与多巴胺作用相反的药物，然后衡量其神经化学影响是否被逆转。同时，我们还可以研究该物质对功能和行为方面的影响及药物反应。

总之，未来物质滥用的神经化学研究必然会聚团队之力，评估脑功能的若干方面。

参考文献

Adams K M, Gilman S, Koeppe R A, et al. 1993. Neuropsychological deficits are correlated with frontal hypometabolism in positron emission tomography studies of older alcoholic patients. *Alcohol Clin Exp Res* **17**, 205–10.

Alhassoon O M, Dupont R M, Schweinsburg B C, Taylor M J, Patterson T L and Grant I. 2001. Regional cerebral blood flow in cocaine- versus methamphetamine-dependent patients with a history of alcoholism. *Int J Neuropsychopharmacol* **4**, 105–12.

Alkondon M, Pereira E F, Eisenberg H M and Albuquerque E X. 2000. Nicotinic receptor activation in human cerebral cortical interneurons: A mechanism for inhibition and disinhibition of neuronal networks. *J Neurosci* **20**, 66–75.

Ariyannura P S, Madhavaraoa C N and Namboodiri A M A. 2008. *N*-acetylaspartate synthesis in the brain: Mitochondria vs. microsomes. *Brain Res* **1227**, 34–41.

Arstad E, Gitto R, Chimirri A, et al. 2006. Closing in on the AMPA receptor: Synthesis and evaluation of 2-acetyl-1-(4'-chlorophenyl)-6-methoxy-7-[^{11}C] methoxy-1,2,3,4-tetrahydroisoquinoline as a potential PET tracer. *Bioorg Med Chem* **14**, 4712–7.

Behar K L and Ogino T. 1993. Characterization of macromolecule resonances in the 1H NMR spectrum of rat brain. *Magn Reson Med* **30**, 38–44.

Bendszus M, Weijers H G, Wiesbeck G, et al. 2001. Sequential MR imaging and proton MR spectroscopy in patients who underwent recent detoxification for chronic alcoholism: Correlation with clinical and neuropsychological data. *Am J Neuroradiol* **22**, 1926–32.

Biegon A, Gibbs A, Alvarado M, Ono M and Taylor S. 2007. In vitro and in vivo characterization of [3H]CNS-5161 – A use-dependent ligand for the *N*-methyl-D-aspartate receptor in rat brain. *Synapse* **61**, 577–86.

Blusztajn J K, Liscovitch M and Richardson U I. 2008. Synthesis of acetylcholine from choline derived from phosphatidylcholine in a human neuronal cell line. *Proc Natl Acad Sci USA* **84**, 5474–7.

Bossong M G, van Berckel B N, Boellaard R, et al. 2009. Delta 9-tetrahydrocannabinol induces dopamine release in the human striatum. *Neuropsychopharmacology* **34**, 759–66.

Bostwick D G. 1981. Amphetamine induced cerebral vasculitis. *Hum Pathol* **12**, 1031–3.

Braissant O, Henry H, Loup M, Eilers B and Bachmann C. 2001. Endogenous synthesis and transport of creatine in the rat brain: An in situ hybridization study. *Mol Brain Res* **86**, 193–201.

Brockerhoff H and Ballou C E. 1962. On the metabolism of the brain phosphoinositide complex. *J Biol Chem* **237**, 1764–8.

Brody A L, Mandelkern M A, Olmstead R E, et al. 2009. Ventral striatal dopamine release in response to smoking a regular vs a denicotinized cigarette. *Neuropsychopharmacology* **34**, 282–9.

Brody A L, Olmstead R E, London E D, et al. 2004. Smoking-induced ventral striatum dopamine release. *Am J Psychiatry* **161**, 1211–8.

Buchert R, Obrocki J, Thomasius R, et al. 2001. Long-term effects of "ecstasy" abuse on the human brain studied by FDG PET. *Nucl Med Commun* **22**, 889–97.

Buchert R, Thomasius R, Wilke F, et al. 2004. A voxel-based PET investigation of the long-term effects of "ecstasy" consumption on brain serotonin transporters. *Am J Psychiatry* **161**, 1181–9.

Burns H D, Van Laere K, Sanabria-Bohorquez S, et al. 2007. [18F]MK-9470, a positron emission tomography (PET) tracer for in vivo human PET brain imaging of the cannabinoid-1 receptor. *Proc Natl Acad Sci U S A* **104**, 9800–05.

Cahill D W, Knipp H and Mosser J. 1981. Intracranial hemorrhage with amphetamine abuse. *Neurology* **31**, 1058–9.

Cass W A. 1997. Decreases in evoked overflow of dopamine in rat striatum after neurotoxic doses of methamphetamine. *J Pharmacol Exp Ther* **280**, 105–13.

Chakraborty G, Mekala P, Yahya D, Wu G and Ledeen R W. 2001. Intraneuronal *N*-acetylaspartate supplies acetyl groups for myelin lipid synthesis: evidence for myelin-associated aspartoacylase. *J Neurochem* **78**. 736–45.

Chang L, Cloak C, Yakupov R and Ernst T. 2006. Combined and independent effects of chronic marijuana use and HIV on brain metabolites. *J Neuroimmune Pharmacol* **1**, 65–76.

Chang L, Ernst T, Grob C S and Poland R E. 1999. Cerebral (1)H MRS alterations in recreational 3, 4-methylenedioxymethamphetamine (MDMA, "ecstasy") users. *J Magn Reson Imaging* **10**, 521–6.

Choi C, Coupland N J, Bhardwaj P P, Malykhin N, Gheorghiu D and Allen P S. 2006. Measurement of brain glutamate and glutamine by spectrally-selective refocusing at 3 Tesla. *Magn Reson Med* **55**, 997–1005.

Commins D L and Seiden L S. 1986. Alpha-methyltyrosine blocks methylamphetamine-induced degeneration in the rat somatosensory cortex. *Brain Res* **365**, 15–20.

Couey J J, Meredith R M, Spijker S, *et al.* 2007. Distributed network actions by nicotine increase the threshold for spike-timing-dependent plasticity in prefrontal cortex. *Neuron* **54**, 73–87.

Cowan R L. 2007. Neuroimaging research in human MDMA users: A review. *Psychopharmacology (Berl)* **189**, 539–56.

Cowan R L, Bolo N R, Dietrich M, Haga E, Lukas S E and Renshaw P F. 2007. Occipital cortical proton MRS at 4 Tesla in human moderate MDMA polydrug users. *Psychiatry Res* **155**, 179–88.

Cowan R L, Joers J M and Dietrich M S. 2009. *N*-acetylaspartate (NAA) correlates inversely with cannabis use in a frontal language processing region of neocortex in MDMA (Ecstasy) polydrug users: A 3 T magnetic resonance spectroscopy study. *Pharmacol Biochem Behav* **92**, 105–10.

Dao-Castellana M H, Samson Y, Legault F, *et al.* 1998. Frontal dysfunction in neurologically normal chronic alcoholic subjects: Metabolic and neuropsychological findings. *Psychol Med* **28**, 1039–48.

Daumann J, Fischermann T, Pilatus U, Thron A, Moeller-Hartmann W and Gouzoulis-Mayfrank E. 2004. Proton magnetic resonance spectroscopy in ecstasy (MDMA) users. *Neurosci Lett* **362**, 113–6.

Davison F D, Sweeney B J and Scaravilli F. 1996. Mitochondrial DNA levels in the brain of HIV-positive patients after zidovudine therapy. *J Neurol* **243**, 648–51.

de Win M M, Jager G, Booij J, *et al.* 2008. Sustained effects of ecstasy on the human brain: A prospective neuroimaging study in novel users. *Brain* **131**, 2936–45.

de Win M M, Reneman L, Reitsma J B, den Heeten G J, Booij J and van den Brink W. 2004. Mood disorders and serotonin transporter density in ecstasy users – The influence of long-term abstention, dose, and gender. *Psychopharmacology (Berl)* **173**, 376–82.

Eggan S M and Lewis D A. 2007. Immunocytochemical distribution of the cannabinoid CB1 receptor in the primate neocortex: A regional and laminar analysis. *Cerebral Cortex* **17**, 175–52.

Eisch A J, Gaffney M, Weihmuller F B, O'Dell S J and Marshall J F. 1992. Striatal subregions are differentially vulnerable to the neurotoxic effects of methamphetamine. *Brain Res* **598**, 321–6.

Eisch A J, O'Dell S J and Marshall J F. 1996. Striatal and cortical NMDA receptors are altered by a neurotoxic regimen of methamphetamine. *Synapse* **22**, 217–25.

Ellis G M Jr, Mann M A, Judson B A, Schramm N T and Tashchian A. 1985. Excretion patterns of cannabinoid metabolites after last use in a group of chronic users. *Clin Pharmacol Therap* **38**, 572–8.

Elsinga P H, Hatano K and Ishiwata K. 2006. PET tracers for imaging of the dopaminergic system. *Curr Med Chem* **13**, 2139–53.

Ernst T, Chang L, Leonido-Yee M and Speck O. 2000. Evidence for long-term neurotoxicity associated with methamphetamine abuse: A 1H MRS study. *Neurology* **54**, 1344–9.

Farfel G M and Seiden L S. 1995. Role of hypothermia in the mechanism of protection against serotonergic toxicity. II. Experiments with methamphetamine, *p*-chloroamphetamine, fenfluramine, dizocilpine and dextromethorphan. *J Pharmacol Exp Ther* **272**, 868–75.

Fein G, Meyerhoff D J, Discalfani V, *et al.* 1994. ^{1}H magnetic resonance spectroscopic imaging separates neuronal from glial changes in alcohol-related brain atrophy. In Lancaster F E (Ed.) *Alcohol and Glial Cells.* Bethesda, MD: National Institutes of Health, **27**, 227–41.

Fleckenstein A E, Gibb J W and Hanson G R. 2000. Differential effects of stimulants on monoaminergic transporters: Pharmacological consequences and implications for neurotoxicity. *Eur J Pharmacol* **406**, 1–13.

Gao M, Kong D, Clearfield A and Zheng Q-H. 2006. Synthesis of carbon-11 and fluorine-18 labeled *N*-acetyl-1-aryl-6,7-dimethoxy-1,2,3,4-tetrahydroisoquinoline derivatives as new potential PET AMPA receptor ligands. *Bioorg Med Chem Lett* **16**, 2229–33.

Gazdzinski S, Durazzo T C, Yeh P -H, Hardin D, Banys P and Meyerhoff D J. 2008. Chronic cigarette smoking modulates injury and short-term recovery of the medial temporal lobe in alcoholics. *Psychiatry Res* **162**, 133–45.

Gilman S, Adams K, Koeppe R A, *et al.* 1990. Cerebellar and frontal hypometabolism in alcoholic cerebellar degeneration studied with positron emission tomography. *Ann Neurol* **28**, 775–85.

Glass M, Dragunow M and Faull R L. 1997. Cannabinoid receptors in the human brain: A detailed anatomical and quantitative autoradiographic study in the fetal, neonatal and adult human brain. *Neuroscience* **77**, 299–318.

Gouzoulis-Mayfrank E and Daumann J. 2006. Neurotoxicity of methylenedioxyamphetamines (MDMA; ecstasy) in humans: How strong is the evidence for persistent brain damage? *Addiction* **101**, 348–61.

Gray R, Rajan A S, Radcliffe K A, Yakehiro M and Dani J A. 1996. Hippocampal synaptic transmission enhanced by low concentrations of nicotine. *Nature* **383**, 713–6.

Greenwald M, Johanson C -E, Bueller J, *et al.* 2007. Buprenorphine duration of action: Mu-opioid receptor availability and pharmacokinetic and behavioral indices. *Biol Psychiatry* **61**, 101–10.

Greenwald M K, Johanson C-E, Moody D E, *et al.* 2003. Effects of buprenorphine maintenance dose on mu-opioid receptor availability, plasma concentrations, and antagonist blockade in heroin-dependent volunteers. *Neuropsychopharmacology* **28**, 2000–9.

Hamill T G, Lin L S, Hagmann W, *et al.* 2009. PET imaging studies in rhesus monkey with the cannabinoid-1 (CB1) receptor ligand [(11)C]CB-119. *Mol Imaging Biol* **11**, 246–52.

Haselhorst R, Dursteler-MacFarland K M, Scheffler K, *et al.* 2002. Frontocortical *N*-acetylaspartate reduction associated with long-term i.v. heroin use. *Neurology* **58**, 305–07.

Henriksen G and Willoch F. 2008. Imaging of opioid receptors in the central nervous system. *Brain* **131**, 1171–96.

Herkenham M, Lynn A B, Little M D, *et al.* 1990. Cannabinoid receptor localization in brain. *Proc Natl Acad Sci USA* **87**, 1932–6.

Hermann D, Sartorius A, Welzel H, *et al.* 2007. Dorsolateral prefrontal cortex *N*-acetylaspartate/total creatine (NAA/tCr) loss in male recreational cannabis users. *Biol Psychiatry* **61**, 1281–9.

Hesse S, Barthel H, Schwarz J, Sabri O and Muller U. 2004. Advances in in vivo imaging of serotonergic neurons in neuropsychiatric disorders. *Neurosci Biobehav Rev* **28**, 547–63. [Erratum, *Neurosci Biobehav Rev*, 2005, **29**, 1119.]

Horti A G and Van Laere K. 2008. Development of radioligands for in vivo imaging of type 1 cannabinoid receptors (CB1) in human brain. *Curr Pharmaceut Des* **14**, 3363–83.

Hurd R, Sailasuta N, Srinivasan R, Vigneron D B, Pelletier D and Nelson S J. 2004. Measurement of brain glutamate using TE-averaged PRESS at 3T. *Magn Reson Med* **51**, 435–40.

Iyo M, Namba H, Yanagisawa M, Hirai S, Yui N and Fukui S. 1997. Abnormal cerebral perfusion in chronic methamphetamine abusers: A study using 99MTc-HMPAO and SPECT. *Prog Neuropsychopharmacol Biol Psychiatry* **21**, 789–96.

Jagannathan N R, Desai N G, *et al.* 1996. Brain metabolite changes in alcoholism: An in vivo proton magnetic resonance spectroscopy (MRS) study. *Magn Res Imag* **14**, 553–7.

Johnson-Greene D, Adams K M, Gilman S, *et al.* 1997. Effects of abstinence and relapse upon neuropsychological function and cerebral glucose metabolism in severe chronic alcoholism. *J Clin Exp Neuropsychol* **19**, 378–85.

Kao C H, Wang S J and Yeh S H. 1994. Presentation of regional cerebral blood flow in amphetamine abusers by 99Tcm-HMPAO brain SPECT. *Nucl Med Commun* **15**, 94–8.

Katsifis A and Kassiou M. 2004. Development of radioligands for in vivo imaging of GABA(A)-benzodiazepine receptors. *Mini-Rev Med Chem* **4**, 909–21.

Kessler R C, Chiu W T, Demler O, Merikangas K R and Walters E E. 2005. Prevalence, severity, and comorbidity of 12-month DSM-IV disorders in the National Comorbidity Survey Replication. *Arch Gen Psychiatry* **62**, 617–27.

Kling M A, Carson R E, Borg L, *et al.* 2000. Opioid receptor imaging with positron emission tomography and [(18)F]cyclofoxy in long-term, methadone-treated former heroin addicts. *J Pharmacol Exp Therap* **295**, 1070–6.

Koob G F and Le Moal M. 2001. Drug addiction, dysregulation of reward, and allostasis. *Neuropsychopharmacology* **24**, 97–129.

Lambe E K, Picciotto M R and Aghajanian G K. 2003. Nicotine induces glutamate release from thalamocortical terminals in prefrontal cortex. *Neuropsychopharmacology* **28**, 216–25.

Larsen K E, Fon E A, Hastings T G, Edwards R H and Sulzer D. 2002. Methamphetamine-induced degeneration of dopaminergic neurons involves autophagy and upregulation of dopamine synthesis. *J Neurosci* **22**, 8951–60.

Lindsey K P, Glaser S T and Gatley S J. 2005. Imaging of the brain cannabinoid system. *Handb Exp Pharmacol* **168**, 425–43.

Lopez-Moreno J A, Gonzalez-Cuevas G, Moreno G and Navarro M. 2008. The pharmacology of the endocannabinoid system: Functional and structural interactions with other neurotransmitter systems and their repercussions in behavioral addiction. *Addict Biol* **13**, 160–87.

Mansvelder H D, Keath J R and McGehee D S. 2002. Synaptic mechanisms underlie nicotine-induced excitability of brain reward areas. *Neuron* **33**, 905–19.

Markus R P, Reno L A C, Zago W and Markus R P. 2004. Release of [(3)H]-L-glutamate by stimulation of nicotinic acetylcholine receptors in rat cerebellar slices. *Neuroscience* **124**, 647–53.

Markus R P, Santos J M, Zago W and Reno L A C. 2003. Melatonin nocturnal surge modulates nicotinic receptors and nicotine-induced [3H]glutamate release in rat cerebellum slices. *J Pharmacol Exp Therap* **305**, 525–30.

Martin P R, Gibbs S J, *et al.* 1995. Brain proton magnetic resonance spectroscopy studies in recently abstinent alcoholics. *Alcohol Clin Exp Res* **19**, 1078–82.

Mason G F, Petrakis I I, de Graaf R A, *et al.* 2006. Cortical GABA levels and the recovery from alcohol dependence: Preliminary evidence of modification by cigarette smoking. *Biol Psychiatry* **59**, 85–93.

McCann U D, Szabo Z, Seckin E, *et al.* 2005. Quantitative PET studies of the serotonin transporter in MDMA users and controls using [11C]McN5652 and [11C]DASB.

405

Neuropsychopharmacology **30**, 1741–50.

McCann U D, Szabo Z, Vranesic M, *et al.* 2008. Positron emission tomographic studies of brain dopamine and serotonin transporters in abstinent (+/−)3,4-methylenedioxymethamphetamine ("ecstasy") users: Relationship to cognitive performance. *Psychopharmacology (Berl)* **200**, 439–50.

McGehee D S and Role L W. 1996. Presynaptic ionotropic receptors. *Curr Opin Neurobiol* **6**, 342–9.

Michel V, Yuan Z, Ramsubir S and Bakovic M. 2006. Choline transport for phospholipid synthesis. *Exp Biol Med* **231**, 490–504.

Moreno A, Ross B D, *et al.* 2001. Direct determination of the N-acetyl-L-aspartate synthesis rate in the human brain by (13)C MRS and [1-(13)C]glucose infusion. *J Neurochem* **77**, 347–50.

NIDA and NIAAA. 1998. The economic costs of alcohol and drug abuse in the United States – 1992. *NIH Publication Number* **98**-4327.

Nordahl T E, Salo R, Possin K, *et al.* 2002. Low N-acetyl-aspartate and high choline in the anterior cingulum of recently abstinent methamphetamine-dependent subjects: A preliminary proton MRS study. Magnetic resonance spectroscopy. *Psychiatry Res* **116**, 43–52.

Obrocki J, Buchert R, Vaterlein O, Thomasius R, Beyer W and Schiemann T. 1999. Ecstasy – Long-term effects on the human central nervous system revealed by positron emission tomography. *Br J Psychiatry* **175**, 186–8.

Pacheco M A and Jope R S. 1996. Phosphoinositide signaling in human brain. *Progr Neurobiol* **50**, 255–73.

Parks M H, Dawant B M, Riddle W R, *et al.* 2002. Longitudinal brain metabolic characterization of chronic alcoholics with proton magnetic resonance spectroscopy. *Alcohol Clin Exp Res* **26**, 1368–80.

Patel T B and Clark J B. 1979. Synthesis of N-acetyl-L-aspartate by rat brain mitochondria and its involvement in mitochondrial/cytosolic carbon transport. *Biochem J* **184**, 539–46.

Pfefferbaum A, Adalsteinsson E, Bell R L and Sullivan E V. 2007. Development and resolution of brain lesions caused by pyrithiamine- and dietary-induced thiamine deficiency and alcohol exposure in the alcohol-preferring rat: A longitudinal magnetic resonance imaging and spectroscopy study. *Neuropsychopharmacology* **32**, 1159–77.

Phelps M E, Huang S C, Hoffman E J, Selin C, Sokoloff L and Kuhl D E. 1979. Tomographic measurement of local cerebral glucose metabolic rate in humans with (F-18)2-fluoro-2-deoxy-D-glucose: Validation of method. *Ann Neurol* **6**, 371–88.

Pu C and Vorhees C V. 1995. Protective effects of MK-801 on methamphetamine-induced depletion of dopaminergic and serotonergic terminals and striatal astrocytic response: An immunohistochemical study. *Synapse* **19**, 97–104.

Radcliffe K A and Dani J A. 1998. Nicotinic stimulation produces multiple forms of increased glutamatergic synaptic transmission. *J Neurosci* **18**, 7075–83.

Radcliffe K A, Fisher J L, Gray R and Dani J A. 1999. Nicotinic modulation of glutamate and GABA synaptic transmission of hippocampal neurons. *Ann N Y Acad Sci* **868**, 591–610.

Reneman L, Booij J, Lavalaye J, *et al.* 2002b. Use of amphetamine by recreational users of ecstasy (MDMA) is associated with reduced striatal dopamine transporter densities: A [123I]beta-CIT SPECT study – Preliminary report. *Psychopharmacology (Berl)* **159**, 335–40.

Reneman L, Endert E, de Bruin K, *et al.* 2002a. The acute and chronic effects of MDMA ("ecstasy") on cortical 5-HT2A receptors in rat and human brain. *Neuropsychopharmacology* **26**, 387–96.

Reneman L, Majoie C B, Flick H and den Heeten G J. 2002c. Reduced N-acetylaspartate levels in the frontal cortex of 3,4-methylenedioxymethamphetamine (Ecstasy) users: Preliminary results. *Am J Neuroradiol* **23**, 231–7.

Reneman L, Majoie C B, Schmand B, van den Brink W and den Heeten G J. 2001. Prefrontal N-acetylaspartate is strongly associated with memory performance in (abstinent) ecstasy users: Preliminary report. *Biol Psychiatry* **50**, 550–4.

Rothman D L, Petroff O A, Behar K L and Mattson R H. 1993. Localized 1H NMR measurements of gamma-aminobutyric acid in human brain in vivo. *Proc Natl Acad Sci USA* **90**, 5662–6.

Ryan L J, Linder J C, Martone M E and Groves P M. 1990. Histological and ultrastructural evidence that D-amphetamine causes degeneration in neostriatum and frontal cortex of rats. *Brain Res* **518**, 67–77.

SAMHSA. 2006. Results from the 2005. National Survey on Drug Use and Health: National Findings. *NSDUM Series H-30*. Rockville, MD, Office of Applied Studies.

SAMHSA. 2008. Results from the 2007 National Survey on Drug Use and Health: National Findings. *NSDUH Series H-34*. Rockville, MD, Office of Applied Studies.

Sanchez-Pernaute R, Wang J Q, Kuruppu D, *et al.* 2008. Enhanced binding of metabotropic glutamate receptor type 5 (mGluR5) PET tracers in the brain of parkinsonian primates. *Neuroimage* **42**, 248–51.

Schweinsburg B C, Alhassoon O M, Taylor M J, *et al.* 2003. Effects of alcoholism and gender on brain metabolism. *Am J Psychiatry* **160**, 1180–3.

Schweinsburg B C, Taylor M J, Alhassoon O M, *et al.* 2001. Chemical pathology in brain white matter of recently detoxified alcoholics: A 1H magnetic resonance spectroscopy investigation of alcohol-associated frontal lobe injury. *Alcohol Clin Exp Res* **25**, 924–34.

Schweinsburg B C, Taylor M J, Videen J S, *et al.* 2000. Elevated myo-inositol in gray matter of recently detoxified but not long-term abstinent alcoholics: A preliminary MR spectroscopy study. *Alcohol Clin Exp Res* **24**, 699–705.

Seitz D, Widmann U, Seeger U, *et al.* 1999. Localized proton magnetic resonance spectroscopy of the cerebellum in detoxifying alcoholics. *Alcohol Clin Exp Res* **23**, 158–63.

Sekine Y, Minabe Y, Kawai M, et al. 2002. Metabolite alterations in basal ganglia associated with methamphetamine-related psychiatric symptoms. A proton MRS study. Neuropsychopharmacology 27, 453–61.

Semple D M, Ebmeier K P, Glabus M F, O'Carroll R E and Johnstone E C. 1999. Reduced in vivo binding to the serotonin transporter in the cerebral cortex of MDMA ("ecstasy") users. Br J Psychiatry 175, 63–9.

Sevy S, Smith G S, Ma Y, et al. 2008. Cerebral glucose metabolism and D2/D3 receptor availability in young adults with cannabis dependence measured with positron emission tomography. Psychopharmacology (Berl) 197, 549–56.

Shi J, Zhao L-Y, Copersino M L, et al. 2008. PET imaging of dopamine transporter and drug craving during methadone maintenance treatment and after prolonged abstinence in heroin users. Eur J Pharmacol 579, 160–6.

Silver S M, Schroeder B M and Sterns R H. 2002. Brain uptake of myoinositol after exogenous administration. J Am Soc Nephrol 13, 1255–60.

Sokoloff L, Reivich M, Kennedy C, et al. 1977. The [14C]-deoxyglucose method for the measurement of local cerebral glucose utilization: Theory, procedure, and normal values in the conscious and anesthetized albino rat. J Neurochem 28, 879–916.

Staley J K, Gottschalk C, Petrakis I L, et al. 2005. Cortical gamma-aminobutyric acid type A-benzodiazepine receptors in recovery from alcohol dependence: Relationship to features of alcohol dependence and cigarette smoking. Arch Gen Psychiatry 62, 877–88.

Staley J K, Krishnan-Sarin S, Cosgrove K P, et al. 2006. Human tobacco smokers in early abstinence have higher levels of β_2*nicotinic acetylcholine receptors than nonsmokers. J Neurosci 26, 8707–14.

Stephans S and Yamamoto B. 1996. Methamphetamines pretreatment and the vulnerability of the striatum to methamphetamine neurotoxicity. Neuroscience 72, 593–600.

Stone J M, Erlandsson K, Arstad E, et al. 2006. Ketamine displaces the novel NMDA receptor SPET probe [(123)I]CNS-1261 in humans in vivo. Nucl Med Biol 33, 239–43.

Taylor M J, Alhassoon O M, Schweinsburg B C, Videen J S and Grant I. 2000. MR spectroscopy in HIV and stimulant dependence HNRC Group. HIV Neurobehavioral Research Center. J Int Neuropsychol Soc 6, 83–5.

Thomasius R, Petersen K, Buchert R, et al. 2003. Mood, cognition and serotonin transporter availability in current and former ecstasy (MDMA) users. Psychopharmacology (Berl) 167, 85–96.

Thomasius R, Zapletalova P, Petersen K, et al. 2006. Mood, cognition and serotonin transporter availability in current and former ecstasy (MDMA) users: The longitudinal perspective. J Psychopharmacol 20, 211–25.

Truckenmiller M E, Namboodiri M A, Brownstein M J and Neale J H. 1985. N-Acetylation of L-aspartate in the

nervous system: Differential distribution of a specific enzyme. J Neurochem 45, 1658–62.

Volkow N D, Chang L, Wang G J, et al. 2001a. Loss of dopamine transporters in methamphetamine abusers recovers with protracted abstinence. J Neurosci 21, 9414–8.

Volkow N D, Chang L, Wang G J, et al. 2001b. Higher cortical and lower subcortical metabolism in detoxified methamphetamine abusers. Am J Psychiatry 158, 383–9.

Volkow N D, Chang L, Wang G J, et al. 2001c. Association of dopamine transporter reduction with psychomotor impairment in methamphetamine abusers. Am J Psychiatry 158, 377–82.

Volkow N D, Gillespie H, Mullani N, et al. 1991. Cerebellar metabolic activation by delta-9-tetrahydro-cannabinol in human brain: A study with positron emission tomography and 18F-2-fluoro-2-deoxyglucose. Psychiatry Res 40, 69–78.

Volkow N D, Gillespie H, Mullani N, et al. 1996. Brain glucose metabolism in chronic marijuana users at baseline and during marijuana intoxication. Psychiatry Res Neuroimag 67, 29–38.

Volkow N D, Hitzemann R, Wang G J, et al. 1992. Decreased brain metabolism in neurologically intact healthy alcoholics. Am J Psychiatry 149, 1016–22.

Volkow N D, Hitzemann R, Wolf A P, et al. 1990. Acute effects of ethanol on regional brain glucose metabolism and transport. Psychiatry Res 35, 39–48.

Volkow N D, Wang G J, Hitzemann R, et al. 1994. Recovery of brain glucose metabolism in detoxified alcoholics. Am J Psychiatry 151, 178–83.

Voruganti L N, Slomka P, Zabel P, Mattar A and Awad A G. 2001. Cannabis induced dopamine release: An in-vivo SPECT study. Psychiatry Res 107, 173–7.

Wang G J, Volkow N D, Chang L, et al. 2004. Partial recovery of brain metabolism in methamphetamine abusers after protracted abstinence. Am J Psychiatry 161, 242–8.

Wang J-Q, Tueckmantel W, Zhu A, Pellegrino D and Brownell A-L. 2007. Synthesis and preliminary biological evaluation of 3-[(18)F]fluoro-5-(2-pyridinylethynyl)benzonitrile as a PET radiotracer for imaging metabotropic glutamate receptor subtype 5. Synapse 61, 951–61.

Wang G J, Volkow N D, Fowler J S, et al. 2003. Alcohol intoxication induces greater reductions in brain metabolism in male than in female subjects. Alcohol Clin Exp Res 27, 909–17.

Waterhouse R N, Slifstein M, Dumont F, et al. 2004. In vivo evaluation of [11C]N-(2-chloro-5-thiomethylphenyl)-N'-(3-methoxy-phenyl)-N'-methylguanidine ([11C]GMOM) as a potential PET radiotracer for the PCP/NMDA receptor. Nucl Med Biol 31, 939–48.

Watkins S S, Koob G F and Markou A. 2000. Neural mechanisms underlying nicotine addiction: Acute positive reinforcement and withdrawal. Nicotine Tobacco

Res **2**, 19–37.

Wik G, Borg S, Sjogren I, *et al.* 1988. PET determination of regional cerebral glucose metabolism in alcohol-dependent men and healthy controls using 11C-glucose. *Acta Psychiatr Scand* **78**, 234–41.

Yamamoto H, Kitamura N, Lin X H, *et al.* 1999. Differential changes in glutamatergic transmission via *N*-methyl-D-aspartate receptors in the hippocampus and striatum of rats behaviourally sensitized to methamphetamine. *Int J Neuropsychopharmacol* **2**, 155–63.

Zahr N M, Mayer D, Vinco S, *et al.* 2009. In vivo evidence for alcohol-induced neurochemical changes in rat brain without protracted withdrawal, pronounced thiamine deficiency, or severe liver damage. *Neuropsychopharmacology* **34**, 1427–42.

Zubieta J, Greenwald M K, Lombardi U, *et al.* 2000. Buprenorphine-induced changes in mu-opioid receptor availability in male heroin-dependent volunteers: A preliminary study. *Neuropsychopharmacology* **23**, 326–34.

Zubieta J K, Gorelick D A, Stauffer R, Ravert H T, Dannals R F and Frost J J. 1996. Increased mu opioid receptor binding detected by PET in cocaine-dependent men is associated with cocaine craving. *Nat Med* **2**, 1225–9.

第 32 章

32

物质滥用的神经影像学：评论

Adolf Pfefferbaum

神经影像学开启了活体研究脑结构及其生理功能。酒精和其他物质滥用会改变大脑，而这些改变又会造成疾病迁延。因此，我们往往很难区分大脑改变是酒精和物质滥用的结果还是原因。这些疾病的临床演变包括急性加重和缓解，有些人则不幸死亡。有了动物模型，我们可以操控很多人类实验不可控的因子；而在人类，我们只能观察疾病的自然过程，但是在纵向观察疾病的缓解和恶化过程中，一些有关病因和影响的谜团可能会揭开。

之前三章列举了四种主要的神经影像学方法，使用 CT 和 MRI 观察结构问题，fMRI 观察认知和运动激发的生理反应，PET 和 SPECT 观察代谢和神经递质功能，而 MRS 可以进行代谢物分析。每一种方法都有其优点和局限性，互为补充。想要做好，需要相当复杂的技术。

我们从活体人类影像学认识酒精和物质滥用障碍的神经病理学特征；认识一些调节或影响发病、病程、滥用迁延的因素；认识恢复的程度和局限性以及选择性物质使用可能的益处（见框32.1）。

特征

MRI 独特地适用于描述酒精和物质滥用导致的神经病理学特征。相关特征包括局部脑区萎缩和脑结构、组织类型、质量和受影响基因座的微观结构完整性，以及局部或全脑血管的状态。具备了定义各种物质滥用伴随的独特的和共同的神经病理学的能力，则具备了定义诊断、预后和治疗关联特异性神经病理学的能力。最终，大脑结构-功能研究能为了解认知以及运动功能和功能障碍的选择性神经基础带来曙光。

调节因子

家族史和基因组分析认为基因与物质滥用造成脑损伤的易感性或抵抗性有关。然而由于人类的特性，物质滥用不仅具有药理毒性，还包含一系列行为（如摄取物质的量和频率）、[共病如多种物质使用、躯体疾病（如肝病）、HIV 感染和内源性精神疾病（如抑郁症）]和环境因素（如社会和心理剥夺、营养不良、吸烟）。有充分的证据表明，某些物质滥用障碍，如酒精中毒，是"复杂的遗传性疾病"，是基因-环境交互作用结果的模型；酒精中毒个体的神经影像学是其基因和环境共同作用的产物。

病程及迁延

酒精中毒是伴随终身的疾病，与贯穿青少年到老年的大脑可塑性改变有交互作用。正如正常的发育和衰老一样，因病理学损害而发挥代偿功能的神经适应过程也可以用神经影像学来纵向阐明。同时，这些神经元改变还可能促进物质滥用，而不是适应，诱发自我延续性障碍（self-perpetuating disorders）。物质滥用发病前针对高危个体的研究可以明确哪种神经病理学改变是病因，哪种是影响。一旦出现滥用和渴求，功能神经影像学可以利用脑结构-功能研究工具来了解造成持续滥用的大脑基因位点。

恢复

对戒断期渴求的 fMRI 研究，再加上微观和宏观神经病理学改变的程度和定位特征，可以预测复发和恢复。事实上，代偿的性质和康复的局限性都取决于戒断后大脑修复程度以及持续滥用造成进行性破坏的程度。康复过程应该直接针对那些已知损害代偿中的功能储备。

使用（非滥用）的益处

很多滥用物质都有潜在的有益效果。如果明智而审慎地使用，并非所有滥用药物都会对人的健康和幸福有害。阿片类可以减轻疼痛；精神兴奋剂，包括尼古丁（虽然不一定通过吸烟摄取），可以使人在危险的战斗状态下保持警醒；大麻可控制呕吐和刺激食欲；神经影像学证实，适量饮酒可以保护心、脑血管。

结论

酒精以及其他物质滥用障碍的大脑结构和生理的神经影像学研究，使我们认识了其共同的以及特异性的神经病理学特征。人类物质滥用障碍的神经影像学未来的潜力和挑战，则在于进一步认识其迁延、复发、损伤和修复的深层次机制。

致谢

本工作得到 NIH 基金 AA005965、AA012388、AA017347 的支持。

框 32.1 我们能从酒精和物质滥用的活体人类神经影像学学到什么？

- 特征
  - 神经病理学——独特的、共同的特征
  - 诊断特异性
  - 选择性认知和运动功能障碍的机制
- 调节因子
  - 损害的遗传易感性和抵抗力
  - 环境因素
  - 躯体疾病
  - 多种物质
- 精神科共病
  - 病程和迁延性
  - 终身动态病程
  - 神经适应性
  - 自我延续性障碍（self-perpetuating disorders）
  - 渴求
- 恢复
  - 随着戒断的修复
  - 代偿机制
  - 时间进程
- 使用（非滥用）的有益效应
  - 躯体方面的
  - 行为方面的
  - 社会方面的

第 6 部分

进食障碍

第 33 章

33

厌食症和贪食症的神经影像学

Guido K. W. Frank and Michael D. H. Rollin

引言

近几十年来，对进食障碍（eating disorders，EDs）[如神经性厌食症（anorexia nervosa，AN）和神经性贪食症（bulimia nervosa，BN）] 以及新型进食障碍 [如暴食症（binge eating disorder，BED）] 的病理生理学以及病因学概念的理解经历了重大的变革。脑影像学技术可以评估人体局部脑活动以及受体功能，进而帮助我们了解神经环路与行为及病理生理改变之间的相关性。

目前许多神经影像学技术用于研究进食障碍。结构成像技术如计算机断层成像（computer tomography，CT）和无辐射的磁共振成像（magnetic resonance imaging，MRI）能提供脑总体结构异常方面的信息，核磁共振波谱（magnetic resonance spectroscopy，MRS）能探测脑内化合物，包括胆碱、天门冬氨酸等，它们都和大脑神经递质有关。正电子发射断层成像（positron emission tomography，PET）、单光子发射断层扫描（single photon emission computed tomography，SPECT）以及功能性磁共振成像（functional magnetic resonance imaging，fMRI）可用来测定与局部脑血流量（regional cerebral blood flow，rCBF）有关的脑活动。此外，PET、SPECT 和放射性配体可用来测定神经递质受体功能和局部脑葡萄糖代谢（regional cerebral glucose metabolism，rCGM）。脑电图（electroencephalography，EEG）和诱发电位（evoked potentials，EPs）能记录神经电生理活动，量化脑电图（quantitative electroencephalography，qEEG）采用波谱分析技术，可以分析来自多极、全头皮记录的 EEG，空间分辨率较传统 EEG 更好。近年来脑研究领域不断发展，采用神经科学的影像学方案，在探索精神疾病所致的情感和认知过程改变中取得长足进步，了解了很

多参与恐惧刺激的脑环路（Ohman 等，2007），包括异常心境状态（Konarski 等，2007）、食物和其他奖赏性刺激的加工（Chau 等，2004）、认知灵活性（Alvarez 和 Emory，2006）以及其他许多可能直接与进食障碍有关的脑区。与重性精神病及抑郁症相比，进食障碍的神经生物学研究体系相对较弱，但过去 10 年也取得显著进展，阐明了脑生物学过程是厌食症、贪食症和暴食症的病理生理学过程的一部分。

回顾进食障碍相关研究，人们发现状态相关因素非常重要。进食障碍特别是厌食症的发病期，往往伴随着严重的代谢、电解质以及内分泌紊乱，因此对进食障碍（有疾病表现）的研究往往会混杂上述情况。我们会谨慎说明哪些研究是针对疾病发病期，哪些是针对康复期，这有助于区分哪些结果与饥饿有关，哪些与疾病潜在的病理生理学特征有关。然而即便是康复的病例，也需要鉴别临床上的差异是病前的特质，还是患病的结果。

厌食症

厌食症多在青春期出现，女性常见，表现为极度害怕发胖，即使过瘦仍觉得自己很胖，甚至消瘦、闭经。衡量体重降低的标准是体重指数（body mass index，BMI）<17.5，计算公式为体重（kg）/身高^2（m^2）。厌食症-限制型（AN-R）的特征是限制进食和过度运动，有别于暴食/清除型（AN-B/P），后者指患者规律性暴食，然后采取类似自我催吐、服用泻药或利尿剂的方式来降低体重或阻止体重增加。厌食症经常与抑郁症和焦虑障碍共病（Bulik 等，1997）。

CT 和 MRI 研究

神经性厌食症的 CT 和 MRI 研究通常显示体重过轻的患者存在脑沟增宽、脑室扩大及大脑体积减小（Kornreich 等，1991；Hentschel 等，

1995，1997）。当体重恢复时，大脑的这些改变也会逐渐恢复，但恢复到何种程度尚不清楚（Golden 等，1996；Swayze 等，1996）。我们还不知道发病期的这些改变究竟与灰质（gray matter，GM）、白质（white matter，WM）还是细胞外隙有关，也不确定这究竟是全脑还是特定脑区的改变。Katzman 的小组（Katzm 和 Colangelo，1996）发现 13 例青少年女性 AN 患者发病期的灰质和白质总体积减小，脑脊液（cerebrospinal fluid，CSF）容量增加。然而，在一项包含 AN、BN 及对照组女性（control women，CW）的队列研究中，Husain 采用 MRI 测量正中矢状面，发现 AN 患者中脑和丘脑体积减小，灰质没有改变，这与前者的结论相反（Husain 等，1992）。Lambe 比较了 12 例康复期 AN 患者（标准为 BMI>17.0 kg/m²，规律月经持续>6 个月）和 13 例发病期 AN 患者以及 18 名健康对照，发现康复期 AN 组比对照组灰质减少，CSF 容量增加，但较发病期 AN 组灰质体积大，CSF 容量小（Lambe 等，1997）。此外，一项对 6 例女性患者自发病期至体重恢复正常（平均病程 16 个月）的纵向研究显示，白质体积随着体重恢复而恢复，而灰质和 CSF 并未恢复（Katzman 等，1997）。最近，Mühlau 发现与对照组相比，AN 患者康复后（n = 22）仍有全脑灰质体积轻度减小（Mühlau 等，2007）。此外，前扣带回皮质（anterior cingulate cortex，ACC）体积持续性显著减小与既往 BMI 低下密切相关。虽尚未明确，但皮质受损可能是既往严重营养不良造成的，抑或是一种大脑部分恢复的状态。近期的一项研究（20 世纪 90 年代中期完成）对 12 例女性及 6 例男性 AN 患者进行了 MRI 分析，再次发现他们康复后仍有持续的 ACC 体积减小，此外，疾病康复期 ACC 体积恢复程度与 AN 症状的持续性缓解程度呈正相关（McCormick 等，2008）。然而，Wagner 等（2006）完成了一项康复期 ED 患者的大样本研究，发现 30 例 AN 患者（14 例 AN-R，16 例 AN-B/P）的灰质、白质和 CSF 体积均无明显改变。不过，最近一项系列病例研究观察了 12 例发病期青少年 AN 患者，再次发现大脑灰质体积减小，7 个月后随访，全脑灰质损害完全恢复（Castro-Fornieles 等，2009）。上述研究表明大脑体积异常可能与疾病所处阶段相关，并能随着远

期康复而恢复正常。

这些大脑体积短暂改变的原因尚不清楚，一些资料提示可能与皮质醇有关。Katzman 和 Colangelo（1996）发现尿游离皮质醇与 CSF 容积呈正相关，与灰质体积呈负相关。一般认为 AN 患者 CSF 皮质醇增加（Gwirtsman 等，1989）。这可能与发病期 AN 患者的高皮质醇血症通过分解代谢或体液稳态效应使脑体积减小有关（Ganong，2005）。另一方面，发病期 AN 患者正中颞叶皮质（杏仁核-海马复合体）体积减小与既往激素水平（包括尿游离皮质醇）无关（Giordano 等，2001）。目前尚不清楚这些变化是局限于正中颞叶皮质还是普遍存在于全脑，因此也更难解释大脑体积的改变。

关于发病期 AN 患者大脑体积改变是否会导致认知和情感障碍尚未明确。Kingston 等（1996）分析了 46 例住院 AN 患者在体重增加前后结构影像学与心理学评估（包括焦虑、抑郁、注意、记忆）的相关性，与对照组比较，并未发现存在相关性，提示局部大脑损害与特异性行为无关，不过这也可能仅仅是该检验方法的结果无差异。同样，Connan 研究了海马体积与认知测验之间的相关性，发现 AN 患者海马体积减小，但认知功能与海马体积减小无相关性（Connan 等，2006）。

概括来说，这些研究大多说明在发病阶段，灰质和白质可能出现萎缩或体积减小，但至少会在体重复原时部分恢复。这些脑结构改变相对没有特异性，也没有发现与行为相关。

MRS 研究

MRS 可以通过检测大脑代谢产物［如胆碱、N-乙酰天冬氨酸（N-acetylaspartate，NAA）、磷和肌醇］来提示神经元受损情况。MRS 研究发现青少年 AN 患者白质存在胆碱类化合物/总肌酸比例增高，NAA/胆碱比例降低（Hentschel 等，1999；Schlemmer 等，1998）。这些改变是细胞膜反转的结果，并可随着康复而逆转（Mockel 等，1999）。有两项研究（Rzanny 等，2003；Roser 等，1999）均显示脑内磷脂类与 BMI 成正比，也表明了状态依赖现象（state-dependent phenomenon）。后一项研究还发现 BMI 与前额叶皮质肌醇水平呈正相关，而肌醇是 5-羟色胺（5-HT）第二

信使神经传导系统的一部分（Leonard，1994），因此这与发病期 AN 患者 5-HT 活性降低有关（Kaye 等，2000）。Castro-Fornieles 等（2007）在一项纵向研究中发现 NAA、谷氨酸盐/谷氨酰胺和肌醇水平呈状态依赖性改变，并随着疾病的康复而恢复，进一步说明 AN 的代谢改变与疾病状态有关，并不是疾病本身的特征，这些代谢改变可能与饥饿导致的神经损伤有关。

PET 和 SPECT 研究：静息状态

大多数研究是使用 SPECT 测试 AN 患者的"静息"状态下脑活动。Gordon 等（1997）发现 15 例发病期 AN 患者中，有 13 例出现单侧颞叶灌注不足，并在体重恢复后持续存在。Kuruoglu 和同事发现 2 例发病期 AN 患者的双侧前额叶、颞叶和顶叶灌注不足，在康复后 3 个月恢复正常（Kuruoglu 等，1998）。Takano 等（2001）人发现 14 例发病期 AN 患者的前额叶皮质和 ACC 灌注不足，而丘脑和杏仁核-海马复合体灌注增加。Chowghury 的一项研究发现，15 例发病期青少年 AN 患者出现单侧颞顶叶和额叶灌注不足（Chowdhury 等，2003）。Rastam 和同事发现发病期和康复期 AN 患者的颞顶叶和眶额叶灌注不足（Rastam 等，2001）。这些研究均提示发病期 AN 患者存在 rCBF 异常，但是最近一项研究对此提出了不同意见，该研究发现经过部分体积校正后（如对发病期 AN 患者的脑体积减小进行校正，该技术应用于成像加工过程中），未发现 rCBF 异常（Bailer 等，2007b）。这与此前的 rCBF 研究结论相悖，并提示此前研究发现的 AN 患者 rCBF 减少可能是由于脑体积改变这一混杂因素所致（Katzman 等，1997）。Kojima 和同事发现 12 例 AN-R 患者体重恢复后，ACC 仍持续存在 rCBF 减少（Kojima 等，2005）。Matsumoto 等（2006）对 3 例 AN-R 和 5 例 AN-B/P 患者体重恢复正常前后进行了研究，发现经过住院治疗后，他们大脑某些区域 rCBF 增加。这一研究还发现，进食障碍问卷-3（Eating Disorders Inventory-3，EDI-3）中的内感受性意识得分偏低与右侧背外侧前额叶灌注下降呈显著相关，后者与情感的自我意识有关，而长期以来人们认为 AN 患者情感的自我意识存在异常（Bruch，1962）。Frank 等（2007）发现经过长期康复后，10 例康复 AN-R 患者和 9 例康复 AN-B/P 患者并未出现持久脑灌注改变，表明这种异常能随着疾病的康复而恢复正常。

使用 PET 测试葡萄糖代谢的研究较少，Delvenne 等发现 20 例 AN 患者的额叶和顶叶糖代谢较对照组降低，并随着体重恢复而逐渐正常（Delvenne 等，1995，1996，1997a，1997b）。但该研究同样发现糖代谢异常与脑体积改变之间无相关性，结果还需要通过对受试者顶叶体积校正进一步证实。

总之，AN 的静息状态脑活动研究大部分提示在发病期颞叶、顶叶和扣带回皮质体积改变，但只有少数研究认为体重恢复后这些改变持续存在。脑灌注的改变是确实存在，还是仅仅继发于脑体积异常而造成功能成像的技术性混淆，这尚不清楚。如果发病期和康复期的 AN 患者 rCBF 和葡萄糖代谢确实都出现下降，那将是个重大发现，因为正中颞叶涉及情感过程，AN 患者焦虑情绪增加可能与杏仁核功能改变有关。然而在这一点上，康复期 rCBF 下降的可能性很小，甚至发病期也不多见（Bailer 等，2007b；Frank 等，2007）。

有两项研究（Frank 等，2007；Yonezawa 等，2008）采用 SPECT 比较了发病期 AN-R 和 AN-B/P 患者，发现两组 rCBF 无明显差异，提示脑血流不是鉴别 AN 两种亚型的病理生理学指标。有趣的是，Goethals 和同事发现 31 例 AN-R、16 例 AN-B/P 和 20 例 BN 患者的 rCBF 并无显著性差异，但所有患者前额叶和顶叶的 rCBF 均与 EDI-3 中的体型不满意（body dissatisfaction）和无效感（ineffectiveness）呈正相关（Goethals 等，2007）。

EEG、EPs 和 qEEG

自 1955 年人们开始采用 EEG 来研究进食障碍（Martin，1995）以来，多数 EEG 研究集中在睡眠和进食障碍。早期工作证实了 AN 与失眠和早醒有关（Crisp 等，1967；Lacey 等，1975）。系统回顾 AN 患者的睡眠 EEG 已经超出本章范围，我们将重点介绍具体的 AN 相关症状。

诱发电位（evoked potentials，EPs）或事件相关电位（event-related potentials，ERPs）采用电生理学方法记录机体对感觉刺激的反应，这一反应是与时间和定位相关的特异性激活。这些激活作用的幅度变化能提供皮质对相关刺激的反应特征。Bradley 等（1997）要求 20 例青少年 AN

患者完成视觉和非视觉记忆任务，发现 P300 激活潜伏期延长，波幅下降。P300 与注意、加工能力和记忆整合相关，这些改变提示患者完成记忆任务缓慢低效。在对 8 例康复期 AN 患者的随访中，与对照组比较，AN 患者记忆相关认知过程受损部分改善，提示某种程度上与营养状况相关。另一项研究（N＝12）采用感觉-过滤方案测试受试者识别形状时的 P300 应答，在对照组，频繁刺激最终会产生一个低振幅的 P300 应答，提示机体对重复刺激会产生适应性；但是 AN 患者表现为 P300 应答持续增高，提示觉醒过度（Dodin 和 Nandrino，2003）。

Pieters 等（2007）研究了另一种 ERP，即错误相关负电位（error-related negativity，ERN），这是在错误应答后振幅记录中的一个离散点，其原理是大脑错误监测机制的一部分，用来加强学习。对照组和预期一样，在一项简易视觉加工任务——"侧抑制任务①"（flankers task）中，发现"至善主义"心理特征问卷得分高与 ERN 得分高（即负电位高）有关。而 AN 患者组至善主义得分较高，这与之前的研究结果一致（Kaye 等，1995），并且 AN 患者的错误比对照组更少。与此矛盾的是，与对照组相比，AN 患者在前扣带回皮质（ACC）区 ERN 更弱，如果将错误率视为协变量，则提示 AN 患者 ACC 显著错误监测（prominent error monitoring）较少。这一惊人的研究结果有何重要意义尚不清楚，研究者推测 AN 患者可能在错误监测过程中启用了其他脑区，所以采用 ERN 测量到的脑活动仅仅是大脑错误监测机制的一部分。有趣的是，fMRI 研究发现 ACC 可能是 ERN 信号的发生部位（Carter 等，1998；Kiehl 等，2000），很多 fMRI 研究均显示进食障碍患者 ACC 激活有明显改变（见下文）。

Pollatos 等（2008）研究了 12 例女性 AN 患者对面部表情的视觉识别及其相关视觉诱发电位（Visual EPs，VEPs）。这项研究发现与对照组相比，AN 患者在正确识别面部表情对应的情绪方面较差。N200 VEP 振幅与大脑加工不熟悉刺激有关，它会随着机体对所有情绪类型的面部表情做出反应而升高，这提示 AN 患者需要更加集中注意力来解读他人的情绪状态。另一方面，在面对负性表情（恐惧、愤怒、厌恶）时，P300 应答振幅会降低，但面对中性表情时会升高。这可能反映了 AN 患者在辨别较为模棱两可的情绪时需要付出更多的努力，提示他们可能存在社会认知方面的障碍。

量化脑电图（quantitative electroencephalography，qEEG）研究最近作为一项新的功能评估手段异军突起。一个标准的 qEEG 装置包括 19-导联描记电路，电极根据国际 10-20 系统规律排列（Grunwald 等，2004；Klem 等，1999）。Grunwald 和同事给发病期 AN 患者一个触觉探测任务，并测量两侧脑半球的 θ 波强度，发现 AN 患者无论是静息期还是活动期，两侧脑半球 θ 波都不均衡，而对照组女性正常；此外，随访研究中，该不均衡在康复患者活动期（非静息期）持续存在。这种两侧半球不均衡的显著性不大，但可以反映出 AN 患者整个大脑存在弥散性功能紊乱，作者判断这反映了右侧半球特征性的过度唤醒（导致去同步化和低振幅）。另外，这一发现可能证实饥饿最终会导致"瘢痕效应"（scar effect），即大脑会预先保护优势左半球的功能。另一项 qEEG 研究（Rodriguez 等，2007）纳入了尚未康复但已经过了急性期（入院 5～47 天）的 AN-R、AN-B/P 和 BN 患者，该研究发现这类患者中央顶叶、枕叶、颞叶/边缘系统的 α 波频率减少。主要唤醒相关波（α、β、θ）振幅减弱提示突触功能紊乱及神经元受损（Besthorn 等，1997；Jelic 等，1996；Moretti 等，2004）。这一结果的发生机制仍不清楚，但可能与饥饿、持续性电解质失衡和服用精神科药物有关。

使用 PET、SPECT 及 fMRI 进行任务-激活研究

功能性脑成像联合任务和方案来诱导脑区激活，这些激活可能与 AN 特异性的病理生理学改变有关。既往我们采取了很多不同的技术方案，包括早期工作中使用的 PET 和 SPECT，以及近期取得突出成绩的 fMRI（表 33.1）。

---

① 侧抑制任务（flankers task）：是指在实验任务中，当中心靶刺激与两侧分心刺激同时出现时，两侧分心刺激（flankers）带来的无关信息对被试判断靶刺激造成干扰的现象。

表 33.1　厌食症（AN）的神经受体和功能性活化研究；nl，正常；▼，与对照组相比减弱；▲，与对照组相比增强；AN-R，厌食症-限制型；AN B/P，厌食症-暴食/清除型；AN *，两个诊断亚型之间结果无差异；PET，正电子发射断层扫描；SPECT，单光子发射断层扫描；fMRI，功能性磁共振成像；5-HT，5-羟色胺；DA，多巴胺；ILL，发病期；REC，康复期

年	作者	活化方法	发病期	康复期	样本量	额叶皮质 左侧	额叶皮质 右侧	颞叶皮质和杏仁核 左侧	颞叶皮质和杏仁核 右侧	扣带回皮质 左侧	扣带回皮质 右侧	顶叶皮质 左侧	顶叶皮质 右侧	枕叶皮质 左侧	枕叶皮质 右侧	岛叶 左侧	岛叶 右侧	纹状体	中缝背核
AN 的神经递质—受体研究																			
2002	Frank 等	PET 5-HT$_{2A}$		AN-R	16		▼			▼	▼	▼	▼			▼	▼		▼
2003	Audenaert 等	SPECT 5-HT$_{2A}$	AN *		15			▼			▼	▼	▼			▼	▼		
2004	Bailer 等	PET 5-HT$_2$A		AN-B/P	10						▼	▼	▼			▼	▼		
2005	Bailer 等	PET 5-HT$_{1A}$		AN-R	13		nl		nl		nl		nl				nl		nl
2005	Bailer 等	PET 5-HT1A		AN-B/P	12		▲		▲		▲		▲				▼	▲	▼
2005	Frank 等	PET DA$_{D2/D3}$		AN *	10													▲	
2007	Bailer 等	PET 5-HT$_{1A}$	AN *		15		◄		◄		◄		◄			◄		nl	◄
2007	Bailer 等	PET 5-HT$_{2A}$	AN *		15		nl		nl		nl		nl				nl		nl
2008	Galusca 等	PET 5-HT$_{1A}$		AN-R	8			◄	◄	◄		◄				◄	◄		
2008	Galusca 等	PET 5-HT$_{1A}$	AN-R		9			◄	◄	◄							◄		
AN 的功能活化研究																			
1995	Nozoe 等	SPECT	进食 AN *		8														
2000	Naruo 等	SPECT	食物图像 AN-R		7														
2000	Naruo 等	SPECT	食物图像 AN-B/P		7				◄					◄		◄			
2001	Gordon 等	PET rCBF	食物图像 AN *		8									◄					
1998	Ellson 等	fMRI	食物图像 AN *		6							◄							
2002	Seeger 等	fMRI	体像 AN *		3					◄									
2003	Wagner 等	fMRI	体像 AN-R		15			◄	◄	◄	◄			◄		◄	◄		
2003	Uher 等	fMRI	食物图像 AN-R		15														
2004	Uher 等	fMRI	食物图像 AN, BN *		26	◄		◄					◄		◄	◄			
2004	Uher 等	fMRI	食物图像 AN *		16	◄							◄				◄		
2005	Uher 等	fMRI	体像 AN-R, AN-B/P		13		▼						▼		▼		▼		

续表

年	作者	活化方法	发病期	康复期	样本量	额叶皮质 左侧	右侧	颞叶皮质和杏仁核 左侧	右侧	扣带回皮质 左侧	右侧	顶叶皮质 左侧	右侧	枕叶皮质 左侧	右侧	岛叶 左侧	右侧	纹状体	中缝背核
2006	Sante 等	fMRI	食物图像:饥饿 vs. 饱腹	AN*		13							▼(饱食)					▼(饥饿)		
2007	Wagner 等	fMRI	赏金任务		AN-R	13														
2008	Redgrave 等	fMRI	情感性 Strop 任务:"瘦"	AN*		6	▲										▲		▲	▲
2008	Redgrave 等	fMRI	情感性 Strop 任务:"胖"	AN*		6	▼			▼						▼				
2008	Sachdev 等	fMRI	自我 vs. 非自我体像	AN*		10				▼		▼					▼	▼	▼	
2008	Wagner 等	fMRI	10% 蔗糖溶液		AN-R	16						▼					▼	▼	▼	▼

研究者使用 SPECT 检测 AN 患者吃蛋糕时的脑活动，发现额叶、枕叶、顶叶和颞叶活动较对照组增强（Nozoe 等，1993，1995）。在想象食物时做 SPECT 显示，AN-B/P 患者与对照组和 AN-R 患者相比，右侧顶叶和前额叶活动增强（Naruo 等，2000）。Gordon 使用 PET 检测 AN 患者发现，高热量食物引起的焦虑较低热量食物更明显，其颞枕叶激活的部位也更多（Gordon 等，2001）。Ellison 等使用 fMRI 也发现看到高热量食物能引起 AN 患者高度焦虑，伴有左中颞叶、左侧岛叶和双侧 ACC 活动增高（Ellison 等，1998）。这些结果可能与诱发焦虑及相关边缘系统激活一致（LeDoux，2003）。Uher 等（2003）采用食物图片和非食物性厌恶情绪刺激测查发病期和康复期 AN 患者，发现食物图片可使两组受试者内侧前额叶和 ACC 被激活，但只有康复期 AN 患者表现外侧前额叶激活；对照组看到食物图片后大脑枕叶、基底节神经节及外侧前额叶被激活。厌恶性非食物刺激可激活三组枕叶及背外侧前额叶皮质。康复期 AN 患者看到食物时，前额叶皮质、ACC 和小脑的活性较对照组和慢性 AN 患者更高。这提示发病期和康复期 AN 患者 ACC 和中前额叶皮质较对照组激活增强，这可能是 AN 的一个特征性标记。一些脑区主要涉及执行功能、决策制定、错误监控以及奖赏期待，这些脑区的改变提示个体对视觉性食物刺激做出反应时警觉性和加工活动增高。综上所述，研究提示前额叶皮质在恰当或不恰当地限制食物时被激活，这可能是通过强化恐惧相关脑区激活和焦虑认知从而制定相关决策，如限食。

Santel 等（2006）比较了 AN-R 患者和女性对照组在饥饿和饱食状态下对食物影像的反应，发现饱食后的 AN 患者顶下小叶（inferior parietal lobule，IPL）活动减弱，减弱的程度与疾病严重程度相关。IPL 由初级躯体感觉和知觉皮质联合区构成，因此这些发现提示发病期 AN 患者对食物影像敏感性降低，或耐受性提高，提示了促使他们禁食或限食的发病机制。反之，在饥饿状态下，AN 患者面对食物刺激时枕叶皮质较女性对照组活动下降，这可能表明 AN 患者在饥饿状态下对食物存在一个习得性或先天性注意偏倚，再次促使他们禁食。

早期有研究测试了味觉刺激的神经生理应答。

Wagner 等（2008）给康复期 AN-R 患者饮 10％的蔗糖溶液和水，发现两组患者 ACC、岛叶和纹状体活动均减弱。此外，只有对照组表现出味觉刺激的愉快感与相关脑区激活之间存在相关性。另一项研究证实（图 33.1），与对照组相比，仅康复期 AN 患者对蔗糖的反应性降低，但对蔗糖的愉快程度与岛叶活动却缺乏相关性。这提示 AN-R 患者和女性对照组在味觉加工上存在差异。岛叶与早期感知觉刺激加工和奖赏联想有关（Craig，2002），ACC（如前所述）与奖赏期待和执行功能有关（Bush 等，2002）。前面 Uher 等的研究显示 AN 患者的 ACC 在视觉食物刺激下被激活，而在味觉刺激下活动降低，这是一个有趣的现象，表明刺激的显著性和预期性可能与实际刺激接收加工之间存在差异。还发现 BN 患者在面对甜食刺激时 ACC 激活减弱（见下文）（Frank 等，2006），尽管 AN-R 和 BN 的食物行为模式差别很大。AN-B/P 对相同刺激的反应仍然可以看到，然而这些研究最主要的问题是即使味觉刺激容易辨认，但关于奖赏活化控制的认知控制如何受到影响仍不得而知。事实上，我们实验室的初步研究数据（Frank 等未发表数据）表明，给发病期 AN 患者品尝预期外的甜味溶液，与对照组相比，其多巴胺相关脑区反应更强烈，这提示认知-情感过程和潜在的发病机制仍需要解决。

体像变形是 AN 病理生理学的一个重要组成部分，也是 AN 诊断标准的一部分（DSM-Ⅳ工作组，1994）。在小样本初步研究中，我们纳入 3 例 AN 患者和 3 例女性对照，采用基于计算机的视频技术和 fMRI 将她们自身的体像变形数据化（Seeger 等，2002）。AN 患者脑干、右侧杏仁核和梭状回激活较强，再次提示杏仁核活动可以反映躯体相关焦虑。然而在采用同样的方案，样本量更大、更均一的随访研究中，Wagner 等（2003）发现杏仁核并未激活，但属于额叶视觉系统和注意网状系统（布罗德曼野［BA］9）以及顶区内小叶（intraparietal lobule，IPL，BA 40）的脑区，包括顶内沟前部呈高反应性，上述反应性增高的区域特异性参与了视空间加工处理。更确切地说，顶叶与身体轮廓整合和身体归属感密切相关（Giummarra 等，2008）。虽然这一发现令大脑焦虑环路的作用更加不明朗，但却提示了

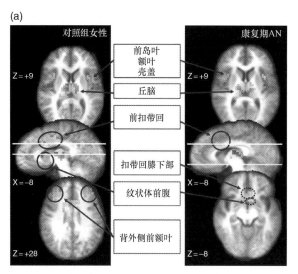

A.　连续蔗糖刺激反应的主要效应，与基线比较；$P=0.005$，最小接触距离8体素（8 voxel minimal contiguity）；两组表现为丘脑和前扣带回以及双侧额叶、壳盖/前岛叶激活；对照组女性（CW）表现为左侧前腹扣带回激活，而康复期厌食症（RAN）患者左侧膝下扣带回激活，并延伸至纹状体前腹；CW也表现出背外侧前额叶脑区激活。

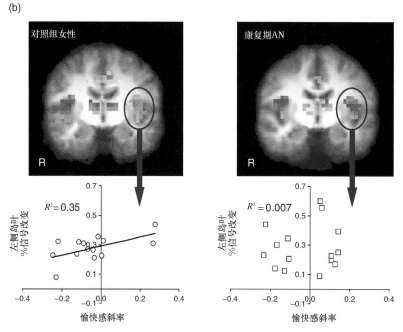

B. 在CW，愉快等级能正性预测左侧岛叶/前额叶壳盖（FO/AI）对连续蔗糖溶液条件作用的激活效应。相反，在RAN，愉快等级与左侧FO/AI主要激活效应无相关性。

图 33.1　一项巩固研究的初步结果（Frank 等，未发表数据）显示，15 例康复期厌食症（RAN）患者和对照组女性（CW）对蔗糖溶液产生同样的质反应（**a**），但 RAN 与 CW 相比愉快等级和岛叶激活之间缺乏相关性（**b**），CW 和 RAN 直接比较表明 RAN 在前额叶、岛叶和纹状体对蔗糖溶液的反应减弱（**c**）（见彩图 33.1）。

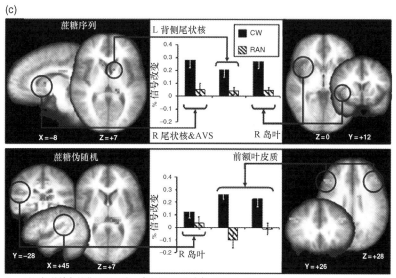

C. 两组间蔗糖条件作用图比较，康复期 AN 受试者（RAN）在尾状核、岛叶和前额叶皮质对蔗糖应用的反应较对照组（CW）弱。

图 33.1（续）

知觉改变可能和体像构建的机制直接相关。在另一项试验中，研究者给 AN 患者看计算机描绘的体型线形绘图，发现与 BN 患者和对照组相比，AN 患者的枕颞叶（侧梭状回）和顶叶皮质激活减弱（Uher 等，2005）。有趣的是，当看到体重过轻以及极度厌恶的体重超标的绘图时，AN 患者的面部和身体识别脑区激活减弱（Adolphs，2002），这表明他们对身体相关话题普遍反感，并存在认知内驱力引起的脑激活减弱。

AN 的体像相关问题研究较少，对正常对照的研究有助于设计新的方案。有一项研究在女性对照组中仅发现左侧杏仁核激活与不愉快的身体相关言语有关，而右侧副海马激活与进食障碍问卷-2（Eating Disorder Inventory-2，EDI-2）得分负相关（Shirao 等，2003）。将健康对照女性和相匹配的男性进行相同的身体相关言语方案的比较，再次发现只有女性左侧杏仁核激活增强，而男性表现为内侧前额叶皮质和海马活动增加（Shirao 等，2005）。因此在某种程度上，无论是否患有 AN，年轻女性都可能对体像相关刺激存在习得性焦虑反应，这有助于从神经生物学角度解释为什么女性比男性对 AN 的易感性高。

关于体像变形，Sachdev 等（2008）研究了发病期 AN-R、AN-B/P 和女性对照组对自身和非自身影像的脑反应。该研究发现面对自身影像时，与女性对照组相比，AN 患者前额叶、岛叶、楔前叶和枕叶的激活减弱，对他人的影像反应相

同。这提示 AN 对自身影像的注意和解释具有潜在的不同。由于 AN 患者对自己的外形极其敏感，因此可以预测他们脑区的激活将更强，然而，AN 患者对自身/他人影像的加工存在冲突，这使得他们更加坚持对自己身体不切实际的想法和期待，并持续受到他人外表和媒体形象的过度影响（Borzekowski 和 Robinson，2005）。一项针对 18 名 18～35 岁女性对照的研究让女性比较自己与苗条时装模特的影像，发现体型相关脑区包括外侧梭状回、右侧 IPL、右侧前额叶和左侧 ACC 均有激活。此外，基底节和杏仁核的激活与来源于任务的焦虑自诉有关（Friederich 等，2007）。因此，即便在健康女性中，体像和焦虑机制均参与了与公认的理想外形相比较的情绪任务。

除了影像刺激，最近还有一项小型研究，主要针对 AN-B/P 和女性对照，使用中性词汇或与肥胖和消瘦有关的词汇进行刺激，Stroop 色词任务要求受试者对词语的颜色而不是词语本身做出反应，这是一项针对选择性注意和执行功能的测试。发现 AN 患者对胖/瘦有关的效价词汇存在行为上的注意偏倚，并伴有看到与瘦相关的词语时左侧额叶和左侧岛叶-颞顶叶连接处激活增强，看到与胖相关的词语时左侧额叶和右侧顶叶激活减弱（Redgrave 等，2008）。值得注意的是，杏仁核缺乏反应改变，这一点从其他研究中也能观察到。这种模式强调进一步关注体像相关内容的情绪反应的重要性，并且提示体像构建和自我知觉

机制更为重要。进一步研究这些机制对了解 AN 的病理生理学十分关键。

AN 影像学尝试的一个发展领域是直接观察心理学特征指标的神经生理学。高度焦虑特质是 AN 的显著特征，多巴胺介导的奖赏通路参与其中（见下文）。Wagner 等（2007）采用金钱输/赢方案发现康复期 AN 女性患者的特征性焦虑与尾状核对输赢的反应之间存在相关性。此外，AN 女性纹状体前腹对正负反馈的反应相同，而对照组正负反馈的反应则不同。康复期 AN 女性纹状体整体反应较对照组高。这些结果提示奖赏加工的差异，正负反馈之间的潜在合并可能有助于解释 AN 患者有效限制饮食和维持对食物不感兴趣的能力。

我们很难将这些研究进行比较，因为影像学方法和任务均不一致，样本量也太小。但是我们仍然发现 AN 患者与女性对照扣带回和前额叶的活性往往有差异。在面对与食物相关并引起焦虑的刺激时，这些脑区会过度激活。这种警觉性增高很可能与体形焦虑和害怕肥胖的认知有关，随后患者便会为避免发胖采取行动。另一方面，AN 患者对味觉和其他奖赏刺激反应较弱，这有助于他们限制进食，特别是神经生物学上的"奖赏性"食物。其他影像学研究的结果不具有结论性，但是我们发现 AN 患者的确存在自我知觉相关的脑激活改变，这提示来自身体外周错误的加工处理，或异常的反馈会引发苗条的超价观念，以控制自我形象。

受体成像研究（表 33.1）

神经递质如 5-羟色胺（5-HT）或多巴胺（DA）通过特异性神经通路分布于全脑。一般认为它们是通过作用在位于中脑、基底节和新皮质的特定受体来影响行为。放射性配体是为一些 5-HT 受体而设计的，我们最常评估的一种受体亚型是 5-HT$_{2A}$ 受体，它参与调节进食、情绪和焦虑，以及抗抑郁作用（Barnes 和 Sharp，1999）。有 4 项研究评估了发病期和康复期 AN 女性患者的 5-HT$_{2A}$ 受体结合情况。发病期患者左侧额叶、双侧顶叶和枕叶皮质受体结合力下降（Audenaert 等，2003），康复期 AN-R 患者 5-HT$_{2A}$ 受体结合力也下降，以中央颞叶、顶叶以及扣带回皮质为甚（Frank 等，2002）。在另一项研究中，与对照组相比，康复期 AN-B/P 女性患者 5-HT$_{2A}$ 受体结合力在左侧膝下扣带回、左侧顶叶和右侧枕叶皮

质区域下降（Bailer 等，2004），该研究发现，在扣带回和颞叶，5-HT$_{2A}$ 受体结合力与避害（harm avoidance）呈正相关，与新奇事物探索呈负相关，并且 5-HT$_{2A}$ 受体结合力与追求苗条呈负相关。同一课题组随后的一项研究（Bailer 等，2007b）发现，AN 患者的 5-HT$_{2A}$ 受体结合力正常，并重复了 5-HT$_{2A}$ 受体活性和避害之间的相关性结果。

5-HT$_{2A}$ 受体的研究结果进一步强调了 AN 患者存在 ACC 和正中颞叶皮质功能障碍。由于这些障碍可持续至康复后，那么很有可能它们属于特质性功能障碍。ACC 接收来自杏仁核的神经传入，并直接投射到运动前区和其他边缘区域。它在目标–指向行为（goal-direct behavior）的引发、动机产生（Devinsky 等，1995），以及潜在奖赏刺激未来效价的估算方面起决定性作用（Richmond 等，2003）。反之，杏仁核介导了恐惧的解释及情绪刺激效价的表达（LeDoux，2003）。我们可以假设 AN 患者对刺激效价的加工存在障碍，使其再评估那些刺激实际危险的灵活性下降，并且对新环境的适应性减退。这可能导致他们奖赏预测改变以及追求食物奖赏的欲望减弱。未来的研究需要确定 5-HT$_{2A}$ 受体活性和焦虑的衡量指标如避害之间的关系。

另一个主要的 5-HT 受体亚型是 5-HT$_{1A}$ 受体。上面提到的 Bailer 研究（Bailer 等，2007b）以及同课题组的一项早期研究（Bailer 等，2005）均测查了 5-HT$_{1A}$ 受体，该受体遍及前脑以及中脑脊核。2005 年对康复 AN-R、康复 AN-B/P 和康复 BN 患者研究结果发现，AN-B/P 和 BN 患者中缝背核和整个皮质 5-HT$_{1A}$ 的受体利用度提高，而 AN-R 患者不然，这说明暴食/清除行为和限食行为可能在发病机制上是完全不同的神经通路。然而课题组 2007 年的有关发病期 AN-R 和 AN-B/P 患者的研究（Bailer 等，2007b）表明，两个 AN 亚型相同脑区的 5-HT$_{1A}$ 活性增强，提示该受体在 AN 发病机制的潜在作用仍存在争议。最近 Galusca 等（2008）检测了发病期和康复期 AN-R 患者的 5-HT$_{1A}$ 受体结合力，发现发病期和康复期患者额叶、颞叶、顶叶及杏仁核的 5-HT$_{1A}$ 受体结合力均有提高。上述涉及康复程度的研究发现一致性的 5-HT$_{1A}$ 受体活性弥散性增强，提示 5-羟色胺系统存在潜在的特征性功能障碍。

另一项研究测查了康复期 AN-R、AN-B/P 和 BN 患者的 5-羟色胺转运蛋白（5-HT-T）活性（Bailer 等，2007a），每组患者中缝背核和纹状体前腹的 5-HT 转运蛋白活性都表现出独特的模式，即 AN-R＞AN-B/P，AN-B/P＞BN（由于缺乏特异性放射示踪剂，无法评估大脑新皮质结合力）。这个结果对不同进食障碍亚型相关情感特质的差异性有了一个解释，但每组样本量太小，尚需大样本研究重复验证。

目前只有一项研究测查了 AN 患者多巴胺受体（D$_2$/D$_3$）的活性，Frank 等（2005）发现康复期 AN 患者纹状体前腹多巴胺活性增强，这一结果提示多巴胺受体上调，与此前的一项研究结果相符，即 AN 患者脑脊液中多巴胺代谢物浓度下降（Kaye 等，1999）。特别是多巴胺 D$_2$ 受体结合力增高以及大脑多巴胺水平低下（Kaye 等，1999）可能与 AN 患者多巴胺系统活性下降以及获得奖赏的动机减弱有关（Kelley，2004）。多巴胺参与奖赏和成瘾系统，多巴胺受体活性下降与成瘾和肥胖都有关（Wang 等，2004），如此 AN 患者出现相反的结果有助于解释他们经常同时存在限制进食但不缺乏乐趣和回避驱力（avoidance drive）这一现象。

贪食症

BN 的特征是反复暴食（在相对短时间内进食大量食物），并在之后对体重增加采取对抗行为，如自我催吐、使用泻药、利尿药或过度运动。暴食-清除型患者会使用上述所有手段来预防体重增加，而清除型患者只是限制进食和（或）过度运动。BN 患者一般体重正常或正常偏高，表现为害怕体重增加，并对食物和体重具有偏见。BN 患者往往也会限食，但会进食足够量，无过度消瘦。BN 往往与抑郁症、焦虑障碍和物质滥用密切相关，还经常伴有冲动控制能力差，情绪不稳和自伤行为（Steiger 和 Bruce，2007；Svirko 和 Hawton，2007）。

CT 和 MRI 研究

只有几个针对 BN 患者的结构性研究，结果显示垂体畸形（Doraiswamy 等，1991）、脑萎缩（Laessle 等，1989；Hoffman 等，1989）和脑室扩大（Krieg 等，1987，1989；Kiriike 等，1990），

由于这些都是短期检查，并且和营养摄入情况有关（Puri 等，1999），因此这些结构区域对暴食行为的成因及影响无从得出结论（Laessle 等，1989）。Wagner 等人（2006）研究了 10 例康复期 BN 患者，发现他们的灰质、白质或 CSF 体积没有持续性改变。因为 BN 患者与 AN 患者经受的饥饿程度不同，所以他们的脑部缺乏结构改变，这提示 AN 患者的脑结构改变实际上与饥饿状态密切相关，而并非潜在的发病机制特征。

MRS 研究

和对照组相比，AN 和 BN 患者混合组肌红蛋白峰和脂质峰减弱（Roser 等，1999；Rost 等，1999），但是未能对 AN 或 BN 相关脑行为进行区分，临床应用尚有待开发。

静息状态下 PET 和 SPECT 研究

与 AN 患者大脑糖代谢研究结果类似，PET 发现 BN 患者静息状态下全脑 rCGM 较对照组减弱，顶叶 rCGM 尤为明显（Delvenne 等，1997c）。一项研究表明，BN 患者的抑郁症状与左侧皮质 rCGM 呈相关性（Andreason 等，1992），不过这一结果未能被重复。然而另一项研究观察了 BN 和抑郁症患者的脑活动（Hagman 等，1990），发现与女性对照组和抑郁症患者相比，BN 患者右侧额叶激活减弱，抑郁症患者基底节活动减弱，表明 BN 和抑郁症的病理生理学机制不同。9 例康复期 BN 患者（平均病程 57 个月）的 rCBF 与 12 例女性对照没有差异，但与康复时间呈负相关（Frank 等，2000），这既可能反映了瘢痕效应，也可能是恢复到了病前的 rCBF 低水平状态。另有一项随访研究发现康复期 BN 患者 rCBF 无变化（Frank 等，2007）。

因此我们认为，rCBF 和 rCGM 水平在发病期有所改变，康复后逐渐缓解，但基于目前可获得的数据，病前或病后改变无法完全区分。此外，BN 和抑郁症的脑活动模式不同，考虑到二者在抑郁症状上经常重叠，这一点在鉴别上就显得非常重要。

SPECT 和 fMRI 的任务-激活研究（表 33.2）

Nozoe 等（1995）（SPECT）发现 BN 患者餐前右侧额叶下和左侧颞叶血流较对照组降低，餐

表 33.2 贪食症（BN）和暴食症（BED）的神经受体和功能性活化研究；nl，正常；▼，与对照组相比减弱；▲，与对照组相比增强；BN，暴食症；REC，康复期；PET，正电子发射断层成像；SPECT，单光子发射断层成像；fMRI，功能性磁共振成像；5-HT，5-羟色胺；DA，多巴胺

时间(年)	作者	活化方法	发病期	康复期	样本量	额叶皮质 左侧	额叶皮质 右侧	颞叶皮质和杏仁核 左侧	颞叶皮质和杏仁核 右侧	扣带回皮质 左侧	扣带回皮质 右侧	顶叶皮质 左侧	顶叶皮质 右侧	枕叶皮质 左侧	枕叶皮质 右侧	岛叶 左侧	岛叶 右侧	纹状体	中缝背核
BN 的神经递质受体研究																			
2001	Tauscher 等	SPECT 5-HT-T	BN		10														
2001	Kaye 等	PET 5-HT$_{2A}$		BN	9	▼													
2004	Tiihonen 等	PET 5-HT$_{1A}$	BN		8	▲				▲		▲							
2007	Bailer 等	PET 5-HT-T		BN	9														
BN 的功能活化研究																			
1995	Nozoe 等	SPCET 进食	BN		5														
2004	Uner 等	fMRI 食物图像	BN		10	▲		▼		▲ 食物				▲		▲ 食物			
2005	Uher 等	fMRI 体像	BN		9								▼	▲	▼	▲			
2006	Frank 等	fMRI 葡萄糖		BN	10							▼		▲		▲			
2008	Schienle 等	fMRI 食物、厌恶性、中性图像	BN		14					▲ 食物						▲ 食物			
BED 的功能活化研究																			
2006	Geliebter 等	fMRI 视觉/听觉食物刺激	BED 消瘦		5														
2006	Geliebter 等	fMRI 视觉/听觉食物刺激	BED 肥胖		5	▲													
2008	Schienle 等	fMRI 食物、厌恶性、中性图像	BED		17	▲ 食物				▲ 食物						▲ 食物			

后无差别。BN 患者对甜食刺激的喜好较对照组增加（Drewnowski 等，1987），因此可能存在味觉刺激加工的改变。最近一项 fMRI 研究对品尝葡萄糖和品尝对照溶液做比较，发现伴有贪食症状的康复患者（7 例 BN 和 3 例 AN-B/P）ACC 活动较女性对照组（6 例）减弱（Frank 等，2006）。ACC 既参与错误监控，也参与奖赏（Richmond 等，2003）。在该方案中，受试者知道自己希望品尝哪种味觉刺激，对照组活动更高提示他们对奖赏的期待比 BN 受试者更高。另一方面，Schienle 等（2009）比较了 14 例 BN 和 BED 受试者，发现 BN 受试者面对食物图像时 ACC 激活相对增强，岛叶信号也有增强。岛叶激活表示图像引起情绪激发，ACC 激活则对该反应有抗衡作用，因为 ACC 参与情绪注意和交感神经自动觉醒（sympathetic autonomic arousal）控制（Critchley 等，2002；Phan 等，2002）。新的初步研究（Oberndorfer 等，已投稿）发现 BN 和女性对照受试者接受甜味刺激后，BN 受试者岛叶和纹状体对刺激有反应。这样一种生物学的"过度反应"可能与过度进食的易感性有关，但这些结果尚需证实。

一项小样本（$n=9$）试验探索了 BN 患者的体像知觉（Uher 等，2005），研究者给受试者看计算机描绘的体型的线性图形（体重过轻、正常和超重），发现 BN 组与 AN 组一样，均显示侧梭状回激活减弱，并对任何体型都高度厌恶。因此，脑激活减弱可能是两组受试者在厌恶驱使下的脑反应抑制。然而这一研究领域需要更精细的方法，来解决体像知觉和体像变形时脑反应的各种认知-情感和生物学表现。

Faris 和同事在迷走神经传入障碍/亢进的基础上提出了一个 BN 发病机制理论，他们此前发现使用蒽丹西酮阻断内脏迷走神经传输，能减轻 BN 患者的暴食/清除症状（Faris 等，2000）。最近他们用 PET 对 18 名健康女性对照受试者在人工胃胀状态下进行扫描，发现左侧前额下、双侧额部、左侧岛叶和右侧 ACC 活动明显（Stephan 等，2003）。研究者提示，由于这些脑区的活动以 ACC 最显著，因此胃胀的主观体验具有复杂的情感组成，这可能反过来促成了暴食和清除的病理生理学表现。

受体成像研究（表 33.2）

有少量关于 BN 受试者的神经递质-受体研究，Kaye 等（2001）发现康复期 BN 患者眶额皮质 5-HT_{2A} 受体结合力下降。眶额皮质改变能反映 BN 患者行为紊乱，包括冲动和情绪加工改变（Steiger 等，2001）。例如在边缘型人格障碍患者发现眶额皮质活动改变（Soloff 等，2003），表明该脑区是一个与冲动控制紊乱有关的公共脑区。此外，Kaye 等人（2001）的研究发现 BN 女性并未表现出常见的年龄和 5-HT_{1A} 受体结合力之间的相关性。这一结果提示 BN 女性存在 5-HT 系统发育机制改变的可能性增加。另一项研究报道了发病期 BN 受试者丘脑和下丘脑 5-HT 转运蛋白结合力下降（Tauscher 等，2001）。一直有研究表明，进食障碍患者存在 5-HT 系统功能紊乱，发病期 5-HT 转运蛋白下调可能与脑 5-HT 功能改变有关，如发病期 5-HT 活性减低（Jimerson 等，1992）。康复后 5-HT_{2A} 活性下降反映了与情绪改变、焦虑、冲动控制有关的特征性功能紊乱。最近，Tiihonen 等（2004）采用 PET 对发病期 BN 患者进行研究，发现所有研究脑区均显示 5-HT_{1A} 受体结合力增强，其中前额叶、扣带回和顶叶最为显著。中枢 5-HT 功能与 BN 严重程度呈负相关（Jimerson 等，1992），5-HT_{1A} 受体结合力增强可能是负反馈式上调。众所周知，与治疗抑郁症比较，治疗 BN 患者需要高剂量的选择性 5-HT 再摄取抑制剂，这也与 5-HT_{1A} 结合力高有关。然而这些 5-HT 受体的改变及它们对治疗的影响还需要从机制上进一步研究，结果也有待重复。

暴食症

BED 是 DSM（DSM-IV 工作组，1994）的一个建议诊断分类。BED 的特征是贪食症样的暴食综合征，但患者不采取补救措施。我们对 BED 的脑活动知之甚少，Karhunen 和同事发现 BED 患者的脑血流呈单侧化，当看到食物时，左侧半球比右侧半球活动的反应更高（Karhunen 等，2000）。同样，饥饿与左侧额叶/前额叶皮质活动呈线性相关。同一课题组还发现中脑 5-HT-T 结合力减弱（Kuikka 等，2001），使用氟西汀和小组心理治疗后好转（Tammela 等，2003），提示至少部分状态依赖的 5-HT 能发生改变。对 6 例夜间进食综合征（night eating syndrome，NES）患者进行 5-

HT 转运蛋白研究，这类患者的特征是深夜进食，没有暴食的表现，结果显示，中脑 5-HT 转运蛋白结合力增强（Lundgren 等，2008）。这一与 BED 对比的初步结果提示，暴食和夜间进食的食欲驱动力有不同的病理学机制。

一项 fMRI 研究（Geliebter 等，2006）对消瘦的 BED 和肥胖的 BED 受试者及与之匹配的对照组进行了比较，采用的是食物相关视觉和听觉刺激。该研究发现仅肥胖 BED 受试者存在激活差异，他们的额叶前中枢区（frontal pre-central region）表现出活动增强，该区域毗邻计划及口腔运动有关的运动前区，提示食物刺激能让这些受试者出现进食相关的动力计划。Schienle 等（2009）的研究发现，BED 受试者较 BN 和对照组眶额皮质的激活增强，此外，该激活强度与自诉奖赏反应呈相关性。眶额皮质参与二次味觉加工，并能反映食物的愉快效价（Rolls 等，1989），还参与确定食物的奖赏价值（Kringelbach，2004）。不过未来研究还需要测试行为与特定脑反应之间的关系，以便得出 BED 病理生理学方面有意义的结论。

其他条件下的研究有助于阐明暴食行为的病理生理学。前额叶皮质参与体重的减轻和维持，最近，Le 等（2007）采用 PET 对肥胖女性、消瘦女性和既往肥胖的女性进行了比较，发现仅有目前肥胖的女性存在左侧背外侧前额叶皮质活动减弱，但这类研究需要进一步制订方案，以测试行为控制的情感和认知方面的表现，及其临床表现的涵义。最近一项前瞻性研究针对 32 例不同类型神经退行性疾病的患者，在自由饮食下对其进行观察。在这些患者中，6 例在报告饥饿后出现强迫性暴食，他们均在临床上单独诊断为额颞叶痴呆（fronto-temporal dementia，FTD），这是一个神经退行性痴呆的特殊类型。和同组其他的神经退行性疾病患者相比，暴食症患者的结构性 MRI 表现为右腹侧岛叶、右侧纹状体和右侧眶额皮质明显萎缩（Woolley 等，2007）。这些脑区的功能失调可以引发暴食行为。第二个关于 FTD 的 MRI 研究发现，16 例男性患者当中，双侧后外侧眶额皮质灰质体积特异性减小与摄食过度的症状有关（Whitwell 等，2007）。从上述研究中我们可以发现，眶额皮质参与了暴食过程，但它在暴食行为中的确切作用尚不清晰。

概括来说，BED 的脑成像工作还做得很少，但目前的结果表明发病期间可能存在 5-HT 异常，而眶额皮质和岛叶可能是今后研究的目标区域。

结论

直到现在，精神障碍的评估都还是依靠患者的主观报告，生物学研究因活体大脑难以接近而受到一定限制。脑成像技术的出现使得我们能够在体外评估大脑功能，及其与人类行为的生物学关联。新型成像方法使得生物标志物的识别更有希望，这将有助于将 EDs、AN 和 BN 进行分类，进而找到更有效的治疗，减少这类经常致人虚弱甚至死亡的疾病的发生率。上文回顾的 AN、BN 和 BED 的脑成像研究对今后 ED 的研究提供了方向。

EDs 研究很复杂，因为患病率相对较低，并且这些疾病伴发很多状态（如激素、营养）相关性功能紊乱。所以我们很难评估是疾病的特异性还是病前因素。对康复后很久的受试者进行研究可能最接近发病前状况，但是这种方法有不确定性，例如我们获得的结果是不是能真正代表发病前的状态，或只是病后的"瘢痕"？比较理想的是，发病期研究能矫正疾病状态有关的混杂因素（如部分体积校正用于可逆性脑体积减小），然后测试疾病特异性行为与特异性脑功能异常之间的关系。

AN 患者发病期常见的灰质和白质体积全面减小，随着康复至少能部分恢复。发病期脑体积减小可以解释为继发于消瘦和脱水的脑蛋白质、脂肪或液体丢失，但是由于 ED 研究发现脑体积与皮质醇水平及皮质醇相关脑细胞死亡有关（Lee 等，2002），发病期 AN 患者高皮质醇水平是否能造成这些结果还需要进一步评估。

AN 和 BN 受试者静息 rCBF 和 rCGM 大多数表现为发病期皮质活动广泛减弱，很少有资料表明 AN 和 BN 康复后这些改变持续存在，最近康复期患者的研究不支持也不建议将 rCBF/rCGM 作为未来研究的主要靶点。

功能性 MRI 研究采用给 AN 患者食物或体像的视觉刺激，其方法和结果各异。概括来说，这些结果大多数表明前额叶、ACC、颞叶和顶叶与之相关，伴有大脑对引起焦虑的食物刺激夸张的反应。与之相反，容易辨识的味觉刺激在康复期 AN 患者却会引起脑反应广泛减弱。对其他奖赏刺激的脑反应减弱究竟是认知性的，还是更多生物学的驱力将成为 AN 下一步研究的重要内容。少量针对 BN 的任务激活研究之一提示，ACC 和楔叶对甜味刺激反应的活动改变，这个结果表明，BN 患者完成这些任务时，决策制订网状系统和奖赏通路有区别地被激活，遗憾的是这些研究的结果无法重复。

我们也可以利用受体成像研究，在这方面发现，AN 在发病期表现出 5-HT$_{2A}$ 受体结合力降低，而 5-HT$_{1A}$ 受体结合力增强。康复后，AN-R 患者趋于正常，但伴有暴食/清除症状的患者 5-HT$_{1A}$ 受体结合力持续增强。BN 患者康复后 5-HT$_{2A}$ 受体活性降低，发病期 5-HT 转运蛋白结合力下降，5-HT$_{1A}$ 受体结合力增强。EDs 患者发病期和康复期 5-HT 功能紊乱强烈提示了 5-HT 系统的特征性功能障碍。5-HT 受体活性改变可能与情感障碍如抑郁和焦虑症状加重有关，但是神经受体-行为交互作用的机制有待进一步研究。

很少有研究将 EDs 和抑郁症或强迫症相比较，但由于抑郁症和强迫症与 EDs 症状有重叠，还可能共病，因此直接将二者与 EDs 进行比较是非常有必要的。特别是 AN，患者往往很虚弱，死亡率也较高。比较研究有助于发现 EDs 和精神疾病共同的通路和不同的障碍区域，并找到能成功进行药物干预的靶点。

最后，各种影像学技术（如 fMRI 和 ERP）的联合能让我们掌握与行为相关的神经活动并进行良好的空间定位。新技术使得新型影像学研究应用于 EDs，如锰强化的 MRI（manganese-enhanced MRI，MEMRI），使用锰离子作为血流相关造影剂，最近已经用于追踪刺激食欲的肠激素食欲刺激素及抑制食欲肽 YY$_{3-36}$ 在小鼠脑内的结合，能监测激素在下丘脑的结合及其对应食欲行为的时程（Kuo 等，2007）。追踪人类脑内激素连接物将为进一步研究 EDs 揭开崭新的一页。

综上所述，近几十年来，ED 的神经生物学研究已有长足的进步，但 ED 的特征行为和脑功能之间的特异性关联尚未明确，这将是下一阶段 EDs 脑影像学研究的主要任务。

参考文献

Adolphs R. 2002. Recognizing emotion from facial expressions: Psychological and neurological mechanisms. *Behav Cogn Neurosci Rev* **1**, 21–62.

Alvarez J A and Emory E. 2006. Executive function and the frontal lobes: A meta-analytic review. *Neuropsychol Rev* **16**, 17–42.

Andreason P J, Altemus M, Zametkin A J, King A C, Lucinio J and Cohen R M. 1992. Regional cerebral glucose metabolism in bulimia nervosa. *Am J Psychiatry* **149**, 1506–13.

Audenaert K, Van Laere K, Dumont F, *et al.* 2003. Decreased 5-HT2a receptor binding in patients with anorexia nervosa. *J Nucl Med* **44**, 163–9.

Bailer U F, Frank G K, Henry S E, *et al.* 2007a. Serotonin transporter binding after recovery from eating disorders. *Psychopharmacology* **195**, 315–24.

Bailer U F, Frank G K, Henry S E, *et al.* 2007b. Exaggerated 5-HT1A but normal 5-HT2A receptor activity in individuals ill with anorexia nervosa. *Biol Psychiatry* **61**, 1090–9.

Bailer U F, Frank G K, Henry S E, *et al.* 2005. Altered brain serotonin 5-HT1A receptor binding after recovery from anorexia nervosa measured by positron emission tomography and [carbonyl^{11}C]WAY-100635. *Arch Gen Psychiatry* **62**, 1032–41.

Bailer U F, Price J C, Meltzer C C, *et al.* 2004. Altered 5-HT (2A) receptor binding after recovery from bulimia-type anorexia nervosa: Relationships to harm avoidance and drive for thinness. *Neuropsychopharmacology* **29**, 1143–55.

Barnes N M and Sharp T. 1999. A review of central 5-HT receptors and their function. *Neuropharmacology* **38**, 1083–152.

Besthorn C, Zerfass R, Geiger-Kabisch C, *et al.* 1997. Discrimination of Alzheimer's disease and normal aging by EEG data. *Electroencephalogr Clin Neurophysiol* **103**, 241–8.

Borzekowski D L and Robinson T N. 2005. The remote, the mouse, and the no. 2 pencil: The household media environment and academic achievement among third grade students. *Arch Pediatr Adolesc Med* **159**, 607–13.

Bradley S J, Taylor M J, Rovet J F, *et al.* 1997. Assessment of brain function in adolescent anorexia nervosa before and after weight gain. *J Clin Exp Neuropsychol* **19**, 20–33.

Bruch H. 1962. Perceptual and conceptual disturbances in anorexia nervosa. *Psychosom Med* **24**, 187–94.

Bulik C M, Sullivan P F, Fear J L and Joyce P R. 1997. Eating disorders and antecedent anxiety disorders: A controlled study. *Acta Psychiatr Scand* **96**, 101–7.

Bush G, Vogt B A, Holmes J, *et al.* 2002. Dorsal anterior cingulate cortex: A role in reward-based decision making. *Proc Natl Acad Sci USA* **99**, 523–8.

Carter C S, Braver T S, Barch D M, Botvinick M M, Noll D and Cohen J D. 1998. Anterior cingulate cortex, error detection, and the online monitoring of performance. *Science* **280**, 747–9.

Castro-Fornieles J, Bargallo N, Lazaro L, *et al.* 2009. A cross-sectional and follow-up voxel-based morphometric MRI study in adolescent anorexia nervosa. *J Psychiatr Res* **43**, 331–40.

Castro-Fornieles J, Bargallo N, Lazaro L, *et al.* 2007. Adolescent anorexia nervosa: Cross-sectional and follow-up frontal gray matter disturbances detected with proton magnetic resonance spectroscopy. *J Psychiatr Res* **41**, 952–8.

Chau D T, Roth R M and Green A I. 2004. The neural circuitry of reward and its relevance to psychiatric disorders. *Curr Psychiatry Rep* **6**, 391–9.

Chowdhury U, Gordon I, Lask B, Watkins B, Watt H and Christie D. 2003. Early-onset anorexia nervosa: Is there evidence of limbic system imbalance? *Int J Eat Disord* **33**, 388–96.

Connan F, Murphy F, Connor S E, *et al.* 2006. Hippocampal volume and cognitive function in anorexia nervosa. *Psychiatry Res* **146**, 117–25.

Craig A D. 2002. How do you feel? Interoception: The sense of the physiological condition of the body. *Nat Rev Neurosci* **3**, 655–66.

Crisp A H, Fenton G W and Scotton L. 1967. The electroencephalogram in anorexia nervosa. *Electroencephalogr Clin Neurophysiol* **23**, 490.

Critchley H D, Mathias C J and Dolan R J. 2002. Fear conditioning in humans: The influence of awareness and autonomic arousal on functional neuroanatomy. *Neuron* **33**, 653–63.

Delvenne V, Goldman S, Biver F, De Maertalaer V, Wikler D, Damhaut P and Lotstra F. 1997a. Brain hypometabolism of glucose in low-weight depressed patients and in anorectic patients: A consequence of starvation? *J Affect Disord* **44**, 69–77.

Delvenne V, Goldman S, De Maertelaer V, Simon Y, Luxen A and Lotstra F. 1996. Brain hypometabolism of glucose in anorexia nervosa: Normalization after weight gain. *Biol Psychiatry* **40**, 761–8.

Delvenne V, Goldman S, De Maertelaer V, Wikler D, Damhaut P and Lotstra F. 1997b. Brain glucose metabolism in anorexia nervosa and affective disorders: Influence of weight loss or depressive symptomatology. *Psychiatry Res* **74**, 83–92.

Delvenne V, Goldman S, Simon Y, De Maertelaer V and Lotstra F. 1997c. Brain hypometabolism of glucose in bulimia nervosa. *Int J Eat Disord* **21**, 313–20.

Delvenne V, Lotstra F, Goldman S, *et al.* 1995. Brain hypometabolism of glucose in anorexia nervosa: A PET scan study. *Biol Psychiatry* **37**, 161–9.

Devinsky O, Morrell M J and Vogt B A. 1995. Contributions of anterior cingulate cortex to behaviour. *Brain* **118**, 279–306.

Dodin V and Nandrino J L. 2003. Cognitive processing of anorexic patients in recognition tasks: An event-related potentials study. *Int J Eat Disord* **33**, 299–307.

Doraiswamy P M, Krishnan K R, Boyko O B, *et al.* 1991. Pituitary abnormalities in eating disorders: Further evidence from MRI studies. *Progr Neuro-Psychopharmacol Biol Psychiatry* **15**, 351–6.

Drewnowski A, Bellisle F, Aimez P and Remy B. 1987. Taste and bulimia. *Physiol Behav* **41**, 621–6.

Ellison Z, Foong J, Howard R, Bullmore E, Williams S and Treasure J. 1998. Functional anatomy of calorie fear in anorexia nervosa. *Lancet* **352**, 1192.

Faris P L, Kim S W, Meller W H, *et al.* 2000. Effect of decreasing afferent vagal activity with ondansetron on symptoms of bulimia nervosa: A randomised, double-blind trial. *Lancet* **355**, 792–7.

Frank G K, Bailer U F, Henry S E, *et al.* 2005. Increased dopamine D2/D3 receptor binding after recovery from anorexia nervosa measured by positron emission tomography and [11C]raclopride. *Biol Psychiatry* **58**, 908–12.

Frank G K, Bailer U F, Meltzer C C, *et al.* 2007. Regional cerebral blood flow after recovery from anorexia or bulimia nervosa. *Int J Eat Disord* **40**, 488–92.

Frank G K, Kaye W H, Greer P, Meltzer C C and Price J C. 2000. Regional cerebral blood flow after recovery from bulimia nervosa. *Psychiatry Res* **100**, 31–9.

Frank G K, Kaye W H, Meltzer C C, *et al.* 2002. Reduced 5-HT2A receptor binding after recovery from anorexia nervosa. *Biol Psychiatry* **52**, 896–906.

Frank G K, Wagner A, Achenbach S, *et al.* 2006. Altered brain activity in women recovered from bulimic-type eating disorders after a glucose challenge: A pilot study. *Int J Eat Disord* **39**, 76–9.

Friederich H C, Uher R, Brooks S, *et al.* 2007. I'm not as slim as that girl: Neural bases of body shape self-comparison to media images. *Neuroimage* **37**, 674–81.

Galusca B, Costes N, Zito N G, *et al.* 2008. Organic background of restrictive-type anorexia nervosa suggested by increased serotonin 1A receptor binding in right frontotemporal cortex of both lean and recovered patients: [18F]MPPF PET scan study. *Biol Psychiatry* **64**, 1009–13.

Ganong W. 2005. *Review of Medical Physiology.* New York, NY: The McGraw-Hill Companies, Inc.

Geliebter A, Ladell T, Logan M, *et al.* 2006. Responsivity to food stimuli in obese and lean binge eaters using functional MRI. *Appetite* **46**, 31–5. [Erratum appears in *Appetite*, 2006; **46**, 395. Note: Schweider, Tzipporah [corrected to Schneider, Tzipporah].]

Giordano G D, Renzetti P, Parodi R C, *et al.* 2001. Volume measurement with magnetic resonance imaging of hippocampus–amygdala formation in patients with anorexia nervosa. *J Endocrinol Invest* **24**, 510–4.

Giummarra M J, Gibson S J, Georgiou-Karistianis N and Bradshaw J L. 2008. Mechanisms underlying embodiment, disembodiment and loss of embodiment. *Neurosci Biobehav Rev* **32**, 143–60.

Goethals I, Vervaet M, Audenaert K, Jacobs F, Ham H and Van Heeringen C. 2007. Does regional brain perfusion correlate with eating disorder symptoms in anorexia and bulimia nervosa patients? *J Psychiatr Res* **41**, 1005–11.

Golden N H, Ashtari M, Kohn M R, *et al.* 1996. Reversibility of cerebral ventricular enlargement in anorexia nervosa, demonstrated by quantitative magnetic resonance imaging. *J Pediatr* **128**, 296–301.

Gordon C M, Dougherty D D, Fischman A J, *et al.* 2001. Neural substrates of anorexia nervosa: A behavioral challenge study with positron emission tomography. *J Pediatr* **139**, 51–7.

Gordon I, Lask B, Bryant-Waugh R, Christie D and Timimi S. 1997. Childhood-onset anorexia nervosa: Towards identifying a biological substrate. *Int J Eat Disord* **22**, 159–65.

Grunwald M, Weiss T, Assmann B, *et al.* 2004. Stable asymmetric interhemispheric theta power in patients with anorexia nervosa during haptic perception even after weight gain: A longitudinal study. *J Clin Exp Neuropsychol* **26**, 608–20.

Gwirtsman H E, Kaye W H, George D T, Jimerson D C, Ebert M H and Gold P W. 1989. Central and peripheral ACTH and cortisol levels in anorexia nervosa and bulimia. *Arch Gen Psychiatry* **46**, 61–9.

Hagman J O, Buchsbaum M S, Wu, J C, Rao S J, Reynolds C A and Blinder B J. 1990. Comparison of regional brain metabolism in bulimia nervosa and affective disorder assessed with positron emission tomography. *J Affect Disord* **19**, 153–62.

Hentschel F, Besthorn C and Schmidt M H. 1997. Die fraktale Dimension als Bildbearbeitungsparameter im CT bei Anorexia nervosa vor und nach Therapie. *Zeitschrift fur Kinder- und Jugendpsychiatrie und Psychotherapie* **25**, 201–06.

Hentschel F, Schmidbauer M, Detzner U, Blanz B and Schmidt M H. 1995. Reversible Hirnvolumenanderungen bei der Anorexia nervosa. *Zeitschrift fur Kinder- und Jugendpsychiatrie und Psychotherapie* **23**, 104–12.

Hentschel J, Mockel R, Schlemmer H P, *et al.* 1999. 1H-MR-Spektroskopie bei Anorexia nervosa: charakteristische Unterschiede zwischen Patienten und gesunden Probanden. *ROFO-Fortschritte auf dem Gebiet der Rontgenstrahlen und der Bildgebenden V* **170**, 284–9.

Hoffman G W, Ellinwood E H Jr, Rockwell W J, Herfkens R J, Nishita J K and Guthrie L F. 1989. Cerebral atrophy in bulimia. *Biol Psychiatry* **25**, 894–902.

Husain M M, Black K J, Doraiswamy P M, *et al.* 1992. Subcortical brain anatomy in anorexia and bulimia. *Biol Psychiatry* **31**, 735–8.

Jelic V, Shigeta M, Julin P, Almkvist O, Winblad B and Wahlund L O. 1996. Quantitative electroencephalography power and coherence in Alzheimer's disease and mild cognitive impairment. *Dementia* **7**, 314–23.

Jimerson D C, Lesem M D, Kaye W H and Brewerton T D. 1992. Low serotonin and dopamine metabolite concentrations in cerebrospinal fluid from bulimic patients with frequent binge episodes. *Arch Gen Psychiatry*, **49**, 132–8.

Karhunen L J, Vanninen E J, Kuikka J T, Lappalainen R I, Tiihonen J and Uusitupa M I. 2000. Regional cerebral blood flow during exposure to food in obese binge eating women. *Psychiatry Res* **99**, 29–42.

Katzman D K and Colangelo J J. 1996. Cerebral gray matter and white matter volume deficits in adolescent girls with anorexia nervosa. *Hlth Law Canada* **16**, 110–4.

Katzman D K, Kaptein S, Kirsh C, *et al.* 1997. A longitudinal magnetic resonance imaging study of brain changes in adolescents with anorexia nervosa. *Compr Psychiatry* **38**, 321–6.

Kaye W H, Bastiani A M and Moss H. 1995. Cognitive style of patients with anorexia nervosa and bulimia nervosa. *Int J Eat Disord* **18**, 287–90.

Kaye W H, Frank G K and McConaha C. 1999. Altered dopamine activity after recovery from restricting-type anorexia nervosa. *Neuropsychopharmacology* **21**, 503–06.

Kaye W H, Frank G K, Meltzer C C, *et al.* 2001. Altered serotonin 2A receptor activity in women who have recovered from bulimia nervosa. *Am J Psychiatry* **158**, 1152–5.

Kaye W H, Klump K L, Frank G K and Strober M. 2000. Anorexia and bulimia nervosa. *Annu Rev Med* **51**, 299–313.

Kelley A E. 2004. Ventral striatal control of appetitive motivation: Role in ingestive behavior and reward-related learning. *Neurosci Biobehav Rev* **27**, 765–76.

Kiehl K A, Liddle P F and Hopfinger J B. 2000. Error processing and the rostral anterior cingulate: An event-related fMRI study. *Psychophysiology* **37**, 216–23.

Kingston K, Szmukler G, Andrewes D, Tress B and Desmond P. 1996. Neuropsychological and structural brain changes in anorexia nervosa before and after refeeding. *Psychol Med* **26**, 15–28.

Kiriike N, Nishiwaki S, Nagata T, Inoue Y, Inoue K and Kawakita Y. 1990. Ventricular enlargement in normal weight bulimia. *Acta Psychiatr Scand* **82**, 264–6.

Klem G H, Luders H O, Jasper H H and Elger C. 1999. The tentwenty electrode system of the International Federation. The International Federation of Clinical Neurophysiology. *Electroencephalogr Clin Neurophysiol Suppl* **52**, 3–6.

Kojima S, Nagai N, Nakabeppu Y, *et al.* 2005. Comparison of regional cerebral blood flow in patients with anorexia nervosa before and after weight gain. *Psychiatry Res* **140**, 251–8.

Konarski J Z, McIntyre R S, Soczynska J K and Kennedy S H. 2007. Neuroimaging approaches in mood disorders: Technique and clinical implications. *Ann Clin Psychiatry* **19**, 265–77.

Kornreich L, Shapira A, Horev G, Danziger Y, Tyano S and Mimouni M. 1991. CT and MR evaluation of the brain in patients with anorexia nervosa. *Am J Neuroradiol* **12**, 1213–6.

Krieg J C, Backmund H and Pirke K M. 1987. Cranial computed tomography findings in bulimia. *Acta Psychiatrica Scand* **75**, 144–9.

Krieg J C, Lauer C and Pirke K M. 1989. Structural brain abnormalities in patients with bulimia nervosa. *Psychiatry Res* **27**, 39–48.

Kringelbach M L. 2004. Food for thought: Hedonic experience beyond homeostasis in the human brain. *Neuroscience* **126**, 807–19.

Kuikka J T, Tammela L, Karhunen L, *et al.* 2001. Reduced serotonin transporter binding in binge eating women. *Psychopharmacology* **155**, 310–4.

Kuo Y T, Parkinson J R, Chaudhri O B, *et al.* 2007. The temporal sequence of gut peptide CNS interactions tracked in vivo by magnetic resonance imaging. *J Neurosci* **27**, 12 341–8.

Kuruoglu A C, Kapucu O, Atasever T, Arikan Z, Isik E and Unlu M. 1998. Technetium-99m-HMPAO brain SPECT in anorexia nervosa. *J Nucl Med* **39**, 304–06.

Lacey J H, Crisp A H, Kalucy R S, Hartmann M K and Chien C N. 1975. Weight gain and the sleeping electroencephalogram: Study of 10 patients with anorexia nervosa. *Br Med J* **4**, 556–8.

Laessle R G, Krieg J C, Fichter M M and Pirke K M. 1989. Cerebral atrophy and vigilance performance in patients with anorexia nervosa and bulimia nervosa. *Neuropsychobiology* **21**, 187–91.

Lambe E K, Katzman D K, Mikulis D J, Kennedy S H and Zipursky R B. 1997. Cerebral gray matter volume deficits after weight recovery from anorexia nervosa. *Arch Gen Psychiatry* **54**, 537–42.

Le D S, Pannacciulli N, Chen K, *et al.* 2007. Less activation in the left dorsolateral prefrontal cortex in the reanalysis of the response to a meal in obese than in lean women and its association with successful weight loss. *Am J Clin Nutr* **86**, 573–9.

Ledoux J. 2003. The emotional brain, fear, and the amygdala. *Cell Mol Neurobiol* **23**, 727–38.

Lee A L, Ogle W O and Sapolsky R M. 2002. Stress and depression: Possible links to neuron death in the hippocampus. *Bipolar Disord* **4**, 117–28.

Leonard B E. 1994. Serotonin receptors – Where are they

going? *Int Clin Psychopharmacol* **9** (Suppl 1), 7–17.

Lundgren J D, Newberg A B, Allison K C, Wintering N A, Ploessl K and Stunkard A J. 2008. 123I-ADAM SPECT imaging of serotonin transporter binding in patients with night eating syndrome: A preliminary report. *Psychiatry Res* **162**, 214–20.

Martin F. 1955. Pathological neurological and psychiatric aspects of some deficiency manifestations with digestive and neuro-endocrine disorders. II. Studies of the changes in the central nervous system in two cases of anorexia (so-called anorexia nervosa) in young girls. *Helv Med Acta* **22**, 522–9.

Matsumoto R, Kitabayashi Y, Narumoto J, *et al.* 2006. Regional cerebral blood flow changes associated with interoceptive awareness in the recovery process of anorexia nervosa. *Prog Neuropsychopharmacol Biol Psychiatry* **30**, 1265–70.

McCormick L M, Keel P K, Brumm M C, *et al.* 2008. Implications of starvation-induced change in right dorsal anterior cingulate volume in anorexia nervosa. *Int J Eat Disord* **41**, 602–10.

Mockel R, Schlemmer H P, Guckel F, *et al.* 1999. 1H-MR-Spektroskopie bei Anorexia nervosa: reversible zerebrale Metabolitenanderungen. *ROFO-Fortschritte auf dem Gebiet der Rontgenstrahlen und der Bildgebenden V* **170**, 371–7.

Moretti D V, Babiloni C, Binetti G, *et al.* 2004. Individual analysis of EEG frequency and band power in mild Alzheimer's disease. *Clin Neurophysiol* **115**, 299–308.

Muhlau M, Gaser C, Ilg R, *et al.* 2007. Gray matter decrease of the anterior cingulate cortex in anorexia nervosa. *Am J Psychiatry* **164**, 1850–7.

Naruo T, Nakabeppu Y, Sagiyama K, *et al.* 2000. Characteristic regional cerebral blood flow patterns in anorexia nervosa patients with binge/purge behavior. *Am J Psychiatry* **157**, 1520–2.

Nozoe S, Naruo T, Nakabeppu Y, *et al.* 1993. Changes in regional cerebral blood flow in patients with anorexia nervosa detected through single photon emission tomography imaging. *Biol Psychiatry* **34**, 578–80.

Nozoe S, Naruo T, Yonekura R, *et al.* 1995. Comparison of regional cerebral blood flow in patients with eating disorders. *Brain Res Bull* **36**, 251–5.

Ohman A, Carlsson K, Lundqvist D and Ingvar M. 2007. On the unconscious subcortical origin of human fear. *Physiol Behav* **92**, 180–5.

Phan K L, Wager T, Taylor S F and Liberzon I. 2002. Functional neuroanatomy of emotion: A meta-analysis of emotion activation studies in PET and fMRI. *Neuroimage* **16**, 331–48.

Pieters G L, De Bruijn E R, Maas Y, *et al.* 2007. Action monitoring and perfectionism in anorexia nervosa. *Brain Cogn* **63**, 42–50.

Pollatos O, Herbert B M, Schandry R and Gramann K. 2008. Impaired central processing of emotional faces in anorexia nervosa. *Psychosom Med* **70**, 701–08.

Puri B K, Lewis H J, Saeed N and Davey N J. 1999.

Volumetric change of the lateral ventricles in the human brain following glucose loading. *Exp Physiol* **84**, 223–6.

Rastam M, Bjure J, Vestergren E, *et al.* 2001. Regional cerebral blood flow in weight-restored anorexia nervosa: A preliminary study. *Dev Med Child Neurol* **43**, 239–42.

Redgrave G W, Bakker A, Bello N T, *et al.* 2008. Differential brain activation in anorexia nervosa to Fat and Thin words during a Stroop task. *Neuroreport* **19**, 1181–5.

Richmond B J, Liu Z and Shidara M. 2003. Neuroscience. Predicting future rewards. *Science* **301**, 189–80.

Rodriguez G, Babiloni C, Brugnolo A, *et al.* 2007. Cortical sources of awake scalp EEG in eating disorders. *Clin Neurophysiol* **118**, 1213–22.

Rolls E T, Sienkiewicz Z J and Yaxley S. 1989. Hunger modulates the responses to gustatory stimuli of single neurons in the caudolateral orbitofrontal cortex of the macaque monkey. *Eur J Neurosci* **1**, 53–60.

Roser W, Bubl R, Buergin D, Seelig J, Radue E W and Rost B. 1999. Metabolic changes in the brain of patients with anorexia and bulimia nervosa as detected by proton magnetic resonance spectroscopy. *Int J Eat Disord* **26**, 119–36.

Rost B, Roser W, Bubl R, Radue E W and Buergin D. 1999. MRS of the brain in patients with anorexia or bulimia nervosa. *Hosp Med (London)* **60**, 474–6.

Rzanny R, Freesmeyer D, Reichenbach J R, *et al.* 2003. 31P-MRS des Hirns bei Anorexia nervosa: Charakteristische Unterschiede in den Spektren von Patienten und gesunden Vergleichspersonen. *ROFO-Fortschritte auf dem Gebiet der Rontgenstrahlen und der Bildgebenden V* **175**, 75–82.

Sachdev P, Mondraty N, Wen W, *et al.* 2008. Brains of anorexia nervosa patients process self-images differently from non-self-images: An fMRI study. *Neuropsychologia* **46**, 2161–8.

Santel S, Baving L, Krauel K, *et al.* 2006. Hunger and satiety in anorexia nervosa: fMRI during cognitive processing of food pictures. *Brain Res* **1114**, 138–48.

Schienle A, Schafer A, Hermann A and Vaitl D. 2009. Binge-eating disorder: Reward sensitivity and brain activation to images of food. *Biol Psychiatry* **65**, 654–61.

Schlemmer H P, Mockel R, Marcus A, *et al.* 1998. Proton magnetic resonance spectroscopy in acute, juvenile anorexia nervosa. *Psychiatry Res* **82**, 171–9.

Seeger G, Braus D F, Ruf M, Goldberger U and Schmidt M H. 2002. Body image distortion reveals amygdala activation in patients with anorexia nervosa – A functional magnetic resonance imaging study. *Neurosci Lett* **326**, 25–8.

Shirao N, Okamoto Y, Mantani T, *et al.* 2005. Gender differences in brain activity generated by unpleasant word stimuli concerning body image: An fMRI study. *Br J Psychiatry* **186**, 48–53.

Shirao N, Okamoto Y, Okada G, Okamoto Y and Yamawaki S. 2003. Temporomesial activation in young females

associated with unpleasant words concerning body image. *Neuropsychobiology* **48**, 136–42.

Soloff P H, Meltzer C C, Becker C, Greer P J, Kelly T M and Constantine D. 2003. Impulsivity and prefrontal hypometabolism in borderline personality disorder. *Psychiatry Res* **123**, 153–63.

Steiger H and Bruce K R. 2007. Phenotypes, endophenotypes, and genotypes in bulimia spectrum eating disorders. *Can J Psychiatry* **52**, 220–7.

Steiger H, Young S N, Kin N M, *et al.* 2001. Implications of impulsive and affective symptoms for serotonin function in bulimia nervosa. *Psychol Med* **31**, 85–95.

Stephan E, Pardo J V, Faris P L, *et al.* 2003. Functional neuroimaging of gastric distention. *J Gastrointest Surg* **7**, 740–9.

Svirko E and Hawton K. 2007. Self-injurious behavior and eating disorders: The extent and nature of the association. *Suicide Life Threat Behav* **37**, 409–21.

Swayze V W 2nd, Andersen A, Arndt S, *et al.* 1996. Reversibility of brain tissue loss in anorexia nervosa assessed with a computerized Talairach 3-D proportional grid. *Psychol Med* **26**, 381–90.

Takano A, Shiga T, Kitagawa N, *et al.* 2001. Abnormal neuronal network in anorexia nervosa studied with I-123-IMP SPECT. *Psychiatry Res* **107**, 45–50.

Tammela L I, Rissanen A, Kuikka J T, *et al.* 2003. Treatment improves serotonin transporter binding and reduces binge eating. *Psychopharmacology* **170**, 89–93.

Task Force On DSM-IV. 1994. *Diagnostic and Statistical Manual of Mental Disorders DSM-IV-TR (Text Revision)*, Washington DC:, American Psychiatric Press.

Tauscher J, Pirker W, Willeit M, *et al.* 2001. [123I] beta-CIT and single photon emission computed tomography reveal reduced brain serotonin transporter availability in bulimia nervosa. *Biol Psychiatry* **49**, 326–32.

Tiihonen J, Keski-Rahkonen A, Lopponen M, *et al.* 2004. Brain serotonin 1A receptor binding in bulimia nervosa. *Biol Psychiatry* **55**, 871–3.

Uher R, Brammer M J, Murphy T, *et al.* 2003. Recovery and chronicity in anorexia nervosa: Brain activity associated with differential outcomes. *Biol Psychiatry* **54**, 934–42.

Uher R, Murphy T, Friederich H C, *et al.* 2005. Functional neuroanatomy of body shape perception in healthy and eating-disordered women. *Biol Psychiatry* **58**, 990–7.

Wagner A, Aizenstein H, Mazurkewicz L, *et al.* 2008. Altered insula response to taste stimuli in individuals recovered from restricting-type anorexia nervosa. *Neuropsychopharmacology* **33**, 513–23.

Wagner A, Aizenstein H, Venkatraman V K, *et al.* 2007. Altered reward processing in women recovered from anorexia nervosa. *Am J Psychiatry* **164**, 1842–9.

Wagner A, Greer P, Bailer U F, *et al.* 2006. Normal brain tissue volumes after long-term recovery in anorexia and bulimia nervosa. *Biol Psychiatry* **59**, 291–3.

Wagner A, Ruf M, Braus D F and Schmidt M H. 2003. Neuronal activity changes and body image distortion in anorexia nervosa. *Neuroreport* **14**, 2193–7.

Wang G J, Volkow N D, Thanos P K and Fowler J S. 2004. Similarity between obesity and drug addiction as assessed by neurofunctional imaging: A concept review. *J Addict Dis* **23**, 39–53.

Whitwell J L, Sampson E L, Loy C T, *et al.* 2007. VBM signatures of abnormal eating behaviours in frontotemporal lobar degeneration. *Neuroimage* **35**, 207–13.

Woolley J D, Gorno-Tempini M L, Seeley W W, *et al.* 2007. Binge eating is associated with right orbitofrontal–insular–striatal atrophy in frontotemporal dementia. *Neurology* **69**, 1424–33.

Yonezawa H, Otagaki Y, Miyake Y, Okamoto Y and Yamawaki S. 2008. No differences are seen in the regional cerebral blood flow in the restricting type of anorexia nervosa compared with the binge eating/purging type. *Psychiatry Clin Neurosci* **62**, 26–33.

第 34 章

34 肥胖症的神经影像学

Gene-Jack Wang，Nora D. Volkow，Joanna S. Fowler and Panayotis K. Thanos

摘要

肥胖症是一个全世界范围的重大公共卫生问题，对人们的健康影响越来越大。虽然它反映了机体能量摄入和消耗的不均衡，但与维持这种均衡相关的核心病理生理学机制我们了解得仍不清晰。这与维持正常体重所需的饥饿与饱食的外周信号调节，以及大脑对食物的获得与消耗或餐后停止进食的反应特异性相关。脑影像学研究显示，肥胖个体在调节能量的动态平衡上存在明显缺陷（即对下丘脑的外周代谢信号反应延迟），以及调节正常进食行为的脑环路出现异常（即饥饿、饱腹感、动机、奖赏、情绪、学习、记忆和抑制控制）。由于肥胖症和进食障碍的特征复杂且受到多种因素影响，未来研究的进展将通过跨学科的方式，整合现代影像学技术和行为遗传学，为预防和治疗提供指导。

引言

根据国家慢性疾病预防和健康促进中心的报告，美国肥胖症的流行情况在过去 30 年内呈上升趋势。肥胖症是指体脂或脂肪组织相对于体重含量过高（Stunkard 和 Wadden，1993）。对健康的影响可能与身体脂肪含量、脂肪组织在全身的分布以及局部脂肪沉积的多少有关。局部脂肪沉积可以采用常规技术成像（如 MRI）来观察。肥胖症的诊断标准采用体重指数（body mass index，BMI），其公式为体重（kg）/身高（m）^{2}。和其他身高体重的指标相比，BMI 与体脂含量相关性更高。

美国国家卫生统计中心（National Center for Health Statistics，NCHS）2006 年的结果显示，美国 20～74 岁的成年人中 BMI 在 30 以上的肥胖者约有 34%，超过 7200 万的美国人过度肥胖（Ogden 等，2006），32.7% 的成年人超重（BMI 25～29）。尤其令人担忧的是约 17% 的儿童和青少年超重，这一百分比是 20 世纪 70 年代的 2 倍（Ogden 等，2007b）。虽然妇女、儿童和青少年的肥胖症患病率趋于稳定，但在成年男性中却逐年上升（Ogden 等，2007a，2008）。

根据美国国家疾病控制与预防中心（The Centers for Disease Control and Prevention，CDC）估计，多达 4700 万的美国人有一系列躯体疾病表现（即"代谢综合征"），其特征是胰岛素抵抗和过度肥胖、腹型肥胖、高血糖、高三酰甘油、胆固醇血症以及高血压。这一综合征可能源于不健康饮食和缺乏体育活动，该情况目前普遍存在于儿童当中。超重和肥胖的个体（BMI≥25 者）患以下疾病的概率增高：高血压、高脂血症、2 型糖尿病、胰岛素抵抗、糖耐量减低、冠心病、心绞痛、充血性心力衰竭、卒中、胆囊炎、胆石症、痛风、骨关节炎、阻塞性睡眠呼吸暂停和呼吸系统问题、某些恶性肿瘤（子宫内膜癌、乳腺癌、前列腺癌和直肠癌）、妊娠期并发症、女性生殖系统健康状况下降（如月经不调、不育、排卵不规律）、排尿控制问题（如压力性尿失禁）、尿酸性肾结石，以及心理障碍（如抑郁症、进食障碍、躯体变形障碍、自我评价低）（Ogden 等，2007b）。

肥胖症的病因很多（如遗传、文化背景、营养摄入、体育活动）（Bessesen，2008），虽然保持适宜的体重需要热量摄入和体育运动之间的平衡，但遗传因素在能量需求和总体活动水平方面起着至关重要的作用。最显著的是，如果父母、兄弟姐妹为肥胖人群，其患肥胖症的几率是普通人群的 10 倍。同卵双生研究明确地揭示了遗传的重要作用（Segal 和 Allison，2002），例如，和分开长大的同卵双胞胎比较，一起长大的异卵双胞胎的体重差异较大。然而尽管遗传很重要，近些年环境的改变才是肥胖症发病率快速上升的主要因素。一般认为，肥胖症相关的遗传与环境交互作用是在受孕后到出生前，妊娠期源于母体的营养失衡和代谢紊乱可影响基因表达并导致子女成年后肥胖症和糖尿病的发生（Catalano 和 Ehrenberg，2006）。最近的研究表明，出生后营养暴露、应激或疾病状态也可以导致基因表达的终身改变（Gallou-Kabani 和 Junien，2005）。

　　环境和文化的影响也非常重要。在当今社会，食物不仅应有尽有，而且花样繁多，美味可口。但是，这种影响对超重和肥胖的发病率以及死亡率的净效应很难量化，很可能是遗传-环境交互作用，即具有遗传易感性的个体对易于获得美味高热量食物的环境起反应，共同导致了当前肥胖症的高发（Mietus-Snyder 和 Lustig，2008）。习得的行为对决定人们是否会超重或肥胖起重要作用，并且对这一领域的干预是大多数预防和治疗策略的基础。肥胖症的外科手术越来越常见，在药物治疗方面也做了很多努力。同时，随着肥胖症以及相关疾病的高发，我们急需了解个体超重易感性的相关机制，并针对预防和治疗群策群力。近 10 年来，功能性脑成像技术已经用于探查食物奖赏、过度进食和肥胖症相关的生物化学和功能机制。

功能性和神经化学脑成像在摄食行为和肥胖症的应用

　　PET 和 SPECT 用于测量放射性化合标记物在人体和动物体内的分布和运动。采用这些方法，我们就可以测量人脑和脑血流中许多受体、转运蛋白和酶的分布和浓度（Zipursky 等，2007）。使用 2-脱氧-氟[18]-葡萄糖（氟脱氧葡萄糖，2-deoxy-2-[^{18}F] fluoro-D-glucose，FDG，一种目前在局部放射药物学领域可广泛获得的放射性示踪剂），结合 PET，我们就能测量局部的脑葡萄糖代谢。

　　功能性磁共振成像（functional magnetic res-

onance imaging，fMRI）可以探测大脑对各种刺激做出反应时神经活动水平的改变。fMRI 经由血氧水平依赖（blood oxygen level dependent，BOLD）信号测量血管相关神经活动，BOLD-fMRI 是研究人脑功能最常见的非侵入性技术。在激活的脑区，局部脑血流量和体积会大大加快局部氧消耗，引起顺磁性脱氧血红蛋白浓度下降，进而使得局部磁场同质性增加，局部 MRI 信号增强。这种动态信号增强是 BOLD 对比的基础（Ogawa 等，1990，1993；Kim 等，1993；Turner 等，1993），BOLD 信号由大血管和微小血管两部分组成（Duong 等，2003），源自毛细血管床的 BOLD 效应反映了局部突触活动（Ugurbil 等，1999），而源自大静脉和大脑静脉的 BOLD 信号会显著降低 fMRI 研究的空间定位，因为这些引流静脉可以从激活部位一直延伸到几毫米甚至几十毫米（Menon，2002）。

肥胖症外周信号的脑成像

　　摄食行为受到营养需求、愉快感和应激反应的调控，摄食由外周信号和中枢信号介导。已知几个因素可调节进食行为，包括葡萄糖、脂肪酸、胰岛素和肠激素/肠肽。来源于肠道（如食欲刺激素[①]、缩氨酸肽 YY_{3-36}、类高血糖因子缩氨酸 1、缩胆囊素）、脂肪组织（如瘦素、脂联素）以及胰腺（胰岛素）的外周激素不断地给大脑提供关于饥饿和饱腹的信号（Cummings 和 Overduin，2007）。下丘脑神经元表达这些肽类激素的受体，可以调节肠激素的活性，肠激素反映了人体能量的贮存量，并调整进食行为和食物摄入以维持能量的动态平衡。下丘脑和它的多个神经环路，包括外侧下丘脑的合成食欲肽[②]和黑色素浓缩激素的神经元以及弓状核（arctuate nucleus）合成神经肽 Y（neuropeptide Y）/刺鼠肽基因相关蛋白（agouti-related peptide，AgRP）和 α-黑素细胞刺激素（alpha-melanocyte stimulating hormone）的神经元，这些被认为是与体重调节密切相关的主

---

　　①　食欲刺激素：英文名 ghrelin，一种生长激素促分泌物质受体（growth hormone secretagogue receptor，GHS-R）的内源性配体，最早由 Kojima 等从大鼠胃黏膜细胞分离、纯化而得。

　　②　食欲肽：英文名 Orexin，又称 hypocretin，是 1998 年发现的具有重要作用的神经肽，由下丘脑神经元合成，又称促食素、胖素和阿立新素等。

要的自我平衡脑区（Morrison 和 Berthoud，2007）。大量研究表明，下丘脑神经元的破坏将引起过度摄食和肥胖症（见综述 King，2006）。

功能性神经影像技术可用于评估摄入的食物成分（如葡萄糖）和下丘脑活动改变之间的联系，并且可以比较瘦人和胖人下丘脑的不同反应。几项 fMRI 研究发现给大鼠和人进食葡萄糖可引起下丘脑 BOLD 信号短暂改变，给禁食的健康志愿者饮葡萄糖溶液可出现下丘脑 BOLD 信号持续减弱，其程度有赖于糖溶液的剂量。fMRI 信号减弱始于饮糖溶液后不久（4～10 分钟），并可持续30 分钟（Liu 等，2000；Matsuda 等，1999；Smeets等，2005）。和瘦的受试者比较，肥胖受试者饮糖溶液后血清胰岛素水平更高，下丘脑反应的抑制程度更低，并且达到最大抑制效应的时间明显延长（Matsuda 等，1999）。下丘脑对摄入葡萄糖的反应受损可能是促使肥胖人群进食过量的因素之一。

葡萄糖摄入还会触发一些肠肽的释放，如肽YY$_{3-36}$（缩氨酸 YY$_{3-36}$，PYY）和类高血糖因子缩氨酸 1（GLP-1），两者在下丘脑可引发饱腹感（Batterham 等，2003）。血清 PYY 水平的升高与进食后热量摄取成比例。一项 fMRI 研究发现，下丘脑 BOLD 信号能预测空腹状态时的摄食情况，此时循环中 PYY 水平较低，静脉输注 PYY使其达到餐后时浓度可以将下丘脑对进食行为的反应降到最小（Batterham 等，2007）。如果餐后PYY 释放减少的受试者表现出饱腹感下降，则可预测其容易发展并保持肥胖（Karra 等，2009）。一项采用锰强化 MRI 的动物体内功能成像显示，GLP-1 会抑制大鼠下丘脑神经元活性。口服葡萄糖溶液比静脉注射更能有效抑制下丘脑神经元fMRI 信号（Parkinson 等，2009）。

脂细胞能调节膳食脂肪的流入，并分泌多种激素（如瘦素）。瘦素信号将身体脂肪储备水平的信息传入大脑，并通过抑制食物摄入和增加代谢率来减少体重（Myers 等，2008），这个过程还与饥饿、能量消耗和生殖时的神经内分泌反应有关（Ross 和 Desai，2005）。瘦素缺乏的哺乳动物，包括人类往往会食欲旺盛，通过瘦素替代治疗可以好转（Morton 等，2006；Zhang 等，1994）。对缺乏瘦素的动物给予脑室或下丘脑直接注射瘦素可以抑制食物摄入并降低体重和脂肪含量

（Zhang 等，1994）。

fMRI-BOLD 用于描记先天性瘦素缺乏的受试者看到食物时的脑反应，这些研究显示食物图像能引起受试者对食物的渴求，即便在他们刚进食后也是如此。经过瘦素替代治疗，受试者只在禁食时看到喜欢的食物图像才会产生渴求感（Farooqi 等，2007）。纹状体是与奖赏和动机相关的脑区，脑影像显示瘦素治疗可以抑制纹状体对食物线索的反应。Baicy 等也报道了一组先天性瘦素缺乏的成年人经过瘦素替代治疗后食物摄入和体重减轻，这种现象与面对食物线索时，和饥饿相关的脑区（如岛叶、顶叶、颞叶皮质）活动抑制，而饱食相关脑区（如前额叶皮质）活动增强有关（Baicy 等，2007）。虽然瘦素缺乏的人很罕见，但人类肥胖症常见的类型均与瘦素抵抗有关（高瘦素水平不能抑制进食和调节体重减轻）（Lustig，2006；Myers 等，2008）。一般认为肥胖症患者瘦素水平高是由于瘦素受体信号肽缺陷，神经环路下游受阻，以及瘦素跨过血脑屏障运输受限（Banks，2008；Morrison，2008）。下丘脑瘦素抵抗可唤醒饥饿通路并促进食物摄入，瘦素还是在人类热量限制期间改变代谢的重要激素（Ahima 和 Lazar，2008；Ahima 等，1996），体重减轻时瘦素水平下降可降低能量消耗，促进体重恢复。

肥胖个体往往脂肪细胞增大，伴有脂肪储存缓冲能力降低。脂肪组织（特别是腹型脂肪）功能障碍对胰岛素抵抗的发生起重要作用，胰岛素和瘦素共享同一中枢信号通路，并通过下丘脑调节能量动态平衡。胰岛素水平反映了能量摄入的短期改变，而瘦素水平则反映了长期的能量均衡（Ahima 和 Lazar，2008）。胰岛素还是内源性的瘦素拮抗剂，抑制胰岛素可改善瘦素抵抗。长期胰岛素水平升高（即胰岛素抵抗）可阻碍瘦素信号传导，促使肥胖。目前认为胰岛素抵抗导致的高血清胰岛素和高血糖是代谢综合征和 2 型糖尿病的起因。fMRI-BOLD 研究表明 2 型糖尿病患者看到高热量食物图片时，岛叶、眶额皮质（orbitofrontal cortex，OFC）和纹状体的反应增强，这些脑区均与内感受、动机和情绪有关（Chechlacz 等，2009）。这些发现与肥胖个体脑成像研究（下一节详细讨论）的结果部分相似。

与 PYY 或瘦素不同，食欲刺激素一般在空

腹时升高，餐后下降（Berthoud，2008），饥饿肽（the hunger peptide）、食欲刺激素通过刺激下丘脑神经元以使摄食和体重增加。在 fMRI 下给健康志愿者静脉注射食欲刺激素，他们相应脑区（如杏仁核、OFC、前岛叶和纹状体）对食物刺激（图片）的反应将增强（Malik 等，2008）。食欲刺激素对杏仁核和 OFC 的影响与自诉饥饿有关。这项研究发现食欲刺激素影响的脑区除营养需求外，还与进食的愉快感和奖赏反应有关。肥胖个体禁食时食欲刺激素水平较低，进食后也不能及时下降，这可能导致他们进食过量（Wren，2008）。

进食行为的神经生物学

进食是高度强化的行为（Wise，2006），事实上，一些美食的成分（如糖、玉米油）会使人禁不住地摄入，这种不能控制地进食与物质滥用患者的无节制摄入很类似（Rada 等，2005；Liang 等，2006）。行为学研究发现进食过量和其他过度行为如大量饮酒和强迫性赌博的某些模式有相似性，这些行为会激活一些脑环路，包括奖赏、动机、决策制定和学习记忆。的确，进食糖分可以诱发大脑释放阿片类物质和多巴胺（DA），这些神经递质一般与药物滥用的奖赏效应有关。在特定情况下（如间歇性过量摄入糖分），大鼠会表现出类似于药物依赖动物模型中观察到的行为和神经化学改变（Avena 等，2008）。从进化学的角度来看，动物会从某些追求天然奖赏效应（如食物、水、性交）行为的神经机制（脑环路）中获益，但是这些环路有时会出现功能失调，引起各种障碍。

内源性阿片类物质在整个边缘系统均有表达，有助于强化信号的加工，美味食物可以增加内源性阿片类物质的基因表达（Will 等，2003）。此外，在伏隔核注射 μ-阿片受体激动剂可促进动物摄入美味食物（Woolley 等，2006）。另一方面，阿片受体拮抗药可在不影响饥饿的情况下降低进食的愉快感（Yeomans 和 Gray，1997）。阿片系统很可能与食物的嗜好和愉快反应有关，可能促进个体摄入美味食物，如高脂肪及高糖饮食（Will 等，2006）。

其他神经递质（如乙酰胆碱、GABA、5-羟色胺和谷氨酸）也与进食行为有关（Kelley 等，2005）。例如进食行为中乙酰胆碱和多巴胺在伏隔核（nucleus accumbens，NAcc）的作用正好相反。伏隔核的多巴胺提高食欲，但随着进食结束，食物摄入减少，细胞外乙酰胆碱水平上升（Avena 等，2006）。此外，调节进食行为的机制如应激可以增加高热量食物的摄入（Dallman 等，2003），也与肥胖有关（Adam 和 Epel，2007）。关于人类肥胖和过量进食行为的神经递质成像研究大多数集中在多巴胺系统，少量研究也评估了5-羟色胺系统，我们将在下面的章节回顾。

进食行为与大脑多巴胺系统

多巴胺是一种神经递质，它在与奖赏和奖赏预测有关的动机中起重要作用。中脑-皮质-边缘多巴胺系统由腹侧被盖区（ventral tegmental area，VTA）向伏隔核（nucleus accumbens，NAcc）投射，来自边缘系统的各种组成部分包括杏仁核、海马、下丘脑、纹状体、OFC 和前额叶皮质的神经束都进入该系统（Smith，2004）。多巴胺显示出调节天然奖赏（如蔗糖溶液）的增强效应。多巴胺通路可以提高食物的奖赏性并与药物滥用（如酒精、甲基苯丙胺、可卡因、海洛因）的增强效应有关（Di Chiara 和 Bassareo，2007）。中脑-皮质-边缘多巴胺系统调节进食和食物刺激的愉快感和动机反应（Volkow 等，2008a；Volkow 和 Wise，2005），这能影响并改变能量动态平衡的行为构成。中脑-皮质-边缘多巴胺系统即使在进食后饱腹的状态下也能对食物刺激做出反应（Batterham 等，2007），一旦出现这种情况，进食行为的调节便由动态平衡状态转变为愉快皮质边缘状态。

多巴胺经由边缘叶通路通过调节食欲动机进程来调节进食（Wise，2006）。从 NAcc 到下丘脑的神经投射直接调整进食（Baldo 和 Kelley，2007），其他前脑多巴胺投射也有参与。多巴胺能通路对生存至关重要，因为它们影响基础的进食欲望。大脑多巴胺系统对需求动机十分必要，这是动机和强化的一个独立组成部分（Robinson 等，2007）。它是刺激动物行使某种特定行为（如觅食）的天然增强机制。边缘叶多巴胺系统调节正性奖赏有关的动机学习和强化机制，如饥饿的动物面对美食（Robinson 等，2007）。

多巴胺能神经递质由 5 个独立的受体亚型介导，这些受体可以分为两大类，即 D1-样（D1 和 D5）和 D2-样（D2、D3 和 D4）受体。在自身给药中，D2-样受体介导了动物进一步寻求可卡因强化的动机，相反，D1-样受体使得进一步寻求可卡因强化的欲望减弱（Self 等，1996）。D1-样和 D2-样受体在调节进食行为时协同作用，但是每个多巴胺受体亚型在进食行为中的具体分工尚不清楚。多巴胺 D1-样受体在奖赏相关学习的动机和把新的奖赏转化为行动上发挥了作用（Trevitt 等，2001；Fiorino 等，1993）。目前还没有影像学研究评估人类进食行为中 D1 受体的作用。动物实验表明在 NAcc 注射多巴胺 D1 受体拮抗药会破坏味觉（即品尝）学习并使其对美食的奖赏效应反应迟钝（Fenu 等，2001）。选择性 D1 受体激动剂能增强动物对美味食物的偏爱，而忽略规律的正餐（Cooper 和 Al-Naser，2006）。由于缺乏鉴别 D1 受体和 D5 受体的选择性配体，多巴胺 D5 受体对进食行为的作用还不确定。

在动物和临床研究中，D2 受体与进食和成瘾行为有关。D2 受体在奖赏的寻求、预测、期待和动机（Wise，2006）方面发挥作用。觅食始于饥饿，但食物-预测线索也会活化多巴胺细胞的点燃，并刺激动物的动机（Watanabe 等，2001）。很多动物研究评价了 D2/D3 受体混合物拮抗剂和激动剂对觅食行为的影响（Missale 等，1998），D2 受体拮抗药阻断有赖于线索和线索预测的奖赏之间的觅食行为，如美食（McFarland 和 Ettenberg，1998）。如果食物对动物不具有点燃和奖赏效应了，D2 受体激动剂便可使已消失的寻求奖赏行为复原（Wise 等，1990）。人类进食行为的影像学研究主要采用 PET 探测 [11C] 雷氯必利，这是一种可逆的 D2/D3 受体示踪剂，它与 D2 和 D3 受体的亲和力接近，并对细胞外多巴胺的变化很敏感。一项采用 [11C] 雷氯必利人体 PET 研究，测量进食偏好食物后纹状体多巴胺的释放情况，结果显示，多巴胺释放总量与食物的愉快等级呈相关性（Small 等，2003）。食物剥夺能激发食物的奖赏效应（Cameron 等，2008），在禁食期间，多巴胺对食物的作用无选择性，它会因各种潜在的生物学奖赏和预测奖赏的线索而发出信号（Carr，2007）。慢性食物剥夺也会增强最具成

瘾性物质的奖赏效应（Carr，2002）。在期待食物时，纹状体、OFC 和杏仁核这些接受多巴胺投射的脑区会被激活（Schultz，2004）。实际上，采用 PET 和 [11C] 雷氯必利测量纹状体细胞外多巴胺水平，发现当食物剥夺的个体对食物线索做出反应时，背侧纹状体细胞外多巴胺水平明显上升，而腹侧纹状体（即 NAcc 的位置）则不然（Volkow 等，2002）。多巴胺水平升高与受试者自诉饥饿以及对食物的渴求程度高度相关。这些结果为条件线索激活背侧纹状体的假设提供了依据，多巴胺在背侧纹状体的作用对启动进食的动机以维持生存至关重要（Sotak 等，2005；Palmiter，2008）。这与 NAcc 的激活不同，后者与追求美食的动机关系更密切（Szczypka 等，2001；Wise，2006）。

目前有假说认为 D3 受体可能与药物依赖和成瘾有关（Heidbreder 等，2005）。和其他多巴胺受体相比，最近开发出几个选择性 D3 受体拮抗药，对 D3 受体具有高度选择性（Heidbreder 等，2005），服用选择性 D3 受体拮抗药可以预防尼古丁触发的尼古丁渴求行为复发（Andreoli 等，2003）。在啮齿类实验中，它还能削弱由蔗糖相关线索再暴露引发的蔗糖渴求行为（Cervo 等，2007）。D3 受体拮抗药还能减少大鼠进食量（Thanos 等，2008b）。一些选择性 D3 受体 PET 示踪实验也逐渐发展了起来（Hocke 等，2008；Narendran 等，2006；Prante 等，2008），但以我们目前的知识还无法用于研究人类的进食行为和肥胖症。D4 受体主要位于锥体和 γ-氨基丁酸能细胞的外周（Mrzljak 等，1996），以及纹状体神经元和下丘脑（Rivera 等，2002）。目前认为 D4 受体是一种抑制性突触后受体，控制前额皮质和纹状体的神经元（Oak 等，2000）。这些受体可能对饱食方面有影响（Huang 等，2005）。

外周代谢信号和进食行为交互作用的成像

很多外周代谢信号都直接或间接地与大脑多巴胺通路相互作用。高度可口的食物可不顾内部动态平衡机制作用于大脑多巴胺通路，而引起过量进食和肥胖（Batterham 等，2007）。简单的糖类（如糖）是主要的营养来源，提供身体总能量的 1/

4. 动物实验表明葡萄糖直接调节腹侧背盖区和黑质的多巴胺神经元活性，中脑多巴胺神经元也与岛叶、瘦素和食欲刺激素相互影响（Palmiter，2007；Myers 等，2008；Abizaid 等，2006）。食欲刺激素可激活多巴胺神经元，而瘦素和胰岛素则起抑制作用。限食可引起食欲刺激素释放增加，激活中脑边缘系统，增加多巴胺在 NAcc 的释放（Abizaid 等，2006）。一项 fMRI 研究显示，健康受试者接受食欲刺激素注射能增强食物线索在愉快和动机脑区反应的激活（Malik 等，2008）。

胰岛素通过以下途径在摄食行为、味觉加工和认知功能中起作用，包括直接刺激葡萄糖代谢、有神经递质的作用或刺激神经元葡萄糖摄取，（Brody 等，2004；Rotte 等，2005；Schultes 等，2005）。脑胰岛素被破坏的动物实验可见摄食增强（Bruning 等，2000）。最近一项采用 PET-FDG 的人体试验显示存在外周胰岛素抵抗的受试者同时存在大脑胰岛素抵抗，特别是在纹状体和岛叶（Anthony 等，2006）。在胰岛素抵抗受试者中，这些脑区需要更高水平的胰岛素才能体验奖赏效应及进食的内感受器性感觉。

瘦素也参与进食行为的调节，其中一部分是通过多巴胺通路调节（也有通过大麻素系统的）。一项 fMRI 研究发现，瘦素能减少食物奖赏效应，通过调节瘦素缺乏个体的纹状体神经元活性可增强其对进食过程中饱食信号的反应（Farooqi 等，2007）。瘦素能调节小鼠纹状体 D2 受体的表达，该作用为遗传型/表型依赖型（Pfaffly 等，2010）。此外，瘦素对调节长期限食时多巴胺系统适应性反应也起重要作用（Thanos 等，2008c）。胰岛素和瘦素在改变多巴胺通路和进食行为中互补，大脑多巴胺通路中瘦素和胰岛素抵抗可以令食物摄入奖赏性更高，以促进摄入美味食物（Figlewicz 等，2006）。

食物的感觉体验及其与进食行为关系的影像学

食物和食物相关线索的感觉加工在食物动机方面起重要作用，尤其在各种膳食的选择上。味觉、视觉、嗅觉、温度和纹理的感觉首先输入到初级感觉皮质（即岛叶、初级视觉皮质、梨状窝、初级躯体感觉皮质），然后到 OFC 和杏仁核

（Rolls，2007）。食物的愉悦的奖赏价值与其感知觉紧密相连，我们将讨论食物感知觉过程中多巴胺在各脑区的关系。

岛叶皮质

岛叶皮质参与机体内感受器的感觉和情绪觉察（Craig，2003），使用 fMRI 和气囊扩张评估胃和脑之间的联系，气囊扩张能模拟正常进食过程中的胃扩张，胃扩张能激活后岛叶，这反映了它在感知身体状态中的作用（Wang 等，2008）。实际上，破坏岛叶可破坏吸烟者对烟的生理渴求（Naqvi 等，2007）。此外，最近的一项研究发现给岛叶注射下视丘泌素受体拮抗药后，大鼠尼古丁自身给药行为减轻（Hollander 等，2008）。岛叶是主要的味觉区，参与进食行为的许多方面，如味觉。多巴胺在美食的味觉体验中起重要作用（Hajnal 和 Norgren，2005），动物实验显示品尝蔗糖溶液能引起 NAcc 中多巴胺释放增加（Hajnal 等，2004），腹侧背盖区受损可降低偏爱的蔗糖溶液量（Shimura 等，2002）的摄入。人体影像学研究表明，品尝美食能激活岛叶和中脑区域（Del Parigi 等，2005；Frank 等，2008），而且人脑能无意识地识别甜食中的热量含量，例如，给正常体重妇女品尝加入含热量的增甜剂（蔗糖溶液），其岛叶和多巴胺能中脑区域均被激活，而品尝不含热量的增甜剂（三氯蔗糖）则只有岛叶被激活（Frank 等，2008）。品尝含糖和脂肪的液体膳食时，肥胖者比正常对照组岛叶的激活更强（Del Parigi 等，2005）。相反，当品尝蔗糖溶液时，神经性厌食症康复患者岛叶的激活较弱，并且岛叶激活的愉快感也比正常对照组弱（Wagner 等，2008）。岛叶对味觉反应的调节异常可能参与了食欲调节障碍的发生。最近 de Araujo 实验室的一项研究首次揭示了味觉受体基因 *Tas1r1*、*Tas1r2*、*Tas1r3* 以及与之相关的 G-蛋白基因（Ren 等，2009）在哺乳动物大脑的表达。味觉基因的神经元表达可以在不同的前脑营养物-感知区域探测到，这些结果提示 G-蛋白偶联的甜味受体 T1R2/T1R3 是一种脑内葡萄糖传感器（Ren 等，2009）。

躯体感觉皮质

针对初级躯体感觉皮质在食物摄入和肥胖症

中作用的文章很有限。一项影像学研究发现，当正常体重妇女看到高热量食物图像时，其躯体感觉皮质被激活（Killgore 等，2003）。我们通过 PET 和 PDG 测量脑内葡萄糖代谢（反映脑功能的指标），发现病态肥胖者躯体感觉皮质的基线代谢较高（图 34.1）（Wang 等，2002）。有证据表明躯体感觉皮质可影响脑内多巴胺活性（Huttunen 等，2003；Rossini 等，1995），包括调节苯丙胺诱导的纹状体多巴胺释放（Chen 等，2008b），在人脑，多巴胺也可调节躯体感觉皮质（Kuo 等，2008）。此外，我们最近发现肥胖症患者躯体感觉皮质中纹状体 D2 受体的有效性与葡萄糖代谢有关（Volkow 等，2008b）。由于多巴胺刺激信号显著并能促进条件作用（Zink 等，2003），多巴胺对躯体感觉皮质在面对食物刺激时的调节可能会显著增强，这很可能在食物与食物相关环境线索之间的条件性关联起重要作用。

眶额皮质

眶额皮质（OFC）一部分由多巴胺和 5-羟色胺调节，它是一个关键脑区，支配控制行为和显著属性包括食物价值（Rolls 和 McCabe，2007；Grabenhorst 等，2008）。因此它的一项功能是确定食物的愉快感和适口性。采用 PET 和 FDG 观察正常体重个体，发现暴露于食物线索（使用的方案与发现线索使背侧纹状体多巴胺释放增加的研究类似）能使 OFC 代谢增加，这与感觉到饥饿以及对食物的渴求有关（Wang 等，2004）。食物刺激引起的 OFC 激活增强可能反映下游多巴胺能效应，并可能参与多巴胺对进食欲望的作用。OFC 参与学习刺激强化的关联和条件作用（Cox 等，2005；Gallagher 等，1999），还参与条件性线索引发的进食（Weingarten，1983）。因此继发于食物诱导多巴胺刺激的 OFC 激活可能引起强烈的进食动机。OFC 功能失调与强迫性行为包括过度进食有关（Machado 和 Bachevalier，2007），因为食物诱导的条件反应很可能不受饥饿信号影响而造成过度进食（gden 和 Wardle，1990）。

杏仁核

杏仁核是另一个与进食行为有关的脑区，更具体地说，有证据表明杏仁核参与了个体对食物获得过程中生物学意义的学习和认知（Petrovich 和 Gallagher，2003）。在一项短期禁食后摄入食物的临床前期研究中，我们发现杏仁核细胞外多巴胺水平升高（Fallon 等，2007）。功能性神经影像学研究采用 PET 和功能性磁共振成像（fMRI）发现食物相关刺激、味觉和气味能激活杏仁核（Del Parigi 等，2002；Small 和 Prescott，2005；Smeets 等，2006）。杏仁核还参与了食物摄入中的情绪构成，进食高热量食物可以缓解应激诱发的杏仁核激活（Dallman 等，2003）。杏仁核接受来自内脏器官的内感受器信号。在一项 fMRI 研究中，我们评估了大脑对胃胀的激活反应，发现杏仁核激活与受试者的腹胀感有关（Wang 等，2008），还发现 BMI 高的受试者在胃胀过程中杏仁核激活较低，很可能是杏仁核调节的感知觉能影响特定的某餐中食物摄入的质和量。

人格和过度进食行为之间的影像学

进食行为可由能量短缺的内部信号或外部线索触发，即便受试者不感到饥饿，外部线索（如促进食欲的食物气味、品相和味觉）也均可触发进食的渴求（Burton 等，2007）。个体对食物线

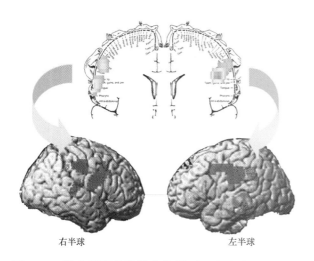

右半球　　　　左半球

图 34.1　颜色编码的统计参数图（statistical parametric mapping，SPM）结果如图所示，在冠状平面以躯体感觉模型的叠加图，并采用相应的三维（3D）效果处理 SPM 图像，以显示肥胖者较消瘦者代谢增高的脑区。代谢显著增高的脑区显示为红色，并叠加到 3D 重建的脑 MRI 图像表面（灰度）。肥胖者在躯体感觉脑区的代谢较消瘦者高，如图示的口腔、唇和舌（经许可引自 Wang 等，2002）（见彩图 34.1）。

索的敏感性因人而异，Passamonti 等（2009）采用 fMRI 发现，个体对看到促进食欲的食物的敏感性与大脑纹状体、杏仁核、前扣带回和运动前区皮质之间的连接性有关。对外部食物线索较敏感的个体，饥饿的主观感受在看到开胃的食物后更明显，对食物线索敏感性的差异与看到开胃食物时背侧纹状体和杏仁核之间的连接性，以及腹侧纹状体和运动前区皮质之间的连接性呈正相关，后者参与口腔运动的准备。敏感性差异与前扣带回和 OFC 之间的连接呈负相关，该连接与食物奖赏价值的编码有关。这些结果提示了对食物线索敏感性较高的个体，如果暴露于持久食物刺激的环境中，出现过度进食的风险更高（如广告和食物展示）。

个体对食物奖赏的体验也在进食行为中起重要作用。动物研究发现期待食物摄取的预期奖赏能激活中央端脑的（mesotelencephalic）多巴胺神经元，并且 NAcc 的多巴胺激活在面对接受食物信号的条件性刺激时比非预期性进食更明显（Blackburn 等，1989；Kiyatkin 和 Gratton，1994；Schultz 等，1993）。在试验环境中，个体在能获得食物的任务中为了喜欢的零食而努力工作，这与偏爱的食物以及总热量的摄入密切相关，且相关性高于个体对所选食物愉快感的主观感受。与实际奖赏体验相比，食物摄入的期待性奖赏很可能是热量摄入的一个更加强有力的指标（Epstein 等，2004）。对食物的期待和动机的个体差异可能导致进食量的不同，肥胖个体能从期待食物和进食中体验到更强的食物奖赏，并且比正常体重个体进食动机更强烈（Epstein 等，2007）。一项青春期女孩的 fMRI 研究显示，在期待进食和实际进食的反应中，肥胖女孩的岛叶和味觉躯体感觉皮质的激活比瘦女孩更显著，这些都是与食物的感觉和愉快方面有关的脑区。然而，肥胖女孩在进食反应中尾状核同样激活减弱，这可能表明多巴胺系统功能失调，过度进食的风险增加（Stice 等，2008b）。

暴食症的脑影像学研究

暴食症（binge eating disorder，BED）的特征是发作性摄取大量食物并感到无法控制（美国精神病学会，1994）。一般人群的发生率为 0.7%～

4%，参加体重控制项目的肥胖人群发生率约 30%（Dymek-Valentine 等，2004）。如果被要求想吃多少就吃多少或只是像平常一样地进食，则暴食的肥胖症患者比无暴食的肥胖症患者进食热量显著增高（Goldfein 等，1993；Yanovski 等，1993）。肥胖的暴食患者在体重控制项目期间复发率很高，病程持续时间长。做过肥胖症外科手术的病理性肥胖患者 BED 患病率高（30%～80%）（Niego 等，2007），手术后仍有很多患者（6%～26%）持续存在进食障碍，并且与体重回升有关（Burgmer 等，2005；Sallet 等，2007）。外科手术后，肥胖的暴食患者相比无暴食患者多余体重的减少不明显（Wolnerhanssen 等，2008；Colles 等，2008）。有证据表明 BED 患者脑内单胺能系统改变（Jimerson 等，1992；Leibowitz 和 Alexander，1998）。多次暴食发作的贪食症患者脑脊液中 5-羟色胺和多巴胺代谢物浓度较低（Jimerson 等，1992）。

有几项功能性神经影像学研究被用于探查 BED 患者看到食物线索刺激时的脑反应，Karhunen 等（2000）使用 SPECT 观察临床相关 BED 综合征患者面对食物刺激时的脑血流变化，经过整夜禁食，当暴露于新鲜烹饪的食物后，女性肥胖暴食患者的左侧前额叶和左侧额叶较女性肥胖无暴食患者激活更为显著。这种激活与饥饿感有关。Geliebter 等的一项 MRI 研究发现，当看到高热量食物时，肥胖的暴食症患者和没有肥胖的暴食症患者相比，邻近口腔区域的运动前区激活更明显，扫描是在标准进食后进行，提示即便餐后，也能出现进食的口腔运动准备（Geliebter 等，2006）。最近一项 fMRI 研究探查了女性暴食症的非肥胖患者和非暴食症患者看到食物图片时大脑激活和奖赏敏感性之间的关联（Schienle 等，2009），所有受试者看到食物图片时都体验到愉快感，OFC 均被激活，但 BED 患者比非 BED 患者 OFC 激活显著。暴食症患者的额叶和前额叶激活增强，这个区域与多巴胺和 5-羟色胺能神经分布高度相关，提示在 BED 的病因学中这些神经递质出现特征性功能失调。

5-羟色胺能系统在 BED 的作用主要在临床和药物治疗研究中记载（Grilo 等，2006；Capasso 等，2009），Kuikka 等人采用 SPECT 和 123I 标记的 nor-β-CIT，一种标记 5-羟色胺转运蛋白的放射性配体对肥胖 BED 和肥胖非 BED 对照组妇女进行比较（Kuikka 等，2001），发现 BED 中脑 5-羟色胺转运蛋白利用度较对照组妇女低。5-羟色胺能调节异常也见于抑郁症，并且重度抑郁症患者也可出现中脑 5-羟色胺转运蛋白降低（Staley 等，1998）。神经性贪食症患者采用 SPECT 和 ^{123}I 标记的 nor-β-CIT 也得到类似的结果，表明长期患病的个体下丘脑和丘脑 5-羟色胺转运蛋白水平低下（Tauscher 等，2001）。这些影像学研究提示 BED 患者的 5-羟色胺能功能失调可能造成持续性暴食和抑郁。

大脑多巴胺系统和肥胖症

在肥胖症啮齿类动物模型中，有关多巴胺在过度进食和肥胖症中的作用也有报道（Meguid 等，2000；Hamdi 等，1992；Geiger 等，2008；Bina 和 Cincotta，2000），多巴胺在进食行为的病理学方面起重要作用，多巴胺水平低下可能影响进食的动力和动机。人类遗传学研究发现携带 Taq1A 的 A1 等位基因（A1/A1 或 A1/A2）的个体很可能比不携带的个体更容易肥胖（Noble 等，1991；Spitz 等，2000；Epstein 等，2007），携带至少一种 Taq1A 的 A1 等位基因限制性内切酶片段长度多态性的个体与 D2 受体水平低下相关（Jonsson 等，1999；Ritchie 和 Noble，2003；Tupala 等，2003）。然而一项 SPECT 研究没能重复这个结果，这可能意味着 SPECT 没有足够的分辨率探查该差异（Laruelle 等，1998）。已检测出人类肥胖症基因变种和 D2 受体基因与肥胖症有关（Noble 等，1994）。这两个多态性共同解释了约 20% 的 BMI 差异；这种相关性在年轻女性尤其明显（Comings 等，1996），提示这些人群可能过度进食以代偿多巴胺系统的功能减退。

携带 Taq1A 的 A1 等位基因的 BED 和（或）肥胖患者对奖赏的敏感性相对较高（Davis 等，2008b），BED 个体和非 BED 肥胖个体均对奖赏较敏感，并且比正常体重无 BED 的个体冲动性更高，更具有成瘾性人格特质（Davis 等，2008a）。肥胖受试者对奖赏的敏感性与过度进食行为及偏爱甜食和油腻食物呈正相关（Davis 等，2007），这与频繁暴食发作的暴食症患者脑脊液中多巴胺代谢产物浓度低下的结果一致（Jimerson 等，

1992）。最近 Stice 等（2008a）的一项 fMRI 研究发现食物摄入对应的纹状体激活与体重变化有关，并且这些变化与 D2R 基因相关。携带 Taq1A 的 A1 等位基因的个体表现为食物刺激对纹状体的激活减弱，这些个体 BMI 也较高，预计未来体重还会增加。这些结果表明大脑多巴胺活性降低（既可能是由于多巴胺释放减少，也可能是由于突触后多巴胺受体刺激减弱）可能与功能失调的进食模式相关。

肥胖症脑内多巴胺系统的分子影像学

多巴胺系统已成为肥胖症治疗的靶点，多巴胺激动剂可以使肥胖的啮齿类动物体重减轻，这可能是通过多巴胺 D2-样和多巴胺 D1-样受体激活（Pijl，2003）。长期使用抗精神病药（D2 受体拮抗药）治疗的人群体重增加以及肥胖的风险较高，这与 D2 受体阻断有关（Wise，2006）。给肥胖小鼠使用多巴胺激动剂可改变其食欲旺盛的情况（Bina 和 Cincotta，2000）。我们的 [^{11}C] 标记的雷氯必利 PET 研究记录到肥胖受试者纹状体 D2/D3 受体利用度下降（Wang 等，2001）。这些肥胖受试者 BMI 为 42～60 kg/m^2（体重：124～189 kg），并且他们的体重在研究前保持稳定。扫描在禁食至少 17 小时后进行，并在静息状态下完成（无刺激，睁眼，噪声最小）。肥胖受试者的 D2/D3 受体利用度与 BMI 呈负相关，而对照组无（图 34.2）。

为了评估肥胖症患者 D2/D3 受体水平低是否与过度进食有关，并使患者成为肥胖易感人群，我们采用放射自显影术评估了进食在 Zucker 大鼠（一种先天性瘦素缺乏的啮齿类肥胖症模型）D2/D3 受体中的作用（Thanos 等，2008c）。让动物自由进食 3 个月，它们 4 个月大时评估 D2/D3 受体上升。结果显示，Zucker 肥胖（fa/fa）大鼠 D2/D3 受体水平比一般（Fa/Fa 或 Fa/fa）大鼠低，限食可使两组大鼠 D2/D3 受体均升高，表明 D2/D3 水平低下在一定程度上反映了过度进食的结果。与人类研究一样，我们还发现这些肥胖大鼠 D2/D3 受体水平和体重呈负相关。我们还测查了 BMI 和脑内多巴胺转运蛋白（DAT）水平之间的关系，动物研究表明肥胖小鼠纹状体 DAT

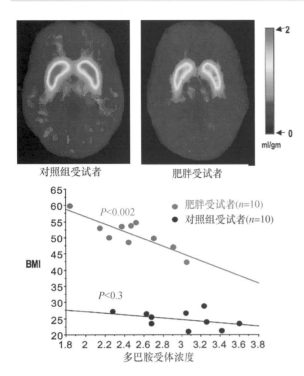

对照组受试者　　　　肥胖受试者

图34.2 肥胖和对照组受试者基底节水平处的［^{11}C］标记雷氯必利PET扫描组平均影像。该图像根据对照组获得的最大值（分布容积）来定级，并以彩虹等级来显示。红色代表最高值（2.0），深紫色代表最低值（0 mg/g）。肥胖受试者D2受体利用度比对照组低，D2受体利用度（Bmax/Kd）和体重指数（BMI）之间的线性回归显示肥胖受试者D2受体利用度水平与BMI呈负相关，而对照组无相关性（Adapted from Wang *et al.*, 2001.）（见彩图34.2）。

明显减少（Huang 等，2006；Geiger 等，2008）。最近采用 SPECT 和［^{99m}Tc］TRODAT-1 对 50 名亚洲人（BMI 18.7～30.6 kg/m²）进行静息态研究，发现 BMI 与纹状体 DAT 利用度呈负相关（Chen 等，2008a）。这些研究表明刺激下的多巴胺系统参与了体重过度增加，因为多巴胺通路参与奖赏（预测奖赏）和动机，因此这些研究提示多巴胺通路缺陷可能导致病理性进食，这种行为

是刺激奖赏系统的一种补偿。

抑制控制与肥胖症

抑制控制的破坏可能导致行为障碍，例如成瘾和病理性过度进食。我们评价了受试者暴露于诱人食物时的脑反应，无论之前大脑是否有抑制食物渴求感的指令（认知抑制）（Wang 等，2009）。我们采用 PET 和 FDG 对食物刺激有或者没有认知抑制的受试进行局部脑代谢反应评估，发现和没有认知抑制的男性受试者（非女性）相比，有认知抑制的受试者前扣带回、左侧 OFC、左侧杏仁核、右侧纹状体的局部脑代谢反应显著下降。此前的研究发现这些代谢下降的脑区可在食物刺激如看到图片、闻到气味、尝到味道、回忆或上述情况组合的情况下被激活（Wang 等，2004；Delamater，2007）。由抑制作用来压制 OFC 激活也与自诉饥饿相关，证实了 OFC 参与处理进食动力的自觉意识（conscious awareness），这些结果揭示了认知抑制使食物渴求感减弱的机制。

前额叶皮质功能失调的个体患肥胖症的风险更高，我们采用 PET 和 FDG 观察一组健康志愿者（BMI 19～37 kg/m²）基线条件下（没有刺激）脑内的葡萄糖代谢（Volkow 等，2009），发现 BMI 和前额叶代谢活动呈明显负相关，但其他皮质或皮质下区域没有（图34.3）。前额叶区的代谢与受试者记忆和执行功能测试得分呈正相关。这些结果提示体重过高对健康个体认知功能有害，可能部分与前额叶区活动减少有关。

有几个与多巴胺传导有关的基因对药物奖赏效应和抑制控制起重要作用（Hurd，2006）。例如健康受试者 D2 受体基因多态性与抑制控制行为措施有关。与高 D2 受体表达有关的基因变体

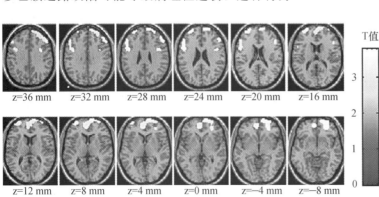

图34.3 颜色编码的 SPM 图像显示绝对代谢度的脑区与 BMI 呈负相关，BMI 相关脑区以黄色表示，并叠加进脑 MRI 结构影像中（灰度）。BMI 较高的受试者前额叶代谢度较低（经许可引自 Volkow 等，2009）（见彩图34.3）。

的个体相比，携带低 D2 受体表达有关基因变体的个体抑制控制能力较低（Klein 等，2007）。这些行为反应与参与控制抑制的前扣带回和背外侧前额叶皮质激活的不同有关（Dalley 等，2004）。前额叶区还参与对不恰当行为反应倾向的抑制（Goldstein 和 Volkow，2002）。我们在对药物成瘾受试者的研究中发现，D2 受体利用度和前额叶区代谢呈显著相关性（Volkow 等，1993，2001，2007），这些受试者 D2 受体利用度减少与前额叶区皮质代谢下降有关（图 34.4）（Volkow 等，2008b），后者参与调节冲动控制、自我监督和目标-指向行为（goal-directed behaviors）（Grace 等，2007；Brewer 和 Potenza，2008），酗酒个体的高度家族遗传风险也有类似的表现（Volkow 等，2006）。这些行为能影响一个人自我调节进食行为，事实上，破坏前额叶皮质（如 Gourmand 综合征[①]）可引起过度进食和体重增加（Regard 和 Landis，1997），在进食过量的情况下（如克

莱恩-莱文综合征[②]）SPECT 扫描发现前额叶存在弥散性灌注不足（Arias 等，2002）。前期工作采用 PET 联合 [¹¹C] 雷氯必利、[¹¹C] 右旋-异-哌甲酯（测量 DAT 利用度）和 FDG 来评价病理性肥胖患者（BMI＞40 kg/m²）多巴胺活性和大脑代谢之间的相关性，发现 D2/D3 受体与背外侧前额叶葡萄糖代谢有关，而 DAT 与之无关（Volkow 等，2008b），这个结果提示 D2/D3 受体介导的抑制控制相关脑区调节异常可能是肥胖症患者的病理生理学基础，患者尽管自己意识到想要控制进食但无法做到。这让我们考虑到一种可能，D2/D3 受体调节低下也可能是与前额叶皮质调节有关。

记忆与肥胖

体重增加的易感性一部分是由于个体对环境触发物反应的不同，例如食物的热含量。想要吃某种食物的强烈渴望或进食冲动是影响食欲控制的一个重要因素。进食冲动是一种对能量的习得性渴求，通过在饥饿时进食特定食物的强化效应而获得（Rolls 和 McCabe，2007）。在各年龄段均可见。然而即使是在饱腹状态下，进食冲动也可以由食物线索和感觉刺激诱发，这表明条件作用并不依赖于对食物的代谢性需求（Fedoroff 等，2003）。功能性脑成像研究显示对特定食物的渴求与海马的激活有关，这可能提示海马参与了渴求食物记忆的储存和检索（Pelchat 等，2004；Thanos 等，2008a）。

海马和参与饱腹与饥饿信号的脑区连接在一起，包括下丘脑和岛叶。采用影像学研究，植入胃的刺激物和气囊使胃膨胀，发现海马被激活，推测这可能来自迷走神经和孤束核的下游刺激（Wang 等，2006，2008）。在这些研究中，海马的激活与饱腹感相关（图 34.5），提示在摄食调节中，海马和外周器官（如胃）之间存在功能性关联。海马还通过调整 Nacc 中多巴胺的释放来调节刺激的显著性（the saliency of stimuli）

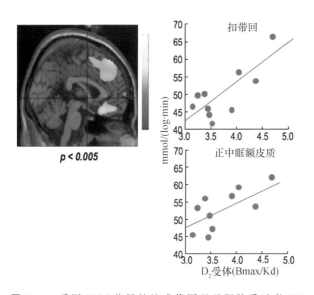

p < 0.005

图 34.4　采用 SPM 获得的脑成像图显示肥胖受试者 D2 受体利用度和脑代谢之间的相关性，代谢度明显与 D2 受体相关的脑区显示为橙色，并叠加进脑 MRI 影像的矢状面（灰度）。多巴胺 D2 受体与眶额皮质和扣带回的代谢提示 D2 受体介导的参与抑制控制的脑区调节异常，这可能导致肥胖者不能控制进食，即使他们有意识控制也不能（经许可引自 Volkow 等，2008b）（见彩图 34.4）。

---

①　Gourmand 综合征：又称"美食者综合征"、"贪食者综合征"，一般由脑外伤引起，表现为食欲显著亢进，食量显著增加。

②　克莱恩-莱文综合征：英文名"Kleine-Levine syndrome"，又称周期性嗜睡与病理性饥饿综合征。通常见于男性少年，呈周期性发作（间隔数周或数月），每次持续 3～10 天，表现为嗜睡、贪食和行为异常。

（Berridge 和 Robinson，1998），并参与诱因动机（incentive motivation）的形成（Tracy 等，2001），还能调节管理抑制控制的前额叶区（Peleg-Raibstein 等，2005）。Del Parigi 等人发现品尝液态膳食可导致肥胖者和既往肥胖者海马后部活动减弱，而正常受试者不会。既往肥胖者海马神经元反应持续异常与他们容易复发有关。这些结果提示海马在肥胖症中的神经生物学作用（Del Parigi 等，2004），有报道称肥胖患者更渴望高热量食物，而这会使他们容易发胖（Gilhooly 等，2007）。

脑影像学用于肥胖症的药物开发和治疗

药物治疗肥胖症的靶点很多，有报道称，在啮齿类动物模型中，很多靶点位于海马的小分子和肽类能增强饱腹感，减少食物摄入，维持能量动态平衡（Harrold 和 Halford，2006；Aronne 和 Thornton-Jones，2007）。但是有些小分子进入临床试验论证时并未使体重明显减轻（Erondu 等，2007）。功能性神经影像学技术在评估药物治疗有效性方面起到一定作用，如让受试者处于条件性食物刺激时，或预测药物在饱腹状态时的功效。例如：

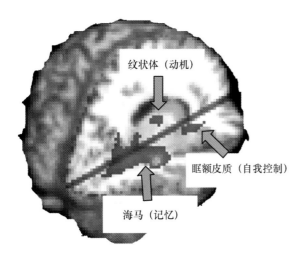

图 34.5　肥胖受试者脑扫描显示当"胃刺激物"开启刺激饱腹感时脑内奖赏通路的代谢较关闭刺激时更高。3D 化处理的 SPM 影像显示当开启"胃刺激物"时代谢较高的脑区，显著增高的脑区显示为红色，并叠加进 3D 重建的脑 MRI 影像中（灰度）（经许可引自 Wang 等，2006）（见彩图 34.5）。

（1）瘦素对于治疗瘦素缺乏的动物和人类受试者效果理想，然而大多数肥胖患者瘦素水平很高，并非瘦素缺乏，这使得瘦素作为一种治疗肥胖症的药物受到质疑。不过最近研究发现给体重减轻后的肥胖患者使用低剂量瘦素能恢复其能量消耗（如增加骨骼肌工作效率，提高交感神经系统兴奋性，改变甲状腺功能），有助于维持体重减轻（Rosenbaum 等，2005）。

一项 fMRI-BOLD 影像学研究评估肥胖个体处于不同体重（如体重正常、体重减轻 10% 和瘦素治疗后）时食物刺激后大脑的反应以及瘦素水平（Rosenbaum 等，2008）。在初始体重时，食物刺激能使参与能量平衡和进食的情绪性记忆的脑区（如下丘脑、杏仁核、海马、海马旁回、扣带回、额叶和顶叶皮质）活动增加。体重减轻状态时脑干、副海马、豆状核以及额颞区活动增加，这些脑区参与动机和决策制定功能。瘦素治疗后大脑激活的模式与初始体重时相反，这提示瘦素调节食物刺激的奖赏和执行控制反应，瘦素替代将有助于维持体重减轻。这些结果还提示一些瘦素水平较低的肥胖个体采用瘦素替代治疗效果良好。

（2）肽 YY_{3-36}（PYY），一种生理性肠源性饱食信号肽，能增强人饱腹感和减少进食（Batterham 等，2003）。一项 fMRI 研究评估了 PYY 在人类受试者调节愉快感、认知和稳态通路相关神经元活性，以及预测 PYY 在诱发饱腹感中的作用。在 90 分钟的 fMRI 扫描过程中，给禁食的受试者注射 PYY（PYY 注射日）和生理盐水（生理盐水注射日）（Batterham 等，2007），比较每名受试者的 PYY 注射日和生理盐水注射日的热量摄入情况，并从时间序列数据中提取下丘脑和 OFC 的 fMRI 信号改变。生理盐水注射日受试者禁食且 PYY 血清水平低，下丘脑改变和之后的热量摄入有关，相反，在 PYY 注射日 PYY 水平高，可以模拟进食后的状态，OFC 改变和预测的热量摄入与食物相关感受体验无相关性，而下丘脑信号改变则不然。功能性影像研究可以评估药物在禁食和饱食状态下的效果。在这项研究中，单独使用 PYY 治疗能轻易将进食行为由动态平衡状态转到愉快皮质边缘状态。因此肥胖症的治疗策略还应包括使用药物调节进食的愉快状态。

结语

　　肥胖症反映了机体能量摄入和消耗的失衡，受能量动态平衡和愉快性进食行为交互作用的调节。脑影像学研究显示肥胖个体调节能量平衡的功能（如对下丘脑的外周代谢信号反应延迟）以及调节异常进食行为（如动机、奖赏、情绪、学习记忆和抑制控制）的环路有显著缺陷。这些脑影像学研究促进了解肥胖症和过度进食行为的内在机制，并为评估药物治疗效果和新的药理学方法提供了科学的依据。这一领域的提高有一个关键的局限性，即肥胖症内在的核心病理生理学异常仍然未知，然而，过度进食行为和肥胖症很可能是不同的疾病（Hainer 等，2008），因此今后的脑影像学研究要探查外周信号和愉快通路之间的交互作用，并评估药物治疗、外科手术和生活方式改变（如控制饮食和有氧运动）的效果。除了 PYY 和瘦素外，还有几种肽（如 GLP-1）和多巴胺性质药物（多巴胺再摄取抑制剂，如安非他酮）、阿片受体拮抗药（如纳曲酮）或与其他调节多巴胺和 GABA 活性的药物（如唑尼沙胺、托吡酯）联合使用，这些均报道能促进肥胖患者体重减轻（Gadde 等，2003，2007；Stenlof 等，2007；Bessesen，2008；Aronne 和 Thornton-Jones，2007）。这些药物的疗效和机制可以通过功能性神经影像学技术来评估。今后仍需要更好的神经影像学方法以及品种更多样的放射性示踪剂，对越来越多的与肥胖症和其他进食障碍有关的分子靶点做成像研究（Aronne 和 Thornton-Jones，2007）。

致谢

　　本研究部分得到美国能量 OBER 部门（DEACO2-76CH00016）、国家药物滥用研究所（RO1DA06891，RO1DA62788-R21DA018457）、国家精神卫生研究所（RO1MH66961）、国家酒精滥用和酒精中毒研究所（RO1AA9481 和 Y1AA3009）以及斯托尼布鲁克大学附属医院 GCRC（NIH MO1RR010710）的资金支持。作者还感谢 Brookhaven 中心的科研技术人员提供转换影像学支持，感谢他们支持这些研究，同时感谢自愿参加研究的志愿者们。

框 34.1　肥胖症和过度进食行为功能性神经影像学研究的大部分显著性结果

- 肥胖个体的外周代谢信号：
  下丘脑对葡萄糖的反应延迟；
  餐后 PYY 释放减少，降低饱腹感；
  餐后不能降低食欲刺激素；
  体重减轻时瘦素水平下降，可促进体重增加。
- 脑多巴胺通路和过度进食行为：
  进食喜好的食物可诱导纹状体释放多巴胺；
  暴露于食物线索可诱发纹状体多巴胺释放，增加眶额皮质代谢，后者有下游多巴胺能效应；
  肥胖个体纹状体 D2/D3 受体利用度降低。
- 前额叶功能和过度进食行为：
  非肥胖个体面对食物线索时，认知抑制能降低前额叶和眶额皮质的活动；
  体重指数高与前额叶活动降低相关；
  在肥胖个体，纹状体 D2/D3 受体利用度降低与前额叶代谢活动降低有关。
- 记忆和过度进食行为：
  渴望进食特定食物与海马的活化有关；
  海马活化与饱腹感有关；
  肥胖和既往肥胖的个体在品尝液体食物时海马后部活动降低。

参考文献

Abizaid A, Liu Z W, Andrews Z B, *et al.* 2006. Ghrelin modulates the activity and synaptic input organization of midbrain dopamine neurons while promoting appetite. *J Clin Invest* **116**, 3229–39.

Adam T C and Epel E S. 2007. Stress, eating and the reward system. *Physiol Behav* **91**, 449–58.

Ahima R S and Lazar M A. 2008. Adipokines and the peripheral and neural control of energy balance. *Mol Endocrinol* **22**, 1023–31.

Ahima R S, Prabakaran D, Mantzoros C, *et al.* 1996. Role of leptin in the neuroendocrine response to fasting. *Nature* **382**, 250–2.

American Psychiatric Association. 1994. *Diagnostic and Statistical Manual of Mental Disorders, 4th Edition.* Washington, DC: American Psychatric Association, 729–31.

Andreoli M, Tessari M, Pilla M, Valerio E, Hagan J J and Heidbreder C A. 2003. Selective antagonism at dopamine D3 receptors prevents nicotine-triggered relapse to nicotine-seeking behavior. *Neuropsychopharmacology* **28**, 1272–80.

Anthony K, Reed L J, Dunn J T, *et al.* 2006. Attenuation of insulin-evoked responses in brain networks controlling appetite and reward in insulin resistance: The cerebral basis for impaired control of food intake in metabolic syndrome? *Diabetes* **55**, 2986–92.

Arias M, Crespo Iglesias J M, Perez J, Requena-Caballero I, Sesar-Ignacio A and Peleteiro-Fernandez M. 2002. Kleine–Levin syndrome: Contribution of brain SPECT in diagnosis. *Rev Neurol* **35**, 531–3.

Aronne L J and Thornton-Jones Z D. 2007. New targets for obesity pharmacotherapy. *Clin Pharmacol Ther* **81**, 748–52.

Avena N M, Rada P and Hoebel B G. 2008. Evidence for sugar addiction: Behavioral and neurochemical effects of intermittent, excessive sugar intake. *Neurosci Biobehav Rev* **32**, 20–39.

Avena N M, Rada P, Moise N and Hoebel B G. 2006. Sucrose sham feeding on a binge schedule releases accumbens dopamine repeatedly and eliminates the acetylcholine satiety response. *Neuroscience* **139**, 813–20.

Baicy K, London E D, Monterosso J, *et al.* 2007. Leptin replacement alters brain response to food cues in genetically leptin-deficient adults. *Proc Natl Acad Sci U S A* **104**, 18 276–9.

Baldo B A and Kelley A E. 2007. Discrete neurochemical coding of distinguishable motivational processes: Insights from nucleus accumbens control of feeding. *Psychopharmacology (Berl)* **191**, 439–59.

Banks W A. 2008. The blood–brain barrier as a cause of obesity. *Curr Pharm Des* **14**, 1606–14.

Batterham R L, Cohen M A, Ellis S M, *et al.* 2003. Inhibition of food intake in obese subjects by peptide YY3-36. *N Engl J Med* **349**, 941–8.

Batterham R L, Ffytche D H, Rosenthal J M, *et al.* 2007. PYY modulation of cortical and hypothalamic brain areas predicts feeding behaviour in humans. *Nature* **450**, 106–09.

Berridge K C and Robinson T E. 1998. What is the role of dopamine in reward: Hedonic impact, reward learning, or incentive salience? *Brain Res Rev* **28**, 309–69.

Berthoud H R. 2008. Vagal and hormonal gut–brain communication: From satiation to satisfaction. *Neurogastroenterol Motil* **20** (Suppl 1), 64–72.

Bessesen D H. 2008. Update on obesity. *J Clin Endocrinol Metab* **93**, 2027–34.

Bina K G and Cincotta A H. 2000. Dopaminergic agonists normalize elevated hypothalamic neuropeptide Y and corticotropin-releasing hormone, body weight gain, and hyperglycemia in ob/ob mice. *Neuroendocrinology* **71**, 68–78.

Blackburn J R, Phillips A G, Jakubovic A and Fibiger H C. 1989. Dopamine and preparatory behavior: II. A neurochemical analysis. *Behav Neurosci* **103**, 15–23.

Brewer J A and Potenza M N. 2008. The neurobiology and genetics of impulse control disorders: Relationships to drug addictions. *Biochem Pharmacol* **75**, 63–75.

Brody S, Keller U, Degen L, Cox D J and Schachinger H. 2004. Selective processing of food words during insulin-induced hypoglycemia in healthy humans. *Psychopharmacology (Berl)* **173**, 217–20.

Bruning J C, Gautam D, Burks D J, *et al.* 2000. Role of brain insulin receptor in control of body weight and reproduction. *Science* **289**, 2122–5.

Burgmer R, Grigutsch K, Zipfel S, *et al.* 2005. The influence of eating behavior and eating pathology on weight loss after gastric restriction operations. *Obes Surg* **15**, 684–91.

Burton P, Smit H J and Lightowler H J. 2007. The influence of restrained and external eating patterns on overeating. *Appetite* **49**, 191–7.

Cameron J D, Goldfield G S, Cyr M J and Doucet E. 2008. The effects of prolonged caloric restriction leading to weight-loss on food hedonics and reinforcement. *Physiol Behav* **94**, 474–80.

Capasso A, Petrella C and Milano W. 2009. Pharmacological profile of SSRIs and SNRIs in the treatment of eating disorders. *Curr Clin Pharmacol* **4**, 78–83.

Carr K D. 2002. Augmentation of drug reward by chronic food restriction: Behavioral evidence and underlying mechanisms. *Physiol Behav* **76**, 353–64.

Carr K D. 2007. Chronic food restriction: Enhancing effects on drug reward and striatal cell signaling. *Physiol Behav* **91**, 459–72.

Catalano P M and Ehrenberg H M. 2006. The short- and long-term implications of maternal obesity on the mother and her offspring. *Br J Obstet Gynaecol* **113**, 1126–33.

Cervo L, Cocco A, Petrella C and Heidbreder C A. 2007. Selective antagonism at dopamine D3 receptors attenuates cocaine-seeking behaviour in the rat. *Int J Neuropsychopharmacol* **10**, 167–81.

Chechlacz M, Rotshtein P, Klamer S, *et al.* 2009. Diabetes dietary management alters responses to food pictures in brain regions associated with motivation and emotion: a functional magnetic resonance imaging study. *Diabetologia* **52**, 524–33.

Chen P S, Yang Y K, Yeh T L, *et al.* 2008a. Correlation between body mass index and striatal dopamine transporter availability in healthy volunteers – A SPECT study. *Neuroimage* **40**, 275–9.

Chen Y I, Ren J, Wang F N, *et al.* 2008b. Inhibition of stimulated dopamine release and hemodynamic response in the brain through electrical stimulation of rat forepaw. *Neurosci Lett* **431**, 231–5.

Colles S L, Dixon J B and O'Brien P E. 2008. Grazing and loss of control related to eating: Two high-risk factors following bariatric surgery. *Obesity (Silver Spring)* **16**, 615–22.

Comings D E, Gade R, MacMurray J P, Muhleman D and Peters W R. 1996. Genetic variants of the human obesity (OB) gene: Association with body mass index in young women, psychiatric symptoms, and interaction with the dopamine D2 receptor (DRD2) gene. *Mol Psychiatry* **1**, 325–35.

Cooper S J and Al-Naser H A. 2006. Dopaminergic control of food choice: contrasting effects of SKF 38393 and quinpirole on high-palatability food preference in the rat. *Neuropharmacology* **50**, 953–63.

Cox S M, Andrade A and Johnsrude I S. 2005. Learning to like: A role for human orbitofrontal cortex in conditioned reward. *J Neurosci* **25**, 2733–40.

Craig A D. 2003. Interoception: The sense of the physiological condition of the body. *Curr Opin Neurobiol* **13**, 500–05.

Cummings D E and Overduin J. 2007. Gastrointestinal regulation of food intake. *J Clin Invest* **117**, 13–23.

Dalley J W, Cardinal R N and Robbins T W. 2004. Prefrontal executive and cognitive functions in rodents: Neural and neurochemical substrates. *Neurosci Biobehav Rev* **28**, 771–84.

Dallman M F, Pecoraro N, Akana S F, *et al.* 2003. Chronic stress and obesity: A new view of "comfort food". *Proc Natl Acad Sci U S A* **100**, 11 696–701.

Davis C, Levitan R D, Carter J, *et al.* 2008a. Personality and eating behaviors: A case-control study of binge eating disorder. *Int J Eat Disord* **41**, 243–50.

Davis C, Levitan R D, Kaplan A S, *et al.* 2008b. Reward sensitivity and the D2 dopamine receptor gene: A case-control study of binge eating disorder. *Prog Neuropsychopharmacol Biol Psychiatry* **32**, 620–8.

Davis C, Patte K, Levitan R, Reid C, Tweed S and Curtis C. 2007. From motivation to behaviour: A model of reward sensitivity, overeating, and food preferences in the risk profile for obesity. *Appetite* **48**, 12–9.

Delamater A R. 2007. The role of the orbitofrontal cortex in sensory-specific encoding of associations in pavlovian and instrumental conditioning. *Ann N Y Acad Sci* **1121**, 152–73.

Del Parigi A, Chen K, Salbe A D, *et al.* 2002. Tasting a liquid meal after a prolonged fast is associated with preferential activation of the left hemisphere. *Neuroreport* **13**, 1141–5.

Del Parigi A, Chen K, Salbe A D, *et al.* 2004. Persistence of abnormal neural responses to a meal in postobese individuals. *Int J Obes Relat Metab Disord* **28**, 370–7.

Del Parigi A, Chen K, Salbe A D, Reiman E M and Tataranni P A. 2005. Sensory experience of food and obesity: a positron emission tomography study of the brain regions affected by tasting a liquid meal after a prolonged fast. *Neuroimage*, **24**, 436–43.

Di Chiara G and Bassareo V. 2007. Reward system and addiction: What dopamine does and doesn't do. *Curr Opin Pharmacol* **7**, 69–76.

Duong T, Yacoub E, Adriany G, Hu X, Ugurbil K and Kim S. 2003. Microvascular BOLD contribution at 4 and 7 T in the human brain: Gradient-echo and spin-echo fMRI with suppression of blood effects. *Magn Res Med* **49**, 1019–27.

Dymek-Valentine M, Rienecke-Hoste R and Alverdy J. 2004. Assessment of binge eating disorder in morbidly obese patients evaluated for gastric bypass: SCID versus QEWP-R. *Eat Weight Disord* **9**, 211–6.

Epstein L H, Temple J L, Neaderhiser B J, Salis R J, Erbe R W and Leddy J J. 2007. Food reinforcement, the dopamine D2 receptor genotype, and energy intake in obese and nonobese humans. *Behav Neurosci* **121**, 877–86.

Epstein L H, Wright S M, Paluch R A, *et al.* 2004. Food hedonics and reinforcement as determinants of laboratory food intake in smokers. *Physiol Behav* **81**, 511–7.

Erondu N, Addy C, Lu K, *et al.* 2007. NPY5R antagonism does not augment the weight loss efficacy of orlistat or sibutramine. *Obesity (Silver Spring)* **15**, 2027–42.

Fallon S, Shearman E, Sershen H and Lajtha A. 2007. Food reward-induced neurotransmitter changes in cognitive brain regions. *Neurochem Res* **32**, 1772–82.

Farooqi I S, Bullmore E, Keogh J, Gillard J, O'Rahilly S and Fletcher P C. 2007. Leptin regulates striatal regions and human eating behavior. *Science* **317**, 1355.

Fedoroff I, Polivy J and Herman C P. 2003. The specificity of restrained versus unrestrained eaters' responses to food cues: General desire to eat, or craving for the cued food? *Appetite* **41**, 7–13.

Fenu S, Bassareo V and Di Chiara G. 2001. A role for dopamine D1 receptors of the nucleus accumbens shell in conditioned taste aversion learning. *J Neurosci* **21**, 6897–904.

Figlewicz D P, Bennett J L, Naleid A M, Davis C and Grimm J W. 2006. Intraventricular insulin and leptin decrease sucrose self-administration in rats. *Physiol Behav* **89**, 611–6.

Fiorino D F, Coury A, Fibiger H C and Phillips A G. 1993. Electrical stimulation of reward sites in the ventral tegmental area increases dopamine transmission in the nucleus accumbens of the rat. *Behav Brain Res* **55**, 131–41.

Frank G K, Oberndorfer T A, Simmons A N, *et al.* 2008. Sucrose activates human taste pathways differently from artificial sweetener. *Neuroimage* **39**, 1559–69.

Gadde K M, Franciscy D M, Wagner H R 2nd and Krishnan K R. 2003. Zonisamide for weight loss in obese adults: A randomized controlled trial. *JAMA* **289**, 1820–5.

Gadde K M, Yonish G M, Foust M S and Wagner H R. 2007. Combination therapy of zonisamide and bupropion for weight reduction in obese women: A preliminary, randomized, open-label study. *J Clin Psychiatry* **68**, 1226–9.

Gallagher M, McMahan R W and Schoenbaum G. 1999. Orbitofrontal cortex and representation of incentive value in associative learning. *J Neurosci* **19**, 6610–4.

Gallou-Kabani C and Junien C. 2005. Nutritional epigenomics of metabolic syndrome: New perspective against the epidemic. *Diabetes* **54**, 1899–906.

Geiger B M, Behr G G, Frank L E, *et al.* 2008. Evidence for defective mesolimbic dopamine exocytosis in obesity-prone rats. *Faseb J* **22**, 2740–6.

Geliebter A, Ladell T, Logan M, Schneider T, Sharafi M and Hirsch J. 2006. Responsivity to food stimuli in obese and lean binge eaters using functional MRI. *Appetite* **46**, 31–5.

Gilhooly C H, Das S K, Golden J K, *et al.* 2007. Food cravings and energy regulation: The characteristics of craved foods and their relationship with eating behaviors and weight change during 6 months of dietary energy restriction. *Int J Obes (Lond)* **31**, 1849–58.

Goldfein J A, Walsh B T, Lachaussee J L, Kissileff H R and Devlin M J. 1993. Eating behavior in binge eating disorder. *Int J Eat Disord* **14**, 427–31.

Goldstein R Z and Volkow N D. 2002. Drug addiction and its underlying neurobiological basis: Neuroimaging evidence for the involvement of the frontal cortex. *Am J Psychiatry* **159**, 1642–52.

Grabenhorst F, Rolls E T and Bilderbeck A. 2008. How cognition modulates affective responses to taste and flavor: Top-down influences on the orbitofrontal and pregenual cingulate cortices. *Cereb Cortex* **18**, 1549–59.

Grace A A, Floresco S B, Goto Y and Lodge D J. 2007. Regulation of firing of dopaminergic neurons and control of goal-directed behaviors. *Trends Neurosci* **30**, 220–7.

Grilo C M, Masheb R M and Wilson G T. 2006. Rapid response to treatment for binge eating disorder. *J Consult Clin Psychol* **74**, 602–13.

Hainer V, Toplak H and Mitrakou A. 2008. Treatment modalities of obesity: What fits whom? *Diabetes Care* **31** (Suppl 2), S269–77.

Hajnal A and Norgren R. 2005. Taste pathways that mediate accumbens dopamine release by sapid sucrose. *Physiol Behav* **84**, 363–9.

Hajnal A, Smith G P and Norgren R. 2004. Oral sucrose stimulation increases accumbens dopamine in the rat. *Am J Physiol Regul Integr Comp Physiol* **286**, R31–7.

Hamdi A, Porter J and Prasad C. 1992. Decreased striatal D2 dopamine receptors in obese Zucker rats: Changes during aging. *Brain Res* **589**, 338–40.

Harrold J A and Halford J C. 2006. The hypothalamus and obesity. *Recent Patents CNS Drug Discov* **1**, 305–14.

Heidbreder C A, Gardner E L, Xi Z X, *et al.* 2005. The role of central dopamine D3 receptors in drug addiction: A review of pharmacological evidence. *Brain Res Brain Res Rev* **49**, 77–105.

Hocke C, Prante O, Salama I, *et al.* 2008. 18F-Labeled FAUC 346 and BP 897 derivatives as subtype-selective potential PET radioligands for the dopamine D3 receptor. *Chem Med Chem* **3**, 788–93.

Hollander J A, Lu Q, Cameron M D, Kamenecka T M and Kenny P J. 2008. Insular hypocretin transmission regulates nicotine reward. *Proc Natl Acad Sci U S A* **105**, 19 480–5.

Huang X F, Yu Y, Zavitsanou K, Han M and Storlien L. 2005. Differential expression of dopamine D2 and D4 receptor and tyrosine hydroxylase mRNA in mice prone, or resistant, to chronic high-fat diet-induced obesity. *Brain Res Mol Brain Res* **135**, 150–61.

Huang X F, Zavitsanou K, Huang X, *et al.* 2006. Dopamine transporter and D2 receptor binding densities in mice prone or resistant to chronic high fat diet-induced obesity. *Behav Brain Res* **175**, 415–9.

Hurd Y L. 2006. Perspectives on current directions in the neurobiology of addiction disorders relevant to genetic risk factors. *CNS Spectr* **11**, 855–62.

Huttunen J, Kahkonen S, Kaakkola S, Ahveninen J and

Pekkonen E. 2003. Effects of an acute D2-dopaminergic blockade on the somatosensory cortical responses in healthy humans: Evidence from evoked magnetic fields. *Neuroreport* **14**, 1609–12.

Jimerson D C, Lesem M D, Kaye W H and Brewerton T D. 1992. Low serotonin and dopamine metabolite concentrations in cerebrospinal fluid from bulimic patients with frequent binge episodes. *Arch Gen Psychiatry* **49**, 132–8.

Jonsson E G, Nothen M M, Grunhage F, *et al.* 1999. Polymorphisms in the dopamine D2 receptor gene and their relationships to striatal dopamine receptor density of healthy volunteers. *Mol Psychiatry* **4**, 290–6.

Karhunen L J, Vanninen E J, Kuikka J T, Lappalainen R I, Tiihonen J and Uusitupa M I. 2000. Regional cerebral blood flow during exposure to food in obese binge eating women. *Psychiatry Res* **99**, 29–42.

Karra E, Chandarana K and Batterham R L. 2009. The role of peptide YY in appetite regulation and obesity. *J Physiol* **587**, 19–25.

Kelley A E, Baldo B A, Pratt W E and Will M J. 2005. Corticostriatal-hypothalamic circuitry and food motivation: Integration of energy, action and reward. *Physiol Behav* **86**, 773–95.

Killgore W D, Young A D, Femia L A, Bogorodzki P, Rogowska J and Yurgelun-Todd D A. 2003. Cortical and limbic activation during viewing of high- versus low-calorie foods. *Neuroimage* **19**, 1381–94.

Kim S G, Ashe J, Hendrich K, *et al.* 1993. Functional magnetic resonance imaging of motor cortex: Hemispheric asymmetry and handedness. *Science* **261**, 615–7.

King B M. 2006. The rise, fall, and resurrection of the ventromedial hypothalamus in the regulation of feeding behavior and body weight. *Physiol Behav* **87**, 221–44.

Kiyatkin E A and Gratton A. 1994. Electrochemical monitoring of extracellular dopamine in nucleus accumbens of rats lever-pressing for food. *Brain Res* **652**, 225–34.

Klein T A, Neumann J, Reuter M, Hennig J, Von Cramon D Y and Ullsperger M. 2007. Genetically determined differences in learning from errors. *Science* **318**, 1642–5.

Kuikka J T, Tammela L, Karhunen L, *et al.* 2001. Reduced serotonin transporter binding in binge eating women. *Psychopharmacology (Berl)* **155**, 310–4.

Kuo M F, Paulus W and Nitsche M A. 2008. Boosting focally-induced brain plasticity by dopamine. *Cereb Cortex* **18**, 648–51.

Laruelle M, Gelernter J and Innis R B. 1998. D2 receptors binding potential is not affected by Taq1 polymorphism at the D2 receptor gene. *Mol Psychiatry* **3**, 261–5.

Leibowitz S F and Alexander J T. 1998. Hypothalamic serotonin in control of eating behavior, meal size, and body weight. *Biol Psychiatry* **44**, 851–64.

Liang N C, Hajnal A and Norgren R. 2006. Sham feeding corn oil increases accumbens dopamine in the rat. *Am J Physiol Regul Integr Comp Physiol* **291**, R1236–9.

Liu Y, Gao J H, Liu H L and Fox P T. 2000. The temporal response of the brain after eating revealed by functional MRI. *Nature* **405**, 1058–62.

Lustig R H. 2006. Childhood obesity: behavioral aberration or biochemical drive? Reinterpreting the First Law of Thermodynamics. *Nat Clin Pract Endocrinol Metab* **2**, 447–58.

Machado C J and Bachevalier J. 2007. The effects of selective amygdala, orbital frontal cortex or hippocampal formation lesions on reward assessment in nonhuman primates. *Eur J Neurosci* **25**, 2885–904.

Malik S, McGlone F, Bedrossian D and Dagher A. 2008. Ghrelin modulates brain activity in areas that control appetitive behavior. *Cell Metab* **7**, 400–9.

Matsuda M, Liu Y, Mahankali S, *et al.* 1999. Altered hypothalamic function in response to glucose ingestion in obese humans. *Diabetes* **48**, 1801–6.

McFarland K and Ettenberg A. 1998. Haloperidol does not affect motivational processes in an operant runway model of food-seeking behavior. *Behav Neurosci* **112**, 630–5.

Meguid M M, Fetissov S O, Blaha V and Yang Z J. 2000. Dopamine and serotonin VMN release is related to feeding status in obese and lean Zucker rats. *Neuroreport* **11**, 2069–72.

Menon R. 2002. Postacquisition suppression of large-vessel BOLD signals in high-resolution fMRI. *Magn Res Med* **47**, 1–9.

Mietus-Snyder M L and Lustig R H. 2008. Childhood obesity: Adrift in the "limbic triangle". *Annu Rev Med* **59**, 147–62.

Missale C, Nash S R, Robinson S W, Jaber M and Caron M G. 1998. Dopamine receptors: From structure to function. *Physiol Rev* **78**, 189–225.

Morrison C D. 2008. Leptin resistance and the response to positive energy balance. *Physiol Behav* **94**, 660–3.

Morrison C D and Berthoud H R. 2007. Neurobiology of nutrition and obesity. *Nutr Rev* **65**, 517–34.

Morton G J, Cummings D E, Baskin D G, Barsh G S and Schwartz M W. 2006. Central nervous system control of food intake and body weight. *Nature* **443**, 289–95.

Mrzljak L, Bergson C, Pappy M, Huff R, Levenson R and Goldman-Rakic P S. 1996. Localization of dopamine D4 receptors in GABAergic neurons of the primate brain. *Nature* **381**, 245–8.

Myers M G, Cowley M A and Munzberg H. 2008. Mechanisms of leptin action and leptin resistance. *Annu Rev Physiol* **70**, 537–56.

Naqvi N H, Rudrauf D, Damasio H and Bechara A. 2007. Damage to the insula disrupts addiction to cigarette smoking. *Science* **315**, 531–4.

Narendran R, Slifstein M, Guillin O, *et al.* 2006. Dopamine (D2/3) receptor agonist positron emission tomography radiotracer [11C]-(+)-PHNO is a D3 receptor preferring agonist in vivo. *Synapse* **60**, 485–95.

Niego S H, Kofman M D, Weiss J J and Geliebter A. 2007. Binge eating in the bariatric surgery population: A review of the literature. *Int J Eat Disord* **40**, 349–59.

Noble E P, Blum K, Ritchie T, Montgomery A and Sheridan P J. 1991. Allelic association of the D2 dopamine receptor gene with receptor-binding characteristics in alcoholism. *Arch Gen Psychiatry* **48**, 648–54.

Noble E P, Noble R E, Ritchie T, *et al.* 1994. D2 dopamine receptor gene and obesity. *Int J Eat Disord* **15**, 205–17.

Oak J N, Oldenhof J and Van Tol H H. 2000. The dopamine D(4) receptor: One decade of research. *Eur J Pharmacol* **405**, 303–27.

Ogawa S, Lee T M, Kay A R and Tank D W. 1990. Brain magnetic resonance imaging with contrast dependent on blood oxygenation. *Proc Natl Acad Sci U S A* **87**, 9868–72.

Ogawa S, Menon R S, Tank D W, *et al.* 1993. Functional brain mapping by blood oxygenation level-dependent contrast magnetic resonance imaging. A comparison of signal characteristics with a biophysical model. *Biophys J* **64**, 803–12.

Ogden C L, Carroll M D, Curtin L R, *et al.* 2006. Prevalence of overweight and obesity in the United States, 1999–2004. *JAMA* **295**, 1549–55.

Ogden C L, Carroll M D and Flegal K M. 2008. High body mass index for age among US children and adolescents, 2003–2006. *JAMA* **299**, 2401–5.

Ogden C L, Carroll M D, McDowell M A and Flegal K M. 2007a. Obesity among adults in the United States – No change since 2003–2004. *NCHS Data Brief No 1*. Hyattsville, MD: National Center for Health Statistics.

Ogden C L, Yanovski S Z, Carroll M D and Flegal K M. 2007b. The epidemiology of obesity. *Gastroenterology* **132**, 2087–102.

Ogden J and Wardle J. 1990. Cognitive restraint and sensitivity to cues for hunger and satiety. *Physiol Behav* **47**, 477–81.

Palmiter R D. 2007. Is dopamine a physiologically relevant mediator of feeding behavior? *Trends Neurosci* **30**, 375–81.

Palmiter R D. 2008. Dopamine signaling in the dorsal striatum is essential for motivated behaviors: Lessons from dopamine-deficient mice. *Ann N Y Acad Sci* **1129**, 35–46.

Parkinson J R, Chaudhri O B, Kuo Y T, *et al.* 2009. Differential patterns of neuronal activation in the brainstem and hypothalamus following peripheral injection of GLP-1, oxyntomodulin and lithium chloride in mice detected by manganese-enhanced magnetic resonance imaging (MEMRI). *Neuroimage* **44**, 1022–31.

Passamonti L, Rowe J B, Schwarzbauer C, Ewbank M P, Von Dem Hagen E and Calder A J. 2009. Personality predicts the brain's response to viewing appetizing foods: The neural basis of a risk factor for overeating. *J Neurosci* **29**, 43–51.

Pelchat M L, Johnson A, Chan R, Valdez J and Ragland J D. 2004. Images of desire: Food-craving activation during fMRI. *Neuroimage* **23**, 1486–93.

Peleg-Raibstein D, Pezze M A, Ferger B, *et al.* 2005. Activation of dopaminergic neurotransmission in the medial prefrontal cortex by N-methyl-D-aspartate stimulation of the ventral hippocampus in rats. *Neuroscience* **132**, 219–32.

Petrovich G D and Gallagher M. 2003. Amygdala subsystems and control of feeding behavior by learned cues. *Ann N Y Acad Sci* **985**, 251–62.

Pfaffly J, Michaelides M, Wang G J, Pessin J E, Volkow N D and Thanos P K. 2010. Leptin increases striatal dopamine D2 receptor (D2R) binding in leptin-deficient obese (ob/ob) mice. *Synapse* **64**, 503–10.

Pijl H. 2003. Reduced dopaminergic tone in hypothalamic neural circuits: expression of a "thrifty" genotype underlying the metabolic syndrome? *Eur J Pharmacol* **480**, 125–31.

Prante O, Tietze R, Hocke C, *et al.* 2008. Synthesis, radiofluorination, and in vitro evaluation of pyrazolo [1,5-a]pyridine-based dopamine D4 receptor ligands: Discovery of an inverse agonist radioligand for PET. *J Med Chem* **51**, 1800–10.

Rada P, Avena N M and Hoebel B G. 2005. Daily bingeing on sugar repeatedly releases dopamine in the accumbens shell. *Neuroscience* **134**, 737–44.

Regard M and Landis T. 1997. "Gourmand syndrome": Eating passion associated with right anterior lesions. *Neurology* **48**, 1185–90.

Ren X, Zhou L, Terwilliger R, Newton S S and De Araujo I E. 2009. Sweet taste signaling functions as a hypothalamic glucose sensor. *Front Integr Neurosci* **3**, 12.

Ritchie T and Noble E P. 2003. Association of seven polymorphisms of the D2 dopamine receptor gene with brain receptor-binding characteristics. *Neurochem Res* **28**, 73–82.

Rivera A, Cuellar B, Giron F J, Grandy D K, De la Calle A and Moratalla R. 2002. Dopamine D4 receptors are heterogeneously distributed in the striosomes/matrix compartments of the striatum. *J Neurochem* **80**, 219–29.

Robinson S, Rainwater A J, Hnasko T S and Palmiter R D. 2007. Viral restoration of dopamine signaling to the dorsal striatum restores instrumental conditioning to dopamine-deficient mice. *Psychopharmacology (Berl)* **191**, 567–78.

Rolls E T. 2007. Sensory processing in the brain related to the control of food intake. *Proc Nutr Soc* **66**, 96–112.

Rolls E T and McCabe, C. 2007. Enhanced affective brain representations of chocolate in cravers vs. non-cravers. *Eur J Neurosci* **26**, 1067–76.

Rosenbaum M, Goldsmith R, Bloomfield D, *et al.* 2005. Low-dose leptin reverses skeletal muscle, autonomic, and neuroendocrine adaptations to maintenance of reduced weight. *J Clin Invest* **115**, 3579–86.

Rosenbaum M, Sy M, Pavlovich K, Leibel R L and Hirsch J. 2008. Leptin reverses weight loss-induced changes in regional neural activity responses to visual food stimuli. *J Clin Invest* **118**, 2583–91.

Ross M G and Desai M. 2005. Gestational programming: Population survival effects of drought and famine during pregnancy. *Am J Physiol Regul Integr Comp Physiol* **288**, R25–33.

Rossini P M, Bassetti M A and Pasqualetti P. 1995. Median nerve somatosensory evoked potentials. Apomorphine-induced transient potentiation of frontal components in Parkinson's disease and in parkinsonism. *Electroencephalogr Clin Neurophysiol* **96**, 236–47.

Rotte M, Baerecke C, Pottag G, *et al.* 2005. Insulin affects the neuronal response in the medial temporal lobe in humans. *Neuroendocrinology* **81**, 49–55.

Sallet P C, Sallet J A, Dixon J B, *et al.* 2007. Eating behavior as a prognostic factor for weight loss after gastric bypass. *Obes Surg* **17**, 445–51.

Schienle A, Schafer A, Hermann A and Vaitl D. 2009. Binge-eating disorder: Reward sensitivity and brain activation to images of food. *Biol Psychiatry* **65**, 654–61.

Schultes B, Peters A, Kern W, *et al.* 2005. Processing of food stimuli is selectively enhanced during insulin-induced hypoglycemia in healthy men. *Psychoneuroendocrinology* **30**, 496–504.

Schultz W. 2004. Neural coding of basic reward terms of animal learning theory, game theory, microeconomics and behavioural ecology. *Curr Opin Neurobiol* **14**, 139–47.

Schultz W, Apicella P and Ljungberg T. 1993. Responses of monkey dopamine neurons to reward and conditioned stimuli during successive steps of learning a delayed response task. *J Neurosci* **13**, 900–13.

Segal N L and Allison D B. 2002. Twins and virtual twins: Bases of relative body weight revisited. *Int J Obes Relat Metab Disord* **26**, 437–41.

Self D W, Barnhart W J, Lehman D A and Nestler E J. 1996. Opposite modulation of cocaine-seeking behavior by D1- and D2-like dopamine receptor agonists. *Science* **271**, 1586–9.

Shimura T, Kamada Y and Yamamoto T. 2002. Ventral tegmental lesions reduce overconsumption of normally preferred taste fluid in rats. *Behav Brain Res* **134**, 123–30.

Small D M, Jones-Gotman M and Dagher A. 2003. Feeding-induced dopamine release in dorsal striatum correlates with meal pleasantness ratings in healthy human volunteers. *Neuroimage* **19**, 1709–15.

Small D M and Prescott J. 2005. Odor/taste integration and the perception of flavor. *Exp Brain Res* **166**, 345–57.

Smeets P A, De Graaf C, Stafleu A, Van Osch M J, Nievelstein R A and Van Der Grond J. 2006. Effect of satiety on brain activation during chocolate tasting in men and women. *Am J Clin Nutr* **83**, 1297–305.

Smeets P A, De Graaf C, Stafleu A, Van Osch M J and Van Der Grond J. 2005. Functional MRI of human hypothalamic responses following glucose ingestion. *Neuroimage* **24**, 363–8.

Smith G P. 2004. Accumbens dopamine mediates the rewarding effect of orosensory stimulation by sucrose.

Appetite **43**, 11–3.

Sotak B N, Hnasko T S, Robinson S, Kremer E J and Palmiter R D. 2005. Dysregulation of dopamine signaling in the dorsal striatum inhibits feeding. *Brain Res* **1061**, 88–96.

Spitz M R, Duphorne C M, Detry M A, *et al*. 2000. Dietary intake of isothiocyanates: evidence of a joint effect with glutathione *S*-transferase polymorphisms in lung cancer risk. *Cancer Epidemiol Biomarkers Prev* **9**, 1017–20.

Staley J K, Malison R T and Innis R B. 1998. Imaging of the serotonergic system: Interactions of neuroanatomical and functional abnormalities of depression. *Biol Psychiatry* **44**, 534–49.

Stenlof K, Rossner S, Vercruysse F, Kumar A, Fitchet M and Sjostrom L. 2007. Topiramate in the treatment of obese subjects with drug-naive type 2 diabetes. *Diabetes Obes Metab* **9**, 360–8.

Stice E, Spoor S, Bohon C and Small D M. 2008a. Relation between obesity and blunted striatal response to food is moderated by TaqIA A1 allele. *Science* **322**, 449–52.

Stice E, Spoor S, Bohon C, Veldhuizen M G and Small D M. 2008b. Relation of reward from food intake and anticipated food intake to obesity: A functional magnetic resonance imaging study. *J Abnorm Psychol* **117**, 924–35.

Stunkard A J and Wadden T A. 1993. *Obesity Theory and Therapy* (2nd ed.). New York, NY: Raven Press.

Szczypka M S, Kwok K, Brot M D, *et al*. 2001. Dopamine production in the caudate putamen restores feeding in dopamine-deficient mice. *Neuron* **30**, 819–28.

Tauscher J, Pirker W, Willeit M, *et al*. 2001. [123I] beta-CIT and single photon emission computed tomography reveal reduced brain serotonin transporter availability in bulimia nervosa. *Biol Psychiatry* **49**, 326–32.

Thanos P K, Michaelides M, Gispert J D, *et al*. 2008a. Differences in response to food stimuli in a rat model of obesity: In-vivo assessment of brain glucose metabolism. *Int J Obes (Lond)* **32**, 1171–9.

Thanos P K, Michaelides M, Ho C W, *et al*. 2008b. The effects of two highly selective dopamine D3 receptor antagonists (SB-277011A and NGB-2904) on food self-administration in a rodent model of obesity. *Pharmacol Biochem Behav* **89**, 499–507.

Thanos P K, Michaelides M, Piyis Y K, Wang G J and Volkow N D. 2008c. Food restriction markedly increases dopamine D2 receptor (D2R) in a rat model of obesity as assessed with in-vivo muPET imaging ([11C] raclopride) and in-vitro ([3H] spiperone) autoradiography. *Synapse* **62**, 50–61.

Tracy A L, Jarrard L E and Davidson T L. 2001. The hippocampus and motivation revisited: Appetite and activity. *Behav Brain Res* **127**, 13–23.

Trevitt J T, Carlson B B, Nowend K and Salamone J D. 2001. Substantia nigra pars reticulata is a highly potent site of action for the behavioral effects of the D1 antagonist SCH 23390 in the rat. *Psychopharmacology (Berl)* **156**, 32–41.

Tupala E, Hall H, Mantere T, Rasanen P, Sarkioja T and

Tiihonen J. 2003. Dopamine receptors and transporters in the brain reward circuits of type 1 and 2 alcoholics measured with human whole hemisphere autoradiography. *Neuroimage* **19**, 145–55.

Turner R, Jezzard P, Wen H, *et al*. 1993. Functional mapping of the human visual cortex at 4 and 1.5 Tesla using deoxygenation contrast EPI. *Magn Res Med* **29**, 277–9.

Ugurbil K, Hu X, Chen W, Zhu X, Kim S and Georgopoulos A. 1999. Functional mapping in the human brain using high magnetic fields. *Phil Trans R Soc Lond B* **354**, 1195–213.

Volkow N D, Chang L, Wang G J, *et al*. 2001. Low level of brain dopamine D2 receptors in methamphetamine abusers: Association with metabolism in the orbitofrontal cortex. *Am J Psychiatry* **158**, 2015–21.

Volkow N D, Fowler J S, Wang G J, *et al*. 1993. Decreased dopamine D2 receptor availability is associated with reduced frontal metabolism in cocaine abusers. *Synapse* **14**, 169–77.

Volkow N D, Wang G J, Begleiter H, *et al*. 2006. High levels of dopamine D2 receptors in unaffected members of alcoholic families: Possible protective factors. *Arch Gen Psychiatry* **63**, 999–1008.

Volkow N D, Wang G J, Fowler J S, *et al*. 2002. "Nonhedonic" food motivation in humans involves dopamine in the dorsal striatum and methylphenidate amplifies this effect. *Synapse* **44**, 175–80.

Volkow N D, Wang G J, Fowler J S and Telang F. 2008a. Overlapping neuronal circuits in addiction and obesity: Evidence of systems pathology. *Phil Trans R Soc Lond B Biol Sci* **363**, 3191–200.

Volkow N D, Wang G J, Telang F, *et al*. 2009. Inverse association between BMI and prefrontal metabolic activity in healthy adults. *Obesity (Silver Spring)* **17**, 60–5.

Volkow N D, Wang G J, Telang F, *et al*. 2007. Profound decreases in dopamine release in striatum in detoxified alcoholics: Possible orbitofrontal involvement. *J Neurosci* **27**, 12 700–06.

Volkow N D, Wang G J, Telang F, *et al*. 2008b. Low dopamine striatal D2 receptors are associated with prefrontal metabolism in obese subjects: Possible contributing factors. *Neuroimage* **42**, 1537–43.

Volkow N D and Wise R A. 2005. How can drug addiction help us understand obesity? *Nat Neurosci* **8**, 555–60.

Wagner A, Aizenstein H, Mazurkewicz L, *et al*. 2008. Altered insula response to taste stimuli in individuals recovered from restricting-type anorexia nervosa. *Neuropsychopharmacology* **33**, 513–23.

Wang G J, Tomasi D, Backus W, *et al*. 2008. Gastric distention activates satiety circuitry in the human brain. *Neuroimage* **39**, 1824–31.

Wang G J, Volkow N D, Felder C, *et al*. 2002. Enhanced resting activity of the oral somatosensory cortex in obese subjects. *Neuroreport* **13**, 1151–5.

Wang G J, Volkow N D, Logan J, *et al*. 2001. Brain dopamine and obesity. *Lancet* **357**, 354–7.

Wang G J, Volkow N D, Telang F, *et al.* 2004. Exposure to appetitive food stimuli markedly activates the human brain. *Neuroimage* **21**, 1790–7.

Wang G J, Volkow N D, Telang F, *et al.* 2009. Evidence of gender differences in the ability to inhibit brain activation elicited by food stimulation. *Proc Natl Acad Sci U S A* **106**, 1249–54.

Wang G J, Yang J, Volkow N D, *et al.* 2006. Gastric stimulation in obese subjects activates the hippocampus and other regions involved in brain reward circuitry. *Proc Natl Acad Sci U S A* **103**, 15 641–5.

Watanabe M, Cromwell H C, Tremblay L, Hollerman J R, Hikosaka K and Schultz W. 2001. Behavioral reactions reflecting differential reward expectations in monkeys. *Exp Brain Res* **140**, 511–8.

Weingarten H P. 1983. Conditioned cues elicit feeding in sated rats: A role for learning in meal initiation. *Science* **220**, 431–3.

Will M J, Franzblau E B and Kelley A E. 2003. Nucleus accumbens mu-opioids regulate intake of a high-fat diet via activation of a distributed brain network. *J Neurosci* **23**, 2882–8.

Will M J, Pratt W E and Kelley A E. 2006. Pharmacological characterization of high-fat feeding induced by opioid stimulation of the ventral striatum. *Physiol Behav* **89**, 226–34.

Wise R A. 2006. Role of brain dopamine in food reward and reinforcement. *Phil Trans R Soc Lond B Biol Sci* **361**, 1149–58.

Wise R A, Murray A and Bozarth M A. 1990. Bromocriptine self-administration and bromocriptine-reinstatement of cocaine-trained and heroin-trained lever pressing in rats. *Psychopharmacology (Berl)* **100**, 355–60.

Wolnerhanssen B K, Peters T, Kern B, *et al.* 2008. Predictors of outcome in treatment of morbid obesity by laparoscopic adjustable gastric banding: Results of a prospective study of 380 patients. *Surg Obes Relat Dis* **4**, 500–06.

Woolley J D, Lee B S and Fields H L. 2006. Nucleus accumbens opioids regulate flavor-based preferences in food consumption. *Neuroscience* **143**, 309–17.

Wren A M. 2008. Gut and hormones and obesity. *Front Horm Res* **36**, 165–81.

Yanovski S Z, Nelson J E, Dubbert B K and Spitzer R L. 1993. Association of binge eating disorder and psychiatric comorbidity in obese subjects. *Am J Psychiatry* **150**, 1472–9.

Yeomans M R and Gray R W. 1997. Effects of naltrexone on food intake and changes in subjective appetite during eating: Evidence for opioid involvement in the appetizer effect. *Physiol Behav* **62**, 15–21.

Zhang Y, Proenca R, Maffei M, Barone M, Leopold L and Friedman J M. 1994. Positional cloning of the mouse obese gene and its human homologue. *Nature* **372**, 425–32.

Zink C F, Pagnoni G, Martin M E, Dhamala M and Berns G S. 2003. Human striatal response to salient nonrewarding stimuli. *J Neurosci* **23**, 8092–7.

Zipursky R B, Meyer J H and Verhoeff N P. 2007. PET and SPECT imaging in psychiatric disorders. *Can J Psychiatry* **52**, 146–57.

第 35 章

35

进食障碍的神经影像学：评论

Janet Treasure

引言

上述两章从影像学研究的角度对正常进食行为以及异常进食行为如肥胖症和厌食症做了一个综述，两章都由具备高度专业水平的人所撰写，他们拥有丰富而渊博的相关知识。但对于努力学习并吸收这些基础知识的人来说，很容易在细节中迷失。因此下面介绍一个简单的图表，来帮助大家理顺这些信息，在这个图表中，我们将食欲的中枢控制简化为 3 个基本组成部分（图 35.1）。

首先，内环境稳态系统（Nutrostat）主要集中在脑干和下丘脑，这些脑区集合了代谢标记物（胰岛素、瘦素、PYY、食欲刺激素等）和来自胃肠道的信息，并输出信号，如饥饿、饱腹和自主神经活动。相关神经递质包括 MCH、α-MSH、刺鼠相关蛋白、食欲肽和神经肽 Y。第二，驱动和奖赏系统（愉快感）主要位于中脑边缘系统和纹状体，这些脑区主管食物相关显著性和奖赏价值，并参与给进食发信号。这些脑区还有感觉器

官的神经输入和海马，关键的神经递质是多巴胺和阿片类。第三个系统是自我调节系统，包括额叶–纹状体环路以及 5-HT，还有其他神经递质。这些作用控制其他更具反射性、自主性的组成部分并帮助将食欲整合成个人的和社会的框架。

图 35.1 显示的内环境稳态系统的机制及模型的愉快感组成部分来源于动物实验。在人类，皮质是发挥重要主导作用的组成部分。该系统包括选择、成本（costs）、学习和决策制定。这 3 个组成部分之间的失衡能解释某些进食障碍不同的临床表现。

如何通过脑成像清楚地了解人类食欲的中枢控制

愉快感和代谢系统

人体扫描工作大部分是为了验证该模型的大多数组成部分，Wang 对此做了详尽说明，这里

图 35.1 食欲中枢控制的简明模型（见彩图 35.1）

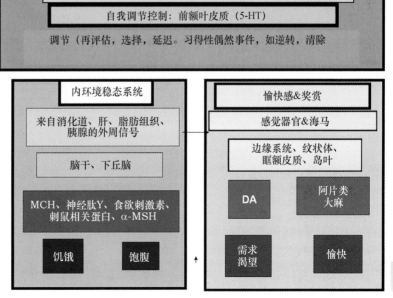

453

只简单重复一下重点。

葡萄糖、胰岛素和其他胃肠相关激素调节大脑食欲系统，其机制包括愉快感和 nutrostat 系统。举个例子，随着下丘脑代谢的变化血糖也随之不断变化。（Liu 等，2000；Smeets 等，2005）。PYY 减少进食行为以及食物引起下丘脑激活（Batterham 等，2007）。相反，如果给受试者注射食欲刺激素（一种禁食时升高的激素），与愉快感系统相关的脑区对食物图片的代谢性反应将增强，如杏仁核、眶额皮质、前岛叶和纹状体（Malik 等，2008）。

几项研究已经证实，多巴胺（DA）在愉快感系统中是关键的神经化学递质，例如，给禁食的人呈现美味食物，将引起背侧纹状体多巴胺水平上升（Volkow 等，2002）。此外，多巴胺释放量与愉快体验相关（Small 等，2003），品尝美食也能激活岛叶和中脑（Frank 等，2008），并且胃扩张调节后岛叶的活动（Wang 等，2008）。

肥胖症

肥胖症患者（作为一个多相群）在该模型的 3 个组成部分均有问题，例如，肥胖症患者 nutrostat 系统有缺陷，对下丘脑的外周代谢信号反应延迟（Matsuda 等，1999）。

为明确肥胖症的奖赏功能和多巴胺通路而设计的扫描研究取得了令人振奋的结果。肥胖受试者与口腔、鼻腔和嘴唇有关的躯体感觉区域代谢较高（Wang 等，2002），如果将设备置于胃中模拟饱腹感，受试者奖赏中枢激活更强（Wang 等，2008）。这些结果提示肥胖症对食物的愉快反应更为活跃。

多巴胺 D_2 受体（DA_2）水平和 BMI 40 以上人群的 BMI 呈线性负相关（Wang 等，2001）。多巴胺受体下调与前额叶低代谢有关（Volkow 等，2009），因此多巴胺可能参与了肥胖症过度进食缺乏控制的调节（Volkow 等，2008）。

对伴有肥胖症相关特定症状的人群研究发现，食欲的中枢控制方面也存在问题。普拉德-威利氏综合征（Prader-Willi syndrome）[①] 患者进食后很难有饱腹感，其内侧眶额皮质活动减弱（Hinton 等，2006），并且这些患者先天性瘦素缺乏，采用瘦素替代治疗后，边缘系统对食物线索的反应性激活减弱（Baicy 等，2007；Farooqi 等，2007）。这提示这些疾病的过度进食症状与脑功能异常有关。

进食障碍

正如 Frank 质疑的那样，对有些进食障碍患者扫描研究的结果解释可能存在问题，因为限食能改变脑结构，使得灰质和白质受损。为了解决这个问题，几个团队对康复后的患者进行了研究，发现随着体重增加他们的脑体积已大部分恢复正常（Castro-Fornieles 等，2009；McCormick 等，2008）。

对脑神经化学和功能解剖学的研究也在不断探索，已经对急性期和康复后的进食障碍患者脑单胺类功能进行特异性配体 PET 研究，发现单胺类受体密度在前额叶调节控制区域以及和快乐有关的中纹状体（mesostriatal）发生改变。前额叶皮质的 5-HT$_{1A}$ 受体在急性期和康复后上调，急性期为甚（Bailer 等，2005，2007b；Galusca 等，2008）。纹状体的 5-HTT 受体在限制型厌食症康复后上升，但在暴食-清除型中下降（Bailer 等，2007a），多巴胺受体（DA_2）在厌食症康复期也会上升（Frank 等，2005）。简言之，进食障碍患者的与享乐和监管相关脑区存在重要的单胺类异常，这可能导致异常的进食模式。

已经证明由特定进食障碍刺激（食物或身体）促发的功能性改变是精神病理学（奖赏、自我调节控制）更为普遍的方面。食物相关图像能使进食障碍患者额叶和边缘系统的活动增加（Naruo 等，2000；Gordon 等，2001；Ellison 等，1998；Uher 等，2003；Uher 等，2004；Schienle 等，2009；Geliebter 等，2006）。另一方面，厌食症患者品尝蔗糖/葡萄糖后会引起岛叶和纹状体环路代谢反应下降（Frank 等，2006；Wagner 等，2008），因此他们对食物的预期更加强烈，但进食

[①]　普拉德-威利氏综合征：英文名"Prader-Willi syndrome"，俗称"小胖威利综合征"，是一种因为第 15 号染色体长臂（15q11～13）缺陷所导致的疾病。临床表现：新生儿期出现肌肉松弛、喂养困难、生长缓慢、体重不易增加等情况，但到 2～4 岁时突然出现食欲大增且无法控制，对食物存在不可抗拒的强迫行为（"贪婪"的食欲），因此导致体重持续增加及严重的肥胖，并发许多躯体及心理的并发症状。

的量和奖赏性均较低。

体像线索的激活根据刺激的背景情况不同而各异。一般来说，身体相关线索不会像食物线索那样激活额叶/边缘系统环路，而是会激活岛叶和枕叶/顶叶（Uher 等，2005；Redgrave 等，2008；Sachdev 等，2008；Wagner 等，2003；Seeger 等，2002）。而岛叶是来自身体的信息和边缘系统之间的桥梁，对感觉体验能产生情绪内容。

厌食症及贪食症患者背侧纹状体对猜谜游戏中奖赏或非奖赏的激活模式没有表现出差异（Wagner 等，2007，2010），这提示他们的奖赏系统存在广泛的功能障碍，而并非仅在食物奖赏。

厌食症急性期患者的执行功能受损，定势转换（set shifting）能力较差（Roberts 等，2007）。这与额叶调节区域在定势转换任务中激活过度和纹状体激活不足有关，提示该任务需要更高的控制能力（Zastrow 等，2009）。贪食症患者在完成 Simon 任务[①]时，介导自我调节控制的神经系统如双侧前额叶皮质下和中背侧纹状体活动也降低

（Marsh 等，2009），这提示进食障碍患者在自我调节控制方面存在困难，导致行为僵化刻板。

下面的章节将整合最近的几项研究结果，提出一些假设性模型来解释进食的一些不同临床表现，有望提示未来研究的方向。当前这些内容纯属推测，但的确能解释前两章中描述的脑扫描研究所得出的信息。下面将从一个进食障碍的模型开始，它们的一致性更好，在心理学和精神病学表现上更为稳定。

进食障碍的脑功能模型

在这一小节提出了一个进食障碍的假设性模型，作为进一步研究的基础。为了简单，该模型仅限于食欲控制型，但进食障碍患者大脑功能还包含其他方面特征，例如焦虑和强迫行为的倾向，这需要更完善的模型来表现。我们用一个图表来说明其潜在进程，如图 35.2 所示。

我们来做个假设，将厌食症风险人群的皮质下食欲系统（愉快感和内环境稳态系统）设定为

图 35.2 一个描述厌食症进展的假设模型。在一部分病例中，患者由于自我调节控制下降和愉快感系统敏感性增加而发生暴食行为（见彩图 35.2）。

•• ↓功能
→ ↑功能

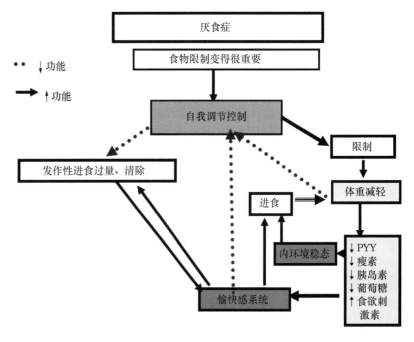

① Simon 任务（Simon Task）：霍福尔设计的一项典型 EAST 实验，实验材料为 5 个消极名词、5 个积极名词、5 个消极形容词和 5 个积极形容词。实验有两种条件，一为词汇以白色呈现，此时出现的词都为形容词，要求被试对词义做出反应，即对积极形容词按 P 键（积极反应），对消极形容词按 Q 键（消极反应）；二为词汇以彩色出现，此时出现的词都为名词，要求被试对词的颜色作出反应，即一半被试对绿色词，按 P 键，对蓝色词按 Q 键，而另一半被试对蓝色词，按 P 键，对绿色词按 Q 键。只记录被试对名词的反应时和错误率。结果发现被试对积极名词反应做积极反应比对积极名词做消极反应来得快，错误更少，同样，对消极名词做消极反应比对消极名词做积极反应来得快，错误更少。这是由于个体依照所呈现的形容词的评价性特征（积极或消极）做出判断，并分别做出反应，使得原先中性的按键反应获得了积极或者消极的意义，从而影响了个体的颜色分类反应。

从食物获得的奖赏较少，那么就有一个较低的设定点，围绕这点的控制更紧密，消瘦就是家族性特征（Hebebrand 和 Remschmidt，1995）。相反，那些暴食症的风险人群能从食物中获得更多的奖赏，他们在体重增加方面的调节很不严谨，因此具有过度进食和超重的倾向。限制进食是一个重要的进食障碍行为，是皮质下脑区选择强制调节控制的结果。

但是随着时间流逝，持续限制进食会导致营养和情绪的不良后果，又会对调节控制系统的功能产生负面影响，削弱愉快感和内环境稳态系统，意味着这些皮质下脑区（杏仁核、基底节和腹内侧前额叶皮质）会失去抑制。此外，抑制的程度需要调节较低级的系统，随着体重减轻而增强，因为维持体重稳态机制的设定点开始活动，引起内环境稳态和愉快感系统的激活。例如，愉快感系统的多巴胺功能可受到 PYY 和瘦素降低，以及食欲刺激素升高的调节。这意味着食物的奖赏性更高，葡萄糖和胰岛素水平也由于适应内环境稳态系统的输出而更低。

除了这些内环境稳态通路，一些进食障碍行为本身对食欲的控制也具有特异性影响。以暴食症的实验室动物模型来举例，科学家已经在实验室中复制出与暴食症指数式增长有关的条件环境，例如限食、胃排空、应激和间歇性获得高度美味食物，以及产生"食物成瘾"（Avena 等，2008；Avena，2007）。这些动物不仅能"暴"食，还能表现出戒断效应，一段时间后有复发的倾向，并且与酒精和可卡因有交叉耐受。因此愉快感系统将变得对食物更加敏感，但出现这些变化的倾向性因人而异。

脑内奖赏效应的敏化加上调节系统能力降低可以解释患者由极度限制进食向贪食行为的转化，这种转化多在厌食症的前 3 年内发生（Eddy 等，2008；Wentz 等，2009）。

自我调节功能减弱能解释回避、行为抑制和强迫行为的增加，这些行为在失去调节控制后也变得更为显著。

肥胖症的脑功能模型

肥胖症具有异质性，由一个模型来解释其所有不同亚型已经超出了本章的范围。图 35.3 描述了一个简单的模型，可用来说明一部分病例，假设内环境稳态和愉快感系统设置为对食物的奖赏敏感性增加。其部分原因可能是先天或后天通过学习获得的，这样的情况导致了体重增加。体重增加带来的负性结果中，羞耻感和自尊心下降能降低自我调节中枢的功能，社会联系就成为一种痛苦而非愉悦的来源，从而减少奖赏活动的范围，这样食物就成了愉快和安全感的主要来源，患者抑制这种行为的能力降低，导致恶性循环。

全文总结

总的来说，食欲控制的中枢模型由动物发展到人进而到临床领域有一个持续的过程。肥胖症

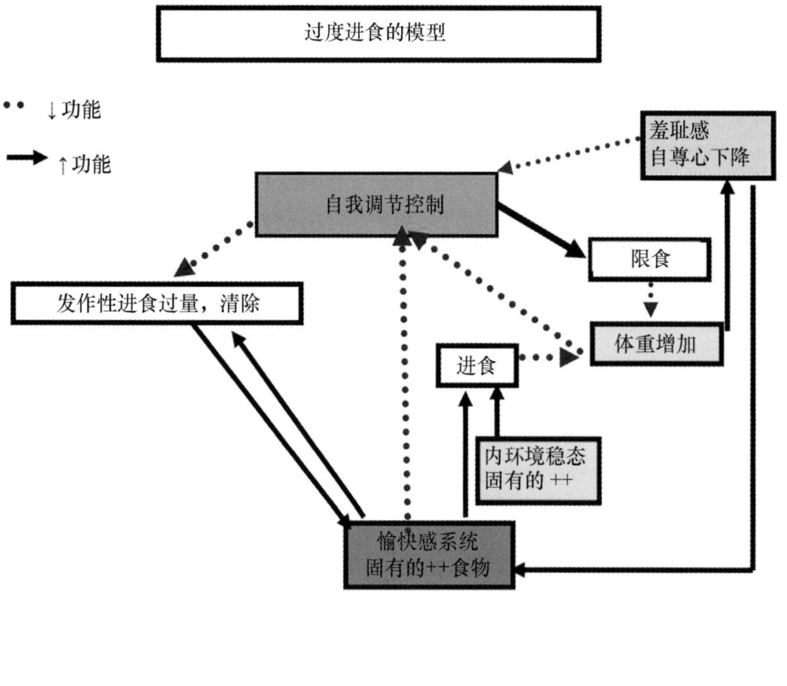

图 35.3　过度进食的进展（见彩图 35.3）

过度进食的模型

•• ↓功能
→ ↑功能

羞耻感 自尊心下降

自我调节控制

限食

发作性进食过量，清除

体重增加

进食

内环境稳态 固有的 ++

愉快感系统 固有的 ++ 食物

和进食障碍与调节控制脑区和愉快感系统功能异常有关，此外，这些脑区的单胺类功能异常。本章推测了遗传易感性和后天获得的改变如何引起各种异常进食行为的出现，我们希望对这些系统做出进一步探究，并将一部分结果应用于治疗，以改善这些疾病的转归。

参考文献

Avena N M. 2007. Examining the addictive-like properties of binge eating using an animal model of sugar dependence. *Exp Clin Psychopharmacol* **15**, 481–91.

Avena N M, Rada P and Hoebel B G. 2008. Evidence for sugar addiction: Behavioral and neurochemical effects of intermittent, excessive sugar intake. *Neurosci Biobehav Rev* **32**, 20–39.

Baicy K, London E D, Monterosso J, *et al.* 2007. Leptin replacement alters brain response to food cues in genetically leptin-deficient adults. *Proc Natl Acad Sci U S A* **104**, 18 276–9.

Bailer U F, Frank G K, Henry S E, *et al.* 2007a. Serotonin transporter binding after recovery from eating disorders. *Psychopharmacology (Berl)* **195**, 315–24.

Bailer U F, Frank G K, Henry S E, *et al.* 2007b. Exaggerated 5-HT1A but normal 5-HT2A receptor activity in individuals ill with anorexia nervosa. *Biol Psychiatry* **61**, 1090–9.

Bailer U F, Frank G K, Henry S E, *et al.* 2005. Altered brain serotonin 5-HT1A receptor binding after recovery from anorexia nervosa measured by positron emission tomography and [carbonyl11C]WAY-100635. *Arch Gen Psychiatry* **62**, 1032–41.

Batterham R L, Ffytche D H, Rosenthal J M, *et al.* 2007. PYY modulation of cortical and hypothalamic brain areas predicts feeding behaviour in humans. *Nature* **450**, 106–09.

Castro-Fornieles J, Bargallo N, Lazaro L, *et al.* 2009. A cross-sectional and follow-up voxel-based morphometric MRI study in adolescent anorexia nervosa. *J Psychiatr Res* **43**, 331–40.

Eddy K T, Dorer D J, Franko D L, Tahilani K, Thompson-Brenner H and Herzog D B. 2008. Diagnostic crossover in anorexia nervosa and bulimia nervosa: Implications for DSM-V. *Am J Psychiatry* **165**, 245–50.

Ellison Z, Foong J, Howard R, Bullmore E, Williams S, and Treasure J. 1998. Functional anatomy of calorie fear in anorexia nervosa. *Lancet* **352**, 1192.

Farooqi I S, Bullmore E, Keogh J, Gillard J, O'Rahilly S, and Fletcher P C. 2007. Leptin regulates striatal regions and human eating behavior. *Science* **317**, 1355.

Frank G K, Bailer U F, Henry S E, *et al.* 2005. Increased dopamine D2/D3 receptor binding after recovery from anorexia nervosa measured by positron emission tomography and [(11)C]raclopride. *Biol Psychiatry* **32**, 755–61.

Frank G K, Oberndorfer T.A, Simmons A N, *et al.* 2008. Sucrose activates human taste pathways differently from artificial sweetener. *Neuroimage* **39**, 1559–69.

Frank G K, Wagner A, Achenbach S, *et al.* 2006. Altered brain activity in women recovered from bulimic-type eating disorders after a glucose challenge: A pilot study. *Int J Eat Disord* **39**, 76–9.

Galusca B, Costes N, Zito N G, *et al.* 2008. Organic background of restrictive-type anorexia nervosa suggested by increased serotonin 1A receptor binding in right frontotemporal cortex of both lean and recovered patients: [18F]MPPF PET scan study. *Biol Psychiatry* **64**, 1009–13.

Geliebter A, Ladell T, Logan M, Schneider T, Sharafi M and Hirsch J. 2006. Responsivity to food stimuli in obese and lean binge eaters using functional MRI. *Appetite* **46**, 31–5.

Gordon C M, Dougherty D D, Fischman A J, *et al.* 2001. Neural substrates of anorexia nervosa: A behavioral challenge study with positron emission tomography. *J Pediatr* **139**, 51–7.

Hebebrand J and Remschmidt H. 1995. Anorexia nervosa viewed as an extreme weight condition: Genetic implications. *Hum Genet* **95**, 1–11.

Hinton E C, Holland A J, Gellatly M S, *et al.* 2006. Neural representations of hunger and satiety in Prader-Willi syndrome. *Int J Obes (Lond)* **30**, 313–21.

Liu Y, Gao J H, Liu H L and Fox P T. 2000. The temporal response of the brain after eating revealed by functional MRI. *Nature* **405**, 1058–62.

Malik S, McGlone F, Bedrossian D and Dagher A. 2008. Ghrelin modulates brain activity in areas that control appetitive behavior. *Cell Metab* **7**, 400–9.

Marsh R, Steinglass J E, Gerber A J, *et al.* 2009. Deficient activity in the neural systems that mediate self-regulatory control in bulimia nervosa. *Arch Gen Psychiatry* **66**, 51–63.

Matsuda M, Liu Y. Mahankali S, *et al.* 1999. Altered hypothalamic function in response to glucose ingestion in obese humans. *Diabetes* **48**, 1801–06.

McCormick L M, Keel P K, Brumm M C, *et al.* 2008. Implications of starvation-induced change in right dorsal anterior cingulate volume in anorexia nervosa. *Int J Eat Disord* **41**, 602–10.

Naruo T, Nakabeppu Y, Sagiyama K, *et al.* 2000. Characteristic regional cerebral blood flow patterns in anorexia nervosa patients with binge/purge behavior. *Am J Psychiatry* **157**, 1520–2.

Redgrave G W, Bakker A, Bello N T, *et al.* 2008. Differential brain activation in anorexia nervosa to Fat and Thin words during a Stroop task. *Neuroreport* **19**, 1181–5.

Roberts M E, Tchanturia K, Stahl D, Southgate L and Treasure J. 2007. A systematic review and meta-analysis of set-shifting ability in eating disorders. *Psychol Med* **37**, 1075–84.

Sachdev P, Mondraty N, Wen W and Gulliford K. 2008.

Brains of anorexia nervosa patients process self-images differently from non-self-images: An fMRI study. *Neuropsychologia* **46**, 2161–8.

Schienle A, Schafer A, Hermann A and Vaitl D. 2009. Binge-eating disorder: Reward sensitivity and brain activation to images of food. *Biol Psychiatry* **65**, 654–61.

Seeger G, Braus D F, Ruf M, Goldberger U and Schmidt M H. 2002. Body image distortion reveals amygdala activation in patients with anorexia nervosa – A functional magnetic resonance imaging study. *Neurosci Lett* **326**, 25–8.

Small D M, Jones-Gotman M and Dagher A. 2003. Feeding-induced dopamine release in dorsal striatum correlates with meal pleasantness ratings in healthy human volunteers. *Neuroimage* **19**, 1709–15.

Smeets P A, de G C, Stafleu A, van Osch M J and van der Grond J. 2005. Functional magnetic resonance imaging of human hypothalamic responses to sweet taste and calories. *Am J Clin Nutr* **82**, 1011–6.

Uher R, Murphy T, Brammer M J, *et al.* 2004. Medial prefrontal cortex activity associated with symptom provocation in eating disorders. *Am J Psychiatry* **161**, 1238–46.

Uher R, Murphy T, Friederich H C, *et al.* 2005. Functional neuroanatomy of body shape perception in healthy and eating-disordered women. *Biol Psychiatry* **58**, 990–7.

Volkow N D, Wang G J, Fowler J S, *et al.* 2002. "Nonhedonic" food motivation in humans involves dopamine in the dorsal striatum and methylphenidate amplifies this effect. *Synapse* **44**, 175–80.

Volkow N D, Wang G J, Fowler J S and Telang F. 2008. Overlapping neuronal circuits in addiction and obesity: Evidence of systems pathology. *Phil Trans R Soc Lond B Biol Sci* **363**, 3191–200.

Volkow N D, Wang G J, Telang F, *et al.* 2009. Inverse association between BMI and prefrontal metabolic activity in healthy adults. *Obesity (Silver Spring)* **17**, 60–5.

Wagner A, Aizenstein H, Mazurkewicz L, *et al.* 2008. Altered insula response to taste stimuli in individuals recovered from restricting-type anorexia nervosa. *Neuropsychopharmacology* **33**, 513–23.

Wagner A, Aizenstein H, Venkatraman V K, *et al.* 2010. Altered striatal response to reward in bulimia nervosa after recovery. *Int J Eat Disord* **45**, 289–94.

Wagner A, Aizenstein H, Venkatraman V K, *et al.* 2007. Altered reward processing in women recovered from anorexia nervosa. *Am J Psychiatry* **164**, 1842–9.

Wagner A, Ruf M, Braus D F and Schmidt M H. 2003. Neuronal activity changes and body image distortion in anorexia nervosa. *Neuroreport* **14**, 2193–7.

Wang G J, Tomasi D, Backus W, *et al.* 2008. Gastric distention activates satiety circuitry in the human brain. *Neuroimage* **39**, 1824–31.

Wang G J, Volkow N D, Felder C, *et al.* 2002. Enhanced resting activity of the oral somatosensory cortex in obese subjects. *Neuroreport* **13**, 1151–5.

Wang G J Volkow N D, Logan J, *et al.* 2001. Brain dopamine and obesity. *Lancet* **357**, 354–7.

Wentz E, Gillberg I C, Anckarsater H, Gillberg C and Rastam M. 2009. Adolescent-onset anorexia nervosa: 18-year outcome. *Br J Psychiatry* **194**, 168–74.

Zastrow A, Kaiser S, Stippich C, *et al.* 2009. Neural correlates of impaired cognitive-behavioral flexibility in anorexia nervosa. *Am J Psychiatry* **166**, 608–16.

第 7 部分

发育障碍

第 36 章

36

孤独谱系障碍的神经影像学

John D. Herrington and Robert T. Schultz

近 20 年来，神经影像学对发育障碍的研究也反映出了其自身领域的发展。绝大多数发育障碍的磁共振成像（magnetic resonance imaging，MRI）研究是运用脑功能模块观察法（modular perspectives），这一方法认为，特定脑区与特定的心理操作、发育模式和临床症状有关。最近发现，模块观察法虽然关键，但不应该忽视分区观察法（distributed perspectives）的重要性，后者更强调认知功能来源于多个脑区复杂的交互作用。

本章回顾了有关发育障碍的 MRI 结果，分别来源于脑功能的模块观察法和分区观察法，但现有的大部分数据来自于前者。本章内容专门针对孤独谱系障碍（autism-spectrum disorder，ASD）进行讨论，包括孤独症、Asperger 综合征和全面发育障碍-非特定型。最近 ASD 神经生物学方面的一些可喜进展与异常的功能和结构连接相关——特别是脑区间远程连接性（long-range connectivity）下降。本章总结的时候会讨论未来主要的研究手段，并特别强调研究设计和技术，以便从多方面信息来整合数据。

孤独谱系

典型的孤独症"三联征"包括：①交流能力延迟或损害；②社交技能下降和社会隔绝；③行为刻板或兴趣范围狭窄。这些症状通常在早期发育阶段（2～3 岁时比较明显）出现，大多数持续终身（Volkmar 等，2005）。除了"三联征"外，ASD 还和很多严重的疾病有关，包括精神发育迟滞和癫痫发作。虽然其他生物学疾病（如结节性硬化）会增加孤独症症状的风险，但在多数病例并未证实具体哪些疾病与其有病因学相关性（Bailey 等，1996；Abrahams 和 Ge-schwind，2008）。

鉴于这些症状表现各异，相关功能损害的范围也非常之广——从完全丧失日常生活能力到仅有细微的行为异常，人们的认识也在进展。DSM-Ⅳ 中的 Asperger 综合征（AD）的诊断就反映出这样一种认识：相当一部分人有明显的社会功能缺陷，但并没有表现出语言迟钝（语言迟钝是 ASD 诊断的一部分）。对于那些并不完全具备 ASD 或 AD 症状的人，我们给出了全面发育障碍-非特定型的诊断。

ASD 的病因学仍然不清楚。本章涉及的资料表明，对 ASD 关键的脑机制研究虽有成果，但并不全面。当然，ASD 的病因学还可以从其他层面解释，如遗传学研究虽然很少与脑机制研究整合在一起，但 ASD 的遗传学研究直接以我们对相关脑机制的认识为基础。本章回顾的研究并没有正式地涉及遗传学，但是，我们要认识到 ASD 具有高度的遗传介导性（genetically mediated），并可以通过 MRI 结果严格证实，这一点很重要。同卵双生子的 ASD 共患率高达 80%～90%，高于异卵双生子（10%～20%）（Bailey 等，1995；Bur-meister 等，2008）。兄弟姐妹中有 ASD 者的儿童发生 ASD 的相对风险是一般人群的 25 倍（Jorde 等，1991；O'Roak 和 State，2008）。即便是没有受多重影响的儿童、父母及其他直系家庭成员，往往也会具有 ASD 的亚综合征性表现，即所谓更广泛的孤独症表型（broader autism phenotype）（Piven 等，1997）。

这些遗传学结果和神经影像学的关系正逐渐受到关注。在过去的两年中，有几个研究发现了 ASD 风险罕见的遗传变异，包括排列和结构变异（Glessner 等，2009；O'Roak 和 State，2008；Sebat，2007；Wang 等，2009）。这些罕见的变异多见于影响突触生长和发育的基因，与 ASD 大范围连接缺损有关。

ASD 患者的异常脑容积与细胞结构

自从 ASD 的诊断出现时，人们就观察到这类患儿的头偏大（Kanner，1943）。虽然后续很多关于头围的研究已经证实这一现象，但直至 MRI 技术能够在体内广泛测量大脑容积和形态后，才开始引起人们的注意。Piven 等（1995）最早对 22 例 ASD 患者及 20 例对照进行大脑容积测量，发现 ASD 组平均个人脑组织总容积比对照组多 85 ml，表现为脑组织和脑室均有扩大。一些研究表明，出生时患儿大脑和头的大小均正常（Lainhart，2006；Hazlett 等，2005），但在一岁左右会经历一段旺盛的生长时期（Courchesne 等，2001；Hazlett 等，2005），ASD 患儿整个脑/头体积就会增大。与同龄、智商相同的正常儿童相比，20% 的 ASD 患儿的头要大 5%，符合大头（畸形）的第 97 百分位数标准（Lainhart，2006；Redcay 和 Courchesne，2005）。

虽然一些脑区（束）显示出白质（white matter，WM）体积减小（Chung 等，2004；Egass 等，1995；Piven 等，1997），但也有一些研究发现，ASD 患者的白质间质却不成比例地增大（Courchesne 等，2001；Herbert 等，2003）。大脑发育异速生长模型表明，微型柱结构（minicolumns，定义见下文）数量翻倍相当于神经元连接性 4 倍增长，可能促使一些白质区域增长 4 倍（Casanova 等，2002）。换言之，ASD 患者白质体积增加可能反映了神经元数量的增加。这看起来有悖常理，似乎脑体积和神经元数量增加与 ASD 的严重功能缺陷有关。然而我们积累的经典大脑发育知识，以及脑体积增加的理论模型（Ringo，1991）都清楚地表明，白质异常增加很可能反映信号传导，特别是远程结构之间的传导并非最佳。

虽然 MRI 可以帮助我们了解 ASD 脑容量，但它不能像尸检研究那样观察小规模神经元构造。越来越多的尸检研究用来识别 ASD 患者细胞异常，这里我们只介绍其中一项，因为它直接来自 fMRI 的最近关联性数据。Casanova 和同事（2002，2006）目前有两个尸检研究，选择微型柱结构异常的皮质。微型柱结构由在神经信息处理过程中起重要作用的径向导向的神经元组成

（Casanova 等，2006），其在 ASD 中数量显著增加，宽度显著减少，这一发现与观察到的 ASD 白质增加一致。此外他们还发现，神经元细胞体积缩小，并推测这只会引起短程纤维增生，因为较长的纤维需要较大的细胞体支持其新陈代谢需要。利用 MRI 分区方案，Herbert 等（2003）发现白质增加在其浅层尤为明显，并论述这与短程纤维数量过多，远程纤维减少的发现一致。因此，这一有趣的数据汇集表明 ASD 可能与短程纤维连接过多和远程连接减少有关。

ASD 与语言系统

ASD 的交流与语言方面的问题远比 DSM-Ⅳ 标准中提及的内容要复杂（APA，2000）。语言发育延迟是 ASD 的一个特征，但是在出生几年中，延迟不一定表现为语言受损。虽然沟通技能受损是 ASD 的核心症状，但是 ASD 典型的语言受损只是个可变的表型，并不是核心表型的一部分。事实上，关于 ASD 语言功能发育延迟是否一定会导致功能性语言障碍目前尚不明确。童年后期 ASD 语言功能的研究显示患儿只有细微而不连续的"语言"障碍（Groen 等，2008；Kjelgaard 和 Tager-Flusberg，2001；Tager-Flusberg 等，2005）。重要的是，语言的形式方面与智商有关，但是考虑智商匹配的分组研究发现，语言的影响其实并不大。

然而，在相当大比例的语言受损或失语的 ASD 病例中，在最常见的受损区中，其中一个语言受损区已经证实与智力缺陷无关，但是和语言应用相关（Colle 等，2008；Ghaziudden 和 Gerstein，1996）。一项完整的文献记载了儿童早期社会活动与语言技能发展的关系，心智理论技能（Theory of Mind skills，ToM，下文将详细讨论）与语言的发展密切相关。在这一点上，语言缺陷可能是由于人们认为的核心或普遍的 ASD 缺陷（即 ToM）而引起的。

基于对语言神经基础的了解，针对 ASD 语言缺陷本质的假说大多数集中在某些脑区——如 Broca 区和 Wernicke 区。在 ASD 患者中，结构性核磁共振（sMRI）（Herbert 等，2003）及血流动力学成像（见综述 Schultz 和 Robins，2005）确定这两个脑区均存在异常，还有一些数据表明，

典型的左半球语言功能优势（在右利手人中）转向了右边（Müller 等，1999；Boddaert 等，2003）。这些 sMRI 数据说明语言区的大小发生了向右偏移（Herbert 等，2002）。

一些证据表明，在语言区观察到的异常也许反映了语言处理方式不同，而非本身存在缺陷。特别是 Justet 等（2004）的研究，在一项理解句子的任务中，虽然 Broca 区活动减少，但 Wernicke 区的活动却增加。研究者认为这种模式也许反映了句子中词义整合向着单个词语深层处理的方向偏移。这个结论与 ASD 所有的认知方式理论一致（如中枢一致性削弱理论下面讨论）。

ASD 与视觉信息加工

ASD 研究中心经常就这样的问题展开辩论，即疾病的复杂状况是来自于广泛的系统缺陷，还是来自于局部缺陷的放射效应（对这一主题更加详细的解释见 Belmonte 等，2004a 和 Schultz，2005）。这些辩论的理论基础比它们最初呈现的更加棘手——究竟何种程度的局部异常会导致广泛的大脑系统功能异常？大脑系统代表了具体的受损部位，还是其他脑区异常影响到了神经传导的下游区呢？从散在异常到更广泛异常的发展是否遵循特定的发育轨迹，而该轨迹能否进行自我操控？

有关 ASD 的视觉信息加工障碍的数据引起了很多类似的争论，因为视觉信息（手势、面部表情等）往往对社会理解非常关键。事实上已经有人明确指出，先天性失明与 ASD 虽然在表现上有明显不同，但其导致的异常社会行为在许多方面与 ASD 相似（Hobson 和 Bishop，2003）。对 ASD 视觉信息处理障碍的研究结果非常有说服力，并且对找到病因起着重要作用（Schultz，2005）。

低水平视觉信息加工系统

视觉信息加工一直是 ASD 研究者非常感兴趣的课题，因为 ASD 患者的视觉能力往往保持较好，有时甚至会增强。极具说服力的一项观察表明，ASD 患者从更大的整体中清除部分刺激的任务表现相对较好（Frith，1989；Shah 和 Frith，1983，1993）。这些研究发现直接得出了 ASD 的

病因学理论，即中枢一致性削弱理论，认为 ASD 患者感知环境信息的整体及连贯模式方面能力减弱（Frith，1989）。支持这一理论的证据来自一项嵌入式的数字任务，在这项任务中，个体必须找到嵌入在较大数字中的小数字。虽然 ASD 患者在其他视觉或认知领域存在缺陷，但在这项任务的完成上却表现正常或高于正常水平（Shah 和 Frith，1983）。对于这项任务，感知并处理整体刺激的倾向实际上可能影响着关键的任务，即寻找特定的刺激。因此，不注意整体刺激可能就成为了 ASD 患者的优势。

然而，还有一些其他视觉加工过程在 ASD 中表现为减弱。一些证据表明，如果以随机点动态运动图刺激（random dot kinematograms，RDKs）及相关刺激作为衡量指标（Dakin 和 Frith，2005），ASD 患者感知整体运动和连贯动作的能力减弱。ASD 临床现象学领域对这一脑区缺陷尤为感兴趣，因为动作感知对于消除某场景中目标个体，包括其他个体（他们的手势、肢体语言等）的歧义至关重要。正如 Dakin 和 Frith 指出（2005），由于局部运动很难控制，因此利用这种方式评估 ASD 患者整体运动感知的数据存在问题的（见 Barlow 和 Tripathy，1997，RDKs 局部运动评估）。然而，在 ASD 局部运动加工缺陷更直接的证据中（Bertone 等，2003；Bertone 和 Faubert，2006；Pellicano 等，2005；Pellicano 和 Gibson，2008），现有数据的权重似乎更倾向于整体运动加工缺陷。

随着加工过程的深入（沿着背侧和腹侧向前），其他视觉加工异常也浮出水面。例如许多研究已经证明，跨空间的复杂运动向量在人类同族的猿猴是由 MT＋脑区控制，通常指的是 MT＋/V5（Cowey 等，2006；Dumoulin 等，2000；Herrington 等，2007；Newsome 和 Pare，1998）。人类的复杂运动（包括高度构形、摆动运动）体现了这类视觉输入。例如，很多生物运动研究使用点光（point-light，PL）技术，采用少量与人体主要关节定位相符的点来描绘出运动的人形。静止时，我们不容易发现这些点描绘的是一个人；然而当这些点像人一样移动时，人的形状便马上变得很清晰（Johansson，1973）。

Herrington 等（2007）首先检测了在 PL 生物活动期间 ASD 患者的大脑活动。研究者要求

Asperger 综合征患者及年龄、智商匹配的对照组判断 PL 图像是向左走还是向右走。在完成这个任务时，我们可以观察到 ASD 行为在多个后脑区减弱，包括 MT＋/V5（见图 36.1）。此外，两组在相同点以不规则形式呈现的控制条件下其 MT＋/V5 的活动并无不同。这提示差异仅特异性出现在由人的形状引出构形处理要求中（虽然它仍然需要观察其他高度构形刺激是否引起相似的效果）。

尽管这些发现很引人注目，但围绕 ASD 是否和基础视觉加工脑区功能异常有关仍然存在大量的争论。最终围绕 ASD 患者的特定视觉皮质缺陷的定位争论或许会越来越少，而围绕识别认知复杂性存在差异的争论会越来越多。例如，Bertone 和同事（2003，2006）提出 ASD 患者的一级运动处理器（基于亮度）完好，但二级运动处理器（基于对比度）受损。这似乎表明受损的是某些背侧区域（即 V2 和 V3），而不是其他区域（即 V1），但据我们所知，还没有 MRI 研究来直接验证这一假设。

梭状回与人的感知

ASD 患者视觉信息加工能力的缺陷在对特定种类对象（即与人相关）敏感的脑区表现得尤为突出。大量文献证据表明，ASD 患者在识别面部表情的能力上选择性受损（见综述 Schultz，2005；Wolf 等，2008）。重要的是，该视觉损害仅特异性地发生在对人的识别，因为 ASD 在识别其他类型的复杂物体上并不存在功能损害，如建筑或者家具（Grelotti 等，2002；Wolf 等，

2008）。面部感知可分为对结构性面部特征的识别，以及通过个体特征和在相对距离内的动态变化来对其他情感状态（不取决于身份）的识别。虽然受到不同系统的调节，但以上两种面部感知在指导社会活动中的作用都是必不可少的。人类识别的关键取决于梭状回（fusiform gyrus，FG）的功能分配，梭状回是位于颞叶下的一个脑区（Kanwisher 等，1997；Kanwisher，2000；Puce 等，1995），梭状回的平均功能分配与面部处理高度相关，该脑区一般被称为梭状回面部区域（fusiform face area，FFA）。在首个关于 ASD 面部感知的神经影像学研究中，我们发现 ASD 的梭状回存在选择性活动降低（Schultz 等，2000），目前已有 9 个实验室重复了这一结果（Schultz 和 Robins，2005）。

虽然梭状回缺陷是 ASD 中最明确的神经生物学发现，但人们尚不明确这些缺陷是如何形成的。我们要注意到 ASD 患者不仅表现为面部表情处理能力下降，对面部信息的全面兴趣也下降（Klin 等，2002；Sasson 等，2008）。虽然有人在某些技能上的兴趣和能力会表现出高度重叠（如那些对针织感兴趣的人很可能在针织技能上超出常人水平），但这并不会降低他们对其他技能的兴趣和能力，并且还会产生相互的动态影响。Schultz（2005）提出了一个 ASD 中梭状回缺陷模型，指出其最初是源于社会和面部情绪特征识别下降（依次来源于杏仁核功能异常）。因此，这些人在解读面部信息方面的经验较少，导致参与面部计算的脑区发育不全，并最终引起社会智能和社会意识下降。

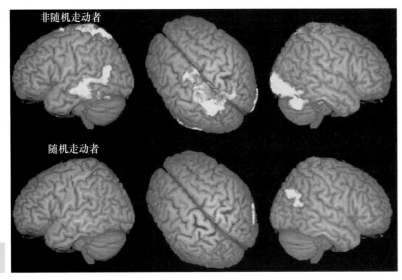

图 36.1　ASD 在光点运动图中表现出颞叶活动模式异常。本图显示了在随机并完全连贯的运动条件下，Asperger 综合征患者大脑活动降低的区域。该统计图说明了两组大脑活动的比较，即完全连贯运动与定像（fixation）（第一行）的对比，以及随机运动与定像（第二行）的对比。黄色区域的活动代表了和对照组相比，ASD 组活动的团簇明显降低，ASD 组在完全连贯运动的感知中表现为广泛性颞叶活动降低，在条件性随机运动的感知中大幅度消失。图片经 Herrington 等（2007）授权使用（见彩图 36.1）。

本章回顾关于 FG、杏仁核及其功能连接的研究都支持这一模型。不过，这些研究的受试者大部分为青少年或老年人，而杏仁核介导的梭状回功能的显著性进展很可能在婴儿期就开始了，远早于 ASD 的确诊时间，这成为 ASD 患者个体信息处理缺陷研究的一个棘手的方法学挑战。为了更好地了解社会缺陷的发育渊源，研究者们越来越关注 ASD 高风险婴儿的脑结构研究。虽然对大脑功能性活动的测量方法依然达不到这个年龄段的要求，但其他方法如视线追踪，已经作为衡量注意偏倚的工具在年轻人中广泛应用（Jones 等，2008；Klin 等，2009）。未来这些工具可以和结构性 MRI 以及弥散张量成像（DTI）相结合，以获取更为完整的图像，用来显示 ASD 婴儿临床症状出现时大脑的活动情况。

颞上回与面部表情和姿态信息加工

大量研究（大多为非临床性）表明，颞上回（Superior temporal sulcus，STS）在社会知觉各种方面都起作用，该脑区对多种人类运动的感知较为敏感，包括肢体运动、面部动态表情及视线切换（shifts in eye gaze）（Adolphs，2003；Allison 等，2000；Haxby 等，2000；Pelphrey 等，2004；Robins 等，2009；Thompson 等，2007）。颞上回接收大量感觉器官和大脑边缘系统/旁边缘系统的信息输入，概念化为一个知觉信息的整合区域（Barnes 和 Pandya，1992；Milner，2006；Oram 和 Perrett，1996；Selzer 和 Pandya，1994）。事实上，颞上回是镜像神经元系统（mirror neuron system，MNS）的关键节点——即涉及模仿和社会知觉的结构网（更多细节将在下面讨论）。

虽然这些功能与 ASD 在临床上有直接关系，但很少有公开的功能影像学研究测试这类人群的颞上回（见本章 MNS 部分）。不过关于这一课题的 MRI 资料即将呈现，Boddaert 等（2004）采用基于体素的形态测量法发现 ASD 颞上回灰质浓度下降，Lee 等（2007）验证了他们的结果，后者使用 DTI 的多种参数（FA、中轴和辐射扩散系数）观察到颞上回白质结构退化。最后，尽管 Bigler 等（2007）最新的结构性 MRI 研究集中在语言加工（并非视觉），但他们关于 ASD 颞上回减小的研究结果为局部异常提供了进一步证据。总之，这些资料足以令一些研究者得出结论，即

颞上回功能异常在 ASD 症状中起着重要作用。最后，Herrington 等（2007）观察到 ASD 患者的颞上回活动在个体运动感知时降低。未来需要更多的功能性影像研究来证实我们对 ASD 患者颞上回功能的认识。

ASD 与社会智力

ASD 脑影像研究的核心问题是确认与社交功能相关的脑区。很多研究检测社会智力，它来自于"心智理论"（Theory of Mind，ToM）——即一种推断他人心理状态的能力（Baron-Cohen 和 Tager-Flusberg，2000）。ToM 缺陷是孤独症的主要特征，有别于特定形式的精神发育迟滞，如威廉斯综合征。关于 ToM 特异性和认知模式的争论一直存在（即 ToM 是独特的认知过程，还是源于其他多个疾病？如果是后者，又是源于哪一种疾病）。作为一个恰当的例子，上述关于 ASD 梭状回的数据正好可以纳入本节。尽管如此，一些其他形式的 ToM 仍然在 ASD 广泛的临床表现上发挥重要作用，该作用往往被认为与来自于"低水平"认知过程中的明确缺陷有所不同。

如果没有明确的定位，关于 ToM 特异性认知的 MRI 研究便会含糊不清。特别是社会智力和情感的构建有大量的理论重叠（可能是神经性）。许多范式是利用 ToM 能力辨认另外一个人的情感状态。例如，使用功能性 MRI（fMRI）研究 ASD 患者面部表情和眼睛注视的判读，像 Baron-Cohen 等（1999，从许多说明这点例子中随机抽取的文章）。虽然被认为是一个社会功能的研究，但他们关于 ASD 杏仁核功能异常的数据正好可以严格解释为情感过程。情感的神经生物学研究有着丰富的历史、词汇和理论领域，如情感识别与情感表达以及情绪体验与情感调节，推定每一个都与独立和重叠的脑区有关。在 Baron-Cohen 等（1999）的研究中，启用情感构建并不会直接挑战 ToM 理论的效用，而只是引进了另一套不同的理论问题。可能其中最重要的是：ASD 患者何种程度的社交技能缺陷会导致情感过程（尤其是关于情感识别）失调？遗憾的是很少有研究直接提出这个问题，关于 ASD 患者 ToM 的神经关联可能证明并揭示人类与其社会环境交流的方式。

杏仁核

半个世纪前，Kluver 和 Bucy（1939）开始研究杏仁核对社交和情感功能的作用，这段时间积累的证据清晰地诠释了杏仁核的功能，它参与社交与情感监督（即为了社交和情感的显著性信息而监测环境）和情绪体验（尤其是负面情感和条件性恐惧）（Zald，2003）。

在过去 10 年里，我们逐步认识到 ASD 患者杏仁核功能缺陷。通过包含面部和眼部刺激在内的多项研究，我们发现 ASD 患者杏仁核活动减少（Ashwin 等，2007；Baron-Cohen 等，1999；Critchley 等，2000；Dapretto 等，2006；Hadjikhani，2007；Pelphrey 等，2007；Pinkham 等，2008），这些结果为大量脑体积测量（Aylward 等，1999；Howard 等，2000；Juranek 等，2006）和尸检（Bailey 等，1998；Bauman 和 Kemper，1994；Kemper 和 Bauman，1998）显示 ASD 杏仁核异常的研究提供了有力的补充证据（虽然这些研究关于杏仁核异常的准确性例如体积是增大还是减小有些不一致）。事实上，目前可获得的资料以及理论的一致性对杏仁核功能障碍解释已经十分接近 ASD 的核心病因了（Baron-Cohen 等，2000；Schultz 等，2000a）。

然而关于 ASD 杏仁核的解释并不如呈现的现象完整，特别是无法解答 ASD 患者情感过程状态的一些重要问题（包括情感认知和体验）。大量研究发现杏仁核功能增强与抑郁焦虑等负性情感有关（Davidson 等，2002）。虽然临床描述的 ASD 核心症状没有提到抑郁和焦虑，但 ASD 患者这两种症状的体验越来越多，我们对此的认识也在加深（Stewart 等，2006；Sukhodolsky 等，2008）。这就出现了一种矛盾：一方面，ASD 患者杏仁核活动呈下降表现（基于社交显著性降低），另一方面，我们也可以预测某种增强表现（基于负面情感上升）。

为了调整研究对 ASD 注意过程异常方面存在不一致性，我们做了一些尝试。Dalton 等（2005）最近报道，ASD 患者组在面部感知过程中，杏仁核信号与眼睛固定需要的时间呈正相关。他们认为，ASD 患者杏仁核功能实际上可能比预期的更完整。此外他们还提出，ASD 患者杏仁核功能减退可能不是源于固有的神经疾病，而是他们对周围环境中情绪突显部分（emotionally salient parts）的疏忽或回避（如眼睛）（Dalton 等，2007）。

他们的研究结果需要重复，原因很多：首先，该研究的一方面往往被误解，虽然 fMRI 和眼睛注视的数据为同时收集，但二者无法直接比较，而是将眼睛注视数据作为整个大脑广义线性模型（generalized linear model，GLM）分析中的一种说明变量，这种分析在解释眼睛注视/杏仁核关系时更有论证力。第二，受试者不能伴有情绪或焦虑症状，因为可能影响杏仁核功能。尽管如此，如果研究得以重复，其结果会对 ASD 患者社交信息处理过程方面的 MRI 研究产生一定影响。在最低限度，它们将使人们重视在 ToM 研究过程中监测注意资源分配的重要性，以明确观察到缺陷不仅仅是注意力不集中的结果。概括地说，这将动摇有关 ASD 的皮质下结构（如杏仁核）发病机制假说。

无论如何，ASD 的杏仁核解释还缺少一点：怎样解释负性情绪和情绪调节异常。遗憾的是，目前我们很少谈及负性情绪、ASD 和杏仁核功能是怎样关联的，因为几乎没有正式的观察 ASD 抑郁和焦虑的 MRI 研究。一个值得注意的例外是 Juranek 等（2006）的一项最新研究报告，杏仁核体积增大和粗测的负性情绪严重程度（由儿童行为评定量表的子量表量化）之间显著相关。杏仁核功能代表一种重要的个体差异变量，反映在与他人交往时内部的情绪体验和社会情感的不一致，而不代表广义的 ASD 内表型。

内侧前额叶皮质

来自多种试验任务和感觉领域的证据都集中于内侧前额叶皮质（mPFC）在 ToM 和视角选择方面所起的作用（Schultz 和 Robins，2005）。这些资料大多来自 ASD 的研究，在这些研究中，mPFC 活动明显减少。虽然研究不同，但大都定位于第 8 或第 9 布罗德曼区内某个位置活动减少。例如，Gallagher 等（2000）给 ASD 患者组和对照组呈现一系列的卡通图片，让他们推断出角色具体的想法和意图。对于一些需要心理状态推断的卡通图片，ASD 组表现出 mPFC 活动减少，而对于那些非心理状态推断的图片则没有这种现象。

关于 ToM 有一系列有趣的研究，聚焦于大多数人以一种明显深思熟虑的模式将物体与形态趋于人格化。Heider 和 Simmel（1994）最早发现了这种现象，他们创造了动画描绘的几何图形，代表特异的手势和情感，如攻击和嬉戏。Klin（2000）围绕这些视频开发出一项评估，被称为社会属性任务（Social Attribution Task，SAT）。他表示 ASD 患者不易对这些视频做出社会性推断，更可能用刻板机械的方式来解释。

Schultz 等（2003）采用改良版 SAT 来识别非临床样本的 ToM 脑区，作为一个控制条件，令受试者观察以非交流方式移动的图形。他们发现在社会性动画条件时很多脑区活动增加，包括梭状回、颞上回、杏仁核和 mPFC（这些结果于2008 年被 Vanderwal 等重复）。在另一项研究中，Schultz 等（2008；待发表）发现 ASD 患者所有这些脑区活动降低。Castelli 等（2000，2002）采用 Heider 和 Simmel 任务的改编版，也报告了ASD 患者 mPFC 活动降低。

Castelli 等（2002）得出结论，mPFC 和颞叶"可以被认为是大脑思维化网络的基础，不受任务和形式支配"。这个结论提示了一个重要话题——mPFC 功能水平作为一个不连续模块对 ToM 起帮助作用，或作为一些无需特定于 ToM 的次要过程的替代工具。迄今为止，少量研究显示在理解语言信息时，mPFC 在社会视角的选择上起一定作用。在一项 ASD 的早期 mPFC 研究中，Fletcher 等（1995）使用简短的社会故事要求受试者推断不同的角色和事件（在屏幕上打出文字的形式）（Happé 等，1996）。Gallagher 等（2000）的一次非临床样本研究中采用了同样的刺激，他们发现在社会性较非社会性的故事理解期间mPFC 活动增强。Neiminen-Von Wendt 等（2003）报道，在收听 Happé 的社会故事任务变化时，ASD 患者 mPFC 活动降低。

虽然有 Castelli 等的结论和上述研究，但mPFC 和 ToM 之间的联系需要更精确的认知理论，即关于个体如何做出社会性推断。汇集来源于以视觉和语言为基础的任务资料，能为 ToM特异性功能方面的见解提供可信性，但并不太清楚 ASD 的 ToM 缺陷是否从属于其他认知损害，特别是执行功能领域。用 Frith 的话说（2000），"很明显我们需要更多针对局限性损害的患者研究，也需要开发出针对有别于一般性理解问题的思维障碍方面的测查工具。"

ASD、模仿和镜像神经元系统

最近围绕 ASD 症状和被称为镜像神经元系统（MNS）的脑区之间的关系产生了不少推测。已证明 MNS 对特定身体运动感知和执行较敏感。该领域的研究以 Gallese 等人（1996）为先驱，他在测量猕猴 F5 脑区（运动前区皮质；人类额下回同系物）单个细胞后发现，F5 脑区内某些细胞对观察特异身体运动和完成相同运动时有反应。带有"镜像"性质的神经元也曾在顶下回和颞上回皮质被发现（Fogassi 等，2005；Keysers 和Gazzola，2006）。这 3 个脑区一起被称为 MNS。

人类神经影像研究很快开始关注灵长类动物的活动，并集中在类似的大脑结构上。近 10 年来，曾有很多关于 MNS 功能和发展轨迹的推测，大量研究者提出这些细胞可能一起工作，处理有关运动和手势的信息（Carr 等，2003；Dapretto等，2006；Fogassi 等，2005；Gallese 等，2004）。如果是这样，这一作用强烈地提示人们如何用自己的运动体验来解释他人的运动，反之亦然（Hurley 和 Chater，2005）。最近科学家已经开始推测 MNS 可能在对社会信息的解释上起作用（Rogers 和 Williams，2006；Hurley 和 Chater，2005）。

如果 MNS 确实支持社会交往，随之可以推测它在 ASD 患者当中存在功能异常——这的确得到了不少研究者的赞同（Gallese，2006）。电生理和血流动力学影像报告越来越多地支持 ASD 和MNS 功能异常之间的联系（Bernier 等，2007；Dapretto 等，2006；Hadjikhani 等，2006；Nishitani 等，2004；Oberman 等，2005；Théoret 等，2005；Williams 等，2006）。然而，这很明显是一个新的研究领域，但关键问题尚未解决。

抛开 ASD 研究，人们对 MNS 准确功能理论的关注越来越多。尽管大量报告把 MNS 功能和社会理解联系在一起，但几乎没有强有力的研究验证这一点。在最新一篇关于 MNS 和动作理解的综述中，Hickock（2009）主张 MNS 活动可能反映了"纯粹的巴甫洛夫联想（Pavlovian association）"，也可能仅仅是"感觉运动配对"。事实上，MNS 研究主要包含被动感知或需要本身做出与社会理解有关还是无关的决策，这些任务可能具有社会感知成分——如面部表情感知——往往涉及任务需求最少时的静态显示（Dapretto 等，2006）。由于该课题的资料缺乏，可能使得 MNS 活动最终被理解为一种神经反射，与动作理解没什么明显联系。

Herrington 等最近定位了这一问题，他设计了一个任务，测试试验间对简单运动反应的差异。他们的研究要求受试者判断方向，即用一连串亮点组成形象的走路方向。打乱亮点轨迹会令任务更困难，人为造成受试者反应错误。虽然颞上回和颞下回（inferior temporal gyrus，ITG）组成 MNS，并对走路图像条件敏感（与对照刺激相比），但走路图像任务精确预测了颞上回激活而不是 ITG（见图 36.2）。这些资料提供了第一手证据，直接将 MNS 活动与对人类活动精确的感知联系起来，同时提示 MNS 结节可能在这个功能上存在某些差异。

MNS 理论的第二个限制与 ASD 患者模仿缺陷的文献有关。ASD 的 MNS 理论背后的关键前提是童年模仿游戏在培养社交手势理解上的作用（Rogers 和 Williams，2006）。这个前提背后一个假定的因果链始于 MNS 受损，导致模仿缺陷，最终抑制社会发展和理解。这个因果链的问题是 ASD 患者模仿缺陷的文献十分含糊——缺陷出现在一些功能领域而非其他方面，可能仅仅局限于大部分自发模仿方面（Rogers 和 Williams，2006）。Hamilton 等（2007）在一项研究中采用各种基本模仿任务来举例说明了这点，这些任务与推定的 MNS 功能的有关。他们发现 ASD 患者在这些任务上的表现没有不同。另一方面，Bernier 等（2007）采用难度高一些的模仿方法，发现 ASD 和对照组之间存在明显模仿差异，这可以反过来预测 MNS 活动。这些研究最终集中于识别围绕 ASD 患者可能存在的 MNS 异常的具体参数的重要性，包括注意和动机的影响。

ASD 与大脑连接性

MRI 较高的空间分辨率非常适合区分特定的大脑结构，然而专注于局部结构和功能可能模糊大脑皮质网的突变性质。使用 MRI 研究 ASD 的人们越来越担心，就像一个人只在最近的路灯下寻找自己丢失的钥匙。研究员可能过于依靠 MRI 技术最直接的用途。如果是在我们希望了解的系统原理而不是我们曾经了解的工具的指导下，那么将来关于 ASD 的神经生物学研究可能更富有成效。这些原理明显有利于分散的皮质系统分析（Belmonte 等，2004a），MRI 能用多种方式测量这个系统——即通过基于 sMRI 和 DTI 的方法测量皮质体积和组织以及估计交叉时间大脑影像信号间的相互关联。

梭状回、杏仁核和颞上回间的连接性

上文提到的两个脑区——梭状回和杏仁核——共享大量的结构和功能联系（Amaral 和 Price，1984），它们各自的作用看起来截然不同却又相互重叠——梭状回和 STG/STS 一起调节不同身份识别的认知，杏仁核作为一种快速编码系统，用于情绪上激活知觉对象，包括表情（Zald，2003）。一些研究强调了它们各自独立的作用，在这些研究中，梭状回受损的个体仍然可以完成面部表情识别任务（Tranel 等，1988；Wada 和 Yamamoto，2001）。

然而，梭状回和杏仁核表现出功能和结构相关联。我们假定梭状回活动通过杏仁核输入增强（Morris 等，1998a，1998b；Schultz，2005；Vuilleumier 等，2004），支持这个假说的资料主

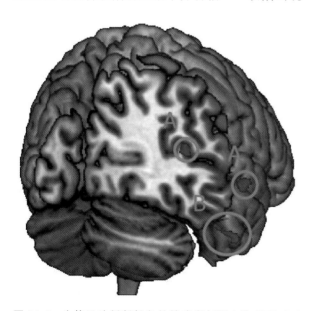

图 36.2　个体运动判断任务的精确度与颞上沟 STS（**A**）及颞下回 ITG（**B**）活动增强有关。颞上沟已被证明对个体运动差异敏感并且可以通过"镜像神经元系统"的结节来计数（Keysers and Gazzola，2006），经 Herrington 等授权使用（见彩图 36.2）。

要来自于损伤性的研究（Anderson 和 Phelps，2001；Vuilleumier 等，2004）。到目前为止，关于这个课题的试验很少采用功能性连接分析（这代表这类研究重要的方向）。我们发现非临床样本在面部表情辨别任务期间（与房间辨别有关）杏仁核和梭状回活动的关联性增加（Schultz 等，2005）。另外，与 ASD 试验组相比，对照组梭状回与杏仁核间的联系明显增加。

关于梭状回/杏仁核间连接性的资料也始于 DTI 研究。Jou 等（2007）比较了 10 例 ASD 患者和 10 名对照组（年龄和 IQ 匹配）各向异性分数（fractional anisotrophy，FA）资料。ASD 组显示沿着胼胝体（corpus callosum，CC）、上纵束（superior longitudinal fasciculus，SLF）和下纵束（inferior longitudinal fasciculus，IFL）FA 减小（指白质完整性减小）。IFG 与梭状回和杏仁核相连，该脑区 FA 减小强烈提示这些脑区连接异常，另外两项研究也发现 ASD 患者梭状回/杏仁核连接异常。Barnea-Goraly 等（2004）报道一例 ASD 患者 FA 沿着颞回中部减弱，直接邻近 FG。这一现象集中出现在接近 ILF 和额枕下束附近，但是作者没有提供该病例的成像资料。Keller 等（2007）还报道右侧内囊肢体后部完整性降低。这个领域覆盖了大量的白质束，包括 SLF 和 ILF。

远程连接

集中证据表明，远程连接在 ASD 特别容易受影响。大量 MRI 研究提示，ASD 患者胼胝体（CC）完整性降低（Alexander 等，2007；Barnea-Goraly 等，2004；Herbert 等，2004；Jou 等，2007）。CC 是两个大脑半球间交流的重要通道，由大量长时程纤维组成（Witelson，1989）。这个异常的含义非常广泛，因为大量的认知操作要求两个大脑半球的协调（Banich，2004）。在最新的 DTI 研究中，Alexander 等（2007）报道 CC 径向扩散系数增加（反映白质减少），和神经心理学测查的处理速度以及整体表现呈负相关，但只有 ASD 患者如此。通过社交相互作用量表（Social Reciprocity Scale）来衡量，径向扩散系数也与社交受损程度有关。Just 等（2004）测查了句子理解任务期间的大脑活动，发现在多种语言结构间大脑半球相互连接性减少。这些发现共同为 ASD

的 CC 异常提供了强有力的证据，只是这种异常到何种程度才对 ASD 具有特异性还不清楚。

远程连接异常也见于大脑半球内。血流动力学影像（正电子发射断层成像，PET）研究显示，ASD 患者脑区间相互联系减少，提示功能完整性和连接性降低（Horwitz 等，1988）。最近几年，至少有 6 篇报道使用 fMRI 并发现远程功能性连接减少的程度。Just 和同事有大量报道显示，在 ASD 患者中，大范围皮质过程节点的 fMRI 激活时间序列同步性较差（Cherkassky 等，2006；Just 等，2004，2007；Kana 等，2006；Koshino 等，2005）。远程协调性减低与之前孤独症在心理实验理论中的 PET 研究一致（Castelli 等，2002）。

这些研究结果尤其与 ASD 临床表现一致。Belmonte 等（2004b）描述了局部/远程连接失衡如何广泛调整感知功能，以至于环境中看来微小的信息就能终止选择的广泛认知过程。原则上，这种失衡包含多种分析水平的症状，从运动连贯性异常到癫痫合并症，可能的行为表现与中枢连贯性降低一致，其来源可能被分配给刺激或语言含义的整体过程，而不是分配给片段的刺激（Belmonte 等，2004a；Frith，1989）。

很明显这些结果需要更为详细的分析，尤其是短程和远程连接数量的差异最终将被证实太粗略。如何精确地描绘和分类这些连接（如长程和短程对比）？如何更好地描述符合已知神经元发育的过程？有没有特定远程和短程系统受到影响，或它们是否因人而异，遵循个体行为差异？如下所述，要回答这些问题需要广泛应用精益求精的分析方法，以识别并区分多等级神经系统。

ASD 的神经影像研究：未来的研究方向

虽然已有 20 多年的大脑影像资料，但这个领域还是期待收集特异性、强有力的核心 ASD 病理学模型——本章描述过几个有意义的候选模型，对将来的研究具有启发性指导作用。回顾这些资料时，我们很容易因为大脑结构和过程的多样性，以及无法确定是病因学还是附带现象而困扰。然而近几年我们已经见证了 ASD 模型很大的跨越——预示着识别 ASD 生物标记的美好前景。尤其是汇聚关于白质异常和连接性损坏的遗传、sMRI、fMRI 和 DTI 资料，提示了这个领域正在了解如何富有成效地把多源性资料整合在一起。当然，探索 ASD 连接数量可能是今后 10 年研究的焦点。

本节涉及 ASD 脑研究领域的地方可能还会进展，请注意在小结中我们明确的观点：该领域的未来在于大规模地发展分析技术，以更加有效地从 MRI 提供的复杂信号中提取信息。

功能性连接

我们需要注意 fMRI 信号在测量上具有其固有的缺憾。因为典型的 fMRI 取样率比血氧改变快一些，这些改变自身的强度慢于神经元间连接性的时间尺度。然而，使用 fMRI 分析连接性越来越普及。最直接的连接性分析一直是多元回归分析，即通过试验性任务和具体感兴趣脑区的相互作用来预测体素间的活动（Friston 等，1997）。虽然没有除外其并发症，但它在计算上与大多数 fMRI 研究的实施等效；我们希望看到它更为常规的在 ASD 研究中使用。

连接性分析丰富了我们对大脑功能的综合理解，看起来特别适合 ASD 研究。人们对社会性大脑结节间的连接尤为感兴趣，包括杏仁核、梭状回、颞上回/沟，以及部分前额叶皮质。虽然 ASD 研究领域有助于拓展我们对这些脑区作用的认识，但是对于它们是如何相互作用的，我们还是知之甚少。

fMRI 模式分析

功能性的影像分析一般涉及大量的单变量统计学——重复应用基于 GLM 的分析预测来自全脑个体体素的信号。新方法也正在涌现，它将体素整体样本视为一个多变量框架，这样最终可能被证实对 ASD 临床亚型和症状分类更具有敏感性和特异性。一些方法已经使我们对大脑模块的认识更加精确，尤其在视觉皮质（Haxby 等，2000，2001，2001；Norman 等，2006）。Haxby 等的工作显示，研究者综合报道的基础 fMRI 认知任务中大脑的"开关"反应可能是在更多复杂模式活动上的叠加，在那里一系列的组织看起来只服务于一种功能，但实际上在其他功能中也起着作用（Norman 等，2006）。Haxby 的结果来自 fMRI 数据分析模式，模式分析涉及在分类模型

发展对一组输入特征进行筛选和加权。关于 fMRI，输入特征是由一组推测或其他技术选择的体素组成，如传统的体素 GLM 一样（虽然有更多复杂的特征选择过程可供使用）。分类模型通过在预测随后的观察中测试其信度和效度来验证（如 fMRI 运行中额外的数据块）。

如果考虑 ASD 腹侧流异常（ventral stream abnormalities）的结果模式，那么 ASD 研究的相关技术便会获得关注。一些证据显示 ASD 患者面孔识别缺陷不是由于损伤样梭状回功能缺乏，而是由于梭状回和邻近脑区的对视觉任务的再分配，所用的方法可能最终证明是无效的（Grelotti 等，2005；Schultz 等，2000b）。虽然还没有相关应用，但模式分析看起来可以对这一假说做进一步验证。

多态模式分析

服从于模式分析的"特征"不需要完全由成像技术资料组成。一篇前沿的文献已经使用模式分类，按照以 sMRI 和 DTI 为基础的多种指数联合作为参考，将属于特定临床试验组的个体分类（Davatzikos 等，2008；Fan 等，2008；Verma 等，2008；Wang 和 Verma，尚未发表的数据）。这种方法关键的优势在于它同时选择能最大程度预测某个团队的成员（如 ASD 组或对照组）的通道和特征（如独立的脑区）。来自 fMRI 的资料（如参数评估图）很适合包含在这类分析中。已证明这种技术对识别并捕获 ASD 特异性大脑异常的最相关信息的 MRI 形式（fMRI、DTI 等）非常有益。

整合遗传学

最近遗传学的进展提示，异常的细胞内交流可以代表 ASD 的内表型（Glessner 等，2009；Jamain 等，2003；O'Roak 和 State，2008；Sebat，2007）。然而到目前为止没有 ASD 研究把遗传学与 MRI 数据结合起来。fMRI 资料和多组遗传信息的整合技术已经有了长足发展。Liu 等（2009）采用一种被称为平行的独立成分分析（independent component analysis，ICA）的方法隔离因小组功能不同而各异的 fMRI 和单核苷酸多态性（SNP）（在他们的病例中，精神分裂症 vs. 对照组）。这种方法采用来自不同模态的独立成分，影响并抑制贯穿两种模态的终末因素计算。

他们的资料将一组 10 SNPs 和信号从顶叶团块中分离开，而这在两组间具有显著性差异。这种分析看来非常适合 ASD 的神经生物学研究，许多常见和稀有的遗传变异都可能起作用。

个体差异范围

本章到目前为止似乎常将孤独谱系障碍（ASD）视为一个单一的概念，但很显然不是这样（Geschwind，2008）。围绕 ASD 的 3 个诊断代表了一个特定的临床范围，当然还有其他很多方面。ASD 越来越多的使用代替了它们的实际（DSM-Ⅳ）诊断，这反映了孤独症研究者间对哪种分类方法更能涵盖当前症状的多样性还存在很大的分歧。

未来对 ASD 研究的关键应该是使用神经影像学进一步界定孤独症的潜在范畴。例如，它可能是 ASD 整体智力问题，结构与大脑半球间远程连接异常有关，但这种异常与脑区局部连接的交互作用增强了某些特殊能力（或许可以解释特殊才能）。有可能这种交互作用本身受到特定个体的特异性基因重叠介导，一种影响远程轴突的生长，另一种增强锥体细胞间的局部关联。这里的重点不在于是否应该探寻这些特定推测（虽然我们认为这将收获颇丰），而是看小样本个体中的单一功能。ASD 的神经影像学研究将同时考虑疾病多面性的方法而受益。

在一篇研究环境对遗传介导性疾病影响的权威论文中，Rutter 等（2001）强调了招募大量受试者以及研究策略设计（可能跨多个研究领域）的重要性。我们要证明像孤独症那样多重病因的复杂疾病，带有很多重要的基因位点及基因间交互作用，实际上需要大量的数据资源。像孤独症遗传资源交换数据库（Autism Genetic Resource Exchange，ARGE）这样的工作就反映了这种不断增长的需求（Geschwind 等，2001）。挑战成为一种可用性资源，这是常有的事。在某些方面，这种探寻随着技术的进步和 MRI 的普遍应用而更加容易——仅仅过了几年时间，我们获得 sMRI 和 DTI 数据的速度就快了许多，而计算能力的提高也使得分析速度更加迅疾。

然而，难以想象有一个领域短期内会有显著进步——ASD 表型和诊断。评估 ASD 研究的金标准最低限度地依靠孤独症诊断观察表（Autism Diagnostic Observation Schedule）（Lord 等，2000）和孤独症诊断量表-修订版（Autism Diagnostic Inventory-Revised）（Lord 等，1994）。这些工具操作起来一般需要 2～4 小时，还应由一名临床专家来确诊，额外增加时间和资源的负担。如果加入很多 ASD 症状学其他维度的标准，则受过训练的工作人员和临床医生往往至少需要 2 天。再加上其他需要的资源（如广泛募集受试者），以及每名发育障碍的患者需要在 MRI 里待 1 个多小时，这些困难使得大样本的 ASD 影像学研究让人望而生畏。但是，ASD 的多维研究最终将在科学家和实验室广泛合作中获得很大收益。

框 36.1　"社会脑"的关键结节

- 杏仁核
- 梭状回
- 颞上沟/回
- 腹内侧前额叶皮质（VMPFC）

框 36.2　级联假说：从基因到大脑系统

分析水平	结果
基因	• 普遍和罕见变异影响染色体发育（Abrahams and Geschwind，2008；Bucan et al.，2009；Glessner et al.，2009；Wang et al.，in press）
神经元	• 异常的微型柱结构（Casanova et al.，2002，2006）
通路	• 白质增加的广泛模式（Courchesne et al.，2001；Herbert et al.，2003） • 白质减少的局灶性模式（e.g. corpus callosum；Chung et al.，2004；Egass et al.，1995；Piven et al.，1997）
脑连接性	• 神经元之间大范围连接的减少（Cherkassky et al.，2006；Just et al.，2004，2007；Kana et al.，2006；Koshino et al.，2005）

参考文献

Abrahams B S and Geschwind D H. 2008. Advances in autism genetics: On the threshold of a new neurobiology. *Nat Rev Genet* **9**, 341–55.

Adolphs R. 2003. Cognitive neuroscience of human social behaviour. *Nat Rev Neurosci* **4**, 165–78.

Alexander A L, Lee J E, Lazar M, *et al.* 2007. Diffusion tensor imaging of the corpus callosum in Autism. *Neuroimage* **34**, 61–73.

Allison T, Puce A, and McCarthy G. 2000. Social perception from visual cues: Role of the STS region. *Trends Cogn Sci* **4**, 267–78.

Amaral D G and Price J L. 1984. Amygdalo-cortical projections in the monkey (*Macaca fascicularis*). *J Comp Neurol* **230**, 465–96.

American Psychiatric Association. 2000. *Diagnostic and Statistical Manual of Mental Disorders DSM-IV-TR Fourth Edition (Text Revision)*. Washington, DC: American Psychiatric Association.

Anderson A K and Phelps E A. 2001. Lesions of the human amygdala impair enhanced perception of emotionally salient events. *Nature* **411**, 305–09.

Armstrong D D. 2001. Rett syndrome neuropathology review 2000. *Brain Dev* **23** (Suppl 1), S72–6.

Ashwin C, Baron-Cohen S, Wheelwright S, O'Riordan M and Bullmore E T. 2007. Differential activation of the amygdala and the "social brain" during fearful face-processing in Asperger Syndrome. *Neuropsychologia* **45**, 2–14.

Aylward E H, Minshew N J, Goldstein G, *et al.* 1999. MRI volumes of amygdala and hippocampus in non-mentally retarded autistic adolescents and adults. *Neurology* **53**, 2145–50.

Bailey A, Le Couteur A, Gottesman I, *et al.* 1995. Autism as a strongly genetic disorder: Evidence from a British twin study. *Psychol Med* **25**, 63–77.

Bailey A, Luthert P, Dean A, *et al.* 1998. A clinicopathological study of autism. *Brain* **121**, 889–905.

Bailey A, Phillips W and Rutter M. 1996. Autism: Towards an integration of clinical, genetic, neuropsychological, and neurobiological perspectives. *J Child Psychol Psychiatry All Discip* **37**, 89–126.

Banich M. 2004. *Cognitive Neuroscience and Neuropsychology*. Boston, MA: Houghton Mifflin,

Barlow H and Tripathy S P. 1997. Correspondence noise and signal pooling in the detection of coherent visual motion. *J Neurosci* **17**, 7954–66.

Barnea-Goraly N, Kwon H, Menon V, Eliez S, Lotspeich L and Reiss A L. 2004. White matter structure in autism: Preliminary evidence from diffusion tensor imaging. *Biol Psychiatry* **55**, 323–6.

Barnes C L and Pandya D N. 1992. Efferent cortical connections of multimodal cortex of the superior temporal sulcus in the rhesus monkey. *J Comp Neurol* **318**, 222–44.

Baron-Cohen S, Ring H A, Wheelwright S, *et al.* 1999. Social intelligence in the normal and autistic brain: An fMRI study. *Eur J Neurosci* **11**, 1891–8.

Baron-Cohen S, Ring H, Bullmore E, Wheelwright S, Ashwin C and Williams S. 2000. The amygdala theory of autism. *Neurosci Biobehav Rev* **24**, 355–64.

Baron-Cohen S and Tager-Flusberg H. 2000. *Understanding Other Minds: Perspectives from Developmental Cognitive Neuroscience*. New York: Oxford University Press, p. 530.

Bauman M and Kemper T. 1994. *The Neurobiology of Autism*. Baltimore, MD: Johns Hopkins University Press.

Belmonte M K, Cook E H, Anderson G M, *et al.* 2004a. Autism as a disorder of neural information processing: directions for research and targets for therapy. *Mol Psychiatry* **9**(7), 646–63.

Belmonte M K, Allen G, Beckel-Mitchener A, Boulanger L M, Carper R A and Webb S J. 2004b. Autism and abnormal development of brain connectivity. *J Neurosci* **24**, 9228–31.

Bernier R, Dawson G, Webb S and Murias M. 2007. EEG mu rhythm and imitation impairments in individuals with autism spectrum disorder. *Brain Cogn* **64**, 228–37.

Bertone A and Faubert J. 2006. Demonstrations of decreased sensitivity to complex motion information not enough to propose an autism-specific neural etiology. *J Autism Devptl Disord* **36**, 55–64.

Bertone A, Mottron L, Jelenic P and Faubert J. 2003. Motion perception in autism: A "complex" issue. *J Cogn Neurosci* **15**, 218–25.

Bigler E D, Mortensen S, Neeley E S, *et al.* 2007. Superior temporal gyrus, language function, and autism. *Devptl Neuropsychol* **31**, 217–38.

Boddaert N, Chabane N, Gervais H, *et al.* 2004. Superior temporal sulcus anatomical abnormalities in childhood autism: A voxel-based morphometry MRI study. *Neuroimage* **23**, 364–9.

Boddaert N, Belin P, Chabane N, *et al.* 2003. Perception of complex sounds: Abnormal pattern of cortical activation in autism. *Am J Psychiatry* **160**, 2057–60.

Bucan M, Abrahams B S, Wang K, *et al.* 2009. Genome-wide analyses of exonic copy number variants in a family-based study point to novel autism susceptibility genes. *PLoS Genet* **5**, e1000536.

Burmeister M, McInnis M G and Zöllner S. 2008. Psychiatric genetics: Progress amid controversy. *Nat Rev Genet* **9**, 527–40.

Carr L, Iacoboni M, Dubeau M, Mazziotta J C and Lenzi G L. 2003. Neural mechanisms of empathy in humans: A relay from neural systems for imitation to limbic areas. *Proc Natl Acad Sci U S A*, **100**, 5497–502.

Casanova M F, Buxhoeveden D P, Switala A E and Roy E. 2002. Minicolumnar pathology in autism. *Neurology* **58**, 428–32.

Casanova M F, van Kooten I A J, Switala A E, *et al.* 2006. Minicolumnar abnormalities in autism. *Acta Neuropathol* **112**, 287–303.

Castelli F, Happe F, Frith U and Frith C. 2000. Movement and mind: A functional imaging study of perception and interpretation of complex intentional movement patterns. *Neuroimage* **12**, 314–25.

Castelli F, Frith C, Happé F and Frith U. 2002. Autism, Asperger syndrome and brain mechanisms for the attribution of mental states to animated shapes. *Brain* **125**, 1839–49.

Cherkassky V L, Kana R K, Keller T A and Just M A. 2006. Functional connectivity in a baseline resting-state network in autism. *Neuroreport* **17**, 1687–90.

Chung M K, Dalton K M, Alexander A L and Davidson R J. 2004. Less white matter concentration in autism: 2D voxel-based morphometry. *Neuroimage* **23**, 242–51.

Colle L, Baron-Cohen S, Wheelwright S and van der Lely H K J. 2008. Narrative discourse in adults with high-functioning autism or Asperger syndrome. *J Autism Devptl Disord* **38**, 28–40.

Courchesne E, Karns C M, Davis H R, *et al.* 2001. Unusual brain growth patterns in early life in patients with autistic disorder: An MRI study. *Neurology* **57**, 245–54.

Cowey A, Campana G, Walsh V and Vaina L M. 2006. The role of human extra-striate visual areas V5/MT and V2/V3 in the perception of the direction of global motion: A transcranial magnetic stimulation study. *Exp Brain Res* **171**, 558–62.

Critchley H, Daly E, Bullmore E, *et al.* 2000. The functional neuroanatomy of social behaviour: Changes in cerebral blood flow when people with autistic disorder process facial expressions. *Brain* **123**, 2203–12.

Dakin S and Frith U. 2005. Vagaries of visual perception in autism. *Neuron* **48**, 497–507.

Dalton K M, Nacewicz B M, Alexander A L and Davidson R J. 2007. Gaze-fixation, brain activation, and amygdala volume in unaffected siblings of individuals with autism. *Biol Psychiatry* **61**, 512–20.

Dalton K M, Nacewicz B M, Johnstone T, *et al.* 2005. Gaze fixation and the neural circuitry of face processing in autism. *Nat Neurosci* **8**, 519–26.

Dapretto M, Davies M S, Pfeifer J H, *et al.* 2006. Understanding emotions in others: Mirror neuron dysfunction in children with autism spectrum disorders. *Nat Neurosci* **9**, 28–30.

Davatzikos C, Fan Y, Wu X, Shen D and Resnick S M. 2008. Detection of prodromal Alzheimer's disease via pattern classification of magnetic resonance imaging. *Neurobiol Aging* **29**, 514–23.

Davidson R, Lewis D, Alloy L, *et al.* 2002. Neural and behavioral substrates of mood and mood regulation. *Biol Psychiatry* **52**, 478–502.

Dumoulin S, Bittar R, Kabani N, *et al.* 2000. A new anatomical landmark for reliable identification of human area V5/MT: A quantitative analysis of sulcal patterning. *Cerebral Cortex* **10**, 454–63.

Egass B, Courchesne E and Saitoh O. 1995. Reduced size of corpus callosum in autism. *Arch Neurol* **52**, 794–801.

Fan Y, Batmanghelich N, Clark C M and Davatzikos C. 2008. Spatial patterns of brain atrophy in MCI patients, identified via high-dimensional pattern classification, predict subsequent cognitive decline. *Neuroimage* **39**, 1731–43.

Fletcher P, Happe F, Frith U, *et al.* 1995. Other minds in the brain: A functional imaging study of "theory of mind"

in story comprehension. *Cognition* **57**, 109–28.

Fogassi L, Ferrari P F, Gesierich B, Rozzi S, Chersi F and Rizzolatti G. 2005. Parietal lobe: From action organization to intention understanding. *Science* **308**, 662–7.

Friston K, Buechel C, Fink G, Morris J, Rolls E and Dolan R. 1997. Psychophysiological and modulatory interactions in neuroimaging. *Neuroimage* **6**, 218–29.

Frith C and Frith U. 2000. Understanding other minds: Perspectives from developmental cognitive neuroscience. In Baron-Cohen, S and Tager-Flusberg H (Eds.) *Understanding Other Minds: Perspectives from Developmental Cognitive Neuroscience* (2nd ed.). New York, NY: Oxford University Press, pp. 334–56.

Frith U. 1989. *Autism: Explaining the Enigma.* Oxford, UK: Basil Blackwell.

Gallagher H, Happe F, Brunswick N, Fletcher P, Frith U and Frith C. 2000. Reading the mind in cartoons and stories: An fMRI study of "theory of the mind" in verbal and nonverbal tasks. *Neuropsychologia* **38**, 11–21.

Gallese V. 2006. Intentional attunement: A neurophysiological perspective on social cognition and its disruption in autism. *Brain Res* **1079**, 15–24.

Gallese V, Fadiga L, Fogassi L and Rizzolatti G. 1996. Action recognition in the premotor cortex. *Brain* **119**, 593–609.

Gallese V, Keysers C and Rizzolatti G. 2004. A unifying view of the basis of social cognition. *Trends Cogn Sci* **8**, 396–403.

Geschwind D H. 2008. Autism: Many genes, common pathways? *Cell* **135**, 391–5.

Geschwind D H, Sowinski J, Lord C, *et al.* 2001. The autism genetic resource exchange: A resource for the study of autism and related neuropsychiatric conditions. *Am J Human Genet* **69**, 463–6.

Ghaziuddin M and Gerstein L. 1996. Pedantic speaking style differentiates Asperger syndrome from high-functioning autism. *J Autism Devptl Disord* **26**, 585–95.

Glessner J T, Wang K, Cai G, *et al.* 2009. Autism genome-wide copy number variation reveals ubiquitin and neuronal genes. *Nature* **459**, 569–73.

Grelotti D, Gauthier I and Schultz R. 2002. Social interest and the development of cortical face specialization: What autism teaches us about face processing. *Devptl Psychobiol* **40**, 213–25.

Grelotti D J, Klin A J, Gauthier I, *et al.* 2005. fMRI activation of the fusiform gyrus and amygdala to cartoon characters but not to faces in a boy with autism. *Neuropsychologia* **43**, 373–85.

Groen W B, Zwiers M P, van der Gaag R and Buitelaar J K. 2008. The phenotype and neural correlates of language in autism: An integrative review. *Neurosci Biobehav Rev* **32**, 1416–25.

Hadjikhani N, Joseph R M, Snyder J and Tager-Flusberg H. 2006. Anatomical differences in the mirror neuron system and social cognition network in autism. *Cerebral Cortex* **16**, 1276–82.

Hadjikhani N, Joseph R M, Snyder J, and Tager-Flusberg H. 2007. Abnormal activation of the social brain during face perception in autism. *Hum Brain Mapp* **28**, 441–9.

Hamilton A F D C, Brindley R M and Frith U. 2007. Imitation and action understanding in autistic spectrum disorders: How valid is the hypothesis of a deficit in the mirror neuron system? *Neuropsychologia* **45**, 1859–68.

Happe F, Ehlers S, Fletcher P, *et al*. 1996. "Theory of mind" in the brain: Evidence from a PET scan study of Asperger syndrome. *Neuroreport* **8**, 197–201.

Haxby J, Hoffman E and Gobbini M. 2000. The distributed human neural system for face perception. *Trends Cogn Sci* **4**, 223–33.

Haxby J, Gobbini M, Furey M, Ishai A, Schouten J and Pietrini P. 2001. Distributed and overlapping representations of faces and objects in ventral temporal cortex. *Science* **293**, 2425–30.

Haxby J, Hoffman E and Gobbini M. 2002. Human neural systems for face recognition and social communication. *Biol Psychiatry* **51**, 59–67.

Hazlett H C, Poe M, Gerig G, *et al*. 2005. Magnetic resonance imaging and head circumference study of brain size in autism: Birth through age 2 years. *Arch Gen Psychiatry* **62**, 1366–76.

Heider F and Simmel M. 1944. An experimental study of apparent behavior. *Am J Psychol* **57**, 243–59.

Herbert M R, Harris G J, Adrien K T, *et al*. 2002. Abnormal asymmetry in language association cortex in autism. *Ann Neurol* **52**, 588–96.

Herbert M R, Ziegler D A, Deutsch C K, *et al*. 2003. Dissociations of cerebral cortex, subcortical and cerebral white matter volumes in autistic boys. *Brain J Neurol* **126**, 1182–92.

Herbert M R, Ziegler D A, Makris N, *et al*. 2004. Localization of white matter volume increase in autism and developmental language disorder. *Ann Neurol* **55**, 530–40.

Herrington J D, Baron-Cohen S, Wheelwright S J, *et al*. 2007. The role of MT+/V5 during biological motion perception in Asperger Syndrome: An fMRI study. *Res Autism Spectr Disord* **1**, 14–27.

Herrington J, Nymberg C and Schultz R T. In preparation. Biological motion task performance predicts superior temporal sulcus activity.

Hickok G. 2009. Eight problems for the mirror neuron theory of action understanding in monkeys and humans. *J Cogn Neurosci* **21**, 1229–43.

Hobson R P and Bishop M. 2003. The pathogenesis of autism: Insights from congenital blindness. *Phil Trans R Soc Lond Series B Biol Sci* **358**, 335–44.

Horwitz B, Rumsey J M, Grady C L and Rapoport S I. 1988. The cerebral metabolic landscape in autism. Intercorrelations of regional glucose utilization. *Arch Neurol* **45**, 749–55.

Howard M A, Cowell P E, Boucher J, *et al*. 2000. Convergent neuroanatomical and behavioural evidence of an amygdala hypothesis of autism. *Neuroreport* **11**, 2931–5.

Hurley S and Chater N. 2005. *Perspectives on Imitation: From Neuroscience to Social Science (Vol. 1)*. Cambridge, MA: MIT Press.

Jamain S, Quach H, Betancur C, *et al*. 2003. Mutations of the X-linked genes encoding neuroligins NLGN3 and NLGN4 are associated with autism. *Nat Genet* **34**, 27–9.

Johansson G. 1973. Visual perception of biological motion and a model for its analysis. *Percept Psychophys* **14**, 201–11.

Jones W, Carr K and Klin A. 2008. Absence of preferential looking to the eyes of approaching adults predicts level of social disability in 2-year-old toddlers with autism spectrum disorder. *Arch Gen Psychiatry* **65**, 946–54.

Jorde L B, Hasstedt S J, Ritvo E R, *et al*. 1991. Complex segregation analysis of autism. *Am J Human Genet* **49**, 932–8.

Jou R, Paterson S, Jackowski A, *et al*. 2007. Abnormalities in white matter structure in autism spectrum disorders detected by diffusion tensor imaging. *Biol Psychiatry* **61**, 217S.

Juranek J, Filipek P A, Berenji G R, Modahl C, Osann K and Spence M A. 2006. Association between amygdala volume and anxiety level: Magnetic resonance imaging (MRI) study in autistic children. *J Child Neurol* **21**, 1051–8.

Just M A, Cherkassky V L, Keller T A, Kana R K and Minshew N J. 2007. Functional and anatomical cortical underconnectivity in autism: Evidence from an FMRI study of an executive function task and corpus callosum morphometry. *Cerebral Cortex* **17**, 951–61.

Just M A, Cherkassky V L, Keller T A and Minshew N J. 2004. Cortical activation and synchronization during sentence comprehension in high-functioning autism: Evidence of underconnectivity. *Brain J Neurol* **127**, 1811–21.

Kana R K, Keller T A, Cherkassky V L, Minshew N J and Just M A. 2006. Sentence comprehension in autism: Thinking in pictures with decreased functional connectivity. *Brain J Neurol* **129**, 2484–93.

Kanner L. 1943. Autistic disturbances of affective contact. *Nerv Child* **2**, 217–50.

Kanwisher N. 2000. Domain specificity in face perception. *Nat Neurosci* **3**, 759–63.

Kanwisher N, McDermott J and Chun M. 1997. The fusiform face area: A module in human extrastriate cortex specialized for face perception. *J Neurosci* **17**, 4302–11.

Keller T A, Kana R K and Just M A. 2007. A developmental study of the structural integrity of white matter in autism. *Neuroreport* **18**, 23–7.

Kemper T L and Bauman M. 1998. Neuropathology of infantile autism. *J Neuropathol Exp Neurol* **57**, 645–52.

Keysers C and Gazzola V. 2006. Towards a unifying neural theory of social cognition. *Progr Brain Res* **156**, 379–401.

Kjelgaard M M and Tager-Flusberg H. 2001. An investigation of language impairment in autism:

implications for genetic subgroups. *Lang Cogn Proc* **16**, 287–308.

Klin A. 2000. Attributing social meaning to ambiguous visual stimuli in higher-functioning autism and Asperger syndrome: The Social Attribution Task. *J Child Psychol Psychiatry All Disc* **41**, 831–46.

Klin A, Jones W, Schultz R, Volkmar F and Cohen D. 2002. Defining and quantifying the social phenotype in autism. *Am J Psychiatry* **159**, 909–16.

Klin A, Lin D J, Gorrindo P, Ramsay G and Jones W. 2009. Two-year-olds with autism orient to non-social contingencies rather than biological motion. *Nature* **459**, 257–61.

Kluver H and Bucy P. 1939. Preliminary analysis of functions of the temporal lobes in monkeys. *Arch Neurol Psychiatry* **42**, 979–1000.

Koshino H, Carpenter P A, Minshew N J, Cherkassky V L, Keller T A and Just M A. 2005. Functional connectivity in an fMRI working memory task in high-functioning autism. *Neuroimage* **24**, 810–21.

Lainhart J E. 2006. Advances in autism neuroimaging research for the clinician and geneticist. *Am J Med Genet Part C Semin Med Genet*, **142C**, 33–9.

Lee J E, Bigler E D, Alexander A L, *et al.* 2007. Diffusion tensor imaging of white matter in the superior temporal gyrus and temporal stem in autism. *Neurosci Lett* **424**, 127–32.

Liu J, Pearlson G, Windemuth A, Ruano G, Perrone-Bizzozero N I and Calhoun V. 2009. Combining fMRI and SNP data to investigate connections between brain function and genetics using parallel ICA. *Hum Brain Mapp* **30**, 241–55.

Lord C, Risi S, Lambrecht L, *et al.* 2000. The autism diagnostic observation schedule-generic: A standard measure of social and communication deficits associated with the spectrum of autism. *J Autism Devptl Disord* **30**, 205–23.

Lord C, Rutter M and Le Couteur A. 1994. Autism Diagnostic Interview-Revised: A revised version of a diagnostic interview for caregivers of individuals with possible pervasive developmental disorders. *J Autism Devptl Disord* **24**, 659–85.

Milner A D. 2006. *The Visual Brain in Action* (2nd ed.). Oxford, UK: Oxford University Press.

Morris J, Friston K, Buchel C, *et al.* 1998a. A neuromodulatory role for the human amygdala in processing emotional facial expressions. *Brain* **121**, 47–57.

Morris J, Ohman A and Dolan R. 1998b. Conscious and unconscious emotional learning in the human amygdala. *Nature* **393**, 467–70.

Morris J, Ohman A and Dolan R. 1999. A subcortical pathway to the right amygdala mediating "unseen" fear. *Proc Natl Acad Sci U S A* **96**, 1680–5.

Müller R A, Behen M E, Rothermel R D, *et al.* 1999. Brain mapping of language and auditory perception in high-functioning autistic adults: A PET study. *J Autism Devptl Disord* **29**, 19–31.

Newsome W and Pare E. 1988. A selective impairment of motion perception following lesions of the middle temporal visual area (MT). *J Neurosci* **8**, 2201–11.

Nieminen-von Wendt T, Metsähonkala L, Kulomäki T, *et al.* 2003. Changes in cerebral blood flow in Asperger syndrome during theory of mind tasks presented by the auditory route. *Eur Child Adolesc Psychiatry* **12**, 178–89.

Nishitani N, Avikainen S and Hari R. 2004. Abnormal imitation-related cortical activation sequences in Asperger's syndrome. *Ann Neurol* **55**, 558–62.

Norman K A, Polyn S M, Detre G J and Haxby J V. 2006. Beyond mind-reading: multi-voxel pattern analysis of fMRI data. *Trends Cogn Sci* **10**, 424–30.

Oberman L M, Hubbard E M, McCleery J P, Altschuler E L, Ramachandran V S and Pineda J A. 2005. EEG evidence for mirror neuron dysfunction in autism spectrum disorders. *Cogn Brain Res* **24**, 190–8.

Oram M W and Perrett D I. 1996. Integration of form and motion in the anterior superior temporal polysensory area (STPa) of the Macaque monkey. *J Neurophysiol* **76**, 109–29.

O'Roak B J and State M W. 2008. Autism genetics: Strategies, challenges, and opportunities. *Autism Res Off J Int Soc Autism Res* **1**, 4–17.

Pellicano E and Gibson L Y. 2008. Investigating the functional integrity of the dorsal visual pathway in autism and dyslexia. *Neuropsychologia* **46**, 2593–6.

Pellicano E, Gibson L, Maybery M, Durkin K, and Badcock D R. 2005. Abnormal global processing along the dorsal visual pathway in autism: A possible mechanism for weak visuospatial coherence? *Neuropsychologia* **43**, 1044–53.

Pelphrey K A, Morris J P, McCarthy G and Labar K S. 2007. Perception of dynamic changes in facial affect and identity in autism. *Soc Cogn Affect Neurosci* **2**, 140–9.

Pelphrey K A, Viola R J and McCarthy G. 2004. When strangers pass: Processing of mutual and averted social gaze in the superior temporal sulcus. *Psycholog Sci* **15**, 598–603.

Pinkham A E, Hopfinger J B, Pelphrey K A, Piven J and Penn D L. 2008. Neural bases for impaired social cognition in schizophrenia and autism spectrum disorders. *Schizophr Res* **99**, 164–75.

Piven J, Arndt S, Bailey J, Havercamp S, Andreasen N C and Palmer P. 1995. An MRI study of brain size in autism. *Am J Psychiatry* **152**, 1145–9.

Piven J, Palmer P, Jacobi D, Childress D and Arndt S. 1997. Broader autism phenotype: Evidence from a family history study of multiple-incidence autism families. *Am J Psychiatry* **154**, 185–90.

Puce A, Allison T, Gore J C and McCarthy G. 1995. Face-sensitive regions in human extrastriate cortex studied by functional MRI. *J Neurophysiol* **74**, 1192–9.

Puce A and Perrett D. 2003. Electrophysiology and brain imaging of biological motion. *Phil Trans R Soc Lond Series B Biol Sci* **358**, 435–45.

Redcay E. 2008. The superior temporal sulcus performs a common function for social and speech perception: Implications for the emergence of autism. *Neurosci Biobehav Rev* **32**, 123–42.

Redcay E and Courchesne E. 2005. When is the brain enlarged in autism? A meta-analysis of all brain size reports. *Biol Psychiatry* **58**, 1–9.

Ringo J L. 1991. Neuronal interconnection as a function of brain size. *Brain Behav Evol* **38**, 1–6.

Robins D L, Hunyadi E and Schultz R T. 2009. Superior temporal activation in response to dynamic audio-visual emotional cues. *Brain Cogn* **69**, 269–78.

Rogers S and Williams J G. 2006. *Imitation and the Social Mind: Autism and Typical Development*. New York, NY: Guilford Press.

Rutter M, Pickles A, Murray R and Eaves L. 2001. Testing hypotheses on specific environmental causal effects on behavior. *Psychol Bull* **127**, 291–324.

Sasson N J, Turner-Brown L M, Holtzclaw T N, Lam K S L and Bodfish J W. 2008. Children with autism demonstrate circumscribed attention during passive viewing of complex social and nonsocial picture arrays. *Autism Res* **1**, 31–42.

Schultz R T. 2005. Developmental deficits in social perception in autism: The role of the amygdala and fusiform face area. *Int J Devptl Neurosci* **23**, 125–41.

Schultz R T, Gauthier I, Klin A, *et al.* 2000b. Abnormal ventral temporal cortical activity during face discrimination among individuals with autism and Asperger syndrome. *Arch Gen Psychiatry* **57**, 331–40.

Schultz R T, Grelotti D, Klin A, *et al.* 2003. The role of the fusiform face area in social cognition: Implications for the pathobiology of autism. *Phil Trans R Soc London B* **358**, 415–27.

Schultz R T, Grupe D W, Hunyadi E, Jones W, Wolf J M and Hoyt E. 2008. *The Effect of Task Differences on FFA Activity in Autism Spectrum Disorders*. Paper Presented at the International Meeting for Autism Research, London, UK, May 2008.

Schultz R T, Hunyadi E, Conners C and Pasley B. 2005. *fMRI Study of Facial Expression Perception in Autism: The Amygdala, Fusiform Face Area and their Functional Connectivity*. Paper presented at the annual meeting of the Organization for Human Brain Mapping, 12–16 June 2005.

Schultz R T and Robins D. 2005. Functional neuroimaging studies of autism spectrum disorders. In Volkmar F, Klin A (Eds.), *Handbook of Autism and Pervasive Developmental Disorders* (3rd ed.). New York, NY: John Wiley and Sons. pp. 515–22.

Schultz R T, Romanski L M and Tsatsanis K D. 2000a. Neurofunctional models of autistic disorder and

Asperger syndrome: Clues from neuroimaging. In Klin A, Volkmar F, Sparrow S (Eds.), *Asperger Syndrome*. New York, NY: Guilford Press, pp. 172–209.

Sebat J. 2007. Major changes in our DNA lead to major changes in our thinking. *Nat Genet* **39** (7 Suppl), S3–5.

Seltzer B and Pandya D N. 1994. Parietal, temporal, and occipital projections to cortex of the superior temporal sulcus in the rhesus monkey: A retrograde tracer study. *J Comp Neurol* **343**, 445–63.

Shah A and Frith U. 1983. An islet of ability in autistic children: A research note. *J Child Psychol Psychiatry All Discip* **24**, 613–20.

Shah A and Frith U. 1993. Why do autistic individuals show superior performance on the block design task? *J Child Psychol Psychiatry All Discip* **34**, 1351–64.

Stewart M E, Barnard L, Pearson J, Hasan R and O'Brien G. 2006. Presentation of depression in autism and Asperger syndrome: A review. *Autism Int J Res Pract* **10**, 103–16.

Sukhodolsky D G, Scahill L, Gadow K D, *et al.* 2008. Parent-rated anxiety symptoms in children with pervasive developmental disorders: Frequency and association with core autism symptoms and cognitive functioning. *J Abnorm Child Psychol* **36**, 117–28.

Tager-Flusberg H, Paul R and Lord C. 2005. Language and communication in autism. In: Volkmar F, Klin A (Eds.) *Handbook of Autism and Pervasive Developmental Disorders* (3rd ed.). New York, NY: John Wiley and Sons, pp. 335–64.

Théoret H, Halligan E, Kobayashi M, Fregni F, Tager-Flusberg H and Pascual-Leone A. 2005. Impaired motor facilitation during action observation in individuals with autism spectrum disorder. *Curr Biol* **15**, R84–5.

Thompson J C, Hardee J E, Panayiotou A, Crewther D and Puce A. 2007. Common and distinct brain activation to viewing dynamic sequences of face and hand movements. *Neuroimage* **37**, 966–73.

Tranel D, Damasio A R and Damasio H. 1988. Intact recognition of facial expression, gender, and age in patients with impaired recognition of face identity. *Neurology* **38**, 690–6.

Vanderwal T, Hunyadi E, Grupe D W, Connors C M and Schultz R T. 2008. Self, mother and abstract other: An fMRI study of reflective social processing. *Neuroimage* **41**, 1437–46.

Verma R, Zacharaki E I, Ou Y, *et al.* 2008. Multiparametric tissue characterization of brain neoplasms and their recurrence using pattern classification of MR images. *Acad Radiol* **15**, 966–77.

Volkmar F R, Paul R, Klin A and Cohen D. 2005. *Handbook of Autism and Pervasive Developmental Disorders, Vol. 1: Diagnosis, Development, Neurobiology, and Behavior*. Hoboken, NJ: John Wiley and Sons.

Vuilleumier P, Richardson M P, Armony J L, Driver J and

Dolan R J. 2004. Distant influences of amygdala lesion on visual cortical activation during emotional face processing. *Nat Neurosci* **7**, 1271–8.

Wada Y and Yamamoto T. 2001. Selective impairment of facial recognition due to a haematoma restricted to the right fusiform and lateral occipital region. *J Neurol Neurosurg Psychiatry* **71**, 254–7.

Wang K, Zhang H, Bucan M, *et al.* 2009. Common genetic variation in the intergenic region between CDH10 and CDH9 is associated with susceptibility to autism spectrum disorders. *Nature* **459**, 528–33.

Williams J H G, Waiter G D, Gilchrist A, Perrett D I, Murray A D and Whiten A. 2006. Neural mechanisms of imitation and 'mirror neuron' functioning in autistic spectrum disorder. *Neuropsychologia* **44**, 610–21.

Witelson S F. 1989. Hand and sex differences in the isthmus and genu of the human corpus callosum. A postmortem morphological study. *Brain* **112**, 799–835.

Wolf J M, Tanaka J W, Klaiman C, *et al.* 2008. Specific impairment of face-processing abilities in children with autism spectrum disorder using the Let's Face It! skills battery. *Autism Res* **1**, 329–40.

Zald D. 2003. The human amygdala and the emotional evaluation of sensory stimuli. *Brain Res Rev* **41**, 88–123.

Zilbovicius M, Meresse I, Chabane N, Brunelle F, Samson Y and Boddaert N. 2006. Autism, the superior temporal sulcus and social perception. *Trends Neurosci* **29**, 359–66.

尾注

1. 讨论 Rett 综合征的神经生物学，见 Armstrong（2000）。在这里未讨论的广泛性发育障碍属于儿童期瓦解症（childhood disintegrative disorder，CDD）。CDD 基本没有神经影像学研究，可能是由于疾病分类学和结构效度上仍缺乏共识。

第 37 章

威廉斯综合征的神经影像学

Andreia Santos and Andreas Meyer-Lindenberg

引言

过去的几十年已证实，从多个层面研究遗传性神经精神综合征是用来阐明典型和非典型神经发育通路的强有力方法。在本章中，威廉斯综合征（Williams-Beuren syndrome，Williams syndrome，WS）被认为在研究基因-脑-行为关系时具有典范作用，同时也是"基因对神经功能影响的独特窗口"（Meyer-Lindenberg 等，2006）。

WS 是一种相对罕见的神经发育障碍，具有独特的临床、认知、行为、基因和神经解剖学特征。早在 20 世纪 60 年代早期，两组心脏病学家首次将其描述为一组症状，包括心血管异常、高钙血症、"精灵样"古怪面孔以及轻到中度精神发育迟滞（Beuren 等，1962；Williams 等，1961）。

20 世纪 90 年代中期，人们认识到 WS 的本质是基因导致的，也就是所谓的微缺失（见下文，遗传表现）。此后，一些神经影像学研究，使用广泛的新成像技术，尝试揭开 WS 结构和功能的神经靶点，对人类基因变异和认知行为表型之间的脑调节机制进行解释。

本章的目的是回顾关于 WS 独特神经精神病学特征的影像学研究和最近对该疾病的神经靶点的研究进展——它对揭开特异性基因缺陷对脑结构和功能的影响做出了重要贡献。

威廉斯综合征——一种"奇怪"的综合征

临床表现

WS 是一种遗传病，源于 7 号染色体单侧缺失（见下文）。它的发病率在活产婴儿为 1/20 000（Morris 等，1988）～ 1/7500（Strømme 等，

2002），这意味着 WS 占所有先天性精神发育迟滞患儿的 6%（Strømme 等，2002）。

WS 的临床特征包括典型的颅面畸形（如嘴唇撅起、唇增大、牙齿稀疏、宽额头、面颊肥大、鼻短而上翻、鼻梁扁平、鼻尖肥厚）（Hammond 等，2005），生长发育迟滞和心血管异常，如主动脉瓣狭窄（见于 80% 的 WS 个体）和主动脉狭窄（AAP，2001）。另外，WS 个体往往伴有数个神经病学症状，包括反射亢进、视觉症状（如斜视、眼球震颤）（Chapman 等，1996；Morris，2006）、听力异常［如对某一类的声音异常敏感（听觉过敏）、对特定声音恐惧（听觉痛）、感觉神经性听力损伤］（Cherniske 等，2004；Levitin 等，2005；Marler 等，2005）和协调性异常（如下楼梯困难）。内分泌症状（如短暂性高钙血症和糖耐量减低）、胃肠道症状（如便秘、肠道脱垂和肠道憩室）和肢体畸形（如脊柱侧凸和关节挛缩）症状在 WS 中也很常见（Morris，2006），还可伴有结缔组织疾病，使患儿在婴幼儿和早产儿期不能正常成长（Korenberg 等，2008；Morris 和 Mervis，2000）。

随着神经心理学、精神病学以及现在神经影像学的重点关注，人们发现 WS 有大量认知和行为异常，这在过去几十年引发了大量的研究。

行为表现

毫无疑问，WS 的行为标志是它的高社交能力，大多数 WS 患者表现出很吸引人的社会属性。在发育早期，他们非常友好，善于交流并且完全不认生（Jones 等，2000）。与其他精神发育迟滞个体相比，他们还表现出高度的移情（Klein-Tasman 和 Mervis，2003）和共情能力（Tager-Flusberg 和 Sullivan，2000），他们趋向于对社会无恐惧并非常外向，因此被认为有超强社交能力（Jones 等，2000）。在很长一段时间内，人们认

为 WS 个体具有社交亢奋和"完整"的社会"组成"这一观点都很盛行（Bellugi 等，1994；Karmiloff-Smith 等，1995）。这被认为是某些领域的潜在能力，像面部表情处理、语言和心智理论（Karmiloff-Smith 等，1995）。然而整体情况并不总是显著而清晰的，因为 WS 个体的无社交恐惧性及集群性，同时伴有社会行为实用性方面的显著缺陷。例如，WS 个体表现出严重的社会调节不良（Gosch 和 Pankau，1994），社会判断力差（Einfield 等，1997；Gosch 和 Pankau，1997）及社会决策力差（Fidler 等，2007），在群体环境中他们往往被孤立（Udwin 和 Yule，1991）。结果，他们的社会行为往往表现适应不良，特征是过分友好，过于敏感，同伴关系差（Laing 等，2002）。虽然善于交际、善于移情和过分友好是 WS 不可缺少的特征，但这些资料还是质疑善于社交是 WS 独有的特征这一假设。

与缺乏社会恐惧感形成鲜明对比的是，WS 个体还经常被描述为全面、显著并且持续的非社交恐惧感（Blomberg 等，2006）、预期焦虑、特殊恐怖症（Dykens，2003；Einfield 等，1997），但由于这些在其他精神发育迟滞的患者中也能见到，因此它们本身不是 WS 特有的行为表现（VanLieshout 等，1998）。这些症状的严重程度具有显著的个体差异。一些 WS 个体可能在边缘状态，烦躁不安、情绪不稳或忧虑，有的可能受到恐怖症和惊恐发作的困扰（Scheiber，2000）。注意缺陷多动障碍（attention deficit hyperactivity disorder，ADHD）在儿童和青少年 WS 个体中也很常见（>50%）（Leyfer 等，2006）。

WS 行为特征关注外在行为，而 WS 认知特征关注外在行为的潜在认知过程。这个区别很重要，因为同样的行为表达背后可能有潜在的不同认知过程（Karmiloff-Smith，1998）。

认知表现

WS 认知的特征是优势和缺陷并存，这种并存不仅存在于不同认知领域间（如语言和视觉空间），也存在于同一认知领域内（如视觉感知和视觉结构）。

WS 一个基本稳定的表现是严重的视空间结构缺陷，即不能将各个部分组成一个整体，如做谜题时。在一项区组设计的临床观察（韦氏智力量表，见下文）和绘画任务（Bellugi 等，1988；Mervis 等，1999）中，可观察到比较严重的受损。他们在处理这些任务时缺乏整体组织性：单个元素不能准确地组成一个整体（Bellugi 等，1988）。相反，在视觉感知水平上，WS 整体和局部的处理以及发育和对照人群相当（Deruelle 等，2006；Farran 等，2001，2003；Rondan 等，2008）。令人惊讶的是，WS 虽然在视觉结构、视觉运动和视觉空间工作记忆任务方面较弱（Atkinson 等，2001；Bellugi 等，2000；Farran 等，2003），但是辨别物体和面孔的能力却接近正常（Landau 等，2006；Paul 等，2002；Tager-Flusberg 等，2003；Wang 等，1995）。

与上述不同的是，直到最近才有人提出 WS 个体的语言能力相对薄弱。他们的词汇发展（Bello 等，2004）、言语工作记忆（Jarrold 等，1998；Vicari 等，1996；Wang 和 Bellugi，1994）、社交辞令的得体使用、谈话和叙述技巧（Karmiloff-Smith 等，1995；Reilly 等，2004）上的相对优势，似乎都能提高对其语言能力的全部印象（见综述 Brock，2007；Mervis 等，2003b）。然而现在比较明确的是，WS 的语言发展大多遵循了一条延迟且不典型的轨迹（见综述 Karmiloff-Smith 等，2003）。最新研究显示，WS 个体在语言和视空间认知方面均表现出不同程度质的缺陷（见综述 Brock，2007；Farran 和 Jarrold，2003）。

最后，WS 认知特征表现为轻到中度精神发育迟滞［由标准智商测定方法（如韦氏智力量表）来判断］，即 IQ 比正常人群低 2 个标准差（Udwin 等，1987）。WS 的典型之处是在语言和操作分测验（通常包括视觉构成成分）的平均得分上存在显著差异，往往达到 14 分（Howlin 等，1998；Udwin 和 Yule，1991）。事实上，对 WS IQ 得分的密切观察提示，它并非一个单一的一致性认知发育迟缓，而是以某些认知功能可能低于其他功能的多样化为特征（见综述 Santos 等，2007a）。

重要的是，有持续的证据显示 IQ 和大脑结构有关。在正常发育中的儿童和青少年，我们发现大脑灰质的体积和 IQ 呈负相关，并且 IQ 能够解释 9%～15% 的灰质体积差异（Reiss 等，1996；Wilke 等，2003）。虽然总体来说，前额叶灰质和扣带回皮质体积与 IQ 之间关联更为显著（Reiss 等，1996；Wilke 等，2003），而皮质下和小脑灰质与 IQ 的关联性较弱（Reiss 等，1996）。此外还发现 IQ 与顶叶体积呈负相关（Reiss 等，1996），同时与人类大脑皮质沟回的模式相关（Thompson 等，2001）。由于灰质体积具有高度遗传性，因此我们推测，IQ 和大脑结构间强烈的关联性受到遗传因素的调节（Pennington 等，2000；Reiss 等，1996；Wilke 等，2003）。这为 WS 的研究提出了问题，如果 IQ 低下的 WS 受试者与健康对照人群或其他原因导致的精神发育迟滞患者相比，3 个组源自 IQ 差异本身或对照组 IQ 低下背后的病理学会导致不一致的问题，那么我们采用的方法是将 IQ 正常的 WS 受试者和真正的健康对照人群作比较，一旦假定这些受试者是一般的具有代表性的 WS，则该研究策略将富有成效（Meyer-Lindenberg 等，2006）。WS 提供了一个专有的背景，阐明了遗传对大脑组织及复杂的大脑功能的影响。

遗传表现

WS 是一种染色体组疾病，是由于第 7 对染色体其中一条缺乏 7q11.23 染色体链上 26 个连续基因所致（Donnai 和 Karmiloff-Smith，2000；Ewart 等，1993；Korenberg 等，2000；Peoples 等，2000），导致基因剂量效应，其中包括弹性蛋白（elastin，*ELN*）基因，96％以上的 WS 个体会出现这种情况（Lowery 等，1995）。这些微缺失是由于在细胞核减数分裂时半合子缺失（Urbán 等，1996），与侧翼区重复序列有关（Korenberg 等，2000）。由于 WS 涉及的基因是已知的，并且至少其中一些基因的剂量明显异常，这就对 WS 的神经机制研究提供了一个优势背景，有助于理解基因如何以"自下而上"的方式影响复杂的大脑功能。

20 世纪 90 年代初期，WS 的确诊是通过使用荧光原位杂交（fluorescent in-situ hybridization，FISH）测试来探测 *ELN* 基因某一拷贝的缺失。FISH 是一种细胞生成法，它用来探测复杂及有密码的染色体重排，因此在调查研究一些未解决的精神发育迟滞和多种异常病例上发挥重要作用（Sukarova-Angelovska 等，2007）。

该基因缺失的长度是染色体 DNA 的 1.5～1.8 个巨碱基，大多数个体变异不明显（Lowery 等，1995）。然而偶尔会有 WS 个体出现较小的缺失，这样的病例具有潜在的价值，可以为特定基因在症状学的行为表达上所起的作用提供线索。

大脑结构

大多 WS 的研究目的是测定大脑结构的改变，早期对 WS 尸检的研究显示初级视觉区细胞结构异常，包括细胞填充密度增加，神经元结构异常及前脑后部体积减小（Galaburda 等，1994，2001，2002）。有趣的是，这些最新的差别被解释为可能与 WS 视觉空间缺陷有关（Galaburda 等，2002）。更早的系统解剖分析显示大脑体积减小，中央沟短，颞平面不对称性缺乏（Galaburda 和 Bellugi，2000）及神经发育异常发生率增加，如 Chiari 畸形 I 型[①]（Pober 和 Filiano，1995；Wang 等，1992b）。新小脑蚓部体积增加（Jernigan 和 Bellugi，1990）、小脑体积正常（Jernigan 和 Bellugi，1990）以及新小脑扁桃体正常（Wang 等，1992b）均在 WS 个体有过报道。然而，这些最初的研究大多数以实际年龄匹配的唐氏综合征个体作为对照组（Jernigan 和 Bellugi，1990；Jernigan 等，1993；Wang 等，1992b）。自 1993 年以来，大多数的研究使用了正常发育的年龄和性别匹配的对照人群，这样便在某种程度上减少了以另一种神经发育疾病患者作为对照组自身的偏倚，但 IQ 差异的问题仍然存在。

使用高分辨率的 MRI 研究发现，WS 和正常发育个体间大脑存在显著差异，与典型对照相比较，WS 大脑灰质（约 11％）、丘脑白质（约 18％）、枕叶和顶叶体积缩小（相比额叶），伴有杏仁核、颞前区和眶额回体积相对增大（Reiss 等，2004；Thompson 等，2005），在听觉皮质（Holinger 等，2005）和小脑（Jones 等，2002），这些解剖学异常与听觉皮质相对保留共存。有趣的是，最显著的体积减小（枕叶、顶叶相比额叶）（Bishop 等，2000）提示皮质发育模式基因在 WS 的发育神经病理学中起着重要作用。一些基因，

---

① Chiari 畸形：指小脑下部或同时有脑干下部和第四脑室畸形，向下呈舌形凸出，并越过枕骨大孔嵌入椎管内。第 I 型是指小脑扁桃体向下疝入椎管内，延髓及第四脑室正常，40％～75％合并脊髓空洞症。

（如 *CYLN2* 和 *LIMK1*）与神经发育有关，并且，缺失的转录子 II-I（*TF* II-I）基因可能在 WS 影响皮质发育，因为它们调节 goosecoid，一种介导脊椎动物胚胎解剖学结构发育相关的蛋白（Ku 等，2005）。此外，*CYLN2* 和 *LIMK1* 与细胞和轴突的运动性有关，这可能影响皮质相关发育。

来自脑区容量分析的发现已进展到皮质形状分析，显示大脑整体曲率减少（Schmitt 等，2001a），WS 个体顶叶、枕叶（Schmitt 等，2002）及颞顶区（Thompson 等，2005）的沟回折叠（gyrification）异常增加。此外还发现海马（Meyer-Lindenberg 等，2005b）、中央沟（Jackowski 和 Schultz，2005）、胼胝体形状异常（Luders 等，2007；Schmitt 等，2001b）（见图 37.1）。这些较近的资料既关注形状（曲率降低），也关注体积（减小），伴随胼胝体前部切片相对萎缩，同时胼胝体压部和峡部体积减小（Schmitt 等，2001b；Tomaiuolo 等，2002）。

我们对 WS 结构基础认识的长足进步来源于基于体素的形态测量法（voxel-based morphometry，VBM），它使得遗传变异研究不受解剖学领域的限制。Meyer-Lindenberg 和同事（2004）发现 WS 高功能个体灰质体积在 3 个特殊脑区呈对称性减少：分别为背侧顶枕回/顶内回顶部、第三脑室周围的下丘脑区和眶额回（Meyer-Linden-

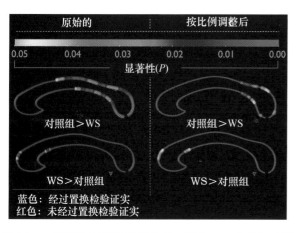

图 37.1　胼胝体厚度的组间差异。图为 WS 患者和对照组间胼胝体厚度有显著性差异。色带编码 P 值，与在胼胝体边缘从高到低每一个距离值进行的 t-检验有关。置换检验的比较是在对照组＞WS 组（在原来的和按比例调整后的空间）有显著性，但在对照组＞WS 组结果没有显著性。左图是基于原始空间的分析，而右图为按比例调整后的空间。经 Luders 等授权转载，使用（2007）（见彩图 37.1）。

berg 等，2004）。顶沟灰质体积减小的证据与之前伴有精神发育迟滞的 WS 个体在顶叶沟回折叠（gyrification）异常的研究结果一致（Schmitt 等，2002），并且 fMRI 显示这些脑区在视觉处理过程中功能低下，提示从顶沟到较后的背侧流的信号输入存在缺陷（Meyer-Lindenberg 等，2004）（见图 37.2）。

进一步的形态测量学研究显示枕叶皮质和丘脑体积显著减小（Reiss 等，2004），已知这些脑区在视觉空间加工过程中起作用（Logothetis，1999；Zeki，2001）。与 WS 视觉系统异常的假说一致，Reiss 及其合作者（2004）也发现两侧海马旁回灰质密度降低，延伸至中脑顶盖（上丘和下丘）及顶枕区上部，即灵长类动物视觉脑区的组成部分。结合灵长类动物的研究证据（Lawler 和 Cowey，1986），推断丘脑和上丘脑的灰质密度和体积减小可能导致 WS 视力缺陷（Atkinson 等，2001），以及 WS 患者与其他人互动时"强烈的"异常注视（Mervis 等，2003a）。同样，海马旁回异常可能与 WS 患者视空间处理（Aguirre 等，1998；Epstein 和 Kanwisher，1998）和记忆（Davachi 等，2003；Ranganath 和 D'Esposito，2001）缺陷有关。最后，有证据表明，与对照组相比，WS 个体后部皮质发育异常在顶上小叶最为突出，即使控制了全脑体积之后亦如此（Eckert 等，2005）。

与具有代表性的个体相比，WS 的 VBM 研究结果在顶叶后部灰质减少方面取得了一致，而在下丘脑和眶额部灰质的结果不同（Meyer-Lindenberg 等，2004；Reiss 等，2004）。在近期使用的基于变形的形态测量法分析研究中，Eckert 和同事（2006b）证明上述不一致是由于成像预处理时采用的方法不同，因为经过雅可比矩阵调整图像（即估算局部脑体积）后，两组 NIH 队列的结果均由斯坦福研究组成功重复（Eckert 等，2006b）。与前期研究结果一致（Meyer-Lindenberg 等，2004），这项研究报道了 WS 眶额皮质和顶叶后部发育异常（Eckert 等，2005；Meyer-Lindenberg 等，2004；Kippenhan 等，2005；Reiss 等，2004；Schmitt 等，2002；Thompson 等，2005）。

此外，近期的研究结果显示 WS 与不典型的沟/回模式有关，例如，不典型的中央沟（Gala-

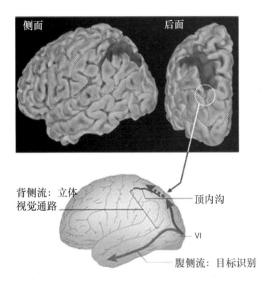

侧面　　后面

背侧流：立体
视觉通路

顶内沟

VI

腹侧流：目标识别

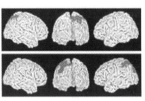

图 37.2　左图：基于体素的形态测量法显示脑区间空间关系结构性异常（黄色），fMRI 显示高功能 WS 患者与对照组相比两个任务背侧视觉流的两部分（红色、蓝色）。顶叶重叠区以紫色标记，显示背侧视觉流功能持续异常，与结构异常部位直接相邻。下图显示背侧流功能结构受损区域位于颅内沟。V1：初级视觉皮质。右图：fMRI 显示 WS 患者与对照组相比在画正方形视觉构建任务中顶叶活动明显减退，表明背侧视觉流受损。经 Meyer-Lindenberg 等授权转载，使用（2004）（见彩图 37.2）。

burda 等，2001；Jackowski 和 Schultz，2005）和大脑外侧裂（Eckert 等，2006a）及沟回折叠增加，尤其是后皮质区（Schmitt 等，2001a）均有报道。并且在一个特殊的病例报告中，显示一例 19 个月的 WS 患儿存在小头畸形，伴有脑回模式简单，大多出现在顶叶，在那里观察到脑沟较浅（Faravelli 等，2003）。这虽然不常见，但研究结果还是很有意义的，因为罕有研究检测 WS 婴儿或幼儿患者的大脑。Gaser 和同事（2006）采用一种新方法（基于曲率的方法）来分析脑回，发现 WS 个体和年龄匹配的对照组比较，枕部两侧和楔叶以上沟回折叠增加。WS 患者中还发现贯穿中间皮质表面沟回折叠不对称，左侧不对称为小而数量众多的团簇，或右侧不对称减小（Gaser 等，2006）。

进一步的研究采用基于平面的分析——一种能够解决卷曲的复杂性和正常人群中高度个体差异的方法——显示 WS 个体局部折叠效应（folding）异常，沿背后区到腹前区间广泛的条带分布，在两个大脑半球异乎寻常地对称（Van Essen 等，2006）。另外，这些异常很多是成对出现的，包括对照组靠近脑沟底部的深部脑区和 WS 组靠近脑回的深部脑区。不连续的折叠效应异常见于与多种感觉模态有关的皮质区以及参与认知和情绪性行为的脑区，伴有颞叶皮质的大脑半球不对称减少。这些研究结果提示了与 WS 几个方面的行为表现有趣的对应。例如，WS 患者在参与视觉空间和注意处理的背侧顶叶皮质存在明显的折叠效应异常（Meyer-Lindenberg 等，2004；Eckert 等，2005），并且海马的折叠效应异常与

WS 表现功能和结构异常的脑区重叠（Meyer-Lindenberg 等，2005b）。其他对应的例子来自 fMRI 研究发现的注视鉴别过程中（Mobbs 等，2004）、听觉视空间结构（Levitin 等，2004b）及空间定位过程（Meyer-Lindenberg 等，2004）中几个脑区激活的改变与 WS 患者表现的折叠效应异常重叠（Van Essen 等，2006）。

Kippenhan 等（2005）采用不同的基于平面的方法测量脑沟的深度，也发现 WS 高功能个体顶沟深度明显减小，尤其在左侧顶沟（8.5 mm）、左侧眶额区和左侧副沟。在该研究中，他们发现顶间沟/枕顶沟深度与相同脑区灰质体积减小的程度密切相关（Meyer-Lindenberg 等，2004；Reiss 等，2004），提示灰质体积减小可能与脑沟的几何图形异常有关。结合功能影像学（Meyer-Lindenberg 等，2004；Mobbs 等，2004；Eckert 等，2005）和神经生理学证据（Mervis 等，2000；Atkinson 等，2003），充分表明顶沟参与 WS 的病理生理学过程（Kippenhan 等，2005）。

因为 WS 有神经细胞中调节细胞骨架动力学的基因缺失，尤其是 LIMK1 和 CYLN2，因此 WS 为探查这些基因在白质束形成中的作用提供了机会。Marenco 等（2007）为了解这一问题进行了弥散张量成像（diffusion tensor imaging，DTI）研究，发现 WS 个体有白质纤维方向性的改变，在纤维轨迹路线后部偏离，并且纤维的连贯性单侧化下降（Marenco 等，2007）（见图 37.3）。研究结果与 WS 视觉构建缺陷中的顶间/顶区皮质纤维减少一致。

与此一致的是，另一项 DTI 研究检测了 WS

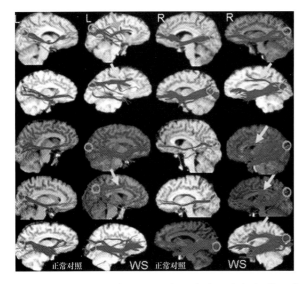

图 37.3　正常对照组与 WS 组在顶内沟和腹侧扣带回连接束存在异常。黄色箭头表明纤维束呈喙状弯曲至胼胝体，这些在对照组未出现（正常的第 1 列和第 3 列）但在 5 例 WS 个体中有 4 例出现（第 2 列和第 4 列），尤其是右侧半球（$P < 0.05$）（经 Marenco 等授权转载，使用，2007）（见彩图 37.3）。

个体背侧流和腹侧流的白质完整性，显示 WS 的视觉构建缺陷和各向异性分数（FA）较高显著相关（Hoeft 等，2007）。重要的是，WS 个体白质组织差异引出一种假说，即 WS 脑区单倍剂量不足在后期的神经元移行阶段起重要作用。改向的纤维通常发展为 U 形纤维或穿过胼胝体的背部中线，这样就无法到达它本来的目标并因此出现纵向偏离，导致纤维束和白质方向改变（Marenco 等，2007）。另外，WS 各向异性偏侧化改变的证据（Marenco 等，2007）提示出现异常的情况不是白质纤维在大脑半球发育的时机有差异，就是两个大脑半球形成的纤维数量存在差异。

总之，这些研究共同为指导将来的 WS 患者脑组织尸检研究、WS 相关基因敲除的小鼠模型研究，以及 WS 关键脑区微缺失的个体研究提供了重要的信息。此外，这些研究揭示了 WS 患者大脑结构的关键性差异，并有助于阐明 WS 的不典型神经基质以及大脑加工的类型。研究提示一些解剖学发现与 WS 的行为特征一致。例如，Santos 和同事（2007b）发现儿童以及成年 WS 患者不典型的功能发育取决于胼胝体的完整性（半球间的沟通和半球的不对称性），可能与胼胝体结构异常有关。此外，汇聚的证据提示顶间沟

回深度降低（Kippenhan 等，2005），这一区域以及顶/枕叶的体积减小（Meyer-Lindenberg 等，2004）（Chiang 等，2007）是该疾病视空间缺陷的潜在原因。有关后者的直接证据来自 Meyer-Lindenberg 等（2004）的多模态成像和路径分析。

另一方面，边缘系统体积明显减小，伴有受前额叶结构调节的杏仁核改变，可能是 WS 个体社交亢奋和情感功能相对强势的潜在基础（Jernigan 等，1993；Reiss 等，2000）。

采用信号检测方法，Gothelf 和同事（2008）提出青少年和青年 WS 患者腹侧前额叶皮质形态学异常可能与这类人群中观察到的典型的社会情感语言使用相关。这种解释也与近期基于张量的形态测量法（tensor-based morphometry，TBM）的研究结果一致，提示额叶、杏仁核和扣带回相对保持完整甚至增大可能与 WS 患者情感调节和语言功能异常有关（Chiang 等，2007）。近期一项采用 VBM 对 WS 患儿的研究发现，注意力不集中与额叶、尾状核和小脑体积差异有关，而活动过度与左侧颞叶、顶叶和小脑体积差异有关（Campbell 等，2009），这意味着前额纹状体和前小脑的非典型性参与，可能在 WS 的共病中起着重要的作用。

虽然结构神经影像学研究在了解 WS 解剖-行为的关系上具有显著的优势，但是异常结构的功能性作用机制需要采用功能性神经影像学研究，下面我们来看看这个领域的研究。

功能

许多关于 WS 的功能性磁共振成像（fMRI）研究集中在视空间认知障碍的神经基础上（Frangiskakis 等，1996）。越来越多的证据表明，WS 视觉构建和视觉感知能力分离（Farran 和 Jarrold，2003），在涉及单纯的视觉加工任务（如视觉闭合能力）中表现较好（Deruelle，2006），而需要精神意向和视觉及动力整合的视觉构建任务（Farran 等，2001）表现较差。目前关于视觉系统的观点是，参与感知觉的腹侧流和参与行动的背侧流在功能和解剖学上是分离的（Milner 和 Goodale，1995），WS 中视觉构建和视觉感知的分离和此有关。腹侧通路（从初级视觉皮质投射

到颞叶）这一理论主要参与形状、形式、物体和情绪面孔的感知觉认知；而背侧通路（从初级视觉皮质投射到顶叶）专门参与空间信息的处理和视觉动力规划，这些观点已经在动物试验（Ungerleider 和 Mishkin，1982）、功能神经影像学（Haxby 等，1999）和针对局部脑损伤患者的神经心理学研究中获得了强有力的支持（Milner 和 Goodale，1995）。

最近一项大范围的关于发育障碍的研究也显示，腹侧视觉系统支配物体感知、背侧系统支配视空间加工，两者之间的区别有神经发育相关性。发育异常（如偏瘫、脆性 X 染色体综合征、孤独症和阅读障碍）分别阻断了两个视觉加工流，背侧流较腹侧流功能损伤更大（分别与视觉构建和视觉感知任务有关）（Gunn 等，2002；Hansen 等，2001；Kogan 等，2004；Spencer 等，2000）。WS 的神经心理学特征是视觉能力受腹侧流支配，如面部感知，这部分发育相对较好；而有些受背侧流支配的能力，如视空间操作，会明显受损。儿童和成人 WS 患者的表现一致，即在运动整合任务（依赖背侧流的任务）中的表现比在形式整合任务中缺陷更严重，已知这两个任务分别依赖背侧流和腹侧流（Atkinson 等，1997，2003，2006）。这些结果提示，在 WS 中由于非典型输入和（或）体验，背侧视觉通路可能较腹侧视觉通路的可修改性更高，因此背侧流更易受损（Atkinson，2000）。然而两条通路表现出许多交互作用（Van Essen 等，1992），并且区别它们之间的作用并不简单，一些研究者（Atkinson 等，2003；Galaburda 等，2002；Nakamura 等，2001；Paul 等，2002）推测 WS 视觉空间构建缺陷的神经基础可能在背侧流。

为验证这一假设，Meyer-Lindenberg 等（2004）进行了一系列的 fMRI 试验来分层评估视觉系统功能。在这项研究中，13 例基因水平上确诊为 WS 但具有正常智力水平的个体与（IQ、性别和年龄）匹配的健康对照组进行对比。这项研究包括了两个任务：画正方形和目标注意或定位任务。两组 fMRI 试验显示 WS 受试者的腹侧系统活动正常但背侧视觉流持续活动减退。另外，路径分析结果表明，从顶沟回到外部背侧流的信息输入缺陷可能导致这些脑区活动减退。换句话说，顶内沟回局限性结构异常（这和之前双侧脑区灰质

体积缩小及沟回深度的证据一致），与 WS 在空间定位与视觉空间构建过程中直接邻近顶区活动减退有关存在争议（见图 37.2）。基于这些发现，研究者认为 WS 中有些基因的缺失可能通过影响顶内沟回来参与视觉空间构建认知（Meyer-Lindenberg 等，2004）。

WS 个体视空间加工过程与局部加工偏倚假说有关，是指对某一图像中的单个元素的感知。而把一个图像视为一个整体图像叫做整体加工。目前人们广泛认可的一个观点是：发育正常的儿童（Kimchi，1990）和成年人（Fagot 和 Deruelle，1997；Navon，1977）在整体加工信息时（如识别某形状的轮廓）比在局部加工（识别构成某形状的各个部分）时要快。与此相反，WS 个体在视觉构建任务中更易于集中在部分或局部，而忽略或较少关注整体信息（Bihrle 等，1989）。在区组设计任务（Block Design task）和绘画任务中，我们可以观察到 WS 个体对局部信息的注意力增强。如在区组设计任务中组装立方体，WS 个体倾向于复制局部而不是整体信息（Bellugi 等，1994）。在物体绘画中，WS 个体往往注意图形的细节而对处理轮廓有困难（Wang 和 Bellugi，1994）。在设计临摹分层图形时，我们也发现 WS 的局部加工过程存在强烈偏倚。举个例子，当描绘由小字母组成的大字母图形时，WS 个体复制较小形状时明显好于描绘由它们拼凑而成的整体形状（Bihrle 等，1989）。

最近正利用 fMRI 研究 WS 的整体加工能力（Mobbs 等，2007a），在这项研究中，10 例基因学上诊断为 WS 的个体与 10 例发育正常（性别和年龄匹配）的对照作比较，结果显示 WS 个体完成整体加工任务的精确性较低，并且视觉区和顶叶皮质的激活减弱。研究中也发现腹侧枕颞皮质激活相对正常，但是与对照组相比，WS 个体几个丘脑后核的激活增强。与以往研究一致，这些结果提示 WS 患者非典型视觉认知（包括整体加工缺陷），与背侧流而非腹侧流功能障碍有关（Mobbs 等，2007a）。

有证据表明情绪面孔和房间刺激对空间认知有不同的关联性，情绪面孔刺激优先激活腹侧流，而房间刺激更可能由腹侧流和背侧流共同处理（Grill-Spector，2003）。基于这一观点，Meyer-Lindenberg 和同事（2005b）进行了一项 fMRI 研

究，让 9 例高功能 WS 个体与（IQ 和年龄）匹配的对照组被动观看情绪面孔和房间，同时检测两组海马结构的功能性激活作用并进行比较。事实上，在这一研究中 PET 和 fMRI 研究结果均显示顶内沟和顶叶的功能低下。最近，Sarpal 和同事（2008）也应用这一被动的观看情绪面孔和房间的范式来研究 WS 个体腹侧区更深的神经交互作用。特别是研究者关注海马旁回和梭状回，认为这些脑区对刺激的区域和情绪面孔以一种选择性的方式应答（Aguirre 等，1998；Kanwisher 等，1997）。该研究的受试者和 Meyer-Lindenberg 等（2004 和 2005b）的研究相同，与之前的神经影像学结果一致，说明在 WS 中，面部加工相对较弱（Paul 等，2002；Tager-Flusberg 等，2003）；通过观看情绪面孔证明 WS 组和对照组在腹侧流激活作用方面没有差异。但是在观看房间时，显示 WS 组不仅顶内沟激活异常，而且在腹侧视觉区也有异常相互作用（见图 37.4）。

另外，在 WS 组中发现海马旁区和顶内沟功能连接显著减弱，而对照组显示这两个脑区功能连接很牢固。WS 组中还发现腹侧区和参与视觉空间构建、依赖视觉信息输入的执行和情感功能的脑区也存在功能连接的进一步减弱。

在更深层的领域中，WS 受试者的明显缺陷是延迟记忆和空间定位障碍，这两种障碍都与海马有关。为了验证 WS 海马功能障碍这一假设，Meyer-Lindenberg 等（2005b）假设 WS 存在观看房间（与空间功能有关）时的异常，研究了观看情绪面孔和房间刺激编码过程中端粒酶的活性。结果显示两种刺激对 WS 个体海马的激活没有差异，而对照组观看情绪面孔引发的激活模式比观看房间更强。联合 PET 研究发现海马结构有明显的灌注不足，这些结果揭示 WS 存在原发性海马功能障碍（Meyer-Lindenberg 等，2005b），并首次提出 WS 的基因位点包含了涉及海马功能的基因。

在行为方面，WS 个体确实表现出有趣的社交特征，包括过度友好、过度使用社交应酬礼仪（如目光接触）、移情增强并热衷于社交互动、人际关系正性偏倚（positive interpersonal bias）和社交脱抑制（Bellugi 等，1999；Jones 等，2000；Klein-Tasman 和 Mervis，2003；Mervis 和 Klein-Tasman，2000）。研究格外感兴趣的是 WS 个体缺乏社会恐惧，不害怕陌生人，即便是他们客观上认为不宜接触的人也不害怕（Frigerio 等，2006），还表现出非社交焦虑、特殊恐怖症和过度担心（Bellugi 等，1999）。有明确证据显示对社交和非社交性恐惧的社会保护性神经加工系统和分离系统位于杏仁核（Adolphs，2003；Prather 等，2001）。基于这个想法，Meyer-Lindenberg 和同事（2005a）进行了一项研究，比较 WS 个体与对照组的杏仁核功能及其调节（Meyer-Lindenberg 等，2004，2005b；Sarpal 等，2008）。该研究包括两个需要危险刺激处理的任务：情绪面孔或场景，已知涉及杏仁核（Hariri 等，2002）。有趣的是，这两个任务引起杏仁核激活的显著组间差异。相对于对照组，WS 个体面对有威胁的情绪面孔时杏仁核激活减弱，而面对有威胁的场景时杏仁核激活增强（见图 37.5）。两个结果均与 WS 不典型的社交表现明确一致：WS 患者面对有威胁的情绪面孔杏仁核反应减弱被认为与对陌生人无恐惧以及继发的社交脱抑制有关，而面对有威胁的场景反应异常增强可能是过度的非社交

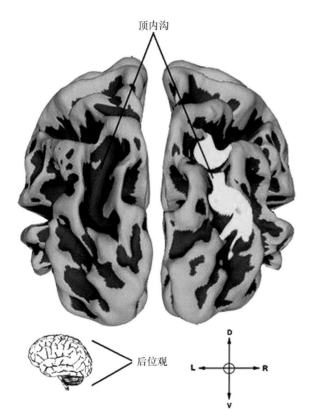

顶内沟

后位观

图 37.4　观看房间时顶内沟在两组间的激活差异（IPS；$P<0.05$，矫正的）。观看情绪面孔刺激时未发现两组间差异。经 Sarpal 等授权转载，使用（2008）（见彩图 37.4）。

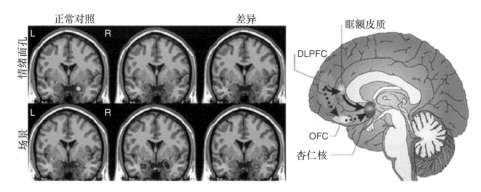

图 37.5　左图：情绪面孔和场景刺激对杏仁核的活化（$P<0.05$，多重比较校正）。第 1 列：正常对照组；第 2 列：高功能的 WS 组；第 3 列：两组间在杏仁核的明显差异（蓝色 NC＞WS，红色 WS＞NC）（经 Meyer-Lindenberg 等授权转载，使用，2005a）。右图：图示社会认知和情感调节在 WS 个体影响的关键脑区：杏仁核、眶额皮质（OFC）、背侧前额叶皮质（DLPFC）和扣带回皮质（经 Meyer-Lindenberg 等授权转载使用，2006）（见彩图 37.5）。

性焦虑（如特异恐怖症）潜在的发生机制。在前额叶皮质也发现了类似的作为一项任务的功能的反应差异，对照组面对有威胁的情绪面孔时眶额皮质、背外侧和内侧前额叶皮质激活不同，而 WS 个体在不同任务表现出相同的激活模式。鉴于内侧前额叶和眶额皮质都与杏仁核及背外侧前额叶皮质高度互联，并参与调节杏仁核，这些结果说明 WS 个体存在杏仁核-前额叶系统功能失调（与社交和非社交性恐惧的信号系统有关）（Schultz，2005），这可以解释常见的 WS 患者群体性行为表现、社交相关性恐惧缺乏和非社交性焦虑（Meyer-Lindenberg 等，2005a）。

Sarpal 等（2008）最近的研究进一步显示了在梭状面脑区（FFA）、杏仁核和前额叶皮质之间功能性连接显著减少（见图 37.6），这些脑区可能与 WS 亢奋的社交症状有关，提示 WS 面部情感相关信息到杏仁核的输入流受损。最近，Haas 等（2009）对有智力障碍的 WS 受试者呈现有威胁的社会视觉刺激时，同样发现杏仁核激活

减弱。该研究同时显示了正性刺激可使激活增强（愉快的表情），为 WS 亲社会行为潜在的神经机制增添了一个新的内容，提示前额叶皮质对杏仁核的调节异常不仅能引起社交相关性和较少相关性刺激之间的激活作用改变，还涵盖了一系列不同的刺激。

很长一段时间以来，媒体和家庭都认为 WS 个体有着不同寻常的音乐天赋。实验研究表明，WS 患者的确在音乐造诣、参与及兴趣方面优于其他神经发育障碍性疾病（如孤独症和唐氏综合征）患者（Levitin 等，2004）。此外，他们对音乐表现出较大的情绪反应，对音乐产生兴趣的年龄更小，听音乐的时间更长，并比他人更多地从事音乐活动（Levitin 等，2004，2005）。不过没有明确证据表明 WS 患者的音乐才能更高，大多数测试中他们的表现没有优于一般发育的个体（Levitin 等，2004）。同时，Deruelle 和同事（2005）报道 WS 患儿不如正常发育个体对音乐的感知典型。在神经层面，已经发现 WS 和对照组

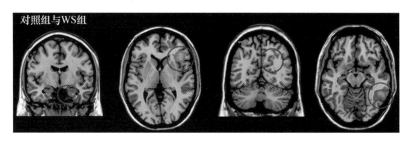

图 37.6　上图为两组间各脑区比较结果：从左到右依次是右侧杏仁核、右侧颞下回、右侧顶内沟回和右侧颞中回。与 WS 组比较，对照组在双侧杏仁核和右侧颞下回脑区 FFA 连接性增加，对照组两侧顶内沟回加工区域的连接性较 WS 组显著增加。WS 组在脑区后部（包括颞中回）加工区域的连接性较对照组显著增加。经 Sarpal 等授权转载，使用，（2008）（见彩图 37.6）

之间大脑激活作用存在显著差异，在正常发育个体中参与音乐和噪声听觉处理的脑区（如颞上回和颞中回）在 WS 组不是持续激活（Levitin等，2003）。更确切的说，WS 群体在音乐加工过程中右侧杏仁核激活增强，并在皮质和皮质下结构有广泛分布的网络激活。

最后，Mobbs 和同事（2007b）使用 fMRI 观察 WS 的反应抑制以及注意缺陷背后的神经生物学系统。虽然该研究没有精确揭示各组的不同，但是 WS 组和（年龄和性别）匹配的正常发育个体之间的大脑激活方式存在显著差异。与对照组相比，WS 个体纹状体、背外侧前额叶、背侧带前扣带回皮质激活减弱（Mobbs 等，2007b），提示关键的皮质和皮质下结构异常与 WS 的行为抑制有关，可能是 WS 出现反应抑制缺陷及异常社交表型的原因。

结论

综上所述，这些研究为 WS 典型的脑结构和功能提供了依据，表明 WS 个体的大脑从一开始就出现发育异常，对认知和行为有细微而广泛的影响。这些研究显示，MRI 技术对研究 WS 神经关联是一个很有力的工具，它使得研究大脑结构、脑区激活（fMRI）和白质束（DTI）成为可能。这些技术让我们能够捕获大脑影像、界定组织类型、激活水平以及连接性。然而，使用 MRI 对众多 WS 参与者进行研究也有局限性，主要是由于大多数 WS 个体都表现为精神发育迟滞。与最初的报道相反（Bellugi 等，1988），最近研究表明WS 个体罕见严重的精神障碍（Mervis 和 Klein-Tasman，2000），但智力障碍限制了 WS 个体不间断进行测试任务。fMRI 研究所采用的特定方案可能会由于 WS 个体患病的严重程度而不可用。此外，由于智力障碍儿童更难在 MRI 扫描过程中保持不动，经常造成运动伪影，因此很难获得有效的图像。这可以通过选择正常智力的 WS 受试者来避免（Meyer-Lindenberg 等，2004，2005a，2005b，2006），他们能配合多方面的认知和影像学测试，并与正常发育的对照组有恰当的可比性。

尽管有这些局限性，但采用 MRI 对 WS 进行研究为揭示非典型的行为和认知功能背后的脑机制提供了重要的认识。这些结果为将来的研究形

成一个跳板，这需要从详细的、机制学研究向着神经精神症状的特异神经和遗传学机制研究方向迈进。描记特异性神经生物学基础和表现型相关性基本分子事件，最终能够确认这种疾病的遗传病因学、认知过程和行为结果之间的关系。这里回顾的研究结果为遗传介导的神经交互作用障碍提供了一个系统-水平特征描述，该神经交互作用可由探针检测，并识别单个基因对大脑成熟的影响。下一步研究重点为在 WS 患者中是否存在单一基因缺失，以及它们间的相互作用对分离的神经系统异常的影响，这是很有必要的。未来的研究利用动物模型检测非典型受试者和 WS 脑区基因中潜在的变异在一般人群的表现，可能揭示遗传机制和复杂行为之间的联系。最后，我们希望MRI 研究整合分子生物学、细胞生物学和行为学方法的结果能为神经遗传学疾病患者开发出具有特异性并更有效的临床干预措施。

致谢

A. Santos 在编写本章时得到了 Fyssen 基金的资助。

框 37.1 概述

威廉斯综合征（WS）是一种基因微缺失综合征，是遗传影响神经功能的独特窗口。本章回顾了 WS 个体的影像学研究，显示非典型脑结构和功能，以及它们在认知与行为层面可能的影响。

WS 的脑结构：

- 整个大脑体积的缩小。
- 小脑灰质和丘脑白质，枕叶和顶叶的脑体积减小（相对于额叶）。
- 顶内沟回及眶额皮质的灰质体积和深度减少，前者对视觉空间构建功能很重要。
- 颞上回和杏仁核的体积相对增大。
- 大脑沟/回图式发育异常。
- 白质纤维连接异常，尤其在后部纤维束方向。

脑功能：

- 腹侧视觉流功能正常但背侧视觉流功能减退，可能与顶内沟回结构异常和视觉空间构建严重缺陷有关。
- 顶内沟回和顶叶的功能减退，并且该脑区与腹侧视觉流的交互作用异常。

- 杏仁核面对有威胁的面孔时激活减弱，但面对有威胁的非社交刺激时活动增强，分别反映了 WS 的行为表现：不怕陌生人以及过度的非社交性焦虑。
- 杏仁核和前额叶调控区域的相互作用异常，尤其在眶额皮质以及参与社交加工的脑区。
- 梭状回、杏仁核及额叶皮质间功能性连接减少。
- 海马功能减退与血流量减少有关，神经完整性标记物 NAA 及形状异常。

参考文献

Adolphs R. 2003. Cognitive neuroscience of human social behaviour. *Nat Rev Neurosci* **4**, 165–78.

Aguirre G K, Zarahn E and D'Esposito M. 1998. Neural components of topographical representation. *Proc Natl Acad Sci U S A* **95**, 839–46.

American Academy of Pediatrics. 2001. Health care supervision for children with Williams syndrome. *Pediatrics* **107**, 1192–204.

Atkinson J. 2000. *The Developing Visual Brain*. Oxford, UK: Oxford University Press.

Atkinson J, Anker S, Braddick O, Nokes L, Mason A and Braddick F. 2001. Visual and visuospatial development in young children with Williams syndrome. *Devptl Med Child Neurol* **43**, 330–7.

Atkinson J, Braddick O, Anker S, *et al.* 2003. Neurobiological models of visuospatial cognition in children with Williams syndrome: Measures of dorsal-stream and frontal function. *Devptl Neuropsychol* **23**, 139–72.

Atkinson J, Braddick O, Rose F E, Searcy Y M, Wattam-Bell J and Bellugi U. 2006. Dorsal-stream motion processing deficits persist into adulthood in Williams syndrome. *Neuropsychologia* **44**, 828–33.

Atkinson J, King J, Braddick O, Nokes L, Anker S and Braddick F. 1997. A specific deficit of dorsal stream function in Williams syndrome. *Neuroreport* **8** 1919–22.

Bello A, Capirci O and Volterra V. 2004. Lexical production in children with Williams syndrome: Spontaneous use of gesture in a naming task. *Neuropsychologia* **42**, 201–13.

Bellugi U, Adolphs R, Cassadi C and Chiles M. 1999. Towards the neural basis for hypersociability in a genetic syndrome. *Neuroreport* **10**, 1653–7.

Bellugi U, Lichtenberger L, Jones W, Lai Z and St. George M. 2000. I. The neurocognitve profile of Williams syndrome: A complex pattern of strengths and weaknesses. *J Cogn Neurosci* **12** (Suppl 1), 7–29.

Bellugi U, Sabo H and Vaid V. 1988. Spatial defects in children with Williams syndrome. In Stiles-Davis J, Kritchevsky M, Bellugi U (Eds.), *Spatial Cognition: Brain Bases and Development*. Hillsdale, NJ: Lawrence Erlbaum Associates, pp. 273–98.

Bellugi U, Wang P and Jernigan T. 1994. Higher cortical functions: Evidence from specific genetically based syndromes of disorder. In Broman S, Graffman J (Eds.), *Cognitive Deficits in Developmental Disorders: Implications for Brain Function*. Hillsdale, NJ: Lawrence Erlbaum, pp. 23–56.

Beuren A J, Apitz J and Harmjanz D. 1962. Supravalvular aortic stenosis in association with mental retardation and a certain facial appearance. *Circulation* **26**, 1235–40.

Bihrle A M, Bellugi U, Delis S and Marks S. 1989. Seeing the forest or the trees: Dissociation in visuospatial processing. *Brain Cogn* **11**, 37–49.

Bishop K M, Goudreau G and O'Leary D D. 2000. Regulation of area identity in the mammalian neocortex by Emx2 and Pax6. *Science* **288**, 344–9.

Blomberg S, Rosander M and Andersson G. 2006. Fears, hyperacusis and musicality in Williams syndrome. *Res Devptl Disabil* **27**, 668–80.

Brock J. 2007. Language abilities in Williams syndrome: A critical review. *Devpt Psychopathol* **19**, 97–127.

Campbell L E, Daly E, Toal F, *et al.* 2009. Brain structural differences associated with the behavioural phenotype in children with Williams syndrome. *Brain Res* **1258**, 96–107.

Chapman C A, De Plessis A and Pober B R. 1996. Neurologic findings in children and adults with Williams syndrome. *J Child Neurol* **11**, 63–5.

Cherniske E M, Carpenter T O, Klaiman C, *et al.* 2004. Multisystem study of 20 older adults with Williams syndrome. *Am J Med Genet* **131A**, 255–64.

Chiang M C, Reiss A L, Lee A D, *et al.* 2007. 3D pattern of brain abnormalities in Williams syndrome visualized using tensor-based morphometry. *Neuroimage* **36**, 1096–109.

Danoff S K, Taylor H E, Blackshaw S and Desiderio S. 2004. TFII-I, a candidate gene for Williams syndrome cognitive profile: Parallels between regional expression in mouse brain and human phenotype. *Neuroscience* **123**, 931–8.

Davachi L, Mitchell J P and Wagner A D. 2003. Multiple routes to memory: Distinct medial temporal lobe processes build item and source memories. *Proc Natl Acad Sci U S A* **100**, 2157–62.

Deruelle C, Rondan C, Livet M O and Mancini J. 2003. Exploring face processing in Williams syndrome. *Cogn Brain Behav* **7**, 157–72.

Deruelle C, Rondan C, Mancini J and Livet M O. 2006. Do children with Williams syndrome fail to process visual configural information? *Res Devptl Disabil* **27**, 243–53.

Deruelle C, Schön D, Rondan C and Mancini J. 2005. Global and local music perception in children with Williams syndrome. *Neuroreport* **16**, 631–4.

Donnai D and Karmiloff-Smith A. 2000. Williams syndrome: From genotype through to the cognitive phenotype. *Am J Med Genet Semin Med Genet* **97**, 164–71.

Dykens E M. 2003. Anxiety, fears, and phobias in persons with Williams syndrome. *Devptl Neuropsychol* **23**,

291–316.

Eckert M A, Galaburda A M, Karchemskiy A, *et al.* 2006a. Anomalous Sylvian fissure morphology in Williams syndrome. *Neuroimage* 33, 39–45.

Eckert M A, Hu D, Eliez S, *et al.* 2005. Evidence for superior parietal impairment in Williams syndrome. *Neurology* 64, 152–3.

Eckert M A, Tenforde A, Galaburda A M, *et al.* 2006b. To modulate or not to modulate: Differing results in uniquely shaped Williams syndrome brains. *Neuroimage* 32, 1001–07.

Einfield S, Tonge B and Florio T. 1997. Behavioral and emotional disturbance in individuals with Williams syndrome. *Am J Mental Retard* 102, 45–53.

Epstein R and Kanwisher N. 1998. A cortical representation of the local visual environment. *Nature* 392, 598–601.

Ewart A K, Morris C A, Atkinson D, *et al.* 1993. Hemizygosity at the elastin locus in a developmental disorder, Williams syndrome. *Nat Genet* 5, 11–6.

Fagot J and Deruelle C. 1997. Processing of global and local visual information and hemispheric specialization in humans (*Homo sapiens*) and baboons (*Papio papio*). *J Exp Psychol Hum Percept Perform* 23, 429–42.

Faravelli F, D'Arrigo S, Bagnasco I, *et al.* 2003. Oligogyric microcephaly in a child with Williams syndrome. *Am J Med Genet A* 117, 169–71.

Farran E K and Jarrold C. 2003. Visuospatial cognition in Williams syndrome: Reviewing and accounting for the strengths and weaknesses in performance. *Devptl Neuropsychol* 23, 173–200.

Farran E K, Jarrold C and Gathercole S E. 2001. Block design performance in the Williams syndrome phenotype: A problem with mental imagery? *J Child Psychol Psychiatry* 42, 719–28.

Farran E K, Jarrold C and Gathercole S E. 2003. Divided attention, selective attention and drawing: processing preferences in Williams syndrome are dependent on the task administered. *Neuropsychologia* 41, 676–87.

Fidler D J, Hepburn S L, Most D E, Philofsky A and Rogers S J. 2007. Emotional responsivity in young children with Williams syndrome. *Am J Mental Retard* 112, 194–206.

Frangiskakis J M, Ewart A K, Morris C A, *et al.* 1996. LIM-kinase1 hemizygosity implicated in impaired visuospatial constructive cognition. *Cell* 86, 59–69.

Frigerio E, Burt D M, Gagliardi C, *et al.* 2006. Is everybody always my friend? Perception of approachability in Williams syndrome. *Neuropsychologia* 44, 254–9.

Galaburda A M and Bellugi U. 2000. V. Multi-level analysis of cortical neuroanatomy in Williams syndrome. *J Cogn Neurosci* 12 (Suppl 1), 74–88.

Galaburda A M, Holinger D P, Bellugi U and Sherman G F. 2002. Williams syndrome: neuronal size and neuronal-packing density in primary visual cortex. *Arch Neurol* 59, 1461–7.

Galaburda A M, Schmitt J E, Atlas S W, Eliez S, Bellugi U and Reiss A L. 2001. Dorsal forebrain anomaly in Williams syndrome. *Arch Neurol* 58, 1865–9.

Galaburda A M, Wang P P, Bellugi U and Rossen M. 1994. Cytoarchitectonic anomalies in a genetically based disorder: Williams syndrome. *Neuroreport* 5, 753–7.

Gaser C, Luders E, Thompson P M, *et al.* 2006. Increased local gyrification mapped in Williams syndrome. *Neuroimage* 33, 46–54.

Gothelf D, Searcy Y M, Reilly J, *et al.* 2008. Association between cerebral shape and social use of language in Williams syndrome. *Am J Med Genet* 146, 2753–61.

Gosch A and Pankau R. 1994. Social–emotional and behavioral adjustment in children with Williams–Beuren syndrome. *Am J Med Genet* 52, 291–6.

Gosch A and Pankau R. 1997. Personality characteristics and behavioural problems in individuals of different ages with Williams syndrome. *Devptl Med Child Neurol* 39, 327–533.

Grill-Spector, K. 2003. The neural basis of object perception. *Curr Opin Neurobiol* 13, 159–66.

Gunn A, Cory E, Atkinson J, *et al.* 2002. Dorsal and ventral stream sensitivity in normal development and hemiplegia. *Neuroreport* 13, 843–7.

Haas B W, Mills D, Yam A, Hoeft F, Bellugi U and Reiss A. 2009. Genetic influences on sociability: Heightened amygdala reactivity and event-related responses to positive social stimuli in Williams syndrome. *J Neurosci* 29, 1132–49.

Hammond P, Hutton T J, Allanson J E, *et al.* 2005. Discriminating power of localized three-dimensional facial morphology. *Am J Hum Genet* 77, 999–1010.

Hansen P C, Stein J F, Orde S R, Winter J L and Talcott J B. 2001. Are dyslexics' visual deficits limited to measures of dorsal stream function? *Neuroreport* 12, 1527–30.

Hariri A R, Tessitore A, Mattay V S, Fera F and Weinberger D R. 2002. The amygdala response to emotional stimuli: A comparison of faces and scenes. *Neuroimage* 17, 317–23.

Haxby J V, Ungerleider L G, Clark V P, Schouten J L, Hoffman E A and Martin A. 1999. The effect of face inversion on activity in human neural systems for face and object perception. *Neuron* 22, 189–99.

Hoeft F, Barnea-Goraly N, Haas B W, *et al.* 2007. More is not always better: Increased fractional anisotropy of superior longitudinal fasciculus associated with poor visuospatial abilities in Williams syndrome. *J Neurosci* 27, 11 960–5.

Holinger D P, Bellugi U, Mills D L, *et al.* 2005. Relative sparing of primary auditory cortex in Williams syndrome. *Brain Res* 1037, 35–42.

Hoogenraad C C, Koekkoek B, Akhmanova A, *et al.* 2002. Targeted mutation of Cyln2 in the Williams syndrome critical region links CLIP-115 haploinsufficiency to neurodevelopmental abnormalities in mice. *Nat Genet* 32, 116–27.

Howlin P, Davies M and Udwin O. 1998. Cognitive functioning in adults with Williams syndrome. *J Child Psychol Psychiatry* 39, 183–9.

489

Jackowski A P and Schultz R T. 2005. Foreshortened dorsal extension of the central sulcus in Williams syndrome. *Cortex* **41**, 282–90.

Jarrold C, Baddeley A D and Hewes A K. 1998. Verbal and nonverbal abilities in the Williams syndrome phenotype: Evidence for diverging developmental trajectories. *J Child Psychol Psychiatry* **39**, 511–23.

Jernigan T L and Bellugi U. 1990. Anomalous brain morphology on magnetic resonance images in Williams syndrome and Down syndrome. *Arch Neurol* **47**, 529–33.

Jernigan T L, Bellugi U, Sowell E, Doherty S and Hesselink J R. 1993. Cerebral morphologic distinctions between Williams and Down syndromes. *Arch Neurol* **50**, 186–91.

Jones W, Bellugi U, Lai Z, et al. 2000. Hypersociability in Williams syndrome. *J Cogn Neurosci* **12** (Suppl 1), 30–46.

Jones W, Hesselink J, Courschene E, et al. 2002. Cerebellar abnormalities in infants and toddlers with Williams syndrome. *Devptl Med Child Neurol* **44**, 688–94.

Kanwisher N, McDermott J and Chun M M. 1997. The fusiform face area: A module in human extrastriate cortex specialized for face perception. *J Neurosci* **17**, 4302–11.

Karmiloff-Smith A. 1998. Development itself is the key to understanding developmental disorders. *Trends Cogn Sci* **2**, 389–98.

Karmiloff-Smith A, Brown J H, Grice S and Paterson S. 2003. Dethroning the myth: Cognitive dissociations and innate modularity in Williams syndrome. *Devptl Neuropsychol* **23**, 227–42.

Karmiloff-Smith A, Klima E, Bellugi U, Grant J and Baron-Cohen S. 1995. Is there a social module? Language, face-processing and theory of mind in Williams syndrome. *J Cogn Neurosci* **7**, 196–208.

Kimchi R. 1990. Children's perceptual organization of hierarchical visual patterns. *Eur J Cogn Psychol* **2**, 133–49.

Kippenhan J S, Olsen R K, Mervis C B, et al. 2005. Genetic contributions to human gyrification: Sulcal morphometry in Williams syndrome. *J Neurosci* **25**, 7840–6.

Klein-Tasman B P and Mervis C B. 2003. Distinctive personality characteristics of 8–9, and 10-year-olds with Williams syndrome. *Devptl Neuropsychol* **23**, 269–90.

Kogan C S, Boutet I, Cornish K, et al. 2004. Differential impact of the FMR1 gene on visual processing in fragile X syndrome. *Brain* **127**, 591–601.

Korenberg J R, Chen X N, Hirota H, et al. 2000. IV. Genome structure and cognitive map of Williams syndrome. *J Cogn Neurosci* **12** (Suppl 1), 89–107.

Korenberg J R, Dai L, Bellugi U, et al. 2008. Deletion of 7q11.23 Genes and Williams syndrome. In Epstein C J, Erickson R P, Wynshaw-Boris A (Eds.), *Inborn Errors of Development* (2nd ed.). New York, NY: Oxford University Press.

Ku M, Sokol S, Wu J, Tussie-Luna M, Roy A and Hata A. 2005. Positive, and negative regulation of the transforming growth factor beta/activin target gene goosecoid by the TFII-I family of transcripton factors. *Mol Cell Biol* **25**, 7144–57.

Laing E, Butterworth G, Ansari D, et al. 2002. Atypical development of language and social communication in toddlers with Williams syndrome. *Devptl Sci* **5**, 233–46.

Landau B, Hoffman J E and Kurz N. 2006. Object recognition with severe spatial deficits in Williams syndrome: Sparing and breakdown. *Cognition* **100**, 483–510.

Lawler K A and Cowey A. 1986. The effects of pretectal and superior collicular lesions on binocular vision. *Exp Brain Res* **63**, 402–08.

Levitin D J, Menon V, Schmitt J E, et al. 2003. Neural correlates of auditory perception in Williams syndrome: An fMRI study. *Neuroimage* **18**, 74–82.

Levitin D J, Cole K, Chiles M, Lai Z, Lincoln A and Bellugi U. 2004. Characterizing the musical phenotype in individuals with Williams Syndrome. *Child Neuropsychol* **10**, 223–47.

Levitin D J, Cole K, Lincoln A and Bellugi U. 2005. Aversion, awareness, and attraction: Investigating claims of hyperacusis in the Williams syndrome phenotype. *J Child Psychol Psychiatry* **46**, 514–23.

Leyfer O T, Woodruff-Borden J, Klein-Tasman B P, Fricke J S and Mervis C B. 2006. Prevalence of psychiatric disorders in 4 to 16-year-olds with Williams syndrome. *Am J Med Genet Neuropsychiatr Genet* **141**, 615–22.

Logothetis N K. 1999. Vision: A window on consciousness. *Sci Am* **281**, 69–75.

Lowery M C, Morris C A, Ewart A, et al. 1995. Strong correlation of elastin deletions, detected by FISH, with Williams syndrome. *Am J Hum Genet* **57**, 49–53.

Luders E, Di Paola M, Tomaiuolo F, et al. 2007. Callosal morphology in Williams syndrome: A new evaluation of shape and thickness. *Neuroreport* **18**, 203–07.

Marler J A, Elfenbein J L, Ryals B M, Urban Z and Netzloff M L. 2005. Sensorineural hearing loss in children and adults with Williams syndrome. *Am J Medl Genet* **138**, 318–27.

Marenco S, Siuta M A, Kippenhan J S, et al. 2007. Genetic contributions to white matter architecture revealed by diffusion tensor imaging in Williams syndrome. *Proc Natl Acad Sci U S A* **104**, 15 117–222.

Mervis C B and Klein-Tasman B P. 2000. Williams syndrome: Cognition, personality, and adaptive behaviour. *Mental Retard Devptl Disabil Res Rev* **6**, 148–58.

Mervis C B, Morris C A, Bertrand J and Robinson B F. 1999. Williams syndrome: Findings from an integrated program of research. In Tager-Flusberg H (Ed.), *Neurodevelopmental Disorders: Contributions to a New Framework from the Cognitive Neurosciences*. Cambridge, MA: MIT Press, pp. 65–110.

Mervis C B, Morris C A, Klein-Tasman B P, et al. 2003a. Attentional characteristics of infants and toddlers with Williams syndrome during triadic interactions. *Devptl Neuropsychol* **23**, 243–68.

Mervis C B, Robinson B, Bertrand J, Morris C A, Klein-Tasman B and Armstrong S. 2000. The Williams syndrome cognitive profile. *Brain Cogn* **44**, 604–28.

Mervis C B, Robinson B F, Rowe M L, Becerra A M and Klein-Tasman B P. 2003b. Language abilities of individuals with Williams syndrome. *Int Rev Res Mental Retard* **27**, 35–81.

Meyer-Lindenberg A, Hariri A R, Munoz K E, *et al.* 2005a. Neural correlates of genetically abnormal social cognition in Williams syndrome. *Nat Neurosci* **8**, 991–3.

Meyer-Lindenberg A, Kohn P, Mervis C B, *et al.* 2004. Neural basis of genetically determined visuospatial construction deficit in Williams syndrome. *Neuron* **43**, 623–31.

Meyer-Lindenberg A, Mervis C B and Berman K F. 2006. Neural mechanisms in Williams syndrome: A unique window to genetic influences on cognition and behaviour. *Nat Neurosci* **8**, 991–3.

Meyer-Lindenberg A, Mervis C B, Sarpal D, *et al.* 2005b. Functional, structural, and metabolic abnormalities of the hippocampal formation in Williams syndrome. *J Clin Invest* **115**, 1888–95.

Milner A D and Goodale M A. 1995. *The Visual Brain in Action*. Cambridge, UK: MIT Press.

Mobbs D, Eckert M A, Menon V, *et al.* 2007a. Reduced parietal and visual cortical activation during global processing in Williams syndrome. *Devptl Med Child Neurol* **49**, 433–8.

Mobbs D, Eckert M A, Mills D, *et al.* 2007b. Frontostriatal dysfunction during response inhibition in Williams syndrome. *Biol Psychiatry* **62**, 256–61.

Mobbs D, Garrett A S, Menon V, Rose F E, Bellugi U and Reiss A L. 2004. Anomalous brain activations during face and gaze processing in Williams syndrome. *Neurology* **62**, 2070–6.

Morris C A. 2006. The dysmorphology, genetics, and natural history of Williams–Beuren syndrome. In Morris C A, Lenhoff H M, Wang P P (Eds.), *Williams–Beuren Syndrome: Research, Evaluation and Treatment*. Baltimore, MD: Johns Hopkins University Press, pp. 3–17.

Morris C A, Demsey S A, Leonard C O, Dilts C and Blackburn B L. 1988. Natural history of Williams syndrome: Physical characteristics. *J Ped* **113**, 318–26.

Morris C A and Mervis C B. 2000. Williams syndrome and related disorders. *Annu Rev Genom Hum Genet* **1**, 461–84.

Nakamura M, Watanabe K, Matsumoto A, *et al.* 2001. Williams syndrome and deficiency in visuospatial recognition. *Devptl Med Child Neurol* **43**, 617–21.

Navon D. 1977. Forest before trees: The precedence of global features in visual perception. *Cogn Psychol* **9**, 353–83.

Paul B M, Stiles J, Passarotti A, Bavar N and Bellugi U. 2002. Face and place processing in Williams syndrome: Evidence for a dorsal–ventral dissociation. *Neuroreport* **13**, 1115–9.

Pennington B F, Filipek P A, Lefly D, *et al.* 2000. A twin MRI study of size variations in human brain. *J Cogn Neurosci* **12**, 223–32.

Peoples R, Franke Y, Wang Y K, *et al.* 2000. A physical map, including a BAC/PAC clone contig, of the Williams–Beuren syndrome – Deletion region at 7q11.23. *Am J Hum Genet* **66**, 47–68.

Pober B R and Filiano J J. 1995. Association of Chiari I malformation and Williams syndrome. *Ped Neurol* **12**, 84–8.

Prather M D, Lavenex P, Mauldin-Jourdain M L, *et al.* 2001. Increased social fear and decreased fear of objects in monkeys with neonatal amygdala lesions. *Neuroscience* **106**, 653–8.

Ranganath C and D'Esposito M. 2001. Medial temporal lobe activity associated with active maintenance of novel information. *Neuron* **31**, 865–73.

Reilly J, Losh M, Bellugi U and Wulfeck B. 2004. Frog, where are you? Narratives in children with specific language impairment, early focal brain injury, and Williams syndrome. *Brain Lang* **88**, 229–47.

Reiss A L, Abrams M T, Singer H S, Ross J L and Denckla M B. 1996. Brain development, gender and IQ in children. A volumetric imaging study. *Brain* **119**, 1763–74.

Reiss A L, Eckert M A, Rose F E, *et al.* 2004. An experiment of nature: Brain anatomy parallels cognition and behaviour in Williams Syndrome. *J Neurosci* **24**, 5009–15.

Reiss A L, Eliez S, Schmitt J E, *et al.* 2000. IV. Neuroanatomy of Williams syndrome: A high-resolution MRI study. *J Cogn Neurosci* **12** (Suppl 1), 65–73.

Rondan C, Santos A, Mancini J, Livet M O and Deruelle C. 2008. Global and local processing in Williams syndrome: Drawing versus perceiving. *Child Neuropsychol* **14**, 237–48.

Santos A, Milne D, Rosset D and Deruelle C. 2007a. Challenging symmetry on mental retardation: Evidence from Williams syndrome. In Heinz E B (Ed.), *Mental Retardation Research Advances*. New York, NY: Nova Science Publishers, pp. 147–74.

Santos A, Rondan C, Mancini J and Deruelle C. 2007b. Behavioural indexes of callosal functioning in Williams syndrome. *J Neuropsychol* **1**, 189–200.

Sarpal D, Buchsbaum B R, Kohn P D, *et al.* (2008). A genetic model for understanding higher order visual processing: Functional interactions of the ventral visual stream in Williams syndrome. *Cerebral Cortex* **18**, 2402–09.

Scheiber, B. 2000. *Fulfilling Dreams – Book 1. A Handbook for Parents of Williams Syndrome Children*. Clawson, MI: Williams Syndrome Association.

Schmitt J E, Eliez S, Bellugi U and Reiss A L. 2001a. Analysis of cerebral shape in Williams syndrome. *Arch Neurol* **58**, 283–7.

Schmitt J E, Eliez S, Warsofsky I S, Bellugi U and Reiss A L. 2001b. Corpus callosum morphology of Williams syndrome: Relation to genetics and behaviour. *Devptl Med Child Neurol* **43**, 155–9.

Schmitt J E, Watts K, Eliez S, Bellugi U, Galaburda A M and Reiss A L. 2002. Increased gyrification in Williams syndrome: Evidence using 3D MRI methods. *Devptl Med Child Neurol* **44**, 292–5.

Schultz R T. 2005. Developmental deficits in social perception in autism: The role of the amygdala and fusiform face are. *Int J Devptl Neurosci* **23**, 125–41.

Spencer J, O'Brien J, Riggs K, Braddick O, Atkinson J and Wattam-Bell J. 2000. Motion processing in autism:

Evidence for a dorsal stream deficiency. *Neuroreport* **11**, 2765–7.

Strømme P, Bjørnstad P G and Ramstad K. 2002. Prevalence estimation of Williams syndrome. *J Child Neurol* **17**, 269–71.

Sukarova-Angelovska E, Piperkova K, Sredovska A, Ilieva G and Kocova M. 2007. Implementation of fluorescent in situ hybridization (FISH) as a method for detecting microdeletion syndromes – Our first experiments. *Prilozi* **28**, 87–98.

Tager-Flusberg H, Plesa Skewerer D, Faja S and Joseph R M. 2003. People with Williams syndrome processes faces holistically. *Cognition* **89**, 11–24.

Tager-Flusberg H and Sullivan K. 2000. A componential view of theory of mind: Evidence from Williams syndrome. *Cognition* **76**, 59–90.

Thompson P M, Cannon T D, Narr K L, *et al*. 2001. Genetic influences on brain structure. *Nat Neurosci* **4**, 1253–8.

Thompson P M, Lee A D, Dutton R A, *et al*. 2005. Abnormal cortical complexity and thickness profiles mapped in Williams syndrome. *J Neurosci* **25**, 4146–58.

Tomaiuolo F, Di Paola M, Caravale B, Vicari S, Petrides M and Caltagirone C. 2002. Morphology and morphometry of the corpus callosum in Williams syndrome: A TI-weighted MRI study. *Neuroreport* **13**, 2281–4.

Udwin O and Yule W. 1991. A cognitive and behavioural phenotype in Williams syndrome. *J Clin Exp Neuropsychol* **13**, 232–44.

Udwin O, Yule W and Martin N. 1987. Cognitive abilities and behavioural characteristics of children with idiopathic infantile hypercalcaemia. *J Child Psychol Psychiatry All Discipl* **28**, 297–309.

Ungerleider L and Mishkin M. 1982. Two cortical visual systems. In Ingle D J, Goodale M A, Mansfeld R J W (Eds.), *Analyses of visual behaviour*. Cambridge, MA: MIT Press, pp. 549–86.

Urbán Z, Helms C, Fekete G, *et al*. 1996. 7q11.23 deletions in Williams syndrome arise as a consequence of unequal meiotic crossover. *Am J Hum Genet* **59**, 958–62.

Van Essen D.C, Anderson C H and Felleman D J. 1992. Information processing in the primate visual system: An integrated systems perspective. *Science* **255**, 419–23.

Van Essen D C, Dierker D, Snyder A Z, Raichle M E, Reiss A L and Korenberg J. 2006. Symmetry of cortical folding abnormalities in Williams syndrome revealed by surface-based analyses. *J Neurosci* **26**, 5470–83.

VanLieshout C, DeMeyer R, Curfs L and Fryns J. 1998. Family contexts, parental behavior, and personality profiles of children and adolescents with Prader-Willi, Fragile-X, or Williams syndrome. *J Child Psychol Psychiatry All Discipl* **39**, 699–710.

Vicari S, Brizzolara D, Carlesimo G A, Pezzini G and Volterra V. 1996. Memory abilities in children with Williams syndrome. *Cortex* **32**, 502–14.

Wang P P and Bellugi U. 1994. Evidence from two genetic syndromes for a dissociation between verbal and visual–spatial short-term memory. *J Child Exp Neuropsychol* **162**, 317–22.

Wang P P, Doherty S, Hesselink J R and Bellugi U. 1992. Callosal morphology concurs with neurobehavioral and neuropathological findings in two neurodevelopmental disorders. *Arch Neurol* **49**, 407–11.

Wang P P, Doherty S, Rourke S B and Bellugi U. 1995. Unique profile of visuo-perceptual skills in a genetic syndrome. *Brain Cogn* **29**, 54–65.

Wang P P, Hesselink J R, Jernigan T L, Doherty S and Bellugi U. 1992. Specific neurobehavioral profile of Williams' syndrome is associated with neocerebellar hemispheric preservation. *Neurology* **42**, 1999–2002.

Wilke M, Sohn J H, Byars A W and Holland S K. 2003. Bright spots: Correlations of gray matter volume with IQ in a normal pediatric population. *Neuroimage* **20**, 202–15.

Williams J C P, Barret-Boyes B G and Lowe J B. 1961. Supravalvular aortic stenosis. *Circulation* **24**, 1311–8.

Zeki S. 2001. Localization and globalization in conscious vision. *Annu Rev Neurosci* **24**, 57–86.

Zhao C, Aviles C, Abel R A, Almli C R, McQuillen P and Pleasure S J. 2005. Hippocampal and visuospatial learning defects in mice with a deletion of frizzled 9, a gene in the Williams syndrome deletion interval. *Development* **132**, 2917–27.

第38章

38

发育障碍的神经影像学：评论

Nancy J. Minshew

　　本部分有两章重点描述了非常吸引人的两种神经发育障碍性疾病——孤独症和威廉斯综合征。在过去的30年里，对这些疾病的认识已经从"难以辨认、难以理解、罕见"发展为"基因-大脑-认知-行为"疾病，并对它们之间的关系有了突破性认识。与此同时，我们也发现这些疾病并不像人们最初想象的那样罕见。

　　这些进步既不是突然出现的，也不是人们对这些疾病在认知神经科学和临床专业上的意义有先见之明，而是在方法学和技术水平逐渐提高的过程中逐渐获得的。支持这些研究的资金微薄，也反映了人们对神经发育障碍性疾病普遍认识不足且兴趣不大。直到近几十年，小规模的认知研究明确了认知表现具有引人入胜的特征，同样小规模的磁共振成像（MRI）和神经病理研究有足够证据显示产前和产后对神经重组的干扰及移行事件，以及遗传学发现发育的神经生物学环路，至此这类研究不受重视的情况才得以改变。随着基因识别成为分子病理生理学的开端，这类疾病对认知神经科学和行为神经精神病学的意义得到广泛认同。现在我们已经不能说对孤独症和威廉斯综合征的病因知之甚少，或者说这二者都不是重要的疾病。然而当阅读这些章节时，我们发现，那些小规模研究的花费和有限的科研经费，使得多年后许多研究结果仍不能确定或不清楚。幸运的是，遗传学研究做了足够的工作，以至于我们可以大体上了解每种症状中基因是如何揭示大脑和行为的关系。在病理生理学的各个层面上，更多的研究有待完成，以明确基因异常、大脑结构和功能的改变、认知和神经系统功能的差异以及它们与行为的关系之间存在的"机械性联系"。明确这些问题将会使治疗更精准，就像动物模型验证过的，这些研究带来的科学和医学上的硕果将远远超越这些疾病本身。因此，现在已经到了这样一个年代，神经发育障碍理应在众多神经精神类障碍中取得一席之地，它将对人的一生产生重

大影响，并具备为"典型"个体的技能缺陷、获得性颅脑损伤和退行性疾病的研究提供基因-智力-认知-行为方面认识的潜力。

　　对这两种神经发育障碍性疾病研究，第一个重要的贡献是诊断标准的细化和正常个体IQ分数可靠有效的操作性。对无智力障碍人群的研究使我们能够识别两种疾病的异常认知表现，以及与IQ匹配的正常对照组进行功能影像学研究，从而避免由于对照组具有智力障碍导致自身认知特异性造成的混淆。对患这两种疾病谱中的高功能个体进行研究作为一种研究策略在该领域遇到了相当大的阻力，人们花了几十年来克服，即便这样，我们还是不清楚该策略的基本原则是否被理解。关于威廉斯综合征，直到发现在7q11.23区域存在基因异常，针对无智力障碍个体研究的有效性才被完全接受，例如：所有威廉斯综合征个体在7q11.23均有微小缺失。在孤独症研究中发现，即使同胞兄弟姐妹和双胞胎中ASD个体也有低功能和高功能之分，这种携带相同基因型的家庭成员表现的差异性，让研究策略针对无智力异常的人来探究疾病本质变得更加容易接受。临床上有多达50%的ASD病例没有智力障碍，这对于改善那些对研究高功能ASD个体持批评态度的观点有一定影响。这些例子提醒我们，大多数生物学疾病都会表现不同的严重程度，而仅仅严重程度的差异并不能为疾病间的鉴别提供足够依据。

　　显然，这两种疾病都与一定范围的智力障碍有关，这表明智力障碍对于这两者都不是独立的共病，而是每种疾病生物学表现的一部分。根据遗传学法则，同时出现的几率（A的发生率×B的发生率＝A和B的发生率）并不能解释智力障碍在这些神经发育障碍疾病中发生的频率。如果不是共病，那么需要每种疾病有一个神经生物学概念来解释智力障碍的频繁发生。在威廉斯综合征中，人们首先从遗传学层面提出了基因量效的解释。最终，不同基因分量对认知和行为的影响

将得到确认，疾病表现差异性的机制也将得到认识。孤独症以神经心理学表现为基础的研究已经阐明：孤独症患者的信息获得能力完整，简单信息加工能力完整甚至是增强，更高级或复杂的信息加工能力则受损（Minshew 等，1992，1997；Williams 等，2006）。复杂信息加工能力渐进性丧失可以预见的结果是精神发育迟滞，伴有高需求能力（社交、语言、推理）的丧失，与之不相称的是简单或基本信息加工能力保持完好甚至增强，从而在低功能孤独症的个体保持与之相关的少见表现。这些孤独症患者认知和神经系统的特征与大脑的广泛参与有关，已证实 ASD 患儿大脑总体积增长，在 9 个月时头围加速生长，同时多个领域的症状也开始出现（Dawson 等，2007；Rogers，2009）。

一旦发现有足够数量的不伴有智力障碍（精神发育迟滞）的孤独症和威廉斯综合征患者并能和特殊的对照相匹配，我们便能够定义这两种疾病独特的认知特征，并建立认知特征和行为表现之间的联系。这种联系的建立对定义两种疾病中能力是缺陷、完整，还是增强，意义都非常重大。

这两种疾病患者的长处与缺陷一样多，但最终被认为伴随明显的局限性。在威廉斯综合征患者，人们最初认为他们不怕陌生的社交能力和高度的移情作用是一种优点。但当孩子们到了上学年龄，他们强烈的注视和大胆的社交就演变为社会认知受损以及与同伴关系不良，这就很好地诠释了什么叫"过犹不及"。一直以来，孤独症的社交特征被认为与威廉斯综合征相反，即对他人兴趣索然、漠不关心，缺乏移情。然而，为了使行为谱系得到更充分的理解，孤独症定义被细化到社交互动的互惠性受损，包含没有反应和反应过度。心智理论缺陷的发现大大丰富了人们对社交受损的理解，认识到他们并非缺乏互动。社会认知能力的发展有助于定义威廉斯综合征的社交受损。孤独症患者的特征性优势是对细微之处、不连贯的细节记忆力惊人，以及超常的视觉空间能力。然而他们不寻常的感知和对细节的回忆能力同时伴有常识、推理和判断方面受损，例如他们不能用这些细节来解决问题或应付日常生活。

这两种疾病都被认为同时具有局部问题处理的优势和全局问题处理的缺陷，这是潜在的认知和神经学模式差异造成的结果。在威廉斯综合征患者，一种严重视空间缺陷导致他们无法做到将部分组成一个整体。他们在排列组合游戏和区组设计中的能力较差，但识别情绪面孔和物体的能力正常。由于他们对整体轮廓和大字母存在感知困难，在区组设计和 H-S 任务（用相同或不同的小字母组成大字母）表现欠佳，人们提出他们存在整体的处理缺陷。这是由于完整的腹侧视觉加工流和受损的背侧视觉加工流之间分离所致。背侧视觉加工流受损可以解释视觉空间构建缺陷和整体加工缺陷。相比之下，孤独症患者往往善于做解谜和区组设计（但不总是这样），而不善于情绪面孔识别和面部表情识别，并在物体识别上表现基本正常。人们猜测局部处理能力增强和（或）全局处理能力缺陷也能解释孤独症的这些表现（Kuschner 等，2009）。然而在孤独症，人们认为 U-纤维数量增加，如局部连接性增加可以解释局部处理能力增强，皮质连接性减少可以解释全局处理能力缺陷。在两种行为症候群，既有别于一种认知的视角，甚至更加有别于一种脑结构的视角以及遗传学的视角，全局处理缺陷强调了以行为为基础解释源于遗传和大脑层面的现象是何等局限。

这些症状中的任何一个都不能简单归结于单一的原发性缺陷。事实上，这种组成并不适用于神经系统疾病，即脑源性疾病。神经或脑功能障碍会引起一种认知模式或表现，以及与致病因素（如卒中、脑外伤等）的原理一致的神经病学结果。评估神经系统疾病的第一步是认真定义损伤的表现以及何为功能完整或增强。必须检查每个主要领域的功能，以及每个领域的模式，为明确基本的病理生理-神经生物过程提供线索。Volpe 的（1998）关于器官发生障碍类疾病的临床表现、神经元增殖、神经元组织构成、神经元迁移和胶质事件的章节为认知神经科学家和临床医生建立发育神经生物学和脑功能障碍临床表现之间的联系提供了坚实的基础。在威廉斯综合征，关键是找到当腹侧视觉流的加工不足时选择性参与的背侧视觉流加工。这种认知表现的重复出现是由先天性畸形和同质异性所致，将该疾病归于大脑发育障碍（从出生起）类疾病。将孤独症当做是一种神经组织疾病的关键是能力缺陷和完整的分布，这在 IQ 表现的研究中首次提出，而 Volpe 将神经组织事件描述为某些脑发育过程中的事件，最终形成了与某些能力有关的环路，这是人类独有的。

如果没有这些概念基础，认识这些疾病的发

育神经生物学起源就只能等待结构影像学提供线索了。在威廉斯综合征患者，存在皮质体积、厚度和沟回折叠的异常，以及与社交困难相关的背侧视觉处理流和眶额皮质功能紊乱。在孤独症患者，大脑总体积增加由灰质增加（所有脑叶，或除枕叶以外所有脑叶）和小脑白质（不包括胼胝体）增加组成，提示了广泛的皮质加工问题。这些结果引起了神经科学家的重视，他们立即理解了这些发育异常的含义。当前影像学研究可以皮质体积来代表皮质厚度和表面积，从而辨别不同的神经发育过程（Raznahan 等，2009），并探索基因型对大脑结构的影响（Raznahan 等，2009；Scott 等，2009）。影像学研究的潜在贡献，特别是与其他研究方法相结合，让我们触碰到了一个全新的世界（Church 等，2009；Dosenbach 等，2008）。

目前发现的这些神经生物学显著性对这两种疾病模型产生影响还需要一段时间，最后的冲刺阶段来自遗传学发现。关于威廉斯综合征，每个病例的遗传学结果是相对统一的：都有 7 号染色体相同位置上半合子微缺失。然而，微缺失实际上是怎样导致疾病及其变化都是未知的。从基因到对大脑的了解，我们还有很长的路要走，但对基因的了解是分子病理生理学的基础。关于孤独症，已发现 20～25 个基因与神经元连接性的发育有关，这些基因能解释 15％～20％的 ASD 病例的病因，其分子病理生理学在短短的几年内取得了飞速的发展。对携带这些基因的成年动物模型进行治疗，以及服用西罗莫司预防哺乳动物的多发性硬化，已经为将来利用神经生物学的方法对患病人群进行干预提供了证据。

总之，这两种疾病有着辉煌的研究历史，充满趣味和启发。我们从中学习到的知识有望应用到这类以及其他神经发育障碍性疾病的研究中，以加快研究进度和充分利用所有的资源。对于这两种疾病，未来 5～10 年我们将迎来技术和数据分析方法的快速发展，能更好地对庞杂的大脑、基因组以及从研究中衍生出的多模态数据进行研究。

参考文献

Church J A, Fair D A, Dosenbach N U F, *et al.* 2009. Control networks in pediatric Tourette syndrome show immature and anomalous patterns of functional connectivity. *Brain* **132**, 225–38.

Dawson G, Munson G, Webb S J, Nalty T, Abbott R and Toth K. 2007. Rate of head growth decelerates and symptoms worsen in the second year of life in autism. *Biol Psychiatry* **61**, 458–64.

Dosenbach N U, Fair D A, Cohen A L, Schlaggar B L and Petersen S E. 2008. A dual networks architecture of top-down control. *Trends Cogn Sci* **12**, 99–105.

Kuschner E, Bodner K and Minshew N J. 2009. Local versus global approaches to reproducing the Rey Osterrieth complex figure by children, adolescents and adults with high functioning autism. *Autism Res* **2**, 348–58.

Minshew N J, Goldstein G and Siegel D J. 1997. Neuropsychologic functioning in autism: Profile of a complex information processing disorder. *J Int Neuropsychol Soc* **3**, 303–16.

Minshew N J, Goldstein G, Muenz L R and Payton J B. 1992. Neuropsychological functioning in nonmentally retarded autistic individuals. *J Clin Exp Neuropsychol* **14**, 749–61.

Raznahan A, Toro, R, Proitsi P, *et al.* 2009. A functional polymorphism of the brain derived neurotropic factor gene and cortical anatomy in autism spectrum disorder. *J Neurodevelop Disord* **1**, 215–23.

Rogers S J. 2009. What are infant siblings teaching us about autism in infancy. *Autism Res* **2**, 125–37.

Scott A A, Abraham B S, Alvarez-Retuerto A-I, *et al.* 2009. Genetic variation in CNTNAP2 modulates human frontal cortical connectivity. Abstract, Society for Neuroscience.

Volpe J J. 1998. Brain development unit. In *Neurology of the newborn* (5th ed.). Philadelphia, PA: Saunders-Elsevier, pp. 3–118.

Williams D L, Goldstein G and Minshew N J. 2006. Neuropsychologic functioning in children with autism: Further evidence for disordered complex information-processing. *Child Neurol* **12**, 279–98.

尾注

有关遗传或发育神经生物学事件我们已经有了大致的认识，但是其中具体的机制仍不十分清楚。遗传和行为之间结果的每一个机制，我们都必须明确其定义并加以了解，以便指导临床干预。关于威廉斯综合征，其早年发育特征以及由此导致的社交、情感、语言和沟通技能的结局，仍然需要我们做大量的工作去探讨。在孤独症患者中，因为之前我们关注了其许多潜在单一的主要缺陷，所以对这种疾病的技能特征描述比较完整。然而，为处于风险的婴儿同胞的纵向研究提供了重要的新信息；我们需要这样的研究以及年龄跨度大的更多研究，以便对脑事件的结果进行分类。

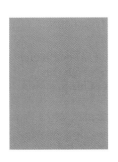

中英文专业词汇对照表

彩　　图

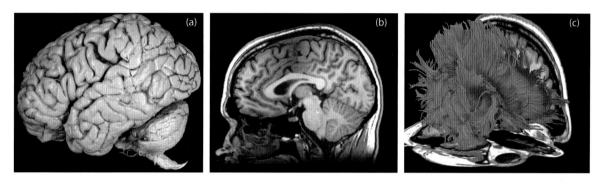

彩图 1.1　（**a**）人脑尸检标本。图像的使用经过 Getty Images 的许可。（**b**）活体大脑 MRI 结构成像，清晰显示出灰质与白质的差异。（**c**）活体大脑 DTI 成像。与（**b**）图相比，DTI 更为丰富地显示了白质纤维束的大体特征，前者只呈现出均匀的图像。

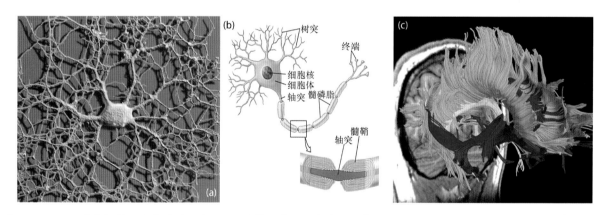

彩图 1.2　（**a**）小鼠视神经少突胶质细胞电子显微镜成像。注意来自胞体的细胞突分支，这些突起将形成髓鞘以隔绝相邻的神经元轴突。一个少突胶质细胞可以形成 50 多个神经元的一节段轴突的髓鞘。图片使用得到美国国立卫生研究院细胞结构和动力实验室 Kachar 博士和特拉华大学生物系 Wagner 博士的许可。（**b**）有髓神经元的细胞特征示意图，髓鞘的主要功能是使轴突绝缘，提高动作电位传导速度。图片使用得到 Prentice Hall 出版社的许可。（**c**）使用 DTI 纤维跟踪技术获得的大脑主要的白质纤维束图像。有髓轴突使空间各异的神经元连接在一起，一般来讲这些轴突集结在一起形成大的纤维束称为神经纤维束。这张图片示意了脑内一些主要白质纤维束的形状和走行，包括胼胝体（棕色）、扣带（紫色）、穹隆（黄色）、钩束（粉色）下纵束（绿色）和下额枕束（蓝色）。

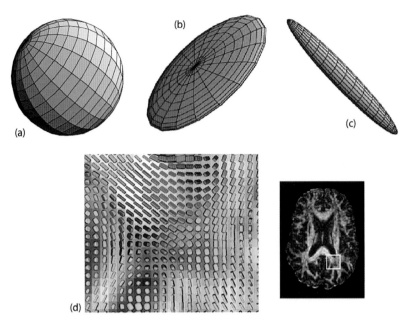

彩图 1.3 弥散的椭圆体可以表现为多重形状和大小。**图 a** 显示的是无限制的水弥散（也就是等向性的）形成的弥散椭圆体。等向性弥散类似于在一个充满液体的脑室中，水的弥散几乎没有任何障碍。相比之下，白质束的轴突膜和髓鞘则形成了一个明显的阻碍水弥散的屏障。在这种情况下，水就会沿着纤维束的方向平行弥散，而不是垂直弥散，因此形成的弥散椭圆体就是非球面的（也就是非均质的）。一个非均质的弥散椭圆体可以表现为非均质的平面（即形状像一张光盘，如**图 b**），也可以表现为非均质的线性（即形状像一支雪茄，如**图 c**）。模态是一个弥散椭圆体的线性与平面性之比的测量。**图 d** 显示了一名健康志愿者额枕下束的弥散椭圆体的模态变异性。从本例可以看到，图顶端左侧呈"雪茄形"，底端左侧呈"光盘形"。本图由哈佛医学院布里格姆和妇女医院（Brigham and Women's Hospital）放射科外科手术计划实验室的 Westin 博士（**图 a，c**）和 Kinfmann 博士（**图 d**）授权使用。

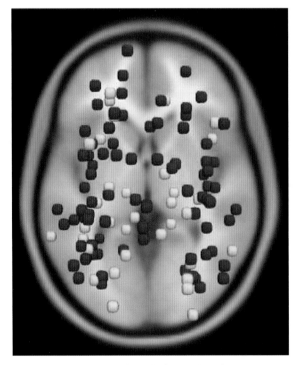

彩图 1.4 精神分裂症患者弥散异常的范围。彩色圆点代表精神分裂症患者相比对照组 FA 值减小的体素簇的中心，12 项与慢性患者对照的 VBM 研究（粉点）；8 项与 FES 患者的 VBM 对照研究（黄点）。可以看出，所有的重要白质纤维束至少有一项 VBM 研究显示其结构异常。图片使用得到 Eric Melonakos 的许可，他在哈佛医学院附属布里格姆和妇女医院（Brigham and Women'sHospital）的精神科、精神神经影像实验室以及杨百翰大学（Brigham Young University）的神经科学中心工作。

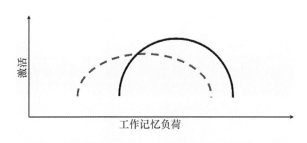

彩图 2.1 概念模型描述了在工作记忆网络中，任务负荷增加时神经反应的假定情况。这个模型预示当工作记忆负荷增加时，精神分裂症和对照组有着相似的负荷反应曲线，但患者的反应曲线更偏向左，导致在低负荷时过度激活和高负荷时激活不足，形状上也较为平坦，同时在增加任务难度的情况下反射性地降低了调节神经反应的能力。

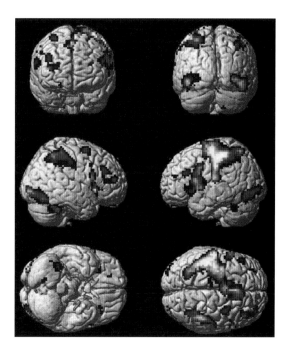

彩图 2.3 与图 2.2 相同的 30 例健康对照组中，Sternberg 项目再认范式显示出再认阶段的主要作用。

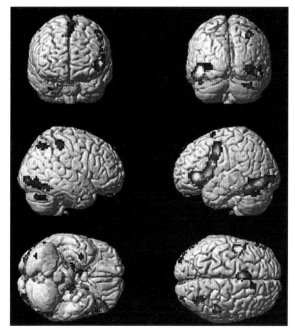

彩图 2.2 在 30 例健康对照组中，Sternberg 项目再认范式（SIRP）显示出编码阶段的主要作用。

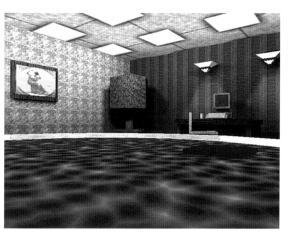

彩图 2.4 屏幕显示与 fMRI 模型相适应的虚拟的 Morris 水迷宫任务。在该任务的活动阶段，受试者必须找到虚拟的水池水面下的一个隐藏平台，在这个环境下，按照记忆线索使用操纵杆来航行到达目标，该任务依赖海马，基于非自我中心记忆。精神分裂症患者这方面的功能受损。

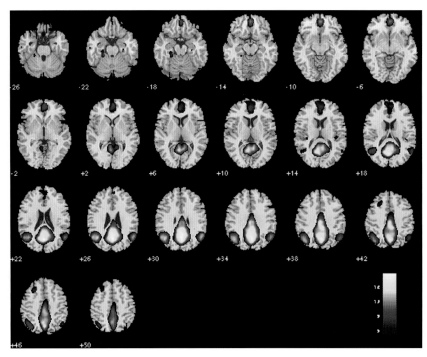

彩图 2.5 "经典的"默认模式网络,是使用独立成分分析技术从 BOLD 数据推导出来的模式,伴有后扣带回/楔前叶的显著激活,而 BOLD 数据是从 fMRI 听觉 oddball 任务过程中收集的。默认模式通常存在于执行任何认知模型的过程中,并且可以通过使用这一分析方法对其进行调节。

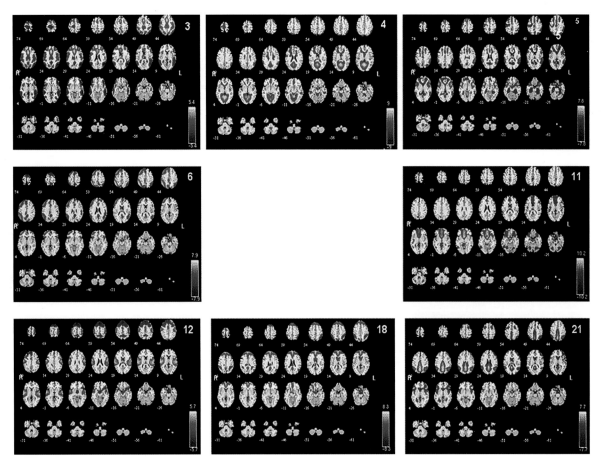

彩图 2.6 数个独立成分("网络")的"家族"来源于静息状态 fMRI 扫描。这个"任务"包括受试者睁眼状态在扫描仪中静卧 5 分钟,并注视十字准线。接着时间相关网络使用独立成分分析而推导出来。注意,右侧较低形态代表了图 2.5 描述的"经典的"默认模式网络,而左侧较低形态代表了"颞叶"网络。

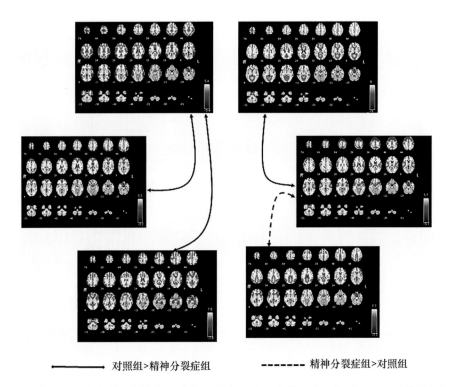

对照组>精神分裂症组   精神分裂症组>对照组

彩图 2.7 图示两个诊断组之间存在着不同的假设分析。在每一个"家族"中，即图 2.6 显示的神经组成/环路，都有着强烈的时间相关性。而如图所示，我们能够通过使用功能性网络连接分析探索到不同回路的家族中有较弱的时间相关性。

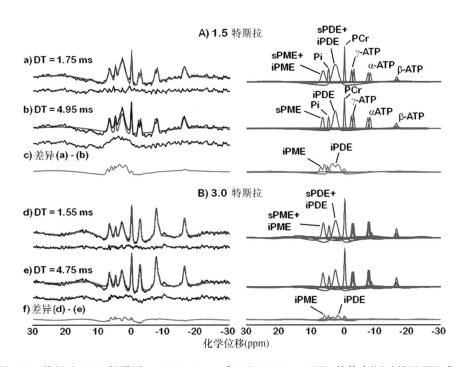

彩图 3.1 模拟（A）前额叶 1.5T 场强下，（a）1.75 ms 和（b）4.95 ms DTs 的体内 [31] P MRSI FID 和（B）3.0T（a）1.55 ms 和（b）4.75 ms DTs。对于所有 DTs，模拟 FID 叠加于获得的和残留的可见于左侧以及组成模拟 FID 的单个峰，见右侧。模拟 FID（左侧）FT 的差异以及 1.75 ms 与 4.95 ms 之间的单个峰（右侧）由（c）1.5T 和（f）3.0T 展示。和 1.5T（c）相比，3.0T（f）峰的中间相关时间峰可在边上观察到。缩写：DT，延迟时间；FID，自由感应；FT，傅里叶变换。

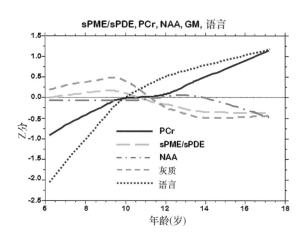

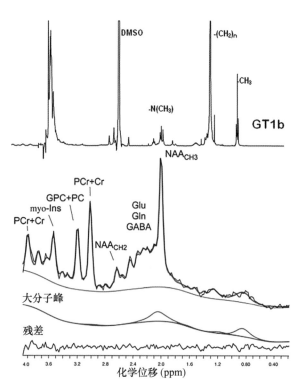

彩图 3.2 Z 值表示 PC 和 NAA 比值，sPME/sPDE 的定额，灰质百分比，以及不同年龄健康受试者综合的语言认知能力评分值。

彩图 3.3 一个量化健康个体短 TE MRSI[1] H 波谱的 LC 模型。在没有谱线增宽的情况下取得的波谱与模型和基线样条功能相重叠，残差见下方。可量化的大分子信号显示为一条独立的曲线。GT1b 神经节苷脂的高分辨率（11.7T）波谱在顶部显示。

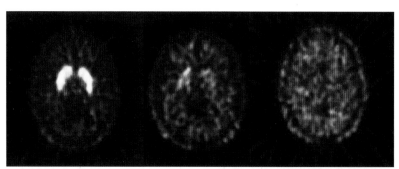

阿立哌唑治疗前　　　阿立哌唑每2天mg，治疗14天　　　阿立哌唑每天30mg，治疗14天

彩图 4.1 通过正电子发射断层成像术（PET）以放射性示踪剂 [11C]-雷氯必利对健康成年志愿者未用药物（左侧）治疗及 2 mg（中间）或 30 mg（右侧）阿立哌唑（安律凡）治疗 14 天后大脑纹状体内 D_2/D_3 受体典型的横向成像。基线研究表明放射性示踪剂在纹状体中（尾状核和核壳）显著摄取，提示高密度的纹状体 D_2/D_3 受体。应用阿立哌唑 2 mg 14 天后，纹状体中大约有 70% 的 D_2/D_3 受体被阿立哌唑占有，因此放射性示踪剂摄取明显减少（中间）。在应用阿立哌唑 30 mg 14 天后，纹状体中几乎所有的 D_2/D_3 受体被阿立哌唑占有，因此放射性示踪剂的摄取几乎完全被阻断（右侧）。该结果表明阿立哌唑对健康成人纹状体 D_2/D_3 受体的占有形式呈剂量依赖性，并且药物的临床应用剂量导致纹状体 D_2/D_3 受体几乎完全饱和（Modified from Yokoi et al.，2002，with permission.）。

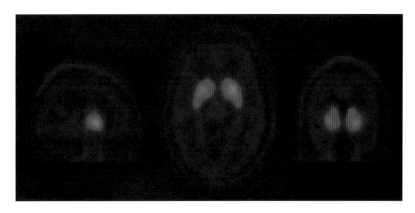

彩图 4.2 典型的矢状面（左侧）、横断面（中间）和冠状面成像（右侧），一名首发精神分裂症的 24 岁男性患者应用阿立哌唑治疗 78 小时后应用 PET 以 $[^{18}F]$-fallypride（$[^{18}F]$-FP）作为示踪剂对脑内纹状体 D_2/D_3 受体进行显像。纹状体 D_2/D_3 受体平均占有率为 82%。在显像同时阿立哌唑的血浆浓度为 106ng/ml（From Gründer et al.，2008，with permission.）。

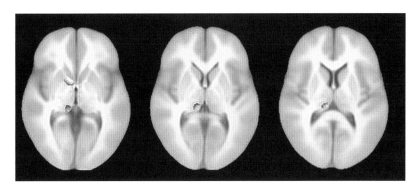

彩图 6.3 图为一项基于体素的形态测量法的三维影像对比研究，19 例健康受试者与 28 例双相障碍患者相比存在显著性差异达到 25 个体素，即 $P<0.01$。橙色区域表明双相障碍患者灰质密度下降（strakowski 等，未发表的数据）

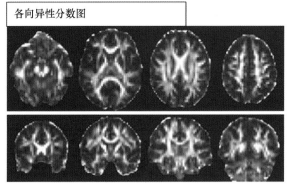

彩图 6.4 举例说明各向异性分数分布的弥散张量成像（越亮代表值越高）和在矢量图中红色表示左右，蓝色表示上下，绿色表示前后（在 30 个方向上计算弥散量）

各向异性分数图

张量图

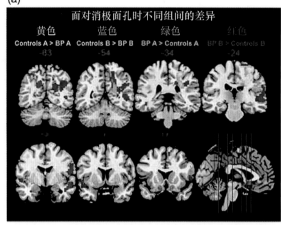

彩图 7.1 a，b 双相障碍患者面对消极愉快面孔的知觉任务时所获得的 fMRI 数据在早期（模块 A）与晚期（模块 B）存在显著不同的激活模式。在双相障碍患者样本中，两个模块的眶额皮质早期阶段（模块 A）和晚期阶段（模块 B）反应时间的颞叶激活区域对比存在显著不同。相对于同一对照的早期阶段（模块 A），晚期（模块 B）中双相障碍患者的后皮质区在参与视觉处理和记忆时也广泛出现了更强的激活。对比这两个时间模块，对照组被激活的区域很明显是相对有限的。

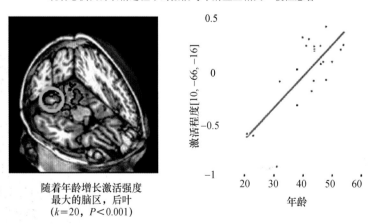

彩图 7.2 慢性双相障碍患者在一项被动恐惧面孔感知的认知任务中，表现出右侧小脑 BOLD 激活与年龄增加显著相关。这些结果表明，随着年龄的增长，双相障碍患者会越来越依赖小脑来处理视觉情感刺激。

观看恐惧面部表情时的激活情况，与年龄的负性回归相关性：慢性病患者

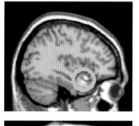

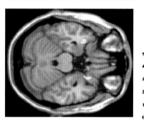

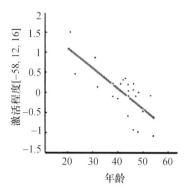

随着年龄增长激活最强的脑区包括左侧
额叶和额上回（$k=20$，$P<0.001$）

彩图 7.3 在一项被动恐惧面孔感知的认知任务中，慢性双相情感障碍患者表现出左侧额下回的血氧水平依赖（BOLD）激活与年龄呈显著负相关。这种显著相关也见于右侧额下回。与图 7.2 的结果相比，这些研究提示随着年龄增长，双相障碍患者表现出对处理视觉情感刺激的额叶区依赖逐渐减少。

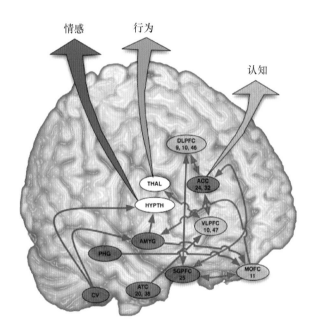

彩图 8.1 双相情感障碍的皮质边缘系统功能障碍模型。双相障碍中活动增加的脑区和连接标注为红色，而且那些活动减少的标注为蓝色。这些颜色编码代表了一致性数据，但有些结果有差异。各脑区覆盖于大脑透视图的表面，展现出一种简化的图形，需要读者将其深入定位于皮质下结构。布罗德曼分区的适当编号提供如下。ACC，前扣带回皮质；AMYG，杏仁核；ATC，前颞叶皮质；CV，小脑蚓部；DLPFC，背外侧前额叶皮质；HYPTH，下丘脑；MOFC，内侧眶额皮质；PHG，海马旁回；SGPFC，前额叶皮质膝下部；THAL，丘脑；VLPFC，腹外侧前额叶皮质。版权经 Brooks 等许可（2009a）。

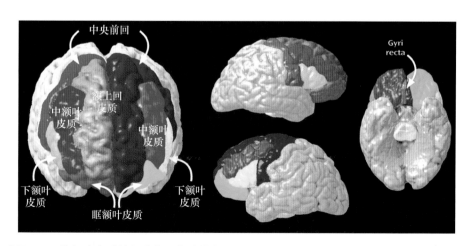

彩图 9.1 前额叶皮质详细分布的高分辨率三维形态展示。经 Ballmaier 等许可使用，2004b。

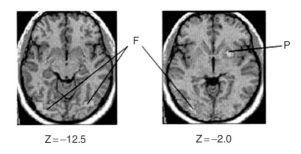

Z=-12.5   Z=-2.0

彩图 10.1 面对情感强度逐渐增加的愉快表情时，两组在神经反应趋势上的差异。在胼胝体平面下行 2 mm 及 12.5 mm 的两个脑断面扫描证实，面对情感强度逐渐增加的愉快表情时，两组间神经反应存在显著差异。健康个体双侧梭状回（BA 19）和右侧豆状核壳核神经反应增加，而抑郁症患者在这些脑区的神经反应减少。两个脑横断面左右两侧扫描均在各自成像的左侧和右侧分别显示出来，P：壳核；F：梭状回；BA：布罗德曼区。Surguladze 等（2005），版权 2009，图片使用获得 Elsevier 公司许可。

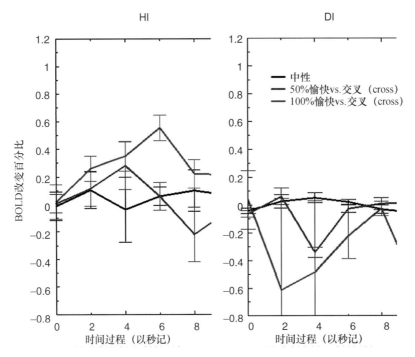

彩图 10.2 面对中性及两种强度的愉快表情，右侧梭状回血氧水平依赖（BOLD）信号百分比随时间序列改变的趋势。图像表示 16 例抑郁症患者（DI）和 14 例健康个体（HI）右侧梭状回 BOLD 信号岁时间过程的改变。Surguladze 等（2005），版权 2009，图片使用获得 Elsevier 公司许可。

彩图 10.3 悲伤表情强度增加时神经反应趋势的组间差异。在胼胝体水平下方 2 mm 及 23.5 mm 的两个大脑断层扫描及冠状面（y＝0）扫描证实，面对强度逐渐增加的悲伤表情时神经反应存在显著组间差异，健康个体右侧梭状回（BA 37）、左侧海马旁回/杏仁核区及左侧壳核的神经反应减弱，而在抑郁症个体这些脑区的神经反应增强。左右两侧每个大脑断层扫描分别在每张图像各自相应一侧显示。P，壳核；PH，海马旁回/杏仁核区；F，梭状回；BA，布罗德曼区。Surguladze 等（2005），版权 2009，图片使用得到 Elsevier 公司许可。

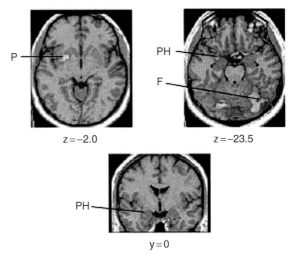

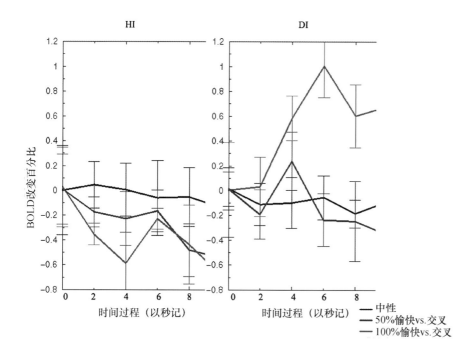

彩图 **10.4** 面对中性及两种强度的悲伤表情，左侧海马旁回/杏仁核区的血氧水平依赖（BOLD）信号百分比随时间序列的改变趋势。图片代表 16 例抑郁症患者和 14 例健康个体左侧海马旁回/杏仁核部位 BOLD 信号平均值随时间过程的改变。HI，健康个体；DI，抑郁症患者。Surguladze 等（2005），版权 2009，图片使用得到 Elsevier 公司许可。

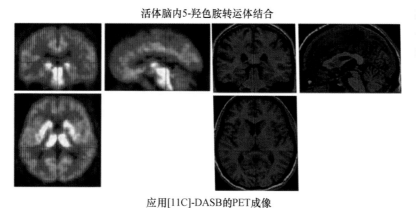

彩图 **11.1** 一例典型老年抑郁症患者（女性，68 岁）的 PET（[11C]-DASB）和 MR（同期配准扫描）成像。

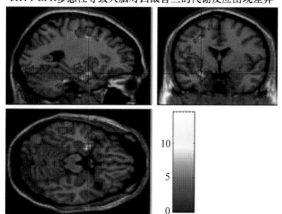

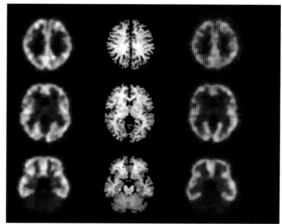

彩图 **11.2** 急性期给予西酞普兰（40 mg，静脉）后，大脑的代谢反应以 5-HTT 转运体启动子多态性的功能表示。*ss* 基因型携带者的左侧大脑半球（包括杏仁核）反应强于携带 *ll* 基因型的正常对照者（Smith et al.，2004）。

彩图 **11.3** 急性给予西酞普兰（40 mg，静脉注射）治疗后，5-HT$_{2A}$ 受体利用率改变（通过应用 PET 检测[18F] 阿坦色林的方式研究）。给予西酞普兰后皮质结合力下降，这与 5-羟色胺浓度升高和放射性示踪剂结合 5-HT$_{2A}$ 位点之间更激烈的竞争有关。

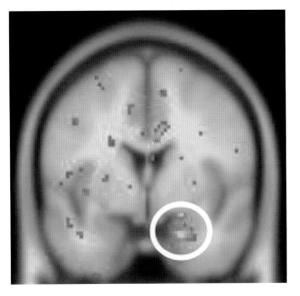

彩图 14.1 PTSD 组较创伤暴露对照组受试者右侧杏仁核激活增强（恐惧表情 *vs.* 愉快表情）（x，y，z：＋22，＋2，－14 和＋22，0，－26）。

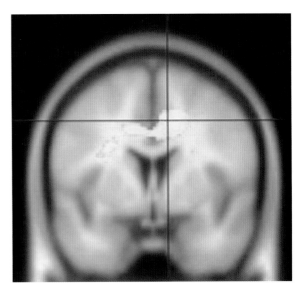

彩图 14.3 与未患 PTSD 的退伍军人及其同胞兄弟相比，患有 PTSD 的退伍军人和他们的同胞兄弟在静息态时背侧前扣带回皮质/中扣带回皮质（x，y，z：＋10，＋2，＋42）葡萄糖代谢水平增加。

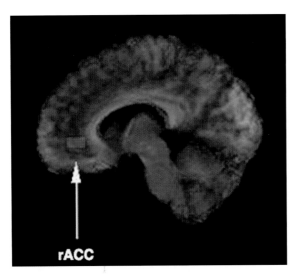

彩图 14.2 女性 PTSD 患者较非 PTSD 患者前扣带回喙部（x，y，z：＋7，＋38，0）激活减弱（创伤刺激 *vs.* 中性刺激）

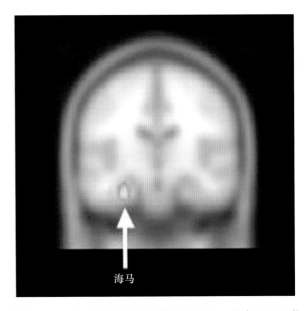

彩图 14.4 与未患 PTSD 的消防员相比，患有 PTSD 的消防员左侧海马（x，y，z：－28，－16，－24）激活减弱（深度编码 *vs.* 浅度编码）。

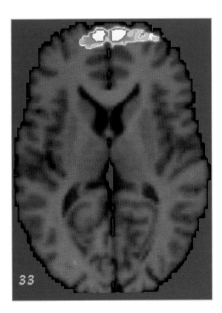

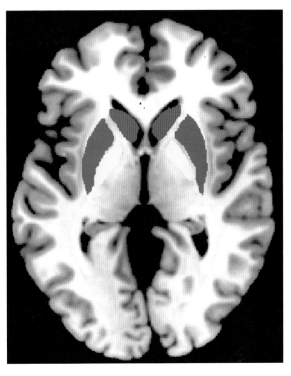

彩图 15.1 统计参数图显示越南战争相关 PTSD 患者苯二氮䓬受体结合力显著下降（黄色部分），图中可见在腹内侧前额叶皮质受体结合力下降。

彩图 16.1 涉及 OCD 神经生物学的基底节区图例（蓝色，尾状核；红色，壳核；黄色，苍白球）

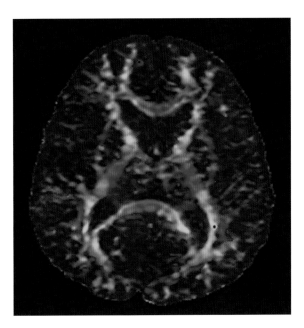

彩图 16.2 弥散张量成像的彩色图谱显示白质束及其走向（绿色，前部/后部；蓝色/紫色，上部/下部；红色，右侧/左侧）

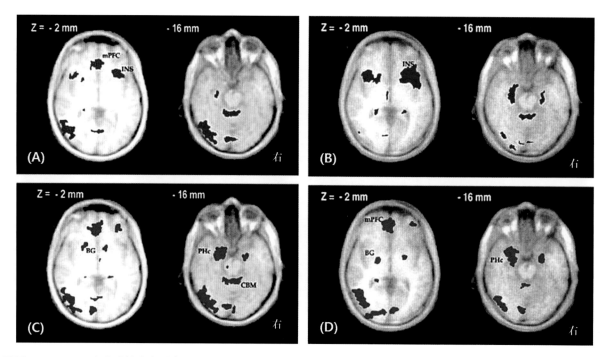

彩图 17.1 OCD 患者及健康志愿者面对厌恶和恐惧时不同的大脑活动。健康志愿者面对诱导厌恶的图片与中性图片比较（**A**），OCD 患者面对诱导厌恶的图片与中性图片比较（**B**），健康志愿者面对诱导恐惧的图片与中性图片比较（**C**），OCD 患者面对诱导恐惧的图片与中性图片比较（**D**）。OCD 患者与健康志愿者面对诱导恐惧的图片时所有反应都十分相似，而在面对诱导厌恶的图片时发现大脑一些脑区的活动不同，特别是岛叶。INS，岛叶；BG，基底节；mPFC，内侧前额叶皮质；CBM，小脑；PHc，海马旁回区。图片使用已得到许可（Shapira 等，2003）

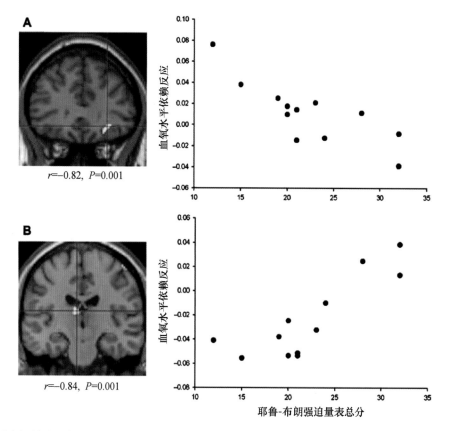

彩图 17.2 在反应抑制过程中，OCD 症状严重程度与右侧眶额叶回（A）和左侧丘脑（B）激活的相关性。图片使用已得到许可（Roth 等，2007）。

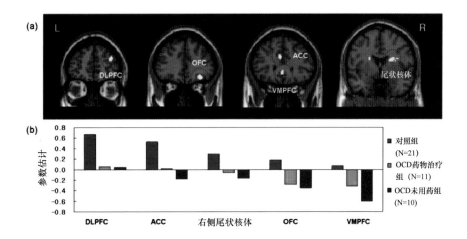

彩图 17.3 OCD 患者和健康对照组间任务转换中显著不同的激活脑区。OCD 患者的 dlPFC、OFC、ACC、vmPFC 和尾状体较健康对照组激活显著降低（a）。每个兴趣区的平均激活显示 OCD 患者较健康对照组背侧额叶-纹状体区失活，并且腹侧额叶区激活减弱下降（b）。dlPFC，背外侧前额叶皮质；OFC、眶额皮质；ACC，前扣带回皮质；vmPFC，腹内侧前额叶皮质。图片使用已得到许可（Gu 等，2008）。

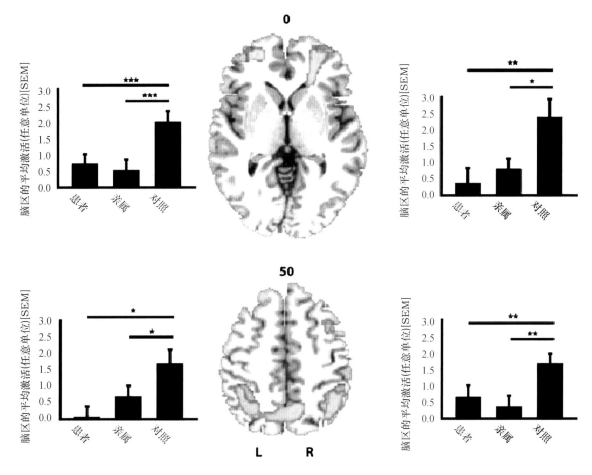

彩图 17.4 OCD 患者和未患病亲属在反转学习中双侧外侧眶额皮质（OFC）、外侧前额叶皮质（PFC）及顶叶激活不足。典型的脑影像学扫描显示了在反转学习中所有受试者均激活的脑区（黄色区域），以及组间存在显著差异的脑区（蓝色区域）。周围的柱状图显示不同部位组间激活的平均值，组间存在显著差异。左上角，左外侧 OFC 和左外侧 PFC；右上角，右外侧 OFC 和右外侧 PFC；左下角，左侧顶叶；右下角，右侧顶叶。* $P<0.05$，** $P<0.01$，*** $P<0.001$。图片使用已得到许可（Chamberlain 等，2008）。

彩图 18.1 健康对照受试者的纹状体横断面 $[^{123}I]$ IBZM SPECT 扫描图（注射放射性示踪剂 2h 后）。$[^{123}I]$ IBZM 体内与多巴胺 $D_{2/3}$ 受体结合，特别是纹状体。

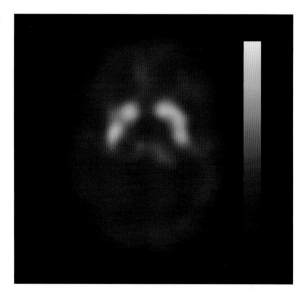

彩图 19.2 位于脑区的团块表示 PD 患者（$n=19$）与健康对照组（$n=20$）相比，灰质体积显著异常，黄色表示升高，蓝色表示降低。显示 PD 组异常的脑区以白色数字标记（1，左侧岛叶和屏状核；2，颞上回；3，中脑和脑桥；4，前扣带回）L，左侧；R，右侧（图片来自 Uchida 等 2008 年的研究）

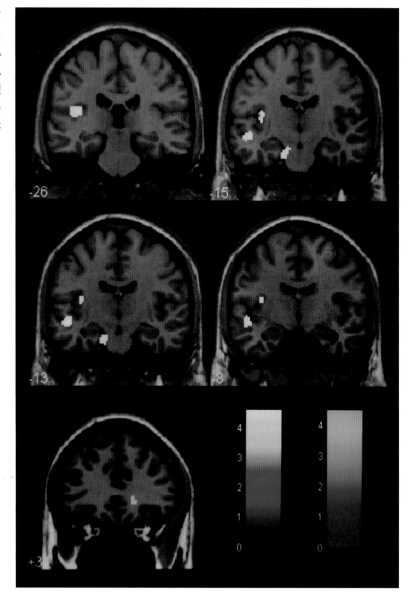

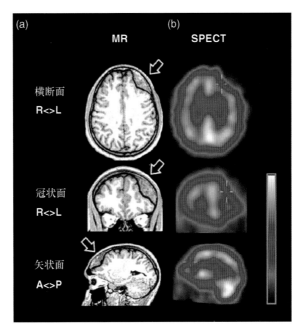

彩图 19.3 （a）磁共振（MR）扫描显示左侧前额叶板障内膨胀性骨形成伴有"肿块效应（mass effect）"。（b）单光子发射计算机断层成像（SPECT）揭示社交焦虑障碍患者（21 岁）相同脑区血流灌注下降（Chaves 等，待发表）

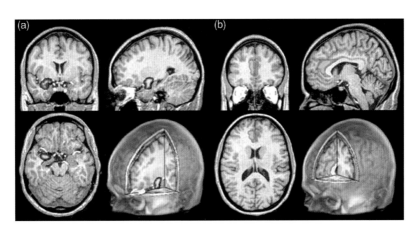

彩图 19.4 （a）在 SAD 谱系（SAD、亚临床性 SAD 和健康对照组，汇集在一起分析）中，公共演讲过程中的焦虑 VAMS 得分（SPM t map，$P < 0.01$，未使用 SVC 校正）和右侧杏仁核（以黄色表示）呈正相关（簇大小＝105；Z＝3.09）；（b）SAD 组公共演讲过程中负性自我陈述（SPM t map，$P < 0.01$，未使用 SVC 校正）和双侧前扣带回（以蓝色表示）呈负相关（簇大小＝105；Z＝3.09）（Crippa 等，2008）

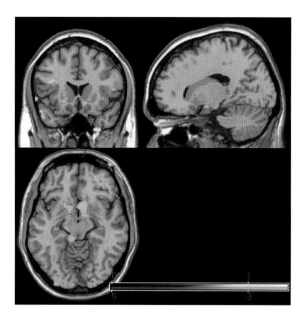

彩图 20.1 冠状面（$y=18$）、矢状面（$x=18$）和轴切面（$z=-11$）显示惊恐和 PTSD 受试者相比较，扣带回膝下部（布罗德曼区 25），腹侧纹状体和泛杏仁核结构面对威胁和安全条件时活动性的比较。按等级颜色编码代表研究特异性 t 值（右＝右）。

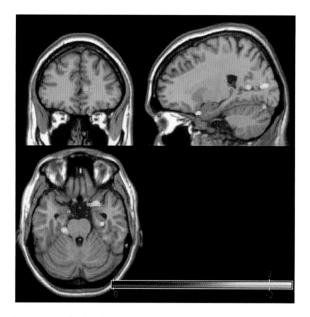

彩图 20.3 矢状面（$x=-21$）、冠状面（$y=-2$）和轴向面（$z=-21$）显示惊恐障碍受试者，惊恐发作相关的预期焦虑重程度与面对早期威胁和安全条件时双侧杏仁核活动增强，以及右侧眶额皮质和前扣带回前膝部活动减弱相关。按等级颜色编码代表研究特异性 t 值（右＝右）。

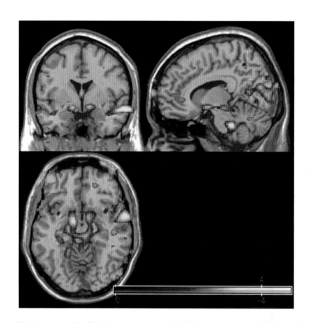

彩图 20.2 矢状面（$x=10$）、冠状面（$y=0$）和轴切面（$z=-11$）显示惊恐障碍受试者，惊恐发作频率和症状严重程度与面对威胁和安全条件时背侧杏仁核/泛杏仁核结构、中脑和脑桥尾部活动增强，以及前额叶皮质活动减弱有关（PDSS 1＋PDSS 2）。按等级颜色编码代表研究特异性 t 值（右＝右）。

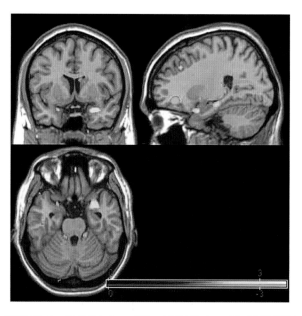

彩图 20.4 矢状面（$x=25$）、冠状面（$y=8$）和轴切面（$z=-25$）显示惊恐障碍受试者广场恐怖症状严重程度（PDSS 4）与面对早期威胁和安全条件时双侧杏仁核、右侧海马和海马旁回皮质活动增强相关，与右侧 OFC 活动减退相关。按等级颜色编码代表研究特异性 t 值（右＝右）。

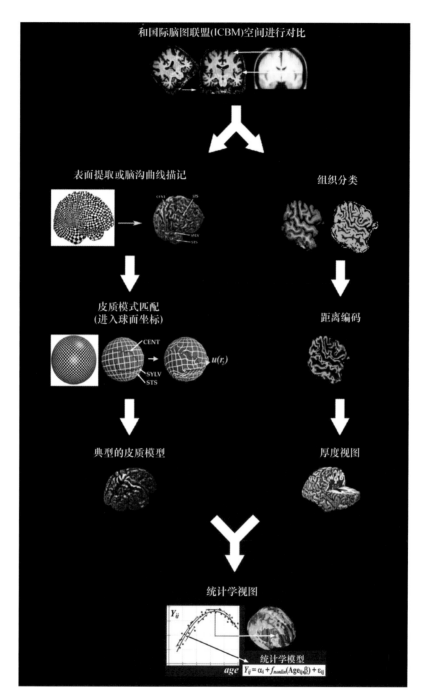

彩图 23.1 皮质模式匹配技术图解。在校准到标准坐标空间并去除颅骨和软组织干扰后，得到 3D 半球模型上布满沟状线。然后，沟状图通过球体流动模型进行平均。在计算小组均值和统计学类比前，每个个体灰质厚度采用光程函数方程估算，并映射到 3D 半球模型上。

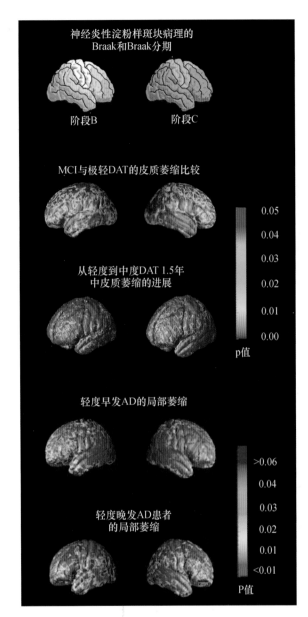

彩图 23.2 皮质图示匹配方法在结构 MRI 分析中的应用。第一行：Braak 和 Braak 淀粉样蛋白图解。第二行：MCI 与极轻度 DAT 患者横断面比较。第三行：DAT 患者萎缩过程的纵向研究（3D 动画分析见 http://www.loni.ucla.edu/~thompson/AD 4D/dynamic.html）。第四和第五行：早发和晚发 DAT 的横断面比较。

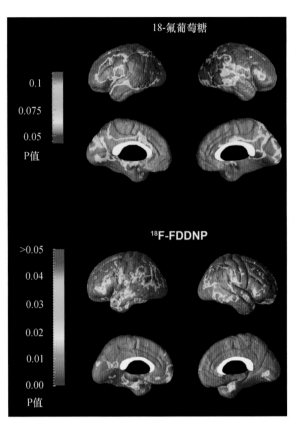

彩图 23.3 皮质图示匹配方法在功能分析中的应用。顶部：2 年内老年受试者典型 DAT 模式中纵向 FDG PET 代谢下降。底部：认知表现与 [18F] FDDNP 皮质结合呈显著相关。

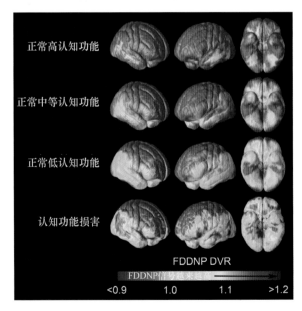

彩图 23.4 [18F] FDDNP 皮质黏合逐渐增强伴有认知功能下降（3D 动画分析见 http://www.loni.ucla.edu/~thompson/FDDNP/video.html）。

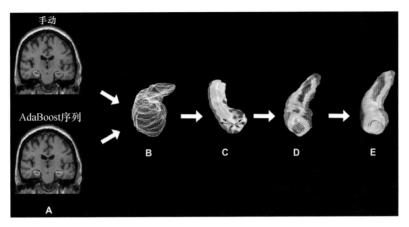

彩图 23.5 海马径向距离技术图解。在人工或自动提取海马信息后（**A**），建立 3D 海马网格模型（**B**），评估到每个表面点的径向距离（**C**），在平均前绘制每个个体信息到表面（**D**），进行平均化（**E**）和统计学分析比较。

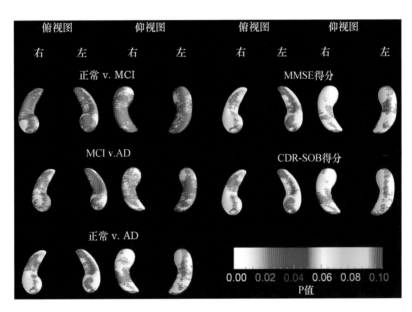

彩图 23.6 超大样本的 ADNI 影像数据集使用 AdaBoost 自动海马分割技术形成的海马径向距离视图。左侧：横断面的组间比较。右侧：海马径向距离与认知得分之间关系的横断面分析。

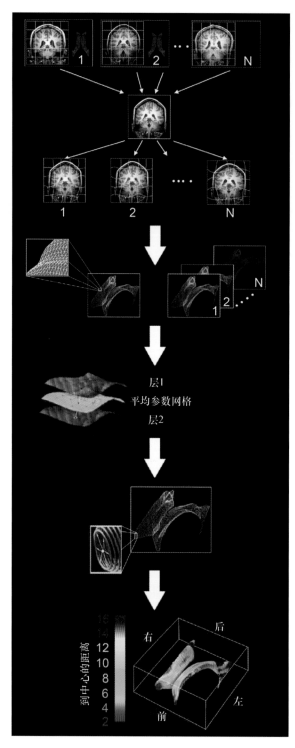

彩图 23.7 在脑室分析的径向距离绘图后自动提取 MAFIA 脑室信息方法的图解。

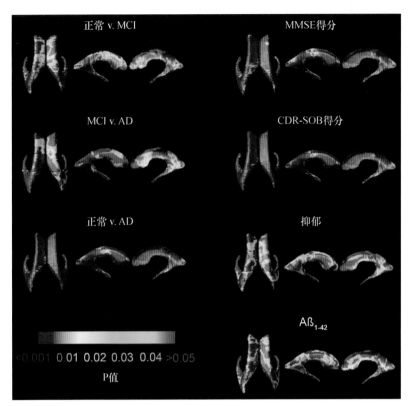

彩图 23.8 在 ADNI 数据的自动化 MA-FIA 脑室分割法之后的海马径向距离绘制结果的例子。左侧：组间比较的横断面。右侧：海马径向距离和与 DAT 有关的临床及实验室测量值之间关系的横断面分析。

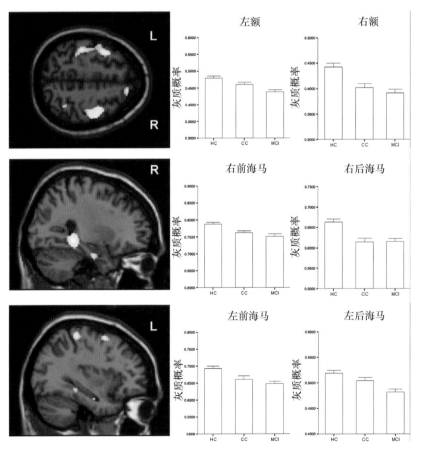

彩图 24.1 与 HC 组相比，MCI 组和 CC 组脑区结构改变显示出 GM 明显萎缩。在每行左侧显示的是全部分析中有小组差异的脑区，包括双侧额叶（顶部）、右侧海马（中部）、左侧海马（底部，$P<0.001$），并且以图表的形成显示不同组间相关脑区感兴趣半球的信号强度的区别。

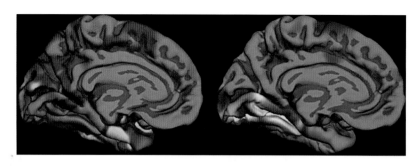

彩图 24.2 MCI 患者的 fMRI 高清图片（349K）。在有神经疾病患者的 fMRI 研究中，观察到的异常定位、强度和范围取决于病理改变的部位及其严重程度，还与参与特定 fMRI 任务的功能网络以及参与者在任务中的表现有关。本图中，比较了结构性 MRI 下 AD 皮质变薄区域与 fMRI 测量的皮质激活（左图，Dickerson *et al.*，2007a），以及正常人群成功学习新信息、事后能自由回忆事件相关学习过程中的皮质激活（右图，Dickerson *et al.*，2007b）。分析软件的出现使得人们能直接研究 MCI/AD 与其他疾病功能和结构异常之间的关系。

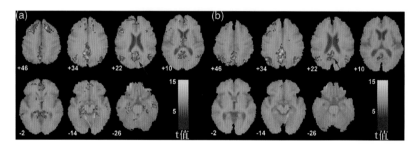

彩图 24.3 默认网络模型（经授权使用，Greicius *et al.*，2004）。健康老年人和 AD 患者的默认模型网络（华盛顿大学数据）。轴向影像显示健康老年人（A）和 AD（B）组的默认网络模型。蓝色箭头指 PCC。在健康老年人群（A）中探查海马和下面的内嗅皮质（绿色箭头），但在 AD 组只探查了右侧海马。采用 P<0.0001 的高度和范围连接阈值来确定显著群集。每幅图下的数值指 Talairach 空间的 z 坐标。T 分值柱状图在右侧显示。功能影像被小组平均结构影像覆盖。

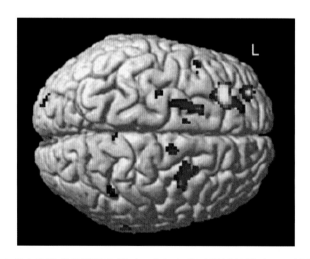

彩图 24.4 fMRI 观察到的多奈哌齐的胆碱能增强作用对工作记忆脑区激活的影响（经授权使用，Saykin et al.，2004）。统计参数图显示了小组×时间交互作用分析的结果。这幅图显示了 MCI 患者较正常对照在 Time 2（治疗后）和 Time 1（基线）有更多的脑区激活。

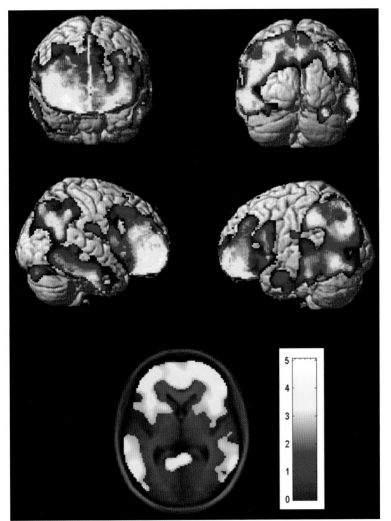

彩图 24.5　统计学参数绘图分析的 PiB 可视化结果（经授权使用 Kemppainen et al.，2007）。在 MCI 患者和正常对照组使用可视化表面，上边两行显示 NN 甲基 $[^{11}C]$ 2（$4'$ 甲基苯甘氨酸）6 羟基苯并三唑 $[^{11}C]$ PIB 吸收有显著增加的（$P < 0.01$）脑区。红色与黄色的比例指 $[^{11}C]$ PIB 吸收的显著差异水平（黄色有最显著差异）。最下面一行描述了轴向界面可视化在皮质结构和相关颜色柱状图所指的 T 值增加。图像目前已被推荐收入神经病学大会。

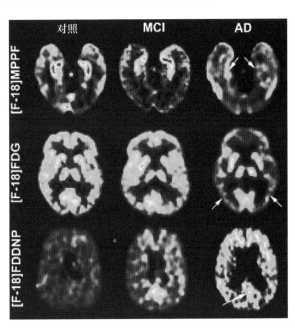

彩图 25.2　正常对照（左）、MCI 患者（中）、AD 患者（右）的脑 PET 典型图谱：顶部为 $[^{18}F]$ MPPF 与 5-羟色胺（$5HT_{1A}$）受体相结合的成像结果。AD 患者的图像显示在海马 $[^{18}F]$ MPPF 显著降低（顶部箭头部位），与全脑皮质代谢下降一致，如中间的 FDG 的图像显示；底部显示的是 $[^{18}F]$ FDDNP 皮质结合升高，$[^{18}F]$ FDDNP 是一种和斑块及缠结有关的分子。经美国国立科学院授权转载使用 Kepe et al.（2006）。

彩图 25.3 典型的脑淀粉样蛋白 PET 影像（底部），AD 的［¹¹C］PIB（左），对照组（右）。AD 患者的影像显示了皮质 PIB 升高，与皮质代谢下降同步，以 FDG PET 显示，位于中部。相应的结构 MRI 数据作为解剖索引显示在顶部。数据来源于阿尔茨海默病神经影像学计划（ADNI）。

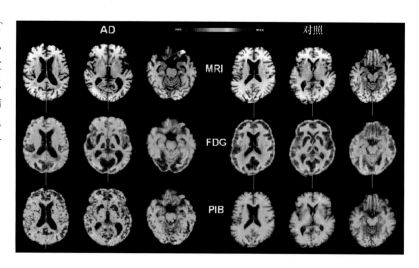

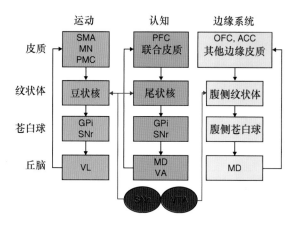

彩图 26.1 平行部分包括基础神经节以及运动、认知和行为功能控制相关区域。ACC，前扣带回皮质；GPI，内苍白球；M1，运动皮质；MD，内侧背核；OFC，眶额皮质；PFC，前额叶；PMC，前运动皮质；SNc，黑质致密部；SNr，黑质网状部；VA，腹前侧；VTA，腹侧背盖区。引自 Alexander et al。

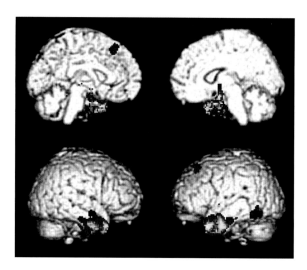

彩图 27.2 语义性痴呆（SD）患者的脑萎缩模式

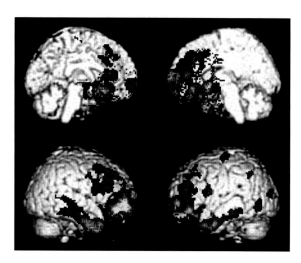

彩图 27.1 行为异常型额颞叶痴呆（bv-FTD）患者的脑萎缩模式。

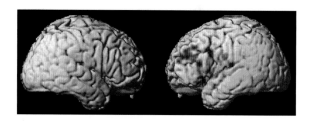

彩图 27.3 进行性非流利性失语（PNFA）患者的脑萎缩模式，潜在的病理改变是额颞叶退行性变（红色）或阿尔茨海默病（绿色）。

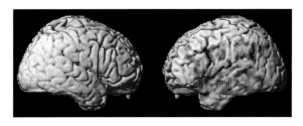

彩图 27.4 Logopenic 型进行性失语患者的萎缩模式，潜在的病理变化是额颞叶退行性变（红色）或阿尔茨海默病（绿色）。

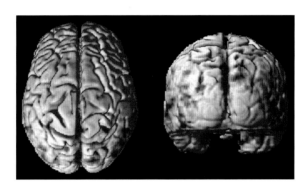

彩图 27.5 皮质基底节综合征（CBS）

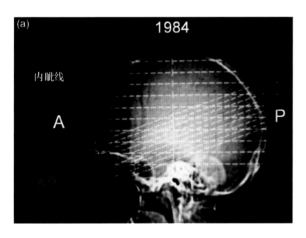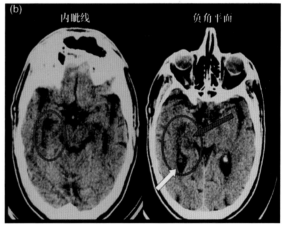

彩图 28.2（a）侧面探测图高亮了内眦线和负角平面。各平面之间的差异约 25°。负角平面的设计是与海马长轴（前后）平行。（b）在海马水平的轴向 CT 扫面高亮了内眦线（左）和负角平面（右）。负角平面增加了海马区域（矢面）累积的 CSF 的可见性（矢状面）。

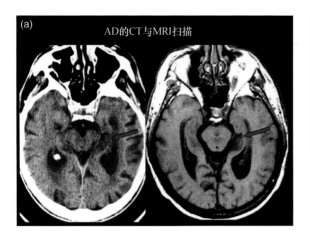

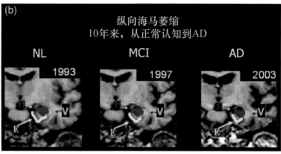

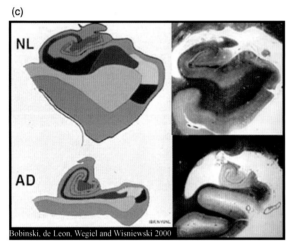

彩图 28.3 （**a**）轴向 CT（左）和 MRI（右）扫描，显示通过海马旁回 CSF 空间增大确定的矢状面高亮海马萎缩。（**b**）10 年来，从正常认知，到 MCI，再到诊断 AD 痴呆的老年男性 MRI 扫描，扫描以红色突出显示海马，黄色突出显示内嗅皮质，绿色突出显示侧脑室颞角。（**c**）海马体积的组织学验证。研究描绘对照组（顶部）和很可能 AD（底部）海马易损部位。颜色描绘了海马分区：中央红色为齿状沟，茶色为 CA1 区，绿色、黄色、蓝色为下脚。

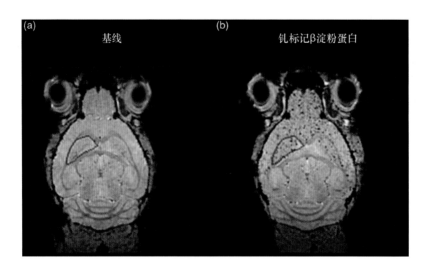

彩图 28.5 基线和注射钆标记 β 淀粉蛋白后的 Tg 大鼠 MR 图像。记录多个脑区的吸收轨迹。右侧海马用红线标出。

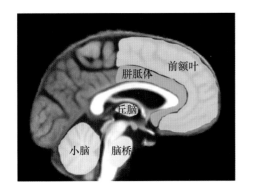
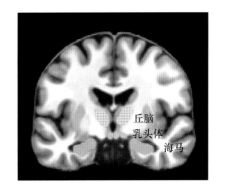

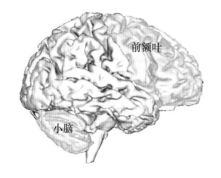

额叶小脑环路	Papez环路
执行功能	情景记忆

酒精依赖者相关的主要解剖功能关系

彩框 29.1

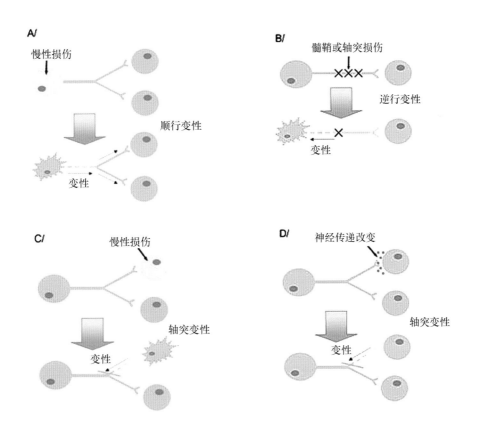

彩图 29.5 神经元破坏可能的机制包括：（**A**）由直接慢性神经元胞体损伤导致的顺行性退行性变；（**B**）由髓磷脂或轴突破坏导致的逆行性退行性变；（**C**）由突触后神经元慢性损伤导致的轴突退行性变；（**D**）由神经传递功能障碍导致的轴突退行性变。

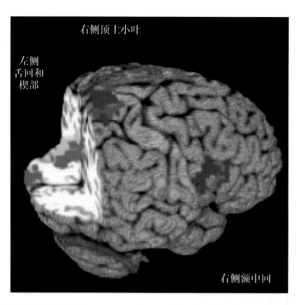

彩图 30.1 与社会人口学资料匹配的非使用者（n＝17）相比，青少年大麻使用者（n＝15）的空间工作记忆相关激活位于右侧顶上小叶（团簇＞1328 μl，P＜0.05）（标蓝色区域），但在右侧背外侧前额叶减弱（标橙色区域），提示青少年期严重大麻使用史可能与神经网络重组有关，其特征是依赖执行功能的能力减弱，并严重依赖空间复述与注意网络（Schweinsburg 等，2008）。

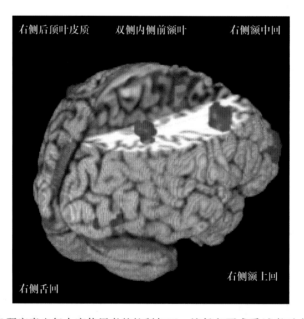

彩图 30.2 使用 go-no-go 任务研究青少年大麻使用者的抑制加工，该任务要求受试者对大多数视觉刺激做出反应并按下按钮，但需要对目标刺激做出抑制反应。和年龄匹配的对照组（n＝17）相比，青少年大麻使用者（n＝16）表现多个皮质区（以蓝色表示）大幅度激活增强（团簇＞943 μl，P＜0.05），包括背外侧前额叶和顶叶，提示大麻使用者在抑制任务过程中需要动员额外的神经元以保证足够的执行控制功能（Tapert 等，2007）。

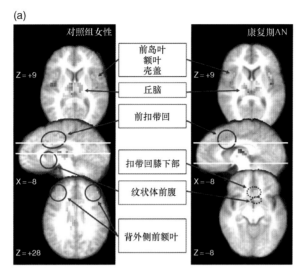

(a)

对照组女性   康复期AN

Z = +9   前岛叶额叶壳盖   Z = +9

丘脑

前扣带回

扣带回膝下部

X = −8   纹状体前腹   X = −8

背外侧前额叶

Z = +28   Z = −8

A. 连续蔗糖刺激反应的主要效应，与基线比较；$P=0.005$，最小接触距离8体素（8 voxel minimal contiguity）；两组表现为丘脑和前扣带回以及双侧额叶、壳盖/前岛叶激活；对照组女性（CW）表现为左侧前腹扣带回激活，而康复期厌食症（RAN）患者左侧膝下扣带回激活，并延伸至纹状体前腹；CW也表现出背外侧前额叶脑区激活。

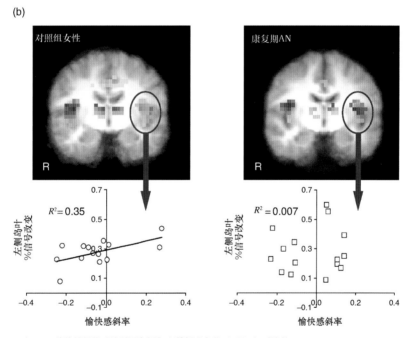

(b)

对照组女性   康复期AN

R   R

$R^2=0.35$ $R^2=0.007$

左侧岛叶 %信号改变

愉快感斜率

B. 在CW，愉快等级能正性预测左侧岛叶/前额叶壳盖（FO/AI）对连续蔗糖溶液条件作用的激活效应。相反，在RAN，愉快等级与左侧FO/AI主要激活效应无相关性。

彩图 33.1　一项巩固研究的初步结果（Frank 等，未发表数据）显示，15 例康复期厌食症（RAN）患者和对照组女性（CW）对蔗糖溶液产生同样的质反应（**a**），但 RAN 与 CW 相比愉快等级和岛叶激活之间缺乏相关性（**b**），CW 和 RAN 直接比较表明 RAN 在前额叶、岛叶和纹状体对蔗糖溶液的反应减弱（**c**）。

(c)

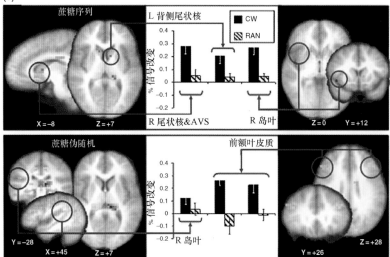

C. 两组间蔗糖条件作用图比较，康复期AN受试者（RAN）在尾状核、岛叶和前额叶皮质对蔗糖应用的反应较对照组（CW）弱。

彩图 33.1（续）

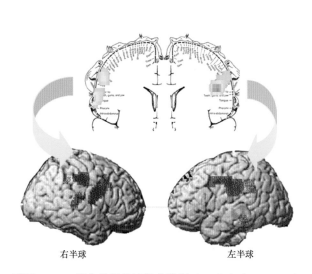

彩图 34.1 颜色编码的统计参数图（statistical parametric mapping，SPM）结果如图所示，在冠状平面以躯体感觉模型的叠加图，并采用相应的三维（3D）效果处理 SPM 图像，以显示肥胖者较消瘦者代谢增高的脑区。代谢显著增高的脑区显示为红色，并叠加到 3D 重建的脑 MRI 图像表面（灰度）。肥胖者在躯体感觉脑区的代谢较消瘦者高，如图示的口腔、唇和舌（经许可引自 Wang 等，2002）。

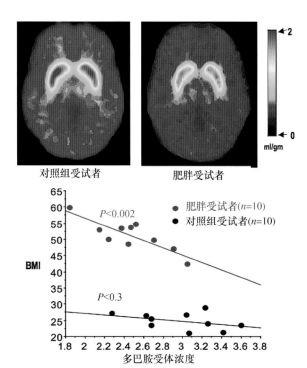

彩图 34.2 肥胖和对照组受试者基底节水平处的［¹¹C］标记雷氯必利 PET 扫描组平均影像。该图像根据对照组获得的最大值（分布容积）来定级，并以彩虹等级来显示。红色代表最高值（2.0），深紫色代表最低值（0 mg/g）。肥胖受试者 D2 受体利用度比对照组低，D2 受体利用度（Bmax/Kd）和体重指数（BMI）之间的线性回归显示肥胖受试者 D2 受体利用度水平与 BMI 呈负相关，而对照组无相关性（Adapted from Wang et al.，2001.）。

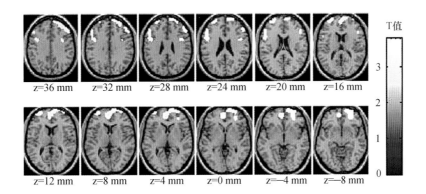

彩图 34.3 颜色编码的 SPM 图像显示绝对代谢度的脑区与 BMI 呈负相关，BMI 相关脑区以黄色表示，并叠加进脑 MRI 结构影像中（灰度）。BMI 较高的受试者前额叶代谢度较低（经许可引自 Volkow 等，2009）。

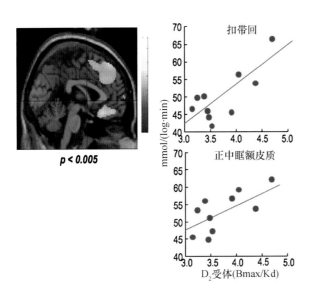

彩图 34.4 采用 SPM 获得的脑成像图显示肥胖受试者 D2 受体利用度和脑代谢之间的相关性，代谢度明显与 D2 受体相关的脑区显示为橙色，并叠加进脑 MRI 影像的矢状面（灰度）。多巴胺 D2 受体与眶额皮质和扣带回的代谢提示 D2 受体介导的参与抑制控制的脑区调节异常，这可能导致肥胖者不能控制进食，即使他们有意识控制也不能（经许可引自 Volkow 等，2008b）。

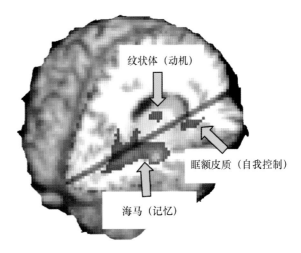

彩图 34.5 肥胖受试者脑扫描显示当"胃刺激物"开启刺激饱腹感时脑内奖赏通路的代谢较关闭刺激时更高。3D 化处理的 SPM 影像显示当开启"胃刺激物"时代谢较高的脑区，显著增高的脑区显示为红色，并叠加进 3D 重建的脑 MRI 影像中（灰度）（经许可引自 Wang 等，2006）。

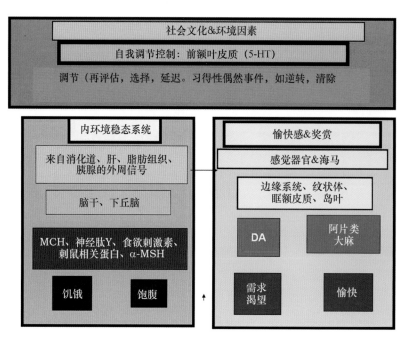

彩图 35.1 食欲中枢控制的简明模型

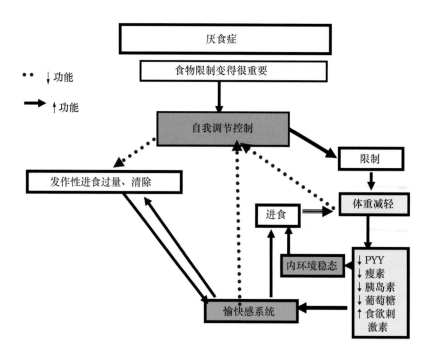

彩图 35.2 一个描述厌食症进展的假设模型。在一部分病例中，患者由于自我调节控制下降和愉快感系统敏感性增加而发生暴食行为。

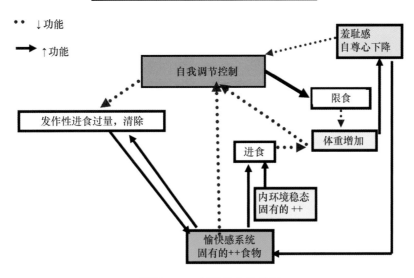

彩图 35.3　过度进食的进展

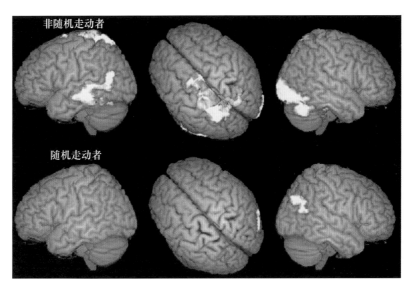

彩图 36.1　ASD 在光点运动图中表现出颞叶活动模式异常。本图显示了在随机并完全连贯的运动条件下，Asperger 综合征患者大脑活动降低的区域。该统计图说明了两组大脑活动的比较，即完全连贯运动与定像（fixation）（第一行）的对比，以及随机运动与定像（第二行）的对比。黄色区域的活动代表了和对照组相比，ASD 组活动的团簇明显降低，ASD 组在完全连贯运动的感知中表现为广泛性颞叶活动降低，在条件性随机运动的感知中大幅度消失。图片经 Herrington 等（2007）授权使用。

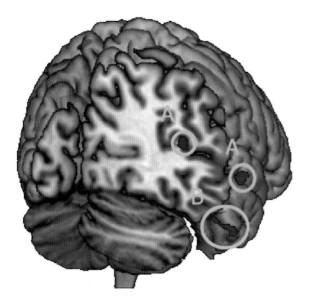

彩图 36.2 个体运动判断任务的精确度与颞上沟 STS（**A**）及颞下回 ITG（**B**）活动增强有关。颞上沟已被证明对个体运动差异敏感并且可以通过"镜像神经元系统"的结节来计数（Keysers and Gazzola，2006），经 Herrington 等授权使用。

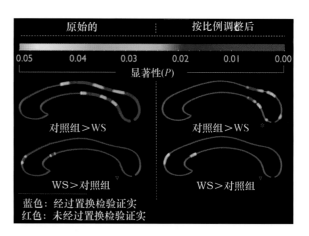

彩图 37.1 胼胝体厚度的组间差异。图为 WS 患者和对照组间胼胝体厚度有显著性差异。色带编码 P 值，与在胼胝体边缘从高到低每一个距离值进行的 t-检验有关。置换检验的比较是在对照组＞WS 组（在原来的和按比例调整后的空间）有显著性，但在对照组＞WS 组结果没有显著性。左图是基于原始空间的分析，而右图为按比例调整后的空间。经 Luders 等授权转载，使用（2007）。

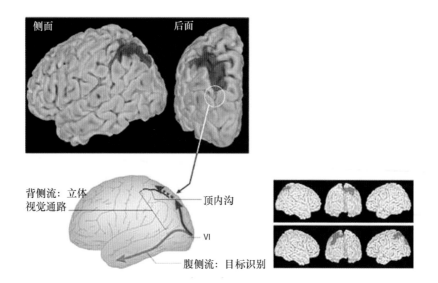

彩图 37.2 左图：基于体素的形态测量法显示脑区间空间关系结构性异常（黄色），fMRI 显示高功能 WS 患者与对照组相比两个任务背侧视觉流的两部分（红色、蓝色）。顶叶重叠区以紫色标记，显示背侧视觉流功能持续异常，与结构异常部位直接相邻。下图显示背侧流功能结构受损区域位于颅内沟。V1：初级视觉皮质。右图：fMRI 显示 WS 患者与对照组相比在画正方形视觉构建任务中顶叶活动明显减退，表明背侧视觉流受损。经 Meyer-Lindenberg 等授权转载，使用（2004）。

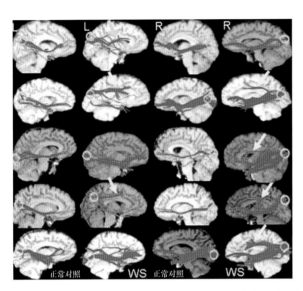

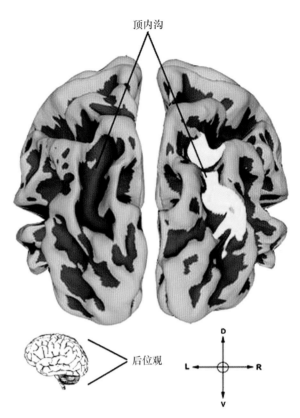

彩图 37.3 正常对照组与 WS 组在顶内沟和腹侧扣带回连接束存在异常。黄色箭头表明纤维束呈喙状弯曲至胼胝体，这些在对照组未出现（正常的第 1 列和第 3 列）但在 5 例 WS 个体中有 4 例出现（第 2 列和第 4 列），尤其是右侧半球（$P < 0.05$）（经 Marenco 等授权转载，使用，2007）。

彩图 37.4 观看房间时顶内沟在两组间的激活差异（IPS；$P < 0.05$，矫正的）。观看情绪面孔刺激时未发现两组间差异。经 Sarpal 等授权转载，使用（2008）。

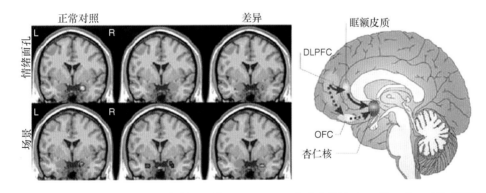

彩图 37.5 左图：情绪面孔和场景刺激对杏仁核的活化（$P < 0.05$，多重比较校正）。第 1 列：正常对照组；第 2 列：高功能的 WS 组；第 3 列：两组间在杏仁核的明显差异（蓝色 NC＞WS，红色 WS＞NC）（经 Meyer-Lindenberg 等授权转载，使用，2005a）。右图：图示社会认知和情感调节在 WS 个体影响的关键脑区：杏仁核、眶额皮质（OFC）、背侧前额叶皮质（DLPFC）和扣带回皮质（经 Meyer-Lindenberg 等授权转载使用，2006）。

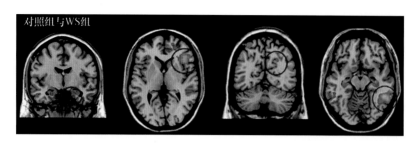

彩图 37.6 上图为两组间各脑区比较结果：从左到右依次是右侧杏仁核、右侧颞下回、右侧顶内沟回和右侧颞中回。与 WS 组比较，对照组在双侧杏仁核和右侧颞下回脑区 FFA 连接性增加，对照组两侧顶内沟回加工区域的连接性较 WS 组显著增加。WS 组在脑区后部（包括颞中回）加工区域的连接性较对照组显著增加。经 Sarpal 等授权转载，使用，（2008）